JN457930

「요가 어저스트먼트」에 대한 찬사

살 보르는 강사로 인해 디친 요가 수강생들을 치료하기 위해, 주기적으로 부름을 받았던 사람으로써, 나는 Mark Stephens가 자신의 최신 저서인 [요가 어져스트먼트]로 우리의 사회를 위해서 훌륭한 일을 했다는 것을 분명히 말할 수 있다. 요가와 요가 순서를 가르치는 것과 함께, 이 책은 자신의 교습법이 보다 더 민감하고 안전하며, 효과적이기 위해 노력하는 모든 요가 강사들에게 필수적인 3박자로 구성되어 있다.

–LESLIE KAMINOFF,「요가 해부학」의 공동저자이며 호흡의 프로젝트, NYC의 설립자

당신이 강사가 되려고 수련하든, 그저 요가 강사라는 직업을 막 시작했든, 또는 수 년의 경험을 지닌 베테랑이든 관계없이, Mark Stephens의 [요가 어져스트먼트]는 소중한 가치를 제공할 것이다. 모든 그의 작업에서 그랬듯, 이책은 지식, 통찰력, 그리고 완벽함으로 쓰여 있다.

–RICHARD ROSSEN,「최초의 요가」의 저자이며 Piedmont 요가에서 강사 트레이닝의 책임자

요가커뮤니티, 강사, 포부가 큰 강사 그리고 요가 수강생들에 소중한 기여를 제공한 Mark Stephens의 새로운 책에 너무도 흥분되었다. 요가의 대중적 인기가 점증하면서, 우리의 요가 강사들 역시 성장할 필요성이 있으며, Mark는 요가에 대한 우리의 이해와 경험을 깊게 해줄 수 있도록 현명하고, 안전하며, 분명한 아사나 적용법을 만들기 위한 훌륭한 지침서를 제공한 것이다. 이러한 측면에서, Mark 의 전문적 지식의 이점이 요가 업계를 넘어서, 누구라도 확신을 갖고 요가를 연습할 수 있는 건강한 환경이 만들어짐을 보여주는 것으로 넓혀 간다.

–CYNDI LEE, NTC의 OM 요가의 설립자이며「요가의 신체」그리고「내가 행복할 수 있을까」의 저자

요가 강사들이 자신의 수강생들에게 안전하고 효과적인 핸즈 온 방법을 안내해주기 위한, 또 다른 기념비적이며 꼭 필요했던 일이다. 다시 한번 Mark stephens는 현대 요가의 기대치를 높이고 혁신적인 경로로 가속시켜 간다. 이 책은 오늘날의 그리고 내일의 강사들을 위한 너무도 소중한 참고서가 될 것이다.

–GANGA WHITE, '흰 연꽃 재단'의 설립자이며 공동 책임자이며「신념을 넘어서는 요가」의 저자

이 책은 요가지도와 수련에 있어 혁신적인 기여를 한다. 핸즈 온 방법은 강사와 수강생 사이에서 신속하고 놀라운 쌍방향의 의사소통의 흐름을 제공한다. 언어적 지시가 있건 없건 간에, 그 방법들은 대부분 추상적인 이론을 피하고, 어떻게 하면 한 자세가 균형적이고, 열린느낌, 유연하고 자유롭게 느껴지도록 좋은 정렬을 이끌어낸다. 역으로 적용법은 기계적이며, 조작적이고, 유혹적이며 유해할 수도 있다. 양방향에서 이러한 강력한 잠재력으로 인해, 우리 모두는 그것의 역학적, 목적, 그리고 윤리적 측면에 대해 똑똑히 살펴볼 필요가 있다. Stephens의 [요가 어져스트먼트]는 우리의 연구를 위한 훌륭하고 상세한 자산인 것이다.

–RICHAR FREEMAN, 요가 워크샵의 책임자이며「요가의 거울」의 저자

단지 이로운 마사지는 훌륭하고 치유적인 것처럼 느껴지고, 잘못된 마사지는 화나게 만들며, 심지어 아프고 불쾌할 수 있듯이 요가에서 손을 이용한 도움도 역시 마찬가지이다. 이 책은 치유적인 접촉을 도와줄 것이다. 이러한 책을 접근하게 쉽게 만들어준 Mark에게 감사한 마음을 금할 수 없다.

*–**ERICH SCHIFFMANN**, 자유형식의 요가의 설립자이며「요가: 평온으로 향하는 영혼과 연습」의 저자*

"나는 Mark Stephens가 단지 기술적 보조에서 미묘한 에너지적 방향, 교정법의 생체역학적 측면에 이르기까지의 스펙트럼뿐만 아니라 모든 계층의 사람들에게서 핸즈 온의 힘이 가져오는 내면의 역동성과 윤리까지도 다룬 것을 좋아한다. Mark는 한 사람의 과정, 부상, 비틀기에 관한 다양한 차원 그리고 그것이 종종 '산파의 구체화된 경험'처럼 비슷한 이러한 영역으로 들어가기 위해서 필수적인 범위를 포함하는 수련의 통찰력을 제공한다. Mark는 핸즈 온의 육체적 힘과 드러나는 요가에 손을 사용한 보조의 역할에 대해서 이해 시켜준다. 이 책은 분명하게 오랫동안 강사들을 도와주게 될 그러한 책이다.

*–**SHIVA REA**, Prana Flow–energetic Vinyasa의 설립자이며「Heart Fire에 대하여」의 저자*

"우리는 일반적으로 이 사람부터 저 사람에 이르는 접촉을 생각한다. 이 책에서 Stephen은 우리에게 다른 사람의 자세를 수정하기에 앞서 우리 자신과 그리고 우리 자신의 요가 연습과 '핸즈 온'한다는 것을 상기시킨다. 전반적으로 이 책은 일종의 윤리적인 개인적인 실습의 기본적인 요소를 기반으로 조정법들의 실제적인 적용에 초점을 맞춘다. 아사나(자세)에서, Stephens은 강사가 반드시 '그들의 이점들과 위험요소들, 금기사항, 준비의 아사나, 주된 정렬, 에너지 작용, 공통적인 도전, 수정, 소도구의 사용'을 이해해야 한다고 말한다. 상당히 철저한, 단계적인 사례들은 서양의 및 요가의 철학 모두에서 기초적인 원리와 함께 전반적으로 스며들어 있다. 읽는 것 자체가 즐거움이다."

*– **LISA WALFORD**, Yoga Works teacher training의 교과목 책임자이며 선임의 공인된 Iyengar 요가 강사*

"마침내, 내가 그토록 고대했던 요가의 핸즈 온 방법에 대한 명확하고 철저한 지침서가 나왔다. Mark Stephan은 우리를 수강생들의 핸즈 온 관찰의 지도 원리, 그리고 접촉을 위한 의도를 확립하는 것에서부터, 특정한 구두 신호와 그러한 신호들을 지지할 직접적인 지시사항들까지 이끈다. 강사들을 위해서, 그는 우리가 학생들을 바로 잡는 것과 더불어 용어를 명확하게 하고 최대한의 효과를 위해 접촉을 하는 동안 우리 스스로도 안정된 기반을 잡도록 자세를 제공한다. 너불어, Mark는 접촉하지 않는 명확한 지침서도 제공한다. 이 모든 것들은 마침내 아사나에서 언어적인 신호가 있는 자세와 더 훌륭한 지지를 제공하는 직접적인 도움을 위한 다양한 선택권을 설명하는 명확한 사진들이 있는 포괄적인 지표가 되었다. 이 책처럼 우리 강사들과 수강생들이 이용 가능한 간결한 지침서는 지금껏 없었다.

*–**MARION (MUGS) MCCONNELL**, 남부 Okanagan 요가 아카데미의 설립자, 브리티쉬 콜럼비아*

"적용에 대한 자신들의 지식 뿐만 아니라 아사나 교수법 또한 확장시키를 기대하는 모든 요가 강사들이 반드시 읽어야 할 책. 여기서 제공된 세부내용과 지식의 수준은 놀라운 정도이다."

*–**CHRIS COURTNEY**,「코끼리 학술지」의 전체 편집자이며 요가 강사*

요가 어저스트먼트 - 철학, 원리, 기술

Yoga Adjustments - Philosophy, Principles, and Techniques

또한 **Mark Stephens**

「요가 지도법 : 기본 원리와 지도 기술」

「요가 시퀀싱 : 요가 수업을 혁신적으로 디자인하기」

요가 어져스트먼트

철학, 원리, 기술

정 선 영 외 옮김

Yoga Adjustments

Philosophy, Principles, and Techniques

MARK STEPHENS

Foreword by Shiva Rea

영 문 출 판 사

■ 옮긴이

정선영 경희대학교 체육대학 요가 · 필라테스 교수
경희대학교 동서의학대학원 움직임치료 강의 교수
경희대 요가 · 필라테스교육협회 협회장

오주용 경희대 요가 · 필라테스교육협회 부회장
경희대 요가지도자, 임산부요가지도자 교육전임

김동엽 경희대 요가 · 필라테스교육협회 교육이사
경희대학교 체육대학 스포츠산업경영 박사과정

이한나 경희대 요가 · 필라테스교육협회 교육이사
숭실대학교 체육대학 박사수료

Yoga Adjustments - Philosophy, Principles, and Techniques
by **MARK STEPHENS**

『요가 어저스트먼트』는 요가 수업을 혁신적으로 디자인하는 작업은 자연스럽게 예술, 과학 연구를 위한 사회계층의 원조로 이루어졌다. 비영리 교육단체로서 다양한 과학, 사회, 예술분야를 총괄하여 연결하는 교육적이며, 다문화적 관점의 개발을 목표로 한다. 궁극적으로는 예술, 과학, 인류, 치유를 위한 총체적 관점을 배양하고 나아가 몸과 마음, 자연의 관계를 다룬 문학을 출판, 보급하고자 한다.

요가 어져스트먼트

– 철학, 원리, 기술

2020년 3월 7일 초판인쇄
2020년 3월 14일 초판발행

지은이 : MARK STEPHENS
옮긴이 : 정 선 영 외
발행인 : 박 병 조
발행처 : 도서출판 영문출판사
등 록 : 1987년 12월 21일 제2-419호
주 소 : 서울시 강남구 삼성동 69-1
전 화 : (02) 514-5590, 776-5590
팩 스 : (02) 756-8943
홈페이지 : www.ymsbook.net
E-mail : yeongmunsa@empas.com
정 가 : 35,000 원
ISBN 978-89-7224-449-3 93510

※ 파본은 교환해 드립니다.

지속 가능하고 혁신적인 요가의 길에 있는 모든 사람들에게.

목차 Contents

7장 | 후굴자세 Back Bend 221

8장 | 앉은 채, 척주 비틀기 자세 Seated and Supine Twists 269

9장 | 앉은 채 앞으로 굽히기 자세와 골반 열기 자세

Seated and Supine Forward Bends and Hip Openers 291

III 부 발전과 진화 (Evolution) 381

Shiva Rea에 의한 머리말

그때가 1994년에 요가 워크에서 마지막 저녁의 Vinyasa 수업이었다. 움직임적인 흐름과 깊어지는 명상의 바다에서, 모든 계층, 체형, 크기 그리고 경험의 수준에서부터 온 모든 사람들은 함께 움직였다. 뒤로 숙이기, 비틀기, 앞으로 숙이기로 변화하는 서 있는 자세인 이러한 전신적 무드라(인도의 고전 무용의 양식화된 상징적 몸짓 특히, 손이나 손가락의 움직임 – 역자주)들 사이에서, 호흡의 그 흐름을 따라가는 손을 사용한 보조의 인도하는 지성이 존재한다. 그 세상을 경험함의 우리의 첫 방식을 형성하는 신체적인 이해가 되는 핸즈 온의 언어는 다음과 같은 단어들에 의하여 나의 인도로 내장의 방향을 제공한다. "당신의 넙다리를 지구 안으로 받치세요." "척추를 아래에서부터 늘려주세요." "어깨뼈를 몸 안으로 이동시키세요." "머리 꼭대기를 통해서 뻗으세요." "자신의 가슴이 공간으로 확장하는 것을 느껴보세요."

우리의 양손은 아사나의 기본을 가르치며 요가의 흐름을 도와주고, 삶으로 적용되는 지식과 지혜를 반영한다. 당신은 어디에서 오는가? 당신은 어디로 발전해 가는가? 당신은 자신의 중심으로 연결되는 방식에서 어떻게 움직이는가? 손을 사용한 보조는 때때로 확고하며 때로는 가볍고 미묘해서, 우리를 우리가 두려워하는 그 장소들을 건너서 데려가며 우리가 고향이라고 부르는 장소로 데려간다.

그날로 돌아가서, Mark Stephens는 내가 22년이 지난 후 내 자신이 개척하고 발전시킴에서 도움을 준 산파역할을 했다고 말할 수 있음에 자랑스러운 그 Vinyasa Flow(빈야사 흐름)의 발전적인 통합으로 느낄 수 있는 마법이 된 나의 그날 저녁의 수업에서 훌륭한 보조자였다. 이러한 늦은 저녁의 수업에서, 거기에서 도시적 삶의 정신적 소용돌이가 흐름의 말이 없는 상태 안으로 훨씬 쉽게 항복하며, 나는 내가 한 끝에 그리고 Mark가 다른 쪽 끝에 서 있던 그 방의 에너지를 기억하며 우리는 그들 자신의 체현과 손을 사용한 보조가 이러한 과정으로 제공하는 조용한 파워로 더 깊이 들어가는 사람들의 만족을 지켜보고 주시하곤 했다.

나는 그 당시 변형적인 보조의 기법에서 경이적인 강사들이며 나의 강사들인 Sri Pattabhi Jois, Chuck Miller 그리고 Erich Schiffmann 등에 의하여 나에게 전해졌던 그 무엇을 Mark와 그 수강생들과 함께 공유할 수 있던 것에 감사했다. 일종의 "보조"를 제공함의 과정은 일상의 교육적인 기반형성과 지원으로부터 심오한 삶의 변화로 펼쳐진다. 나는 나의 수업에서 Mark가 이러한 지식을 받아들이고 있었음을 되돌아 볼 수 있으며 손을 사용한 보조하기의 기법에서 모든 강사들을 위한 이러한 해설에서 그의 발전에 머리말을 적을 수 있다는 것은 일종의 축복이다.

학계에서 마크는 대안교육을 이끌고 요가 스튜디오를 소유하는 활동을 펼쳤고, 이것으로 얻은 용기와 시야를 갖고 이와 같은 지식에 대한 정직한 접근을 이룰 수 있었으며, 그 복잡성과 명확성은 진정 찬사를 보낼 만한 것이다. 그가 핸즈 온 보조법의 생체역학과 기술적 뒷받침에서부터 미세한 에너지 방향까지의 영역뿐만 아니라, 핸즈 온의 힘이 모든 사람에게서 불러일으키는 역학 관계와 윤리까지도 포괄하였다는 점이 필자는 마음에 든다. 마크는 다른 사람의 과정, 부상, 자잘한 수정 및 이러한 영역에 들어가기 위해 필요한 중요 경계 — 흔히 "경험 체화의 산파"와도 같은 — 를 존중하는 데에서의 다양한 관점을 포함하는 실제적 역학 관계를 제공하고 있다. 마크는 요가에 대한 이야기를 풀어가면서 핸즈 온의 신체적 힘과 핸즈 온 보조법의 역학에 대한 이해를 가져다준다.

마크는 그가 앞서 쓴「요가 시퀀싱」에 대한 책과 같이, 서로 다른 요가 학파들을 넘나드는 다양한 층위의 지식을 이해하기 쉽게 만들어주었다는 점에서 그야말로 진정한 성취를 이루었다. 효과적인 보조법의 도움을 받기 전에, 핵심적 동작들, 빈야사 크라마(수련의 단계), 그리고 모순점들을 둘러싼 자신의 신체 내에서의 아사나의 역학을 실제로 인지하는 일의 중요성을 계속해서 강조하는 그의 방식을 필자는 특히, 환영하는 바이다.

나는 자신의 시간과 수고를 들여 곳곳의 요가 교육자들에게 이 같은 편의를 제공한 마크에게 감사하는 바이다. 내가 지금 나 자신의 책을 마무리하는 와중에 이 글을 쓰고 있는 바, 살아있는 지식을 쓰여진 형식으로 전환하는 연습에 드는 엄청난 수고를 충분히 느낄 수 있다. 나는 마크의 예전 저녁 강의에서 알 수 있었던 느낌을 마크의 글에서도 똑같이 느낀다. 그가 전심으로 보여준 것은 자발적으로 자신의 방식을 개척하고 자기자신의 발전에 있어 요가의 전체 과정에 열린 자세를 갖는 것이다. 분명히 오래도록 교육자들을 옆에서 보필할 이러한 책을 요가계에 제공하는 연습을 완수하게 된 것에 축하를 보낸다.

이 여정에 착수하는 모든 존재가, 요가를 통한 체화가 갖는 힘과 지각, 치유, 버팀목, 함께 어우러짐을 구하는 우리의 손 안에 숨은 선물에 열린 마음을 갖기를 기원한다.

사르바 망갈람 – 모두에게 상서로움이 있기를.

— 쉬바 레아 Shiva Rea

프라나 플로우(Prana Flow)® 에너지 빈야사 창립자

서문

이 책은 요가 교육의 길을 걷고 있으면서 안전하고, 지속 가능하며 전환적인 수업에 열의를 가진 모든 사람을 위해 쓰여졌다. 북아메리카에만도 1만명이 넘는 요가 강사가 있고 거의 매일 새로운 요가 강사 훈련 프로그램이 열리고 있는 지금, 직업으로서의 요가 교육의 지위는 요가 수업을 듣는 학생들의 증가보다도 빠르게 정비례하여 늘어나고 있다. 적합한 교사를 찾는 학생들에게 이것은 큰 이득이라고 쉽게 판단할 수도 있는 반면에, 그들 자신이 이제 시작한 요가 학생일지 모르거나 요가적 경험이나 지식에서 제약을 보이는 선생들의 핵심역량에 대한 타당한 우려 역시 존재한다. 굉장히 숙련된 멘토의 지도 아래서 대부분의 선생들이 학습과 수련을 수년 또는 수십 년까지도 거치던 것은 오래 전 일이다. 특히, 높은 수준의 훈련과 경쟁으로 치열한 널리 인정받는 진짜 직업으로 요가 강습을 승화하고자 하는 고도의 노력 와중에, 요가 교육의 기법과 방법 측면에서 이루어지는 많은 진보 및 개선과 보조를 맞추지 않는 베테랑 멘토 강사에게는 멘토 기간이 제한적일 것이다.

내가 요가 교육자들을 위한 첫 번째 책 〈요가 지도법: 기본 원리와 지도 기술〉을 쓸 때, 나의 주안점은 요가 지도의 주된 요소 전체를 포괄하는 광범위한 글 – 요가의 역사와 철학, 기능적 해부학의 하이라이트들과 미묘한 에너지, 아사나 수업을 지도하기 위한 일반 기법과 방법, 프라나야마와 명상 기법의 지도 방법, 시퀀싱의 기초와 학생들 사이에서의 전문적 필요성에 부응하는 것을 포함하는 – 을 제공하는 데에 있었다. 한편, 나는 강습자들이 자신의 수업을 디자인하는 방법을 더 눈여겨보고 가장 어려운 점들을 논의하는 것을 들으면서 영감을 받아, 〈요가 시퀀싱: 요가 수업을 혁신적으로 디자인하기〉를 저술하게 되었다. 강습자들을 위한 이 두 번째 책은 합리적 요가 수업 진행의 한복판에 단순한 질문을 제기한다. 왜 이것이고, 그 다음엔 저것인가? 이 책은 요가 수업 디자인을 위한 철학, 원칙, 기법들을 소개하고 지도 순서를 어떻게 시퀀싱하는지에 더 주목하며, 다양한 참가자의 필요사항과 의도를 위한 67개의 모델 시퀀스 및 독특한 요가 수업을 합리적으로 디자인하기 위한 실용적 재료들을 제공한다.

두 번째 책이 인쇄가 되려는 즈음에, 윌리엄 J. 브로드의 폭탄과도 같은 "요가가 어떻게 당신의 몸을 망치는가"에 대한 도발적 기사가 뉴욕 타임즈에 실렸다. 요가 커뮤니티의 다른 많은 이들과 마찬가지로 브로드의 발언에 대한 나의 반응은 본능적이었던 것만큼이나 즉각적인 것이었다. 비겁한 방법으로 요가 커뮤니티를 공격하는 것처럼 느껴졌고, 나 역시 다른 이들처럼 격하게 글을 써가며 그에 응했다. 나는 그의 우려와 자료의 출처를 더 잘 알려고 시도하기 위해 브로드에게 직접 연락하기도 했다. 그는 연방소비자 제품안전위원회(National Consumer Product Safety Commission)의 연방피해 전자감사시스템(National Electronic Injury Surveillance System; NEISS)를 통해 나온 요가 관련 부상 사례를 엮은 어마어마한 데이터베이스를 내게 보내왔다. 나는 이 자료에서 일부 생태학적 오류나 다른 진실성 문제가 있음을 발견하긴 했지만, 브로드의 기본적인 메시지 – 요가는 당신의 몸을 망칠 수 있다 – 는 잘 뒷받침되고 있었다.[1] 이러한 데이터와 브로드의 후속 저작 〈요가의 과학〉 및 유명 언론사에 지난 20년간 공개된 많은 유사한 기사들을 더 유심히 들여다보고, 매우 기본적인 학생들의 조건 앞에서도 혼란스러워 하는 수많은 강습자들의 이야기들을 듣다 보면, 이 책의 필요성은 아주 분명해진다.[2]

이 책은 아사나 강습의 수많은 뉘앙스 차이와, 수업에서 이를 실천하는 사람들을 위해 최대한 이를 이해하기 쉽고 오랫동안 지속 가능하도록 전달하는 데에 초점을 두고 있다. 아사나 강습에서 우리는 주로 세 가지 수단에 의지해 지도사항을 학생에게 전달한다. 시각적 시범, 말로 주는 신호, 만지면서 주는 신호이다. 당신이 선생으로서 학생과 소통하기 위해 시도하고 있는 것을 명확히 이해하고 있는 선에서, 이 세 가지 방법들은 학생이 효과적으로 자신의 행동을 교정하고 개선하도록 할 수 있으며, 이는 학생의 행위를 더 안전하고, 지속 가능하며, 전환적으로 만들어준다. 이것이 이 책의 첫째 만트라이다 – 안전, 지속, 전환. 우리는 이러한 지도 수단의 균형 잡히고 적절한 사용에 주목하고, 어떤 특정한 아사나를 지도함에 있어서 이들이 어떻게 특유하게 서로 연관되는지 세심히 주목한다.

요가 지도자로서 우리의 목적은 수련자들을 개인적 실천에 있어 이끌고 영감을 주는 것이며, 최종적으로는 수련자들이 최상의 선생 – 바로 자기 자신 안의 선생 – 이 이끌어주는 삶 속에서 수련을 계속해 나갈 수 있게 해주는 것이다. 이는 선생과 학생간의 열려 있고, 분명하며, 상호 존중적인 관계를 필요로 한다. 선생으로서 우리의 역할은 자세 형태를 바로잡는 강제적인 교정을 적용하는 것이 아니고, 자신의 능력을 한껏 넘도록 학생을 도와주는 것도 아니다. 우리는 기껏해야 좀 더 많이 알고 의욕을 고취시키는 가이드로서, 이상적으로는 지대에 대한 지식, 학생의 조건과 의도에서 정보를 얻으며, 더 나아가서는 이러한 행위를 더 의미 있는 방향으로 나누는데 헌신하도록 고무하는 일에서도 얻을 것이 있다.

요가라는 여정에서 나 자신이 이룬 진전과 학습을 살펴볼 때, 다양한 통찰력을 가진 선생들을 만났고, 실제적 행위, 이를 다른 이들에게 전달하는 기술 및 과학에 대한 이들의 개인적 헌신의 깊이가 다른 사람들에게 쉽게 퍼졌을 뿐만 아니라 여기 등장하는 기초적 지식의 주된 원천이었다는 점에서 나는 매우 운이 좋았다. 나의 첫 요가 선생님, 에릭 쉬프만은 내게 핸즈 온 교정을 정렬의 원칙과 아사나의 에너지적 동작과 어떻게 연관시키는지 가르쳐 주었다. 척 밀러는 내게 아쉬탕가 빈야사의 유동적인 시퀀스 세트 가운데서 어떻게 도움을 주는지를 가르쳐 주었다. 6개월간 내가 밑에서 도제 생활을 한 자스민 리브는 초보 단계의 학생뿐만 아니라 다양한 신체적 문제가 있는 사람들을 가르치는데 필요한 날카로운 통찰력을 나누어 주었다. 그녀의 이러한 통찰력은 인드라 데비와의 수련에서 실습과 물리치료적 배경을 통해 얻은 것이다. 아쉬탕가 빈야사 강습, 이엔가르 워크샵, 그리고 1990년대 초반의 선구적 빈야사 흐름 강의에서의 쉬바 레아와의 조우 이후, 나는 그녀를 수업, 워크샵, 그리고 수련회 등에서 보조했는데, 여기서 그녀가 선보인 기법들은 삶의 리듬과 계절과 보조를 맞추면서 선생이 행위를 공유할 수 있는 대단히 영감을 주는 방법들이었다. 다양한 기법과 내가 통합, 확장하며 다듬고 여기 소개한 이해의 추가적 발전에 있어 다른 많은 이들도 워크샵을 통해 내게 영향을 주었다. 코피 부시아, 팀 밀러, 리사 월포드, 도나 홀먼, 로드니 이, 주디스 래서터, 래머넌드 파텔, 리차드 프리먼, 패트리시아 월든, 지난 15년간의 나의 핸즈 온 교정법 워크샵 참석자들과 나의 가장 통찰력 있는 선생들이기도 했던 놀라운 학생들 모두에게 감사를 드린다.

이 책을 저술하면서, 나는 노스 애틀랜틱 출판사의 사람들과 같이 일하는 즐거움을 다시 한번 누리게 되었다. 이들 중 많은 이들은 요가에 많이 참여하고 있거나 의식과 체화를 탐험하는 데에 비슷한 생각을 가진 사람들이다. 두그 레일은 내가 때때로 다른 아이디어를 고려하거나 할 때 책을 원래대로 저술하는데 도움을 줄 제안들을 내놓았고, 그 덕에 나는 이 프로젝트에 전념할 수 있었다. 내 프로젝트 편집자, 레슬리 라슨은 자필 원고에서부터 출판본까지의 전체 과정을 지휘했다. 크리스토퍼 처치는 내가 쓴 것을 다시 한번 더 분명하게 해 주었고 자필원고와의 일관성을 더 높여주었다. 수잔 앨버튼의 표지와 책 안쪽 디자인은 보면 알 정도로 아름답다.

친구들, 동료들, 그리고 교사들이 내 원고의 다양한 초안에 대하여 귀중한 한 마디를 해주었다. 이들로는, 앤 싸프, 다니엘 스튜어트, 대른 매인, 엘리스 올리펀트, 갠가 화이트, 조안나 베큐자, 캐런 던, 맥스 타쟌, 메간 버크, 멜린다 버클리, 리차드 로젠, 숀 랭, 새러 핀니, 토드 두홀케.

나의 몇몇 학생들과 교사연수 졸업생들은 아사나 사진을 위해 참을성 있게 포즈를 취해 주었다. 에이미 흐시웅, 안드레아스 칼, 앤 싸프, 에리카 에이브러해미안, 제니퍼 렁, 마시아 채플랜드, 맥스 타쟌(표지), 미셸 나클로비츠, 내이디어 루이스(표지), 팻 타오, 레이 채플랜드, 새만사 래 부저, 션 랭, 셰넌 맥퀴에이드, 톰 심킨스. 제임스 으비너는 모든 아사나와 핸즈 온 교정 사진을 촬영했다.

디애나 반 아이크, 멜린다 버키, 마이클 스티븐스, 제니퍼 스탠리, 마이크 로트킨, 제임스 으비너, 래이프 퀸, 싯다, 그리고 피의 성원이 없었다면 이 책은 절대 세상에 나오지 못했을 것이다.

역자 서문

지난 15년간 요가를 처음 접하는 일반인을 비롯하여 대학교와 대학원에서 움직임이론과 해부학적 지식을 바탕으로 요가와 이론이 접목된 요가 전문가 교육을 진행해 왔다. 역자는 무용학을 전공했으며 오랜 시간동안 요가와 필라테스 등의 움직임에 관한 연구와 직접 수련을 통해 지도자 교육뿐만 아니라 요가철학을 바탕으로 요가를 심리학적 접근 방법으로 치유 프로그램을 진행하고 있다.

이 책의 저자 Mark Stephens의 내면으로 체득한 경험과 철학적 요가 지도에 깊은 공감과 위대함을 느껴왔었기에 역자를 맡게 된 것을 매우 가슴 벅차고 영광으로 여긴다.

수년간의 요가수련과 탐구를 통해 요가 아사나를 편안함과 새로운 인식으로 발전시킬 수 있듯이 지도자로서 수련생의 자세를 교정해 주기 위해서는 오랜 경험과 지식이 필요하다. 오랜 기간 지도를 하며 교정하기 위한 핸즈 온 방법을 연구하고 개발해 왔지만 명확하고 철저한 지침을 안내하기 어려웠으나, Mark Stephens의 「요가 어져스트먼트」가 이를 해결하고 모든 강사들에게 확실한 지침서가 될 것이라 확신한다.

요가지도에서 교정과 핸즈 온 지도방법은 효과적인 지도방법이 될 수 있지만 수련생의 생활을 이해하지 못한 상황에서 잘못하게 되면 불편함과 감정적인 오해 실망감을 유발할 수 있다. 해부학적 지식, 주의 사항, 수련생의 신체적 단계를 충분히 이해해야 적절한 지시를 효과적으로 내릴 수 있다. 핸즈 온 지도방법은 의도와 목적이 분명하고 꾸준하고 지속적으로 요가의 경험이 있으며 기능해부학적 지식과 기본적인 병리학은 아사나의 효과와 요구사항에 대한 이해를 갖춘 요가지도자가 수련의 길 위에서 수련생을 지도할 수 있다.

이 책은 교정법을 적용하는 특별한 목표와 그리고 언제, 어디서, 어떠한 기술로 제공하는 것이 최선인지를 안내한다. 이러한 요가지도에 대한 가치와 원칙은 물론 수강생들의 지도방법의 관찰, 지도 원리, 그리고 핸즈 온을 위한 의도를 확립하는 것에서부터, 특정한 구두 신호와 그러한 신호들을 지지할 직접적인 지시사항들까지 안내되어 있다.

강사들을 위해서, 그는 우리가 수련생들을 바로 잡는 것과 더불어 용어를 명확하게 정립하였고 최대한의 효과를 위해 접촉을 하는 동안 우리 스스로도 안정된 기반을 잡도록 지도자의 자세를 제공한다. 이 모든 것들은 마침내 아사나에서 언어적인 신호가 있는 자세와 더 훌륭한 지지를 제공하는 직접적인 도움을 위한 다양한 선택권을 설명하는 명확한 사진들이 있는 포괄적인 지표가 되었고 이 책처럼 우리 강사들과 수강생들이 이용 가능한 간결한 지침서는 지금껏 없었다.
마지막으로 요가 지도자뿐만 아니라 움직임을 지도하는 모든 강사들에게 이 책은 큰 도움을 줄 것이다.

역자 대표 정 선 영

I 부

기본 자세 (Foundations)

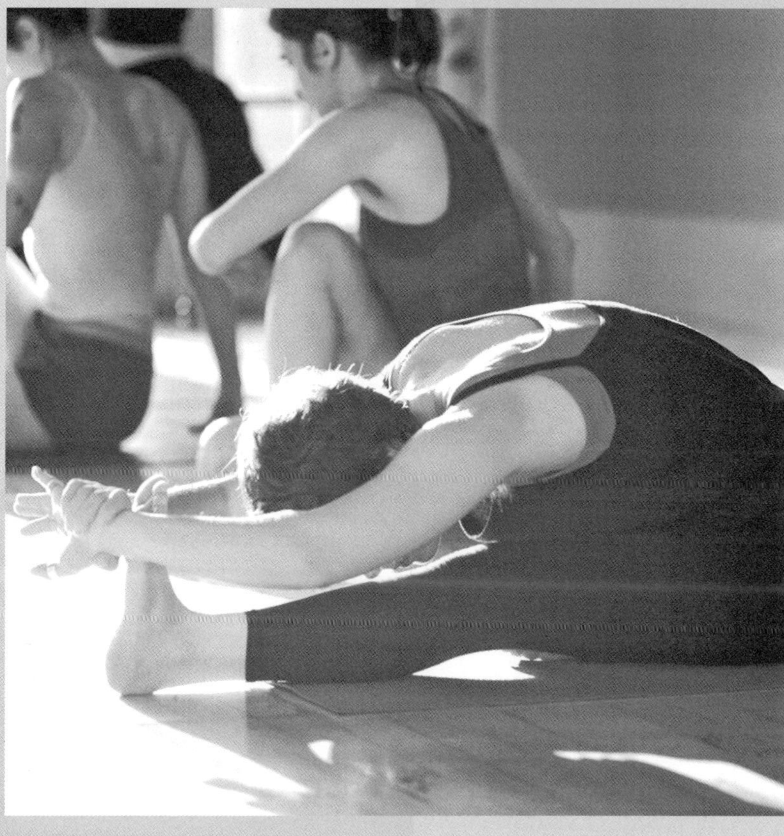

1장
요가 교정의 철학과 민감함

Philosophy and Sensibility in Giving Yoga Adjustments

요가의 훌륭한 특성 중 한 부분은 수련을 심화시키고 보다 세련되게 할 수 있는 무한한 가능성이 존재한다는 것이다. 편안함과 힘든 노력의 경계를 왔다갔다 하고, 복종과 통제 사이에서 균형을 찾고, 자신에 대한 이해와 변화에 대해 마음을 열어 놓음으로써, 보다 명료한 인식과 보다 선반적인 건강과 보다 큰 행복으로 나아가는 길에서 얼마나 멀리 갈 수 있는가에는 어떠한 한계도 없다. 외견상 무한한 요가스타일과 접근 방식, 무엇이 요가인가에 관한 상이한 생각들은 이 지구를 공유하는 70억의 인간들 중 누구라도 가장 건강하고 깨어있는 삶을 위해 고대의 의식을 탐구해서 얻은 것과 일치하는 부분을 포함한 풍성한 수련방식들을 제공한다. 이는 우리의 다양한 가치와 의도를 잘 보완하고 도와주며, 점진적으로 균형상태로 이끌어서, 궁극에는 선천적이며 내면 깊숙히 내재하는 아름다움을 드러내는 매력적이고, 도전적이며 때로는 신비스러운 길이다. 이 길에서 요가를 지도하는 스승이 된다면, 수련과 지도로 다른 사람들에게 빛을 밝혀 줌에 따라 수련이 스스로 더욱 활기를 띠게 된다.

요가 수련을 위해 얻을 수 있는 최고의 스승은 내면에 살아서 역동하는 존재이다. 호흡 마다, 자세마다, 순간 순간은 물론 변화의 순간에도 그 내면의 스승은 가르침을 준다. 호흡의 분위기, 질감, 속도는 어린 소년과 같은 마음에서 일어나는 수많은 느낌들과 함께 섞여 어떻게 어디에서 집중된 인식과 동작이 잘 어울리는 지를 제안한다.[1] 여기에 마음과 영혼을 통해 전해지는 것, 내면에 귀를 기울이는 것, 온전히 의식을 갖고 살아있음에 대해 경이롭게 여기는 것등을 초월하는 어떠한 절대적인 권위, 보편적 교정법이나 기술, 일련의 규칙이나 어떤 단일한 목적 따위는 존재하지 않는다.

비록 이것에 직면하여 사회적 연계성과 영적 존재의 보다 지속적 느낌을 얻게 되더라도,
이것은 일종의 개인적인 경험이다.[2]

그러나 여전히 바깥에서 스승을 모시고 요가를 지도하는 것에도 말할 수 없는 가치와 목적이 있다.

일관되고 능숙한 수련생들은 아사나를 더욱 잘 이해하고, 쉬우면서도 안밖 모두 지탱할 수 있게 하는 의식을 개발함과 동시에 이러한 연습을 순차적으로 진행함으로써 그들 나름대로의 방식을 점차적으로 보다 분명하게 느끼게 된다. 그렇다 하더라도 보다 안전하고 효과적 요가 수련을 위해, 간단한 자세 교정이나 움직임에 있어서 조차도 숙련되고 경험이 풍부한 스승의 확고한 통찰로부터 큰 도움을 얻게 된다. 스승은 또한 허약함, 긴장상태, 과도한 움직임, 임신, 상호 연관된 육체, 심리, 정신, 병리학 등과 같은 특정 상황에서 다뤄지는 적용방식들은 물론 호흡, 정신 집중, 자세 교정, 변형 동작, 동종 아사나들 사이에서 그리고 그 내부에서의 순서 등의 기법과 특징에서 가르침을 줄 수 있다. 다르게 말해서, 스승은 중요하다는 것이다. 문제는 우리가 어떻게 하면 가장 잘 가르치는가이다.

요가 지도자로서 수련생들을 지원 및 지도하기 위해 다양한 기법을 동원하는데, 일반적으로는 학급의 분위기를 휘어잡는 생기넘치며 카리스마적인 방식을 통해 육체적 시범, 언어적 신호, 영감과 통찰을 더해주는 비유나 이야기들을 사용한다. 이러한 지도의 각 측면은 지속적 학습과 수련으로 우리 내면의 보고에 접근하도록 한다. 지도자의 길에서 시간을 들이고 늘 함께 함으로써, 이러한 자질은 현재 실제로 수련하는 수련생들이 이해할 수 있는 방식으로 지도하는 스승을 만들게 하는 지식과 기술로 융합되는데 — 이것은 마치 붕어빵 만들어 내듯이 모든 사람은 동일하며 모든 인류를 위해서 정확히 동일한 수련을 시키는 교육과는 반대된다.

지도자로서 얼마나 많이 배우고 발전할 수 있는가에 대하여는 끝이 존재하지 않는다. "더 많이 알수록, 모른다는 것을 더 잘 알게 된다"는 그리스 철학자 아리스토텔레스의 격언에 맞게, 요가 지도자로서 자신의 트레이닝, 학습 그리고 경험이 더 깊어갈수록, 실제로 적용할 무한한 지식과 지혜가 존재한다는 것을 더욱 더 깨닫게 된다. 이것은 수련생들을 인정하고 더욱 잘 알아가게 되면서 보다 분명해지며, 그들을 바른 수련으로 이끌고자 한다면 이것은 절대적인 것이다. 이것에 대하여 더 바르게 알기 위해서, 그 수련 자체와 기본적인 요소들, 지도의 민감한 면을 살펴보자.

독특한 수련생, 독특한 지도

우리 모두는 독특하게 요가의 수련을 하게 된다. 우리 모두가 인간이란 존재인 반면, 동일성은 거기에서 끝난다. 왜냐하면 우리는 서로 다른 유전적인 재능, 삶의 경험, 생활방식, 조건, 의도들을 지닌 멋지게 다양한 종이기 때문이다. 다양성의 이러한 사례를 살펴보도록 하자 :

- 금융분석가로서 장시간 동안 앉아서 일하며, 앞쪽 십자 인대 수술을 받았으며, 무용을 한 적이 있는 35살의 두 아이의 엄마.
- 최상의 육체적 상태이지만 양극성 장애(조울증)가 있으며, 임신 중이며, 23살의 천체 물리학 대학원생.
- 30년 동안 일정한 요가 수련과 심한 골다공증을 보유한 55살 먹은 불교신자인 간호사
- 두드러진 우측 흉추부 측만증을 보유한 20살의 대수련생.
- 유방암으로부터 회복중인 수년 간의 웨이트 트레이닝의 경험과 아주 튼튼한 근육을 보유하고 있는 61살의 이제 막 은퇴한 소프트웨어 엔지니어.
- 수강생들 앞에서 자신의 체조 능력을 보여주는 것을 자랑스럽게 여기며, 아무런 부상도 없는 41살의 초보 요가 지도자.

요가 지도의 현실에 입문함을 환영합니다. 누가 참여하게 될 지 전혀 알 수 없는 대중 요가수업을 진행하고자 한다면, 다양한 유형의 수련생들, 서로 다른 그들의 상황 및 의도를 예상해야 한다. 요가 수련을 통해 정신적 상처를 매일 치료하는 것이 필수적인 심각한 수련생들, 순전히 운동을 위한 주말 요가 수련생, 영적 탐구자, 강한 종교적 신념을 갖고 있거나 이러한 신념을 지적 나약함으로 보는 사람들, 모든 연령층, 모든 관심사, 모든 철학적인 관점과 모든 상황들.

수련생들 사이에서의 광범위한 차이를 감안한다면, 전체 학급에 맞는 방식으로 가르치는 동시에 독특한 상황에도 맞는 지도를 하는 것이 중요하다(수련생들이 그들에 적합한 수업에 참여하는 것이 이상적이다. 이러한 것에 의지하기 보다는, 다양성을 신뢰하라). 그러므로 실제 지도와 교정법의 문제에 접근하기 전(다른 방식의 지도 역시), 수련생들이 자신들 삶의 현실에 맞는 수련을 하도록 강조하는 다른 특징들도 있다.

요가 수련과 지도의 핵심

The Heart of Practicing and Guiding Yoga

뻔한 이야기가 되겠지만, 요가 수련은 우리 모두의 현재 상태에서 출발하는데, 이것은 다른 누군가가 우리가 어느 수준에 있다고 생각하는 것과 상치할 수 있으며 또는 우리 스스로 그 수준을 잘못 판단할 수도 있다. 많은 지도자들이 수련생들의 능력이나 관심사에 관하여 선입견이나 잘못된 정보를 가질 수 있는 반면 많은 수련생들도 자신들 현재 능력을 과대 또는 과소하게 평가한다. 지도자로서 어떻게 이러한 현실을 최선으로 헤쳐나갈 수 있겠는가? 수련생들을 그들 자신의 가치, 의도, 상황 등을 반영하는 개인적 수련을 권장하여 지도함으로써, 이러한 것들 모두가 아마도(가능성 있게) 발전해 나갈 것이다.

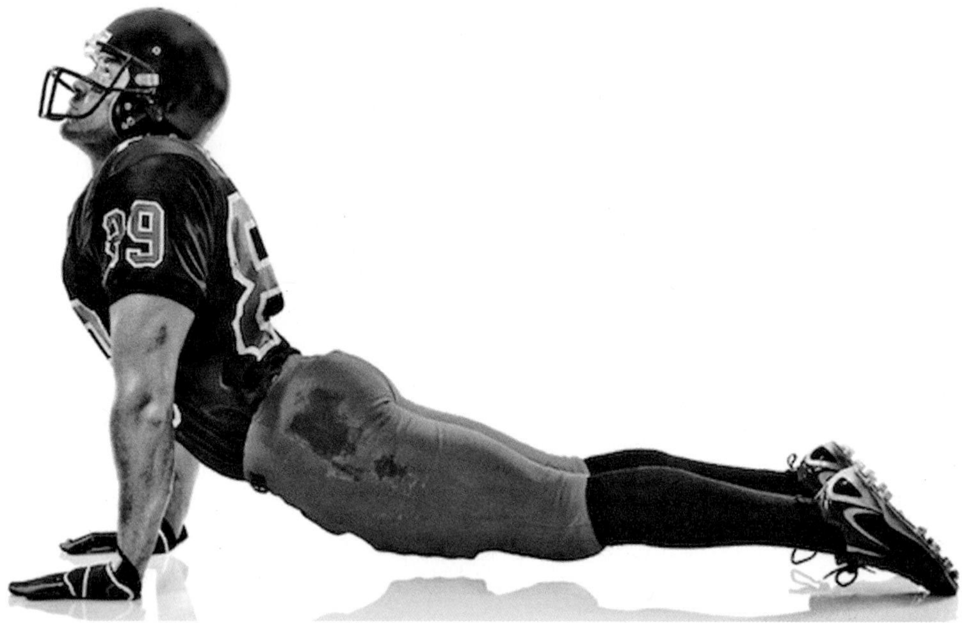

요가를 하는 것은 개인적 수련이지, 경쟁하는 운동이 아니다.

모든 수련에서 우리의 수련생들에게 잘 전달되고, 신참들에게 더 명확하게 전달해야 하는 몇 가지 기본적인 요소들이 있다.[4] 가장 중요한 것들 가운데 하나는 요가는 비교나 경쟁하는 수련이 절대 아니라는 것이다, 비록 일부 사람들이 그렇게 할지라도[5] 이러한 기본적 정서를 깔고 탐구하면, 수련은 보다 안전하며, 지속적이고, 발전적일 수 있을 것이다. 이것은 자주 인용되는 파탄잘리의 요가 수트라에 나타난 아사나에 대한 유일한 말 — 기본적인 요가의 가치 — 이다. sthira, sukham, asanam — 꾸준함, 용이함, 평온함(후자에, "한 자리를 차지하다"를 의미하는 어근 as로부터, 나는 그것을 자신의 직접적인 경험에 바로 들어맞는 여기 현재에 있는 것으로 해석한다). 이러한 것들을 수련하면서 배양해야 할 특성들로 감안하는 것이 필요하다. 요가 자세는 수백 년을 흐르며 발전해 결국 하타요가가 되었고, 이는 그 전 수천

년 보다도 최근 75년 동안에 훨씬 더 발달했는데, 이러한 자세 수련 형태에 관련된 것을 파탄잘리가 묘사한 것이 아님을 반드시 주목하라.[6] 어쨌든 우리는 요가의 의의를 하타요가 수련에 대해 최초로 입증된 저술인, 14세기 중반의 하타요가 프라디피카(Pradipika)에서 찾으며, 거기서 스와미 스와트마라마는 요가 수행자들에게 "요가에서 성공하기 위해" "몸과 마음의 꾸준함을 위해" "열정, 끈기, 분별력, 흔들림없는 신념, 용기"를 가지라고 말한다. 이후 스와트마라마는(1985, 54, 67, 132) "아사나를 수련함에서 지치지 않기"를 언급하며 파탄잘리가 앞서 강조한 꾸준함과 편안함의 균형을 제안한다.

이를 탐구하기 위해 매트의 앞쪽에 서서 잠시 수련을 시작한다고 생각해보자(여기에서 동일한 개념들, 특성들, 감수성 등이 앉은 자세, 누운 자세 등의 초기 자세에 관계 없이 이상적으로 길러진다는 것을 마음에 새겨두고). 이 기립 자세는 아마도 타다사나(Tadasana: 산 자세)로 불릴 것이다. 그 자세에서 가능한 한 꾸준하고, 편안하며 현재에 의식을 두게 된다 — 산을 상상해 보라! — 그에 따라 또 다른 산스크리트어인 사마스티히(samasthihi: 문자 그대로 "균등한 기립")로 잘 표현된 균형과 평정의 깊은 감각에 보다 더 자연스럽게 다가간다. 만약 이 자세가 몇 분 동안 지속되거나, 수련생이 허약체질이거나 전반적 자세 오정렬, 임신 말기, 다발성 경화증, 하지 길이차이 등의 문제를 안고 있다면 이러한 단순 자세도 다소 어려울 수 있다. 수련을 통해서 특히, 자세 교정과 움직임으로, 이 자세에서 사마스티히의 감을 찾고 유지하는 것이 쉬워질 수 있다. 우리가 한 모든 것이 기립 자세(또는 앉은 자세나 누운 자세)를 통해 더 깊은 평정심으로 향해 내면으로 이동하는 것이라면, 이것은 아마도 명상 수련에 더 가까울 것이다. 그렇지만 여기에서는 의식적인 숨쉬기와 현재의 마음으로 쉽게 탐색할 수 있는 자세 수련인 아사나에 집중한다. (아사나 수련의 필수적인 측면으로서 아래에 논의될 것의 상반적인 효과)[7]

아사나를 경험함에 있어 중대한 효과나 노력을 느끼지 못할 때 단순히 거기에 머무르며 지지부진할 수도 있지만, 더 큰 노력으로 안정되고 평온하고 현재에 만족할 수 있는 변형된 아사나 또는 다른 아사나 자세를 추구할 수도 있다.

그렇지만 아무런 노력을 수반하지 않는 방식으로 늘 아사나를 수련한다면, 그것 역시 하나의 방식이기도 하지만, 아마도 요가가 주는 경험의 강도와 다양성을 통해 더 깊은 깨달음과 변화를 얻는 기회를 놓칠 수도 있다. 우리 능력의 최대치까지 이르게 하는 자기-절제(타파스: tapas)에 더불어 가장 심오하고 영속적인 진정한 하타 요가를 수행하기 위해서는 매 호흡마다, 각 아사나마다, 매 수련마다, 매일 매일 그 과정에서 무엇이 일어나는가를 발견하고, 가능성의 여러 한계를 탐구해야한다. 꾸준한 수련(아비야사: abhyasa)과 동시에 완전한 몰입을 통해 더욱 깊은 경험과 사색으로 나아가면, 각 호흡 강도에 대해 경험하고 배움을 얻게 된다.

이것은 수련 중 가능성의 여러 단계에 가까이 다가감을 포함하며, 1960년대와 1970년대에 요가수련의 발전에 지대하게 영향을 준 현대 요가의 선구자적 창시자인 Joel Kramer가 아름답고 풍성하게 묘사한 접근법이다. 아사나를 시작하면, Kramer(1977)가 말하는 "초보적 한계"(나는 그것을 "아하! 순간"이라고 부른다) 즉, 어떤 변화가 발생하는 시점에 도달한다.[8] 더 깊이 들어가면, 심신의 통증, 불편함, 또는 단순히 더 많은 동작의 한계를 표현하는 또 다른 "한계"에 도달한다(나는 이것을 "어어! 순간"이라고 부른다). 끈기있는 수련으로 "아하"를 넘어서, 작지만 세련되고 의지가 담긴 동작을 천천히 그리고 끊

임없이 탐구하는 "어어" 한계에 도달함으로써 "한계 놀이"를 한다. 매번의 호흡마다, 그 한계는 달라지는 것 같고 — 더 많은 가능성을 열어주며 더 안정되고 편안함을 느끼며, 심신의 전반에 걸쳐 일깨워주는 에너지를 더욱 활성화시킨다. 만약 가능성의 최종 한계에 바로 직면한다면, 또는 너무 서두른다면, 이 느낌을 기반으로 하는 정화와 깨어남을 위한 공간과 시간이 없을 것이며, 오히려 부상과 악습을 유발하고, 수련에서 쉽게 지치게 될 것이다.

요가를 할 때 수련에서 충분히 나타나고 가능성과 숙련됨의 한계를 넘나드는 가운데 드러나는 또 다른 중요한 특징은 파탄잘리가 말한 바이라갸(vairagya: 집착에서 벗어남, 이욕)이다. 이욕의 수련에서는 미리 정해진 고정의 목표 달성이나 어떤 자세의 완성보다는, 모든 것이 가능하다는 생각과 함께 건강, 만족감, 행복 등이 마음속에서 더 깊은 의도로 내재함을 인식하면서, 자발적 자기-절제의 길을 향해 나아가게 된다. 아비야사(꾸준한 수련)과 바이라갸(이욕)는 꾸준하고 용이하게 한 경지에서 다음 경지로 나아가도록 하는 안전하고, 올바른, 변화를 가져오는 요가 수련에서 밀접히 연계된 상관 요소이다. 이 둘은 가장 기본적인 요가의 원칙 중 한 가지를 제공한다: **얼마나 멀리 가는가가 아닌 어떻게 가느냐가 중요하다.**

이욕과 수행의 균형된 태도로 아사나를 실천하는 수련생들을 바르게 안내하는 것은 성취욕에 사로잡힌 기대감에서 벗어나게 함과 동시에 자신들의 수련에서 지원받고 있음을 느끼게 한다. 신체적 핸즈 온을 통한 지도는 물론 우리 가르침의 모든 측면에서 이러한 태도를 견지함으로써, 수련생들은 점점 자연스럽게 내면의 스승을 향하는 길을 찾게 되며, 자신들의 개인적 수련에서 육체적 감각의 강도와 호흡의 지표를 활용해 자기 노력의 길잡이로 삼는다.

오래 지속할 수 있으며 자기 발전적인 요가로 향한 이러한 균형잡힌 노력의 핵심적인 요소는 결국 호흡에 있다. 묘하게도 비록 하타 요가에 대한 고전들이 프라나야마(pranayama: "앞으로 가져오다"라는 pra, "숨쉬다"라는 an 그리고 "확장하다"라는 ayama와 "조절하다"의 yama의 합성어로부터 나옴)를 주로 강조를 제공했을지라도, 기본적인 요가 호흡법인 프라나야마 수련은 많은 현대적 요가 수업들에서 별다른 관심을 받지 못하고 있다.[9] 아사나 수련에서처럼, 프라나야마에서도 점차적으로, 꾸준하게 그리고 힘들이지 않고 그 수련을 발전시키는 것이 중요하다.[10] 그렇지만 유연하고, 부드러우며, 미묘한 웃자이(ujjayi: 정신을 고양시키는) 프라나야마는 완전한 초보자들, 임신한 여성들, 혈압에 문제가 있는 사람들, 허약한 사람들 그리고 기타 병이 있는 사람들 모두에 의하여 안전하게 수련될 수 있다. 호흡 그 자체로 우리의 세포들과 전신이 풍요롭게 된다. 웃자이의 가벼운 소리는 각각의 모든 들숨과 날숨의 매끄럽고, 균형 있고, 꾸준한 흐름을 보다 쉽게 하는 방식의 호흡에서 우리를 깨어있게 하며, 아사나의 여러 과정 속에서 일어나는 동작들의 즉각적인 피드백을 제공한다. 이처럼 호흡은 아사나 수련에서 활력적인 균형을 감지하고 고양하기 위한 완벽한 지표가 된다. 만약 호흡이 긴장되었다면, 이는 안정상태와 편안함으로부터 벗어나 있다는 확실한 징후이다. 아사나 과정에서 움직임들마다 호흡을 억지로 집어넣으려고 시도하기 보다는, 가능하면 우리의 수련이 호흡의 완전한 상태 안에서 이루어지도록 한다. 앞으로 보게 되듯이, 이것은 수련을 지도함에서 하나의 필수적인 요소에 상응한다. 요가 수련에서 가르치는 위치에 이르도록 하는 가교에 보다 가깝게 접근하면서, 수련의 이러한 특성들 모두는 지도자 교육과정의 한

부분이 된다.

수련의 이러한 요소를 지도 기술과 방법들 모두에서 보다 생생하게 하는 핵심은 수련생들이 개별 수련의 올바른 진행과정에서 보다 안정적으로, 편안하고 즐겁게 나아갈 수 있도록 도와주는 것이다. 이것의 한 가지 측면은 수업을 어떻게 짜는가에 있다. 요가 수업에서 아사나를 접근하기 쉽고, 안전하며 지속할 수 있게 하도록 순서에 따른 특정 아사나들을 만들어 보다 깊은 변화를 추구한다.[11] 이러한 수련경로와 함께 단순한 자세에서 고난도의 자세로 나아가고, 보다 깊숙히 탐구하며 들어가 보게 될 신체부위에 집중된 관심을 갖고 준비운동하는 것이 좋다. 선행적인 아사나들은 고난도 동작에서 주로 포함되는 관절과 근육들을 열어주고 안정시키며, 보다 깊게 고난도 아사나들을 탐구할 때 비로소 알게 되는 깊이 체현된 지성을 잘 일깨워주도록 도와준다.

이러한 접근방식은 "어떤 특정한 방식에 놓이는 것"이란 빈야사(vinyasa)와 동작의 효과적인 순서 설정을 언급하는 "단계"라는 크라마(krama)에서 나오는 빈야사 크라마(vinyasa krama)의 개념을 반영한다. 빈야사 크라마의 정수는 점진적인 진행과정의 지혜, 의식적으로 및 조직적으로 탐구하며 발전시키고, 현재의 위치에서 이욕과 수행을 통합한 특성과 함께 도달하고 싶은 위치까지 꾸준하고 쉽게 나아가는 것이다. 이러한 수련의 더욱 완전한 통합을 가져오기 위해서, "반대"라는 프라티(prati)와 "동작"을 뜻하는 크리야(kriya)로부터 전해진 프라티크리야사나(pratikriyasana)를 시행하며, 사바 아사나(송장 자세: Savasana)로 이어지는 과정과 그에 겸하는 보완적인 아사나들뿐만 아니라, 그를 넘어 생겨나는 어떠한 긴장이라도 조직적으로 그리고 창조적으로 해결해 나간다. 매 호흡마다, 우리는 수련의 과정을 통해서 발전한다.

자기수련에서 타인지도로 넘어가는 다리 건너기

Crossing the Bridge from Practicing to Cuiding

요가 수련을 할 때, 다양한 아사나들을 경험한다. 그것들에 접근하면서, 이미 여러 감각을 경험하게 된다. 단순하게 운동하는 것이 아니라 요가를 실천한다면, 의식적으로 호흡하게 되고, 아사나를 잘 탐구하기 위해서도 호흡을 활용한다. 의식적으로 호흡함으로 인해 심신 안으로 더 많은 의식적 인지작용을 가져오며, 순간에 생겨나는 감각들이 제시하는 것에 따라 자세를 바로 잡고, 보다 안정적이고 이완되고 현재하는 방식으로 동작을 맞춰가는 것이 이상적이다. 그러므로 심신과 함께 호흡의 움직임이 존재하며, 그 각각은 서로에게 영향을 미치고, 그것들 전부는 우리 존재 전체의 일부로 경험된다. 이것은 요가 아사나 수련의 정수가 되는 항상 그리고 영원히 통합하며 깨어있음의 기본적인 수련이다. 그 안에서 상이한 호흡기법들, 여러 자세, 가시화 등을 경험하고, 그들의 다양한 영향을 탐구하고, 점점 더 분명히 드러나는 우리 존재를 보다 깊은 특성의 여러 반응들과 내면의 대화도 경험한다.

꾸준함과 편안함, 끈기와 초탈의 원칙를 숙고해서 구현하는 방식에 관해 스스로 수련을 탐구하고, 최고의 접근 방식에 관한 통찰을 전해주고자 수련생들과 의사소통함에 있어, 우리는 다양한 방법들—

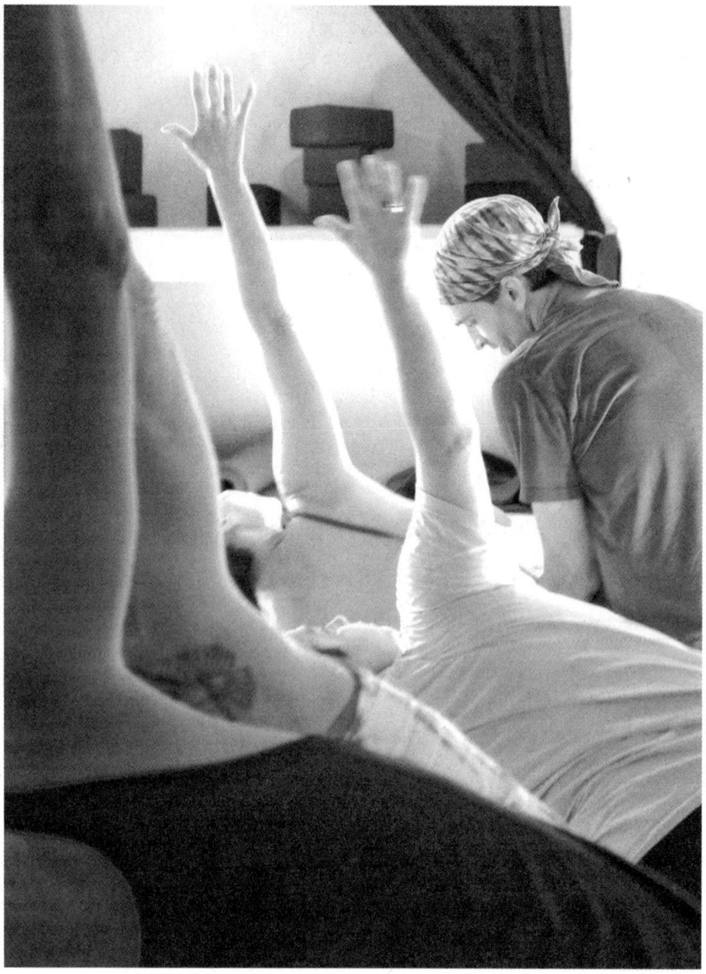

우리가 일평생 만날 수 있는 최고의 요가 선생은 우리의 내면에 살아서 존재하는데, 외부에 있는 선생의 역할은 수련생들이 내면의 스승을 찾도록 도와주는데 있다.

자기 성찰과 잠재적 자기 개발 수행의 정신을 이끌어 내기 위한 말하기, 보여주기, 핸즈 온 하기, 심지어 일부에서는 노래하기까지를 활용할 수 있다. 어떤 상황에서든 적용 기법들의 특정 조합은 지도자의 개인적인 감수성과 아울러 배우는 수련생들이 자신의 의도와 느낌을 유지하면서 어떻게 최선으로 탐구하고 학습하는 가의 두 가지 모두를 반영는 것이 이상적이다. 참으로 사람들이 어떻게 배우느냐는 Howard Gardner(1993)가 "다중 지성의 특성"으로 언급한 것과 밀접하게 연관되어 있다. 일부 수련생들은 언어적 전달로부터 잘 배우는 반면, 다른 이들은 그들의 심신 안에서 "그것을 이해하도록" 시각적 모델을 필요로 한다. 또 다른 사람들은 주로 핸즈 온이 필요하거나 운동학적인 학습자일 것이다. 그들은 내면으로 완전히 받아들이기 위해서 그것을 느껴봐야 할 필요가 있는 것이다.
요가 수업에서 학습 경험은 개념적, 감정적, 육체적 그리고 영적인 요소들을 포함하는데, 이러한 범주의 학습 방식은 항상 통용된다.

동시에, 인간이란 존재는 지성과 직관의 합체 이상이며 동기, 개성, 감정, 육체적 건강, 개인적 의지는 배우는 방법, 장소, 시기를 정하는 데 있어 특정한 학습 방식 이상으로 훨씬 더 중요하다. 이것은 효과적인 요가 교육이란 학습 방식의 다양성을 충분히 이해하고 존중하는 방식에서 수련생들을 교육하는 한편, 서로 다른 차이를 반드시 고려해야 한다는 것을 암시한다.
실제 요가 교육에서 언어적 표현과 보이는 시범의 한계를 넘어 수련을 이끌어주고, 교정하고, 뒷받침해주기 위해서 수련생들과 같이 노력할 수 있다. 즉, 상황, 의도, 학습 방식의 훌륭한 다양성은 교육에 이르는 다양하고 함축적인 접근법의 가치를 제시한다.

당신의 손으로 이끌어주기

Guiding with Your Hands

언어와 시각적인 모델로 전해주려는 것을 효과적이고 세련되게 하기 위해 손을 사용하면 공유하려는 것이 무엇이든 그것을 이해하고 받아들이는 수련생의 능력에 큰 차이를 만들 수 있다(실제 교정법, 지도, 보조, 핸즈 온 및 기타 등등을 설명할 때, 실제로 손을 이용해서 용어의 일반적 및 구체적인 의미를 전달한다 — 손, 팔 어깨, 몸통, 엉덩관절, 다리, 발 등을 이용하는 핸즈 온 지도에 대한 일반적 지도법과 손에 국한된 특정 지도법이 있다. 특별하게 지적하지 않는다면, 일반적인 의미로 용어를 사용한다).
보다 분명하고, 다양한 의사소통은 더욱 깊은 배움으로 이어지며, 건강해짐, 통합됨, 완전하게 깨어있음이라는 요가의 약속은 점차 현실화된다. 직접적이며 개인적인 방식으로 수련생들에게 직접 다가서는 핸즈 온은 직접적이고, 간결하고, 특별한 의사소통의 효과적인 방법이 될 수 있다.[12]

아사나의 언어적 표현과 육체적 시범은 수련생들과의 의사소통의 필수적인 방식이며, 아사나를 가르치는 출발점 — 종종 그 마지막 — 이어야 한다. 그렇지만 정확하고 세련된 핸즈 온을 더하면 훨씬 더 많은 것을 전달할 수 있다 :

- 언어로나 시범으로 보여준 교정 지시를 명료하게 하기.
- 힘이 넘치는 동작을 강조하기.
- 수련생들에게 보조 받는다는 느낌을 제공하기.
- 의식하지 않는 신체 부위를 인식하기.
- 한 아사나를 안정시키고, 편하게 하고 또는 심화시키게 도와주기.
- 움직임의 범위를 안전하게 증가시키도록 도와주기.
- 스승으로서 한 수련생의 전반적인 상황을 더 깊이 이해하도록 도와주기.
- 지도자와 수련생 사이에 더욱 신뢰할 수 있고 열린 관계 만들기.
- 일부 강한 경험들 가운데서 편안하게 느끼도록 보조하기.

그렇지만 핸즈 온이 요가를 가르치고 배움에서 근본적으로 가장 효과적인 도구들 중 하나라 할지라도, 이것 또한 잠재적으로 가장 문제가 될 소지가 있다. 핸즈 온으로 지도를 하는 것은 안전하고, 지속적이며, 고단계 수련으로 나아가도록 분명 수련생들을 도와주지만, 만약 잘못 하면, 육체적인 또는 감정적인 해로움을 유발할 수 있다. 분명하고 올바른 의도라면, 실천 과정에서의 지시가 수련생들로 하여금 다른 방법들 역시 명료하게 만들지만, 부족한 지식의 실제 지시는 한 아사나를 다듬고 그 안으로 빠져들어가는 과정에서 혼란을 야기할 수 있다. 적절한 지도는 수련생들이 그들 내면의 스승을 신뢰하도록 하지만, 반면 지나치면 육체적인 지시가 수련생들로 하여금 외부적 지도에만 의존하게 하고, 요가를 함에 있어 타파스 요소(tapas: 자기 수양)로부터 멀어지게 할 수 있다. 실제 지도는 더 큰 열림, 영감, 즐거움의 원천이 될 수 있지만, 판단을 미리 한다거나 개인적인 경계를 침범한다면 요가에 대한 실망, 정신적

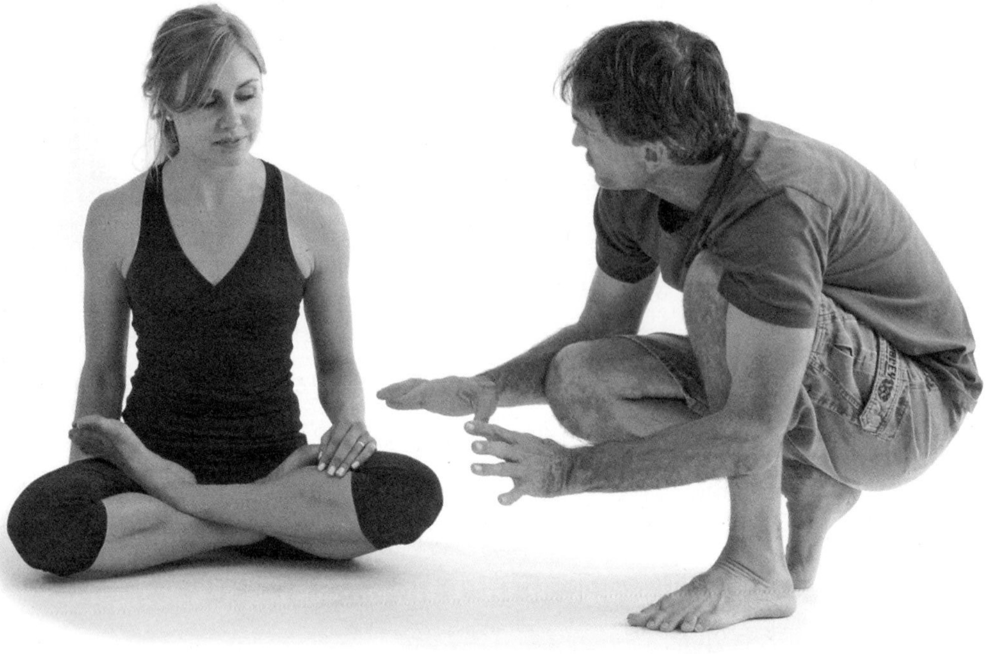

자세가 아닌 사람을 가르치고 있다는 것을 항상 인식하라.

충격, 오해를 불러 일으킬 수 있다.

핸즈 온 지시의 일차적인 목적은 건강, 자기-발견, 자기-전환을 위한 개인적인 과정으로서 요가수련을 정교하게 할 수 있도록 도와주는 것이다. 그렇지만 요가 수련은 최종적으로 심신의 내면에서 호흡과 인식으로 엮어진 프리즘을 통해 우리나 내면으로부터 지도받는 내면적인 과정이다.[13]
지도자로서 수련생들이 내면에 귀기울이도록 하고, 그들 내면의 스승을 존중하도록 하는 것이 수련생들을 최대로 도와주는 것인데, 단지 그것이 수련생에게 환영받고 이로울 때만 실제 지도를 해야 한다.
자세 만들기가 아닌 아사나를 하는 사람을 가르친다고 생각하는 것이 올바른 지도의 출발이다.[14]

자세(pose)는 이상적 동작의 정적인 표현이며, 어떤 외적 메시지를 전하고자 모델들이 카메라를 향해 취하는 동작이다. 전형적으로 꾸미고 여러 방법으로 포장하기 때문에, 그것들은 실제와는 전혀 다르다. 반대로 아사나는 살아있으며 개인적이고 그것들은 심신이라는 성지 안에서 탐구하고, 살아가며, 의도적으로 발전하고 있는 유기체인 인간존재의 한 표현이다. 한 수련생을 마음의 지혜를 통해서 인식할 때, 수련을 통해 나타나는 본연의 아름다움을 자연적으로 보게 된다. 이러한 출발에서 지도자의 자리에 보다 자연스럽게 앉게 되며, 수련생들에게 그들의 요가가 완전히 꽃피울 — 각 수련생들이 독창적이고 아름답게 표현하는 각각의 아사나의 기본 구조, 몸짓, 분위기들을 통해 볼 수 있는 그 어떤 통찰을 제공할 때조차도 — 여유를 제공한다.

핸즈 온을 통한 지도란 보다 안정적인 기반을 향해 수련생의 신체를 안전하고 편안하게 배열하고, 호흡과 심신을 연결하는 것을 지도의 근간으로 삼아 수련생 스스로 자신들의 방식을 찾아가도록 수련생들을 지도하는 것이다. 육체적으로, 감정적으로, 정신적으로, 영적으로 감지되든 되지 않든, 각 수련생들이 주로 자신의 의도에 따라 정한 여정으로 수련생들을 이끌어 가야 한다. 이러한 태도로 수련생들에게 다가서며 이끌어갈 때, 수련의 순간 스스로 가고자 의도했던 만큼 깊이 행할 힘을 북돋우며, 더욱이 지도자와 수련생 관계를 분명하고 돈독히 하여 편견없고 진솔한 요가 경험을 하게 한다. 이러한 관계에서 요가 지도자는 수련생의 요가 수련과 존재감이라는 환경에서 중요 부분을 구성하는 사회적 상호관계의 질적인 면에 관여하는 것이며, 지도자와 수련생 모두가 발전한다. 이것을 조금 더 깊게 탐구하고, 보다 분명히 앞으로 나아가기 위해서 한발 물러서 보자.

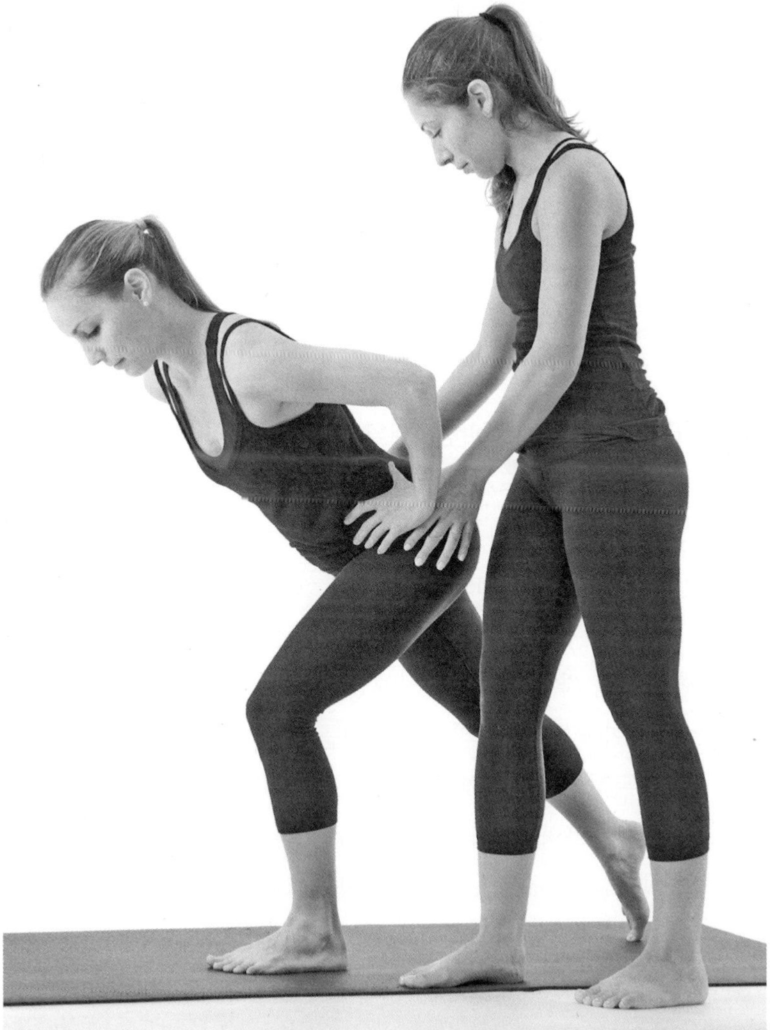

핸즈 온을 동반한 지도는 하타요가를 향한 대부분의 접근방식에서
중요한 지도방식이다.

핸즈 온 하는 방식

핸즈 온의 역할은 하타요가의 여러 방식과 전통에 따라 크게 다양하다. 핸즈 온을 통한 지도와 보조는 크리팔루(Kripalu), 스바루파(svaroopa), 피닉스 라이징(불사조 상승), 비니요가(Viniyoga), 기타 광범위하게 치유적이거나 치료적 접근방식의 요가에서 필수적인 도구로서 간주된다.[15] 또한 아쉬탕가 빈야사(Ashtanga Vinyasa), 아이엥가(Iyengar), 빈야사 플로우(Vinyasa Flow) 등에서도 광범위하게 사용되지만, 비크람(Bikram), 요가핏(YogaFit) 및 몇 가지 다른 방식에서는 사실상 존재하지 않는다.

핸즈 온의 지도와 보조를 하면서, 또는 안하면서도 모든 방식의 요가를 가르칠 수 있다. 요가계의 지속적 발전과, 상호 육성, 다양성을 인식하면서, 지도자의 길을 걸어가는 대부분의 요가 지도자는 지도자의 길 역시 발전하리라는 전망이 확실히 있다는 것과 적절하고 효과적인 교정법을 제공하는 지식과 기술이 지도자로서의 과정과 경험담의 보다 중요한 부분이 되리라는 것을 발견할 것이다.

핸즈 온, 소마틱스 그리고 자기 변환

Touch, Somatics, and Self-Transformation

바가받기타(Bhagavad Gita), 파탄잘리의 요가수트라(Yoga Sutras), 하타요가 프라디피카(Pradipika) 등과 같은 고전으로부터 요가의 목적이나 의미를 찾거나, 또는 지도와 영감을 위해서 보다 현대적이고 최신의 자료를 찾아보든지, 더욱 깨어있는 존재가 되거나 보다 양질의 건강한 삶을 살려는 노력은 항상 있었다. 마하바라타(Mahabharata) 전쟁의 신화적 전쟁터 한 가장자리에 서서, 아르주나(Arjuna) 왕자는 자기 존재의 본질을 오해함에서 기인한 상실감에서 빠져들기도 했지만 자신의 길(다르마: dharma)을 추구함으로써, 자각이 보다 명료해졌고, 그에 따라 자신의 삶에서 보다 의식적이고 진솔하게 행동할 수 있었을 것이다.[16] 파탄잘리 역시 요가를 시작하게 하는 인간 고통(끌레샤: Klesha)의 근원을 혼란된 신심 안에 뿌리를 둔 우리의 진정한 본성에 대한 무지(avidya)로 보고, 도덕적인 삶과 계율 준수, 아사나, 프라나야마, 프라티하라(pratyahara: 외부로 산만해지는 감각을 내려놓는 것), 그리고 행복에 넘치는 존재(사마디: samadhi)로 향하는 정해진 경로로서 명상을 포함하는 8단계의 접근방식을 제공한다. 천백 년이 지난 후, 서기 14세기에 스와트마라마(Swatmarama)는 건강을 증진하고, 정신적인 혼란을 줄이고, 해탈(목샤: moksha)을 향해 아사나(그는 주로 앉은 자세인, 열다섯 가지를 묘사한다), 프라나야마, 무드라(Mudra), 반다(bandha) 수련을 순차적으로 따르는 자기 정화 기술의 독특한 훈련법을 상술했다.

동떨어져 보이는 듯하지만, "그 어떤 시민도 신체 단련에 관련해 미숙할 권리가 없으며.... 인간이 자신의 몸에서 가능한 아름다움과 강건함을 보지 못한 채 성장하는 것은 참으로 수치스러운 것이다."

라고 주장한 스승 소크라테스처럼, "[몸과 마음] 사이에서 균등하고 건강한 균형"을 호소했던 그리스의 철학자인 플라톤은 그 당시 보편화된 철학 수련을 하면서 자신의 심신을 단련하는 춤을 수련했다.[17] 소크라테스는 "생각하는 행위조차 어느 정도 신체로부터 도움을 받아야만 하고, 신체적 병마에 시달릴 때 중대한 실수가 생긴다는 것은 누구나 알고 있다"고 확언했다. 일종의 환상(베다와 우파니샤드에서는 마야: maya 그리고 플라톤 사상에서는 "이상적 형태")으로 물질 세계를 가정하는 전통 요가에 나타나는 이원론에 합당한 이원주의적 관점을 인정하는 반면, 심신합일, 명료함, 자기발전의 수련을 통해서 보다 명료하고, 보다 자유로우며, 보다 더 행복하고, 더 나은 삶으로 이어지는 그 길을 여기에서 분명 찾는다.

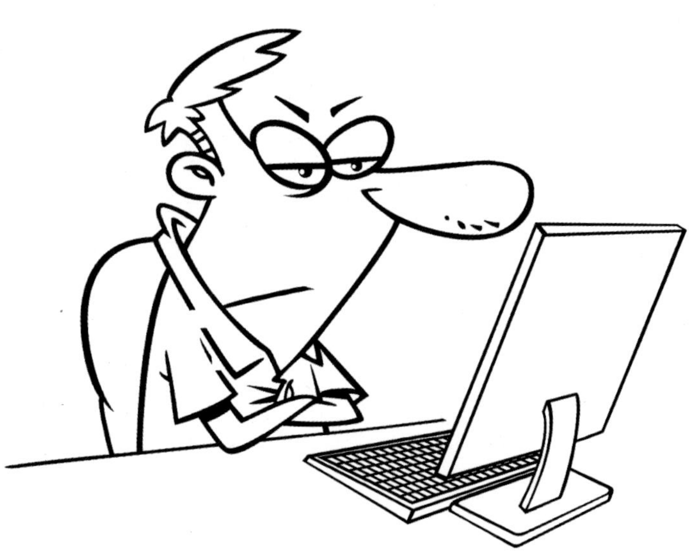

"Mr. Duffy는 자신의 몸과 좀 떨어져서 살았어요."
James Joyce, *율리시스*

여기에서 간략하게 철학과 실현의 문제에 대해서 좀 더 깊게 다뤄볼 것이며, 이는 수련 지도법이라는 우리 주제를 좀 더 환히 밝혀 줄 것이다. 이어지며 발전하고 있는 서양 철학의 대부분은 물리적인 영역의 중요성을 부정하곤 했다.[18] 그렇지만 19세기 말에 우리의 경험을 이해하고 삶을 개선하기 위해서는 체현된 지성이 중요하다는 인식을 갖기 시작했다. 실용주의 철학자이며 개척가적 심리학자인 William James(1876), 86; 1890, 1890, 306–11)는 비록 의식의 궁극적 기원이 유기체적 인간 외부에 있다고 하는 서양 이원주의자 전통을 견지했지만, 신체가 의식에 미치는 영향 및 사고와 감성의 신체적 측면을 밝혔다. 그의 관점에서 보자면, 경험을 바탕으로 보다 나은 삶을 위한 실용주의적 철학과 심리학의 개량 프로젝트는 인간의 감정과 사고가 어떻게 세포조직 안에서 밀접하게 서로 엮어지고, 모든 자세와 언어를 통해 표현되는가를 반드시 다루어야 한다.

미국 철학자이며 교육자인 John Dewey (2008a, 29–30)는 한 걸음 더 나아가 James의 사고로부터 유추해서 "우리 문명에게 할 수 있는 가장 실제적인 질문"처럼 실험적인 방식으로 심신의 융합을 주창했다. 이원론적 사고와 자율적인 에고(ego)나 초자연적 힘으로 모든 것을 설명하는 다양한 형태의 신학적 숙명론이 지배하는 영적 철학적 세계에 관하여 전체적 관점을 견지하는 Dewey는 상이한 경로를 대담하게 택하여, 비록 우리 삶의 실상이 전생에서 유래되어 현 존재에서 구현된 "삼스카라스(samskaras)", 즉, 전통 요가 철학에서 말하는 내재된 습관에 의하여 강력하게 제약 받더라도, 우리 자신이 현재 삶의 진정한 선택권을 갖고 있다고 확언한다. Dewey는 "습관이란 것은 일정한 형태로 활동하기 위한 요구사항들"이며 "모호하고, 일반적이며, 의식적인 선택들이라기 보다는 우리 자신의 지극히 내면적이고 근본적인 부분"이 되는 성향이라고 했다.

달리 표현하자면, Dewey는 사회세력들 및 환경에 의해 제약되긴 하지만 정신적이고 감정적인 삶이 심신 안에 의식을 완전히 둠으로써 실현된다는 James의 사상을 확립하고 그 이상으로 발전시켜, 우리의 의식적 노력으로 지속적 발전이 가능한 촉발적 신체 의식이란 개념을 제공한다.[19] 그는 이상향의 원초적 삶이나 현 존재의 초월을 추구하는 것이 아닌, 바로 지금 여기에서 현재의 실상 가운데 "의식적인 수련"을 하자고 외친다. Frederick M. Alexander로부터 배운데로, 유명한 알렉산더 기법의 일상 수련에서 이에 대한 Dewey의 탐구는 심신에 일어나는 습관적이고, 건강을 해치며, 자기-제한적인 유형을 인식하고 풀어나가는 것에 집중했다.

여기에서 우리는 상이한 경로를 취하게 된다. 21세기에서의 하타요가. 자기 인식의 진화는 일종의 혁명적 수련으로서 요가의 고유한 측면이다. 자세와 동작 기법을 활용하는 모든 형태와 이름 및 계통을 모두 아우르는 하타요가에서, 이러한 수련은 더욱 전체론적이며, 조화롭고 건강한 삶으로 향하는 길에서 보다 완전하게 일깨워주며 더욱 깊이 통합해주는 것들 중 하나이다. 다르게 말해서, 요가를 시행한다는 것은 우리가 이러한 심신 안에서 호흡하기와 존재하기의 경험으로 존재하게 되는 그 순간을 생기게 만드는 유기체적 인간으로서 우리의 체현에 대하여 깨어나기에 대한 수련인 것이다. 많은 이들에게 이것은 아마도(아닐수도) 초월의 길, 즉, 심신을 넘어선 무한함이나 의식으로 "이어지는" (이원주의적 관점) 또는 "그 안에서 있는"(일원론의 관점) 것에 관한 영적인 길이 될 수 있을 것이다. 다른 이들에게 비록 그것을 꼭집어 요가라고 하지 않을지라도, Mark Johnson(1989, 10)이 "환경을 이용하는 생물학적 유기체가 아니고는 있을 수 없는 경험의 흐름 안에서"라고 제시한 것처럼, 그것은 살아있음의 영성과 실제, 그 의미 추구에 대해 확실하게 인식하는 것에 관한 것이다. 근본적으로 망상이거나 다소 "세상으로부터 고립된" 인간의 생각과 경험이라기보다는, "경이로운 신체"를 통해 표현된 "의미의 구체화된, 경험상의 관점"으로, 즉, 생물학적 기능으로 축소된 신체의 지엽적 개념이 아닌 심신을 통체로 하나로 보도록 Johnson(1989, 271-78) 지적하고 있다.[20] 요가를 함으로써 이승에서 우리 삶의 완전한 실체 안에서 이 전체감을 직접 경험하고 배양하기 위한 기회를 얻게 된다.

요가 수련과 지도를 이러한 방식으로 접근함으로써 우리는 소마틱스(somatics)의 개념에 다가가는 것이다. "살아있고, 깨어있는 육체적 인간"을 의미하는 그리스어 소마(soma)로부터 나온, 소마틱스(somatics)는 본질적으로 동양의 영적 철학과 형이상학은 물론 전형적으로 유기체적 인간의 바깥에 의식의 기원을 두는 서양의 철학과 의학에서 만연해있는 신체-마음의 분리를 견지하기보다는, 우리가 완전한 존재라는 통일성을 지향한다. 본래 William James와 Wilhelm Reich의 개척가적인 연구에서 유추해서, 전관적 심신 인식을 목적으로 삼는 풍부한 수련 방식은 소막틱스 분야에서 발달했으며, 펠덴크라이즈(FeldenKrais) 방법, Hanna의 소마틱 교육, Ideokinesis, 심신 중심화(Bodymind Centering), 자세 통합치료, 롤핑과 트라거 접근법 등이 있다.[21] Dewey의 알렉산더 치료법 수련과 함께, 이러한 그리고 기타 소마틱 수련 방법들은 감정 및 정신적 경험이 신체로부터 다소 무관하거나 두뇌의 회백질 안에서만 존재한다기 보다는 몸으로 나타난다는 가정에서 출발한다. 따라서 구체화된 감정 및 정신 장애는 육체적 기능장애 또는 질병을 유발하거나 악화시켜서, 요가의 프라나에 유사한 호흡 개념인 생명력(Life Force)으로 Reich가 언급한 것의 내적 활동을 막는다. 참으로 소마틱스의 많은 것들은 자기 변신을 위한 요가 수련과 일치하며, 명료한 의식(요가 사마디)으로 이르는 길에서 건강한 자각을 가로막는 정신적인 집착(요가 삼스카라)의 개념에서 시작한다.

소마틱스의 관점에서, 자기 변신은 누적된 긴장을 완화하고 총체적 삶을 자각하도록 하는 구체적 경험을 어떻게 얻느냐를 언급해야 한다. 소막틱스는 전형적으로 직접 핸즈 온 하는 방법을 사용하며, 깊이 응축된 긴장을 풀기 위해 심부-조직 도수치료를 포함한다. 이 연습 대부분은 저항과 포기의 반응을 주관하는 교감신경계에서 스트레스 반응을 강조하기 위해 신체의 특정 부위에 육체적 자극이나 도수치료를 활용한다. 그 일부가 웃자이(ujjayi), 카팔라바티(kapalabhati), 바스트리카(bastrika) 프라나야마와 유사한 특정 호흡의 기법을 사용하므로, 삶의 전체적 경험을 심신에 있는 우리 감각 모두를 통해 보다 미묘하게 깨닫게 되고, 이와 더불어 부교감신경계가 활성화됨에 따라 더욱 깊은 고요를 얻게 된다.

다시 살펴보는 요가 수련과 지도

Yoga Practice and Teaching Revisited

이제 이것을 요가 수련과 지도에서 살펴보자. 소마틱스 영역의 대부분은 감정적 정신장애와 그와 관련된 치료를 다룬다. 현대적 요가 동작들 대부분은 각광받고 낭만적 운동의 편에 서서 그와 같은 연습을 피한다. 그러나 요가는 일부에게서 죽음의 존재를 넘어서는 초월함을 약속하는 것, 또는 보다 명료한 자각이나 영적 존재로의 변신을 위한 수련에서 기원했으며 항상 그 원칙에 집중해 왔다. 이것은 파탄잘리의 요가 수트라에서 진정한 존재의 실체에 대한 무지의 근원이며, 그에 따라 존재적 고통의 가장 가까운 원인으로 간주되는 "마음의 동요를 가라앉히는 것", 치타 브르티 니로다하(citta vrtti nirodaha)로 표현되었다.[22] 요가에 대한 파탄잘리의 접근 방식은 앉는 자세 이외의 아사나 수련을 포함하지 않는 반면, 우선 혼란된 마음의 상태를 묘사한 다음 명료하고 건강한 마음을 가질 수 있도록 하는 요가기법 즉, 일련의 행위들을 다루는 요가 심리학을 제공한다. 앞서 논의한 것 처럼, 하타 요가수행자는 자세 수련,

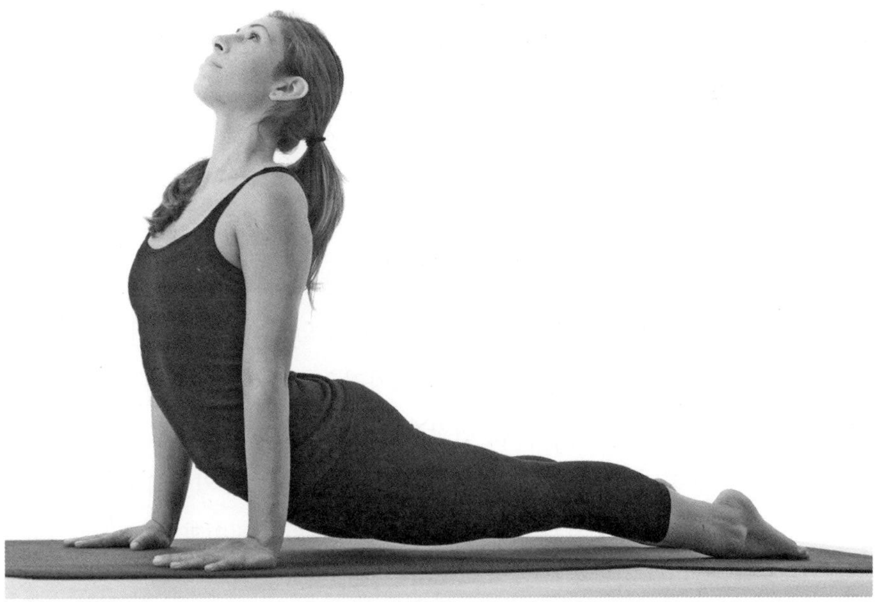

우르드바 무카 스바나사나(Uredhva Mukha Svanasana)에서 가슴을 통해서 호흡하기.

호흡 기법, 그리고 같은 목적에 이르는 보다 손쉬운 방법으로 고안된 무드라 등의 체계를 공들여서 만들었다. 이는 호흡과 심신의 보다 완전한 통합의 방식이며, 이로써 파탄잘리 방식이 약속한 명료한 의식의 만개를 보게 되었다.

요가 아사나 수련의 아름다움 중 한 부분은 각기 상이한 아사나들이 신체의 긴장과 기타 감각을 강조한다는 것이다. 좀 더 자세히 살펴보면, 상이한 아사나들이 어떻게 서로 다른 감정적, 정신적 반응을 자극하느냐를 감지하게 된다. 어떤 특정한 방식, 시기, 또는 상황에서 이루어진 특정 자세는 마음에 그 자세만의 독특한 영향을 미치는 경향이 있다. 각각의 아사나는 아무리 그 차이가 미묘할지라도, 상이한 방식으로 호흡에 영향을 주기 마련이다. 신체 안에서 호흡을 느끼면서 호흡과 함께 하면서, 의식적으로 신체 안으로 호흡을 이르게 할 수 있다는 것을 깨닫게 되고, 또한 호흡을 긴장되고 맺힌 신체부위에 의식적으로 가져감으로써 호흡이 어떻게 신체적인 감각, 감정적 느낌, 정신적 인식을 전환시키는가를 내면에서 경험하게 된다.

요가에 대한 고대 저술은 이것을 코샤(kosha) 모델로 설명하며, 그 모델에서는 호흡을 통해 육성되는 생명력인 프라나가 바로 신체와 마음을 통합하는 명상력이다(고대 인도 철학의 상캬파(samkhya)에서 말하는 바유 탓트바(vayu tattva) (Gambhirananda 1989). 신체와 마음이 서로 분리된 것이라는 가정에서부터 출발하기보다는, 여기에서 우리는 수련을 기왕에 존재하는 전체 즉, 심신을 현존하는 실체로 자각하는 방식의 하나로 접근한다. 그 전체란 모든 사회문화적인 조건들과 그 내면적 특성에 따른 심신 그 자체의 상황 때문에 전체인 것으로 느껴지거나 생각되지 않을 수도 있다.[23] 수련에서 어떤 특정한 아사나에서 강조된 긴장에 의해 인도되어 신체 특정 부분 안으로 의식적으로 호흡을 가져갈 때, 그 부위에 대한 인식을 의식적으로 깨워주는 기회를 만드는 것이다. 하타 요가 프라디피카에서 말하는 숫자인 84만 가지 아사나를 이렇게 수련한다는 것은 무한한 가능성이 있다는 것을 말하는 한 방법이다. 점차 우리 존재의 전체성에 대한 인식을 일깨움으로써 상대적으로 숨겨져 있고, 모호하거나, 혼란스러울지라도, 이미 존재하는 체화된 의식을 일깨우고 확장하게 된다.

요가 지도자로서 수련생을 인식의 이러한 특성을 갖고 있는 인식을 완전히 깨우치도록 도와줄 기회를 갖는다. 앞서 논의했듯이 많은 사람들은 핸즈 온을 통해서 사람들은 가장 쉽게 배우고, 요가가 갖고 있는 자기변신적 잠재력과 영향력, 그리고 다른 깨어나는 수련의 길에 쉽게 들어선다. 그러므로 핸즈 온은 당신의 지도법 가운데에서 가장 잘 활용하게 될 자료들 가운데 하나가 될 수도 있다. 일부 독특한 개인들의 지성이 표출되는 특정 방식이 있기 때문에 안전하고, 지속적이며, 효과적인 방식으로 아사나를 시작하고 마무리하는 방식을 독자적으로 찾아내는 것이 사실상 불가능할 수도 있다. 따라서 보다 명료한 인식에 이르기는 커녕, 실질적이고 변신적이기 보다는 자기-제한적 자세 및 생활 습관을 더욱 깊이 들이게 될 수도 있다. 고유감각수용("자아 인식")의 기능인 우리 내면의 자아-인식의 한 부분을 제공하는 신경근육계는 종종 부정확해서, 공간에서의 움직임과 자세잡는 것에 관하여 주요한 운동학적 인식을 부정확하게 만든다.[24] 분명한 의사전달과 적절한 핸즈 온으로 수련생들은 심신 안에서 보다 신중하게 호흡하는 것을 배우게 되고, 이러한 인식을 개발함에 따라 능숙한 경지에 이르게 된다. 지도자의 명료하고 간단한 핸즈 온을 동반하면서 심신 안에서 보다 의식적으로 호흡하도록 하는 것은 수련생들로 하여금 더욱 깊고 보다 명료한 자아-인식의 깨달음에 이르게 한다. 안내자로서 지도자의 자리를 잡는 당신의 역할로 수련생들에게 개인적 수련의 즐거움과 발전을 평생에 걸쳐 지원할 수 있다.

지도와 핸즈 온의 윤리

Ethics in Teaching and Touching

요가 지도자의 역할은 요가를 하면서 다양하고 변해가는 목적을 추구하는 수련생들에게 영감을 통한 지원과 지식을 기반한 안내를 제공하는 것이다. 수련생들이 심신 안에서 새롭게 탐구하고 경험할 수 있는 안전하고 교육적인 요가 수업을 할 때, 놀라운 일들이 생겨나기 시작한다. 새로운 느낌들이 일어난다. 의식적으로 하는 호흡은 강력한 인식의 도구가 된다. 심신은 보다 명료하고 강력해지며, 감정은 균형을 이루게 되고, 마음이 열리고, 영혼의 느낌도 솟아 오른다. 더욱 활기차고 생기가 넘쳐 뭔가 좋아졌다는 것을 쉬이 느낀다.

이렇게 해서 어디로 나아가느냐는, 즉, 요가를 하고 삶을 살아가는 목적을 어디에 두고 어떻게 개발해 나가느냐는 지도자-수련생 관계에 의하여 지대하게 영향을 받을 수 있다. 거기에 존재하는 어떠한 영향이든 핸즈 온을 통해서 확대될 것이다.[25] 참으로 인간 핸즈 온의 육체적인 친밀함은 실제 지도와 지원을 제공함에서 제일 먼저 윤리적으로, 그리고 개인적으로 고려해야 할 사항이다. 모든 사람들은 독특한 방식으로 육체적인 친밀함에 대한 경험을 받아들인다. 동일한 교정법이 어떤 수련생에게는 환영받을 수 있지만 또 다른 수련생에게는 침범적일 수 있다. 한 수련생에게 편안한 방법이 아마도 또 다른 이에게서는 깊게 구체화된 감정적의 트라우마를 촉발할 수 있을 것이다. 어떤 특정 수련생에게 어느 날에는 환영받은 방법이 다른 날에는 또는 다른 순간에는 그렇지 못할 수 있다.

파탄잘리의 요가 수트라에서 주어진 윤리적 개념은 육체를 통한 핸즈 온의 방식에서 유용한 출발점이 되며, 해를 가하지 않는다는 아힘사(ahimsa)와 진실함이란 사타(satya)로 서로 맞물린 가치와 함께 시작한다. 핸즈 온을 통한 지도를 함에서 아힘사의 존중은 핸즈 온 하려는 당신의 의도와 함께 당신이 알고 있는 것과 당신이 모르고 있는 것에 관하여 당신 스스로에게 진솔함으로써 시작한다. 일반적인 지도 과정에서처럼, 진솔한 이해, 애정이 담긴 친절함, 존중을 바탕으

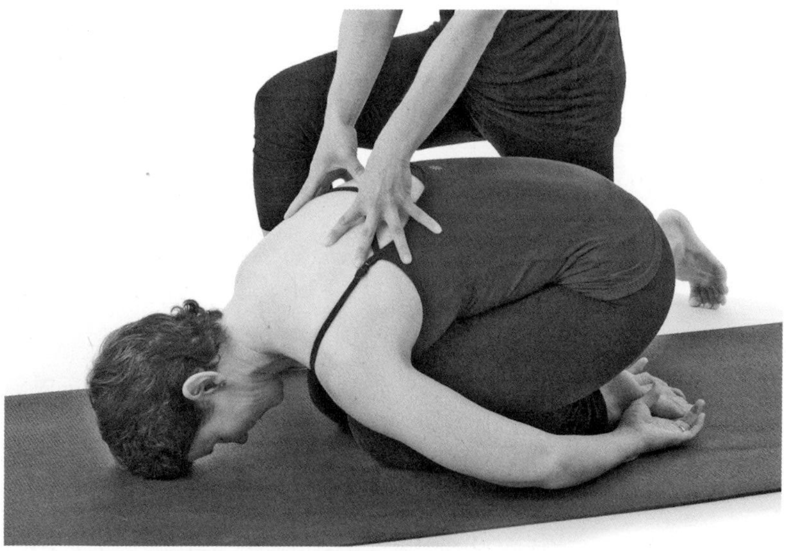

발라사나(balasana: 아기 자세)에서 수련생을 편하게 만들기.

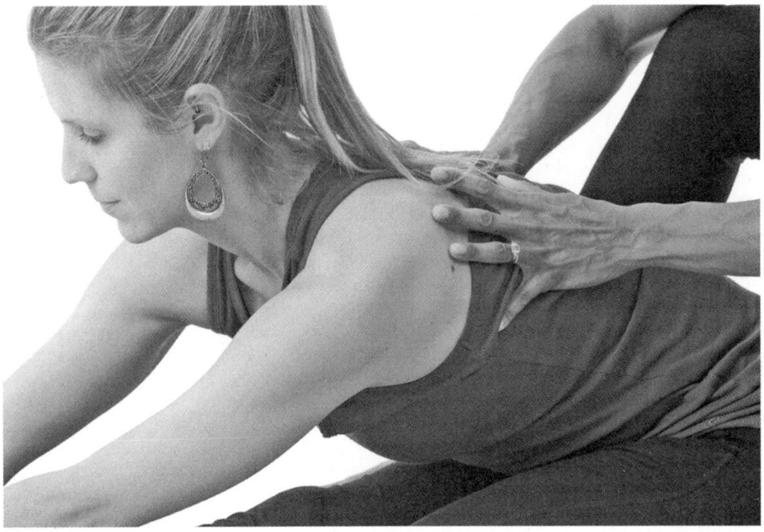

핸즈 온은 원래 친밀한 것이다.

로 나누고 공유하는 것이 중요하다. 만약 어떤 아사나 동작을 하는 수련생에게서 무슨 일이 발생하고 있는지 이해하지 못한다면, 그 사람에게 육체적인 지시를 할 준비되지 않았다는 것이다. 적어도 자신이 가르치는 모든 아사나의 해부학적 기능, 위험사항, 금기사항에 대한 기본적 이해를 포함, 수련생과 아사나를 연계해 볼 수 있는 지식과 기술, 그로부터 생겨나는 육체적인 지시를 함에서 자신의 의도를 분명히 함으로써, 수련생들이 수련을 심화하는데 도움이 되는 적절한 지시를 보다 효과적으로 내릴 수 있다.

핸즈 온의 친밀성은 또한 요즈음에는 "에너지의 올바른 사용" 또는 "적당함"처럼 해석되지만, 본래는 전통 요가와 일부 현대적 접근방식의 절제 수련에서 명확한 의미의 "금욕"을 의미했던 브라흐마차리아(branmacharya), 야마(yama)의 문제와 관련한 반응들도 자극할 수 있다. 성(性)과 요가, 그리고 지도자와 수련생 사이의 성관계에 대해서 의견들이 분분하다. 한편에서는 문제를 쉽게 해결할(사실은 쉽게 해결하지 못하는) 이욕의 전통에 따른 금욕을 주장한다. 또 다른편에서는 John Friend(2006, 92)가 자신의 아누사라(Anusara) 지도자–트레이닝 매뉴얼에서 반영한 확실히 문제의 소지가 있는 지도처럼, 수련생들을 향한 성적 유혹에 따라 지도자가 행동해도 좋다는거의 완전한 면허를 볼 수 있다: "당신과 수련생 사이에서 성적 유혹이 일어날 때, 그 유혹에 따르기 전 몇 주 기다려라."

Esther Myers가 강조한 듯, 성적 느낌들은 많은 수련생들, 지도자들 또는 양측에서 자연스럽게 발생하는 경향이 있으며, 유혹, 감정전이, 감정이입 등의 기존의 감정으로 이끌리거나 고조되게 된다. Myers(2002, 3)는 "오늘날 대부분의 요가 지도자들이 금욕을 선택하지 않은 반면에, 지도자로서의 윤리적인 관행은 수련생들에 대한 관계에서 금욕(브라흐마차리야: brahmacharya)을 요구한다"라고 강조한다. 이러한 태도가 우리의 의도에서 실현될 때, 모든 혼란스럽고, 산란하고, 또 다른 면에서 부적절한 생각이나 느낌에서 벗어나 보다 깊은 배려와 보살핌을 모호함 없이 전달하는 육체적 에너지를 통해서 표현함으로써 모든 수련생들에게 더욱 쉽게 접근할 수 있을 것이다. 가령 이러한 감정이나 생각이 일어난다면, 한발 물러서서 수련생과 밀접히 수련하는 의도와 목적을 다시 점검해 볼 시기인 것을 알려주는 것이다. 당신이 한 수련생에게서 이러한 감정이 일어나고 있음을 느꼈다면, 그 수련생과 좀 더 거리를 두고, 개인적인 관심이나 욕망의 표현이 아닌 오직 수련을 위한 지원으로서 해당 수련생이 분명히 이해할 수 있다고 확신할 수 있는 교정법만을 제공한다.

이러한 고려사항과 민감성은 요가 연맹과 기타 전문적인 요가 협회 등에 의하여 채용된 윤리적 성명에서 강조되었고, 널리 권위있는 교재들에 의해 다루어진 내용의 외부적 지침의 형태이다. 그렇지만

Bonna Farhi(2006, 18)가 현명하게 상기시킨 바로는, 인간관계의 현실에서 표현을 찾는 윤리적 기준을 위해서, 특정한 상황에 관여된 윤리적 측면을 올바르게 이해하도록 하는 윤리적 존재의 내면에 집중해야 한다는 것이다. 그녀는 힘들어하는 어떤 수련생을 안아주는 것이나 포옹을 원하는 수련생을 안아주는 것과 그에 반해서 연애의 또는 성적인 관심을 표현한 수련생을 안아주는 것의 사례를 든다. 내면적 위치가 분명하고 확고할 때, 외부적인 규정, 규칙, 기준에 부합하는 올바른 행동 방침을 알게 된다. 지도자와 수련생 모두 더 잘 이해하고, 책임질 수 있으며, 수용할 수 있는 상호관계를 맺도록 권장하는 지역사회 전반의 합의를 도출함에 있어 기준설정이 중요한 반면, 이와 같은 합의를 이루기가 어렵다는 사실은 남아있으며, 결국 내면적 가치가 외부적인 규칙을 우위하는 경향이 있을 것이다.

위에서 언급했듯, 우리 모두는 상이한 방식으로 다른 사람의 핸즈 온을 경험한다. 많은 수련생들에게서 핸즈 온과의 관계가 트라우마에 깊이 관련되어 있고, 이러한 수련생들의 많은 수가 더 큰 균형감과 즐거움에서 살아가고 치유의 한 가지 방법으로서 요가를 한다는 것을 인정하는 것이 매우 중요하다. 일부 수련생들은 어떤 핸즈 온도 불편하고, 침범하거나, 정신적 충격적으로 느낄 수 있으며, 아마도 충격적인 경험으로부터 억압된 감정을 다시 떠올릴 수도 있다.[26] 다음 장에서 논의할 것처럼, 이것은 모든 요가 지도자들이 항상 수련생에게 핸즈 온 하기에 앞서 허락을 반드시 구해야 한다는 기본적 원칙을 강조한다.

이러한 문제를 비롯한 기타 윤리적 문제를 이 책에서 나중에 다시 살펴볼 것이기 때문에, 요가를 지도하고 수련하는 한 핸즈 온을 하고 받아들이는데 있어 자신의 경험과 수련을 다시 떠올리며 깊이 숙고하는 것이 중요하다. 오늘날 점점 더 많은 지도자들이 서로 연결된 육체적 감정적 상처를 치유하기 위해 하타요가를 적용함에 따라, 이에 대한 중요성은 더 커지게 되었다. 일부 관점에서 핸즈 온은 치유와 변신의 과정에서 절대적으로 중요한 반면, 다른 일부에게는 고통, 즉, 트라우마의 원인이 될 수 있다. 요가 수련 자체와 비슷하게, 신중하고 적절한 육체적인 지도를 제공함과 분명하고 정중한 경계선을 유지하는 것 사이의 균형을 찾고 유지하는 것은 지도자이자 수행자로서 깨달아 나감에 따라 발전해가는 일평생의 과정이다.

내면의 스승

The Inner Teacher

붓다의 깨달음 직후에 일어난 이야기이다. 시골길을 걸어가고 있을 때였는데, 마을 사람들이 자신들의 한 가운데에서 이 믿을 수 없는 에너지를 감지했던 어느 작은 마을로 붓다는 다가갔다. 호기심에서 마을 사람들은 자신들이 느낀 것이 무엇인지를 알아보기 위해 붓다가 걷고 있었던 길에 뛰어 들었다. 붓다에게 호기심으로 접근하던 마을사람들 가운데 한 사람이 이렇게 물었다. "당신은 뭡니까? 신이요, 하늘나라 사람이요?" 붓다는 "아니오"라고 답했다. 붓다의 후광에 놀란 또 다른 사람이 물었다, "당신은 도술사요 아니면 마법사요?" 다시, 붓다는 "아니오"라고 답했다. 그가 조금은 더 인간처럼 보였으므로, 누군가가 "그럼 당신은 인간이오?"라고 물었다. 그러자 붓다는 다시 "아니오"라고 답했다. "그러면 도대체 당신은 뭡니까?"라고 또 다른 마을 사람이 물었다. 붓다는 다음과 같이 답했다: "나는 깨어있습니다."

이것은 이 장의 시작점으로 다시 우리를 데려간다. 요가를 한다는 것은 우리의 가장 깊숙한 내면 안에서 내가 누구인지를 보다 명료하고 진실되게 알아가는 방향으로 점차 깨어나는 것이다. 붓다는 어떻게 깨어났던 것인가? 내면으로 향함으로써다. 이는 요가에서도 동일하다: 우리가 얻을 수 있는 최고의 스승은 살아있으며 저 깊은 내면에서 존재한다. 수련의 대부분은 그 내면의 스승의 소리를 들을 수 있게 되는 것이며, 그 내면의 가르침을 경청하고 존중하는 것이다. 많은 영적 구도자들은 깨달음의 원천으로서 밖의 스승을 찾아 다녔다. 일상적인 가르침은 그 수행자들에게 신성한 산 주위를 걸어 돌게 하는 것이었다. 깨닫지 못하고 되돌와 여전히 질문을 던지면, 스승은 그 가르침을 반복하고 제자들도 그것을 또다시 반복해서 따른다. 그것은 그저 산 주위를 걸어 도는는 것이 아니라 내면에 귀를 기울이는 것이다. 최종적으로 여기에 도달하거나 그러지 못한다. 적절하고 효과적인 실제 지도를 포함해 요가를 어떻게 지도하는가에 따라 달렸으나, 수련생들이 자신들의 내면의 스승을 찾아 존경하는 것을 배울 수 있도록 개별 수련생들을 돕는 것이 이상적이다. 그에 따른 수련의 과정에서 모든 수련생들의 안전하고 지속적 발전을 배양하도록 한다.

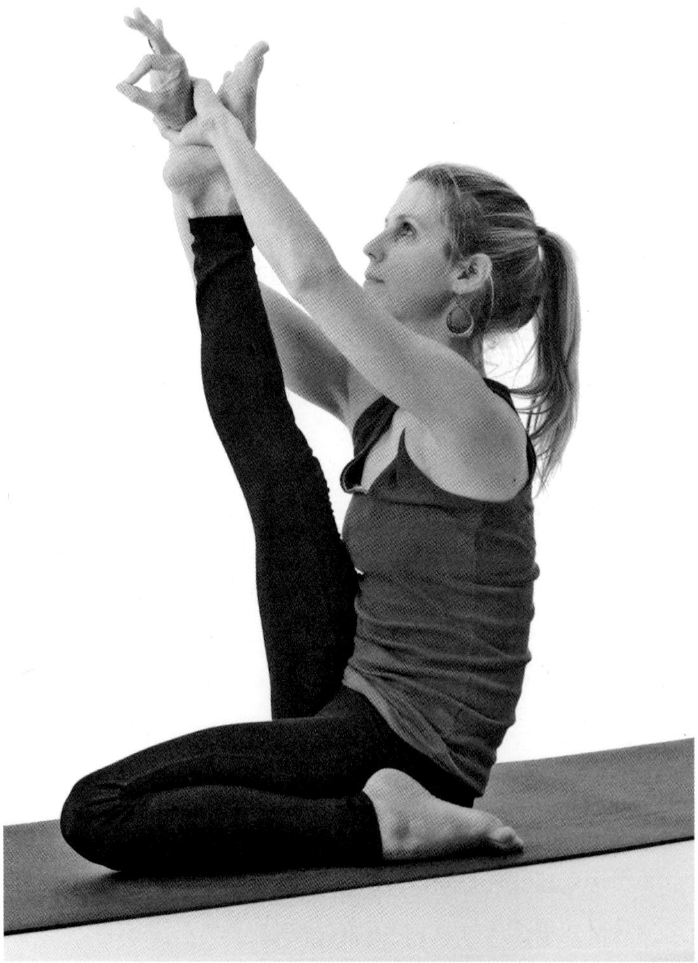

내면으로 조율하기 위해 시선을 집중한다.

2장
핸즈 온 교정법의 7가지 원칙

The Seven Principles of Hands-On Teaching

의도와 목적이 분명하고, 자신의 수련에서 꾸준하고 지속적이며, 요가의 경험이 있으며, 그에 대한 최소한의 일반적 지식을 갖추고, 기능적 해부학과 기본적인 인간 병리학의 꾸준한 학습, 그리고 올바른 순서를 알려주기 위해 자신이 가르치는 아사나의 상호 연결된 요구사항과 효과에 대한 이해를 갖춘 요가 지도자는 요가 수련의 길에서 수련생들에게 통찰력 있는 지도를 할 수 있다. 일부 지도자들은 오해나 성의 없는 대도 때문에 요가 지도이 여러 측면에서 체계가 잡히지 않아 불분명하고 혼란을 야기하는 반면, 반대로 너무나 경직되게 모든 수련생들과 수업에 천편일률적으로 미리 정해진 방식으로 접근하는 지도자들도 있다. 따라서 보다 명료하고 효과적으로 요가의 지식과 기술을 잘 터득하고 연마해 가려면 요가가 어떻게 최선으로 탐구되며 안전하고, 지속적이며, 자기 변신의 경험이 되는가를 자기 경험과 배움을 바탕으로 창조적으로 표현할 수 있어야 한다. 이것은 요가 안내자로서 지도자의 길을 가는 사람에게 필수적인 부분이다.

균형되고 통합된 수업의 기본 과정을 제공하는 아사나들의 무작위한 순서설정보다는 명확한 원칙에 따라 아사나를 지도하는 것이 이상적이다. 그 원칙은 수련생들에게 정보를 제공하고, 누구에게 교정법을 제공할 것이며, 교정법을 적용하는 특정한 목표와 어떤 교정법이 제공될 것인지 그리고 언제, 어디서, 어떠한 기술로 제공하는 것이 최선인가를 포함한다. 이러한 지도 원칙은 요가 지도에 대한 자신의 가치와 원칙은 물론, 지원과 지도의 매체로서 핸즈 온에 관한 자신의 철학 및 요가에 대한 광범위한 이해를 위해 반드시 고려되어야만 할 사항이다, 설령 존중은 않더라도. 여기에서 핸즈 온 교정법의 7가지 기본 원칙과 어떻게 개별 원칙들이 수련에서 최선으로 적용되는지를 시작해 볼 것이다.

핸즈 온 교정법의 7가지 원칙

원칙 1 : 아는 것을 가르쳐라.

원칙 2 : 핸즈 온에 대한 허락을 구하라.

원칙 3 : 분명한 의도를 가져라.

원칙 4 : 호흡과 함께 움직여라.

원칙 5 : 안전한 생체역학을 존중하라.

원칙 6 : 아사나의 필수적 요소들을 가르쳐라.

원칙 7 : 안정적인 기초를 도와라.

원칙 1: 아는 것을 가르쳐라

Principle 1: Teach What You Know

진정 훌륭한 요가 지도자가 되기 위해서 아는 것을 지도하고 모르는 것은 가르치려고 하지 않는 것만큼 이상으로 중요한 것은 없다. 핸즈 온 교정법의 한 원칙으로서 아는 것을 지도하기란 어떠한 특정 수련생에게라도 보다 안전하고 접근가능한 아사나의 요소들을 분명히 이해하고 있는 것을 의미한다. 반드시 필요한 것은 아니지만 기본 이상으로 나아가는 아사나의 변형법을 이해하는 것은 도움이 된다. 그러나 제대로 이해하지 않고 변형법들을 가르쳐서는 안된다.

아는 것을 가르치는 것은 수 년간의 수련, 지식을 갖춘 트레이닝, 심도있는 연구를 통해서 그 아사나를 이해하는 것으로 시작한다. 그저 무언가를 할 수 있다고 해서 이것을 이해하고 또 다른 사람을 지도할 수 있다는 것을 의미하지는 않는다. 육체적 재능이 있는 많은 요가 수련생들이 실제 어떠한 아사나라도 할 수 있지만, 이러한 능력이 요가를 탐구하고 있는 다른 사람들을 위한 분명하고 통찰력있는 지도력으로 자동 전환되어 그 이해의 깊이를 전할 수 있다는 것은 아니다. 실제로 자기 수련에서 특정 아사나를 쉽게 할 수 있는 지도자가 동일한 아사나를 수련하는 상이한 신체 능력을 보유한 다른 사람들의 힘든 상황을 이해하는데 큰 어려움을 겪는다. 결과적으로 육체적 숙련도를 타고난 지도자일수록 그가 단순하고 간단한 것으로 보는 동작을 육체적으로 어렵게 받아들이는 수련생들을 지도할 때 종종 당황스러움을 느끼게 된다. 반면에 특정 아사나를 탐구하고 연마하는데 수 년이 걸리는 육체적 재능이 미약한 지도자들은 당연히 그에 대하여 더 많은 학습을 하게 되므로 수련생들 모두에 훨씬 도움이 되는 통찰을 갖게 된다.

이러한 원칙을 수련에서 적용하기 위해서는 경험과 지식 그리고 기술의 한계 안에서 교육해야 한다. 이는 지도자로서 자신과 가르치는 수련생 모두를 존중하게 한다. 알고 있는 것과 모르는 것을 인정하는 것은 현재의 지도자로서 자신을 받아들이는 데 있어 힘을 실어 준다. 이러한 자기 인정은 끝이 없는 학습의 여정인 지도자로서의 길에 힘이 되고, 지도자가 줄 수 있는 것을 보다 분명히 보게하고, 지도의 모든 측면에서 더욱 발달할 수 있는 길을 열어줄 것이다.

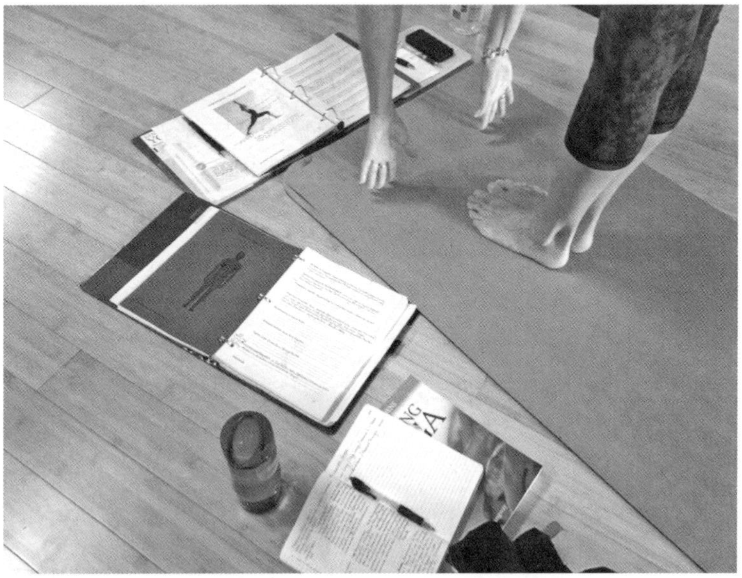

꾸준한 수련과 학습은 유능한 지도자가 되는데에 필수적이다.

아사나를 더 많이 배우기 위한 여러 방법들이 있고 또한 그것들을 다른 사람들에게 가르치는 방법들 역시 다양하다. 그 첫 단계는 꾸준한 수련을 통해 자신의 요가 매트 위에서 쌓은 경험을 바탕으로 통찰력을 키우는 것이다. 이것이 따라야 하는 그 모든 것의 기반이 되는 반면, 자신의 요가 매트 위에서 경험하는 것은 단지 그것이며, 다른 사람들은 그들의 매트 위에서(의자에서, 또는 그들이 수련하고 있을 그 무엇에서든) 그들만의 경험을 한다는 것을 명심해야 한다. 하루 중 상이한 시간들과 마찬가지로 자기 삶의 다양한 시기를 지나면서 젊을 때부터 나이든 시기까지를 포함, 상이한 환경과 상황에서, 피로할 때, 불안할 때, 추울 때 또는 다쳤을 때처럼 다양한 조건 하에서 수련하면 더 많은 통찰력을 얻게 될 것이다. 심도 있는 요가 연구, 초기 지도자 과정, 연속적인 지도와 교육과정을 통해 자신의 기술과 지식을 배양하면서 더욱 발전해 나간다.

최소한 자신이 교육하고 있는 아사나의 기본적인 요소 즉, 그것의 이로움, 위험성, 금기사항, 예비 아사나, 순서의 원칙, 고난도 동작, 아사나들의 공통적인 어려움, 수정, 소도구의 이용, 통합적인 대립 자세 등을 반드시 배워야 한다. 이것은 거의 모든 학급에서 최소한 일부 수련생들 사이에서 존재하고 있는 공통적인 질병과 함께 요가 해부학과 생체역학의 기본 내용들을 학습 및 연구하고, 통찰력을 가지고 수련생들을 현명하고 올바르게 지도하는데 이어지고 만약 이러한 통찰이 아직 생기지 않았다면 그것을 수련생에게 알려줄 열린 마음을 갖도록 한다.[1] 수업에 참여하는 수련생들의 다양한 범주에 대하여 의미있는 방식에서 살펴보고, 이해하며, 연관짓는 방법을 학습하고, 광범위한 지도방식과 수련을 꾸준히 하는 것 역시 중요하다. 99퍼센트의 수련과 1퍼센트의 학습이라는 Pattabhi Jois의 공식에 따르기 보다는 수련과 관련된 모든 것을 더욱 깊게 연구하는 것이 이상적이라 할지라도, "수련하라, 그러면 모든 것이 나온다."라는 요가 지도자 Pattabhi Jois의 유명한 격언은 요가지도의 출발점이며 요가 지도에서 깊어 가는 경험의 시간을 통해 이어가야 할 공통된 주제이다.

다음 장에서 특정한 핸즈 온 지도법을 좀 더 자세히 살펴볼 것이다. 그 방법들 모두는 지도에 이용하기에 앞서 반드시 충분히 수련해야 한다. 수업에서 수련생들에게 핸즈 온을 통한 지도를 하기에 앞서 자신의 트레이닝과 교육의 연장선에서 경험이 풍부한 스승의 직접적인 지도하에서 실제 지도법을 수련하는 것이 이상적이다. 이러한 수련은 상이한 수련생들이 감정, 지탱력, 상호작용, 무게감, 저항, 자세 잡기 등과 관련된 가변적인 조건들 아래에서 핸즈 온 지도에 어떻게 반응하느냐를 알고 느끼도록 하는데 도움이 된다. 상당한 경험을 습득하고 핸즈 온 지도에서 편안함과 확신을 갖게 되면 수련생을 도와주고 지도하기 위해 신체의 다른 부분을 사용하는 것도 탐구하게 될 것이다. 더 많은 경험과 전문지식을 습득해갈수록, 알지 못하는 것은 제외하고 아는 것을 가르치는 동안 기본을 넘어 상이한 방법의 지도와 다양한 교정법의 상이한 유형을 탐구할 수도 있다.

원칙 2: 핸즈 온에 대한 허락을 구하라

Principle 2: Ask Permission to Touch

수백년 동안, 구루(요가의 스승들)들은 완전한 면허를 갖고 제자들을 핸즈 온 지도해 왔는데, 적어도 표면상으로 윤리적 행위의 틀을 벗어나지 않고 수련생이 진정 필요한 것을 정확히 이해했다. 실제로 수련생이 생각한 것 보다 더 정확했다. 마이소르(Mysore) 방식의 아쉬탕가 빈야사와 아엔가(Iyengar) 요가를 수련한 수년 동안, 나에게 행하는 교정법이 어떻게 느껴지는가에 관하여 내게 물어보거나 아예 허락도 없이 표면상 "올바른" 자세로 내 몸을 밀고, 당기거나, 교정하도록 "자신들의 손, 발, 무릎, 가슴, 팔꿈치 그리고 등을 사용하는 지도자들에게 익숙해졌다. 요가 문화에는 복종이 있는데 문제가 좀 있기도 하다. 구루지(guruji)라고 불리는 우리 지도자의 스승을 보여주는 비디오를 시청했는데, 종종 지극히 과격한 방법(등을 뒤로 굽히면서 양발을 머리 쪽으로 밀어줌과 동시에 그 양발의 발바닥 안으로 정수리를 밀기 위해 턱을 강하게 들어올리는 것, 그래서 경추를 강제로 늘여서 펼치는 것처럼)으로 동일할 것을 적용시켰다. 많은 지도자 양성 과정에서, 수련생들은 트레이너의 방법에 의문을 제기하지 말라고 듣고, 트레이닝에서 실제 보조나 지도를 하기에 앞서 허락을 구하는 사례는 없다.

핸즈 온 하기 전 항상 허락을 구해야 하는 이유에는 여러 가지가 있다. 첫째로 사적인 영역을 존중하는 것은 다른 사람에 대한 기본적인 존중의 문제이다. 단지 "내가 핸즈 온 지도법을 해도 될까요?" 또는 "내가 손을 대고 지도해도 괜찮겠습니까?"와 같이 수련생들에게 질문함으로써 존중을 표할 수 있다. 핸즈 온에 앞서 먼저 허락을 구하는 것이 어색할 수도 있지만, 이러한 질문을 반복할수록, 더 자연스러워지고, 또는 허락을 구하지 않으면 무엇인가 빠뜨린 듯이 느껴질 정도가 될 것이다.

둘째로, 여러 사람들이 상이한 방식에서 핸즈 온의 문제를 경험한다는 사실과 핸즈 온에는 친밀성이 존재하며, 일부는 핸즈 온을 환영하지만(때때로 또는 항상) 다른 이들은 그렇지 않다(빈번하게 또는 늘). 핸즈 온의 경험은 상이한 문화, 종교, 개인적 경험에 따라 크게 다르다.[2] 문화적, 종교적, 개인적 가치, 감수성, 그리고 수업에 참가하는 수련생들의 감수성을 알지 못할 수도 있다. 배우자가 아닌 다른 성별의 그 누구에 의한 어떠한 핸즈 온도 그들 종교의 신념에 어긋나는 수련생들을 지도할 수도 있다. 명백한 허락을 먼저 구하지 않은 채 핸즈 온 되면 육체적인 트라우마를 떠올리는 경향이 있는 수련생을 만날 수 있고, 또한 핸즈 온을 통해 지도자와 수련생이 주고 받는 교육방식을 환영하거나 그럴 의지가 있는 수련생도 있고 그 반대인 수련생을 만날 수도 있다. 지도자와의 공감이나 감정표시 문제에 관련해 어려움이 있음에도 불구하고 수업에 참가하고 싶지만, 그럼에도 어느 정도의 혼란을 겪고 있는 수련생을 만나 상호 관계에서 보다 분명하고 더욱 편안한 경계를 유지하면서 적극적 지원을 해야하는 경우에도 있을 수 있다.

셋째로, 사람들은 변한다. 지도자의 핸즈 온 지도를 항상 환영하는 고정적인 수련생이 있을 수 있다. 그렇지만 어느 특정 시점에, 그 수련생에게 무슨 일이 있었는지 당연히 알지 못한다. 수련하는 도중 기분이 달라질 수 있으며, 한 순간 육체적인 핸즈 온에 개방적이다가 또 다른 순간 홀로 내버려 두기를 바랄 수 있다. 수련 중에 일어났든 아니든 우리의 육체적 조건 역시 변한다. 고정 수련생이 자신의 발목을 가볍게 접질릴 수도 있으며, 이러한 상황에서도 통상적으로 트리코나사나(Trikonasana: 삼각형 자세)에서 하는 것처럼 이 발을 받치는 것을 강조하는 것을 절대적으로 싫어할 수도 있다.

핸즈 온에 대한 허락을 구하는 가장 간단한 방법은 허락을 구하는 것이다. 이것은 실수가 아니다. 여러가지 방식으로 질문할 수 있다. "핸즈 온 지도를 해도 될까요?" "내가 말하고자 하는 의미를 더 잘 이해할 수 있도록 여기를 눌러도 괜찮겠어요?" "손으로 교정을 해도 괜찮겠습니까?" 잘 아는 수련생이나 지도자의 촉각적인 지도에 대하여 개방적인 수련생에게는 늘 그래왔던 것처럼 수련생의 몸에 손을 가볍게 올려놓으며 "괜찮아요?"라고 간단하게 물어보는 것으로 상호 간의 편안함을 유지할 수 있다. 지도자로서 순결성과 수련생의 순결성을 존중함으로써 도덕적 타당성을 갖고, 지도자에게 자연스럽고 수련생들에게도 자연스럽고 분명한 방식으로 의사소통할 수 있는 길을 찾게 될 것이다.

바람지하지 않게 허락을 구하는 방식도 몇 있다. 첫째로, 누가 핸즈 온 지도를 원하느냐 않느냐를 손들어 표시하도록 요청하지 않는다. 이것은 동료압박(peer pressure: 특정한 행위를 받아들이고 특성

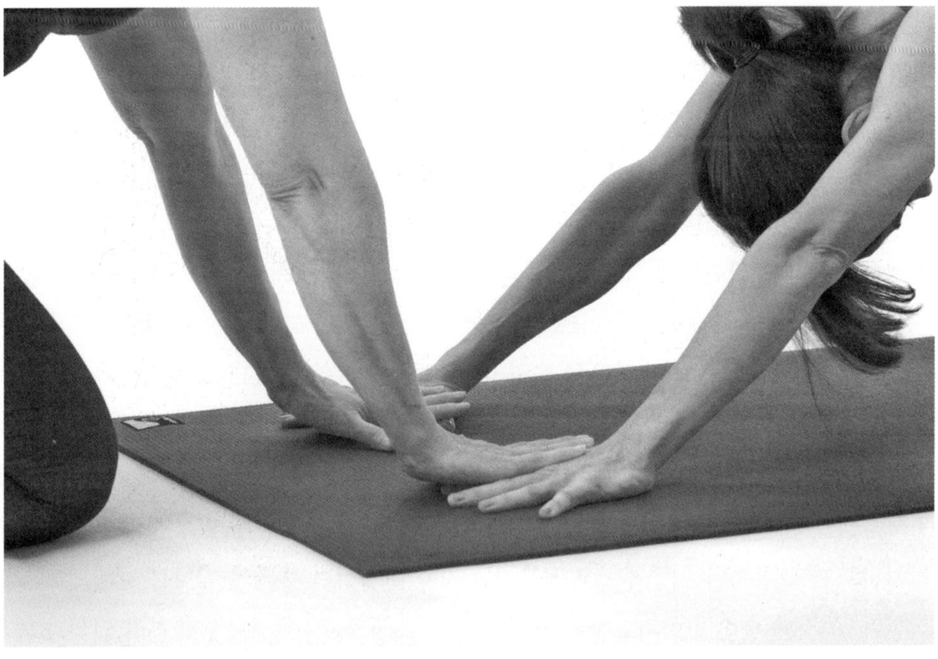

아도 무카 스바나사나(Adho Mukha Svanasan: 얼굴이 아래로 향한 개 자세)에서 지도하기.

한 가치에 적응하도록 동료 집단으로부터 가해지는 사회적 압력)을 만든다. 일부 수련생들은 손을 들어 올리는 것에 편하지 못할 것이며, 따라서 나중에 수업에서 받는 느낌이 달라질 수 있으며, 거기에 더해 지도자도 아마 누가 찬성하고 부정했는지 잊어버릴 수도 있다. 둘째로 처음 신입생 등록양식을 작성할 때 포괄적 동의를 한 것에 의지하지 않는다. 즉, 상황과 사람은 변화한다. 셋째로 한쪽에는 긍정 다른 쪽에는 부정을 의미하는 카드, 선호도를 나타내는 카드를 사용하는 것은 수련생이 카드의 의미를 늘 기억하고 있다는 가정을 전제하기 때문에 수련을 그만두게 할 수도 있다. 가장 간단한 방법은 핸즈 온에 대한 허락을 구하라.

교정을 할 때, "이렇게 하면 괜찮은가요?"라고 질문하면서 시작하라. 일단 교정을 시작한 후 핸즈 온에 관하여 수련생의 마음이 달라질 수 있기 때문에 이것은 중요하다. 다시 한번, 상당히 친밀하고 수련 수준을 지도자가 잘 알고 있는 수련생들과 수련할 때, 핸즈 온 지도를 시작하면서 상호간의 명백한 동의를 통해 핸즈 온 하는 것이 일반적으로 괜찮다는 것을 알고, "괜찮아요?"라고 이미 질문했을지라도, 육체적 지시를 하는 중에 지금 하고 있는 그 무엇이든 여전히 괜찮은지 재확인 해야 한다.

원칙 3: 분명한 의도를 가져라

Principle 3: Have Clear Intention

핸즈 온 지도에 대한 허락을 수련생에게 구하기에 앞서 의도가 분명해야 한다. 그 순간 알고 이해한 것으로부터 유추해 핸즈 온을 통한 도움을 주거나 교정을 시도하기에 앞서, 바람직한 결과를 얻기 위해 각 개인에 맞는 언어적 지시나 직접 시범을 해 볼 것을 고려하라. 손을 대기에 앞서 수련생이 당신의 말이나 시범에 대해 반응할 기회를 주라. 수련생에 대한 지식과 더 많은 관찰을 통해, 수련생을 교정하는 과정에서 교정에 앞서 무엇을 할 것인가를 분명히 알아야 한다. 반응을 들어가며 교정을 변화해 나가야 한다는 것에도 마음을 열어두라. 일단 수련생으로부터 허락을 받았다면, 몸에 손을 대면서 무엇을 도와주고 시행하고 있는 것인지를 설명하라.

수련생들의 신체가 상이한 방식에서 반응할 것임을 감안하며, 의도가 명백해야 함은 물론, 예상하고 있는 특정 결과에 집착하지 않으면서 명료하고 분명하게 지시와 교정법을 실시하라. 수련생들과의 상호작용을 진전해 감에 따라 그들의 반응에 응하라. 교정을 하면서 느끼고, 의사소통하며, 맞춰 나가라. 아쉬탕가 요가의 야마(yama)에서 "잡지 않음"을 의미하는 아파리그라하(aparigraha)는 도움을 제공하는 의도와 강요없이 아주 자연스럽게 아사나에 다가가도록 수련생들을 지도하는 것에 균등히 적용된다. 때때로 지도자들은 수련생이 할 수 있는 것과 해야 하는 것의 선입견에 빠져 수련생에게 아사나가 어떻게 받아들여지고 매 호흡마다 어떻게 달라지고 있는지를 관찰하기 보다 아사나를 세련되고 심화시키는 것에 집착한다. 이것은 수련생을 과도하게 몰아부쳐 수련을 그만두게 하고, 내면의 인식과 가르침으로 향하는 신뢰감을 손상시키는 결과를 낳을 수 있다.

유사하게 수련생 역시 어떻게 또는 얼마나 더 할 수 있다는 자신의 생각에 고착되어, 수련 당시 받아들일 수 있는 것 이상으로 더 강력한 교정법을 요구할 수도 있다. 이러한 성향들을 조율하는 것은 지도자로서의 보다 큰 의도와 목적을 유지하고 수련생들로 하여금 "모자라는 것이 넘치는 것 보다 낫다"라는 격언에 따른 자기 인식과 자기 혁신을 심화시키기 위한 방도로서 아사나 수련을 지속하도록 격려하는 것에 달려있다. 많은 사람들이 지나칠 정도로 빈번히 평가받고 있다는 것을 느끼는 이 세상에서 요가 수업만큼은 수련생들이 자신이 누구이든 그 순간 본질적으로 아름답고 완벽한 존재로서 받아들여질 수 있는 여건을 제공해야 한다. 여전히 지도자로서 수련생들이 자신의 수련에서 무엇을 하고 있으며, 어떻게 하면 더 좋고 간결하게 하며, 보다 깊은 이해를 얻을 수 있는지에 대하여 진실된 통찰력을 갖고 수련생들에게 정직하게 전달할 책임이 있다. 이것은 필연적으로 수련생의 현재 수련에서 무엇을 더 개선할 가치가 있는 것을 직시하고 말과 행동으로 이러한 통찰을 전달해야 함을 포함한다.

예를 들어, 어떤 수련생의 앞쪽 무릎이 웃티타 파르스바코나사나(Utthita Parsvskonasava: 횡각으로 늘린 자세)에서 안쪽으로 모아지며 자신의 발목을 넘어서 밖으로 돌출된다면, 수련생의 전십자인대와 측부인대를(그리고 엉덩관절, 골반 그리고 척추 안에서 연관된 구조상의 영향과 함께 무릎뼈 힘줄을) 보호하는 수단으로서 발꿈치 위에서 중앙에 놓이도록 무릎을 그 혜택을 보고 이해할 것이다. 일종의 "고쳐잡기"라고 의사전달을 하기보다는, 교정을 제안하고 육체적 지시를 내리며 제공하는 도움과 조화를 이루면서 수련하고 있는 자세의 아름다움을 전달하는 올바른 음성과 어휘를 찾도록 하라. 예를 들어, "좋아요. 계속해서 양발로 아래를 지탱하면서, 당신의 발목 바로 위로 무릎을 정렬하도록 당신의 그 발을 조금 더 앞쪽으로 가져오는 것이 어떻게 느껴지는지 보세요. 이것이 좀더 안정된 자세이고 무릎을 위해서도 더 좋을 거예요."라고 말할 수도 있다. 수련생이 자신의 무릎을 약간 밖으로 밀도록 도와주는 가벼운 핸즈 온 지도를 할 수도 있고, 수련생의 발 중심을 향해서 무릎을 정렬시키면서 간결하게 다음을 덧붙일 수도 있다, "아름답네요. 호흡에 맞춰 그대로 유지하세요." (그렇다, "아름답다"고 말하는 것도 판단이고, 판단은 그 어떤 경우에도 허용되어선 안될 수도 있지만; 여전히 나는 그와 같은 긍정적인 판단을 과감히 시도할 것이다.)

신입생과 하든 숙련된 수련생과 하든, 지도자의 개인적 관심을 벗어나서 아사나들을 탐구해볼 여유를 제공하도록 하라. 신입생은 기본적인 자세들을 새로이 접함에 따라, 웃자이 프라나야마(ujjayi pranayama) 및 정렬하기, 지켜보기, 호흡하기, 변화시키기, 궁극적인 가르침에 대하여 내면을 느껴보기 등등 이러한 여러 수련의 갖가지 의미들에 의하여 압도됨을 느낄 수 있다. 종종 신입생에 대한 최선의 접근방식은 다치지 않는 한 전적으로 신입생들을 그대로 내버려두는 것이며, 당신의 수업이 어떠한지를 스스로 경험하게 하고, 새로운 방식으로 자신들의 심신 안에서 무언가를 느낄 기회를 제공하는 것이다. 이것을 당신 의도의 한 부분으로 삼아라. 수련생들이 점점 더 많은 경험을 쌓고, 더 많은 개인 지도를 함에 따라, 때때로 조금 떨어져서 그들을 집중적으로 살펴 볼 수 있는 몇 차례의 수업이나 몇 주의 기간을 가져보고, 또한 수련생들 스스로 자신을 더 많이 탐구할 여유를 제공하라. 더 경험이 풍부한 수련생들을 교육할 때 그들의 몸이 어떻게 반응하는가에 집중하는 것 만큼 태도를 분명히 하고, 심지어 요청이 있어도 강하고, 공격적인 교정법은 하지 않는 것이 좋다. 최초의 의도를 유지하라.

원칙 4: 호흡에 함께 움직여라

Principle 4: Move with the Breath

아사나 수련에서 의식적 호흡하기는 다른 심신 및 육체적 수련 문화와 구분되는 요가만의 특징이다. 이것은 요가에 그 혁신적 잠재력을 부여하며, 보다 명료한 의식과 더욱 균형잡히고 깨어 있는 삶을 향한 인식의 창문을 열어준다. 요가를 하면서 호흡 안에서 의식을 갖고 호흡하는 것이 이상적이며, 수련하는 아사나에서 일어나는 감각이 제시하는 대로 호흡을 유도하도록 이러한 인식을 이용한다. 이러한 감수성을 갖고 진행해 나가는 요가 지도에서 "들이 마시며..." "내쉬면서..." "호흡에 맞춰 유지하면서..." 등의 서두와 함께, 또는 아사나 동작 안에서 그리고 사이에서 일어나는 움직임 및 활기찬 동작들과 호흡을 연결시켜주는 다른 방식의 언어로 수련생들을 지시하는 것이 이상적이다. 들이쉼(inhaling)과 내쉼(exhaling)의 단어들은 그저 "들이쉬고 내쉬세요"라고 말하는 것보다는 무엇인가 하도록 관련된 언어적 지시에 뒤따르는 것이 이상적이다. 예를 들어, 타다사나(Tadasana: 산 자세)에서 우르드바 하스타사나(Urdhva Hastasan: 팔을 위로 올린 자세)로 웃타나사나(Uttanasana:앞으로 숙이고 서있는 자세)로 전환을 유도할 때 다음처럼 지시할 수 있다: "완전히 숨을 들이쉬고, 손바닥을 밖으로 향하세요. 들숨과 함께 천천히 양팔을 밖으로 그리고 머리 위로 뻗습니다; 숨을 내쉬면서, 천천히 백조가 다이빙하듯 앞으로 그리고 아래로 웃타나사나(Uttanasana)로 이어가세요."

핸즈 온 지도와 각 수련생과 밀접하게 교육하는 다른 방식에서 수련생의 호흡에 맞추는 것이 중요하다. 수련생의 호흡을 관찰하는 것으로 수련생의 수련 중에 발생하고 있는 것에 대하여 보다 예리한 통찰력을 얻게 된다. 수련의 척도로서 호흡은 여러 가지 특성을 반영한다. 수련생이 깊고 부드럽게 호흡하는가? 호흡에 웃자이(ujjayi) 특성이 있는가? 들숨과 날숨 사이에서 자연적인 멈춤이 있는가? 만약 이러한 질문들 각각에 "그렇다"의 대답을 얻지 못한다면, 이것은 아마도 그 수련생이 수련에 집중하지 않거나, 긴장하고 있거나 또는 두 가지 모두일 것이다. 어떤 경우에든 당신의 수련생에게 호흡에 집중할 것을 요청하라. 이것으로 수련생은 아사나를 잠시 그만두거나, 호흡이 보다 일정하고 쉽게 흐르도록 하는 방식으로 아사나를 수정해야 할 필요가 있을 수 있다. 다시 한번, 아사나와 연속 동작들로 호흡을 강제하기보다는 호흡의 완전성을 돕고 그와 관련된 표현을 찾아내어 아사나에 맞추도록 하라.

핸즈 온 지도를 함에 있어 수련생과 함께 호흡하며 신체적 지시를 수련생의 호흡과 일치시켜라. 수련생의 호흡 유형을 감지하거나 수련생에게 깊이 호흡하도록 요청한 후, 지도자 자신의 호흡을 수련생의 호흡과 일치시켜라. 이것은 지도자의 지시가 수련생의 호흡에 확실히 맞추도록 도와줄 것이다. 호흡과 동작의 연결을 계속해서 말로 지시하든 하지않든, 지도자의 양손은 각 호흡의 단계에서 일어나는 자연적인 지원과 함께 수련생의 자세잡기나 활기있는 동작을 다듬어주도록 수련생들을 유도할 것이다.

예를 들어, 파스치못타나사나(Paschimottanasana: 서양 스트레칭 자세 또는 앉은 채 앞으로 굽히기)를 수련하는 수련생을 지도할 때, 우선적으로 한 손이나 양손 모두로 좌골의 안정적인 고정을 강조하도록 골반을 아래로 누를 수도 있는데, 이것은 모든 앉은 채 앞으로 굽히기 자세, 엉덩관절 벌리기, 비틀기의 주된 역동적 동작인 것이다. 한편으로, 지도자는 척추의 최대 늘이기와 가슴중심 전반에 걸쳐 연속된 개방을 촉구하고자 할 것인데, 이것은 수련생들로 하여금 매번 들이쉴 때 몸통을 위로 약간 들어주며, 내쉴 때는복장뼈를 들어 올려서 아래로 그리고 앞으로 조금 더 움직이도록 하는 것이다. 양손을 수련생에게 올린 채, 그 수련생의 호흡 리듬을 지켜보고 느끼면서, 지도자는 자신의 호흡을 수련생의 호흡에 맞추어야 한다. 파동처럼 움직이도록 하기 위해 언어적 지시를 강조해 줄 촉각적인 지도를 제공함을 통해 수련생은 매번의 호흡마다 늘려진 척추와 더불어 아사나로 조금씩 더 깊게 이완해 들어간다.

호흡과 함께 가르치는 것의 또 다른 중대한 측면이 있다. 수련생에 대한 세심한 배려와 관심을 통한 지도자의 존재감. 지도자가 자신의 호흡을 수련생의 호흡 패턴으로 이어주는 깊은 호흡을 하게 됨으로써, 지도자는 자연스럽게 그 순간 자신에게, 수련생에게 그리고 그 수업의 다른 사람들에게 무슨 일이 발생하고 있는가를 더 잘 이해하게 될 것이다. 이러한 실습에서, 의식적인 호흡이 심신의 완선성을 향해 더 넓은 길을 열어주면서 지도자와 수련생들 모두는 보다 명료한 내면적 각성을 완전하게 감지할 것이다.

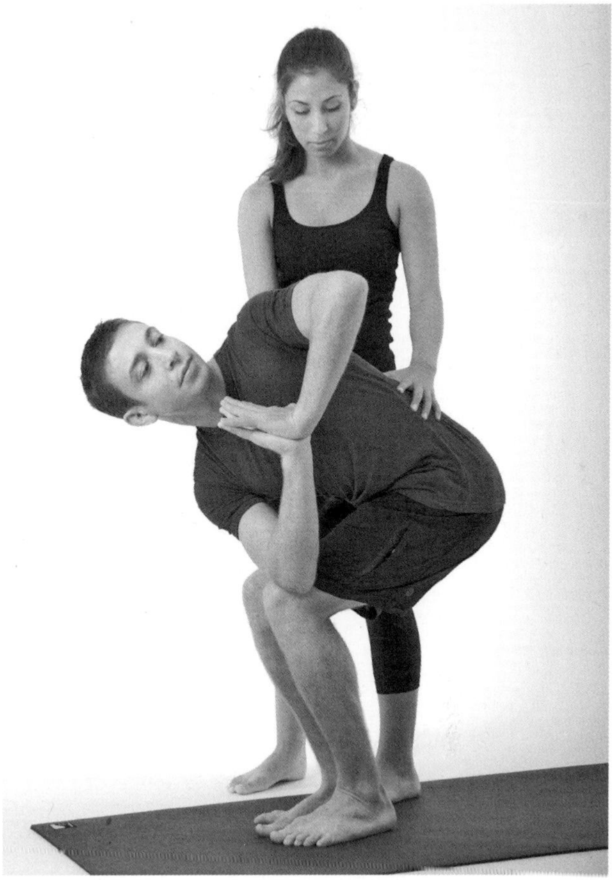

지도자의 호흡을 수련생의 호흡과 일치시켜라.

원칙 5: 안전한 생체역학을 존중하라

Principle 5: Honor Safe Biomechanics

신체가 가장 쉽고 안전하게 움직이거나 자세를 유지하는 특정한 방식이 있다. 통증, 불안정, 부상을 유발하는 움직임이나 자세 역시 특정한 방식이 있다. 예를 들어, 타다사나(Tadasana)로 서서 양팔을 완전히 안쪽으로 회전시킨 다음 양팔을 밖으로 펼쳐서 머리 위로 뻗으려고 하면, 팔뼈의 맨 윗부분(위팔뼈 머리)은 수련생들의 대다수에서 어깨뼈의 끝부분(어깨봉우리 돌기)에 닿아 눌리게 될 것이다. 먼저 양팔을 바깥으로 회전시킴으로서, 양팔을 이러한 눌림에서 벗어나 머리 위로 올리도록 관절 내부에 필요한 공간을 만들어준다. 비슷하게 시르사사나(Sirsasana) I (물구나무서기)에서 머리 끝부분을 바닥에 고정하고 경추의 중립적인 신전상태를 유지하는 것이 지극히 중요하며 다른 방식으로 머리를 위치시키는 것은 목을 다치게 할 수 있다.

수련생들을 교육할 때, 신체의 이상적인 생체역학적 작용을 이해하고 존중하는 것이 중요하다. 이것은 수련, 연구, 트레이닝으로 시작하지만, 실제적 적용의 경우에 아사나 수련에서 수련생들을 지도하는 과정에서 이러한 이해를 적용시키려는 지도자의 의지에 달려있다. 매우 중요한 생체역학의 몇 가지 특별한 측면이 있다.

먼저, 수련생들로 하여금 안전하게 정렬된 자세를 잡도록 유도할 때, 항상 활동적인 관절 운동을 우선 지시하고 격려하라. 근육 활동을 통해 수련생들 스스로 의식적이고 자율적인 운동을 하도록 권장하라. 이는 수동적인 관절 운동(핸즈 온 교정법)을 제공하는 것을 고려하거나 제공하기에 앞서 그 영향을 느껴보고 운동기능을 만들어주기 위함이다.

즉, 최선을 다해 수련의 방해가 되지 않도록 노력하며, 수련생들이 자신들의 수련에서 최대한 자율적일수 있도록 허락하며, 언어와 시각적 지시에 따라 안정성과 편안함을 찾아내는 방법을 내면으로부터 탐색하고 학습하도록 만들라. 이 모든 노력을 한 이후에만 허락을 구한 다음 핸즈 온 지도를 제공하라.[3] (3장에서 살펴보듯이, 수동적인 관절 운동은 핸즈 온 지도의 한 방식일 뿐이며, 반면 많은 다른 방법들은 운동기능을 포함하지 않는다.)

두 번째로, 아사나를 바로 잡을 때 최대한 몸의 정중선 가까이서 도와주며, 핸즈 온 할 수 있는 거리와 멀어져 있을 때는 지극히 가벼운 제안의 지시를 하라. 즉, 지근 거리에서 떨어져 외회전을 하도록 손을 돌려주는 것 또는 웃티타 파르스바코나사나(Utthita Parsvakonasana)에서 다른 형태로 팔 자세잡기를 유도하기 위해 떨어져서 강한 핸즈 온 지시를 내려서는 안된다. 왜냐하면 움직임이 지나친 어깨관절을 가진 수련생의 팔을 탈구시킬 수 있기 때문이다. 떨어져 지도할 때, 더 큰 역학적인 이점이 있지만, 우발적 부상을 유발할 수도 있다.[4] 이러한 점을 더욱 명료하게 설명하기 위한 몇 가지 부가적인 사례들이 있다 :

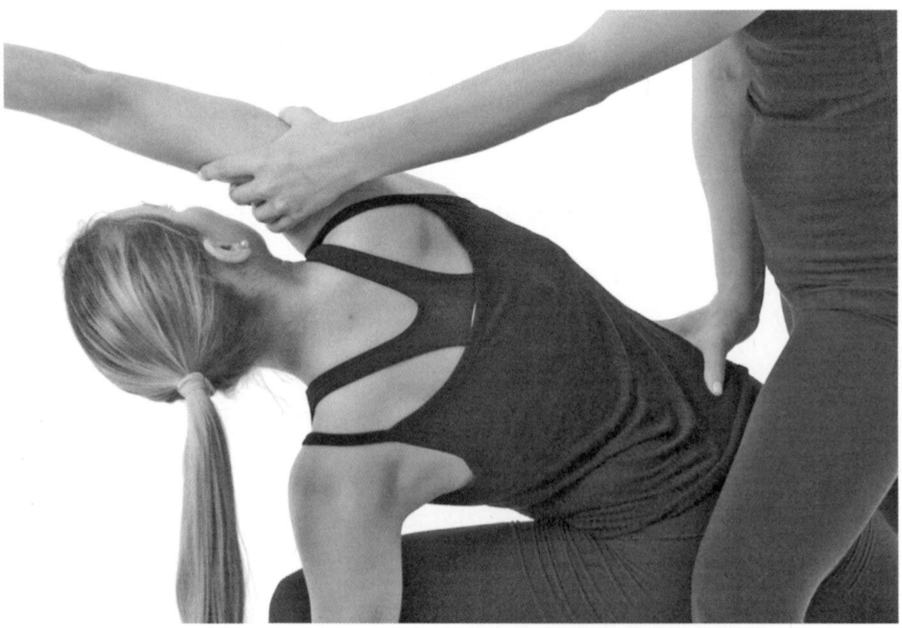

웃티따 파르스바코나사나(Utthita Parsvakonasa)에서 근접 지시하기.

- **우르드바 무카 스바나사나**(Urdhva Mukha svanasana: 머리를 위로 들어올린 개 자세) 또는 부장가사나(Bhjangasana: 뱀 자세)와 같이 등을 굽혀 어깨 뒤로 당기기. 이 교정법은 요추 부위 말단이기 때문에 허리 하반부에 지나친 압박 및 부상을 유발할 수 있다. 만약 수련생이 자신의 등을 당겨서 이득을 볼 수 있다고 생각한다면, 시범을 해 보이거나 척추 위쪽과 가슴을 넓게 펼치면서 골반, 다리, 양발에 아사나의 뿌리를 두고 힘을 주게 하면서 매우 가볍게 제안적인 핸즈 온과 함께 언어적 지시를 하라.
- **파리브릿타 트리코나사나**(Parivrtta Trikonasana: 회전한 삼각 자세)에서 손을 뒤로 당기기. 이 교정법은 어깨의 원위부에 놓이며, 관절와상완골 관절 안에서 지나친 동작범위나 과도한 늘어남을 유발할 수 있기 때문에, 회전근개 주위 또는 그 안에 불안정함이나 충돌현상이 있는 수련생들에게 특히, 문제가 될 수 있다. 이 교정에서 얻게 되는 지렛대받침의 역학적인 이점도 역시 요추의 원위부에 있으며 거기서 지나친 회전을 유발할 수 있다.
- **웃티타 하스타 파당구스타사나**(Utthita Hasta Padangusthasana: 엄지발가락 잡고 늘리는 자세)에서 올려진 뒤꿈치로 들어주기. 이것은 두덩뼈 결절(앉는 뼈)에서 뒤넙다리근의 힘줄성 기시부에 대하여 원위부에 놓이며 뒤넙다리근의 부착지점과 그 힘살과 함께 뒤넙다리근 좌상에 가장 취약한 장소가 되는 부위에서 지나친 늘어남을 유발할 수 있다.

세 번째로, 취약한 관절, 장기, 다친 부위에서 직접적인 압박을 하지 말라. 그 보다는 모든 주어진 자세에서 신체의 자연적인 "손잡이"를 찾으라(2부에서 보여준 모든 것들). 관절 주위 또는 그 내부에서 교정법을 제공할 때, 관절의 형태, 움직임, 안전한 가동범위 등을 포함해서 그 관절에 대한 이해를 바탕으로 시작하라. 양손을 수련생의 복부 또는 다른 내부 장기들과 인접한 장소에 올려 놓는 것은 별 가치가 없다. 손을 올려 놓을 때 지시는 반드시 가볍고, 특정하며, 제안적이어야지 절대로 강하거나, 일반적이거나, 쓰다듬지 말아야 한다. 장기 쪽으로 압박하지 말아라(요가를 가르치고 있는 것이지 마사지를 하는 것이 아님을 반드시 명심하라!). 수련생의 모든 종류의 부상에 특별히 유념하며, 핸즈 온을 하기에 앞서 수련생이 그에 대하여 표현하는 무엇이든 지극히 세밀하게 청취하라.

네 번째로, 수련생 몸 다른 부분에서의 변화와 증가된 긴장의 징후 등을 포함해서 수련생의 몸이 지도자의 말과 핸즈 온 지시에 따라 어떻게 반응하는가를 느끼고 지켜보라. 아사나의 한 부분에 주의를 집중하면 다른 곳에는 일반적으로 주의가 부족하다는 것을 이해하는 것이 중요하다. 아사나의 한 부분을 바르게 정렬하고, 활력있는 동작을 다듬고, 또는 그렇지 않은 다른 무엇인가를 시행할 때, 더 이상 우리의 주된 관심사가 아닌 것은 변하는 경향이 있다. 예를 들어, 비라바드라사나(Virabadrasana Ⅱ: 전사의 자세Ⅱ)에서 뒤쪽 다리에서 보다 강력한 동작을 지시하고 있을 때, 앞쪽 다리에서 무릎이 안으로 모아지며 앞쪽 엉덩관절은 밖으로 벌어지려는 경향이 있다. 파리브릿타 파르스바코나사나(Parivrtta Parsvakonasana: 회전한 측면각 자세)에서 몸통의 더 많은 회전을 지시할 때, 뒤쪽 발은 균등한 받침을 상실하는 경향이 있으며, 앞쪽 엉덩관절은 밖으로 벌어지는 경향이 있으며, 그쪽 무릎은 안으로 벌어지는 경향이 있다. 수련과 경험을 더 함에 따라, 집중된 지도의 뜻하지 않은 결과가 생길 수 있다는 것을 배울 것이며, 그 순간 지도자는 지도하는 수련생에게 더욱 집중하여 보다 광범위한 고려사항들을 참고해 지도할 것이다.

다섯 번째로, 만약 지도자가 관찰을 통해 수련생의 근본적인 오정렬, 불안정의 다른 원인들 또는 잠재적인 긴장을 발견한다면, 그 수련생에게 부분적으로 또는 완전하게 그 아사나를 그만두도록 권고할 것을 고려하라. 인내심을 가지고 우려사항을 설명한 다음, 수련생에게 아사나를 그만두도록 요청하게 만들었던 문제를 더 다루면서 수련생이 다시 아사나를 시작하도록 유도하라. 만약 동일한 아사나의 다른 측면으로 전환하도록 수업에서 지시할 때와 근접하게 이 사실을 포착했다면, 수업의 리듬이 유지될 수 있도록 두 번째 측면(side)에서 아사나를 설정하고 전환해서 수련생과 직접 해보도록 노력하라.

원칙 6: 아사나의 필수적인 요소들을 가르쳐라

Priciple 6: Teach Essential Asana Elements

아사나 지도에서 아사나를 잘 유지하고 혁신적인 잠재력을 제공하는 요소들과 함께 수련을 전체적으로 바라보도록 유도하는 여유를 가지고 가르치는 것이 이상적이다. 그렇게 하는 과정에서, 다음처럼 개별 아사나들의 필수적인 요소를 분명하게 전달하는 방식으로 육체적 지시를 하는 것이 중요하다 :

- **안정성과 편안함:** 거의 모든 아사나는 수련생들에게 기본 동작들을 탐구하고 학습하기 위한 독창적인 기회를 만드는 각기 다른 바탕이 있다. 보다 안정적인 기반을 만들기 위해서 지속적으로 기본을 추구하게 되면, 여유는 관절에서 생기고 그와 더불어 전반적인 편안함도 더 커진다. 의식적인 자세 안정이 이루지지 않으면, 안정성과 편안함을 상실하거나 불필요한 긴장을 초래하는 경향이 있다. 예를 들어, 모든 앉은 자세의 앞으로 굽히기, 비틀기, 엉덩관절 벌리기를 시작하고 지탱해주는 기본 동작인 파스치못타나사나(Paschimottanasana)를 하는 경우에, 일반적인 경향은 자신들의 앉는뼈(좌골)의 확고한 안정성을 상실할만큼 의도적으로 앞으로 굽히는 움직임에 집중하는 것이다. 이 때문에 허리에 압박과 잠재적 긴장을 유발하며 척추의 보다 완전한 늘어남, 가슴 중심의 확장, 호흡의 완전함에 손상을 가져온다. 지시를 할 때보다 일반적으로 그리고 중요하게 먼저 위험도가 가장 높은 것에 집중하라. — 이것은 보조물이나 기타 변형법의 적용을 포함할 것이다. — 그 다음 특정한 아사나의 더욱 커다란 움직임과 정렬의 원칙에 의하여 이미 알려진 특정한 안정화 압박을 통해서 아사나의 확고하고 이완된 기본자세를 확립하는데 집중하라. 지시하는 과정에서 서두에 반드시 주목해야 하는 아사나의 모든 유형에서도 마찬가지로 중요한 기본 동작이 있다. 어떤 아사나의 한 측면에 주의집중을 하게 되면, 다른 측면에 대한 관심이 멀어지게 되어, 아사나의 기본을 안정시키고 편하게 만들려는 노력으로부터 멀어지게 된다는 것을 다시 한번 특별히 주목하라. 그러므로 모든 육체적 지시를 할 때, 아사나의 기본 자세에서 지시하는 효과에 대하여 항상 초점을 맞추라.

- **정렬의 원칙**: 개별 아사나의 기능 해부학과 생체역학은 정렬 원칙을 제공하며, 이것은 개별 아사나에서 신체를 어떻게 최선의 자세로 할 것인가를 말해준다.[5] 모든 아사나의 정렬 원칙이 수련에서 실현될 때, 수련생들은 자신들의 수련의 최대 효과를 점점 더 확인하는 동안 안정성과 편안함을 더욱 손쉽게 찾게 된다. 기본적인 정렬 원칙를 오해하거나 무시할 때, 아사나의 효과는 대체로 상실되는 반면 그 위험성은 증가한다. 그러므로 어떤 아사나로 수련생들을 유도할 때 간결하고 명료한 언어적인 설명과 함께 시범을 보이는 것이 절대적으로 중요하다. 모든 사람들에게 한 가지방법을 고집하기 보다는 상이한 수련생들의 독특한 조건에 따라 기본적인 정렬 원칙을 변용하는 것 역시 중요하며 — 수련생의 조건과 변형된 자세의 요소들 및 효과에 대하여 충분히 이해했을 때만 변용해야 한다. 이러한 지도 방법은 수련생들을 안전하고 지탱할 수 있는 자세로 유도하는 핸즈 온 지시로 강화될 수 있으며, 소도구의 사용과 기타의 변형법을 포함할 수도 있다.
- **활기찬 동작**: 위에서 언급한 듯, 먼저 개별 아사나의 기본을 확립하는 것이 중요하다. 기본 동작과 정렬을 통해서 만든 기반으로부터, 아사나 전반에 걸쳐 그 완전성을 이루도록 하는 기타 활기찬 동작을 다져가는 것이 보다 쉽다. 활기찬 동작이란 개념은 에너지 연결선에서 확장된 생각이다. 활기찬 동작은 기본자세를 강화시키고 개방성을 만들기 위해 흐르는 에너지 연결선과 함께 시작한다. 이어서 기본자세에서 펼침, 굽힘, 회전, 옆으로 굽힘, 움츠리기 그리고 팽창하기로 이이지며, 그들 모두는 특정한 핸즈 온 지시로 강조될 수 있다. 예를 들어, 바카사나(Bakasan: 빈번하게 카카사나 [kakasana] 인 "까마귀 자세"로 잘못 번역되는 학 자세)에서, 손가락은 넓세 벌리며(엄지와 집게손가락 사이의 엄지두덩에 신경의 압박을 부적절하게 가하게 되므로 엄지손가락을 크세 벌리지 말라), 엄지손가락과 다루 손가라들을 통해서 아래로 밖으로 향하는 것과 함께 각각의 손 전체 범위를 가로질러 이상적으로 균등한 압력이 존재한다. 다른 한편으로 이러한 기본자세에서 등의 갈비뼈들 위에서 아래로 어깨뼈를 보다 완전하게 고정시키며, 팔꿈치를 완전하게 펴고, 무릎을 바깥쪽 어깨에 대고 누르도록(양발의 앞쪽 둥근부분의 측면과 발꿈치가 함께 압박되면서 양발에서 파다 반다[pada bandha]의 활기찬 동작에 의하여 강화되는), 양발꿈치를 엉덩이를 향해서 올려주며, 가볍게 복부 중심부에 맞물려 골반을 더 높게 들어주기를 원한다. 웃티타 파르스바코나사나(Utthita Parsvakonasana)에서 머리 위로 늘려진 팔을 통해서 바닥에 고정된 발로부터 늘려주는 동안 아래로 고정되도록 뒤쪽 다리와 발 아래로 에너지의 강력한 연결선을 따라간다. 여기에 여러 가지 활기찬 동작을 추가한다. 양발에서 파다 반다(pada vandha), 앞쪽 무릎, 넙다리, 엉덩관절의 정렬을 증진시키도록 앞쪽 발의 등척성 바깥으로 빙 돌리며 올려주기, 뒤쪽 다리의 폄, 몸통의 회전, 위쪽 팔의 바깥 회전, 몸통 하부를 늘려줌, 하부 어깨로부터 손과 바닥으로 에너지의 연결선, 그리고 가슴 중심의 확장, 이것들 모두는 섬세한 핸즈 온 지시와 함께 제공될 수 있으며 — 이것들 모두는 안정성, 편안함, 지속성, 세밀함 그리고 이러한 아사나의 효과를 심화시킬 것이다.

• **안으로 전환하기, 세밀화, 밖으로 전환하기:** 하나의 아사나에 접근하는 방식은 그것을 경험하는 방식과 세련화하는 방식을 형성하고, 이것은 이어서 편안함과 안정성을 동반하여 아사나로부터 나오는 경험에 영향을 준다. 안으로 전환하기에서, 먼저 기본자세를 확립하여 안정적이고, 안전하며, 편안한 전환의 움직임을 도와주는 활기찬 동작과 함께 기본동작의 기원이 될 그 무엇에서든 우선 적절한 정렬과 함께 초기 기본자세를 확립하는 것이 중요하다. 일단 아사나에서 그에 대한 탐색과 표현을 세련되고 깊게 하기 위하여 호흡과 활기찬 동작을 활용한다. 이어서 보다 단순하고 보다 쉽게 외부 전환을 하기 위해 특정한 활기찬 동작을 적용한다. 예를 들어, 웃티타 트리코나사나(Utthita Trikonasana: 늘린 삼각 자세)를 위한 준비에서 양다리와 양발을 통해서 아래로 강력하게 기본자세를 확립하는 것은 다리 근육들을 깨워주며, 이어서 앞쪽 다리 위에서 몸통을 바깥으로 늘려주기 위한 기본자세를 만들어준다. 일단 거기에서 앞쪽 발을 바깥으로 빙돌려주는(그것이 없다면 실제적으로 움직이고 있을) 가볍게 활기찬 동작은 다른 엉덩관절 쪽으로 향해서 아래에서 그 다리의 엉덩관절을 눌러주도록 도와주며, 이것은 펴주는 것에서 보다 강력하게 뒤쪽 다리를 압박하고 있는 것과 합하여 이 아사나를 엉덩관절 벌리기에 좋은 것으로 만든다. 그 아사나를 마무리하기 위한 준비에서, 뒤쪽다리의 엉덩관절로부터 발꿈치까지 에너지의 강력한 연결선을 따라간다면, 이것은 하부 허리에서 몸통 뒤쪽을 똑바로 세우는 것을 더욱 쉽게 해줄 것이다. 핸즈 온 지시는 수련과 지도의 각 단계를 강조해야 하는 것이지, 아사나마다 발생하는 다른 동작을 지시하는 것은 아니다.

원칙 7: 안정적인 기초를 도와라

Principle 7: Support Stable Foundations

모든 도움과 지도를 실제 제공함에서 육체적 시작 지점은 안정적 기본자세의 확립인데, 이것은 지도자로서의 신체적 기본자세를 바로 잡는 것에서 시작한다. 만약 지도자가 자신의 기본자세가 안정적이지 못하다면, 아마도 자기의 부상을 초래함은 물론이고 수련생에게 제공하고 있어야 할 여러 지원 동작을 망가뜨리게 될 것이다. 그 어떤 지원을 제공하기 위해서 자기 자신을 안정적이고, 편안하고, 적절하게 위치시키기 위해서 최소한 호흡을 가다듬게 되면, 지도자로서 도움을 주기에 더 좋은 자세에 위치하고 또한 평생에 걸쳐서 이러한 지원을 지속적으로 제공할 수 있게 될 것이다.

아사나에서 지도자 자신의 기본자세를 확립하고 수련생에게 무엇이든 가장 위험할 수 있는 것에 일차적으로 관심을 집중하라. 그 다음 안으로 또는 밖으로 전환하는 어떠한 아사나이든, 아사나에서 수련생의 기본자세에 대하여 지시하고 관심을 기울여라. 만약 기본자세가 적절하게 확립되지 않았다면, 그 아사나 또는 전환하기에 있어 무엇인가 다른 것이 손상될 수 있다. 그러므로 일차적인 위험을 제쳐두고는, 아사나를 교육할 때 이것의 기본자세 이외의 다른 그 무엇에 우선적으로 집중하는 것은 아무런 의미가 없는 것이며 만약 그렇게 한다면, 이것은 기본자세에 손상을 가하고, 불필요한 문제를 야기할 수 있다. 예를 들어, 더 좋은 정렬로 향해 수련생을 이끌기 위한 방법을 보여주기 위해 파리브릿타 트리코나사나(Parivrtta Trikonasana)에서 지도자가 몸통, 척추, 양어깨를 바로 위치시키기 위한 방법에 먼저 집중하는 것은 잘못된 지도방식이다. 지도자가 상체의 이러한 부분들에서 더 좋은 정렬이라고 생각하는 그 무엇에 도달하기 위해서 기본자세의 양발과 양다리를 움직이게 하는 것은 그 아사나가 확립되는 기반을 망가뜨리는 것이다. 기본자세 우선하기의 접근방식은 바닥에서 출발해서 양발, 양다리, 양엉덩관절, 골반 안에서 위치잡기로 나아간다. 이어서 아사나 기본자세의 변화 없이 안정성, 편안함, 개방성으로 진행하도록 수련생을 최선으로 도와줄 어떠한 변형법이든, 소도구든 함께 사용하며 상체로 올라가며 아사나를 발전시켜야 한다. 만약 문제점이 기본자세에 있는 것으로 보인다면(그리고 더 중요하게 수련생에게 그렇게 느껴진다면), 그때 기본자세가 안정적이도록 소도구를 사용하거나, 기본자세의 변형을 가해 처음부터 다시 시작하여 진행하라. 출발에서부터 지도자 자신의 자만을 견제하면서, 특히, 기본자세를 흐트리는 것은 다른 모든 것들을 손상시킬 수 있기 때문에 수련생들이 얼마나 멀리 갈 수 있는가보다는 그들의 안정성과 편안함을 중요시하고 어떻게 수련생들이 발전해가고 있는가에 더욱 더 흥미를 갖는 것이 바람직하다.

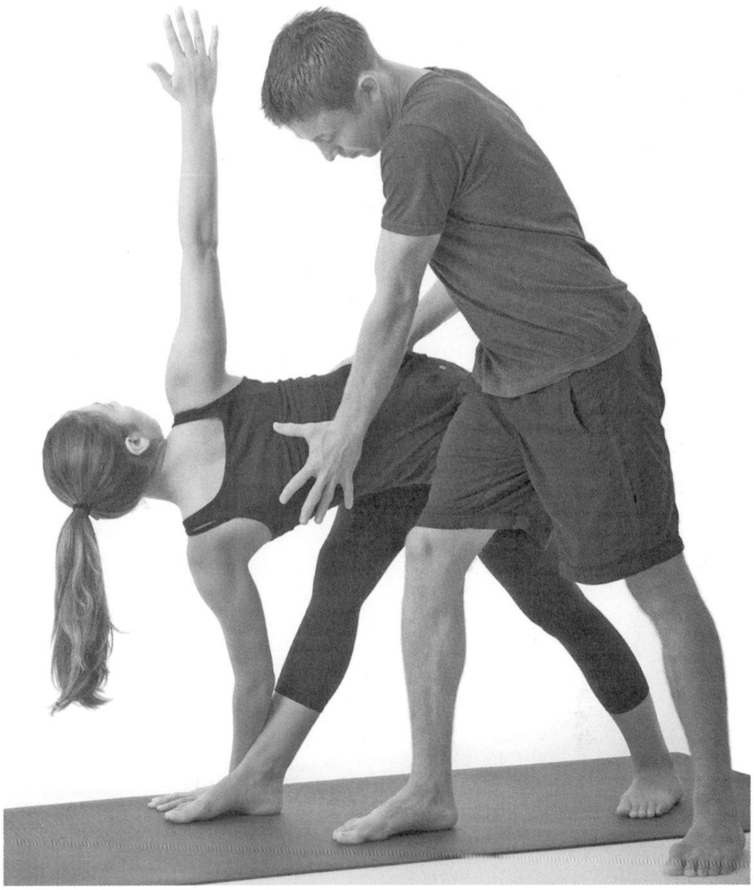

수련생을 받쳐주기 위해서 항상 지도자가 자신의 안정된 기본자세를 잡아라.

여기에서 제공된 그 원칙은 공유되고, 실습-기반의 통찰력, 연구, 트레이닝 그리고 다양한 환경에서 지도자들을 훈련시키고 지도한 세월을 종합한 것이다. 최종적으로 이것들은 원칙에 불과하며, 다른 한편으로 요가 지도란 다른 인간존재와 상호작용하는 것이기 때문에, 언어와 동작을 통해 보여 주는 지도 원칙들 이상으로 지도자의 수련과 그가 제공하는 도움, 지도자가 부여하는 핵심 가치를 통해 지도를 심오한 경지에 이끌어가는 것이 이상적이다. 지도자의 핵심 가치와 출발하여 지속적으로 남는 것이 여기에 제공된 원칙들을 만들 것이며, 한 사람의 요가 지도자로서 지식과 기술의 실질적인 공유에 더욱 의미있고 유용한 것들을 방대한 우주처럼 많은 요가 자료에서 찾을 수 있을 것이다. 지도자가 심신의 지성과 영혼에 생생하게 살아있는 가치와 원칙을 바로 가지면, 수련생들의 수련을 지도함에서 지도자가 보여주는 특정 방식은 할 수 있는 한 최선의 방향으로 자연스럽게 발전해갈 것이다.

3장

요가 교정에서의 기본자세와 기법들

Foundation and Techniques in Giving Yoga Adjustments

효과적이고 현실적 지도는 이전 장에서 언급된 개념, 민감성 및 원칙들을 수련생 각자의 현 상황에 맞게 수련할 수 있도록 하는 준비에서 시작한다. 이 준비는 손과 신체의 다른 부위를 사용하는 특정한 기법들과, 이 장에서 상세하게 다뤄지면서, 제 2부에서 나타나는 특정 아사나에 적용되는 기법들을 배워야 하는 것이다. 이러한 준비의 첫 번째 단계는 물리적 교정 지시를 내리는 데 있어서 해야 할 것과, 하지 말아야 할 것을 결정하는 중대한 몇 가지 요소들을 신중하게 고려하기 위해 한 걸음 물러서는 것이다.

우선 가장 중요한 것은 지도를 하기 전 (말로 하든 다른 방식으로든) 수련생에 대해서 어느 정도 명확히 알아야 한다는 것이다. 달리 말하자면, 직접 교정을 위한 핸즈 온의 기법과 과학은 보는 데서 시작하고, 본 것을 이해하는 것이다. 이것은 수련생이 아사나 수련을 하거나 직접 교정의 도움을 받기 전 혹시 다쳤다거나, 다른 특이한 상황이 있는지 먼저 상담하는 것으로 시작한다. 수업 전은 물론이고 그 이후에도 수업 받는 수련생과 간헐적으로 대화를 나누는 것이 이상적이다. 특히, 최근에 발생한 통증, 만성적 통증, 염좌와 삠, 최근 발생했거나 만성적 질환, 임신 여부, 또는 현재 지도하고 있는 아사나 또는 프라나야마에 영향을 미칠 수 있는 어떤 상황에 대해서도 질문하는 것이 중요하다. 가끔씩 기존 수련생들이 어떻게 지내는지, 또는 지난 번 상담 후 어떤 변화가 있는지 확인하라. 신입생과 기존 수련생들 모두의 신체언어, 얼굴 표정, 호흡 패턴을 눈여겨 보고 더욱 세밀히 그들의 상황을 관찰하라.

신입생에게 자신을 소개할 때는 수련생 평가를 위해 나열된 질문사항과 최선의 수련 지도 방향을 제시하라.

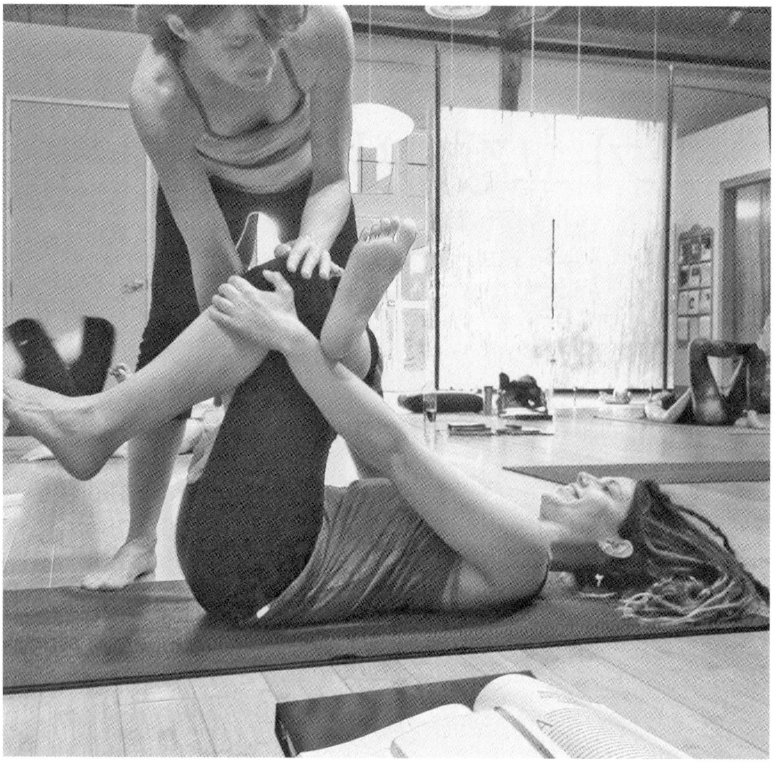

모든 수련생들과 명확하고 진솔한 대화를 하도록 하라.

수련생 초기 설문지

1. 요가를 해 본 적이 있는가? 있다면 어떤 종류의, 얼마 기간 동안, 얼마나 자주 했는가?
2. **지도자가 알고 있어야 할 몸에 관련된 특기할 사항이나 부상이 있는가? 발목, 무릎, 골반, 등, 어깨, 목, 손목은 어떤가?**
3. 만약 수련생이 부상이나 다른 문제가 있다고 하면, 보다 세부적 질문을 하라: **무릎이 어떤가? 수술 받은 적 있는가? 언제? 지금 상태는 어떤가?** 이러한 질문에 기초해서 수련을 어떻게 교정해 나갈 것인가에 대하여 기본 가르침을 제시하라. 기본 지식을 적용할 뿐만 아니라, 특정 부상이나 문제에 대해 모를 수 있다는 것도 인정하고 수련생 스스로 자신을 보살필 수 있도록 격려하라.
4. **임신 중인가 또는 최근에 출산 했는가?** 임신 가능 연령에 있는 어떤 여성에게도 이것을 질문하고, 요가지도 제 11장에 묘사된 임신 첫 3개월 주의사항 및 요가의 순차적 수행 제 8장에 있는 임신의 여러 단계와 상황들에 대해서도 설명하라.
5. **당신의 일과 일상 생활은 어떠한가?** 이 질문을 통해 만성적 스트레스, 통증, 경련과 쇠약 등 수련에 영향을 미치는 일반적 라이프 스타일에 관한 통찰을 얻을 수 있다.

6. **어떤 운동을 하는가?** 이 질문으로 만성 경련이나 통증에 관해 알 수 있다. 수련생이 운동을 전혀 하지 않는다고 하면, 이것 역시 중요한 정보가 된다.

아사나 수련생들을 관찰하고 이해하는 법

Learning to See and Understand Students in Asanas

수련생들의 자기 소개서가 정확하고 완벽한 정보를 제공하는 것은 아니다. 많은 사람들은 낯선 사람에게 개인 정보를 노출하는 것을 꺼려하고, 어떤 상황에 있는지 모를 수도 있고, 어떤 중대한 상황에 대해 부정할 수도 있다. 아사나를 하는 수련생을 정확히 보고 올바로 이해하는 능력은 보다 포괄적으로 몸을 보고, 특히, 여러 관점에서 다양한 신체들을 보고 이해하는 것을 배우는 데서 시작한다. 여기에 필수적인 기법은 요가 지도자 과정에서 해부학적 아사나 관찰을 통해 잘 습득될 수 있으며, 선 자세에서 서로를 관찰하는 방법, 아사나 실험 관찰, 실습 지도 관찰, 스승을 통하거나 스스로 요가 지도를 하며 터득하는 통찰도 포함된다. 이러한 관찰 기법은 요가 지도 훈련 맥락에서 기능 해부학의 기초를 배움으로써 훨씬 잘 습득될 수 있다.

제 1 단계 : 서서 상대방 바라보기

다른 지도자 또는 수련생과 짝을 지어 한 사람은 "관찰자", 다른 한 사람은 "관찰 대상자"의 역할을 한다. 관찰자는 관찰을 기록하기 위해 3가지 해부학 자세(앞, 뒤, 옆)를 묘사하는 설문지를 이용한다. 발견한 것에 대해 어떠한 판단도 내리지 않는다. 관찰 대상자들은 앞으로 몇 걸음을 걷고 멈춘 다음 영화 보는 줄에 서서 기다리는 것처럼 자연스럽게 선다. 몇 분 동안 이 자세를 유지한다.

관찰자가 관찰하고 기록하는 동안 관찰 대상자들은 자세를 바꾸거나 교정해서는 안된다고 요청한다. 관찰 대상자들은 머리에서 발 끝까지 자세가 쉽게 드러나는 옷을 입는 것이 좋다. 관찰자는 대상자의 뒷편에서 쭈그려 앉아 발부터 관찰을 시작한다.

- **발:** 발이 곧바른가? 한쪽 발이 밖으로 나오고, 다른 쪽 발은 안으로 들어갔는가? 평발인가 아니면 움푹 패인 발인가?
- **아킬레스근:** 곧바로 서 있는가? 정중선이나 측면으로 틀려있는가?
- **종아리:** 보고 만져보라. 한쪽이 다른 쪽보다 더 단단한가? 바깥쪽이 아니면 안쪽이 더 단단한가?
- **무릎:** 무릎의 반대편이 부드러운가 단단한가, 느슨한가, 팽창해 있는가, 또는 지나치게 팽창해 있는가?

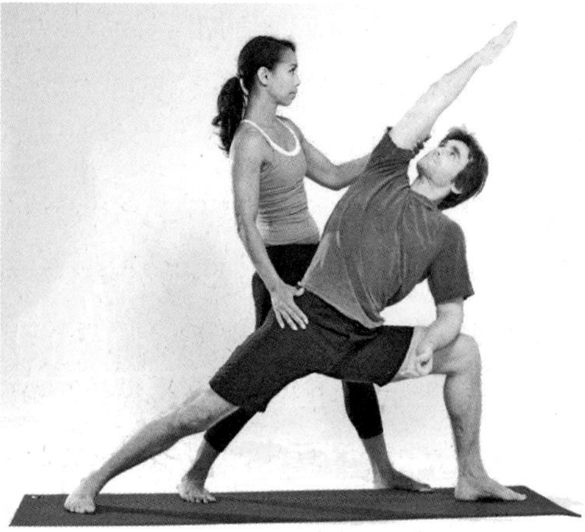

자세를 보살피는 법을 학습하여 연습하라.

- **엉덩이:** 손바닥을 평평하게 엉덩이 위에 놓고 엄지손가락을 아래로하여 엉치뼈 사이에 둔다. 엉덩이가 균형인가?
- **팔:** 양쪽 똑같이 내려와 있는가? 한쪽이 다른 쪽보다 더 앞으로 나와 있는가? 팔꿈치에 각이 져 있는가?
- **어깨:** 양쪽이 고르고 균형인가? 한쪽 어깨가 더 솟아오르지 않았는가?
- **머리:** 양어깨의 중심에 있는가? 한쪽으로 기울거나 옆으로 돌아가 있는가?

이제 관찰대상자의 옆에 수직으로 서서 관찰자는 다음 사항을 관찰하라:

- 귓구멍(외이도)이 어깨와 나란한 선에 있는가? 머리가 어깨 앞이나 뒤로 기울어져 있는가? 어깨가 앞으로나 뒤로 굽어져 있는가?
- 어깨가 엉덩이 위로 나란히 서 있는가?
- 등 상부가 구부러져 있는가(척추후만증)? 가슴이 푹 들어가 있는가?
- 무릎 위로 엉덩이가 나란히 서 있는가? 골반이 앞으로 뒤로 처져 있는가?
- 발목 위로 무릎이 나란히 서 있는가? 지나치게 튀어나오지 않았는가?
- 발목 위로 귓구멍이 나란히 이어져 있는가?

이제 관찰대상자의 정면에 서서 관찰자는 다음 사항을 관찰하라:

- 양발에 특이한 사항이 있는가? 겉보기에 달라 보이는 점이 있는가?
- 무릎뼈가 앞으로 나와 있는가? 무릎이 중간선에 맞게 들어가 있는가? 똑바른가? 한쪽으로 굽혀져 있는가?
- 엉덩이가 굴곡으로 보이는가? 몸통은 어떤가? 둥글게 보이는 지점이 있는가?
- 한쪽 팔이 다른 한쪽보다 앞으로 나와 있는가? 양손이 옆에 나란히 내려와 있는가?
- 양어깨가 똑같이 평형을 이루고 있는가?
- 머리는 어떠한가? 특기할 사항이 있는가?

이제 5분 정도 관찰 대상자와 관찰한 것을 공유하고, 어떠한 판단도 내리지 말고 역할을 바꾸어라. 그 다음 전체가 다같이 모여, "누가 완벽한 자세를 갖고 있는가?"라고 질문하라. 자세의 비정상이 전혀 없는 사람을 찾기 어려울 것이다.

제 2 단계 : 아사나 실험 관찰

요가 지도자 양성 아사나 실험은 아사나를 수련중인 수련생을 관찰하고, 지켜보고, 상호관계를 맺는 것을 배우는 가장 효과적인 방법 가운데 하나이다. 이 훈련의 준비를 위해 집중하고자 하는 아사나에 대해 먼저 숙독하고, 기본적 기능 해부학에 대해 공부하고, 정렬 원칙과 움직임에 대해 파악하고, 다른 조건하에서의 아사나 수련을 경험하라(하루의 시간대, 계절, 기분, 건강정도 등등). 기본 방법은 서너명의 "시범" 수련생들을 각각 따로 관찰하는 것이다. 대개 지도자 양성 과정이나 지속되는 교육과정에 참가하고 있는 수련생들이 바람직하다. 특정 아사나를 하는 과정에서 나타나는 그들의 다양한 표현은 일부 수련생들에게서 전형적으로 나타나는 여러 어려움들을 표출한다: 경직, 쇠약, 과도한 움직임, 불안정, 오열 등등. 다음과 같이 계속 진행하라; 파리브릿타 트리코나사나(Parivrtta Trikonasana: 회전한 삼각 자세)의 예를 들어보자 :

- 아사나를 시범해 보라는 요청을 하기 전에, 안전하고 편안하게 할 필요성을 각인시키고 원한다면 언제든지 아사나를 그만두거나 변형할 수 있다는 선택을 주라. 지켜보는 사람들에게는 조심해서 존중하며 질문이나 느낀점을 표현할 수 있도록 하라.

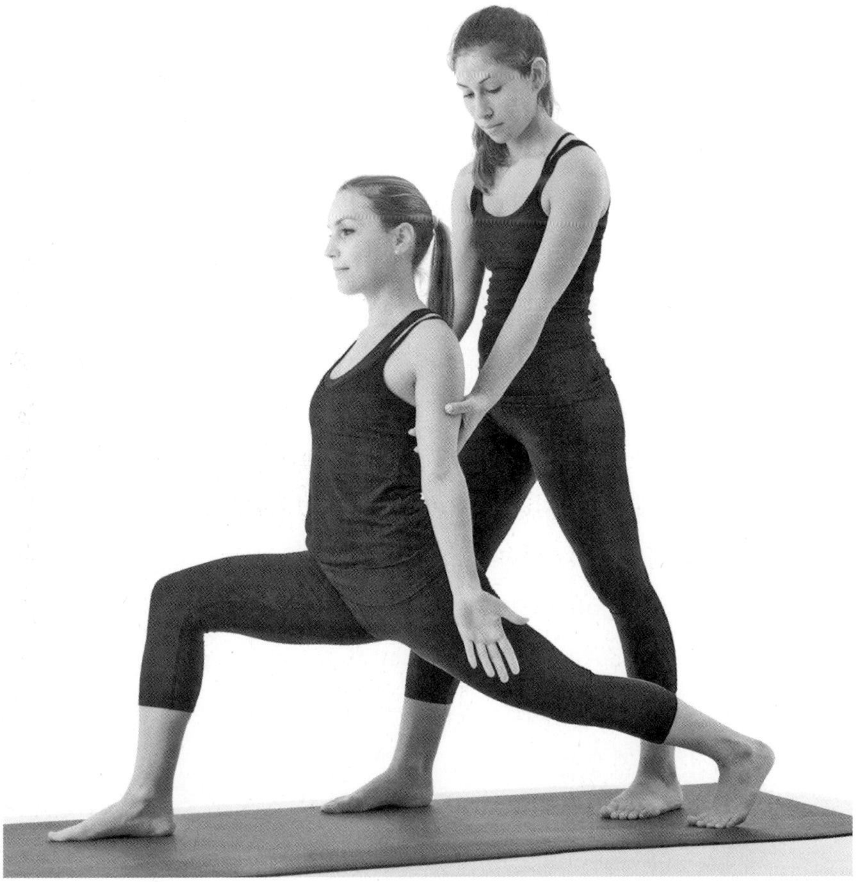

매트에서 벗어나 수련생을 더욱 자세히 관찰하라.

- 시범 참가자에게 스스로 옳다는 방식으로 아사나를 하도록 요청하라. 어떠한 지시도 내리지 말고 스스로 아사나를 하도록 허락하라. 필요하다면 언제든 반대 쪽으로 바꾸어도 좋고, 편안함을 느끼는 한쪽 자세에 머물만큼 머물도록 하라. 만약 지도자가 기대하는 자세에서 벗어나 시범자가 변형을 가하려 하면(예를 들어, 무릎을 지나치게 펴는 것), 편안함을 느낄 정도로만 펴도록 하여 관찰자가 이러한 경향을 확인할 수 있도록 하라.
- 1분 정도 수련생을 관찰한 다음, 360° 걸어 돌아 보라. 아사나란 고유의 사람들의 표현이지, 이상적이고 조각상 같은 "자세"가 아니라는 점을 명심하라.
- 아사나에서 가장 위험스러운 것이 무엇이든, 그것부터 관찰하라. 스스로 어떤 현상이 일어나고 있는지 질문하면서, 시범보이는 수련생에게도 신체 부위에 어떠한 느낌이 드는지를 질문하라.

이제 보다 광범위하게 시범 수련생의 아사나 전반적 표현에 대해 살펴보라:

- **호흡과 전체적 분위기:** 호흡은 어떠한가? 편안해 보이는가? 걱정하고 있는가? 균형을 잡고 있는가? 안정적인가?
- **양발과 발목:** 어떻게 정렬되어 있는가? 앞발이 90° 회전하고 있는가? 양발이 안정적이고 파다 반다(pada bandha)와 일치하고 있는가? 무게 중심이 어디에 있는가? 안쪽 발, 바깥쪽 발, 균형인가? 발가락은 부드럽게 자리잡고 모아져 있는가? 발바닥의 오목한 부분은 어떠한가?
- **무릎:** 무릎뼈가 발 앞부분 중앙에 정렬되어 있는가? 무릎뼈가 대퇴사두근의 움직임을 보여주고 있는가?
- **골반:** 평형하고 균형이며, 앞쪽 회전과 후방회전 시 적절한 굴곡이 있는가? 아니면 중립에 가까운가? 다리 앞 엉덩뼈가 뒷 발꿈치를 향한 것처럼 아래로 처져있는 것처럼 보이는가?
- **척추:** 골반에서 이어져 요추 부위는 어떠한가? 많이 굽어 있거나 비틀려져 있는가? 척추에 압박이 있어 보이는 지점이 있는가? 경추굴곡과 흉추굴곡은 어떠한가?
- **흉곽:** 갈비뼈 아랫부위가 돌출되고, 완만하게 들어갔는가? 뒷 갈비뼈는 둥글게 보이는가? 윗쪽 갈비뼈는 돌출되어 있는가? 이러한 관찰로 척추에 대해 무엇을 알 수 있는가?
- **가슴과 쇄골:** 몸통이 앞다리 위로 나란히 정렬되어 있는가, 아니면 앞으로 기울어져 있는가? 몸통이 부드럽게 개방되어 있는가, 측면은 어떠한가, 아니면 아래로 처져 있는가? 가슴은 펴져 있는가? 쇄골은 각각 양쪽으로 잘 펴져 있는가?
- **어깨, 팔, 손, 손가락:** 어깨가 등 쪽 갈비뼈와 나란히 이어져 있는가, 아니면 귀 쪽으로 치솟아 있는가? 어깨 아래쪽은 어떠한가? 양팔은 바닥에 수직으로 펴져 있는가? 모두 완전히 펴져 있는가? 팔꿈치는 곧바른가, 굽어 있는가, 지나치게 펴져있는가? 손바닥은 완전히 펴져 있고 손가락도 완전히 펴져 있는가?
- **수련생은 어디에 힘을 주고 있는가:** 어떤 부위에 힘을 가하고 있는 것으로 보이는가? 허벅지뼈에서부터 양발 아래로 잘 지탱하고 있는가? 척추가 잘 펴져 머리끝까지 정렬되어 있는가? 가슴 중심부에서부터 손가락 끝까지 에너지가 뿜어져 나오는가?

다른 지도자 또는 수련생들과 이러한 과정을 답습하면, 이로써 관찰한 바를 숙고하고 이어서 표현한 다음 특정 지시를 내리고 핸즈 온 지도를 할 적절한 기회를 갖게 된다. 이 과정은 명백한 순차적 지시와 함께 어떻게 언어적 지시와 물리적 지시를 병행하며, 어디서 어떻게 시범을 보여줄 것인지를 포함해야 한다. 수련회나 연수과정을 통해 순차적 방식으로 할 수도 있으며, 시범 수련생이 아사나를 시작해서 마칠때까지 각 참가자들이 돌아가며 관찰한 것을 가장 핵심적 지시사항에 포함시킬 수도 있다.

제 3 단계 : 수련 지도의 관찰

수련 지도를 배우는 것은 지도자 양성과정의 아주 중요한 부분이고 아사나를 수련하는 수련생들을 관찰하고 지도하기 위한 교육의 핵심이다. 다른 참가자에게 하나의 아사나를 가르치는 것으로 시작하라. 실제 수업을 현실에 응용하며, 참가자가 지도자의 역할을 맡고 상대편은 교육생의 역할을 하라. 아는 것을 활용해서(이해하지 못한 지시사항들은 제외해 두고) 교육생의 아사나를 지도하라. 관찰과 지시를 이제 실제로 한다는 사실을 명심하고, 아사나 실험 관찰에 묘사된 위 과정을 똑같이 밟아가라. 우선 언어적 지시만 하라. 관찰과 언어적 지시를 병행하는 것에 더욱 익숙해짐에 따라, 상대편을 지도하면서 시범을 보여주라(시범 보이기는 아래에 다룰 것이다). 여유를 가지고(상대편의 요구사항을 존중하면서), 상대편의 동작에 관심을 기울이며, 아사나 원칙의 이해에 근거한 언어적 지시를 내려라. 이제 언어적 지시와 물리적 지시를 서서히 병행하며, 물리적 지시를 할 때는 항상 무엇을 하고자 하는지를 밝혀라.

한 아사나를 한 사람에게만 가르치는 것으로 시작해서, 작은 그룹에 여러 아사나를 가르치는 것으로 발전해 나감에 따라, 관찰 능력, 지시, 시범을 보이는 것에 어떠한 변화가 있는지 주목하라. 이제 각 수련생들이 당신의 그룹에 있는 다른 수련생들과 약간 때로는 아주 다르게 동작을 한다는 것을 목격하게 될 것이다. 이것을 관찰 기술 배양이 기회로 삼으라

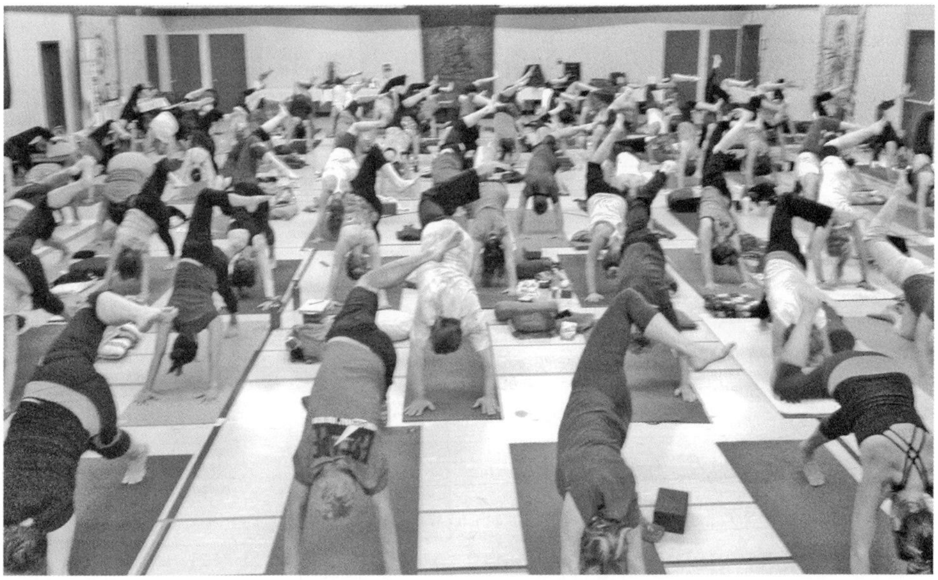

참가자들이 많을 경우에, 각 수련생의 관찰이 어렵다.

계속해서 위험요소가 많은 아사나에 우선 집중하라. 다른 수련생들이 어떻게 하고 있는지 주의를 기울이면서 위험요소들을 언급하라. 한 수련생에게 집중한 나머지 순간적으로 다른 모두에게서 눈을 떼고 연결을 놓치지 않도록 주의하라. 여기가 자신의 주의와 집중을 수련하는 곳이며, 집중과 전반적 관찰을 병행하여 지도의 실질적 효과를 거두도록 하라.

견습의 과정과 지도를 계속 이어감에 따라 관찰의 기술을 심화시키도록 하라. 신입생을 처음 만나 인사하는 순간부터 그것을 적용하라. 위에 묘사된 광범위한 관찰을 하면서, 수련생의 배경에 대해서도 알아보며 자연스러운 자세에 주목하라. 수업 시작 때 타다사나(산 자세)를 하는 한가지 장점은 수련생의 기본자세를 쉽게 파악할 수 있다는 것이다. 그 다음 아사나 마다 관찰을 확장하라. 보다 복잡한 아사나로 진행함에 따라 어떻게 타다사나에서 보이는 경향이 점점 더 드러나는지를 주목하라. 이 관찰을 더욱 세밀히 하여 기본 자세에서 보이는 어려움들이 어떻게 다른 아사나에서 증가하는지를 이해하도록 하라.

수련생을 관찰하고 관계를 맺는 과정을 배우면서, 요가를 가르치고 있는 것이지 자세만 바로 잡는 것이 아니라는 것을 명심하라. 요가의 원칙은 인식과 깨달음의 수련이지, 자세 확립이 아니라는 것을 계속 상기하라. 각 수련생을 그 순간 각기 독특하고 아름다운 사람으로 보도록 노력하라. 관찰한 것들을 어떻게 공유할 것인가를 더욱 쉽고 명료하게 수련생들을 관찰하도록 노력하고, 관찰자 자신의 몸, 호흡, 수련 역시 인지하라. 스티라(안정되고) 수캄(평안한) 아사나의 원칙을 명심하라. 자신에게 이 원칙을 적용함과 동시에 수련생들에 이를 격려하라. 계속 지켜보고, 계속 호흡하고, 자신의 가슴을 느끼고, 관찰의 기술을 계속 연마하라.

수련생에게 한 걸음 더 나아가고, 평가하고, 소통하기

Further Approaching, Assessing, and Communicating with Students

수련생에게 핸즈 온 지도를 하기 위해 한 걸음 더 나아감에 따라, 수련생에게 어떻게 접근하고, 평가하고, 소통하는 것이 최선인지를 숙고해 보는 것이 중요하다. 이 3단계로 진행하면서 실질적 핸즈 온과 지도를 준비하라 :

1. **우선 내적 외적 아름다움을 찾아라.** 많은 지도자들은 수련생을 관찰할 때 성급한 판단을 내리고, 종종 "잘못된 것"만을 보고 어떤 아사나든지 그 아사나를 하는 수련생의 본질적인 아름다움과 외면의 아름다움을 보지 못하는 경우에가 있다.(52쪽) 그 아름다움을 찾아서 지도자 자신과 수련생에게 인지시키라. 이것을 통해 당신이 실제 한 인간과 아사나 수련을 하고 있는 것이지 카메라 앞에 선 모델과 일하는 것이 아니라는 생각을 확실히 할 것이다. 수련은 실제적인 것이지만, 모델처럼 자세 잡는 것은 계획된 공연과도 같은 것이다.
2. **그 다음 혹시라도 있다면, 가장 위험스러운 요소를 관찰하고 표현하라.**
   위험 요소를 표현하고 언어적 지시를 내리고 아사나와 그 변형 및 기본자세를 지도하기 위해 시범을 보이는 것이 이상적이다. 그러나, 많은 수련생들은 부상을 야기하거나 다른 문제를 일으킬 수 있는 자세를 하기 마련이다. 수업이 아사나로 진행되어 감을 지켜보면서, 주로 가장 위험스러운 자세에서 어떻게 동작하고 자세 잡는지를 관찰하라. 위험 예방—관련한 지시—에 반응하지 않는 듯한 수련생들을 만나면, 핸즈 온 지시를 하기 전 언어적 지시를 우선하고 물리적 시범을 보이도록 하라.

3. **표정, 눈, 호흡, 전반적 에너지에서 안정감, 편안함, 마음의 평정을 찾아라.** 표정, 눈, 호흡은 아사나를 어떻게 느끼고 수행하고 있는지에 관한 즉각적 통찰의 기초를 제공한다. 긴장은 눈과 얼굴에 즉시 나타나며, 눈은 수련생이 어느 정도 집중하고 있는가를 더욱 더 잘 보여준다. 호흡 역시 얼만큼 수련에 열정적인가를 보여주며, 스트레스와 압박감을 느끼고 있는지 더욱 명확히 한다. 아사나를 더욱 간단하고 쉽게 접할 수 있도록 수정을 가하여 수련생들이 평온 하고 만족할 수 있도록 하라. 그리하여 그들이 수련하고 있는 것을 더욱 세련되게 할 수 있는 가능성을 북돋우라.

핸즈 온의 질

Qualities of Touch

어떻게 핸즈 온 하느냐는 언제 어디에 핸즈 온 하느냐 만큼 중요하다. 핸즈 온이 지도의 노구가 되는 것은 어떻게 핸즈 온 하느냐에 달렸다. 다양한 질의 핸즈 온은 촉각 소통의 다양한 수단을 제공하며, 이 소통에는 지도자와 수련생 모두가 참가자이며, 아사나 수련의 경험과 이해를 심화시키고자 노력해야 한다. 특정 핸즈 온은 다른 것보다 더욱 더 민감하며 핸즈 온이 민감할수록 수련생은 경험 공유에 더욱 적극적이고 의식적 참가자가 되어야 한다. 이미 논의된 바와 같이 수련생들을 핸즈 온 지도를 통해 바로 잡는다고 하기 보다는 그들 수련의 목적과 상황에 맞추어 수련을 세련화 시키기 위한 도움과 지도를 제공하는 것이다. 여기에 수련생들과 핸즈 온의 형태로 소통하기 위한 최선의 기본 지침들이 있다.

일깨우기 또는 이완하는 핸즈 온

깨우는 핸즈 온으로 신체의 근육활동과 지시에 관련한 지도 의도를 강화한다. 예를 들어, 타다사나에서 머리 꼭대기에 가볍게 핸즈 온 하면서 수련생에게 머리로 지도자의 손에 압력을 가하도록 언어적 지시를 내리는 것은 정수리 위로 통하는 에너지에 활력을 불어 넣어준다. 숩타 파당구스타사나(Supta Padangusthasana)에서 바닥과 접하는 다리의 발꿈치에 압력을 가하는 것은 그 발과 발꿈치를 통한 에너지의 확장과 동력을 활성화시킨다. 핸즈 온을 명확히 하기 위한 이와 같은 사례를 들어 보면, 보다 압력을 가함으로써 일깨우고 쉬어주게 하는 지시를 보다 명료히 하며, 손가락 끝으로 근육에 압력을 가해 수련생이 근육의 움직임과 이완을 더욱 완전히 느낄 수 있도록 한다.

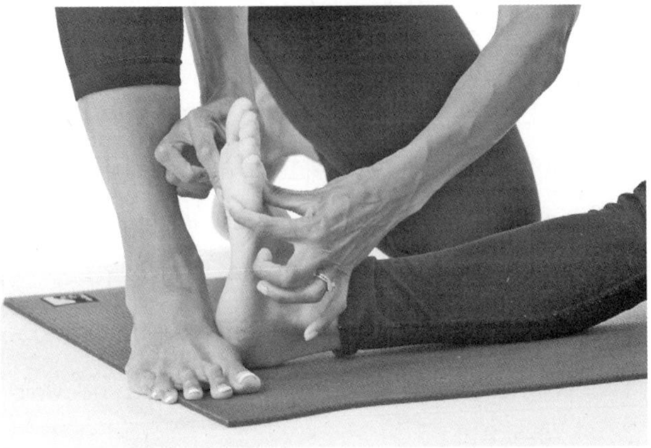

숩타 파당구스타사나(Supta Padangusthasana: 뒤로 누운 엄지발가락 자세)에서 발과 다리를 일깨우라.

명료하게 하기 위한 핸즈 온

이를 위한 핸즈 온으로 얼마나, 어느 정도 수련생이 특정 근육을 이용하고 있는지, 또한 특정 아사나 움직임은 어떻게 하는지를 확인할 수 있다. 예를 들어, 아도 무카 스바나사나(Adho Mukha Svanasana)에서 수련생들이 대퇴사두근을 다리에 균형을 잡고 이완과 팽창을 위해 상반신경지배를 촉진하는 수단으로 삼도록 한다. 대퇴사두근을 가볍게 눌러줌으로써 이것을 할 수 있는데, 수련생에게 무릎뼈를 들어 올리라고 한 다음, 반응을 보고 느끼는 것을 관찰하라. 우르드바 다누라사나(위로 향한 활 자세)에서, 명료하게 하기 위한 핸즈 온을 아주 반대편에서 할 수 있다. 둔근의 상반부 섬유질이 다소 이완되어 천장 관절 주위에 압박이 덜한지를 살펴보라.

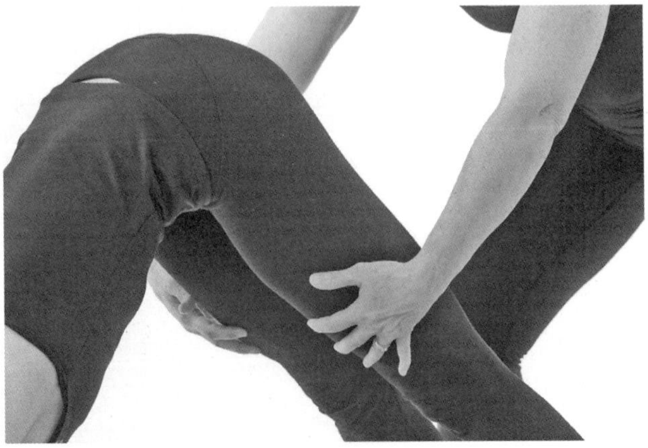

아도 무카 스바나사나(아래로 향한 개 자세)에서 대퇴사두근의 활용을 명료하게 한다.

안정화시키는 핸즈 온

지도의 기본 원칙상 수련생을 지향해야 하지만, 때때로 이러한 목표는 실질적 지원을 통해 더욱 현실화 된다. 많은 아사나들은 균형을 잡는데 어려움이 있는데, 지도자가 변형이나 수정을 제안하면 더욱 큰 어려움에 직면하게 된다. 지도자는 몸을 사용해 수련생의 안정성에 도움을 줄 수 있으며, 이러한 목표 달성에만 국한되어야 한다. 예를 들어, 아르다 찬드라아사나(반달 자세)나 브릭샤사나(나무 자세)에서 수련생의 엉덩이에 지도자의 엉덩이를 가볍고 안정되게 걸치고, 수련생이 균형을 유지하도록 도와줄 수 있다. 여기에 다른 물리적 지시를 하기 위해 손을 사용할 수도 있다.

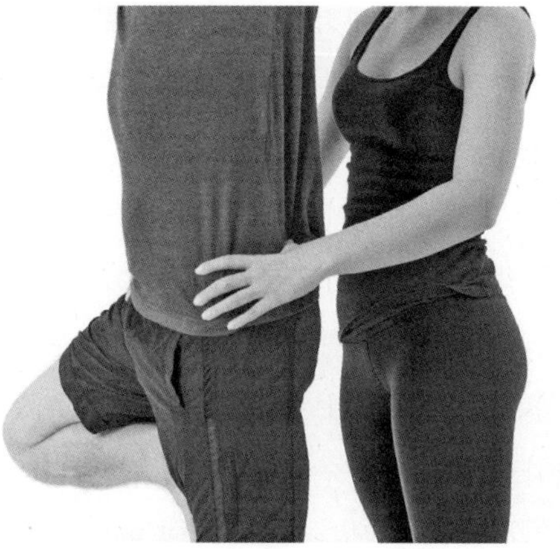

브릭샤사나(나무 자세)에서 수련생의 균형을 안정시키는 핸즈 온

강조하는 핸즈 온

일깨워주고 이완시키는 핸즈 온보다 다소 더 직접적이고 제안적인 강조 핸즈 온을 할 때, 특정 동작을 하도록 가벼운 표면 지시를 한다. 예를 들어, 웃티타 파르스바코나사나(Utthita Parsvakonasana)에서 몸통을 더 늘이거나 회전하도록 강조한다. 여기에서 지도자의 느낌과 수련생이 어떠한 반응을 보이냐에 따라서 다소 핸즈 온의 압력을 가할 수 있다. 이러한 핸즈 온 방식의 의도는 수련생이 아사나의 안정성, 용이함, 동작성에 대한 바른 이해를 돕고(변형을 하든, 하지 않든), 자세와 동작을 어떻게 더욱 세련되게 할 수 있는지를 안내하는 것이다.

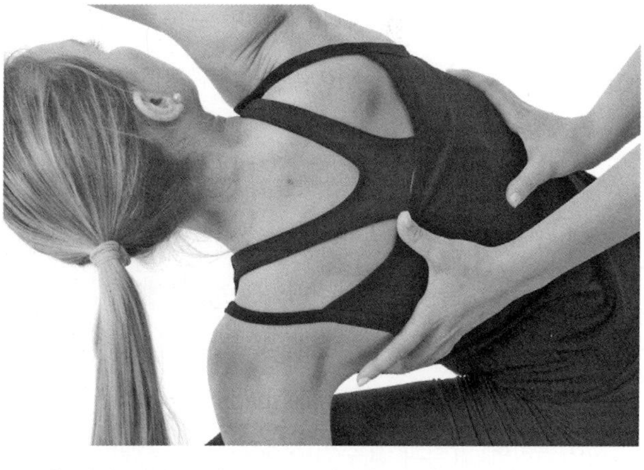

웃티따 파르스바코나사나(팽창된 측각 자세)에서 몸통을 더 늘이고 회전하도록 강조하는 핸즈 온

움직이는 핸즈 온

만약 분명한 언어적 지시와 시범을 보인다면, 수련생 몸의 근본적 재구성을 당연히 해야 할 필요성은 드물어 보인다. 일반적으로는 수련생에게 아사나를 멈추고 원하는 자세에 주의를 기울이며 완전히 다시 시작하는 것이 더 좋은 접근방식이다. 몸의 일부만을 크게 고치려하면, 기본 정렬에 변화를 가져올 수 있다. 예를 들어, 자타라 파리바르타나사나(회전하여 비트는 자세)에서 많은 수련생들이 이 아사나로 변환하는 중에 매트의 중심부로 엉덩이 아랫쪽을 옮기지 않을 수 있다. 그러면 이 아사나의 원래 비틀림 동작에서 벗어나는 자세를 야기하고 등을 이상하게 굽히는 결과를 초래할 것이다. 이 사례에서 움직이는 핸즈 온이란 수련생의 아래 엉덩이를 들어올려 중심부에 가져다 놓는 것이다.

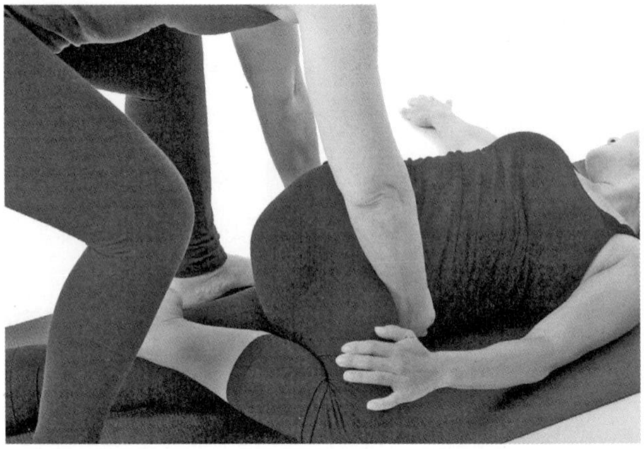

숩타 파리바르타나사나(누운 회전 자세)에서 수련생의 아래 엉덩이를 중심부에 갖다 놓도록 움직여라.

기본자세를 도와주는 핸즈 온

아사나를 심층화 시키려는 노력은 종종 기본자세를 손상시키고, 결과적으로 염좌와 같은 부상을 일으키게 할 수도 있다. 기본자세를 도와주는 핸즈 온으로 몸의 일부를 아사나의 기본자세로 지향하게 하고, 그 다음 수련생이 더욱 안전하게 탐구하도록 하라. 예를 들어, 많은 학생들이 파스치못타나사나(앉아서 앞으로 굽히기)에서 몸통을 지나치게 앞으로 굽히도록 노력하면, 결국 엉덩이뼈가 바닥에서 뜨게 되고 허리에 무리가 가게 된다. 이와 동시에 척추사이원반에 압력과 요추인대에 긴장을 초래하게 된다. 골반 뒷부분(장골)을 아래로 단단히 눌러주는 것은 수련생이 척추의 연장을 더 크게 하도록하는 기본자세를 도와주는 것이다.

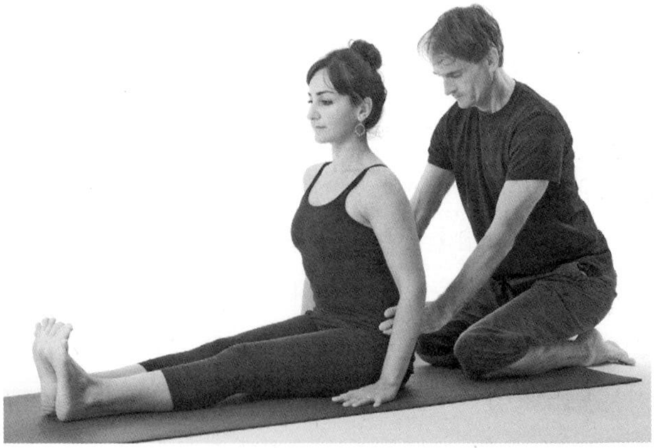

수련생의 엉덩이뼈가 바닥에 잘 붙도록 핸즈 온을 하라.

편안하게 하는 핸즈 온

편안함을 느끼도록 하는 인간의 핸즈 온은 감정적 지원과 동정심을 전한다. 예를 들어, 발라사나(Balasana)에서 수련생의 등에 손을 얹어 놓는 것만으로도 깊은 이완을 제공하고 돌봐주는 느낌을 들게 한다. 편안함을 주는 핸즈 온은 분명한 의도와 동작을 갖는 것이 중요한데, 핸즈 온이 부적절한 느낌을 낳기 보다는 편안함을 주어야 하기 때문이다.

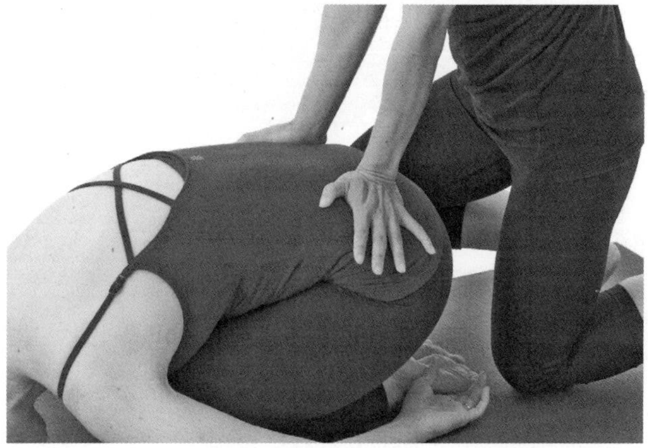

발라사나(아기 자세)에서 수련생을 편안하게 하기.

핸즈 온 하지 않는 법

How Not to Touch

어떻게 핸즈 온 하느냐를 아는 것은 중요하다. 어떻게 핸즈 온 하지 않느냐를 아는 것은 더욱 중요하다. 어떻게 핸즈 온 하는지 안다는 것은 어떻게 핸즈 온 하지 않느냐에 대한 실마리와 통찰을 제공하는 반면, 많은 요가 지도자들 사이에 정보를 담고 합당한 물리적 지시에 관한 중요성에 대해 간과하는 경향이 있다. 여기에서 적절하지 않은 핸즈 온 지시의 일반적 경우에 몇 가지를 살펴보자.

- **원접 교정:** 근접 교정을 포함해서 안전한 생리역학을 감안하는 것의 중요성을 제 2장에서 논의하였다. 수련생으로부터 떨어져 그들의 손이나 발을 잡고 팔과 다리를 비틀거나 조이는 지시를 하는 원접 교정은 불필요하며 관절 손상을 유발할 위험이 있다. 원접 조이기는 과도한 움직임을 만든다. 따라서 웃티타 트리코나사나(늘린 삼각 자세)에서 팔을 바로 잡기 위해 펼친 손을 움켜잡게 되면 어깨의 부분탈구를 야기할 수 있다. 프라사리타 파돗타나사나 C (다리 벌려 앞으로 숙인 자세 C)에서 손을 잡고 앞으로 누르는 것은 어깨 관절에 무리를 가하며, 수련생의 팔꿈치를 지나치게 늘이게하는 위험이 있다. 우르드바 무카 스바나사나 (얼굴이 위로 향하는 개 자세) 또는 부장가사나(뱀 자세)에서 어깨를 뒤로 잡아당기는 것은 요추의 원접에 해당하며 척추 하반부 부상을 야기할 수 있다.
- **강압 핸즈 온:** 아사나 진행 중 또는 다음 아사나로 들어가는 과정에서 수련생들이 스스로 호흡을 교정해서 안정과 편안함을 가지도록 하는 것이 이상적이다. 그런데 강제로 교정하게

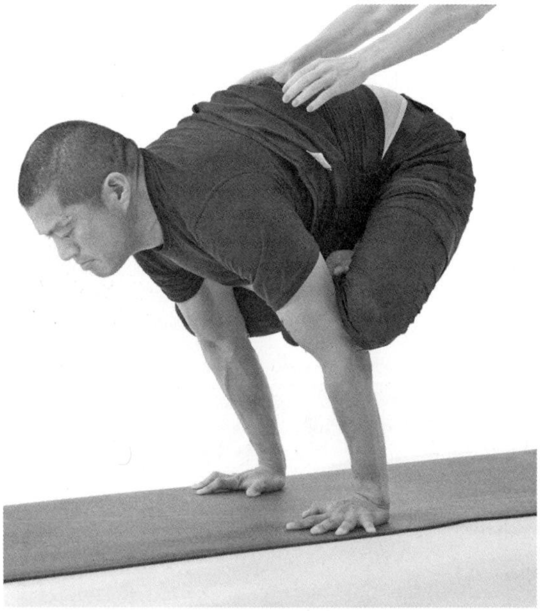

우르드바 쿡쿠타사나(위로 향한 닭 자세)에서처럼 균형에 민감한 아사나에서 수련생의 균형을 잃게 하기 쉽다.

되면 여기에 손상을 가하고, 심하면 밀고, 당기고, 안전범위를 넘어 돌리는 중 부상을 일으키게 된다. 일반적 강제 교정은 지도자가 마리챠야사나 C(성인 마리치 자세 C), 아르다 맛센드라사나의 변형(반 물고기 자세) 또는 웃티타 파르스바코나사나와 같은 자세에서 수련생을 감싸고 어느 부위에 압박을 가할 때 일어난다. 이와 같은 사례에서 강한 지원은 어깨 주위의 관절과 요추에 이르는 인대들에 염좌를 쉽게 일으킬 수 있다.

- **두서없는 핸즈 온:** 핸즈 온 지시는 특정적이고 의도적이어야 한다. 스스로의 혼란과 태만으로 손을 이리저리 대는 것은 수련생에게 혼란을 야기하고, 결과적으로 수련의 집중을 흐트린다. 두서없는 지시의 가장 흔한 이유는 지시하는 의도와 달성 방법의 불확실성이다. 아는 것만을 가르치고 지도하는 중에 추측으로 교정을 가해서는 안된다(소통하는 모든 과정에서 수련생과 연결되는 순간에 일어난 어떠한 것이든).
- **맹목적 핸즈 온:** 지도 기법의 일부는 가르치는 현재의 순간에 집중하는 것이다. 핸즈 온 하며 지시하는 중에 같이 수업하는 다른 수련생에게 어떠한 상황이 발생하는 것을 알아차려야 하는 여러 임무가 있음에도 불구하고, 수련중인 사람에게 집중하는 것이 중요하다. 수련생에게 손을 댄 다음 어떠한 지시를 내리든 그 수련생과 교정에 집중해서 상황이 어떻게 진행되고 있는지, 수련생이 교정에 어떠한 반응을 일으키는지를 보고 느끼도록 하라. 맹목적 지시만 내린다면, 이러한 지시는 도움이 되지 않고 혼란을 야기할 수 있으며, 안좋은 경우에는 맹목적 지시로 약한 관절이나 기관에 부주의 한 압력을 가하는 부적절한 결과를 낳을 수 있다.
- **안정을 방해하는 핸즈 온:** 때로는 지도자로서의 좋은 의도가 수련생에게 문제가 될 수도 있다. 수련생을 도와주기 위한 의도적 지원이 정반대의 결과를 쉽게 가져올 수 있다. 예를 들어, 파리브릿타 트리코나사나에서 척추를 늘이고 돌리면서 수련생의 균형을 잡기 위해 지도자들은 흔히 무의식적으로 수련생이 지도자에 의지해 균형을 잡도록 한다. 지도자가 수련생으로부터 몇 걸음 물러날 때 수련생들은 균형을 잃거나 심지어 넘어지기도 한다. 이것은 주로 집중된 의식에 관한 것이다. 균형에 민감한 아사나에서는 어떠한 지시를 하든, 균형 잡는데 아주 가벼운 도움을 주는데도 더욱 신경을 기울여야 한다(필요한 최소이든 최대이든). 그리고 핸즈 온을 점점 그만둠에 따라 수련생의 균형에 일어나는 조금의 변화에도 신경을 더욱 써야 한다.
- **무작위적 핸즈 온:** 두서없는 핸즈 온과 비슷하지만, 보다 의도적인 무작위적 핸즈 온은 특별한 논리와 순서 없이 지시하는 것을 말하며, 변덕에 기초한다(때로는 과시를 지도로 가장하기도 한다). 두서없이 하는 지시와 마찬가지로, 이러한 지시는 혼란스럽고 주의를 빼앗는다.

아사나의 근본사항을 숙지하고, 지도하는 수련생에 집중해서 기초부터 아사나를 쌓아가는 수련생에게 의미있는 지시를 내려야 한다.

- **부적절한 핸즈 온:** '부적절한'이란 용어는 몸의 정렬과 생체역학 안전에 대한 명확한 이해가 없거나 지나치게 민감하거나 성적 핸즈 온으로 사적인 영역을 침해하는 모든 핸즈 온에 대해 광범위하게 쓰인다. 어디에 핸즈 온 하느냐 뿐만 아니라 어떻게 핸즈 온 하느냐를 고려하라. 수련생의 수련을 지도하는 자로서 목적에 어긋난 부적절한 핸즈 온을 하는지에 대해 스스로 알아야 할 것이다.

자기보호와 지도자 위치선정

수련생을 지도할 때 지도자가 자신의 기본자세와 안정을 잃을 때가 흔히 있다. 스스로 자세를 바로 유지하고 자신의 안정에 주의함으로서 수련생들을 보다 잘 지도하고 지원할 수 있다. 안정적이고 편안한 방식으로 자신의 자리를 잡은 다음 교정 자세로 옮아가는 것은 수련생을 지도하다가 지도자가 다치는 것을 방지한다. 이는 특히, 등 하반부, 손목, 쉽게 삐거나 부상을 입을 수 있는 몸 부위에 집중을 요한다.

지도자와 수련생의 신장 크기는 지도자의 자리 잡기에 아주 중대한 요소이다. 서고, 무릎꿇고, 앉고, 아니면 가장 안정되고 편안히 도와줄 수 있는 자세를 잡고 수련생에게 집중해야 한다. 매 교정마다 독특한 자세를 취하기 보다는 수련생을 실질적으로 지도하면서 자신의 몸을 잘 돌볼 수 있는 위치를 잡고 임기응변하는 것이 좋다. 중립적 위치의 손목으로 핸즈 온의 도움을 주도록 하며, 손목이 건강하고 행복하도록 매 수업마다 간단한 손목 스트레칭을 하라.

핸즈 온 지시와 도움을 주기 위한 다섯 단계

Five Basic Steps in Giving Hands-On Cues and Assistance

앞서 논의한 바와 같이, 핸즈 온 지시와 도움은 수련생을 올바로 지도하기 위한 몇 가지 방법들 중 하나이다. 명확한 언어적 지시와 효과적 시범의 조합을 통해 대부분의 수련생에게 핸즈 온 지도는 필요치 않다. 보다 효율적 지시를 위해 가르치는 아사나 동작에 천천히 들어감과 동시에 천천히 설명하라. 강조하고자 하는 것은 무엇이든 약간의 극적 효과를 가미하면서 한 동작에서 다음 동작으로 전환하고, 전체 수련생과 지도자는 서로 최대한 잘 보일 수 있도록 하라. 해서는 안 될 것을 말하기보다는 어떻게 해야 하는지를 강조하라(해서 안 되는 것을 말하는 것은 때때로 수련생에게 혼동을 야기한다. 왜냐면 안 된다는 말을 빠뜨리고 들을 수 있기 때문이다). 'Yoga Sequencing(요가 순서)' 제 4장에 자세히 설명한 바대로 언어적 지시를 내려라. 수련생이 아사나에 들어감에 따라 그들이 무엇을 하고 있는지, 하지 않고 있는지를 관찰한 것에 따라 언어적 지시를 내리고, 성급히 도와주려 나서기보다는 지시를 물리적으로 따를 기회를 주라.

시범을 보일 때는 지도자와 수련생의 시선이 최대한 잘 마주하도록 하라. 그러면서 어떠한 지도가 더 필요한 지 결정하기 위해 수련생들을 더욱 세밀히 관찰하라. 가장 능숙한 요가 수련생이라도 당신이 지시하고 시범보이는 것에 따라 그들의 동작을 한다는 것을 인정하라. 그들은 실제 이러한 동작을 못할 수도 있다. 조금 덜 숙련된 수련생들은 순수히 핸즈 온 지도로만 배울 수 있는 수련생들과 함께 수업 초기부터 핸즈 온 지도를 통해 배우는 것이 더 이롭다는 것을 표현할 수도 있다. 그렇지 않으면, 일단 시범을 보인 다음 자신의 매트에서 벗어나 수련생들을 좀 더 잘 관찰하기 위해 다가서고, 필요하다면 보다 세심한 지도를 하는 시간을 가져라. 지도시에는 지도만 하라. 개인적 수련은 다른 시간에 하라.

수련생과 잘 상호작용하기 위해서 움직임을 지시하는 신체부위에 가벼운 핸즈 온을 하고, 수련생의 움직임과 핸즈 온 시점이 서로 상응하도록 가벼운 압력을 가하며, 수련생의 호흡에 맞게 언어적 지시를 하라. 아사나에서 마지막 동작에 이른 수련생을 지원하는 일반적 방법으로서, 항상 수련생이 각 들숨을 편안히 할 수 있는 지점에서 약간 물러서 지시를 하라. 그 다음, 날숨때 마다 수련생으로 하여금 지도하는 마지막 동작에 이르도록 가볍게 격려하라. 핸즈 온을 유지하면서 수련생으로 하여금 핸즈 온 지시와 함께 하는 가벼운 압력에 맞춰 호흡하도록 요구함으로서, 아주 쉽게 원하는 동작을 느끼고 만들어서 아사나를 점점 세련되게 한다. 이 방법에 관하여 보다 섬세한 설명과 예시들이 핸즈 온 지시의 5가지 기본단계에서 제시되고 있다.

1 단계 : 안정화와 이완

핸즈 온 지시의 최우선은 수련생들이 수련을 지속적이고 편안하게 할 수 있도록 도와주는 것이다. 다른 모든 측면의 아사나 지도와 더불어, 핸즈 온 지시는 언어적 지시와 시범으로 시작한다. 일단 핸즈 온을 통한 지원이 도움이 된다는 판단이 확고하고 수련생이 이에 동의하면, 우선 집중할 것은 부상이나 기존 상황의 악화 우려가 있다는 위험요소들을 알려 주는 것이다. 대부분의 불편한 문제들은 잘못된 기초에서 일어나기 때문에, 일단 기본적 위험요소들을 공지하고 아사나의 기초를 올바르게(또는 더욱 깊이) 다지도록 집중하라. 완전히 다시 자세잡기(수련생에게 아사나의 원위치로 돌아가서 다시 시작하도록 하는 것), 소도구의 사용, 전체 수업에서 지시했던 것과는 다른 방식으로 특정 수련생에게 변형을 가하여 아사나의 기초잡기 등이 있을 수 있다. 기초를 확립한 다음 수련생의 뿌리내리는 동작을 강조하기 위한 초기적 핸즈 온 지시를 시작하라. 초기 동작이 주로 바닥에 닿아 있지 않을 때마다, 수련생이 눌러 버틸 수 있는 지점을 제공하라.

예를 들어, 수련생이 숩타 파당구스타사나에서 반듯이 누워있다면, 당신의 손이나 발을 수련생의 발꿈치에 대고 그 핸즈 온 지점에 힘을 가하라는 지시를 하라. 수련생이 최대한 편안하고 지속해서 힘을 쓸 수 있도록 스스로 의도적 노력을 하도록 지시하라. 그 다음, 수련생의 호흡 패턴에 맞추어 아사나 동작을 지도하고, 언어와 물리적으로 수련생의 기본자세와 호흡과 지시를 내리는 당신의 기본자세 사이의 상관관계를 설명하고, 호흡을 들이쉴 때 일어나는 공백을 강조하고, 내쉴 때 일어나는 깊은 이완과 편안함을 느끼도록 하라.

호흡에 새로운 관심을 가지고, 호흡 자체의 흐름이 지속적이고 편안하도록 강조하고, 호흡과 심신의 다양한 관계를 북돋우라.

제 2 단계 : 척추 늘이기

척추를 염두에 두고, 다음은 더 많은 공간, 특히, 척추 전체 길이를 늘이도록 하는 아사나의 기초 수련을 연마하는데 집중하라. 여기서 기초와 팽창의 관계를 지시하는 것이다. 아사나의 기초자세에 주의를 기울이면서, 다시 수련생의 호흡 흐름에 맞게 척추 늘이기의 언어적 물리적 지시를 하라: 들이쉬면서 아사나의 기초에서 척추위를 따라 올라가도록 팽창하고 늘이도록 하라. 숨을 내쉬면서 이완과 편안함의 느낌과 함께 공간의 유지를 지속하라. 수련생이 늘이도록 지시를 하는 동안 수련생의 머리 위에 가벼운 핸즈 온을 하라. 시르사사나(머리 서기)와 같은 아사나에서는 발에 이와 같은 핸즈 온을 해서 척추와 몸 전체의 늘어남을 유도하라. 다른 수련생들과 함께, 이러한 핸즈 온은 안정과 편안함을 해치지 않고 당신의 손이 계속해서 척추를 늘이도록 도와 주고 있는 강조적 핸즈 온이다. 이러한 지도 가운데 가슴을 중심으로 하는 호흡을 강조하는 상황을 맞게되며, 수련의 의도에 맞게 공간과 관계를 향상하게 된다.

제 3 단계 : 척추를 돌리고, 굽히고, 확대하기

척추를 늘이는 것은 척추의 회전, 굽힘, 확장을 위한 필수적 준비사항이다. 많은 수련생들은 최대한 편안히 척추를 늘리기 위해 비틀고, 앞으로 굽히고, 뒤로 젖힐 것이다. 하지만 이러한 동작은 그렇게 바람직한 것이 아니며, 염좌의 가능성을 높이고 운동범위의 한계를 가져오고 더욱 어렵게 한다. 아사나의 기초에서부터 수련하며, 항상 들이쉼과 함께(이것은 공간을 만드는데 도움이 된다) 척추 늘이기를 지시하고, 내쉼과 함께 공간을 유지하도록 하라. 점차적으로 척추의 초기 회전과 굴절, 또는 팽창을 날숨과 함께 하도록 하라. 지시내릴 때 몇몇 서로 다른 핸즈 온을 적용하라: 기초자세 잡기, 강조, 가벼운 움직임. 이것은 지속적이고 역동적인 과정으로써 수련생의 호흡 패턴과 조화를 이루며 지시해야 한다: 들숨, 뿌리내리고 늘이기(어떤 회전, 굴절, 팽창으로부터 약간 물러서서); 날숨, 회전, 굽힘 또는 팽창의 진행. 이 모든 지시에서 상호 압력의 방법을 이용해서, 수련생이 당신이 제공하는 핸즈 온 순간에 맞추어 호흡하도록 하고, 지시에 따라 움직이는 것에 좋은 느낌을 가지도록 역동적 핸즈 온을 유지하라.

제 4 단계 : 아사나를 세련되게 하기

첫 세 단계는 아사나의 기본 요소들을 확립하는 것이다. 이 기초에서 더 나아가, 힘든 수련 가운데 평정심을 갖도록 하기 위한 세련화 지시를 내리기 시작하라. 특정 아사나에서 이루어지는 활발한 동작이 설령있다고 하더라도, 아사나를 더욱 깊고 복잡한 형태로 가져가기 보다는 기본자세와 확장 형태를 보다 간소화하는 세련미를 더하라. 언어적으로 수련생들이 호흡에 집중하도록 지도해서, 그들이 안정과 균형의 흐름을 새롭게하고, 꾸준히 쳐다보는 눈을 부드럽게 하고, 아사나가 자연스럽게 느껴지도록 하는 보다 미묘한 방법을 찾는데 집중하도록 하고, 지속적으로 의미있는 느낌을 가지도록 하라. 기억하라. 꾸준한 수련 아비야사(abhyasa)와 이욕 바이라갸(vairagya). 이제 아사나의 핸즈 온 지시를 이 세련화 탐구의 영역으로 가져가서, 당신의 손을 핸즈 온의 보다 명료함과 강조을 위해 사용되도록 하라. 계속해서 수련생들이 호흡과 움직임, 호흡과 느낌, 호흡과 심신의 자각을 연결하도록 지도하라.

제 5 단계 : 아사나의 심화과정

호흡의 안정과 편안함을 통해 드러나는 아사나의 필수요소와 세련미와 함께, 이러한 것들을 잃지 않으며 더욱 깊은 탐구로 나아가라. 아사나의 심화는 정교함을 탐구하면서 단순히 오래 동작을 유지하는 것 역시 포함한다. 또한 한 걸음 더 나아가 새로운 요소들을 도입해서 여러가지 변형을 시도해보는 것도 마찬가지다. 그러나 앞서 제시된 4가지 단계를 거치지 않고 아사나의 심화를 위해 변형을 가하는 시도는 아무 의미가 없다. 성급히 아사나의 변형을 가하고 다른 방식으로 아사나의 심화를 표현하려는 것은 아사나의 순결성에 손상을 가할 수도 있고, 호흡과 심신을 연결하려는 요가의 과정에 혼선을 가져오고, 이득보다는 손실이 많은 길을 택하는 것이 될 수 있다. 1단계에서 4단계의 올바른 과정을 이수한 듯해 보이는 수련생을 위해서는 심화시키는 핸즈 온 지시를 뒤바꾸도록 하고, 힘들어 하는 사람은 수련에서 한 걸음 물러나, 천천히 하고, 안정을 찾도록 하라. 수련생에게 얼마나 멀리 가느냐 보다는 어떻게 가느냐가 중요함을 각인시키라.

요가 교정을 위한 자세와 기술

Yoga Adjustment Positioning and Techniques

앞서 논의한 핸즈 온의 질은 수련생과 연마할 때 부딪쳐야할 일반적 민감성을 대두한다. 여기서 특정한 핸즈 온 기술을 살펴보고 보다 상세한 설명을 위해 예를 들고 있다. 이러한 기술은 당신의 의도, 수련생에 비한 당신의 키, 손의 크기, 지도하는 수련생의 몸 크기와 상황에 의존한다. 제 2장에서 제시되는 자세잡는 방식과 핸즈 온 기술은 무한한 변형과 치환이 가능하고, 신체의 다른 부위를 창의적으로 유용하는 많은 방식을 포함한다. 당신의 수업에서 독특한 학생들을 가르치는데 있어, 가장 자신에 맞는 방법들을 활용하라.

물리적 자세

어떻게 자세 잡느냐는 당신의 건강과 최선의 도움을 주는데 매우 중요하다. 세 가지 기본자세가 있지만, 당신과 수련생의 필요와 신장의 크기, 특정 지원에 따라 달라질 수 있으며, 또한 달라져야만 한다. 선자세, 무릎 자세, 앉은 자세. 여기에 각 자세의 3가지 예들이 있다.

산 자세 (Mountain Stance)

타다사나(Tadasana)에서 하는 것처럼 양다리를 곧게펴서 서는 것이다. 당신의 키와 지도하는 수련생의 키에 따라, 양다리를 붙이고 곧게 서거나, 약간 벌리고 서거나, 안정을 고양시키기 위해 발의 위치를 변화할 수 있다.

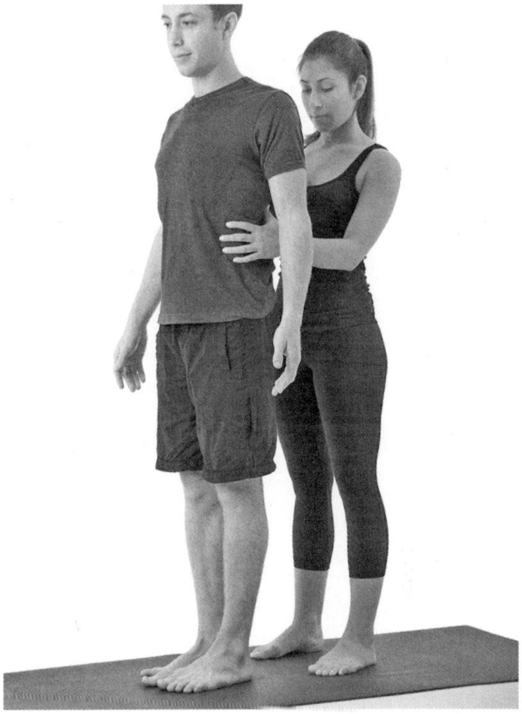

말 자세 (Horse Stance)

양발을 2~90cm 정도 벌리고, 무릎은 굽혀서 안정된 기초를 제공한다. 등 하반부를 편히하고, 팔과 손으로 밀때는 더욱 강한 지렛대 역할을 한다.

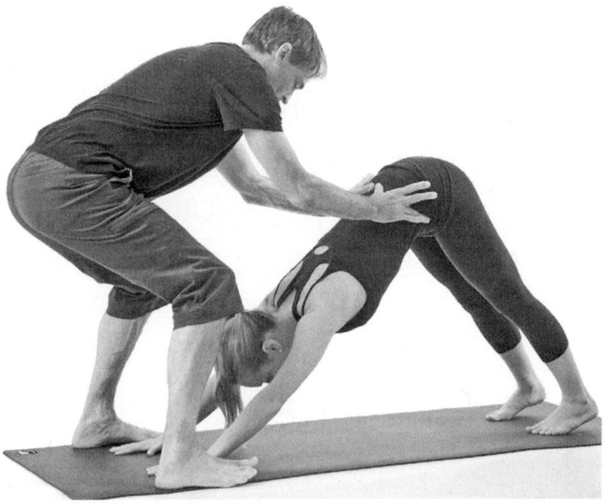

엉덩이 자세 (Hip Stance)

한쪽 엉덩이를 수련생 엉덩이, 등 또는 어깨에 대고 균형과 기본자세를 잡도록 도와준다. 아사나 이외(예를 들어, 척추 늘이기나 몸통 또는 팔의 회전)의 동작을 정교하게 하는 역할을 한다.

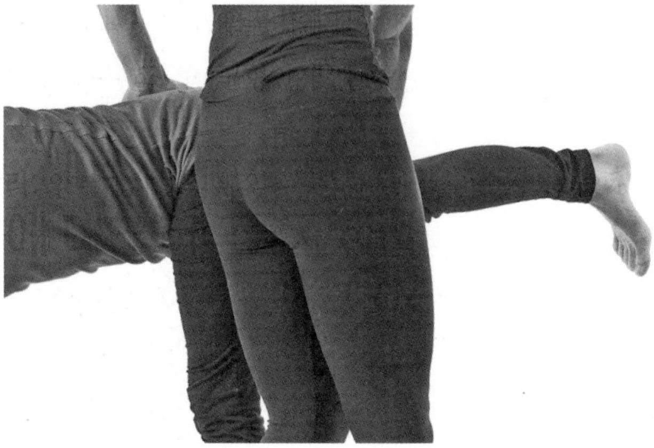

한쪽 무릎굽히기 자세 (One Knee Down Stance)

한쪽 무릎을 꿇은 자세로서 중간 높이에서보다 효과적으로 수련할 수 있도록 한다. 이 자세는 선 자세 아사나를 하는 수련생의 중간 높이에서 도와줄 때 효과적이며, 수련생의 신장에 따라 달라질 수 있다. 이 자세는 많은 응용방식이 있는데, 비라바드라사나 II(전사 자세 II)에서처럼 선 자세에서 수련생의 엉덩이 위치를 안정화하기 위해 무릎을 굽히지 않은 쪽의 엉덩이를 사용할 수 있다.

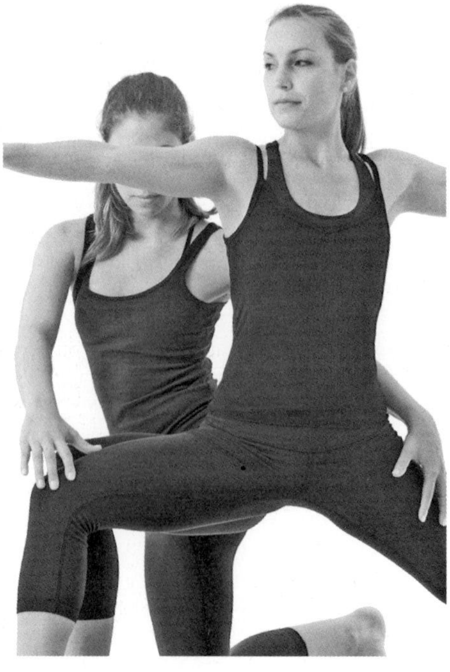

양 무릎 앉기 자세 (Knees Down Stance)

양 무릎을 바닥에 대고 양발을 뒤로 펼치거나 발가락을 굽혀 세우는 것으로 수련생이 앉은 아사나 동작을 하거나 바닥에서 대략 60cm 위에서 핸즈 온을 통한 도움을 주어야 하는 다른 아사나를 수련할 때 안정감과 좋은 지렛대 역할을 한다.

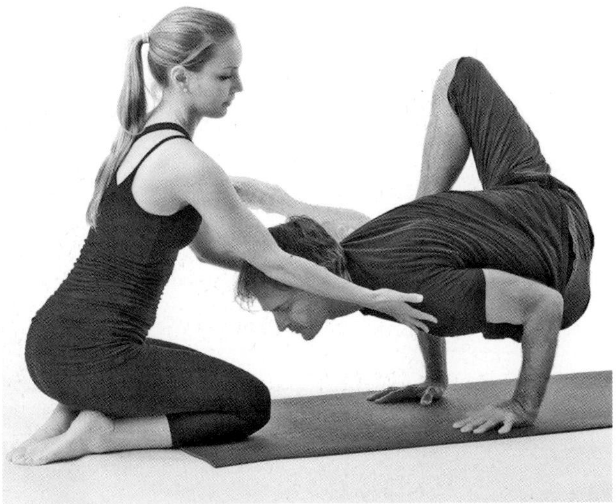

낮은 의자 자세 (Low Chair Stance)

하타 요가 프라디피카에 묘사된 웃카타사나(의자 자세)의 원형에 가깝다. 그 아사나에서 변형된 이 자세는 발가락을 굽히고, 발꿈치는 들고서 무릎과 손을 지도를 위해 사용한다. 일반적으로 이 자세는 밧다 코나사나(묶인 각 자세)나 말라사나(화환 자세)와 같은 아사나에서 허리네모근 위로 무릎을 밀어 올리는 것이다. 수련생의 자세와 유연성에 따라, 허리(척추가 아님) 위로 무릎을 밀어올릴 수 있으며, 따라서 수련생의 척추 측면에 정강이를 대고 누를 수도 있다(처음에는 허리네모근 위에 대고, 가능하다면 척추 측면위로 밀어올린다).

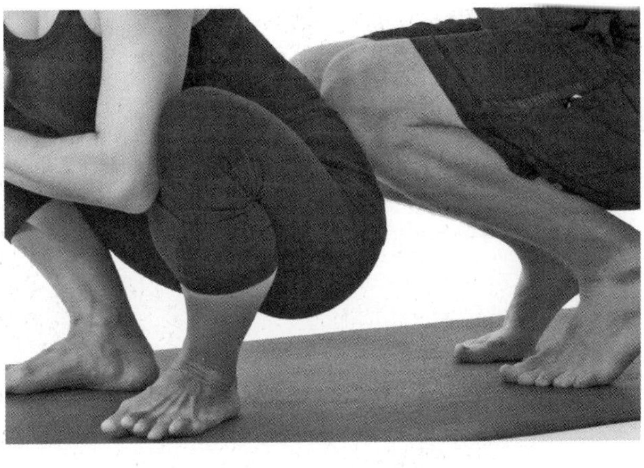

단순히 앉은 자세 (Simply Sitting Stance)

지도자가 바닥에 앉아서 여러 가지의 앉고 누운 자세에 있는 수련생을 도와주기 용이하다. 가벼운 지시를 내리고 지렛대 역할이 거의 필요 없을 때 아주 잘 쓰이는 자세이다.

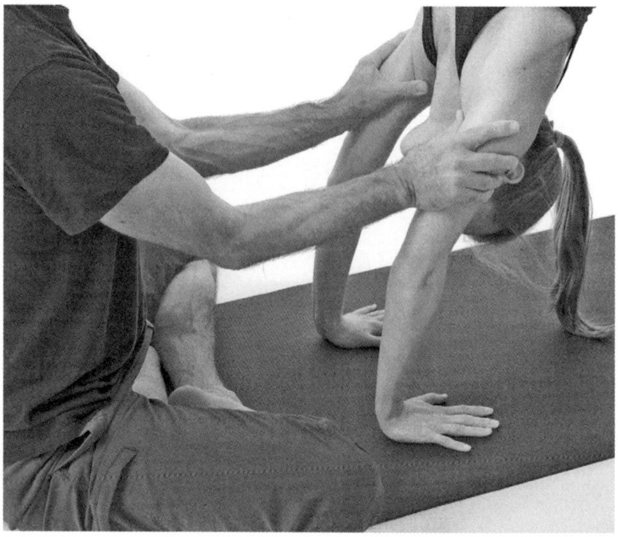

올가미 자세 (Noose Stance)

비라사나(영웅 자세)와 비슷한데, 바라드바즈라사나 A(성자 바라드바즈 자세 A)를 위한 준비에서처럼 발꿈치 옆으로 빗겨 앉는 자세로서 비대칭의 아사나를 하는 수련생에게 접근하기 용이하며, 뒤에서 물리적 도움을 주는 것이 좋다.

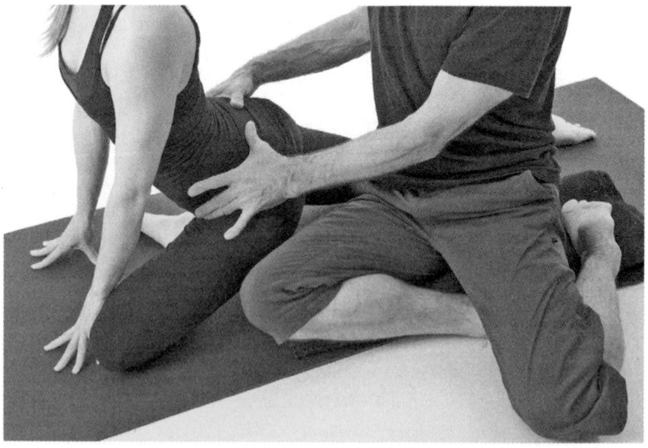

넓게 벌린 다리 자세 (Wide Leg Stance)

곧바로 선 우파비스타 코나사나(넓은 각 앞쪽굴절 자세)와 근본적으로 같은데, 다리의 무게를 수련생의 다리 위에 올려 놓고 손을 이용해 다른 동작을 지시할 수 있다.

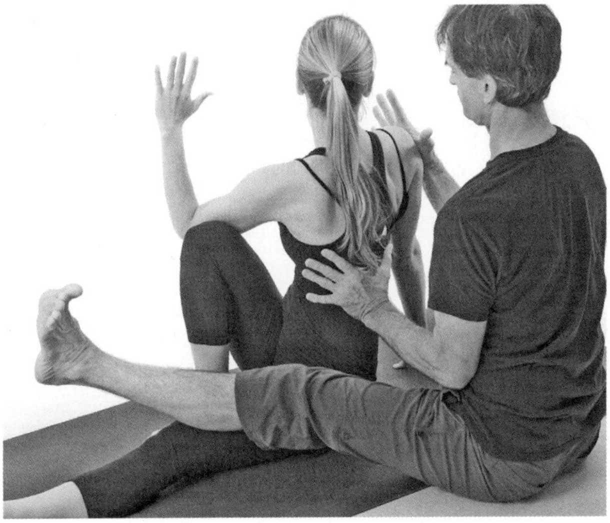

손의 위치와 동작

골반 잡기(자세) (Hip Handles)

양손을 골반 뒤 주위로 올려놓고 엄지손가락은 엉치뼈를 향하게 하며, 손가락은 상후장골극 주위를 감도록 한다. 이로써 엉덩이 뼈의 기초를 잡음과 동시에 모든 앉은 아사나의 골반 내회전을 도울 수 있다.

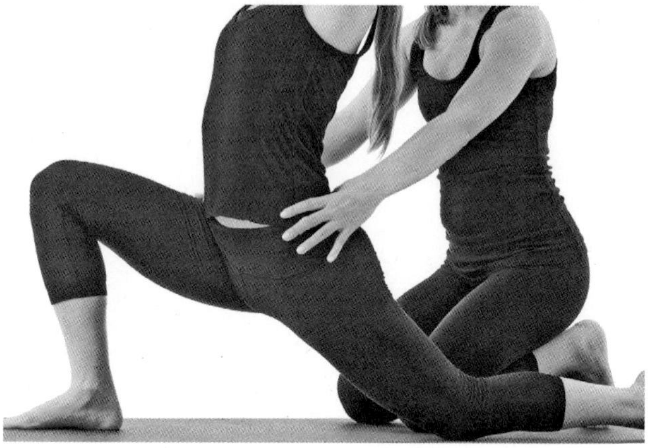

편 손바닥 (Open Palms) 자세

손가락을 완전히 펼쳐서 운동 지향적 도움에 적용되어 아주 흔히 사용되는 넓게 편 손바닥을 만든다. 편 손바닥은 직접 핸즈 온을 제공하고, 동시에 펴진 손가락은 수련생의 손바닥 핸즈 온 부위에 보다 집중된 에너지를 전달한다.

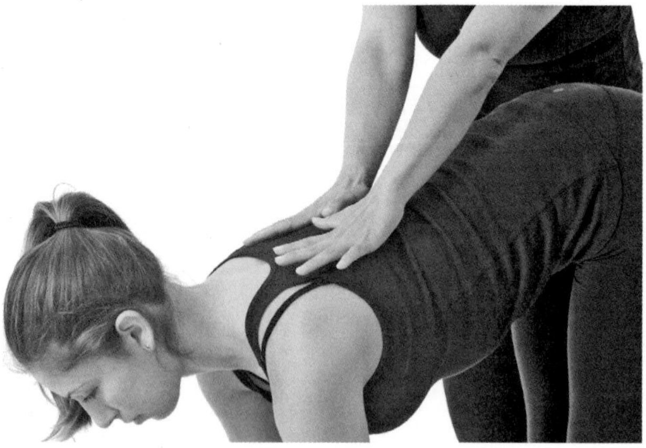

움켜쥐는 회전 (Clasping Rotation) 자세

팔과 허벅지 부위에서 부속기관의 회전을 강조하기 위해 적용되는 강조화, 안정화, 또는 동작화 지시라고 할 수 있다. 강하게 하고자 한다면, 팔 부위에 움직일 때는 몸통과 어깨선의 안정을, 다리 부위에 움직일 때는 골반의 안정을 위한 지시를 하는 것이 중요하다.

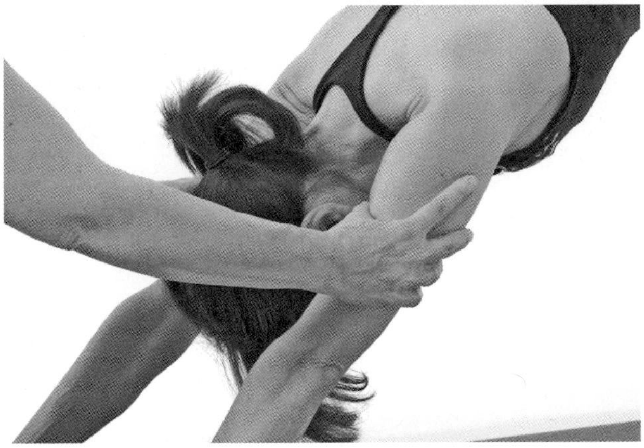

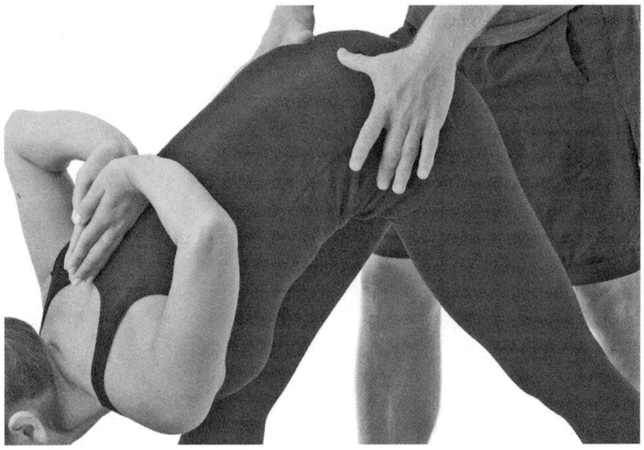

손가락 펼치기 (Finger Spread)

공간 확보를 위해 손가락을 펼치거나 오무리기 전에 서로를 향하여 손가락 끝을 약간 움츠리는 것에서 시작한다. 예를 들어, 갈비뼈대의 아랫 테두리에서 길어지게 힘을 주고, 골반 상부에서 멀어지도록 해서, 요추 부위에 더 많은 공간을 만들어 낸다. 수련생에게 이러한 지시를 내리는 예는 제 4장에서 타다사나에 관한 부분을 참고하라.

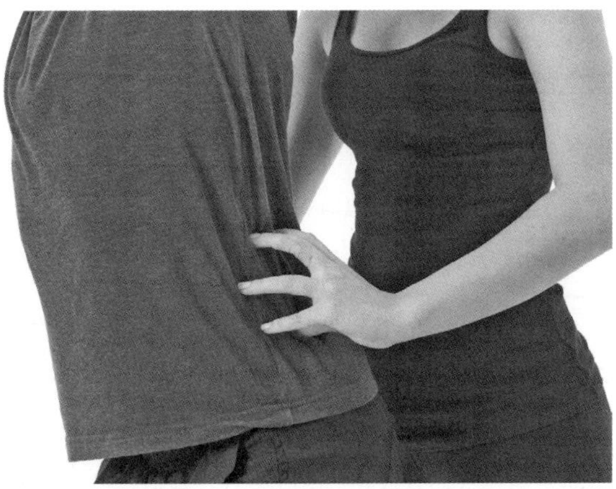

손가락 당기기 (Finger Draw)

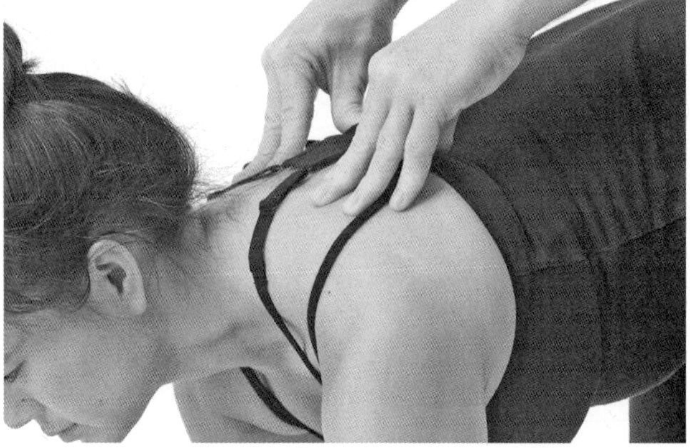

손가락 펼치기와 반대 동작으로 손가락 끝을 반대로 움직인다. 손가락을 넓게 벌렸다가 엄지손가락 반대 방향으로 끌어당겨서 손가락이 움직이는 부위에 보다 많은 공간을 확보하고자 한다. 이 지시는 어깨뼈 상부 전반과 엄지손가락이 닿는 어깨뼈 하반부까지 아사나에서 목주위에 공간을 만들고자 할 때 유용하게 적용된다.

반대 회전 (Opposite Rotation)

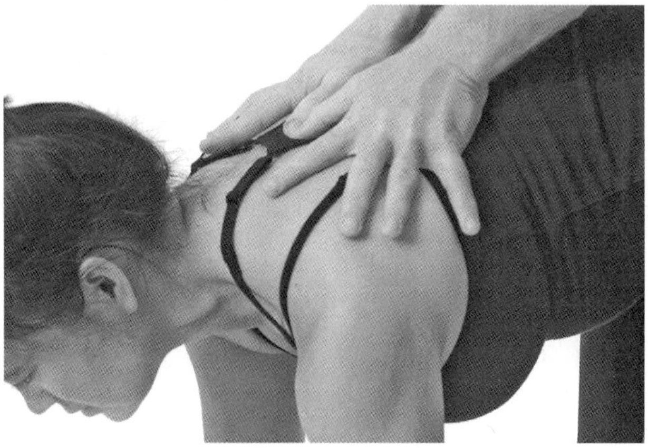

관절 부위에 반대 동작을 동시에 지시할 때 사용된다. 부속 골격 지시와 더불어 중심 골격을 안정화, 동작화하거나 그에 가까운 지시를 내릴 때 사용되며, 우파비스타 코나사나 또는 밧다 코나사나와 같은 아사나에서 신체 중심축의 정렬과 움직임에 손해를 끼치지 않는 회전을 강조한다. 흉추의 완전한 확장에 유용하며, 가슴부위에 공간을 확보하며, 동시에 대부분의 앞으로 굽히는 아사나에서 후면 늑골(등하부)에서 이어지는 흉골과 견갑골을 아래로 향하도록 하는 지시를 내릴 때 유용하다(수련생에게 이와 같은 지시를 내리는 예는 제 4장에서 아르다 웃타나사나의 부분을 참조하라).

가벼운 손가락 튀기기 (Finger Flicks)

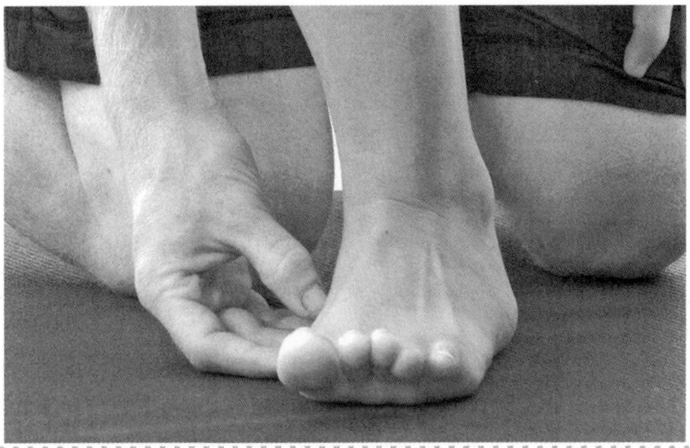

핸즈 온의 질을 강조하고 일깨우기 위한 것으로 특정 움직임 동작을 지시할 때 효과적이다. 손가락 펼치기와 유사하며, 튀긴다는 점만 제외하고 활동을 보다 강조하기 위한 것이라는 점에서는 같다. 여기서 이 지시의 예를 볼 수 있는데, 파다 반다를 깨우기 위해서 발바닥의 중간 패인 부분에 적용되고 있다.

손목 교차 (Crossed Wrists) 자세

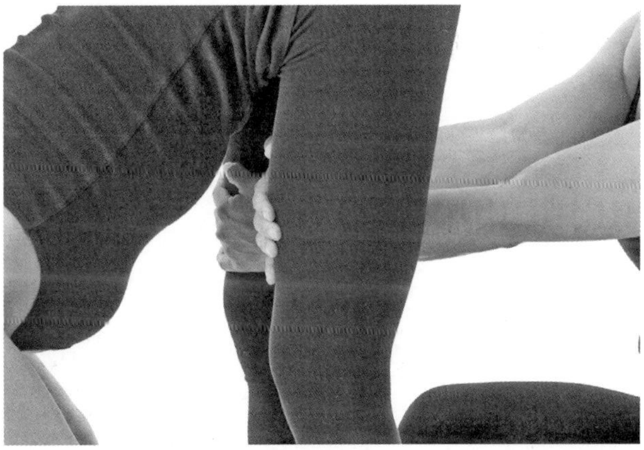

강조의 핸즈 온 지시로서 허벅지의 내회전을 지시하는데 유용하다. 아도 무카 스바나사나에서 주로 뒤에서 적용하는데, 손목을 교차하고, 허벅지 주위를 움켜쥔 다음 뒤로 당긴다. 대퇴부의 내회전과 척추 늘이기를 강조하는데 유용하다.

가벼운 손동작 (Light Hands)

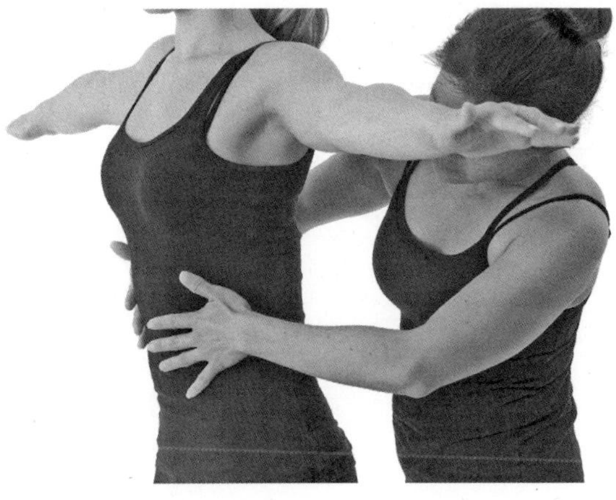

타다사나에서 튀어나온 갈비뼈를 가볍게 잡아당기는 동작에서처럼, 가벼운 압력을 직관에 따라 손으로 가하는 여러가지 손 자세를 의미한다.

수련생에게서 손 떼기

Departing a Student

처음 어떻게 수련생에게 접근하느냐 만큼 어떻게 수련생으로부터 손을 떼느냐에 대해 올바른 인식을 가지는 것이 중요하다. 핸즈 온 지시의 모든 경우에 당신이 손을 뗀다는 뜻을 전하고 핸즈 온을 그만두라. 그만 두는데 있어서, 당신의 안정과 편안함 그리고 수련생의 안정을 돕고, 수련생이 품위있게 더 큰 해부학에 이르도록 하기 위해 서서히 진행하라. 이것은 균형이나 강한 물리적 움직임을 포함하는 아사나에 특히, 중요한데, 압력의 갑작스런 변화는 뜻밖의 움직임을 야기할 수 있다.

어떻게 손을 떼느냐는 몇 가지 요소를 통해 인식해야 하는데, 특정 아사나의 질, 수련생이 당신의 도움과 함께 아사나 또는 그것의 전환을 유지할 것인가, 도움을 주는 시간, 핸즈 온을 그만둘 때 수련생의 상황에 대한 느낌, 당신의 건강상태등이 고려되어야 한다. 우선 얼마만큼 수련생이 당신의 지원에 의존하고 있느냐를 고려하라. 의존도가 높을 수록 더욱 서서히 핸즈 온을 떼고, 언어적으로 무엇이 일어나고 있으며 또한 일어날 것인가에 대하여 인식시키고 소통하라. 당신의 지원에 수련생이 어느 정도 의존하고 있는 상황에서, 어떤 도움을 주던 이러한 소통은 중요한 고려대상이다.

다음은 의존과 손뗌의 역동성을 강조하는 대조적 예시이다 :

- 파리브릿타 트리코나사나에서 균형잡기가 어려울 수 있는데, 도움을 줄 때 그에 영향을 미치지 않는다는 것은 불가능하다. 그러므로 손을 떼기 시작할 때 수련생의 안정감을 확보하고, 스스로 완전히 자신을 통제할 수 있도록 하는 중심과 균형을 위해 가벼운 핸즈 온과 부드러운 지시를 내리는 것이 중요하다.
- 스스로 만들 수 있는 동작 범위를 넘어서 수련생을 움직이고자 할 때 특히, 살라바사나 A(메뚜기 자세 A) 자세와 같의 등을 뒤로 굽힐 때 당신이 도와주고 있는 손을 뗀다는 것은 근육을 통제하고 있는 부위 아래로 넘어지게 할 수 있다. 이 경우에 근육의 갑작스런 경직으로 압력을 받는 척추기립근에 신전 반사를 야기할 수 있다. 스스로 통제 할 수 있는 범위를 넘어서 수련생을 지원할 때는, 통제 범위내로 편안히 돌아올 수 있도록 하고 난 다음 점차 손을 떼도록 해야 한다.

당신의 지원이 아사나의 전환과정에 계속될 것이라면, 전환 동작에 도움을 줘서 움직임을 보다 안전하고 편안하도록 하는 움직임 방식을 채택하라. 여기에 세 가지 아주 다른 아사나에서 전환 과정에 도움을 주는 예시가 있다:

웃티타 트리코나사나 (Utthita Trikonasana)

허리를 지지하는 근육을 굽혔다 다시 곧바로 서는 위치로 전환할 때 강하게 힘을 주어야 한다. 수련생에게 엉덩이 뒤에서 발 뒤까지 강한 에너지 선을 만들도록 지시하는 것은 허리의 전환을 용이하게 한다. 수련생이 몸을 세울 때 손을 골반상구의 측면에 대고 엉덩이에서 발뒤꿈치에 이르는 기초를 강조하는 기본자세 핸즈 온을 하면서 이 동작을 지시하라.

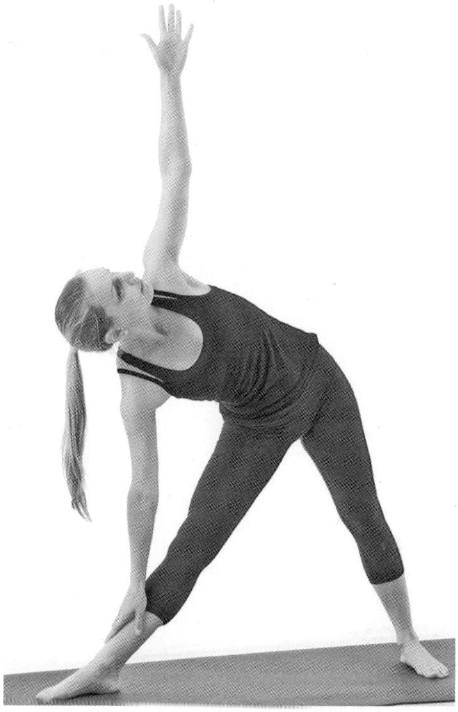

파스치못타나사나 (Paschimottanasana)

파스치못타나사나와 대부분의 앉은 앞쪽굴절 아사나에서 여기서의 문제는 웃티타 트리코나사나에서 주어진 예와 비슷하다. 앞으로나 옆으로 확장된 자세에서 허리에 무리를 가하지 않고 몸통을 세우는 것이다. 여기서 손대는 자리는 9장 파스치못타나사나 부분에서 제시된 것처럼, 골반에 기초자세 핸즈 온을 가하는 예와 같다. 수련생이 천천히 일어나면서 숨을 들이쉼에 따라, 골반에서 기초자세 핸즈 온을 사용하고 또한 엉덩이 뼈의 안전한 기초를 잡고 몸통을 수직으로 세울 때 근본이 되는 골반의 후반 회전을 위해 회전 핸즈 온을 가하라.

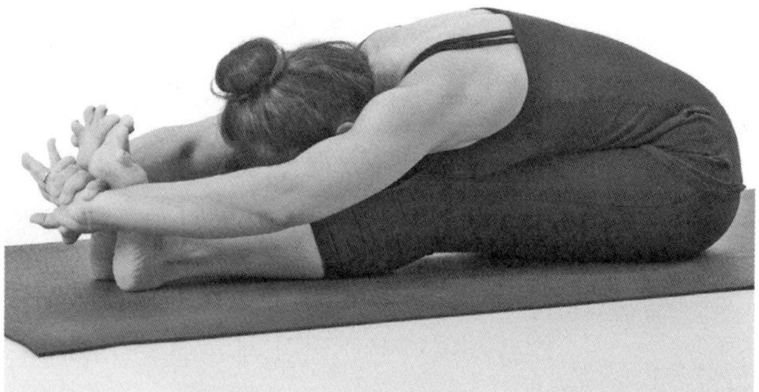

아도 무카 브릭샤사나 (Adho Mukha Vrksasana)

(얼굴을 아래로 향한 나무 자세 또는 물구나무 자세)

물구나무 서려는 수련생을 도와주고자 한다면, 다시 원위치 하는 것도 도와주라. 지원은 두 가지 측면이 있다. 발을 바닥으로 편안히 내려 놓는 것과 기립성 저혈압(어지러움증과 기절)을 방지하기 위해 곧바로 서기 전 얼마 간의 호흡을 하고 난 다음 일어서도록 하라.

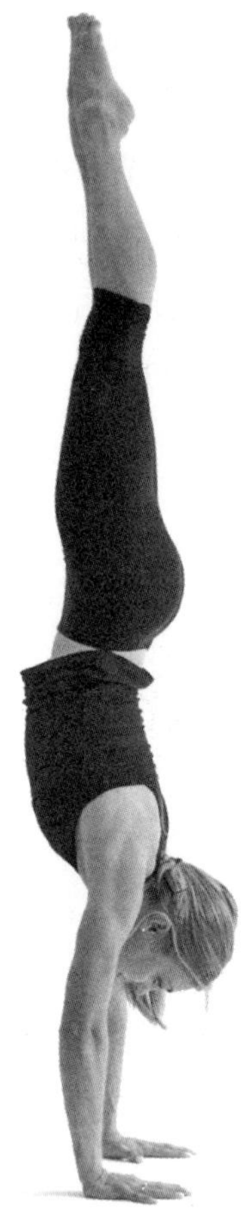

대부분의 핸즈 온 지시가 단지 몇 초간이지만(특히, 명료하게 하거나 일깨워주는 지시의 경우에), 다른 경우에는 오랜 동안 유지될 수 있다. 더 오래 수련생을 지지할수록, 더욱 천천히 손을 떼야 한다. 수업의 전반적 필요에 따라서 오랜 동안 핸즈 온 하는 것은 수련생과의 설명과 대화를 통해 목적을 분명히 전달해야 하며, 수련생의 경험을 읽고 그에 대한 통찰(당신이 지도자로서)로 이와 유사한 다음 아사나로 이어질 때 수련생이 수련을 얼마나 정교하게 할 수 있는가를 파악해야 한다.

마지막으로, 어떻게 손을 떼느냐에 있어 수련생과 당신의 상황을 고려하는 것이 중요하다. 수련생이 아사나 동작을 풀 때 편안함에 영향을 줄 수 있는 상황에 대하여 할 수 있는 한 최대한 파악하라. 아사나 전환을 도운다면, 당신의 상황을 포함하고, 당신 스스로를 돌봐야 수련생과 당신에게 적합하고 상호간 지지를 할 수 있다.

II 부

응용(Applecations)

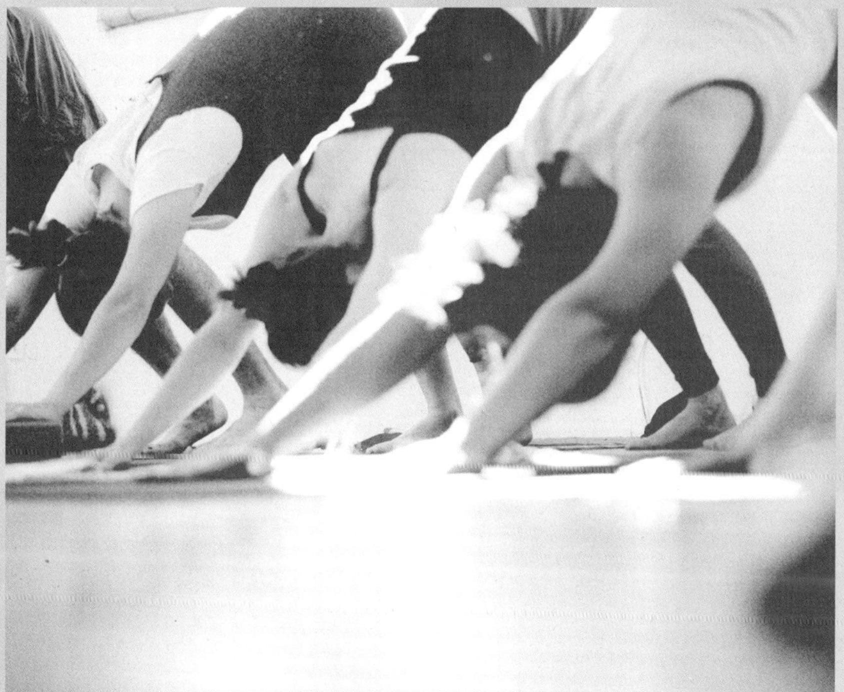

4장
선 자세 아사나

Standing Asanas

선 자세 아사나는 전반적 아사나 수련에서 강한 물리적 기초를 형성한다. 양발로 서서 수련생들은 안정된 기초가 다리, 골반, 척추, 팔, 머리 등을 통해 어떻게 지지할 수 있는가를 경험하기 시작한다. 또한 안정된 기초가 발에 있는 파다 반다의 활성화를 시작으로 회복력을 제공한다는 것을 발견하게 된다. 선 아사나에서 안정과 평안함의 혼합을 통해 수련생들은 평등한 서 있기를 찾아서 육체, 호흡, 마음, 영의 관계를 느낌에 평정의 태도와 깨우침을 일으킨다. 이러한 평정심을 깊게 가지게 됨에 따라, 수련생들은 존재의 가벼움이 어떻게 기초를 잡느냐에 달려있다는 것을 구체적으로 의식하게 되고, 더 큰 편안함과 기쁨을 가지고 요가 수련과 일상생활을 영위하게 된다.

선 자세 아사나는 3가지 부류로 나뉘어진다: (1)밖으로 회전되는 대퇴골, (2)중립 또는 안으로 회전되는 대퇴골, (3)선 자세로 균형을 잡는 아사나. 외회전 선 자세 아사나는 외부 회선근과 외전근을 강화하면서 내부사타구니와 허벅지를 늘인다. 내회전 선 자세 아사나는 일반적으로 외부 회선근과 외전근을 강화하면서 외전근과 내부 회선근을 늘인다(중립 회전은 동작과 효과에 있어 내회전에 가깝지만, 회전하는데 힘은 크게 들지 않는다). 서서 균형 잡는 아사나는 균형을 잡으려는 과정에서 넘어지지 않으려는 노력을 통해 서는 다리 전체와 골반 허리 부위를 강하게 한다.

이 모든 것들을 고려해보면, 아사나를 통해 수련의 통합성을 배우게 되고 양발이 어떻게 다리, 골반, 척추, 가슴부위, 머리, 팔과 연계되어 있는지를 발견하고, 최종적으로 호흡과 몸의 깨어있음에도 연관된다는 것을 알게 된다. 고양이와 개 기울어짐 자세, 수르야 나마스카라(태양 경배)나 카팔라바티 프라나야마와 같은 초기 준비운동 다음에, 서서하는 아사나는 보다 복잡한 아사나를 준비하기 위해 온몸을 예열하고 개방시키는 가장 안전한 아사나 부류이다. 서서하는 아사나는 힘차게 자극하기 때문에 마음의 집중을 돕고 수련의 초기 단계에서 몸을 일깨운다.

깨어난 기초자세

양발의 활동은 달리기를 할 때 대퇴골 상부에서 양발에 이르는 에너지 선을 따라 다리에서 시작한다. 이는 "반사효과"를 만든다. 엘레베이트 안에서 올라갈 때 드는 묵직한 느낌이나, 내려올 때 가벼운 느낌을 상상해 보라. 엘레베이트 바닥에 대고 있는 발의 압력은 당신에게 묵직한 느낌을 들게 할뿐만 아니라, 다리 근육을 좀 더 강하도록 하는 효과도 있다. 이와 같이, 의도적으로 허벅지뼈의 위에서 발 아래로 내려갈 때, 종아리와 허벅지의 근육들이 움직인다. 이것은 파다 반다의 장심을 위로 끌어 올릴뿐만 아니라(후경골근과 장비골근을 활성화시키는 자극효과), 관절을 통한 팽창과 보다 든든히 기초를 잡음과 동시에 역동적 느낌을 만든다. 또한 몸 전반에 걸쳐 더욱 늘어나고, 가볍고, 통합된 느낌을 들게 한다. 파다 반다를 더욱 잘하기 위해서는 수련생들을 다음과 같이 지도하라 :

- 수련생들을 매트 앞부분에 발을 모으고 서도록 하라.
- 양발을 바라보게 하고 발가락을 들어 올려 넓게 벌리도록 하라.
- 발가락을 들어 올린 채, 양발의 안쪽 동그란 부분을 느끼도록 하고(엄지발가락과 둘째발가락 사이의 공간으로부터 약 2.5cm 정도), 그 지점을 바닥을 향해 강하게 누르도록 하라.
- 이제 수련생들에게 반복해서 발가락을 아래로 내리고 위로 들어 올리도록 하라. 동시에 양발의 둥근부분 안쪽을 아래로 내리게 하고, 내부 장심과 발목의 깨어남과 들어 올림을 어떻게 자극하는지를 주목하게끔 하라.
- 수업 전체 수련생들에게 내부 장심과 발목을 들어 올리고, 이것이 어떻게 파다 반다를 만들면서 피라미드처럼 각 발의 중심부를 세우는 느낌을 들게 하도록 하라. 발가락을 부드럽게 아래로 내리고 바닥에 펴고 수련함에 따라 더욱 자연스럽게 쉽게 하는 발의 이러한 일깨움을 유지하려는 데는 다소 어려움이 따를수 있다.
- 모든 선 자세 아사나에서 파다 반다를 수련생들이 유지하도록 하라.

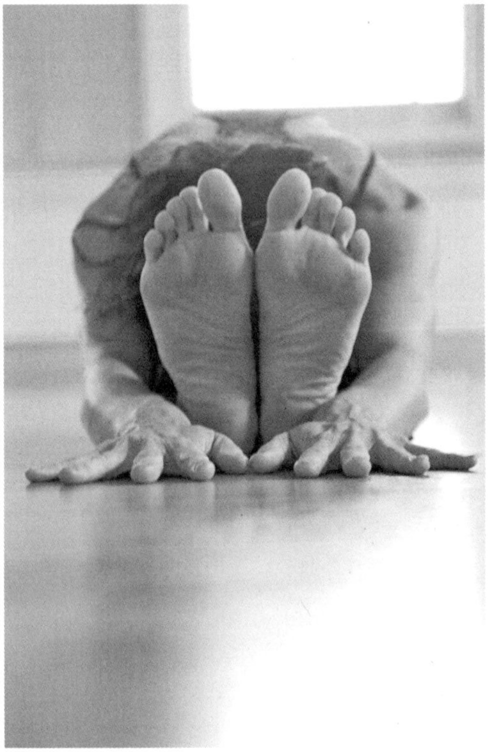

타다사나 (산 자세)

Tadasana (Mountain Pose)

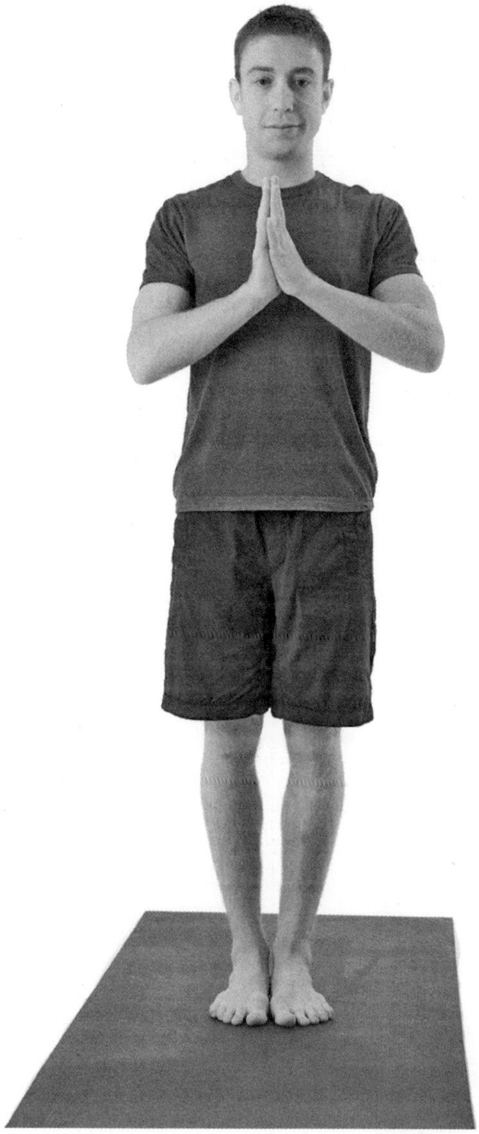

타다사나는 다른 모든 선 자세 아사나를 위한 기초 아사나이다. 다른 선 자세 아사나와 같이 바닥에서 위로 아사나를 지도하라.

파다 반다 지도를 하고 앞면, 등, 내부, 각 발의 외부에 균일하게 무게 균형을 이루는 것의 중요성을 지도하라. 파다 반다의 활성화와 더불어 대퇴부의 사두근의 수축을 지시하라. 또한 엉덩이뼈 사이의 공간을 넓히면서 어떻게 내회전이 골반의 중립 발견을 용이하게 하고, 대퇴골을 뒤로 누르면서 대퇴골의 가벼운 내회전을 강조하라.

대부분의 수련생들은 골반을 앞으로 기울여 등 아래를 압박하는 경향이 있기 때문에 허리 디스크를 야기할 수도 있다. 고관절 굴곡근, 고관절 신전근, 복부 중심을 열고 강화하는 훈련은 수련생들이 안정된 골반 중립을 유지하는데 도움이 된다. 수련생들이 파다 반다와 물라 반다가 연결되어 있다는 것을 느끼게 하고, 아사나 수련 동안에 가볍고 무리없이 물라 반다를 유지하도록 지도하라.

특이한 근육 불균형 또는 척추 측만증과 후만증과 같은 병리적 조건이 없다면, 골반 중립으로 대부분 수련생들의 척추는 자연스러운 만곡(중립적 확장)을 이룰 것이다. 완전한 날숨으로 자연스럽게 일어나는 가벼운 복부운동을 지도하고, 어떻게 이것이 요추를 안정화하고 늘이는지 강조하라. 배꼽은 탄력있고 안정적이어야 한다. 갈비뼈의 아랫 테두리 부위를 위로 올려 골반의 상위부와 멀어지게 함과 동시에 상체를 자연스럽게 유연하게 하도록 강조함으로써 척추를 훨씬 더 늘이도록 지시하라.

내부로부터 흉골을 들어 올려 넓히고, 어깨뼈를 후면 늑골(등하부) 뒤로 해서 가볍게 내리고, 어깨의 안정화와 목을 편안하게 하는 동시에 가슴 중심 전반을 강화시키도록 하라. 먼저 어깨를 귀 쪽으로 들어 올리고, 그 다음 척추의 중간과 아래 몸통 부위와의 정렬에서 벗어나지 않게 내림으로써 쇄골의 확장을 지시하라.

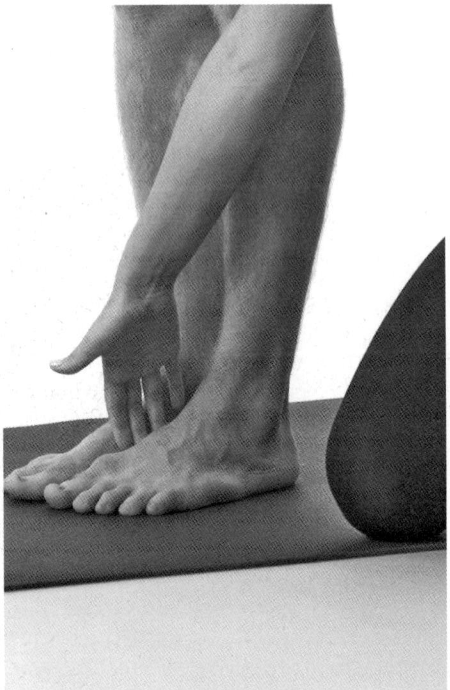

발의 정렬을 지시하기 위해 가벼운 손 동작을 사용하고 활동적 기초잡기와 바로 서기(사마스티히)의 일부로서 파다 반다를 지시하기 위해 손가락 튀기기를 사용하라.

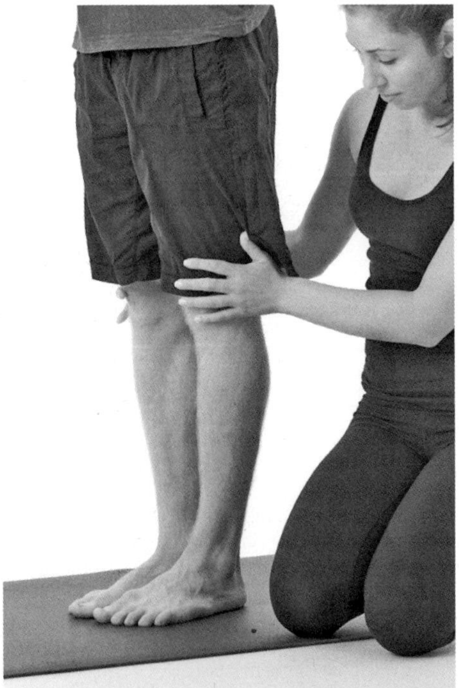

다리의 올바른 자세를 위해 발의 중심에서 무릎을 정면으로 향하도록 가벼운 손 동작을 사용하라.

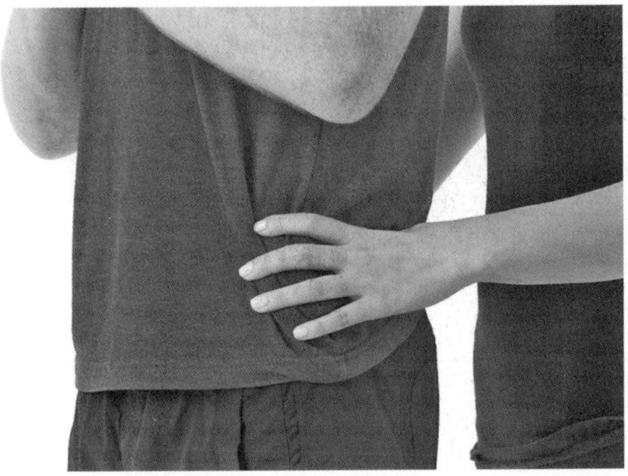

척추에 관련해 골반 중립을 지시하기.

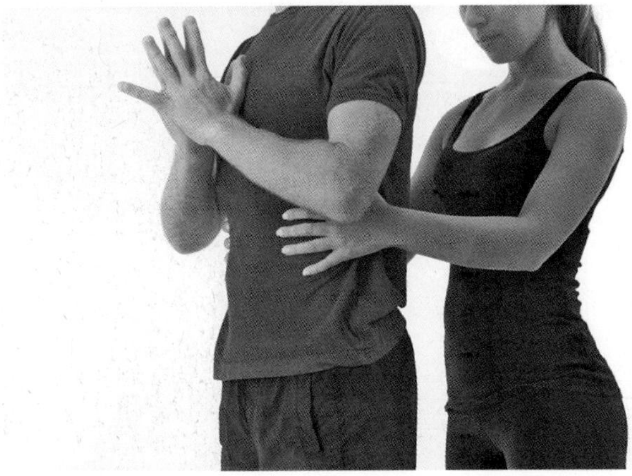

허리의 자연스런 만곡의 중립적 자세잡기를 지시하기 위해 가벼운 손 동작을 이용하고, 수련생이 구부리거나 지나치게 가슴을 펴지 않는지 주목하라.

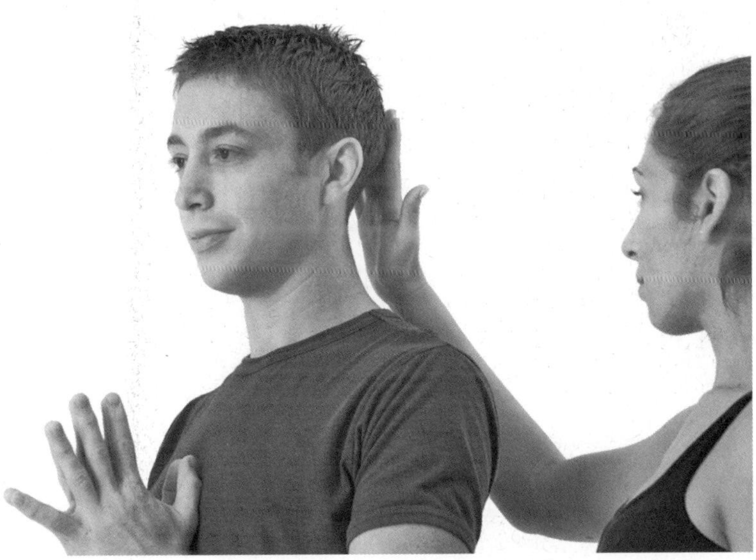

수련생이 귀의 위치가 어깨선과 일치되는지 직접 느끼게 해서 목과 머리의 자세를 바로 잡아라. 그 다음 턱을 가볍게 아래 및 앞으로 잡아당기고 목뒤를 길게 하면서 바로 세우라. 마지막으로 머리 정수리를 하늘을 향해 열어라.

좀 더 알아보기

「요가 지도법」: 137-138 쪽
「요가 시퀀싱」: 400 쪽
Teaching Yoga 지원 센터:
www.markstephensyoga.com/resources

웃카타사나 (의자 자세)

Utkatasana(Chair Pose)

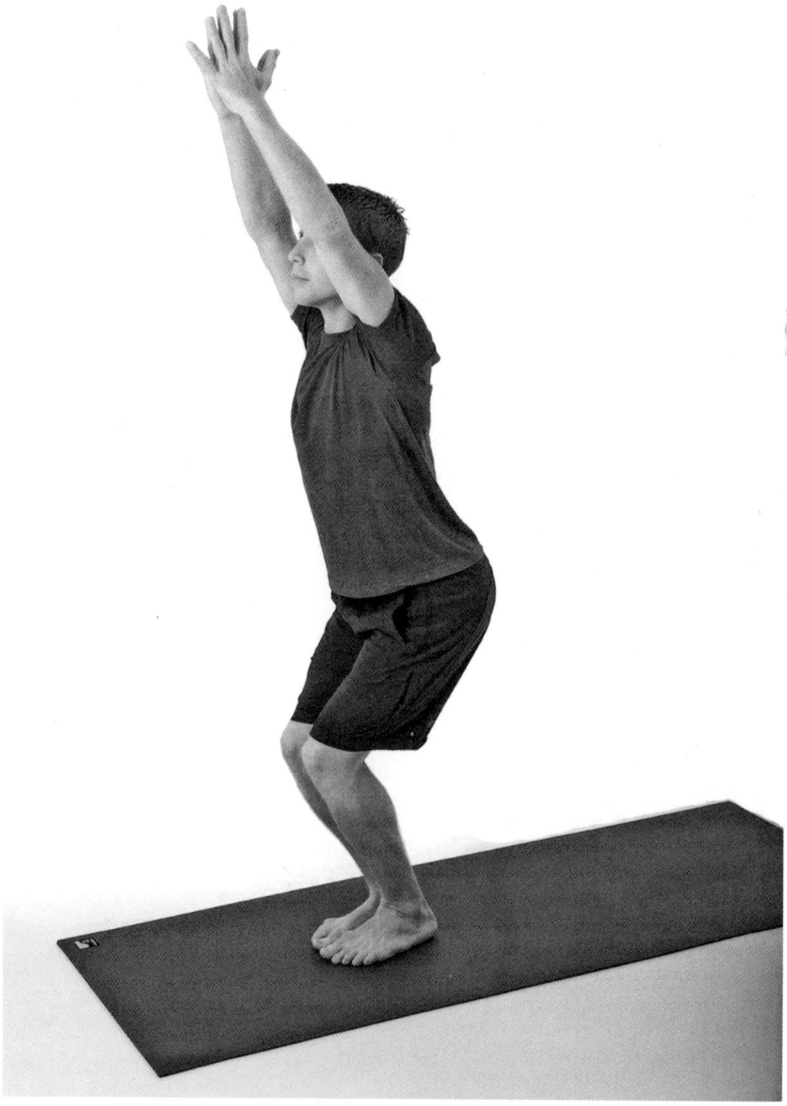

웃카타사나를 지도할 때, 수련생으로 하여금 사타구니 주름 사이에 양손을 놓고 발꿈치를 향해 대퇴부 상부를 밀도록 하라. 그 다음 척추가 자연스럽게 골반 밖으로 당겨지는 듯한 느낌이 드는 곳을 찾기 위해 골반을 앞 · 뒤로 몇번 왕복하라. 이 골반 중립을 유지하면서 양팔을 옆으로 내리고, 손바닥을 강하게 펼치고, 후면 늑골(등하부)를 반하여 어깨뼈가 아래로 향함에 따라 가슴이 확장되는 것을 느끼도록 하라. 숨을 들이쉬면서 팔을 밖으로 펼치면서 머리 위로 뻗게 하고, 가슴과 팔을 펼 때 어깨뼈는 아래로 내리도록 하라. 양팔을 어깨거리만큼 유지하고, 시선은 약간 아래로 향하고, 또는 목의 편안함을 위해 수

평선을 향하도록 하라. 수련생들이 팔을 곧게 펼 수 있다면, 양 손바닥을 함께 마주하고 시선은 엄지손가락을 향해 보도록 하라. 수업을 타다사나에서 웃카타나사나로 이어가고, 다시 타다사나로 몇 번 반복하면서 동작에 호흡을 연계하고, 파다 반다에서 물라 반다로, 척추와 팔을 통해 기초에 팽창으로의 연계를 강조하라.

수르야 나마스까라 B의 정상적 흐름에서, 숨을 내쉬면서 다리를 펴고 웃카타사나에서 웃타나사나(서서 앞으로 굽히는 자세)로 변환하고, 스완 다이빙 동작을 앞으로 아래로 하라. 웃타나사나에서부터, 수리야 나마스카라 A에서 아도 무카 스바사나(아래로 향하는 개 자세)로 가는 순서를 똑같이 따르라.

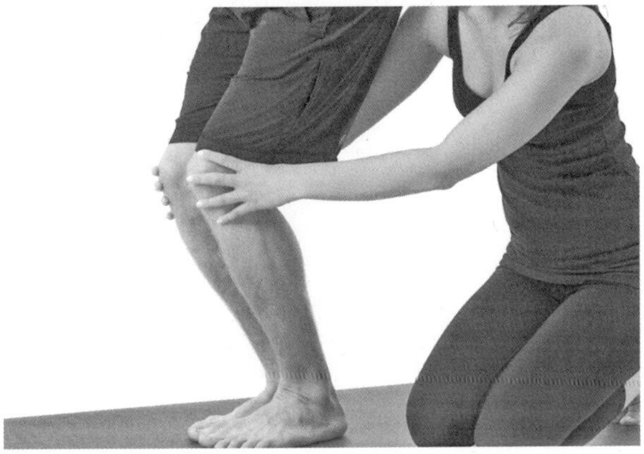

양발이 모아졌다면, 가벼운 핸즈 온 방법으로 무릎을 함께 누르도록 지시하라. 양발이 벌어진다면, 가벼우 핸즈 온 방법으로 발의 중심 위로 양발을 향하도록 지시하라.

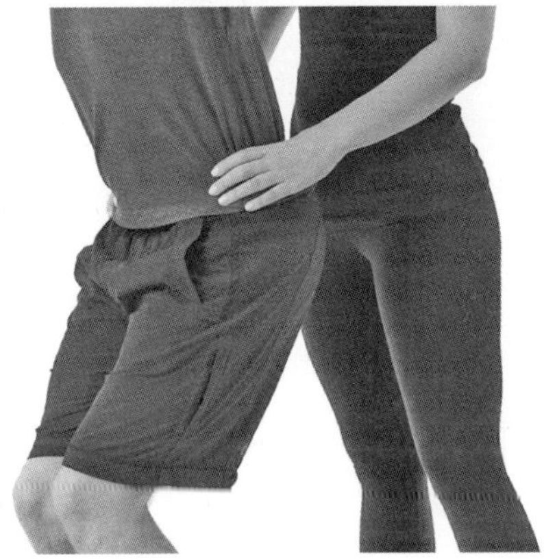

움켜잡고 회전하는 허리 다루기를 이용해, 요추와 중립 정렬될 때까지 수련생의 골반을 앞 · 뒤로 왕복하도록 지시하라.

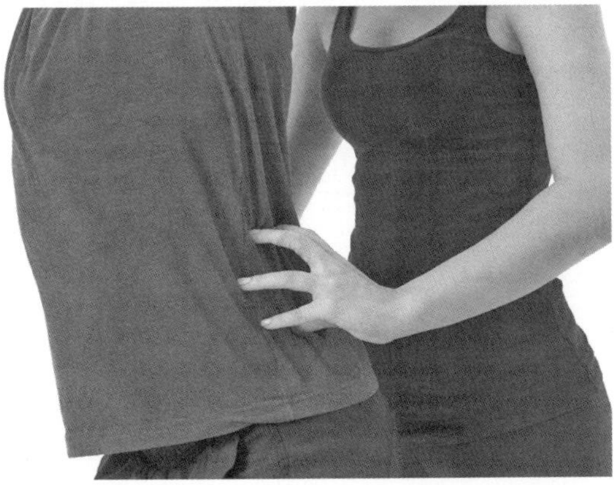

손가락 펼치기를 사용해서, 갈비뼈를 들어 엉덩이로부터 멀리하도록 하라. 그래서 척추 아래의 압력을 감소하라.

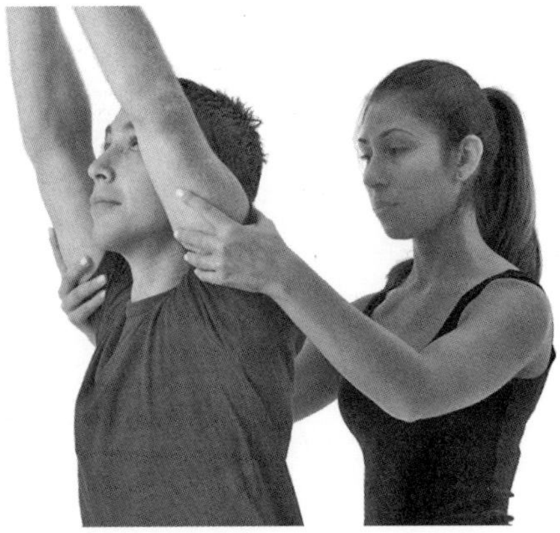

상완에서 움켜잡고 돌리기를 사용해, 어깨에서 팔의 외회전, 굴곡, 외전을 북돋우라.

수정

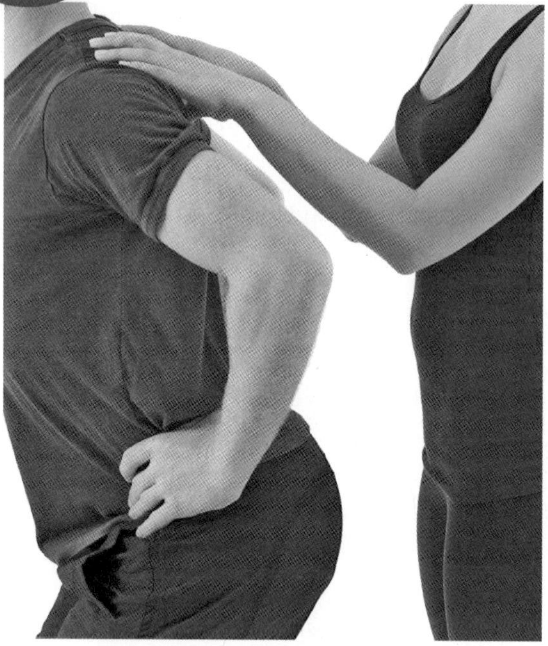

의자 자세를 수련하면서, 골반 중립에 집중하기 위해 엉덩이에 손을 얹어 놓으면서, 척추를 바로 세우고 어깨뼈를 후면 늑골(등하부) 아래로 하면서 가슴을 펼쳐라.

변형

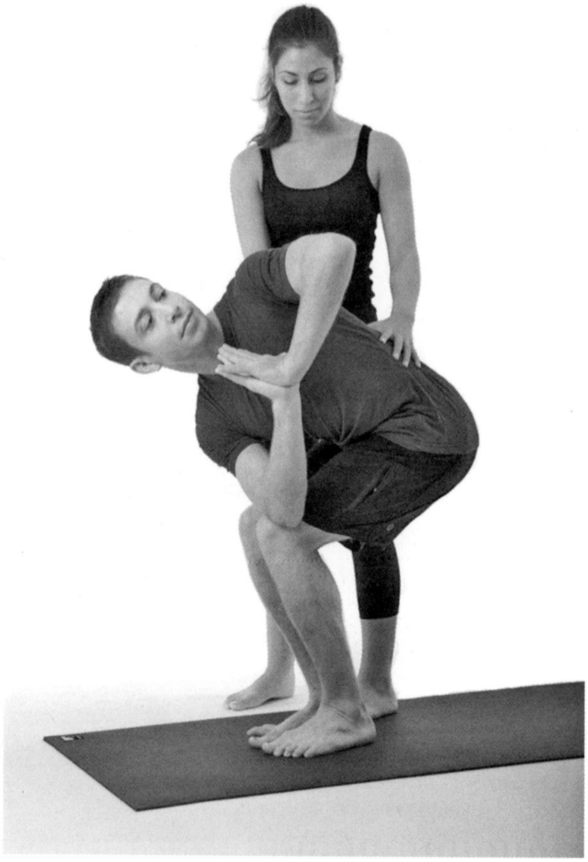

구두로 지시하면서 오른손을 오른쪽 엉덩이 아래로 내리고, 왼쪽 팔을 공중으로 뻗어 길게 하고, 왼쪽 팔꿈치를 오른쪽 무릎에 아래로 내리고, 비틀림을 위해 손은 합장자세로 마주하고, 무릎은 수평으로 나란히 해서 엉덩이가 수평을 이루고 허리에 압력이 덜하도록 하면서 파리브릿타 웃카타사나(회전 의자 자세)를 지도하라.

좀 더 알아보기

「요가 지도법」: 146 쪽
「요가 시퀀싱」: 410 쪽
Teaching Yoga 지원 센터:
www.markstephensyoga.com/resources

아르다 웃타나사나 (반 서서 등 펴기 자세)

Ardha Uttanasana(Half Standing Forward Bend Pose)

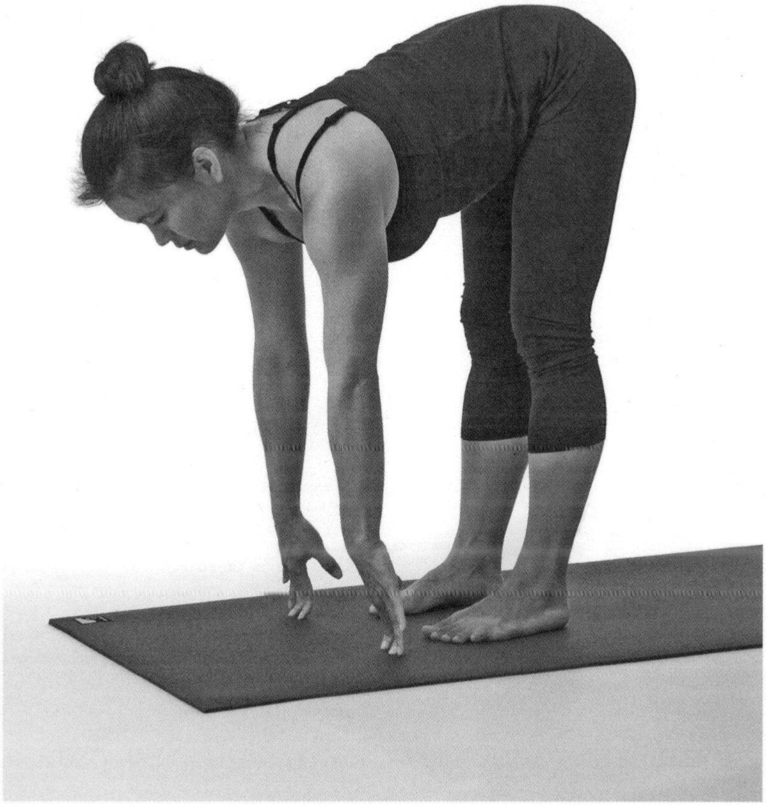

척추를 길게 하고, 어깨뼈를 뒤로 끌어내리고 흉골을 앞으로 수평선을 향해 끌고가면서 가슴을 더욱 확장하는 것을 강조한다. 무릎을 굽힐 수도 있는 방안을 제시하고, 손가락 끝이 바닥에 닫거나, 손을 무릎 위에 얹어 놓을 수도 있다. 위와 같은 동작들이 척추를 바로 곧게 펴게 하며, 이를 통해 수련자들의 골반과 햄스트링을 좀 더 유연하게 해준다. 주의할 포인트는 발바닥을 지면에 붙이는 것으로,
발바닥을 지면에 붙여 고정시켰을 때 전반적으로 자세가 안정되고 견고해지게 된다.

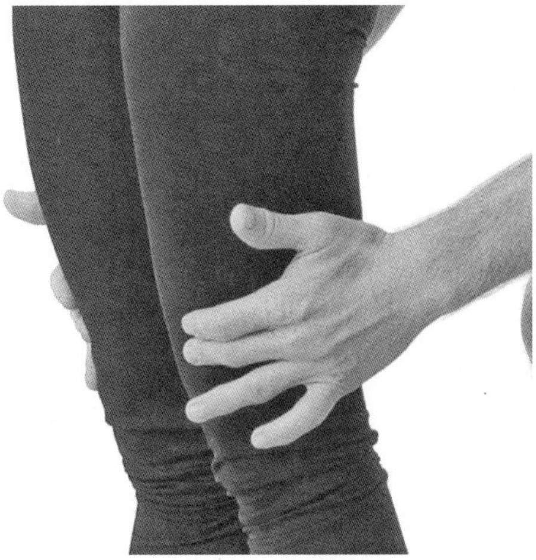

타다사나 또는 완전한 웃타나사나에서 시작해서, 대퇴부 사두근의 활용을 명확히 하거나 강조하기 위해 가벼운 손 사용법을 무릎 위에 적용하라.

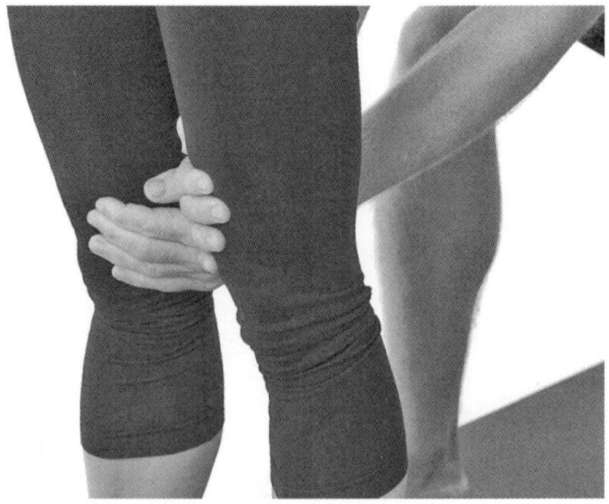

허벅지 중간에 교차 손목법을 사용해서 허벅지의 내회전을 지시하라.

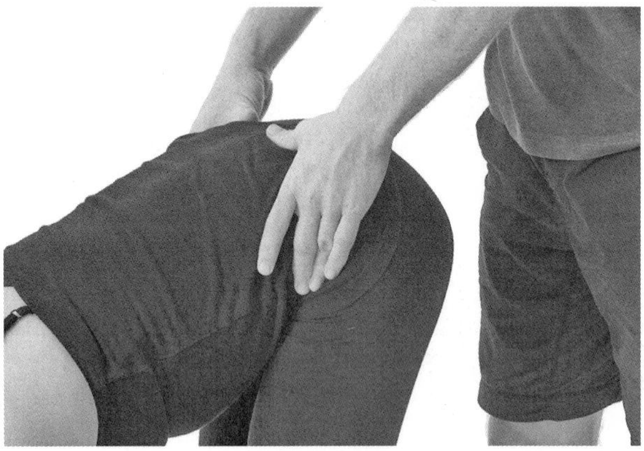

움켜잡고 회전하기를 사용해서 앞으로 굽히기의 최초의 그리고 주된 자세로서 골반의 전방회전을 지시함과 동시에 구두로 하부 척추와 햄스트링의 민감성을 지시하라.

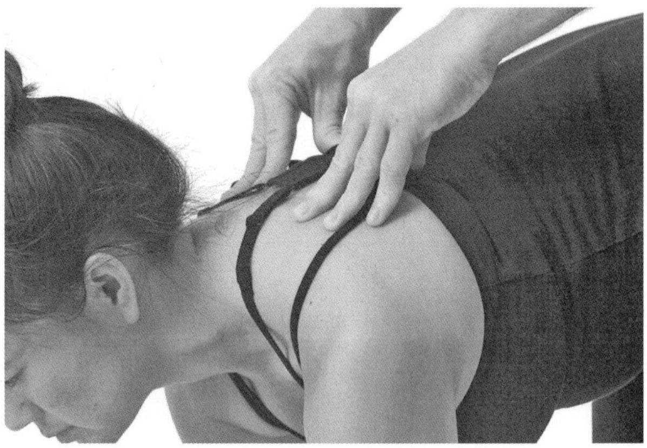

어깨가 목을 향해 움츠려져 있다면, 가벼운 손가락 당기기를 사용해서 어깨뼈가 후면 늑골(등하부)를 기대어 아래로 향하도록 지시하라.

수정

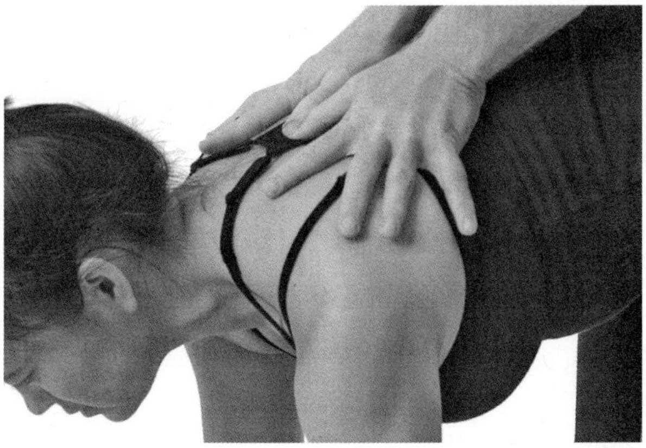

어깨뼈 전체에 넓게 펼친 손바닥 펼치기로 반대 방향 회전을 하면서 손을 모아라. 손가락으로 가슴 앞의 팽창을 지시하면서, 엄지손가락은 안쪽 견갑골의 등 아래로 향하도록 지시하라.

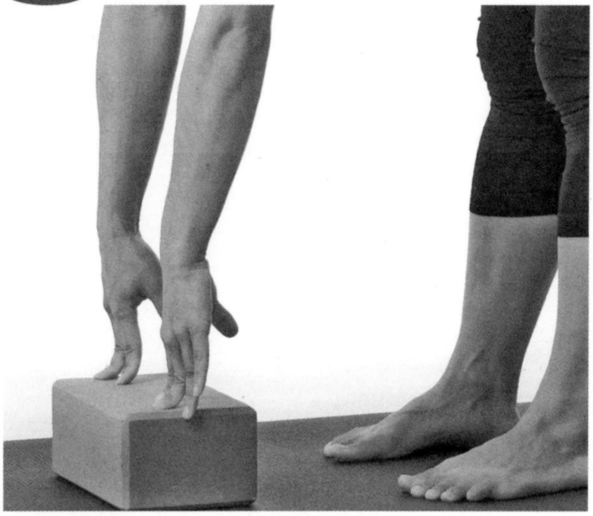

우선 무릎을 약간 굽혀서 허리와 다리 뒤쪽을 편안히 하면서, 의자나 벽돌에 손을 대고 완전한 아르다 웃타나사나를 준비하라.

좀 더 알아보기

「요가 지도법」: 139 쪽
「요가 시퀀싱」: 342 쪽
Teaching Yoga 지원 센터:
www.markstephensyoga.com/resources

웃타나사나 (서서 굽히기 자세)

Uttanasana(Standing Forward Bend Pose)

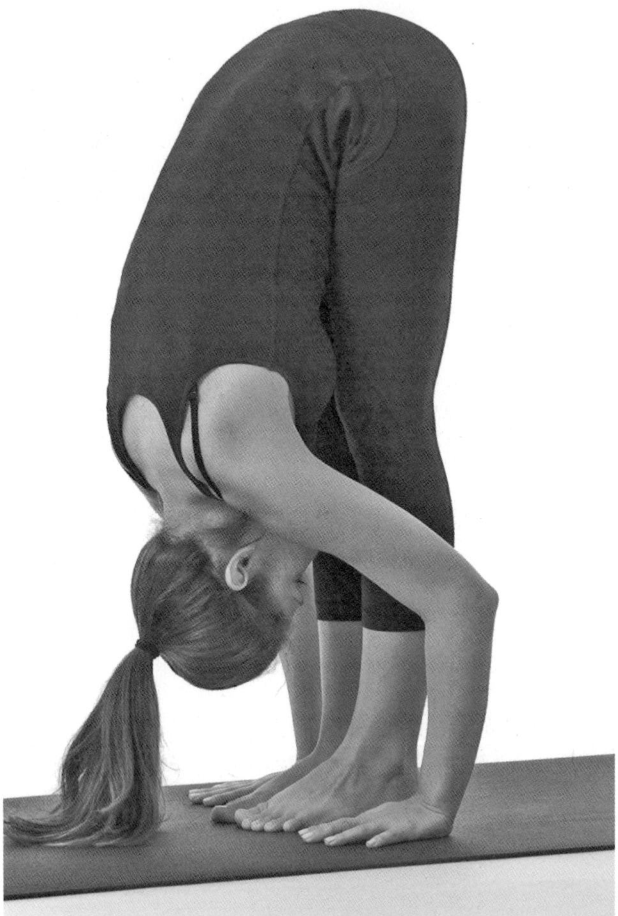

햄스트링과 허리의 압박을 줄이기 위해 무릎을 굽혀도 괜찮은 선택을 항상 열어두라. 수련생이 햄스트링과 허리의 편안함을 찾게됨에 따라, 양발을 활동에 더욱 집중하도록 하고, 양다리를 견고히 하고, 무릎은 치켜 올리고, 등뼈는 길게 늘어뜨리고, 어깨뼈는 등 아래로 내리고, 가슴 중심부를 열면서 앞으로 몸을 굽혀라. 대부분의 수련생들은 균형을 유지하고 앞으로 넘어지지 않기 위해 엉덩이를 뒤로 빼는 경향이 있다. 점점 양다리를 수직으로 세우고, 무게 중심을 양발바닥에 두면서 앞으로 굽히고, 발뒤꿈치가 바닥에 단단히 고정되도록 하라.

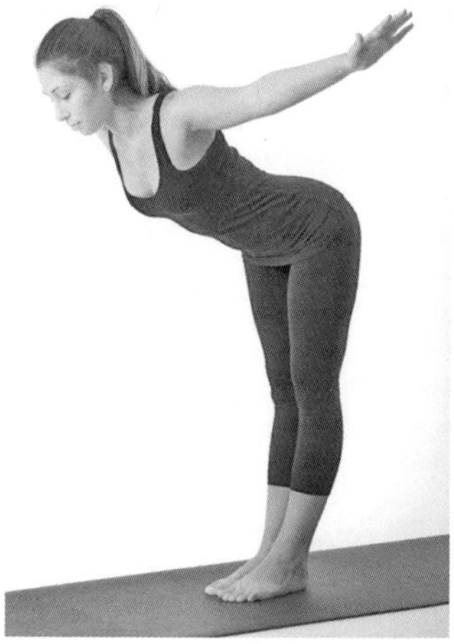

팔/어깨 선택 1

"백조 다이빙"은 햄스트링과 척추하부를 아주 편안하게 하며, 가슴부위의 확장을 유지하고, 어깨를 넓히는데 도움이 된다. 이 방법은 불안정한 어깨를 지닌 수련생들에게는 반대급부를 가져올 수 있다.

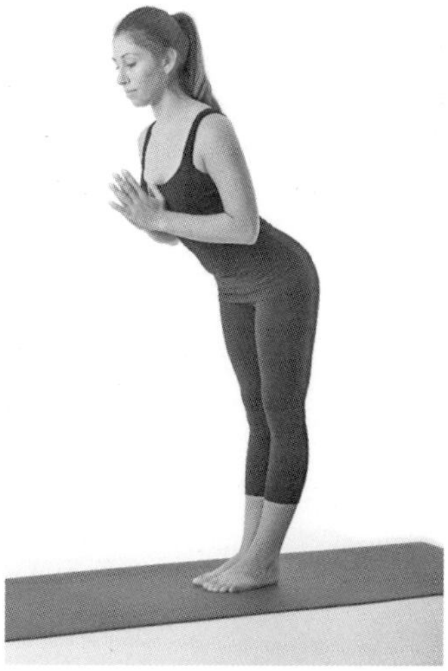

팔/어깨 선택 2

손바닥을 가슴 앞에서 마주대고 (안잘리 무드라) 앞으로 허리를 굽히는 것은 가슴 중심의 자각을 조장할 수 있다. 이 동작은 허리 하부와 햄스트링에는 상대적으로 무리가 가지 않지만, 가슴은 움츠려들 수 있다.

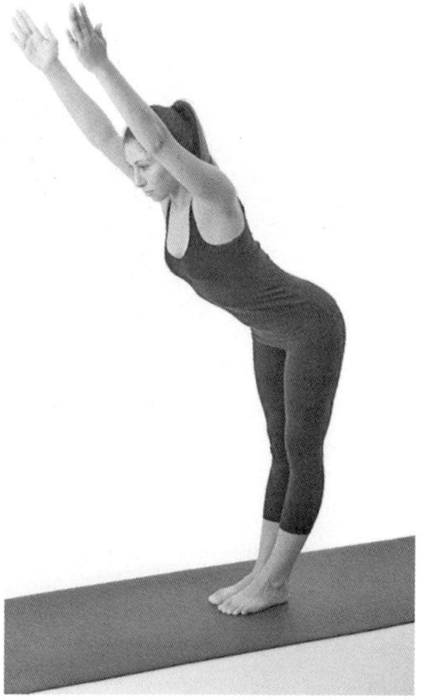

팔/어깨 선택 3

팔을 머리 위로 완전히 뻗어서 앞으로 굽히는 이 자세는 허리, 다리, 중앙의 힘을 상당히 요한다. 이 부위에 힘이 부족하면, 이렇게 굽히는 방식은 햄스트링과 허리에 무리를 가한다.

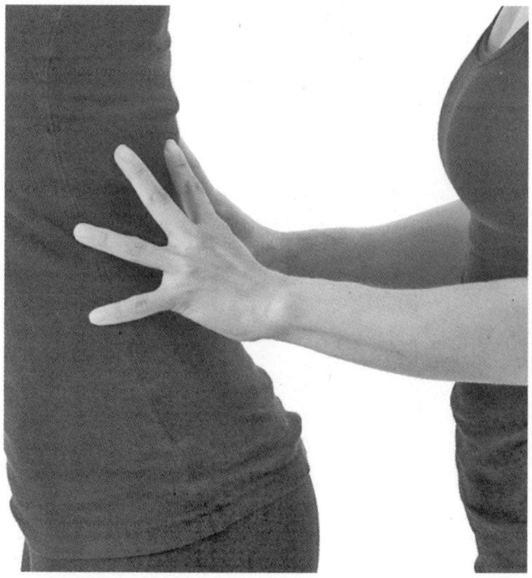

손가락 펼치기를 사용해서 엉덩이로부터 멀리 갈비뼈를 들어 올리도록 지시하라.

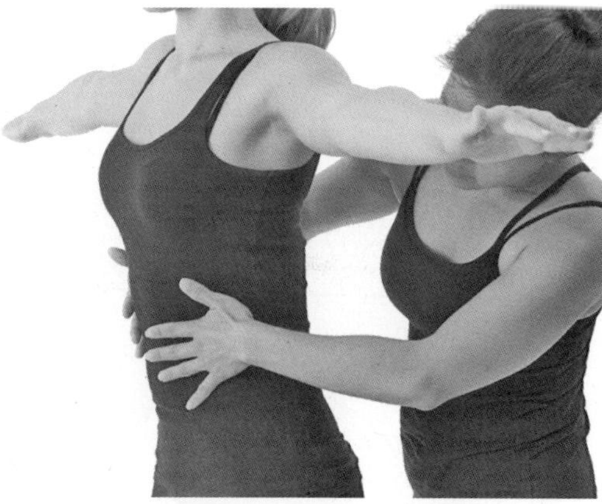

가벼운 핸즈 온 방법을 사용해서 갈비뼈가 돌출되지 않고 완만하도록 지시하라.

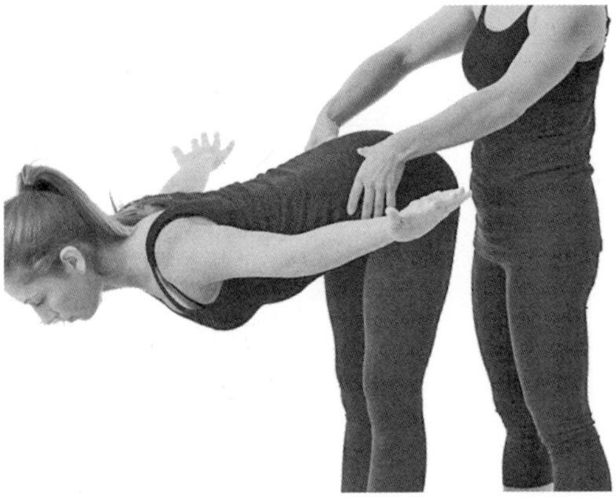

움켜잡고 돌리기와 함께 엉덩이 교정법을 사용해서 손을 바닥, 벽돌 또는 벽에 대기 전에 앞으로 굽히기의 기본 자세로서 골반의 앞쪽 굴절의 가장 편안한 자세를 유도하라.

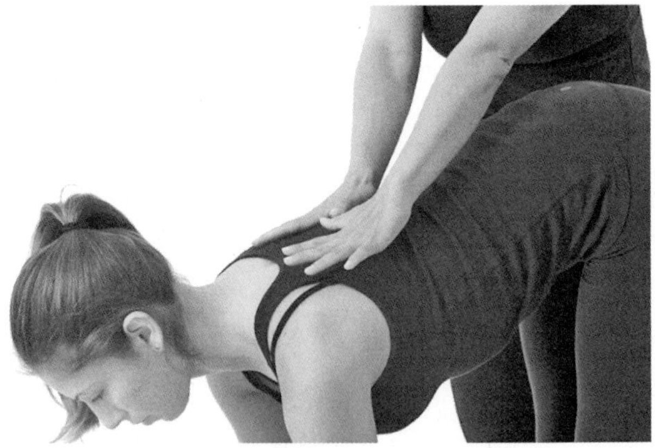

구두로 척추를 길게 늘어뜨리고 요추를 절반 정도 굽히도록 지시하면서, 어깨뼈 부위에서 반대 회전법을 사용해 어깨뼈가 등 아래로 향하도록 요추가 배꼽에서 멀어지게 한 다음, 더욱 상체를 굽히도록 지시하라.

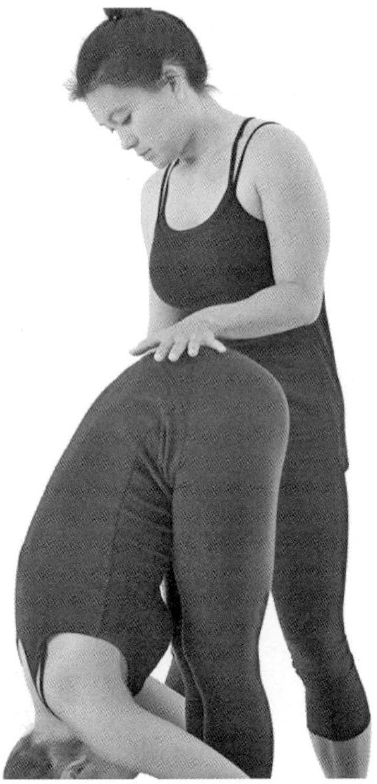

엉치뼈 위에서 손바닥 펼치기를 사용해서 발목 위로 엉덩이가 정렬되도록 지시하라.

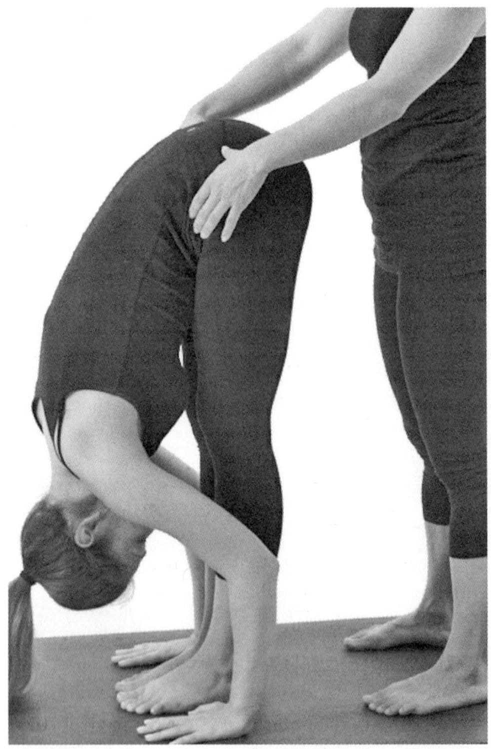

움켜잡고 돌리기와 함께 엉덩이 교정법을 사용해서 양다리를 고정하고 골반을 뒤로 회전시켜, 수련생이 굽혔다가 위로 올라 오면서 숨을 들이쉬도록 하라. 그래서 허리의 압력을 풀도록 하라.

수정

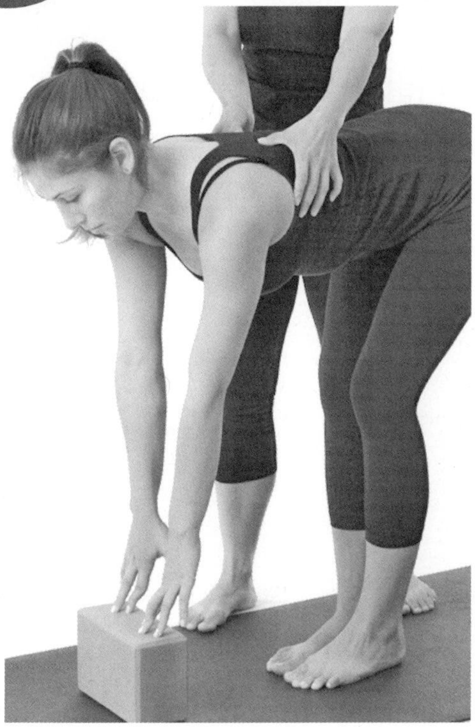

수련생이 등을 굽히지 않고 반 정도 앞으로 굽힐 수 없다면, 벽돌을 갖다 놓고 손을 대도록 하고, 허리와 햄스트링이 더욱 편안하도록 무릎도 굽히도록 제안하라.

좀 더 알아보기

「요가 지도법」: 138 쪽
「요가 시퀀싱」: 412 쪽
Teaching Yoga 지원 센터:
www.markstephensyoga.com/resources

파당구스타사나 (앞으로 굽혀 엄지발가락 잡기 자세)

Padangusthasana(Big Toe Pose)

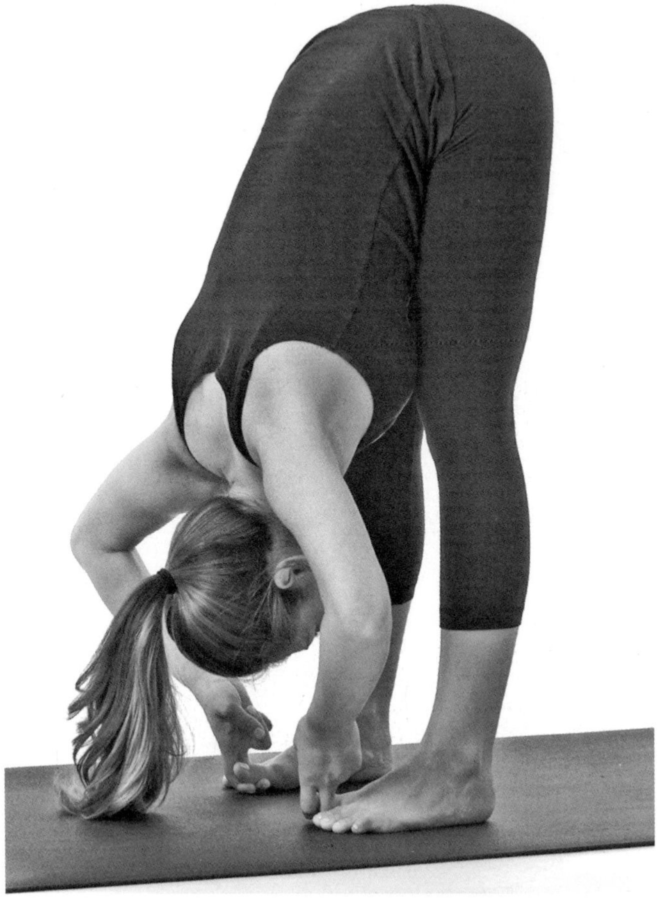

양발의 파다 반다와 함께, 파당구스타사나를 위해서는 웃타나사나에서처럼 앞으로 굽힌 다음 엄지발가락을 움켜쥐고 위로 당겨라. 이와 동시에 아르다 웃타사나에서처럼 가슴을 앞으로 펼친 다음, 팔꿈치를 서로 멀리 벌리고 어깨뼈를 등 뒤로 움츠리면서 굽혀라. 웃타나사나처럼 시작하라. 다리에 힘을 위에서 아래로 주며 양발을 단단히 고정시키고, 다리를 튼튼히 하라; 대퇴골을 안으로 돌리고, 치골을 뒤로 하며 위로 올리고, 요추를 바닥을 향해 늘이도록 하라. 발꿈치를 고정시키면서 무게 중심을 앞으로 가져가도록 하라. 다리에 강한 힘을 주면서 척추를 길게 하라.

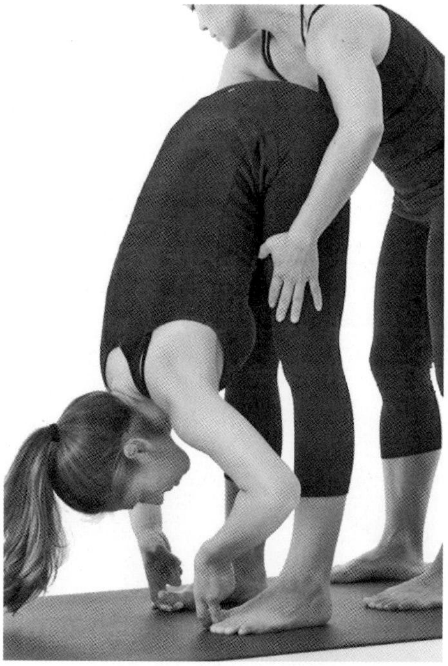

무릎 위에 가벼운 손가락 당기기를 이용해 사두근의 활용을 일깨우고 강화하라.

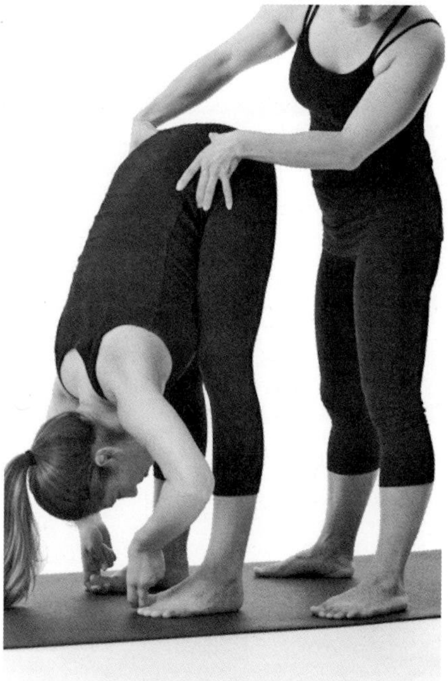

엉덩이 교정법을 이용해 골반의 내회전을 최대화하고 양발 위로 골반의 중심이 가도록(발꿈치위로 엉덩이뼈가 오도록) 지시하라.

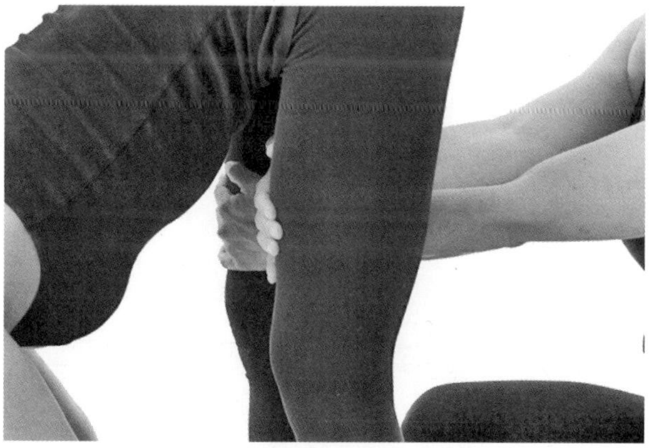

회전 손목을 사용해서 허벅지의 내회전을 지시하라.

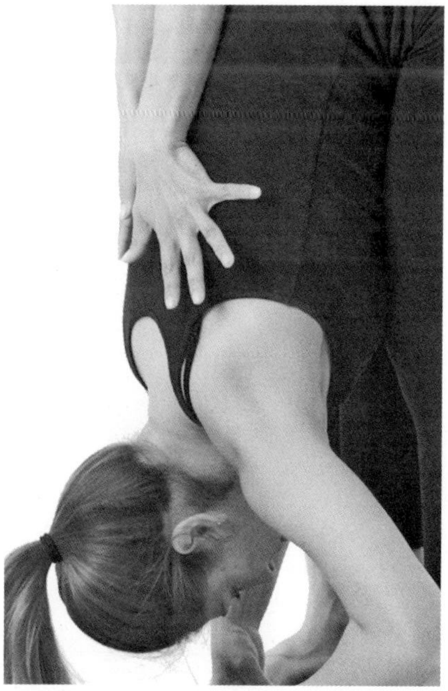

어깨 전반에 손가락 펼치기를 넓게 적용해서 양손을 모으고, 반대 회전을 지시하라. 손가락으로 흉골을 배꼽에서 멀리 확장하도록 지시하면서, 엄지손가락은 견갑골의 중심부에서 등 아래로 향하도록 하라.

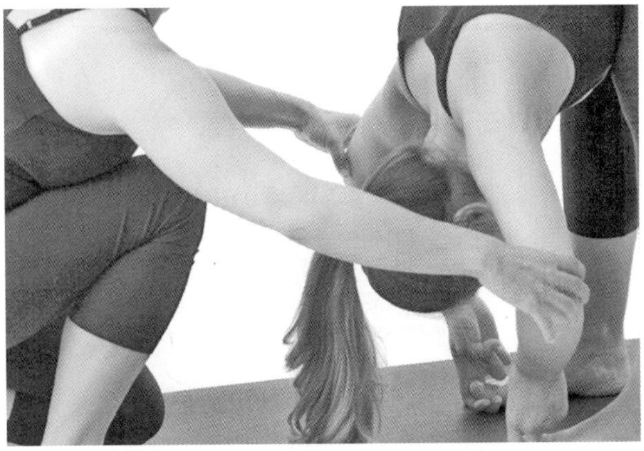

가벼운 손을 사용해서 팔꿈치를 서로 멀리 떨어지도록 지시하고, 손목과 어깨가 일직선이 되도록 하라.

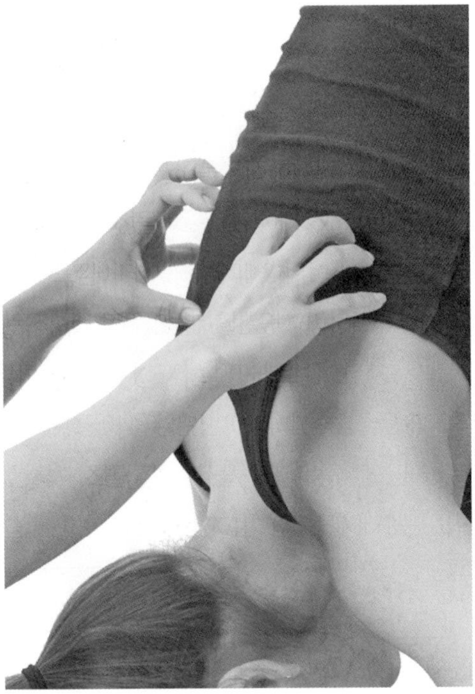

어깨가 목 쪽으로 움츠러져 있다면, 가벼운 손가락 당기기를 이용해 어깨뼈를 후면 늑골(등하부) 아래로 향하도록 지시하라.

수정

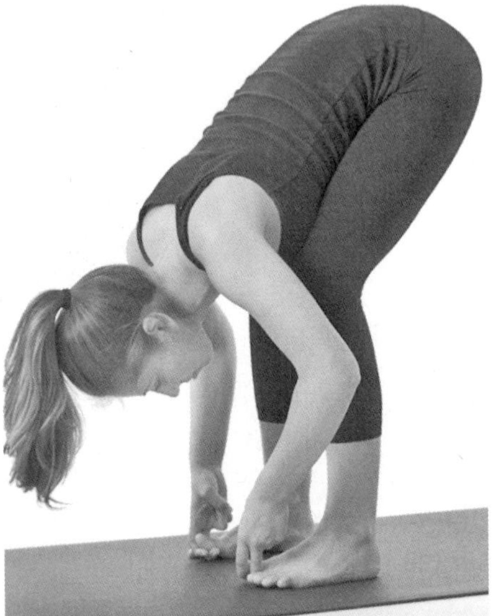

다리를 펴고 엄지발가락을 움켜쥘 수 없다면, 무릎을 굽혀라.

변화

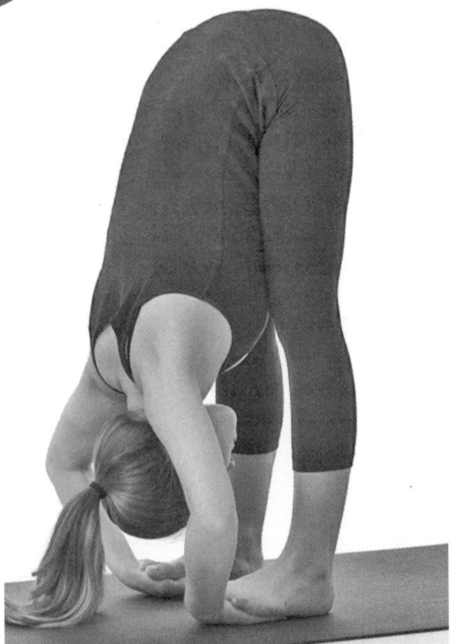

손목 치료와 더 깊은 굽힘을 위해서, 파다 하스타사나(앞으로 굽혀 양손 발바닥 밑에 넣은 자세)를 제시하라.

좀 더 알아보기

「요가 지도법」: 158 쪽
「요가 시퀀싱」: 374 쪽
Teaching Yoga 지원 센터:
www.markstephensyoga.com/resources

말라사나 (화환 자세)

Malasana(Garland Pose)

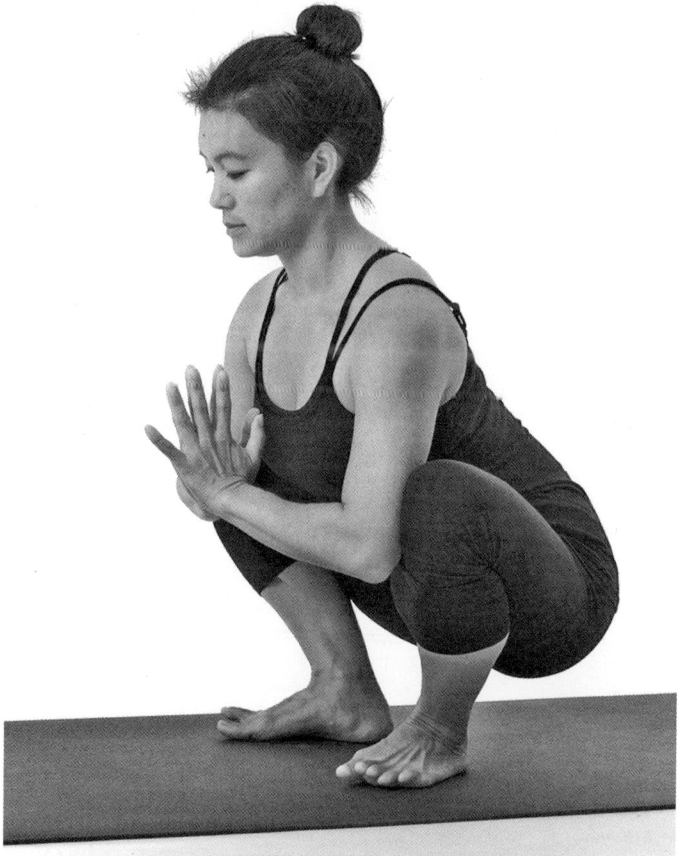

타다사나에서 구두 지시와 시범으로 발을 엉덩이 거리보다 약간 더 넓게 벌린 다음, 완전히 주저 앉은 자세에 이르기까지 무릎을 천천히 굽혀라(필요하다면, 벽에 기대거나 의자나 벽돌을 사용하라).

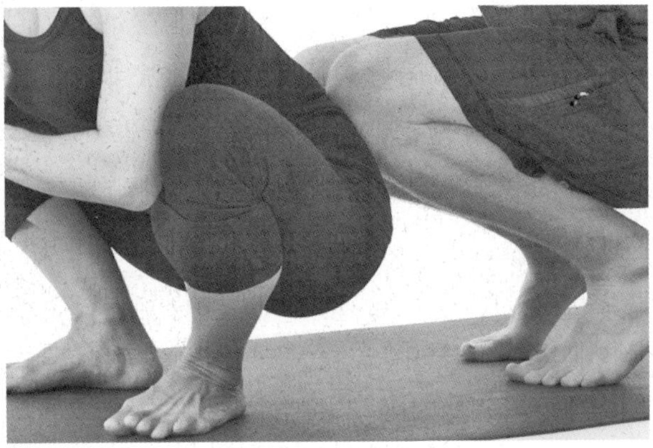

낮은 의자 자세에서 당신의 무릎을 수련생의 골반의 윗쪽 테두리 위에 놓고, 양발로 안정되고 편안히 앉을 수 있도록 지원하라.

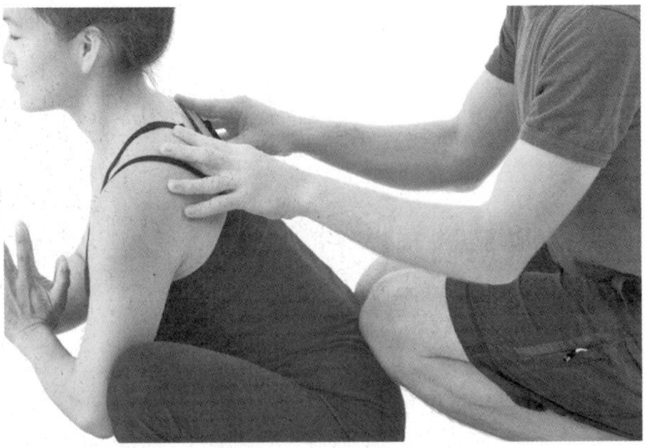

가벼운 손으로 수련생의 어깨에서 등 아래로 당기며, 구두로 흉골을 들어 올리도록 지시하라.

수정

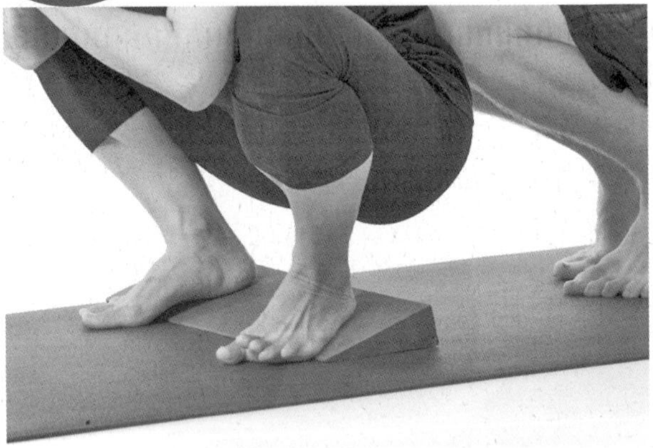

수련생이 바닥에 발꿈치를 댈 수 없다면, 발뒤꿈치 아래에 말아놓은 매트나 쐐기를 두어라.

수정

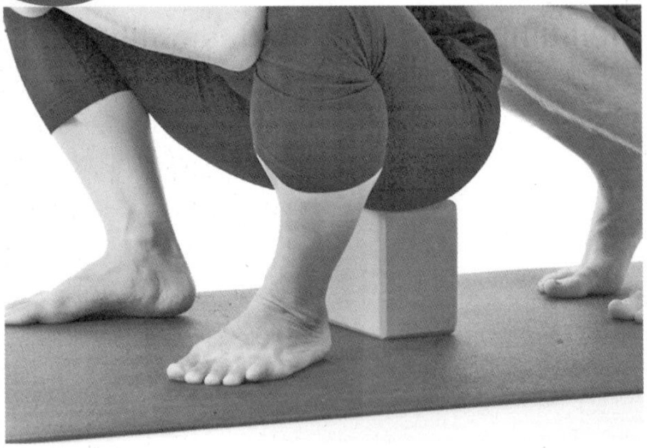

말아놓은 매트나 쐐기 사용이 발을 지탱하는데 적절하지 않다면, 엉덩이뼈 아래에 벽돌을 하나(또는 두개나 그 이상) 두어라.

수정

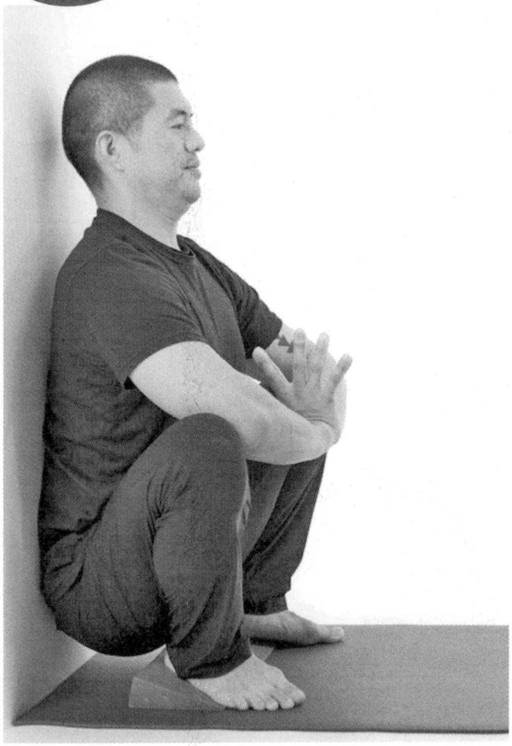

수련생이 곧바로 앉는 것을 어려워한다면,
이 아사나는 벽에 등을 기대고도 수련할 수 있다.

좀 더 알아보기

「요가 지도법」: 284-286 쪽
「요가 시퀀싱」: 369 쪽
Teaching Yoga 지원 센터:
www.markstephensyoga.com/resources

프라사리타 파돗타나사나 A(다리 벌려 앞으로 숙인 자세 A)

Prasarita Padottanasana A(Spread-Leg Forward Fold Pose A)

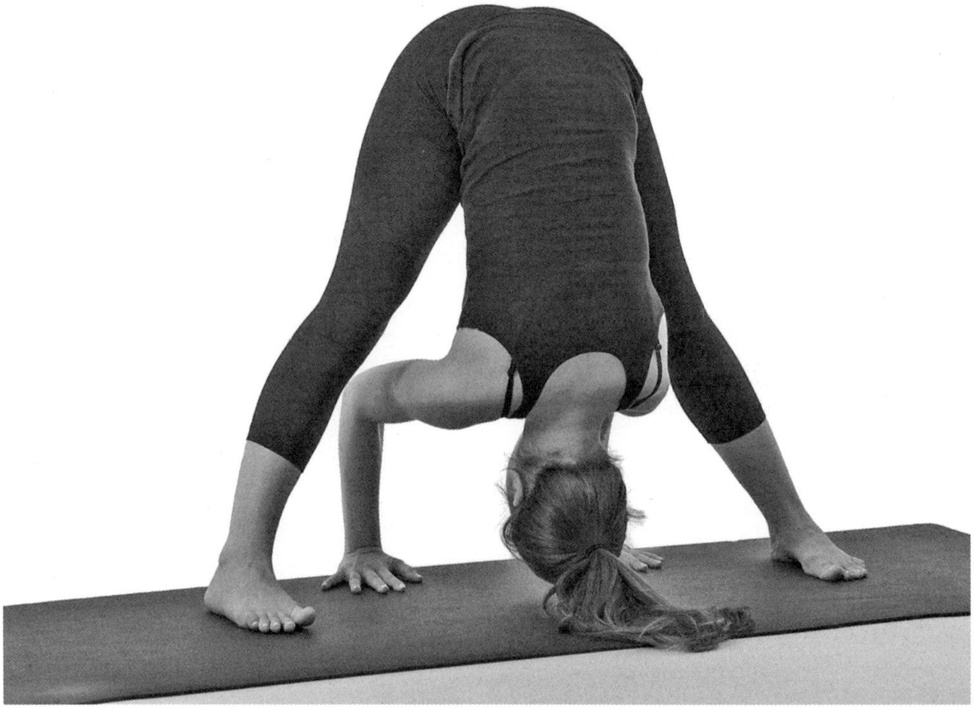

발을 다리 하나 길이만큼 벌리고 발의 바깥선이 평형되게 놓는 것으로 시작하라. 햄스트링과 허리에 무리가 가지 않도록 하기 위해 무릎을 굽힐 수도 있다. 팔꿈치 아래로 기울도록 손목을 꺾고, 척추를 늘이기 위해 손을 앞으로 뻗다는 느낌을 들게 하고, 어깨뼈를 후면 늑골(등하부) 아래로 잡아당기도록 하라. 다리는 곧게 펴고 강하게 지탱하고, 치골을 뒤쪽 위로 끌어올리면서 바닥을 향해 배꼽과 흉골을 늘어뜨려라. 무게 중심을 양발의 복숭아 뼈 앞으로 오도록 하면서, 발꿈치 앞부분을 바닥에 고정시키고, 엉덩이는 발뒤꿈치 바로 위로 향하게 하고, 목은 편안히 늘어뜨려라.

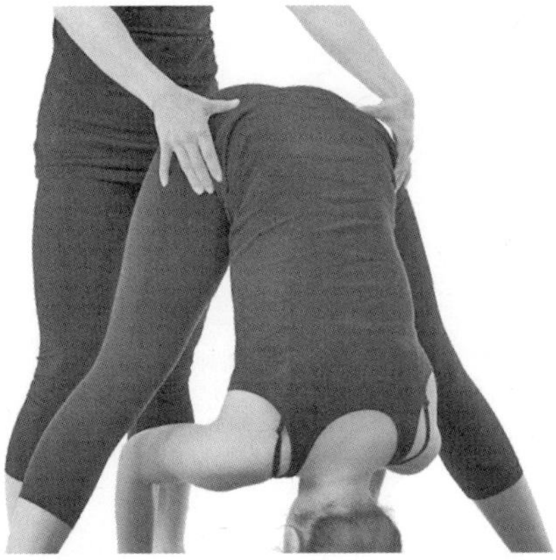

바닥을 향해 몸통을 굽히고 머리의 윗부위를 늘어뜨리기 전에, 움켜잡고 돌리기와 함께 골반 잡기(자세)를 이용해 앞으로 굽히기의 기초로서 골반의 앞 회전을 최대한 편안히 하도록 하라.

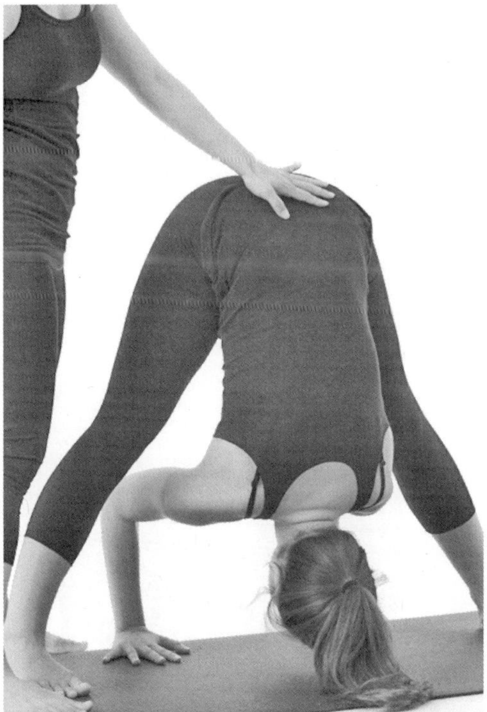

천골 위에 손바닥 펼치기를 이용해 발목 위로 엉덩이가 정렬되도록 지시하라.

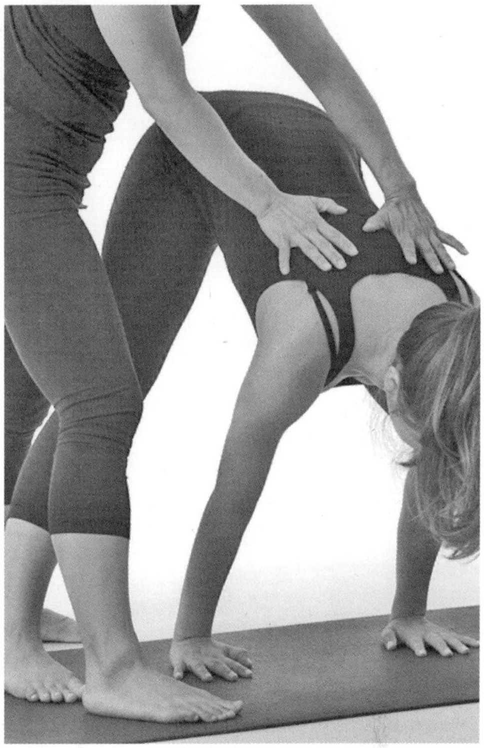

구두로 척추를 길게 늘이고 흉골을 반정도 앞으로 굽히도록 지시하면서, 앞으로 굽히기 전에 어깨뼈의 반대 회전을 사용해 어깨뼈가 등 아래로 내려오고, 배꼽에서 흉골이 멀어지도록 지시하라.

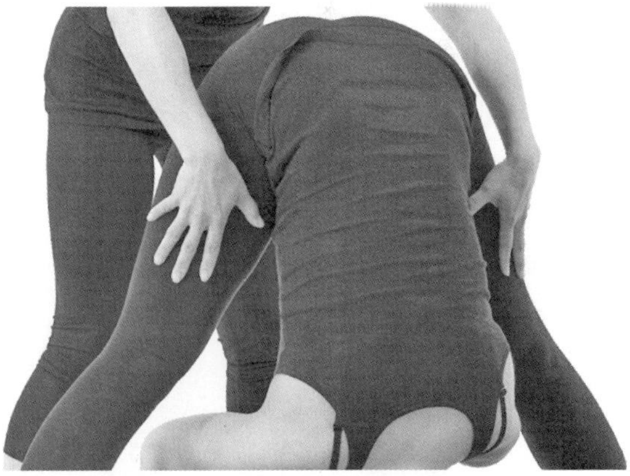

손가락의 가벼운 핸즈 온 방법을 사용해 사두근의 수축을 명료히 제안하라.

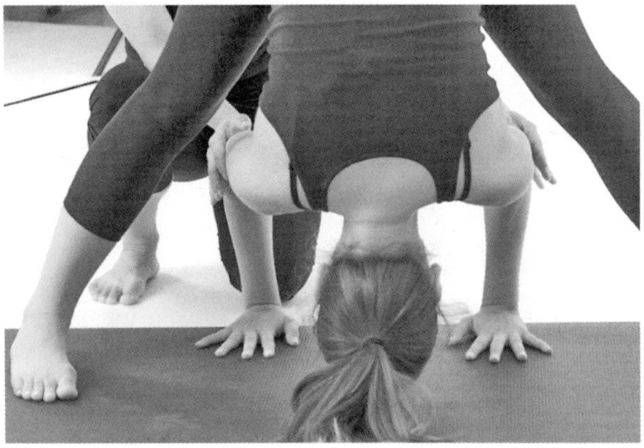

손바닥 펼치기의 손가락들의 가벼운 핸즈 온 방법을 사용해 팔꿈치와 어깨의 정렬을 지시하라.

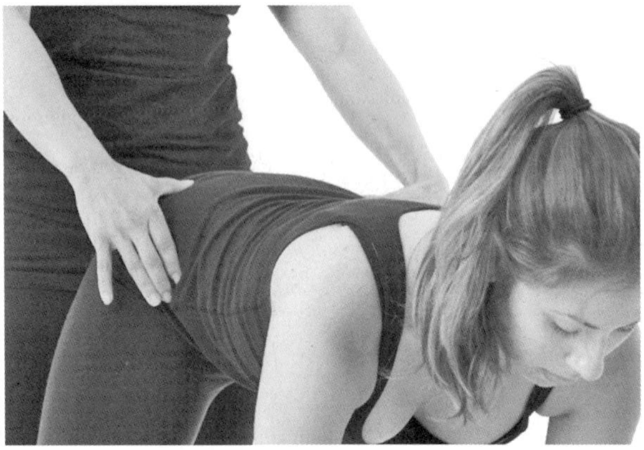

움켜잡고 돌리기와 함께 골반 잡기(자세)를 이용해 다리를 바닥에 고정시키고 골반을 뒤로 회전하도록 지시하라. 이때 수련생이 숨을 들이쉬면서 앞 굽히기에서 서기로의 전환자세를 취하게 되면 척추하부의 압력을 줄이게 된다.

수정

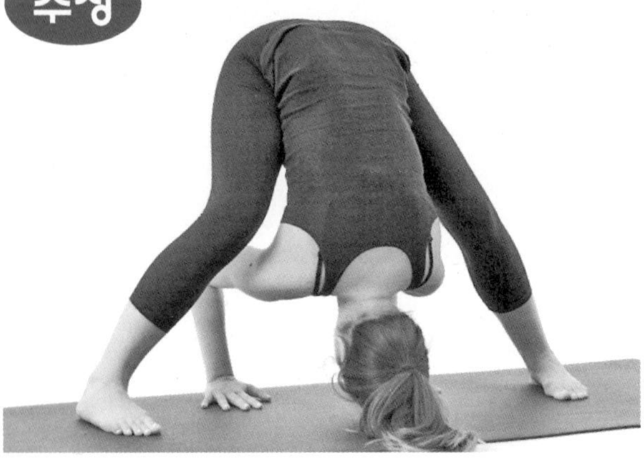

햄스트링과 허리를 편하게 하기 위해 무릎을 약간 굽히는 것도 좋다.

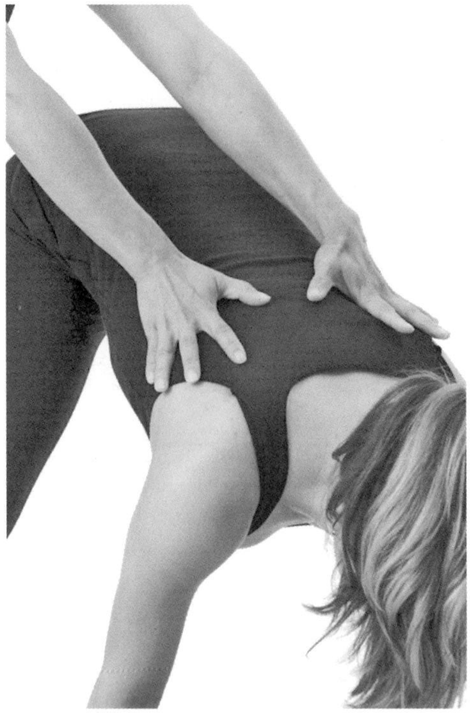

올라올 준비는 구두로 수련생에게 등을 길게 늘이고 흉골을 반쯤 위로 올라오게 하면서, 어깨뼈에서 반대 회전을 사용해서 어깨뼈를 아래로 내리고, 흉골을 배꼽에서 멀리한 다음 곧바로 서기로 전환하는 지시를 하라.

수정

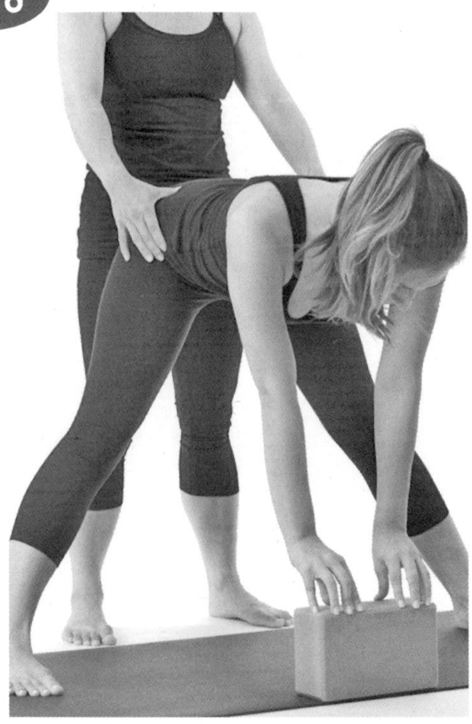

허리에 무리를 가하지 않기 위해 등뼈를 굽히지 않으면서 골반을 완전히 앞으로 회전하면서, 양손을 벽돌 위에 올려놓고 흉골을 앞으로 들도록 하라.

좀 더 알아보기

「요가 지도법」: 154 쪽
「요가 시퀀싱」: 386 쪽
Teaching Yoga 지원 센터:
www.markstephensyoga.com/resources

프라사리타 파돗타나사나 C (다리를 벌려 앞으로 숙인 자세 C)

Prasarita Padottanasana C(Spread-Leg Forward Fold Pose C)

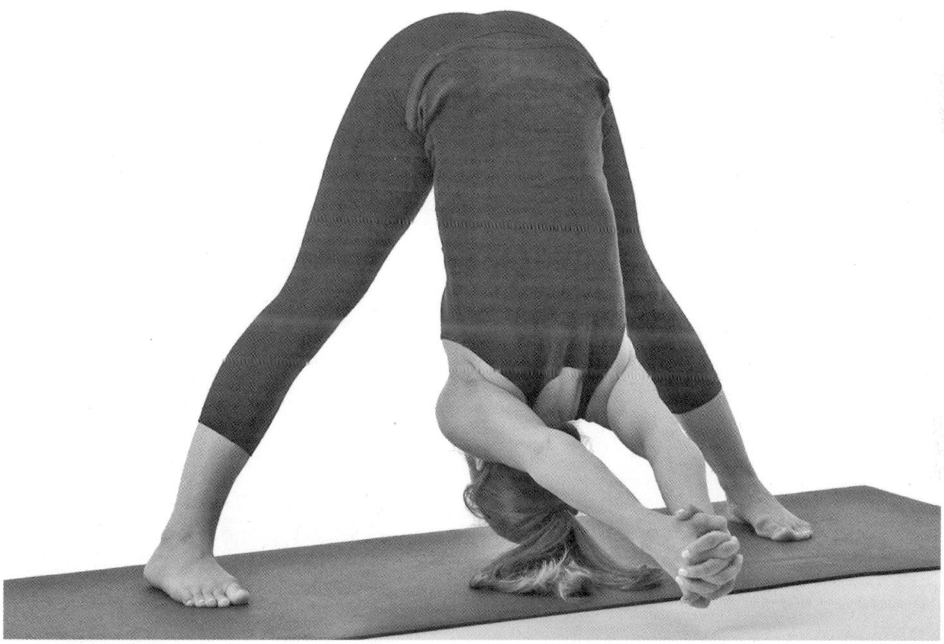

발을 다리 하나 길이만큼 벌리고, 양발의 바깥선이 평행되게 하라. 햄스트링과 허리의 편안히 하기 위해 무릎은 굽혀도 좋다. 어깨뼈를 후면 늑골(등하부) 아래로 향하게 하면서, 팔을 머리 위로 뻗고 가슴을 넓게 펼쳐라(어깨가 뻣뻣하다면, 양손사이에 줄을 사용하라). 다리는 곧고 강하게 하라. 대퇴골의 가벼운 내회전은 골반의 내회전을 용이하게 하며, 치골을 뒤쪽에서 위로 잡아당기면서 바닥을 향해 배꼽과 흉골을 뻗는다. 발꿈치 앞부분을 바닥에 고정하면서, 엉덩이를 발뒤꿈치 바로 위에 두고, 무게 중심을 양발의 복숭아뼈 앞으로 가져오도록 하라. 목을 느슨하게 하라.

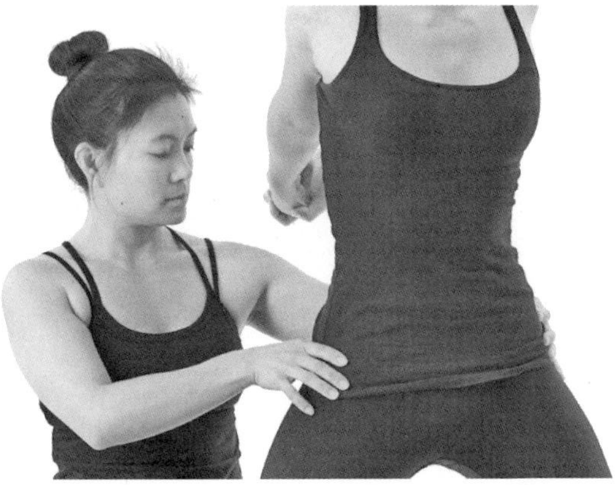

골반 잡기(자세)를 사용해 골반 중립을 지시하면서, 구두로 척추의 중립적 확장을 지시하라(수련생이 등 뒤로 손을 깍지 낄때 전면 하부 늑골이 돌출되지 않도록 하라).

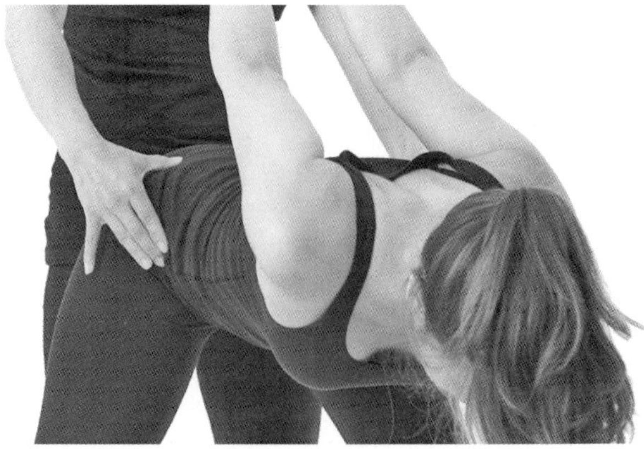

바닥을 향해 몸통을 굽히고 머리의 윗부위를 늘어뜨리기 전에, 움켜잡고 돌리기와 함께 골반 잡기(자세)를 이용해 앞으로 굽히기의 기초로서 골반의 전방 회전을 최대한 편안히 하도록 하라.

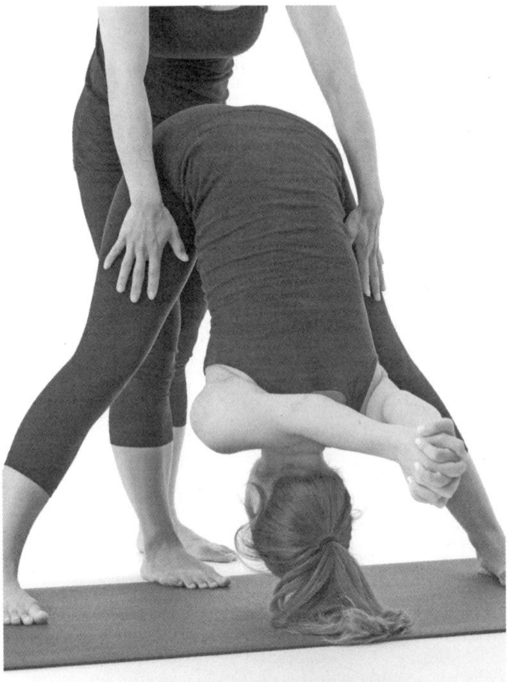

손가락의 가벼운 핸즈 온 방법을 이용해 사두근의 수축을 명료하게 제안하라.

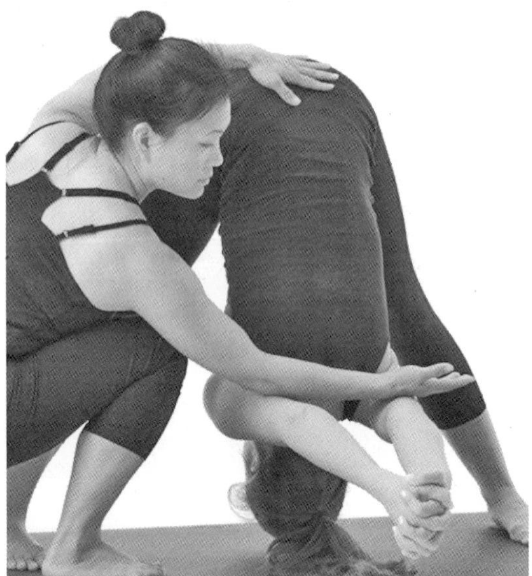

치골 위에 펼친 손바닥을 올려놓고 자세의 안정을 가져오면서, 부가적 어깨 확장을 위해 수련생의 팔 윗부분을 가로질러서 다른 팔 앞부분을 갖다 얹어라(보다 안정적이기 위해 수련생의 다리 뒤쪽에서 무릎을 버티고 보강할 수 있다).

수정

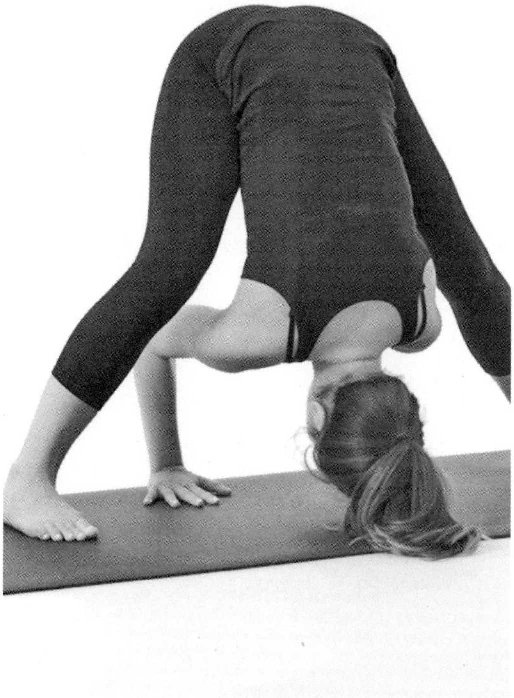

햄스트링과 허리가 더 편안해지도록 무릎을 약간 굽히는 것도 좋다.

수정

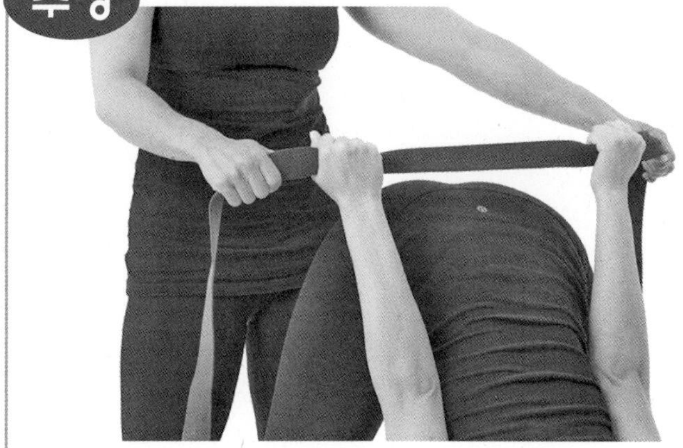

수련생이 등 뒤에서 손을 깍지 끼는 것이 어렵거나 못한다면, 또한 등 뒤에서 팔을 몇 cm 이상 들어 올리지 못한다면, 손을 어깨 너비 거리에 두고 잡을 수 있는 스트랩을 제공하라(어깨가 아주 뻗뻗한 수련생에게는 더 넓게 스트랩을 제공하라).

좀 더 알아보기

「요가 지도법」: 154 쪽
「요가 시퀀싱」: 388 쪽
Teaching Yoga 지원 센터:
www.markstephensyoga.com/resources

안자네야사나 (낮은 런지 자세)

Anjaneyasana(Low Lunge Pose)

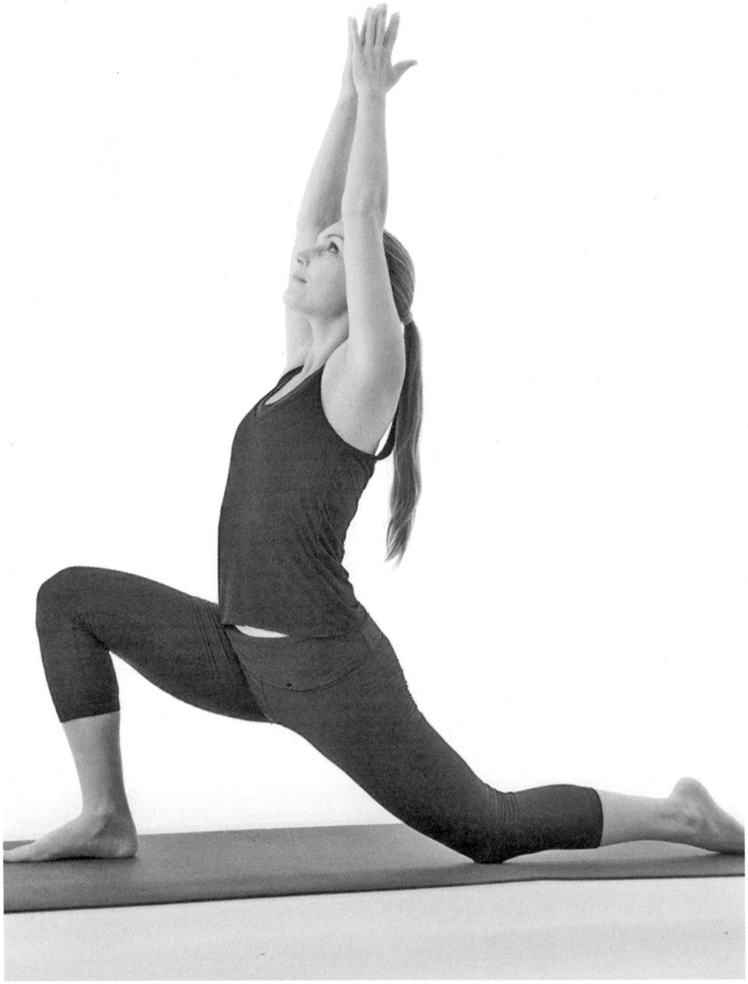

안자네야사나를 위해서는 오른발을 뒤로 빼고 무릎을 바닥에 댄 다음, 등을 길게 유지하고 가슴 중심부를 넓게 펼치는 것이 중요하다. 무릎을 바닥에 댈 때 압력에 민감한 학생은 바닥에 댄 무릎 아래 패딩을 댈 수도 있다. 이 아사나에서 다양한 활동을 세분화하고 종합하기 위해 수련생들에게 다음과 같은 지시를 하라: 부분적으로 앞다리를 펴고, 손을 엉덩이 위에 놓고, 뒷쪽 골반을 약간 기울여서 골반 중립을 유지하도록 하라. 천천히 앞다리를 굽혀 런지 자세와 고관절 굴곡근의 늘임을 깊게하면서, 계속해서 골반 중립을 촉진하라. 천천히 런지의 깊이를 늘였다 줄였다 하면서, 점차 엉덩이와 서혜부의 더 깊은 확장을 가져오도록 하라.

일단 완전히 런지 자세에 들어간 다음에는 수련생에게 양팔을 옆에 내려놓고, 손바닥을 펼치면서 외회전한 다음, 양팔을 머리 위로 오게 하라. 팔을 머리 위로 한 채로, 수련생에게 잠시 아래로 보고 가볍게 전면 하부 늑골 아래쪽을 안으로 부드럽게 집어 넣으며 골반 중립을 유지하게 하라. 그 다음 아래쪽 전면 하부 늑골이 돌출하지 않도록 주의하며 팔을 뒤로 젖히도록 하라. 팔은 어깨 너비로 유지하면서, 머리와 수평되게 할 수 있다. 팔꿈치를 수직으로 세울 수 있는 수련생들은 머리 위에서 손바닥을 마주치게 하면서 측면, 가슴, 등, 팔, 손가락을 들어 올리게 하라. 목에 무리가 없다면 엄지손가락을 바라보도록 하라.

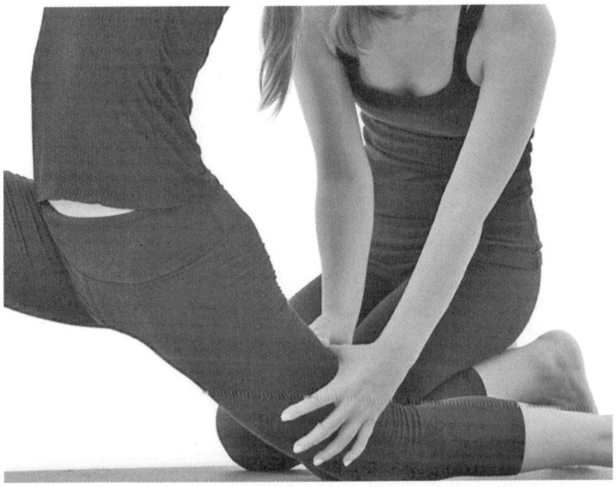

가벼운 손이나 움켜잡고 회전하기를 이용해 허벅지 뒤의 내회전을 지시하라. 뒷 발을 곧게 펴고 바닥에 꼭 붙이도록 지시하라. 바닥에 고정하는 것이 불편하면 패딩을 무릎에 차도록 하라.

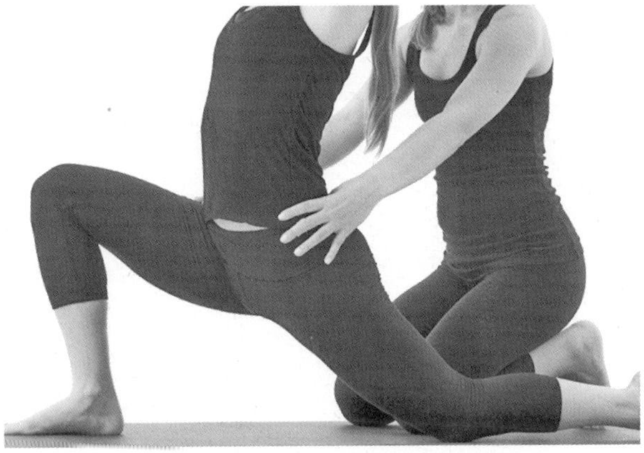

골반 잡기(자세)를 사용해 골반 중립을 지시하라. 런지 자세가 깊어짐에 따라 대부분의 수련생들이 골반을 전방 회전하는 것에 주목하고, 이는 허리에 척추 디스크 압박을 가할 수 있다는 것을 상기하라.

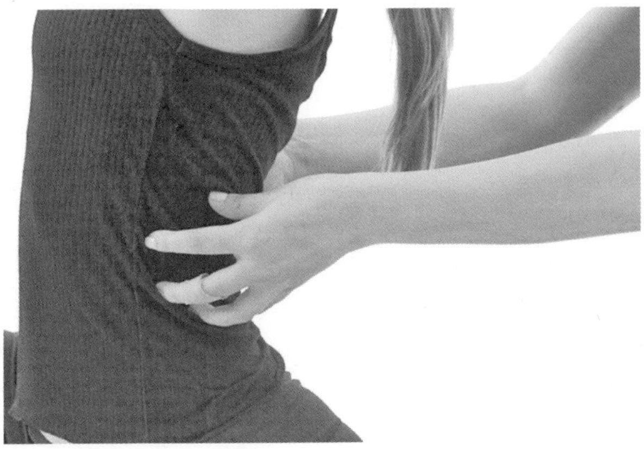

손가락 펼치기를 사용해 허리와 측면이 늘어나도록 지시하라.

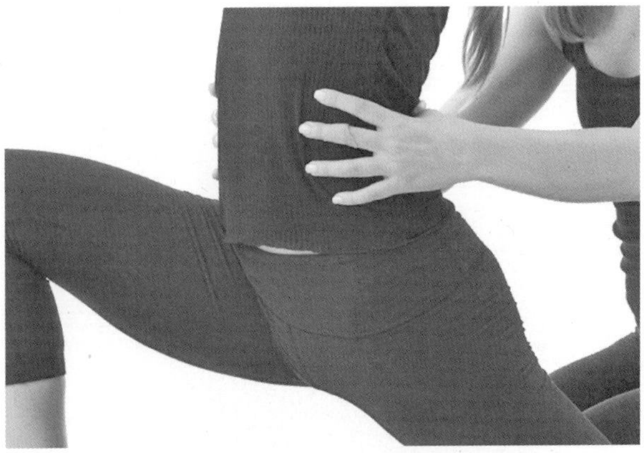

하부 측면 갈비뼈 위에 가벼운 손을 사용해 등뼈의 빠른 신전(등이 굽는 것을 막기 위해)을 지시(촉구)하라.

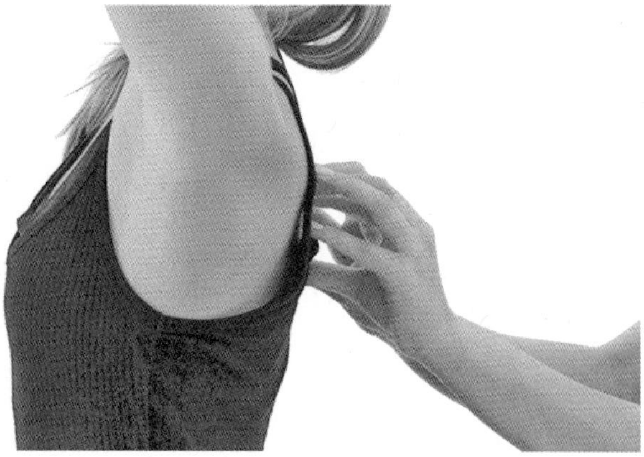

손가락 당기기를 사용해 어깨뼈가 등 아래로 향하도록 하라.

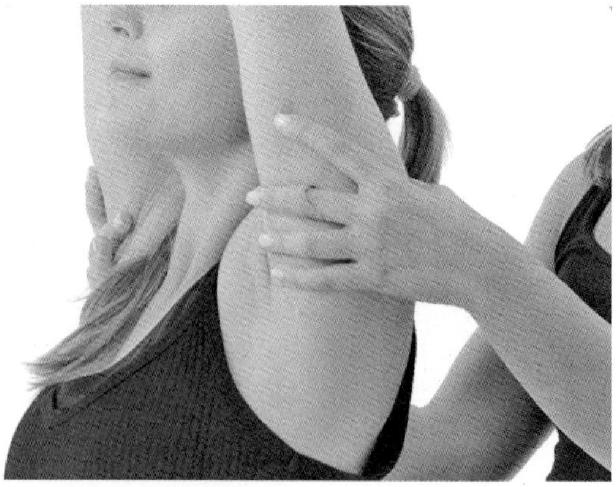

움켜잡고 회전하기를 사용해 팔의 외회전과 굴곡을 지시하라.

좀 더 알아보기

「요가 지도법」: 139 쪽
「요가 시퀀싱」: 338 쪽
Teaching Yoga 지원 센터:
www.markstephensyoga.com/resources

아슈타 찬드라사나 (높은 런지 자세 / 승달 자세)

Ashta Chandrasana(Crescent Pose or High Lunge Pose)

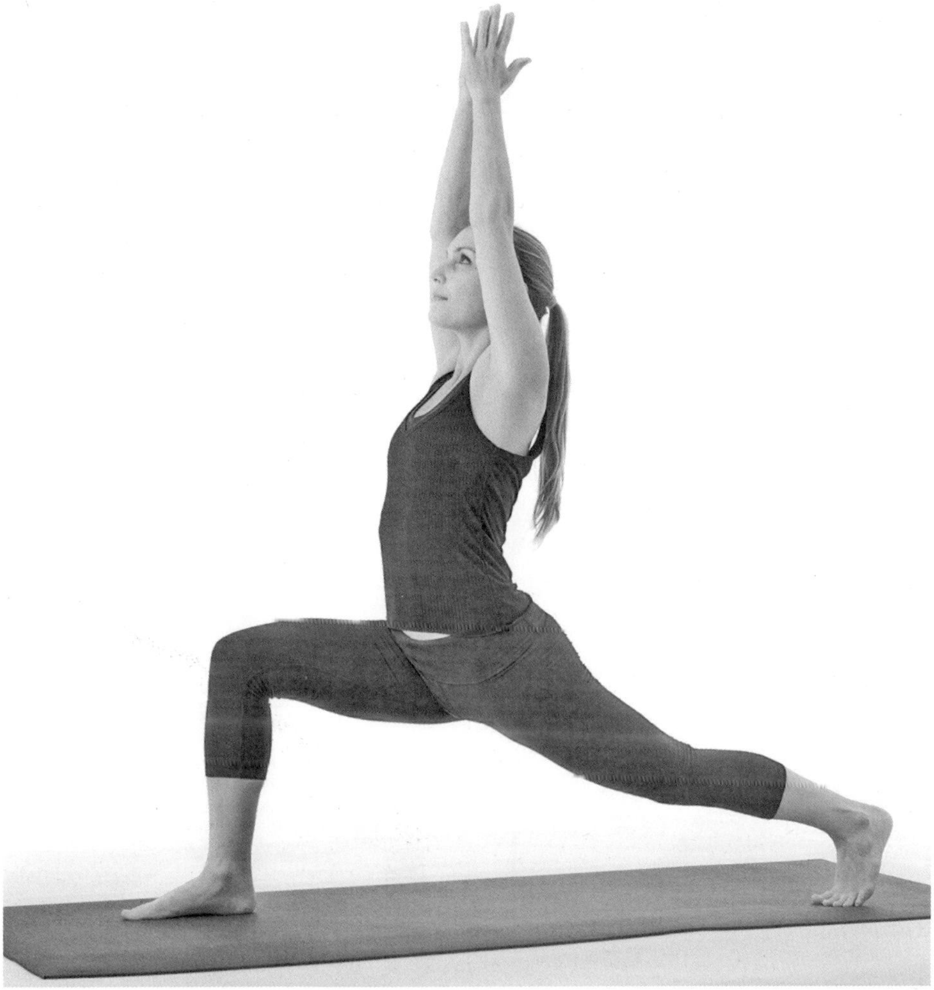

타다사나에서 왼발을 약 120cm 정도 뒤로 물리거나, 또는 아도 무카 스바사나에서 수련생들에게 오른발을 오른손 옆에 댄 다음 양손을 엉덩이 쪽으로 가져오면서 앞다리를 곧게 세운다. 수련생들이 손을 사용해 골반 자세를 잡으면서, 뒤에 세워진 발꿈치를 강하게 누르도록 하라. 그 다음 골반 균형과 뒷다리의 힘을 유지하면서 앞무릎을 곧게 굽혀 발꿈치와 일직선이 되도록 하라(넘어서는 안된다). 다르게는 앞무릎을 펴고 굽히는 것은 골반 굴근의 압박을 느슨하게 한다. 다음으로, 양팔을 옆에 늘어뜨린 다음 손바닥을 밖으로 펴서 큰 외회전으로 머리 위에서 맞닿도록 하라. 또는 팔꿈치를 곧게 완전히 펼 수 있다면 어깨 정도의 거리를 두면서, 시선은 정면이나 엄지손가락 끝을 바라보고 손바닥을 지긋이 누르도록 하라.

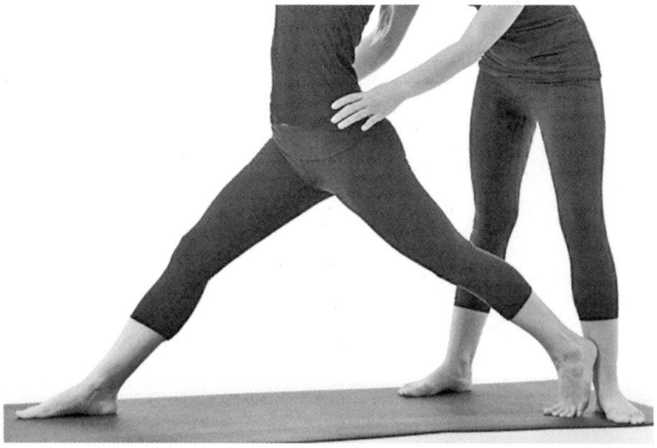

당신의 발을 수련생의 발뒤꿈치에 대고, 양손은 수련생의 엉덩이 위에 놓고, 수련생에게 천천히 앞무릎을 굽히면서 발뒤꿈치로 당신의 발을 누르도록 하라. 그리고 엉덩이 교정법을 사용해서 수련생의 골반이 앞으로 회전하지 못하도록 하라.

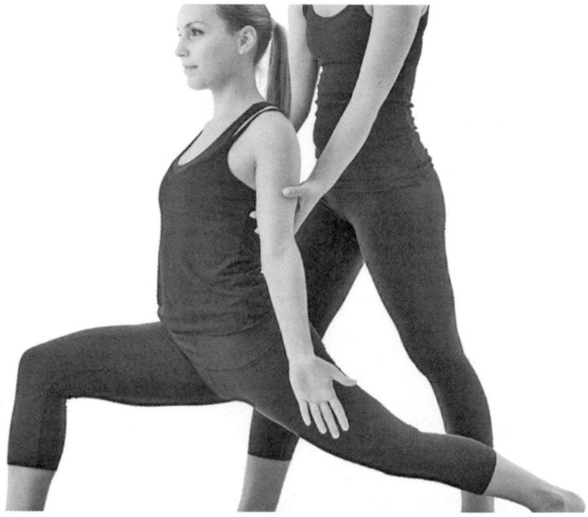

수련생에게 팔을 옆에 내리도록 지시할 때, 구두로 팔을 밖으로 펴서 위로 올리도록 지시하면서, 양팔의 상완부에서 움켜잡고 회전하기를 사용해서 외회전을 지시하라.

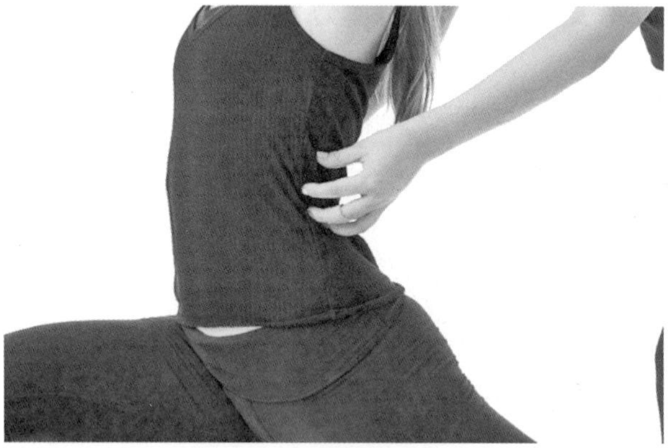

손가락 펼치기를 사용해서 수련생이 갈비뼈의 아래 테두리를 엉덩이로부터 멀리 위로 들어 올리도록 지시해서 아래쪽 허리가 더욱 길어지도록 하라.

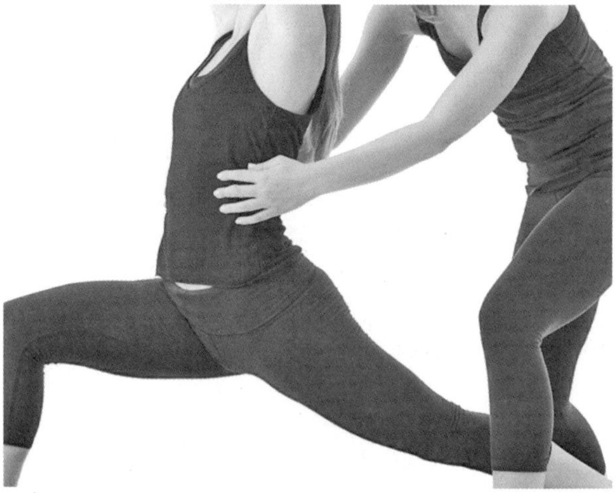

가벼운 손과 손바닥 펼치기를 사용해서 수련생들의 앞쪽 갈비뼈가 튀어 나오지 못하도록 지시해서, 척추의 굴곡은 최소화하고 길게 늘어지도록 하라.

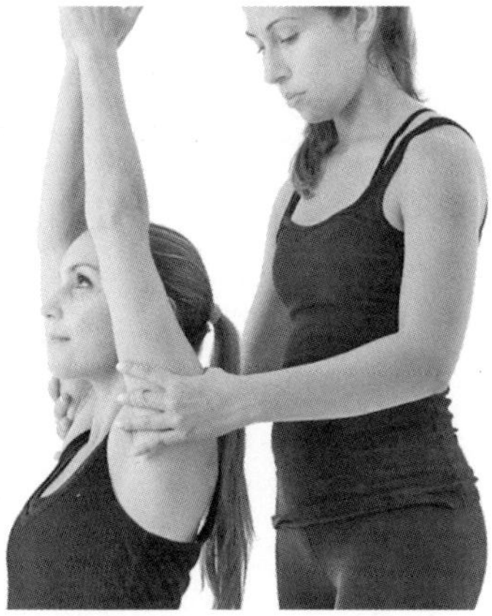

구두로 수련생에게 양팔을 머리 위로 뻗도록 지시하면서, 상완부를 아래로 내려 어깨에 밀착되도록 하라. 이때 상완부에서 움켜잡고 회전하기를 이용해 이 동작을 지시하라.

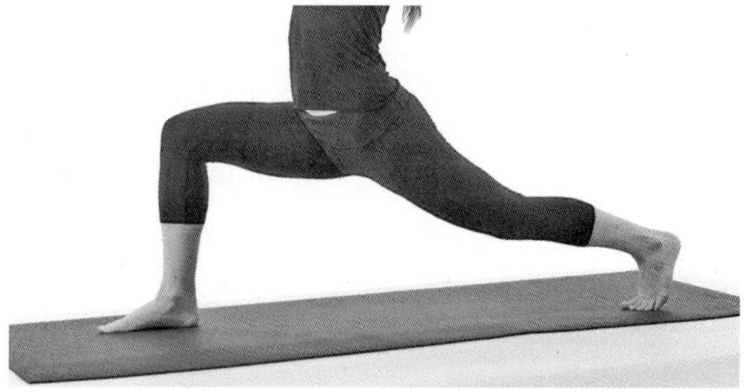

수련생의 앞무릎이 발뒤꿈치를 선다면(조금이든지 아주 넘어서든지), 수련생에게 뒷발을 조금씩 뒤로 빼서 앞무릎이 발뒤꿈치와 일직선이 되도록 하라.

수정

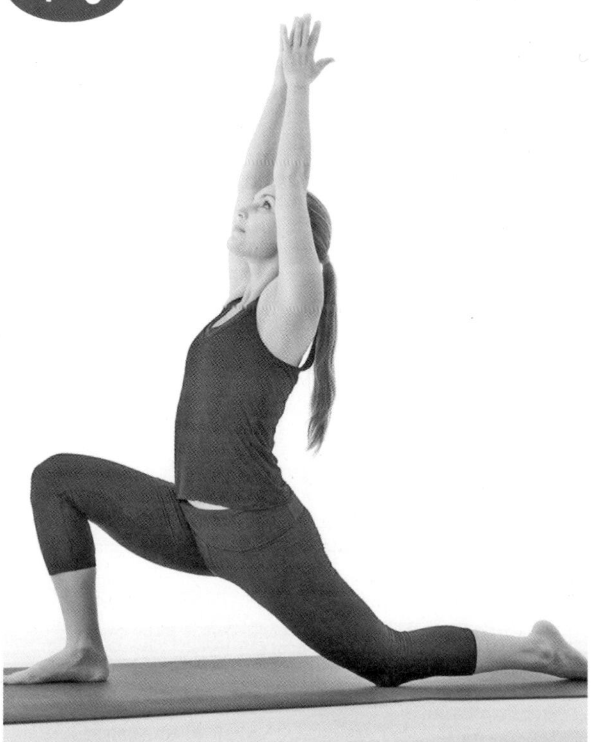

아슈타 찬드라사나가 너무 힘들거나 앞무릎에 무리가 된다면, 수련생에게 안자네야사나를 대신 연습하도록 지시하라.

좀 더 알아보기

「요가 지도법」: 147-148 쪽
「요가 시퀀싱」: 342-343 쪽
Teaching Yoga 지원 센터:
www.markstephensyoga.com/resources

웃티타 트리코나사나 (늘린 삼각 자세 / 삼각 자세)

Uttthita Trikonasana(Extended Triangle Pose)

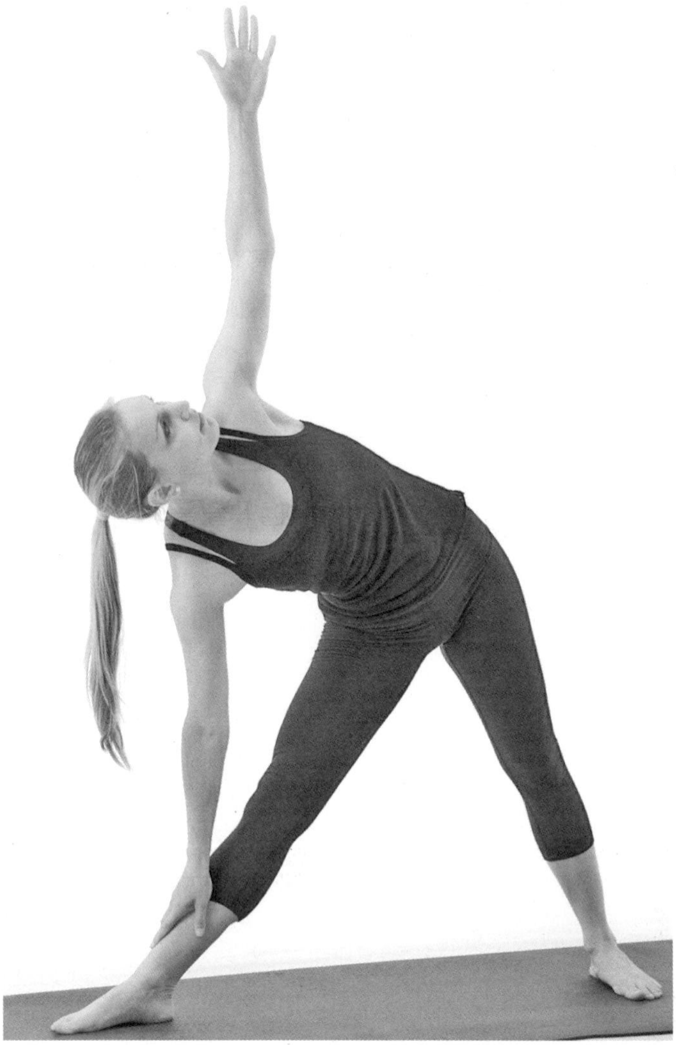

다리 하나 길이만큼 발을 벌린 다음, 오른발을 90° 회전하고 왼발은 약간 안으로 들이게 하라. 엉덩이를 왼쪽으로 이동시키고, 오른쪽 엉덩이뼈를 왼쪽으로 향하여 누르면서, 등은 오른쪽으로 쭉 뻗어내리고, 팔은 최대한 펼친 다음, 한 손은 발목이나 다리 하부에 놓도록 하라. 목의 부담을 줄이기 위해 아래로 볼 수 있는 선택을 제공하라. 척추의 확장과 가벼운 회전을 쉽게 하기 위해 처음에 손을 정강이 위 높은 곳에 두도록 제안하라. 무릎의 과신전 없이 다리를 곧게 펴고 힘을 주도록 하고, 앞다리의 슬개골이 앞으로 향하여 들어 올려지도록 하고, 외측굴곡근을 최소화하며 몸통은 다리 바로 위로 정렬되도록 틀어라. 목은 양팔과 손가락 끝과 함께 길게 가슴부 밖으로 뻗어나가도록 하라.

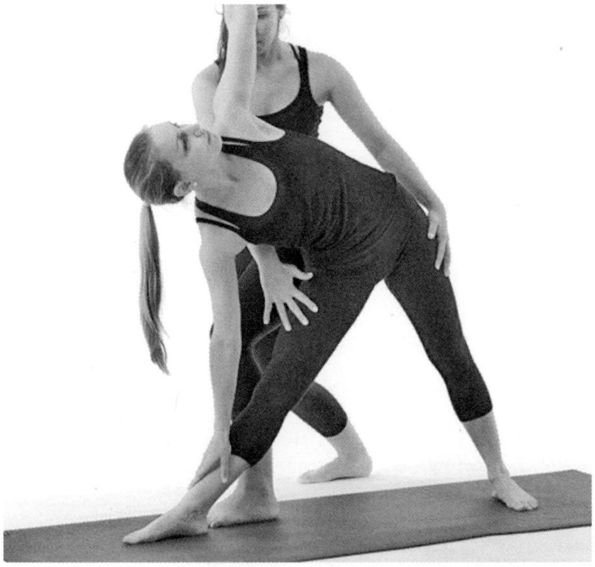

엉덩이 자세잡기 위치에서 수련생 가까이 서서, 당신의 엉덩이를 이용해 뒷발 쪽으로 앞다리의 엉덩이를 누르면서, 손바닥 펼쳐 자세잡기를 이용해 뒷다리를 뒤로 물리도록 (엉덩이를 열도록 하는) 지시하고 앞무릎은 정면을 향하도록 하라.

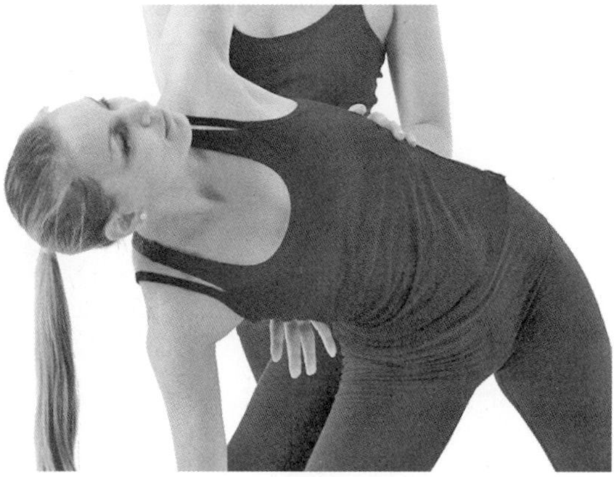

엉덩이 자세잡기 위치에서 수련생 가까이 서서, 반대 회전을 이용해 몸통의 늘임과 회전을 지시하고, 아래갈비뼈들을 앞으로 그리고 밑으로 숙이도록 하고, 윗갈비뼈들은 뒤쪽 아래로 향하도록 하라.

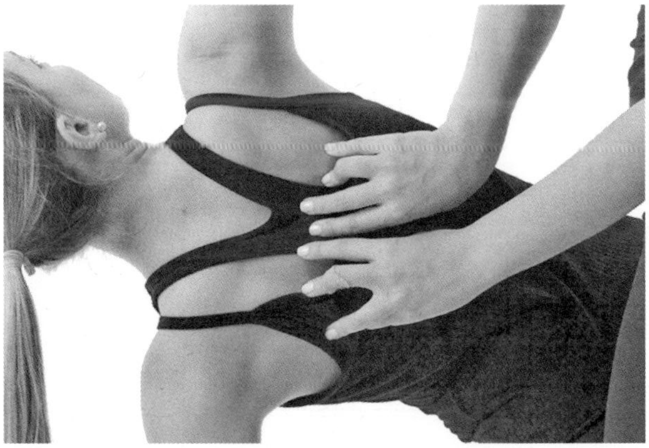

손가락으로 끌어당기기를 이용해 어깨뼈가 후면 늑골(등하부) 아래로 향하도록 지시하면서, 구두로 수련생이 손가락이 닿은 흉골을 펼치도록 지시하라.

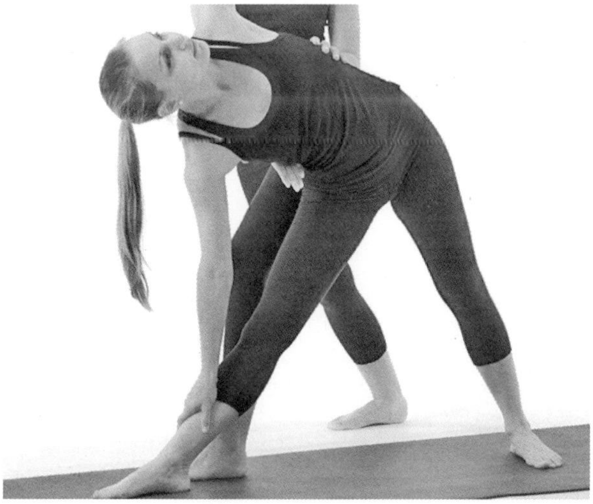

수련생이 앞이나 뒤로 흉추를 구부정하게 굽힌다면, 아래손을 정강이 위로 올리도록(의자 위나 블록 위로) 지시하라.

수정

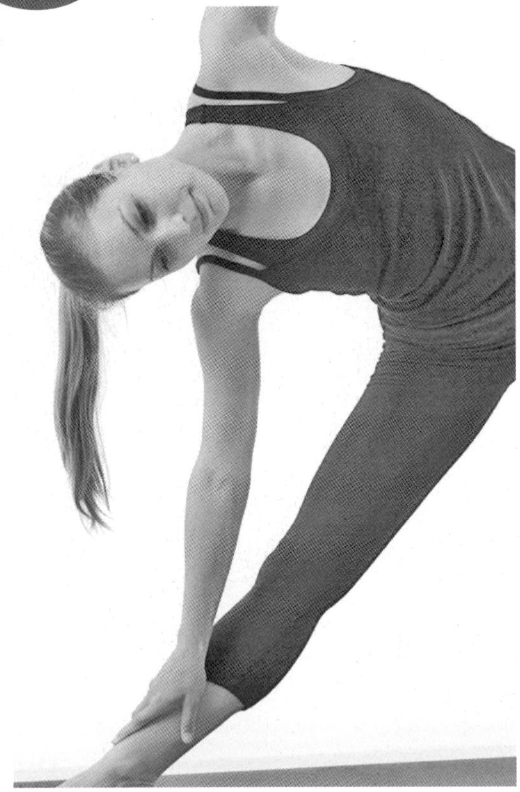

머리를 위로 들어 올리는 데 있어 목에 무리가 가면, 목을 느슨히 하고 머리를 아래로 향해 늘어뜨리고, 시선을 아래로 향하게 하라.

수정

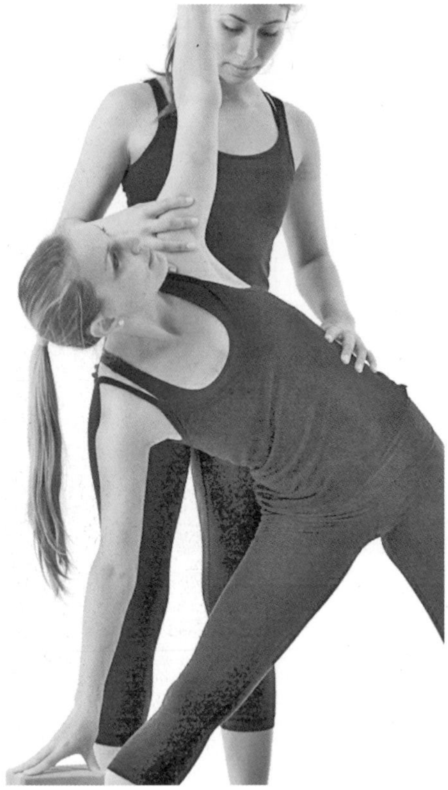

수련생이 앞이나 뒤로 흉추를 구부정하게 굽힌다면, 아래손을 정강이 위로 올리도록(의자 위나 블록 위로) 지시한 다음, 등 뒤에 서서 수련생이 당신에 기대어 등을 바로해서 앞다리 위에 정렬되도록 하라.

좀 더 알아보기

「요가 지도법」: 152 쪽
「요가 시퀀싱」: 415 쪽
Teaching Yoga 지원 센터:
www.markstephensyoga.com/resources

웃티타 파르스바코나사나 (횡각으로 늘린 자세)

Utthita Parsvakonasana(Extended Side Angle Pose)

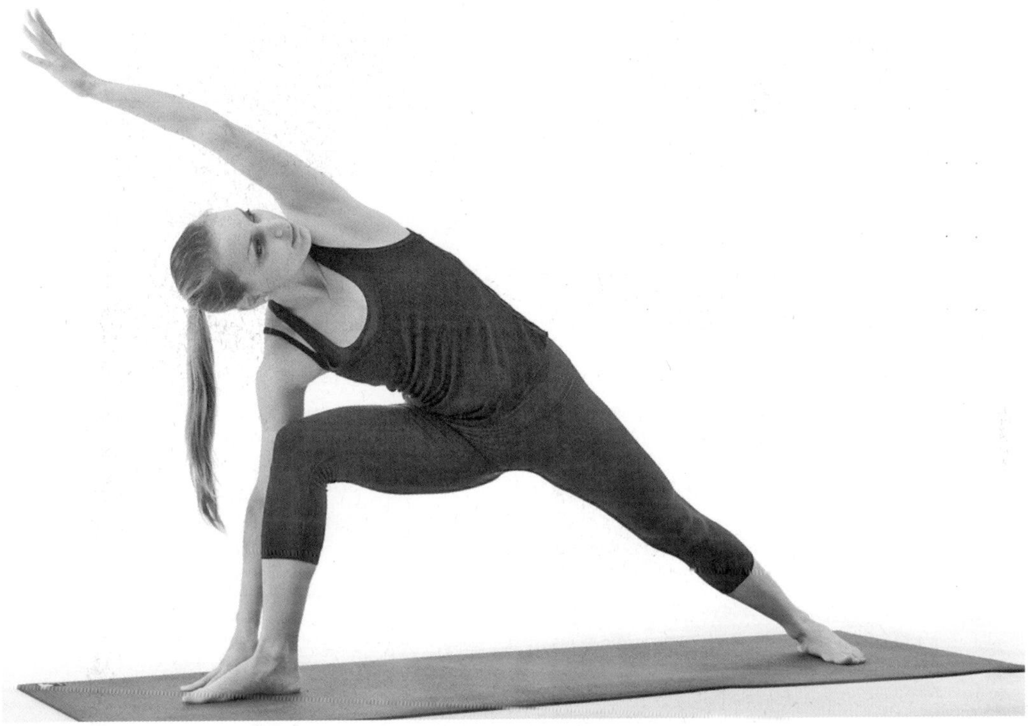

비라바드라사나 II(전사 자세 II)에서 발을 땅에 그대로 유지하면서 오른팔을 측면으로 뻗는 것인데, 처음에는 팔꿈치를 무릎에 대고 어깨뼈를 등 아래로 내리면서, 몸통을 열어 회전하고, 왼쪽팔은 뒷다리 아래로 내린 다음 손바닥을 위로 하면서 외회전을 통해 머리 위로 들어 올린다. 되풀이해서 아래의 손가락 끝이나 손바닥을 앞발의 안쪽과 바깥쪽에 벽돌이나 바닥에 대도록 하라. 척추의 후방굴곡을 최소화하면서 몸통을 회전해서 열고 바닥에 댄 뒷발에서 펴진손가락 끝까지 강한 힘선을 유지하며 무릎을 회전한 몸통과 정렬을 이루기 위해 팔꿈치와 어깨에 무릎과 균일하게 힘을 가하며 뻗은 손가락 끝을 바라보던지, 목을 느슨하게 하고 정면이나 바닥을 바라보도록 하라.

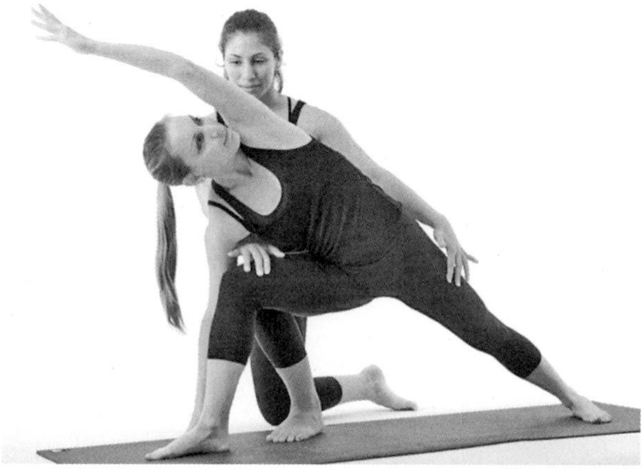

한쪽 무릎을 굽힌 상태에서, 골반대 골반 자세를 이용해서 수련생의 앞쪽 엉덩이를 안정화시키면서, 펼쳐진 손바닥을 이용해 앞무릎과 뒷허벅지에 두고 일직선이 되도록 지시하고 골반 앞을 열도록 하라.

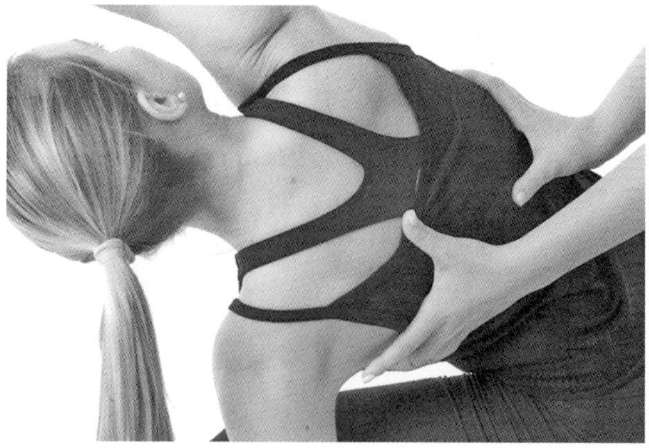

수련생 옆에 서서 손바닥 펼치기의 정반대를 이용해 몸통의 늘임과 회전을 지시하고, 갈비뼈 하부를 앞으로 그리고 밑으로 향하도록 하며, 갈비뼈 상부는 뒤로 그리고 아래로 향하도록 하라.

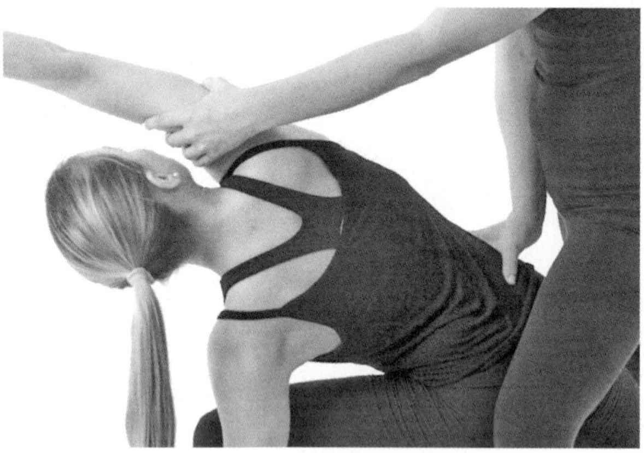

상완부에 움켜잡고 회전하기를 이용해 외회전을 지시하라.

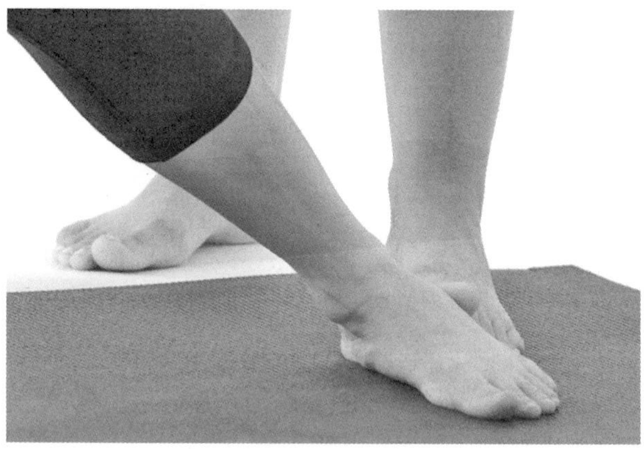

발가락을 수련생의 뒤꿈치에 두고 바닥에 견고하게 대도록 지시하면서 손바닥 펼치기의 정반대를 이용해 몸통의 늘임과 회전을 지시하면서 앞으로 기울도록 하며, 갈비뼈 하부를 앞으로 그리고 밑으로 향하도록 하며, 갈비뼈 상부는 뒤로 그리고 아래로 향하도록 하라.

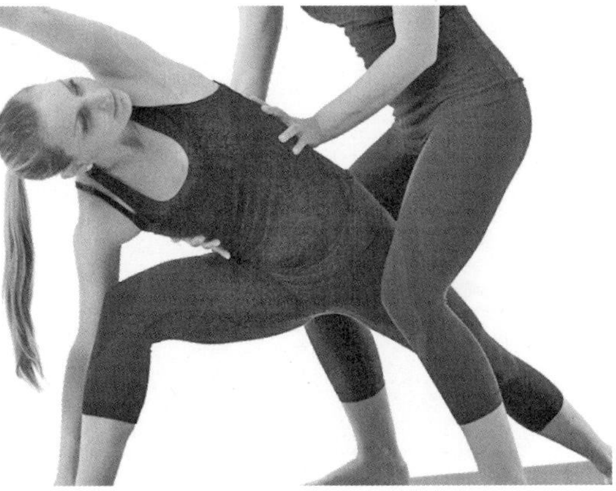

약간 넓고 변형된 산 자세에서 무릎을 이용해 뒷허벅지와 앞쪽 엉덩이를 균등하게 눌러서 그들의 정렬과 활동적 동작을 지시하라. 동시에 위에서 언급한 바와 같이 몸통의 회전을 위해 손을 이용하라.

수정

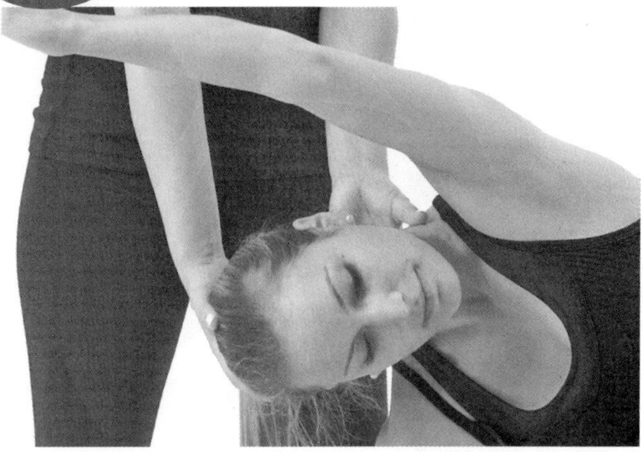

머리를 들고 있을 때 목에 무리가 가면, 목을 느슨하게 하고 머리를 아래로 늘어뜨리고 시선도 아래로 하라.

수정

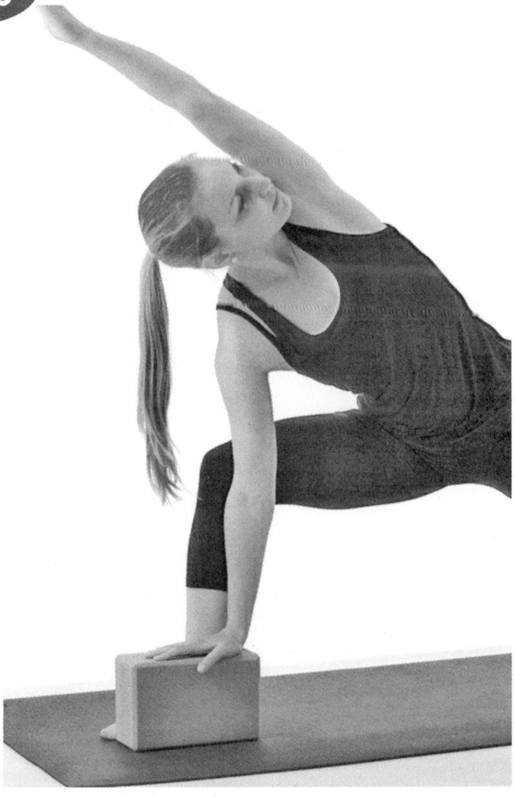

만약 척추를 완전히 곧게 펼 수 없고 몸통을 바닥과 90°(방의 벽을 바라보도록)로 할 수 없다면, 아래손을 앞발의 안쪽에 위치한 블록에 대든지 팔꿈치를 앞무릎에 대도록 하라.

수정

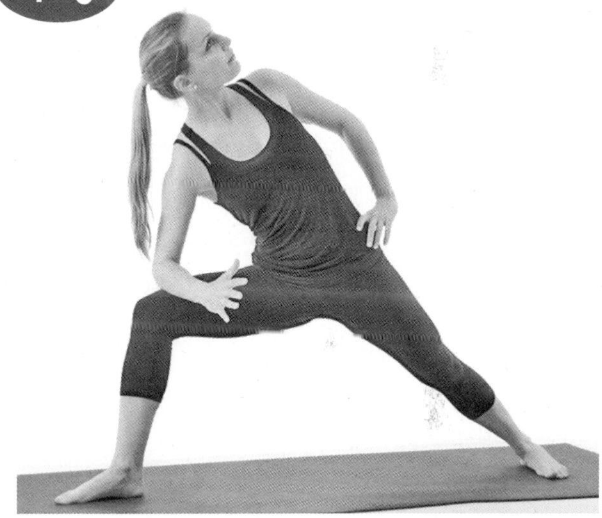

기초 수정 자세에서 수련생이 팔을 머리 위로 들어 올릴 수 없다면 손을 엉덩이 위쪽에 대고 척추를 늘어뜨리고, 틀어서 열도록 하는데 집중하라.

변화

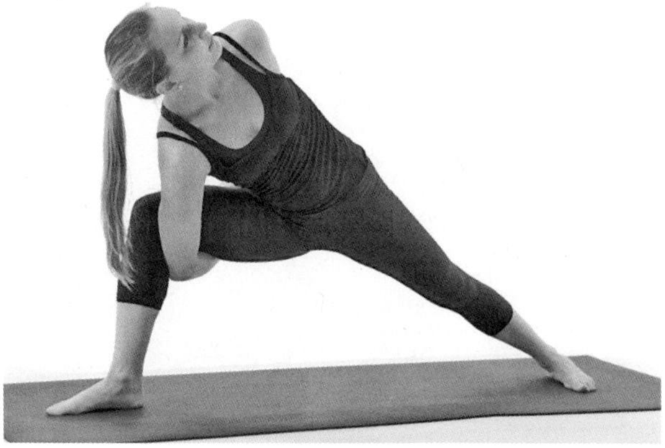

아래 팔을 아래 다리 밑으로 넣고 윗팔을 등 뒤로 감아서 손목을 잡고, 엉덩이 옆에서 움켜잡은 채로 팔을 곧게 하면서 엉덩이를 아래로 누르고 몸통회전의 지렛대로 삼아라.

변화

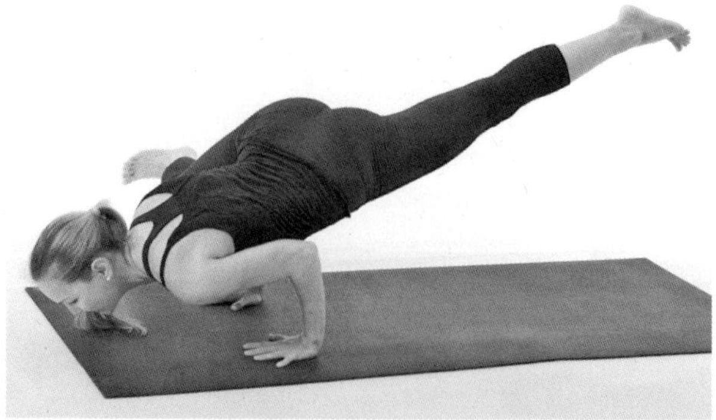

팔을 밑으로 돌려 움켜잡을 수 있다면, 차투랑가 단다사나(사지 막대 자세)를 하면서 에카 파다 코운딘야사나(한 다리 뻗은 코운딘야 자세 A)와 아스타 바크라사나(팔각 자세)로의 변환을 시도해 보라.

좀 더 알아보기

「요가 지도법」: 152 쪽
「요가 시퀀싱」: 414 쪽
Teaching Yoga 지원 센터:
www.markstephensyoga.com/resources

아르다 찬드라아사나 (반달 자세)

Ardha Chandrasana(Half Moon Pose)

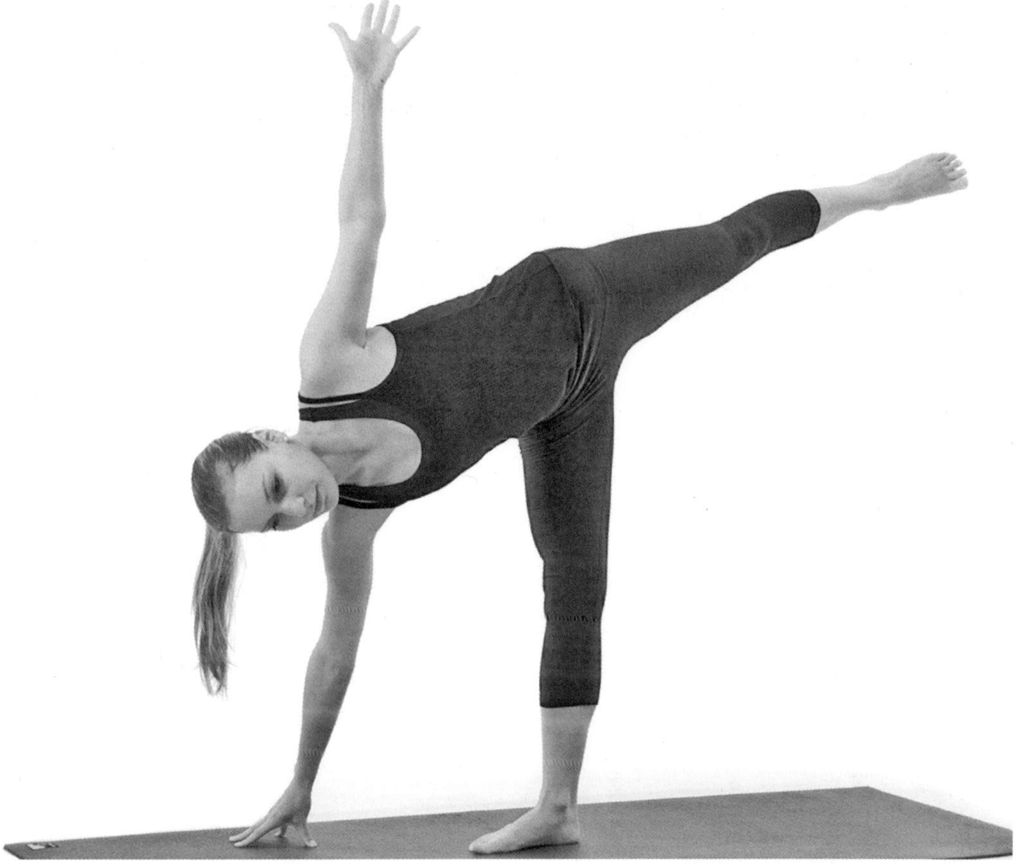

웃티타 트리코나사나에서 변형된 자세인데, 앞무릎을 굽혀서 손가락 끝을 앞발에서 30cm 정도 거리에 두고(바닥이나 블록 위에), 뒷발을 앞발 가까이 끌어당겨서 무게 중심이 앞발과 손에 오도록 한 다음, 천천히 앞다리를 펴면서 엉덩이 뒤를 완전히 열도록 한다. 엉덩이의 외회전을 유지하면서 자세를 잡아가는데 선 다리를 안쪽으로 틀리지 않도록 하고 들어 올린 다리는 엉덩이 위로 쭉 펼치며 다리와 척추가 배꼽에 벗어나도록 하고, 손가락 끝이 가슴부에서 멀어지도록 하라.

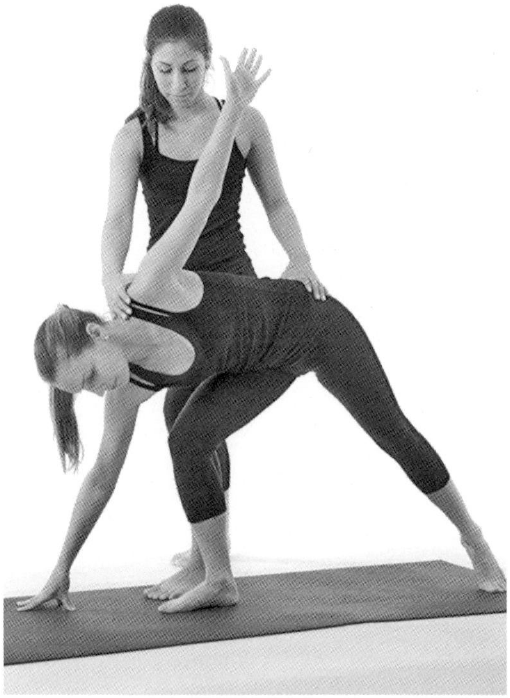

트리코나사나에서 어깨에 엉덩이 자세를 손바닥 펼치기와 함께 사용해 수련생이 한발 앞으로 내딛는 동작을 안정되고 편안하게 하며, 구두로 발을 안으로 돌리지 않도록 지시하라.

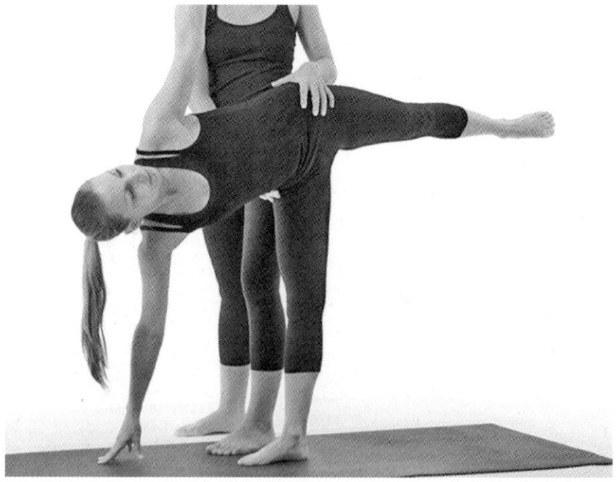

균형 잡는 것을 돕기 위해 엉덩이 자세를 취하거나 유지하고 손바닥 펼치기를 사용해 골반의 열린회전을 유지하도록 지시하라.

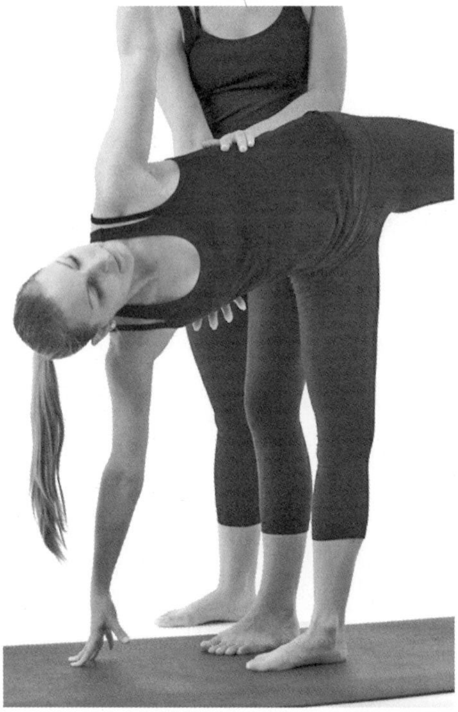

정반대 손바닥 펼치기를 사용해 몸통의 늘임과 회전을 지시하고, 갈비뼈 하부를 앞으로 그리고 밑으로 향하도록 하며, 갈비뼈 상부는 뒤로 그리고 아래로 향하도록 하라.

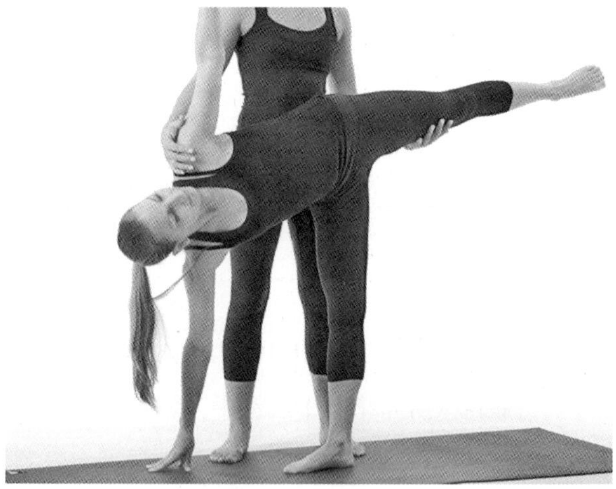

손바닥 펼치기를 사용해 들어 올린 다리를 엉덩이와 어깨의 뒷부분이 직선을 이루도록 하고 마치 벽에 기댄 것처럼 수련생이 자세를 잡도록 지시하라.

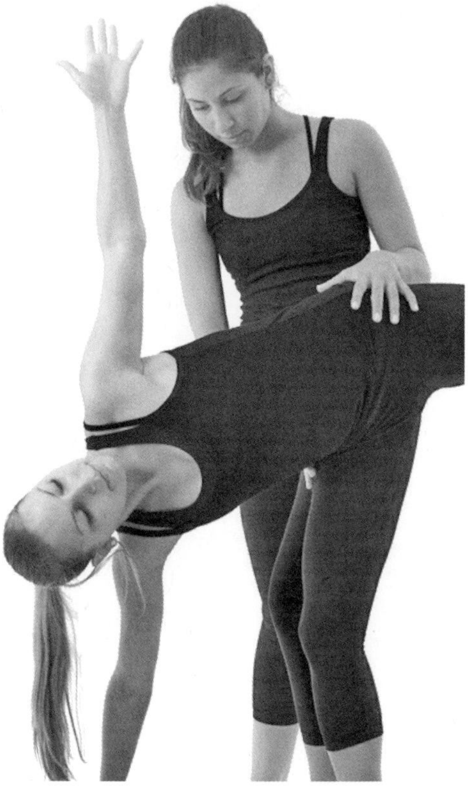

다시 트리코나사나 자세로 돌아갈 때 균형 잡는 것을 도와주기 위해 엉덩이 자세를 취하거나 유지하라.

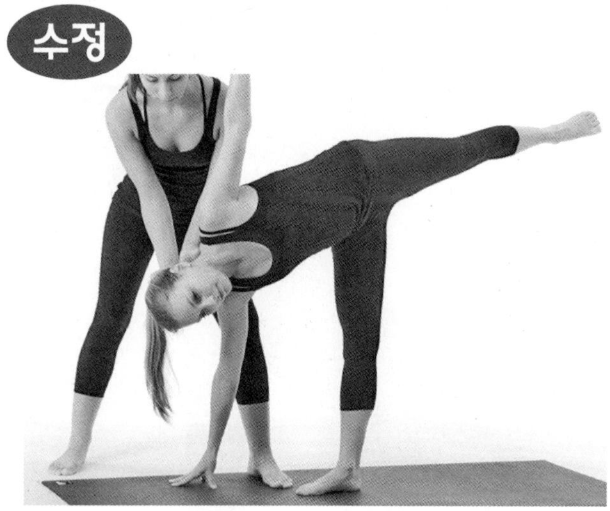

머리를 들고 있을 때 목에 무리가 가면, 목을 느슨하게 하고 머리를 아래로 늘어뜨리고 시선도 아래로 하라.

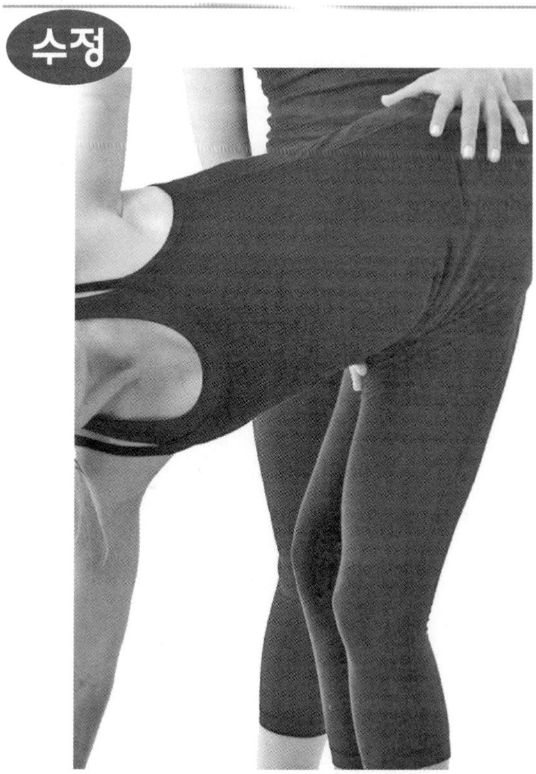

서 있는 다리의 무릎이 흔들리면, 곧게 펴려하지 말고 아사나를 풀거나 무릎을 굽혀라.

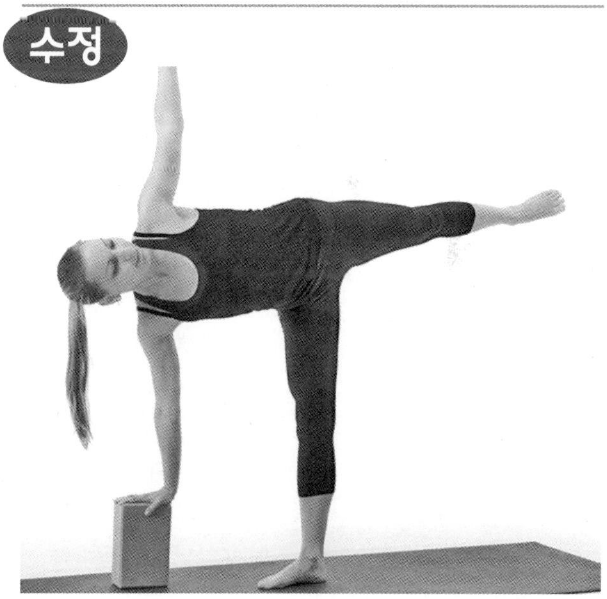

몸통을 벽면을 바라보면 완전히 틀 수 없으면, 블록을 세로로 세워서 손가락 끝을 대도록 하라.

변화

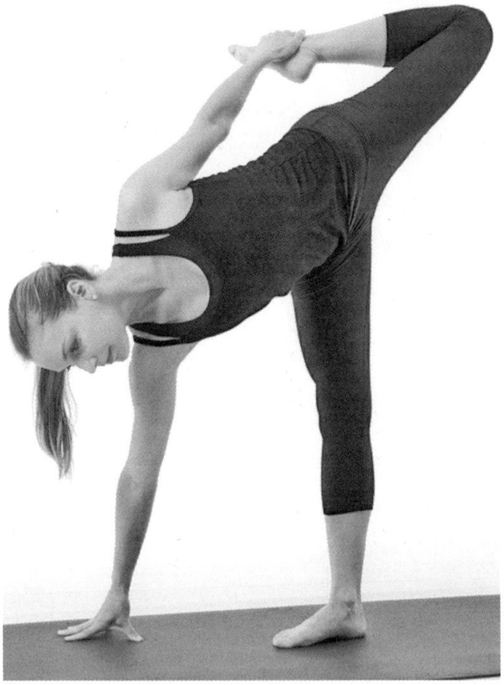

기본 아사나에서 완전히 몸을 펴고 안정을 유지할 수 있다면, 들어 올린 다리를 구부려 손으로 발을 잡도록 하라. 가능하다면 베카사나(개구리 자세)에서처럼 발등에 손을 대고 잡고 있는 발을 엉덩이 부위로 누르도록 하라. 발을 잡기 위해 무릎을 앞으로 내밀지는 말라, 왜냐하면 엉덩이 연결 부위에 지나친 압력을 가해 엉덩이가 앞으로 돌출하게 될 수 있기 때문이다.

변화

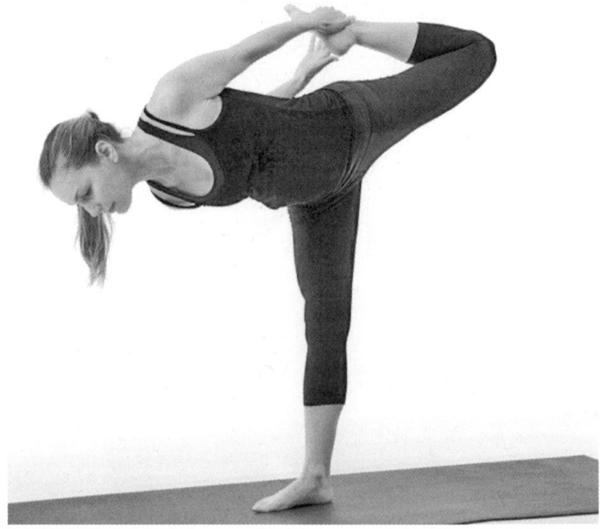

쉽고 안정된 균형을 잡을 수 있다면, 바닥에 댄 손을 들어 올려 양손으로 발을 잡아라.

좀 더 알아보기

「요가 지도법」: 153 쪽
「요가 시퀀싱」: 340 쪽
Teaching Yoga 지원 센터:
www.markstephensyoga.com/resources

파르스봇타나사나 (측면 늘리는 자세)

Parsvottanasana(Intense Extended Side Stretch Pose)

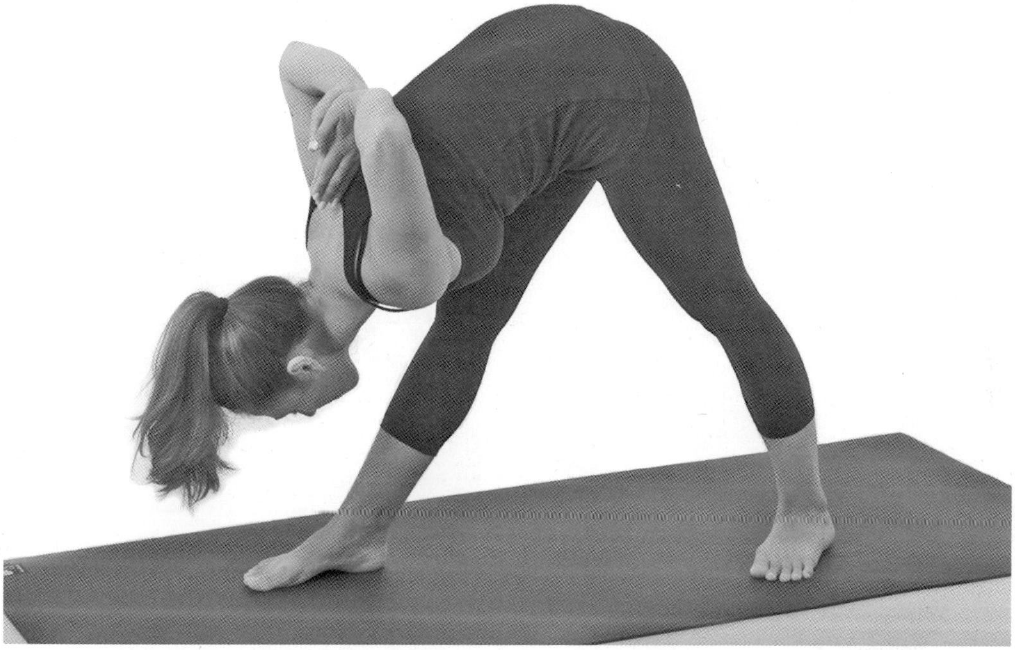

프라사리타 자세에서 시작해 우선 발을 한쪽다리 길이만큼 벌리고, 그 다음 몇 cm 정도 발을 서로 가까이 하도록 둔다. 엉덩이 위에 손을 두고, 오른발을 90° 회전한 다음, 왼발을 들어 옮겨 바닥에 고정하는데, 이때 오른발과 평행되도록 한다. 왼쪽 사타구니에 늘어남을 느낌면서 가급적 매트 앞쪽과 엉덩이가 평행을 이루도록 하라. 등 뒤에서 기도하는 자세처럼 손바닥을 서로 마주대고(손목이나 팔꿈치를 잡거나) 양다리를 곧고 강하게 내디디고 오른쪽 엉덩이를 뒤로 당기고, 뒷쪽 발꿈치를 단단히 바닥에 고정하고, 뒷다리의 허벅지를 안으로 회전하도록 하라. 다리와 발을 단단히 고정하고, 허리를 들어 올리고, 가슴 중심부를 환히 열면서, 서서히 골반의 내부로 회전하고, 치골을 위 아래로 당기면서, 배꼽을 허벅지 향해 늘어지도록 하고, 흉골을 발가락 쪽을 향해 당기도록 하라.

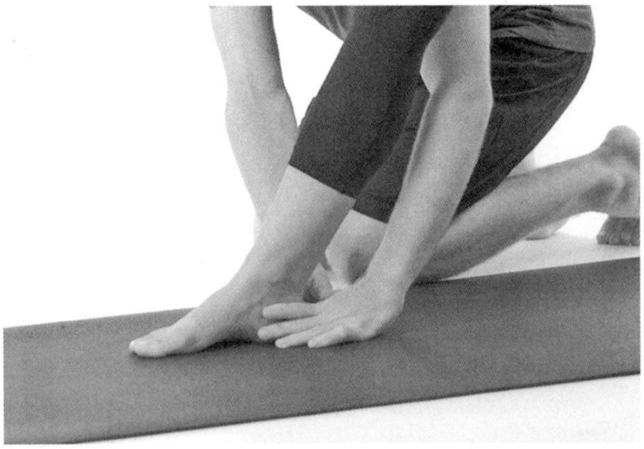

앞발을 곧게 펴도록 지시한 다음, 발뒤꿈치의 뒷부분과 정렬을 이루게 하든지, 보다 쉽게 엉덩이와의 정렬과 측면 균형을 위해 보다 넓은 측면 자세를 지시하라.

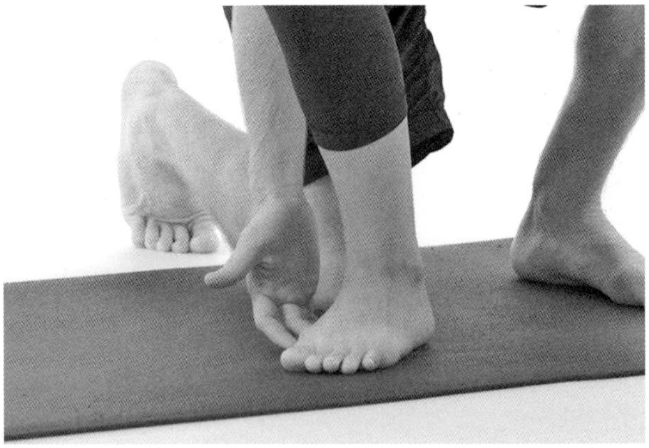

뒷발의 수평을 유지하고, 중심을 바로 잡으며, 보다 쉽게 뒷다리 허벅지의 내회전을 하기 위해 파다 반다를 강조하라.

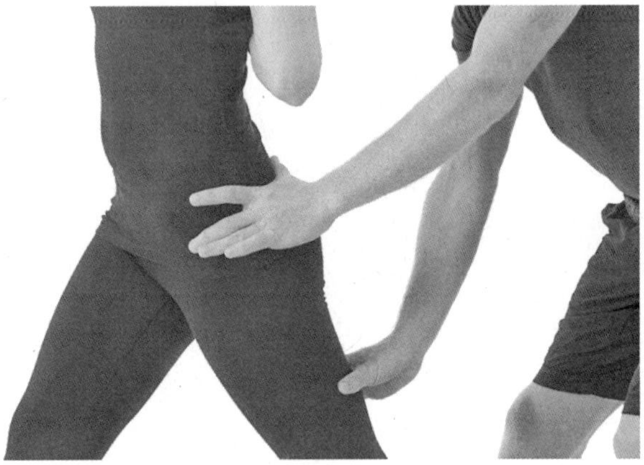

손바닥 펼치기를 이용해 한 손을 엉덩이 위에 대고 또 한 손은 안쪽 허벅지에 대고 뒷다리쪽 엉덩이가 앞으로 향하면서 내회전을 하도록 도와주라.

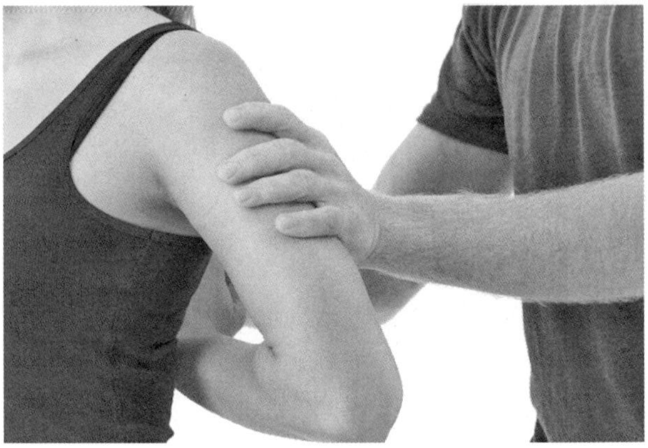

수련생이 팔을 90° 외전하도록 지시하면서, 팔의 어깨 가까운 부위에 움켜잡고 돌리기를 이용해 팔의 내회전을 지시함으로써, 등 뒤의 팔 위치잡기와 손바닥을 모아 등 뒤에서 기도하는 자세를 쉽게 하도록 하라. 구두로 (또는 가벼운 손바닥 펼치기를 이용해) 팔꿈치를 뒤로 하도록 지시하라.

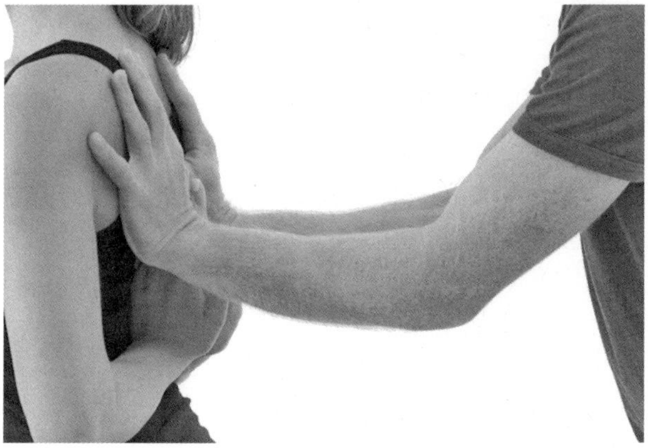

구두로 수련생에게 숨을 들이쉴 때마다 가슴을 들어 올리도록 하며, 어깨 넓이로 벌린 손바닥 펼치기를 이용해 양손을 모으도록 하고, 정반대 회전을 지시하라. 엄지손가락은 등뼈 중앙에 두고 손가락은 흉골이 배꼽에서 멀리 펴지도록 향하게 하라.

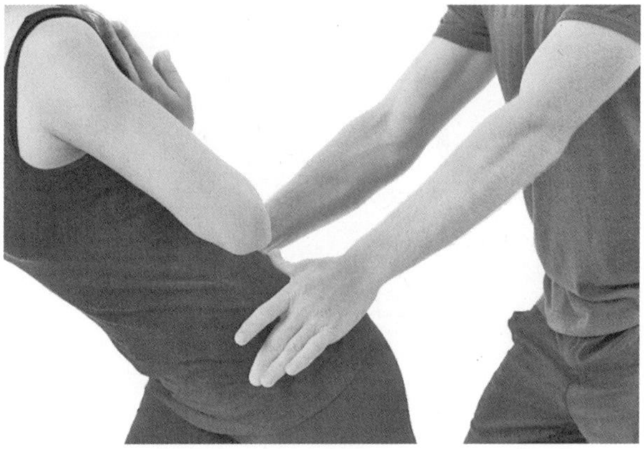

흉골을 발가락을 향하도록 몸통을 굽히기 전에 움켜잡고 돌리기와 골반 잡기(자세)를 사용해 앞으로 굽히기의 핵심이 되도록 최대한 편하게 골반의 앞쪽 회전을 지시하라.

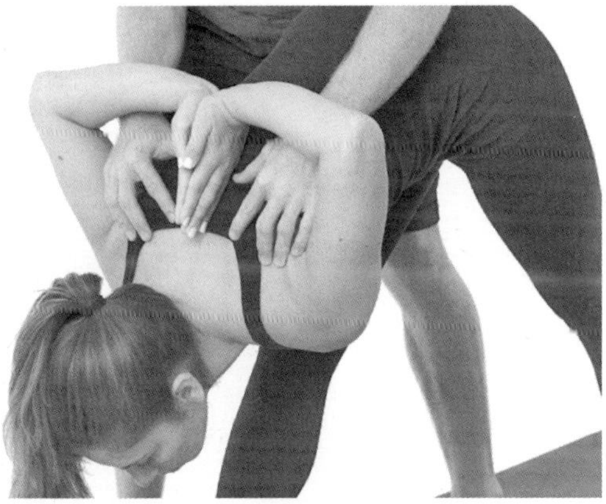

숨을 내쉴 때마다, 구두로 흉골의 전반이 배꼽에서 멀어지도록 유지하면서, 더욱 앞으로 아래로 굽히면서, 등에서 손가락 당기기를 이용해 강조를 더하라.

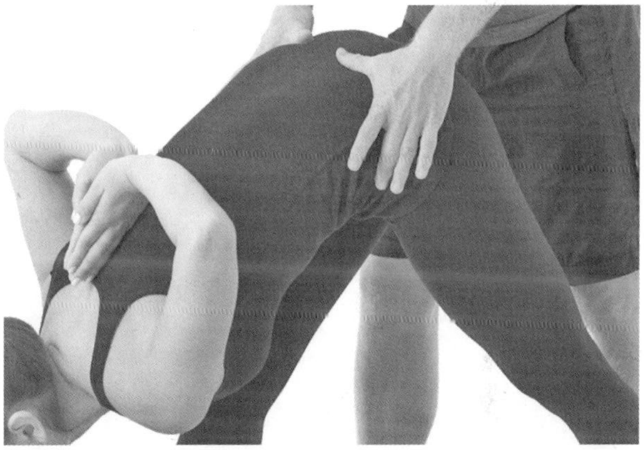

수련생이 숨을 들이쉬면서 몸을 들어 올릴 때, 허리의 압력을 덜어주기 위해, 움켜잡고 돌리기와 골반 잡기(자세)를 사용해 다리를 고정하고 골반을 뒤쪽에서 회전하도록 하라.

수정

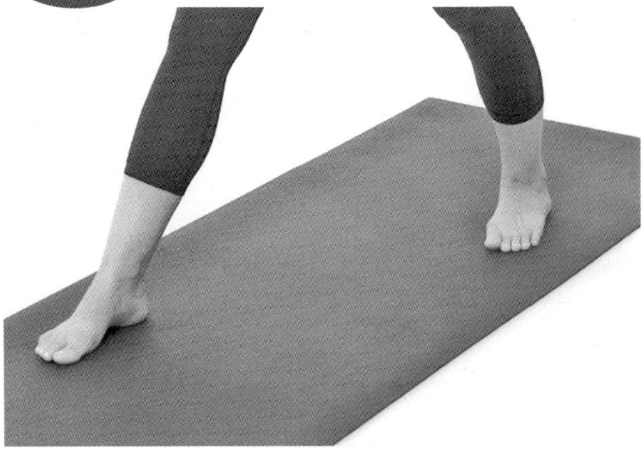

뒷발을 전통적으로 60° 보다 약간 덜 회전하든지 약간 넓은 측면 자세를 잡는 것은 다리, 엉덩이, 골반의 정렬을 쉽게 한다.

수정

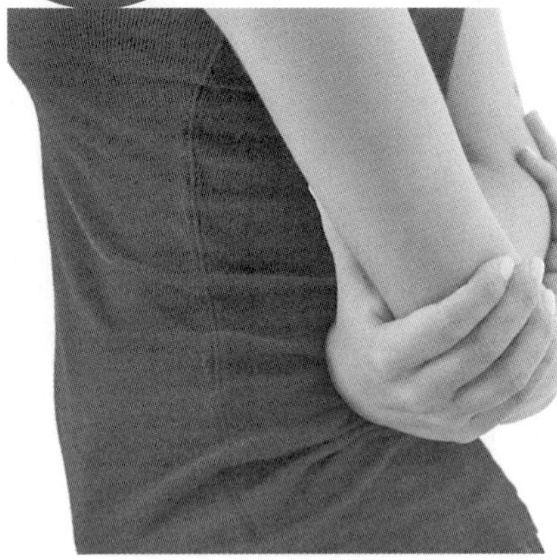

등 뒤에서 기도하는 자세를 잡을 수 없다면, 양 팔꿈치를 잡아라.

수정

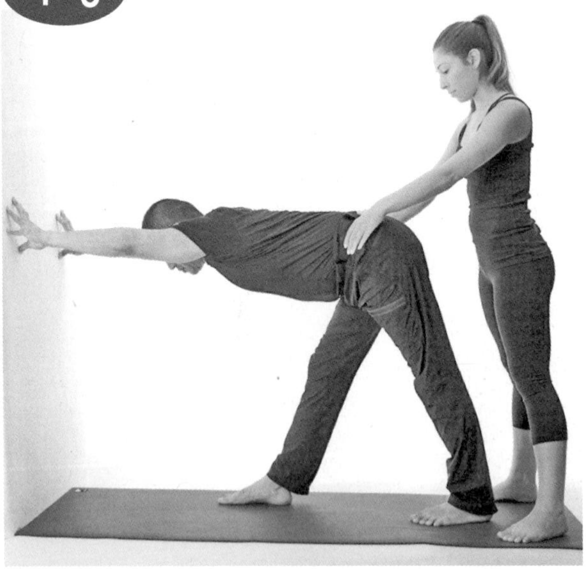

다리, 양발, 골반의 활동을 보다 쉽게 탐구하고, 허리와 햄스트링의 압력을 줄이기 위해 벽, 의자, 블록 등에 손을 대고 연습하라.

변화

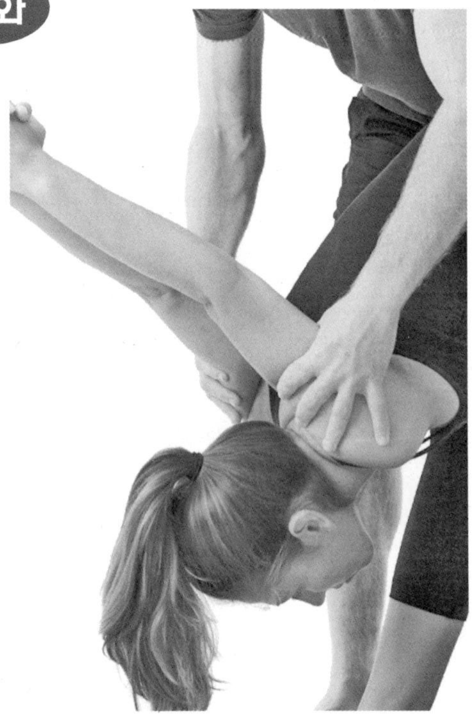

등 뒤에서 손가락을 깍지끼고 등을 굽히지 않으면서 팔을 머리 위로 뻗어라.

좀 더 알아보기

「요가 지도법」: 155 쪽
「요가 시퀀싱」: 383 쪽
Teaching Yoga 지원 센터:
www.markstephensyoga.com/resources

파리브릿타 트리코나사나 (회전한 삼각 자세)

Parivrtta Trikonasana(Revolved Triangle Pose)

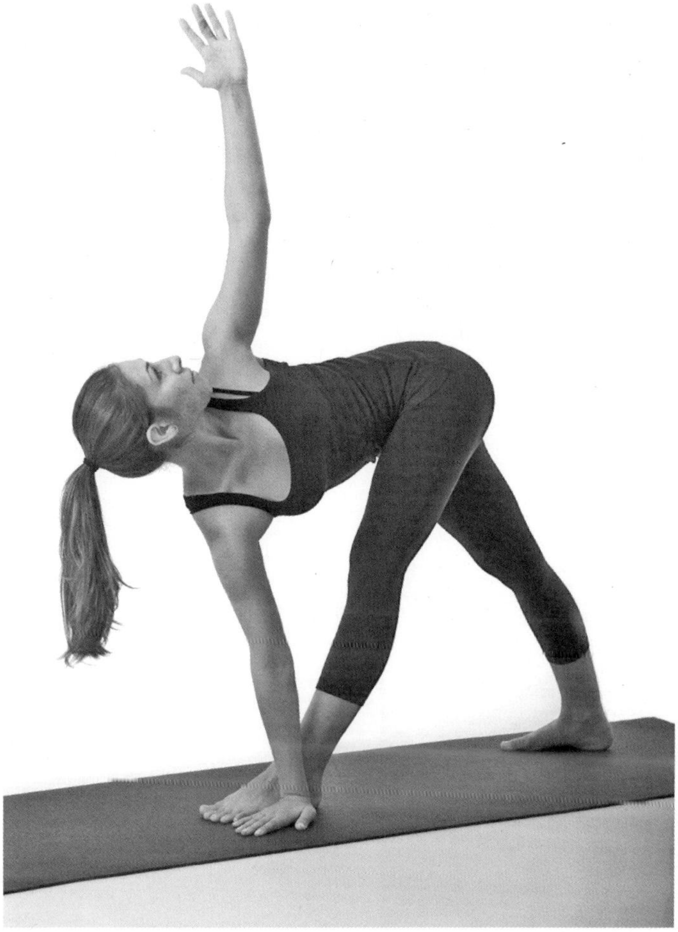

대부분의 수련생들은 손을 바닥에 대거나 몸통을 좀 더 오른쪽으로 기울이기 위해 엉덩이를 움직이는데, 이것은 흉부 척추의 회전보다는 허리의 회전을 가져온다. 따라서 손을 바닥에 대는 것이나 몸통의 회전보다는 엉덩이와 다리의 올바른 자세를 유지하는데 관심을 기울이도록 지시하라. 왼손 손가락을 펴고 블록(또는 벽이나 의자에)에 대는 것으로 시작해서, 엉덩이 위에 있는 오른손을 엉덩이 뒤로 돌리면서 몸통을 회전해서 열도록 하라. 오른팔을 위로 펼치는데 있어, 수련생들에게 펼치는 팔이 그들의 어깨 너머로 지나치게 휘지 않도록 하라. 목에 무리가 가면, 머리를 밑으로 떨어트려라. 다리와 엉덩이는 파르스봇타나사나의 서서 시작하는 위치와 같다. 오른 다리를 앞으로 내밀고, 오른손을 오른쪽 엉덩이에 대고 엉덩이 자세를 바로 잡고, 왼쪽 팔을 위로 펼치면서 골반을 앞으로 회전하라. 오른손을 바닥(또는 블록이나 의자)에, 오른발의 안쪽(또는 바깥에) 대고 몸통을 오른쪽으로 회전하면서 다리와 엉덩이의 균형을 유지하라. 어깨뼈를 등 아래로 내리고 필과 손기락 끝을 가슴부 바깥으로 펴져 나가도록 하라.

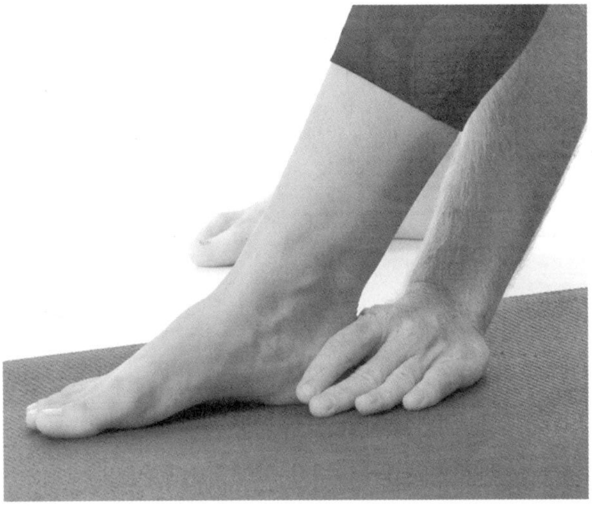

앞발을 곧게 펴도록 지시한 다음, 발뒤꿈치의 뒷부분과 정렬을 이루게 하든지, 보다 쉽게 엉덩이와의 정렬과 측면 균형을 위해 보다 넓은 측면 자세를 지시하라.

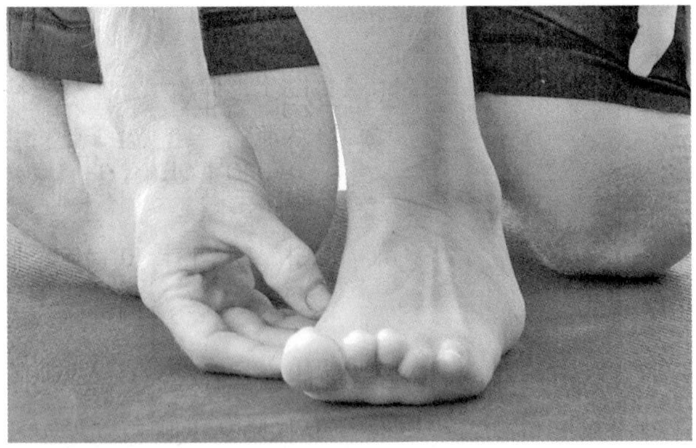

뒷발의 수평을 유지하고, 중심을 바로 잡으며, 보다 쉽게 뒷다리 허벅지의 내회전을 하기 위해 파다 반다를 강조하라. 60° 보다 조금 모자라게 뒷발을 안쪽으로 틀면 다리, 엉덩이, 골반의 정렬을 보다 쉽게 할 것이다.

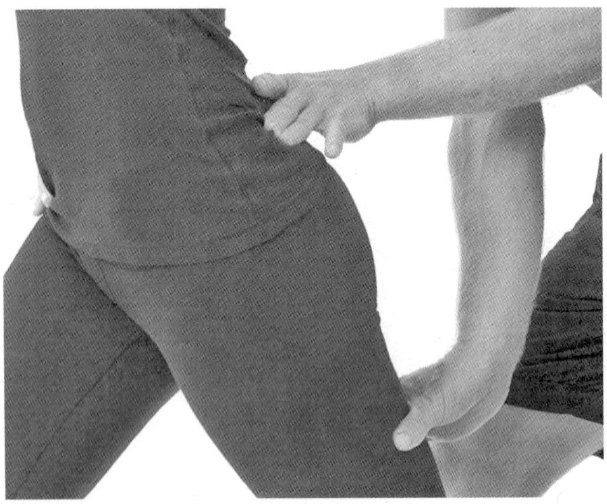

손바닥 펼치기를 이용해 한 손을 엉덩이 위에 대고 또 한 손은 안쪽 허벅지에 대고 뒷다리쪽 엉덩이가 앞으로 향하면서 내회전을 하도록 도와주라.

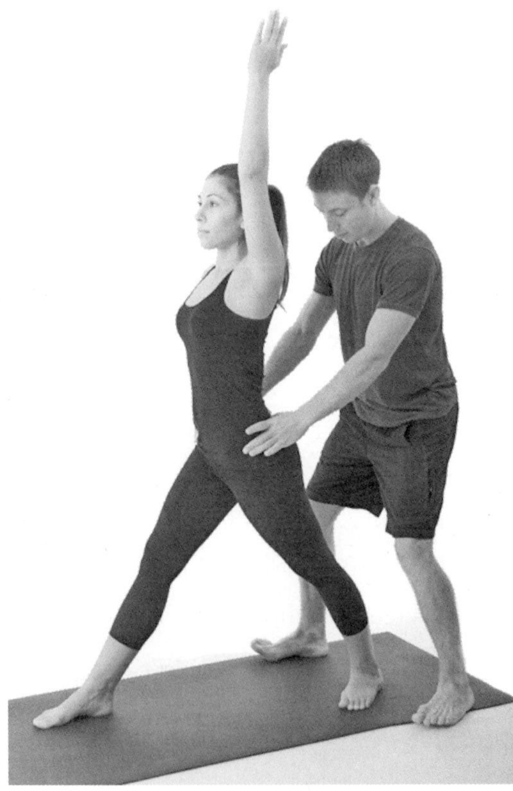

우선 골반 잡기(자세)와 움켜잡고 돌리기를 이용해 척추와 연관된 골반 중립을 지시하고, 들어 올린 팔을 양쪽 모두 곧게 펴서 준비 동작 및 다음 단계에 대비하도록 하라.

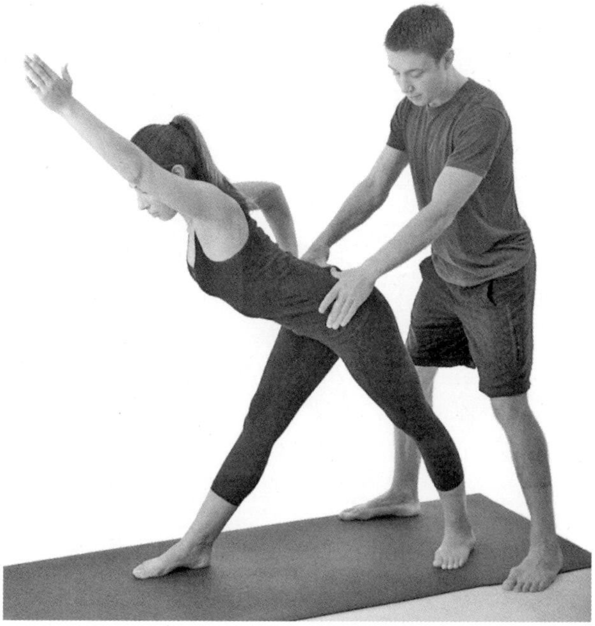

구두로 손을 블록이나 바닥에 올려 놓도록 지시하기 전에 움켜잡고 돌리기와 골반 잡기(자세)를 사용해 앞으로 굽히기 의 핵심이 되도록 최대한 편하게 골반의 앞쪽 회전을 지시하라.

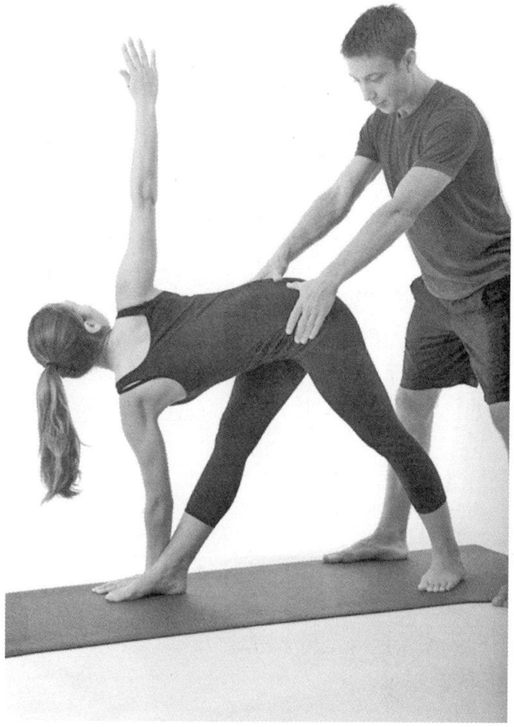

골반 잡기(자세)를 이용해 골반의 정렬과 안정화를 위해, 구두로 수련생에게 몸통 중반을 돌리면서 상완부를 위로 펼치도록 하라.

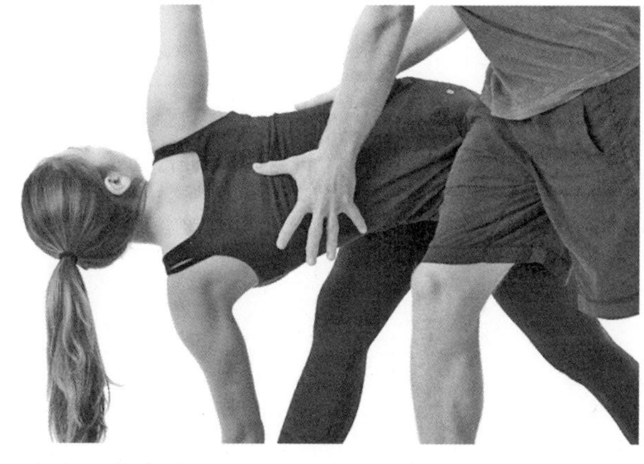

골반대 골반 자세로 수련생과 같은 방향에 서서 균형을 잡도록 하기 위해, 몸통 양쪽에 펼쳐진 손바닥 자세를 이용해 몸통의 늘어짐과 회전을 도우며 아래쪽 갈비뼈를 앞으로, 밑으로 하고 위쪽 갈비뼈는 뒤로 아래로 향하도록 지시한다.

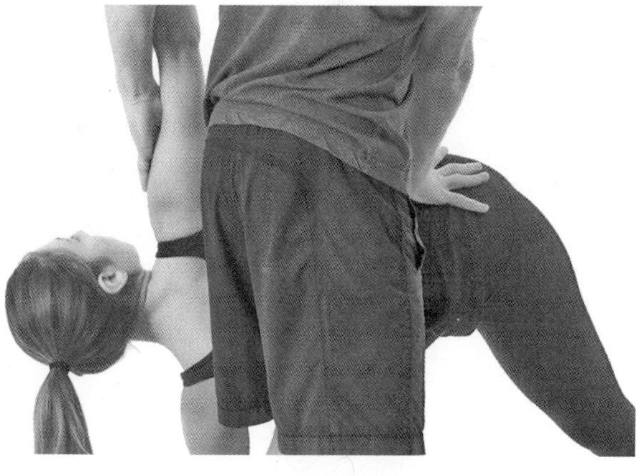

골반대 골반 자세로 수련생과 반대 방향에 서서 균형을 잡도록 하기 위해, 골반 위에 펼쳐진 손바닥 자세를 이용해 골반의 균형을 도우며, 어깨 위에 손을 대고 몸통의 회전을 도운다.

수정

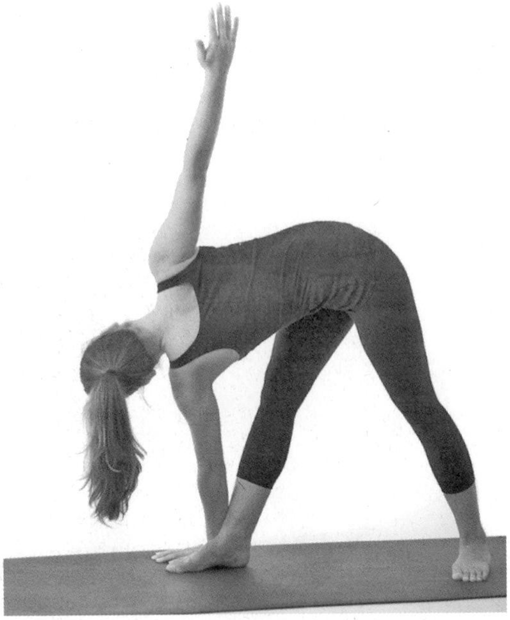

머리를 들고 있을 때 목에 무리가 가면, 목을 느슨하게 하고 머리를 아래로 늘어뜨리고 시선도 아래로 하라.

수정

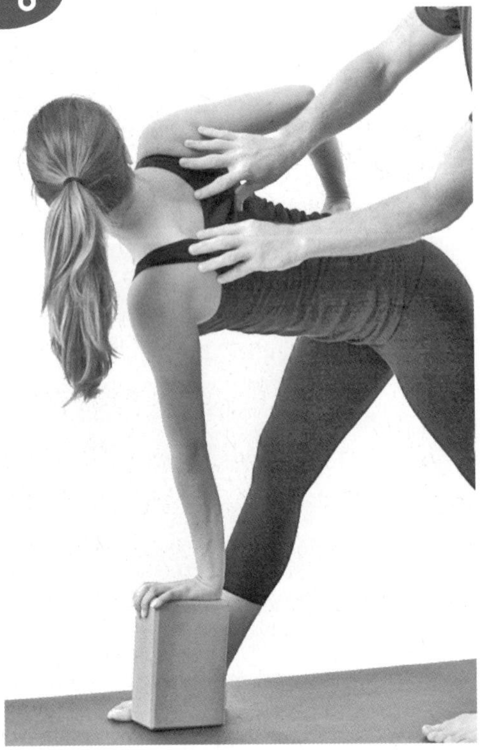

쉽게 골반을 늘리고 몸통을 회전하기 위해 블록 위에 손을 대라.

수정

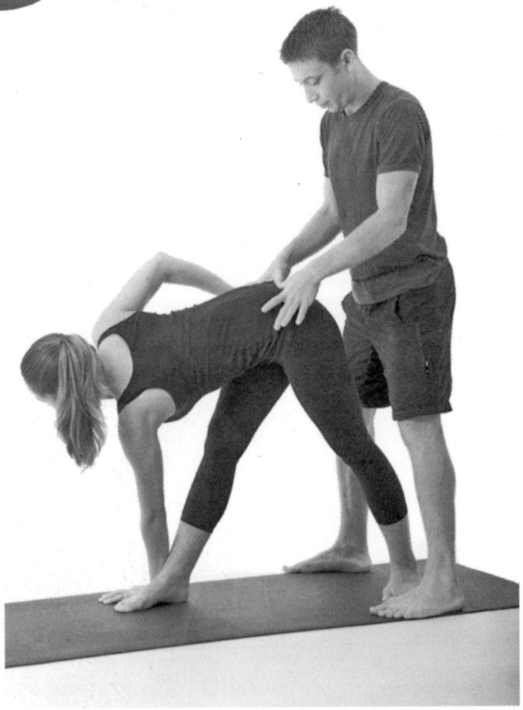

골반의 균형을 흐트리지 않고 어깨가 틀어진 방향으로 바닥과 90° 되게 몸통을 틀기 어렵다면, 골반에 손을 대고 뒤에 눌러서 척추가 늘어지도록 돕고 회전을 지원하라.

좀 더 알아보기

「요가 지도법」: 155 쪽
「요가 시퀀싱」: 380 쪽
Teaching Yoga 지원 센터:
www.markstephensyoga.com/resources

파리브릿타 파르스바코나사나 (회전한 측면각 자세)

Parivrtta Parsvakonasana(Revolved Extended Side Angle Pose)

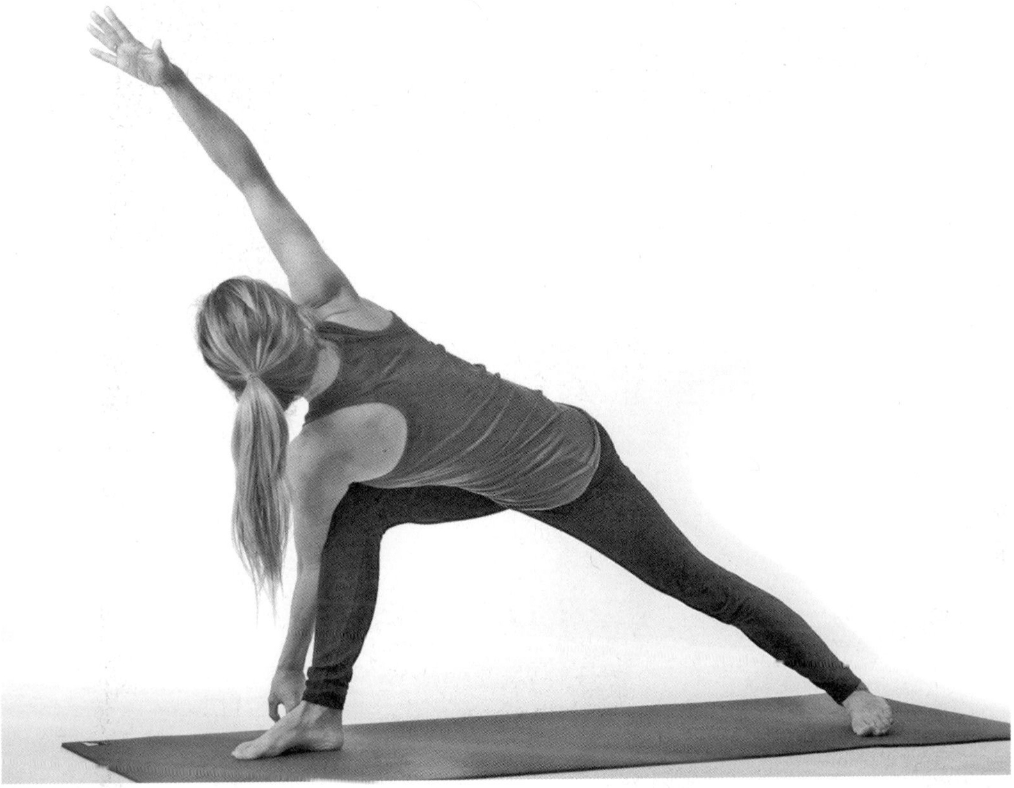

아쉬다 찬드라사나에서, 또는 더 힘들지만 비라바드라사나 I 에서 오른발을 앞으로 밀어 내는 것으로 시작하라. 그 자세에서 엉덩이의 균형을 잡기 위해 왼손을 왼쪽 엉덩이에 대라. 이 자세의 중요성과 발꿈치 위로 앞무릎의 정렬을 강조하라. 오른팔을 위로 곧게 펴서 몸통의 오른쪽 부위가 늘어나도록 한 다음, 왼쪽 팔꿈치를 기도 자세의 오른쪽 무릎 위에 놓으면서, 왼쪽으로 틀면서 앞으로 뻗어라. 또는 수련생이 회전 유연성과 골반 유연성이 아주 좋다면, 어깨를 무릎 쪽으로 당기고 바닥의 손을 왼발 바깥쪽에 두라. 마지막으로 왼팔을 머리 위로 뻗고, 몸통을 왼쪽으로 회전하며 팔을 바깥으로 돌려라. 앞무릎을 앞발꿈치 위로 정렬시키고 왼쪽 엉덩이는 비라바드라사나 I 에서처럼 무릎 바로 뒤로 있도록 하라. 아슈타 찬드라사나에서 뒷발꿈치를 들어 올리는 것은 준비자세를 좀 더 쉽게 한다. 뒷다리에 강한 힘을 주도록 하라. 뒷발꿈치를 바닥에 대고 완전한 아사나 자세가 되면, 엉덩이를 앞으로 회전하도록 그 발의 바깥 부위를 단단히 고정하라.

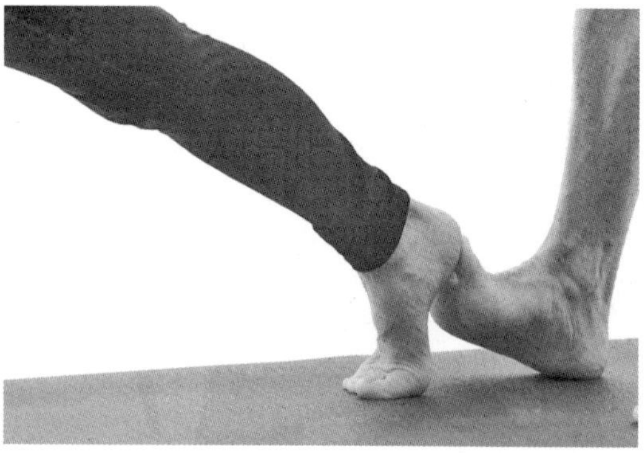

보다 쉽게 접근할 수 있는 아슈타 찬드라사나를 위해 수련생에게 발뒤꿈치를 들게 하고, 지도자의 발을 그 발뒤꿈치에 대고 발과 뒤꿈치에 힘을 주도록 한다.

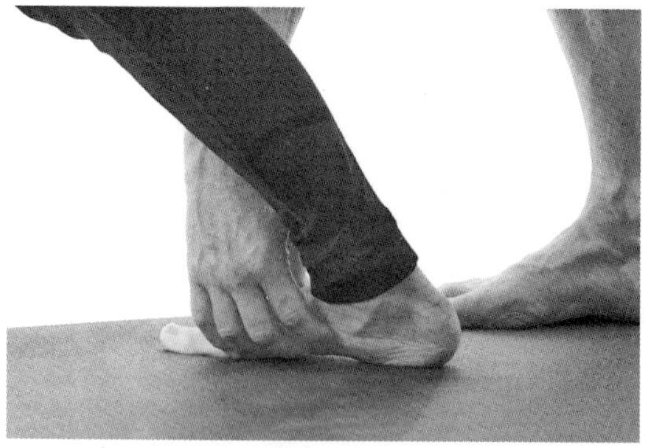

발뒤꿈치를 안으로 돌려 고정시키는 전통적인 비라바드라사나 I 에서, 균형을 유지하고 발의 고정을 단단히 하고, 그 다리의 허벅지가 쉽게 내회전을 하도록 뒷발의 파다 반다를 강조하라.

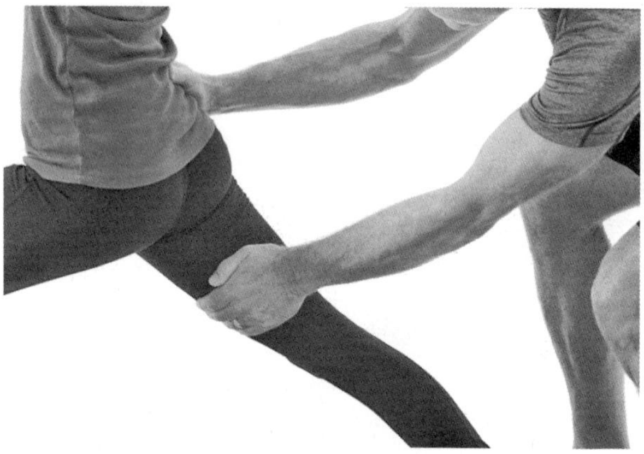

펼친 손바닥 자세를 이용해 한 손은 엉덩이 윗부분에 대고, 다른 한 손은 허벅지 내부에 대고 허벅지의 내회전을 도와라.

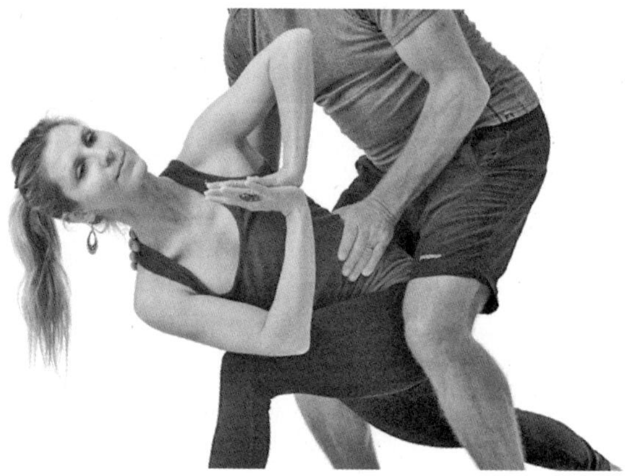

지도자와 수련생의 키에 따라, 수련생 위에 다리를 벌리고 서서 무릎으로 움켜잡기 자세를 이용해 수련생의 균형을 잡으면서 양손을 사용해 상체의 자세를 도와라.

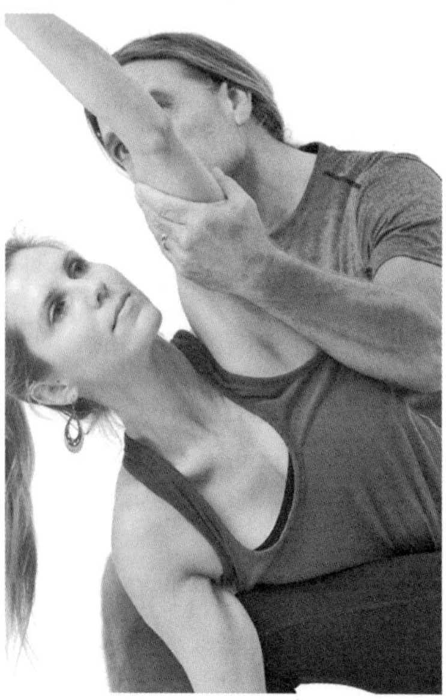

움켜잡고 돌리기 자세를 이용해 팔의 외회전을 지시하라. 팔꿈치 위에서 그리고 어깨에 가까이 이 지시를 내려라.

수정

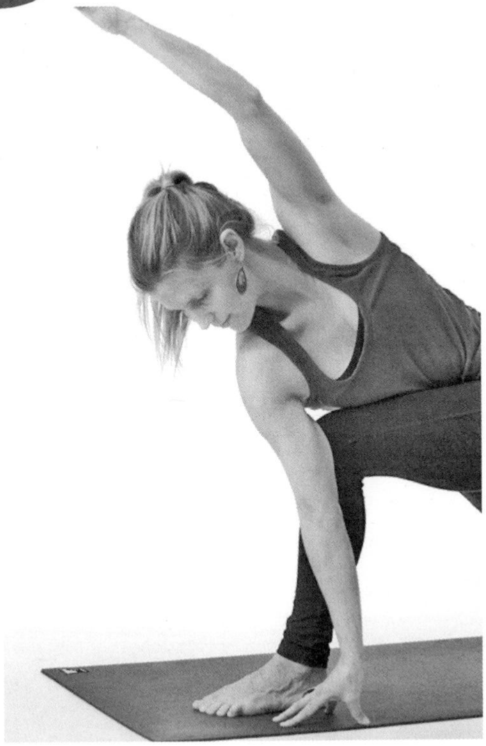

머리를 들고 있을 때 목에 무리가 가면, 목을 느슨하게 하고 머리를 아래로 늘어뜨리고 시선도 아래로 하라.

수정

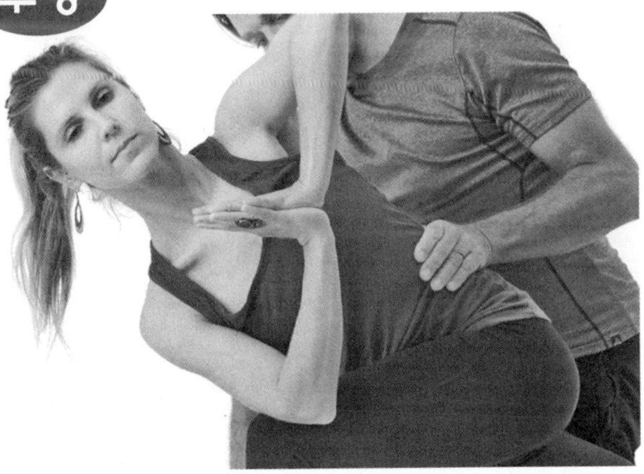

다리의 정렬과 척추와 가슴의 균형을 잃지 않고 무릎 위로 어깨를 당길 수 없다면, 기도 자세로 비틀기를 지시하고, 펼쳐진 손바닥 자세로 몸통의 양쪽에 대고 몸통의 늘어짐과 회전을 돕고, 아래쪽 갈비뼈는 앞으로 밑으로, 위쪽 갈비뼈는 뒤로 아래로 향하도록 지시하라.

수정

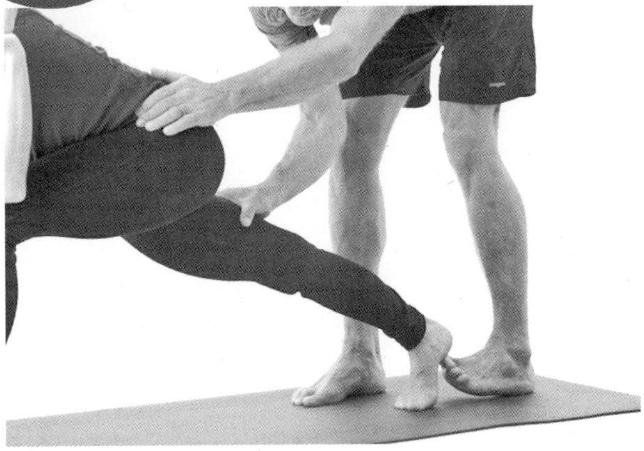

앞쪽 엉덩이가 들려서 벌어지고, 그 무릎이 안으로 벌어지는 것을 막을 수 없다면(아슈타 찬드라사나 자세에서), 발뒤꿈치를 들어 올려 힘을 주면서 뒤로 곧게 펴도록 지시하고, 펼쳐진 손바닥 자세를 이용해 뒷허벅지의 내회전과 그 위 엉덩이의 앞쪽 회전을 지시하라. 골반, 몸통, 팔을 위해서도 필요한 지시를 하라.

변화

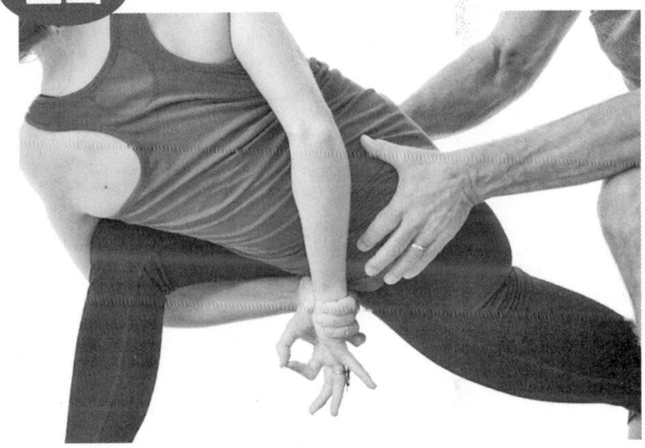

이 아사나의 동작을 쉽게 완성할 수 있다면, 위쪽 팔을 등 뒤에서 손목을 감아잡도록 지시하라. 이 변형은 완전히 자기 교정이지만, 뒷발의 올바른 고정과 엉덩이, 앞무릎, 척추의 정렬을 잃을 수도 있음을 강조하라.

좀 더 알아보기

「요가 지도법」: 153 쪽
「요가 시퀀싱」: 379 쪽
Teaching Yoga 지원 센터:
www.markstephensyoga.com/resources

비라바드라사나 I (전사 자세 I)

Virabhadrasana I(Warrior I Pose)

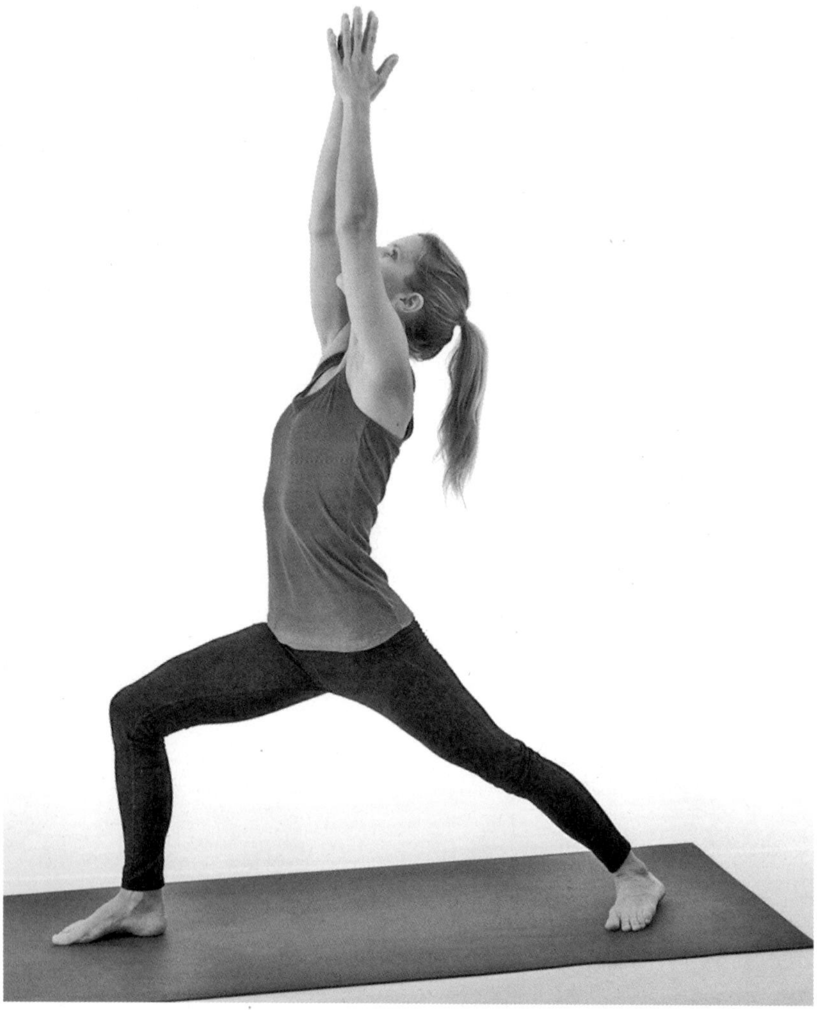

아도 무카 스바나사나에서 비라바드라사나 I 로 전환하는 데는 두 가지의 기본기술이 있다. 전통적 아쉬탕가 빈야사 요가에서는 왼쪽 뒤꿈치가 안으로 반정도 틀어서 고정시킨 다음에 오른쪽 다리를 앞으로 내민다. 여러 빈야사 흐름 강좌에서, 오른쪽 다리를 우선해서 뒤로 빼고, 숨을 들이쉬면서 상체를 일으킨 다음, 숨을 내쉬면서 발을 앞으로 당기고 오른손 옆에 둔다. 어느 방법을 이용하든, 비라바드라 I 자세의 높은 런지 자세로 바로 들어가기 보다는 아슈타 찬드라사나를 우선 가르친 다음, 고관절 굴곡근과 고간을 부드럽게 늘릴 수 있는 공간을 제공하면서, 수련생들이 무릎과 뒤꿈치 정렬의 중요성을 이해하도록 도와라. 우선 아슈타 찬드라사나에서든 비라바드라 I 에서든 좀 더 많은 준비를 위해 수련생들이 손가락을 모아 높이 세우고, 어깨뼈를 뒤로 잡아당기며, 흉골이 앞으로 나와 척추가 좀 더 늘어지도록 하며, 목 주위에 더 많은 공간을 만들도록 요구하라.

아슈타 찬드라사나에서든 비라바드라 I 에서든 수련생들이 몸통을 수직에 위치하기까지 우선 앞다리를 계속 곧게 펴도록 하며, 양손을 엉덩이 위에 올리고, 골반을 중립 위치에 가져오면서 뒷다리를 곧고 강하게 누르도록 하라. 아슈타 찬드라사나로 시작한다면, 뒤꿈치를 안으로 당기면서 바닥에 고정시켜 비라바드라 I 자세의 기초를 잡을 수 있도록 하라: 파다 반다를 촉진하고, 뒷쪽 엉덩이를 앞으로 회전하고, 뒷다리의 내부 허벅지를 뒤로 회전해서 골반의 수평을 유지하도록 하라. 양손은 엉덩이 위에 올려 놓은 채, 골반 중립을 유지하도록(엉덩이와 앞 허벅지 사이) 수련생에게 지시하면서 천천히 앞다리를 굽히고 의식적으로 무릎이 발의 새끼발가락 부위까지 오도록 지시하라.

앞무릎이 발뒤꿈치를 넘어서지 않는 것이 아주 중요하다; 무릎을 지나치게 멀리 나가도록 하면 근육에 무리가 갈 수 있다. 앞무릎을 굽히면서 비라바드라 I 자세로 들어갈 때, 수련생이 뒷쪽 무릎이나 허리에 압박을 느낀다면 상향 자세를 그만두거나 무릎을 좀 덜 굽히는 방향을 제시하라. 아슈타 찬드라사나 자세에서 뒷쪽 발뒤꿈치를 곧게 세우는 것 역시 뒤로 뻗은 무릎과 허리의 압박을 경감하거나 제거할 것이다.

어느 쪽 아사나에서든 일단 수련생이 런지 자세에 들어간 다음에는, 양손을 옆으로 내리고, 손바닥을 밖으로 펴서 어깨 관절에서 일어나는 양팔의 외회전을 느끼도록 하라. 그 다음에 양팔을 밖으로 뻗어 머리 위로 올리면서 어깨를 후면 늑골(등하부) 아래에 고정하도록 하라. 전체 수련생들에게 아래로 잠시 보고 앞면 갈비뼈의 하부를 약간 들어가도록 지시한 다음, 그 자세를 유지하면서 시선을 앞으로 향하고 양팔은 뒤로 하라. 이 동작으로 수련생들은 어깨의 유연성과 척추의 중립 확장을 촉진하게 되며, 그에 따라 아도 무카 브릭사사나(물구나무 서기 자세)와 같은 아사나를 위한 근육 기억력에 근본적 이익과 도움을 주게 된다. 양팔을 곧게 펼 수 있는 수련생에게는 손바닥을 머리 위에서 마주 대도록 격려하고, 목에 무리가 가지 않는다면 엄지손가락 끝을 바라보게 하라.

비라바드라사나 I 자세의 경험을 심화시키기 위해서, 양발의 안정적 고정과 뒷발의 내회전을 강조하면서, 뒷쪽 발꿈치를 바닥에 더 잘 고정시키기 위해 성상이뻐에 단단히 힘을 주고, 양발에 파다 반다, 물라 반다, 척추 및 가슴부위의 안정적이고 역동적 상승을 꾀하며 손가락은 모두 펼치도록 하라. 갈비뼈의 아래 테두리를 위로 올리고 엉덩이 윗 부위에서 멀어지도록 해서 허리에 좀더 많은 공간과 여유를 만들도록 하라. 호흡은 지속적이고 안정되게 하고, 눈은 부드럽게, 가슴은 열어라. 비라바드라사나 I 자세는 여러 에너지 흐름, 고정과 확장의 관계, 안정과 행복의 균형을 가르칠 수 있는 훌륭한 아사나이다. 비라바드라사나 I 에서 차투랑가 단다사나(사지 막대 자세)로 전환하는데 있어, 수련생들이 동작을 간단하고, 유연하고, 호흡에 연결되도록 유도하라. 많은 수련생들이, 특히, 앞서가는 초보자들이 한쪽 발을 바닥에서 떼서 차투랑가 단다사나까지 연결시키는 것을 목격하게 될 것이다.
이것은 차투랑가 단다사나의 안정된 기반에 손상을 가한다; 사지 막대기 자세의 순결성이 잃고,
우르드바 무카 스바나사나(얼굴이 위로 향한 개 자세)로의 안정된 전환에 손상을 가해 자세의 불균형을 초래한다.

이것을 반복하게 되면, 천장 관절의 불안정을 가져오고 잠재적으로 만성적 허리 통증을 유발할 수 있다.

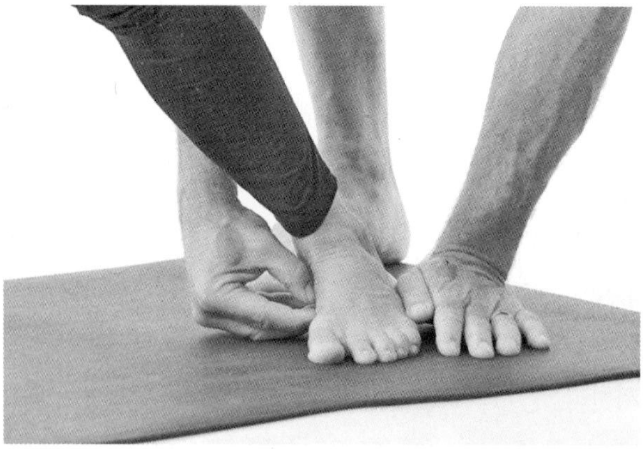

손가락으로 꼬집기와 펼쳐진 손바닥 자세를 이용해 뒷발의 파다 반다를 지시하라.

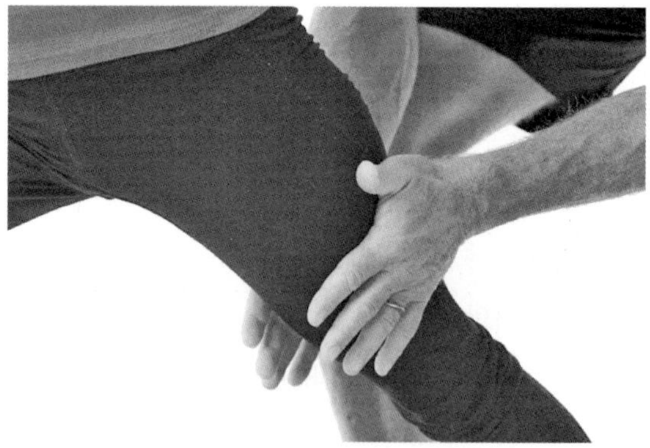

발가락을 수련생의 뒷쪽 발꿈치에 대고 단단한 고정을 지시하면서, 손바닥 펼치기를 사용해 뒷 허벅지의 내회전을 지시하라. 그 부위의 허벅지가 다른 허벅지와 정렬되도록 하라.

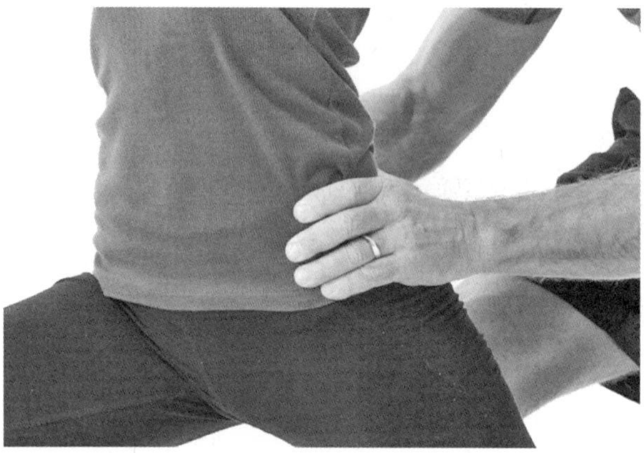

골반 잡기(자세)와 움켜잡고 돌리기를 이용해 골반 중립을 지시하고 뒷쪽 엉덩이가 앞으로 회전할 수 있도록 노력하라. 골반 잡기(자세)를 사용해 골반의 수평과 중립 자세를 지시하라.

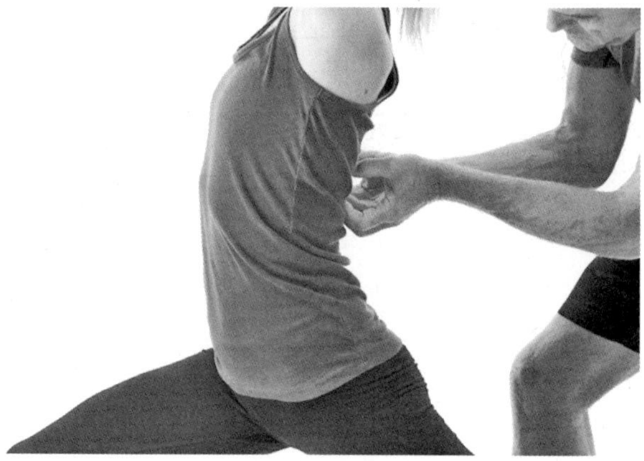

손가락 펼치기를 사용해 갈비뼈 전체가 위로, 그리고 골반으로부터 멀어지게 하라.

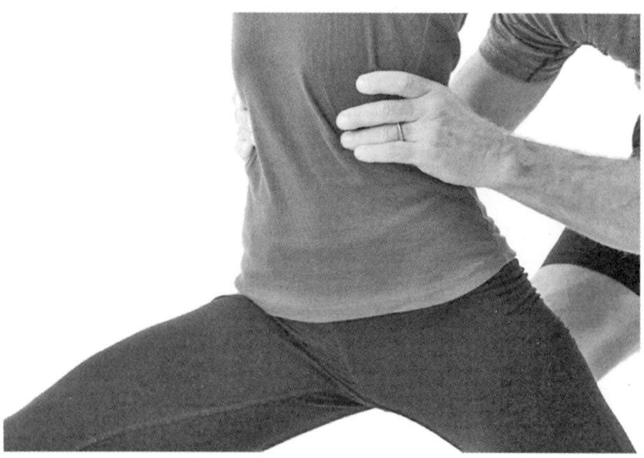

펼쳐진 손바닥을 이용해 전면 하부 늑골이 튀어나오지 않도록 해서, 척추의 중립적 확장을 도와라.

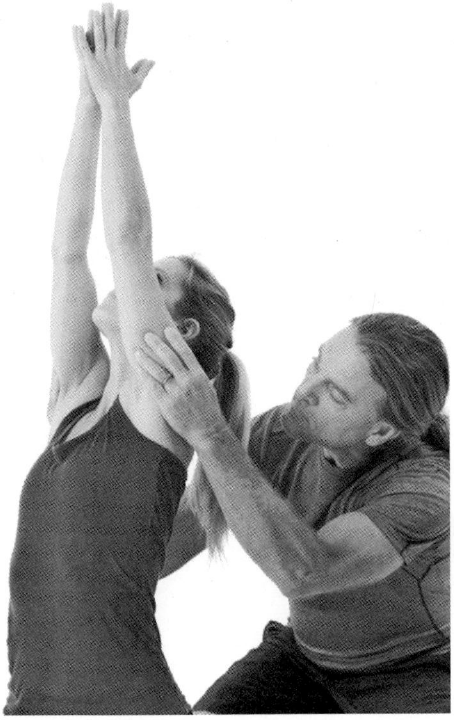

움켜잡고 돌리기를 사용해 팔을 들어 외회전하는 것을 지시하고 도와라.

수정

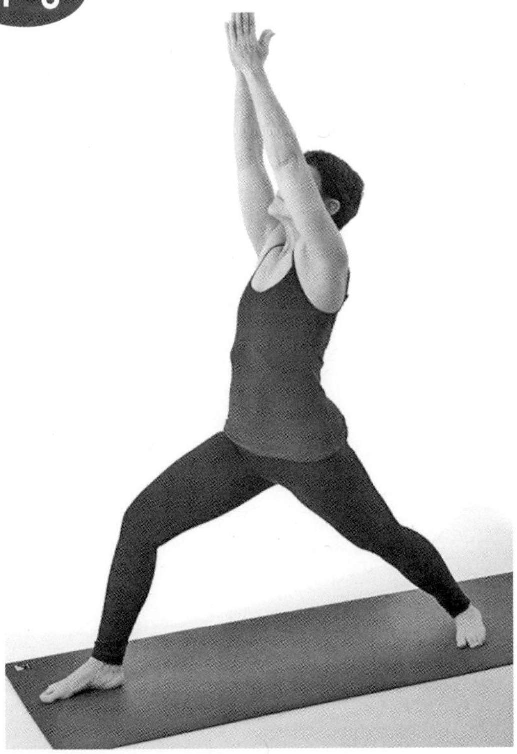

수련생이 허리의 통증을 호소하면, 앞발을 곧게 해서 근육 긴장을 완화하도록 하라.

수정

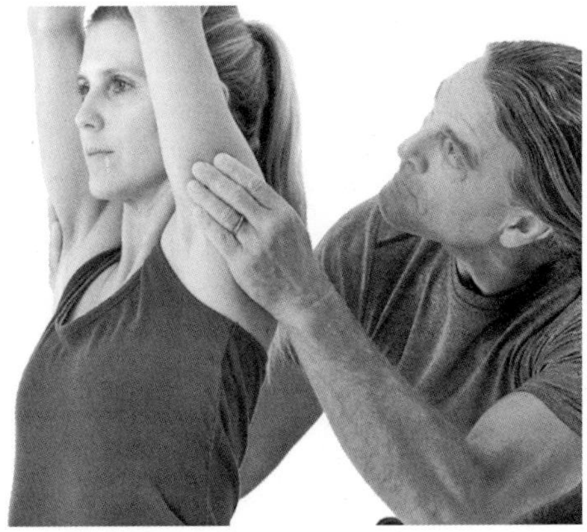

위로 쳐다 볼 때 목에 무리가 가면, 목을 수평으로 하고 정면을 바라 보라.

수정

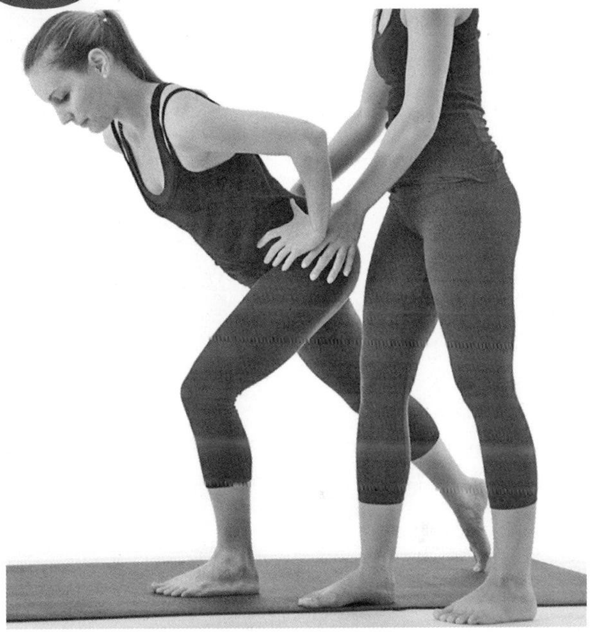

수련생이 뒷쪽 무릎의 통증과 압박을 호소하면, 뒷쪽 발꿈치를 곧게 세워 힘을 주도록 해서 무릎의 뒤틀림 효과를 없애도록 하라(이에 따라 아슈타 찬드라사나에 이르게 된다).

좀 더 알아보기

「요가 지도법」: 147 쪽
「요가 시퀀싱」: 418 쪽
Teaching Yoga 지원 센터:
www.markstephensyoga.com/resources

비라바드라사나 II (전사 자세 II)

Virabhadrasana II(Warrior II Pose)

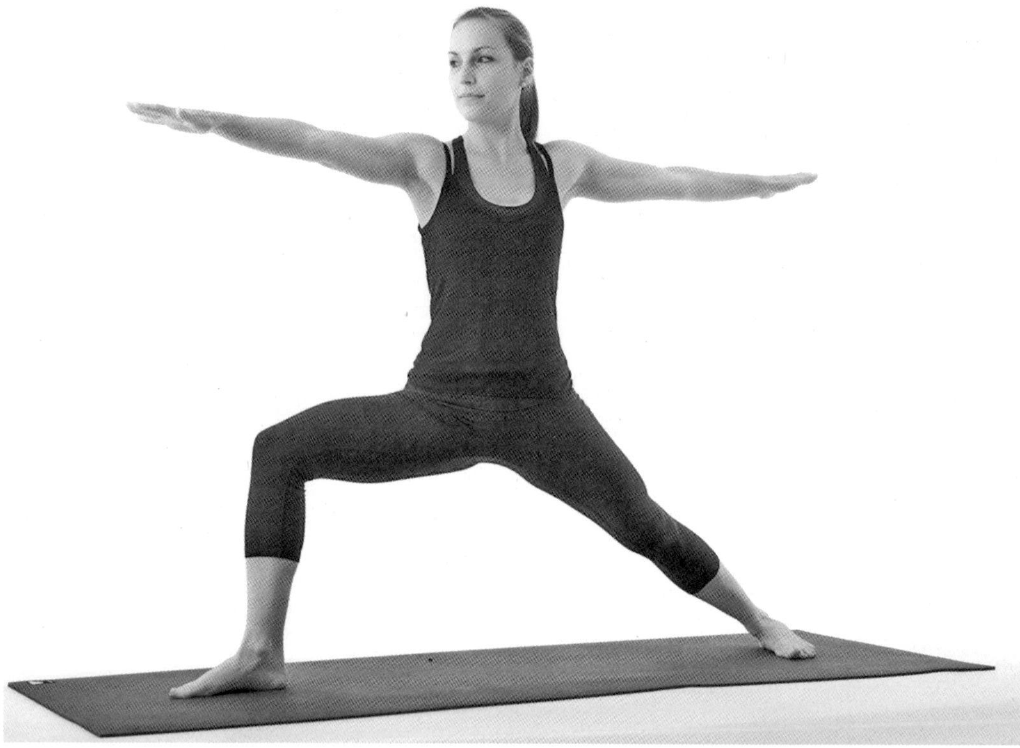

넓게 편 프라사리타 자세에서 시작해서, 오른발을 밖으로 돌리고, 왼발은 약간 안쪽으로 틀어서 천천히 오른쪽 무릎을 굽히면서 발의 새끼발가락 옆지점까지 이르게 하라. 무릎이 발꿈치 넘어가게 되면, 발가락을 앞으로 조금 움직여 좀 더 긴 자세가 되도록 하라. 비라바드라사나 I 자세에서 시작한다면, 앞무릎의 정렬을 유지하면서 다른 허벅지를 뒤로 물리도록 지시하라. 앞무릎이 발뒤꿈치 바로 위에 정렬되도록 하라(벌어지는 경향이 있다). 앞쪽 엉덩이뼈는 아래로 엉덩이는 수평, 골반은 중립, 뒷다리는 활처럼 단단히 하고 어깨뼈는 등 아래로 향하고 에너지가 등 위로 올라 손가락을 통해 가슴부위 밖으로 나가도록 하라. 발을 힘껏 누르면서 자세를 풀도록 하라.

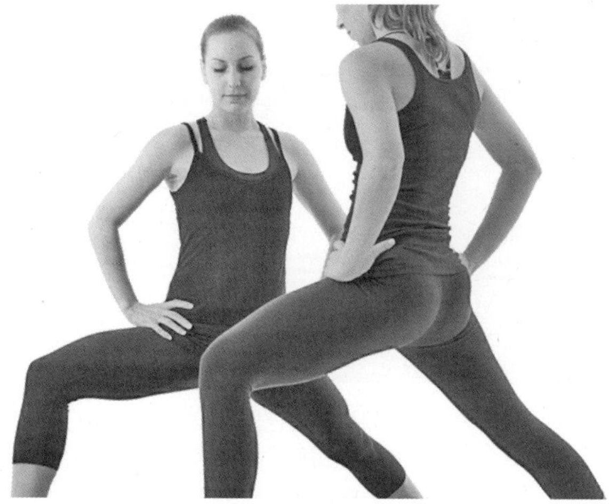

넓게 편 프라사리타 자세를 같이 하면서, 시각적으로 그리고 구두로 한 발을 밖으로 90° 회전하고 다른 발은 안쪽으로 약간 틀고, 앞발은 뒷쪽 발뒤꿈치와 정렬되게 하라. 엉덩이는 골반의 중립 위치와 수평을 맞추고, 팔은 어깨뼈와 수평되게 해서 후면 늑골(등하부)를 축으로 해서 고정하라.

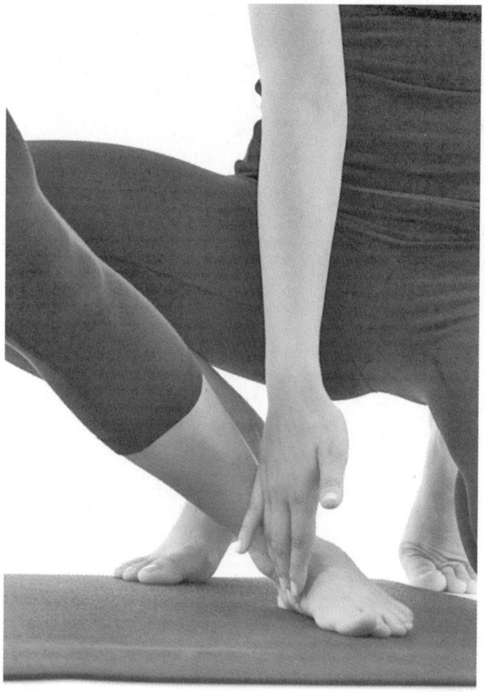

시각적으로 그리고 구두로 앞무릎을 굽혀 발뒤꿈치 바로 위에 정렬되도록 지시하라. 발뒤꿈치를 넘어가면 발가락을 조금씩 움직여 무릎아래의 발뒤꿈치에 오도록 한 다음, 손가락 튀기기와 펼쳐진 손바닥을 이용해 뒷 발의 파다 반디를 지시하라.

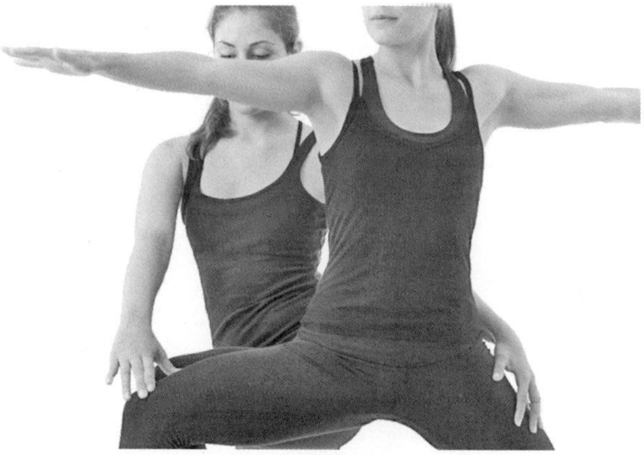

한쪽 무릎을 굽힌 자세에서 골반대 골반 자세를 이용해 수련생의 앞쪽 엉덩이 자세의 안정을 가져오면서 앞쪽 무릎 위와 뒷쪽 허벅지 위에 손바닥 펼치기를 이용해 앞무릎의 정렬과 골반 앞쪽의 개방을 지시하라.

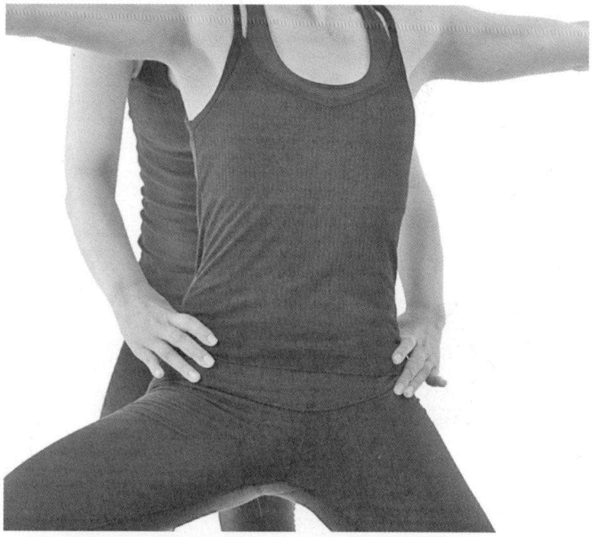

수련생의 골반이 앞으로 돌려져 있다면, 구두로 앞무릎을 어느 정도 펴도록 지시한 다음, 골반 잡기(자세)와 움켜잡고 돌리기를 사용해 골반 중립을 지시하면서 수련생이 앞무릎을 굽혀 깊은 런지 자세에 들어갈 수 있도록 하라.

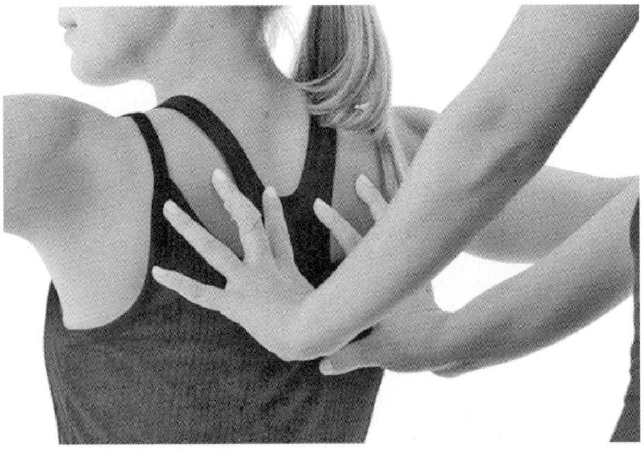

손가락 펼치기를 이용해 척추가 많이 늘어나도록 지시하라.

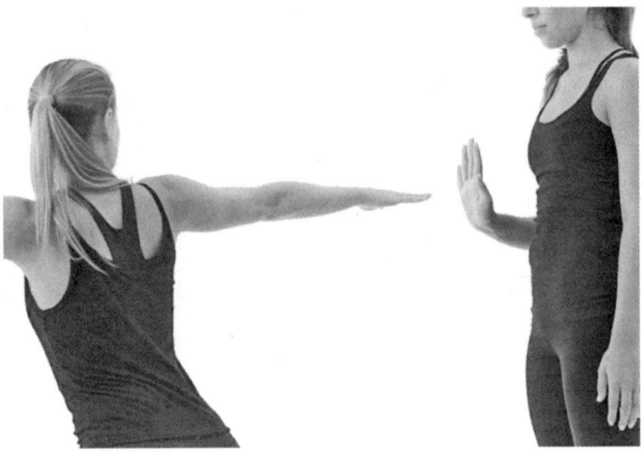

시각적 참조를 위해 손을 사용해 "내 손까지 닿도록 하세요"라고 말하면서 수련생이 몸통을 수직으로 정렬되도록 지시하라(앞발 앞쪽으로 나가지 않도록).

수정

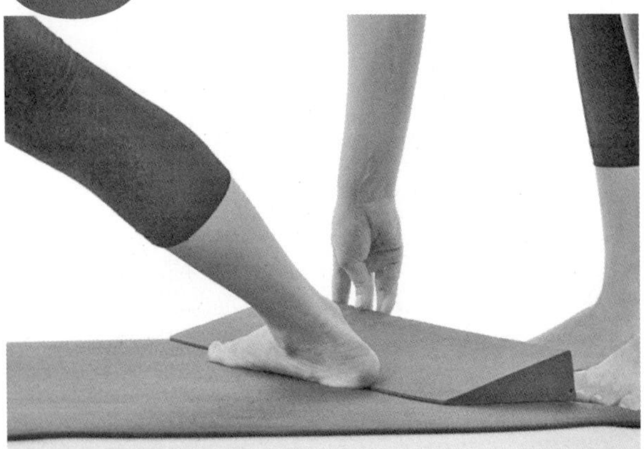

수련생이 뒤쪽 발목의 압박이나 긴장을 호소하면, 발의 바깥 경계선을 조금 상향하기 위해 받침목을 대라.

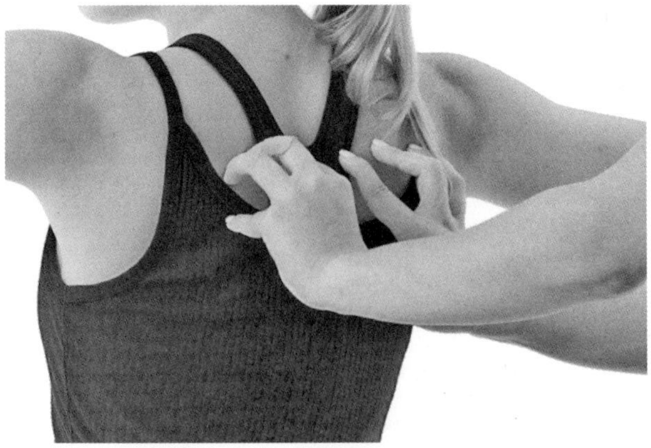

어깨뼈에서 손가락으로 끌어당기기와 어깨 상부에서 가볍게 움켜잡고 돌리기를 이용해 어깨뼈가 후면 늑골(등하부)를 축으로 아래로 향하도록 지시하라.

수정

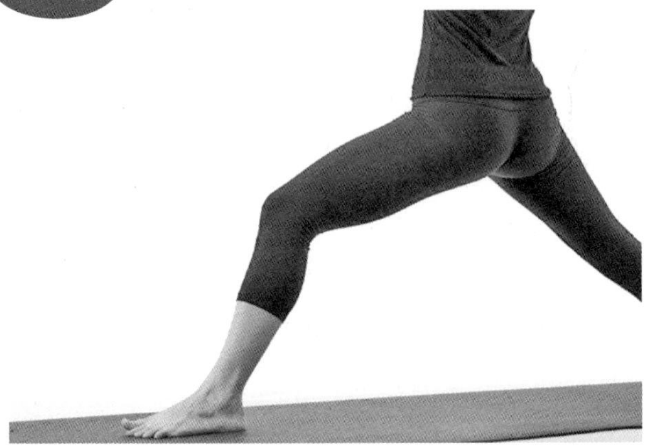

무릎을 굽히는데 있어 계속 안으로 벌어지거나, 골반이 계속 앞으로 회전하게 되면, 무릎을 덜 구부리도록 지시하라.

변화

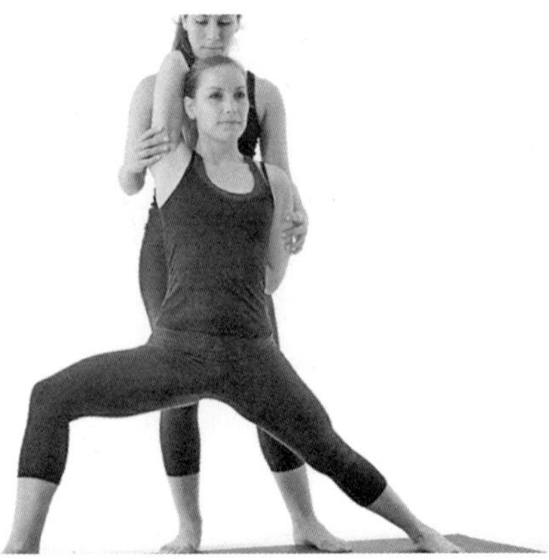

다양한 팔 자세(독수리 또는 소얼굴 팔 자세)를 시도해서 다른 일련의 아사나에 관련한 어깨 스트레칭에 집중하라.

좀 더 알아보기

「요가 지도법」: 151 쪽
「요가 시퀀싱」: 419 쪽
Teaching Yoga 지원 센터:
www.markstephensyoga.com/resources

비라바드라사나 III (전사 자세 III)

Virabhadrasana III(Warrior III Pose)

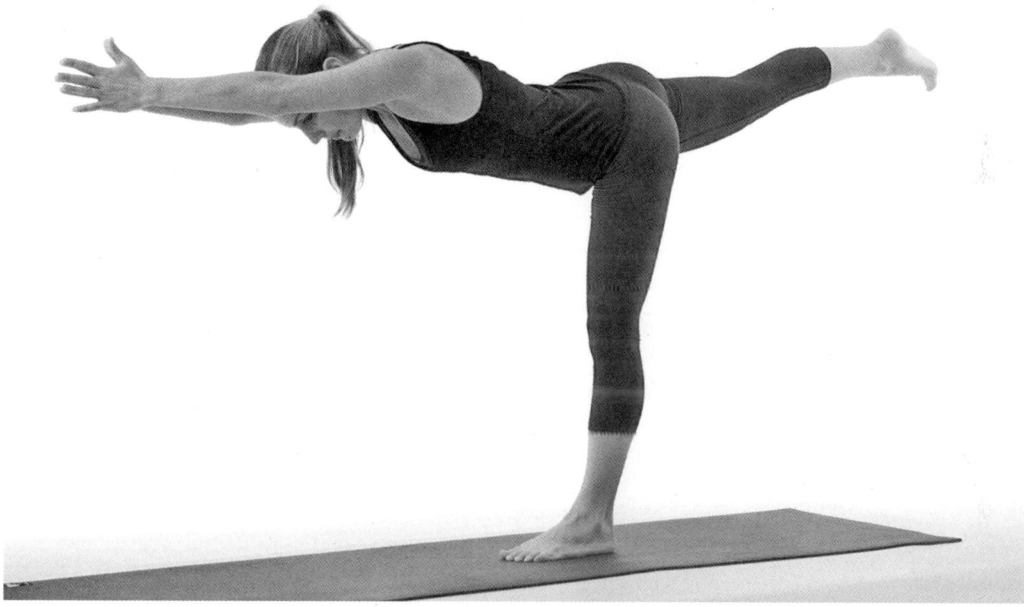

아사나는 손을 벽에 대고 하면 쉽게 배울 수 있다. 아슈타 찬드라사나에서 이 아사나로 전환해 보라. 앞발과 다리를 축으로 몸을 가볍게 끌어 올렸다가 다시 아슈타 찬드라사나로 돌아가라. 다시 앞발에 온몸의 체중을 싣고 천천히, 안정적으로 앞다리를 뻗으면서 뒷다리를 들어 올려 엉덩이와 수평이 되게 하라. 팔을 뒤쪽 옆에 나란히 두게 할 수도 있는데 그러면 허리에 무리가 가지 않는다. 또는 팔을 비행기처럼 양쪽으로 펴면 균형을 쉽게 잡을 수 있다. 선 다리의 허벅지를 단단히 하고, 발목을 안정적으로 하고, 무릎뼈를 앞방향을 보게 하라. 양 엉덩이를 수평이 되도록 하고 들어 올린 다리의 대퇴골을 안쪽으로 회전하라; 몸통과 가슴의 측면을 길게 늘려라. 아사나의 완성된 동작에서는 팔을 앞으로 내밀고, 마지막으로 손바닥을 서로 힘주어 마주하고 엄지손가락을 바라보라.

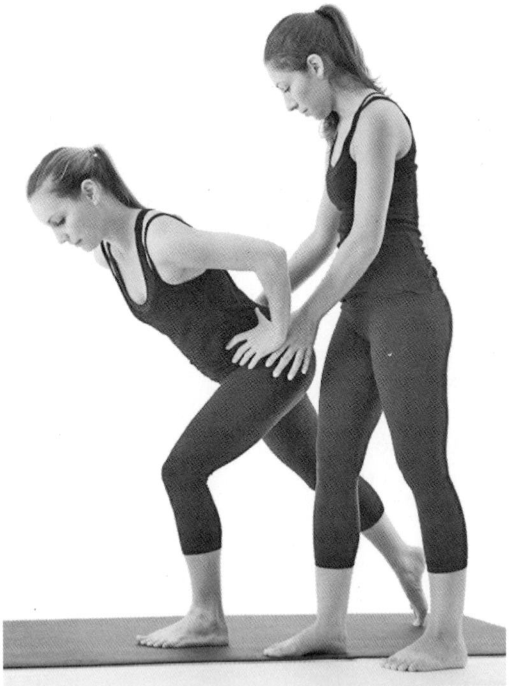

아슈타 찬드라사나에서 전환할 때, 엉덩이 수평을
지시하면서 한 발로 전환하는 것을 보조하라.

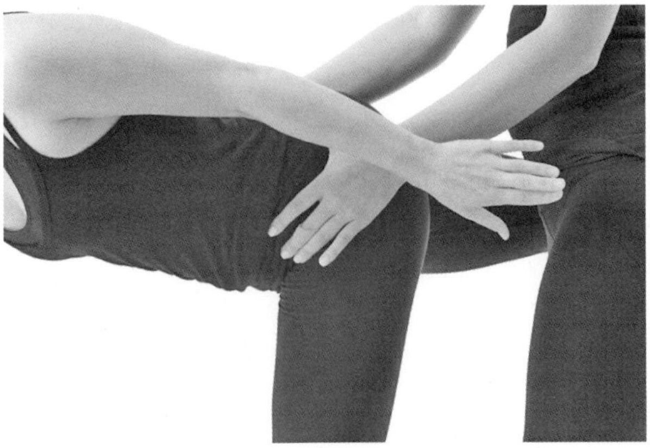

선 다리의 옆에 서서 골반 잡기(자세)를 이용해 골반의
수평 정렬을 지시하고 수련생이 균형을 잡도록 도와라.

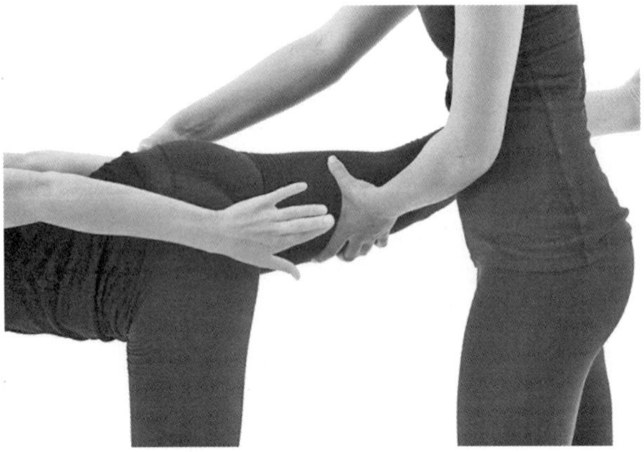

펼친 손바닥 자세로 한 손을 사용해 엉덩이 수평을
유지하도록 지시하고, 다른 손으로 들어 올린 다리의
확장과 내회전 및 그 무릎의 확장을 지시하라.

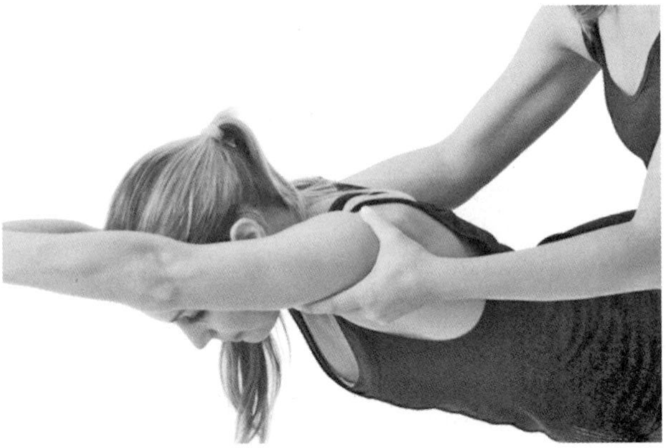

움켜잡고 돌리기를 사용해 팔의 외회전, 유연성,
모으라고 지시하라.

수정

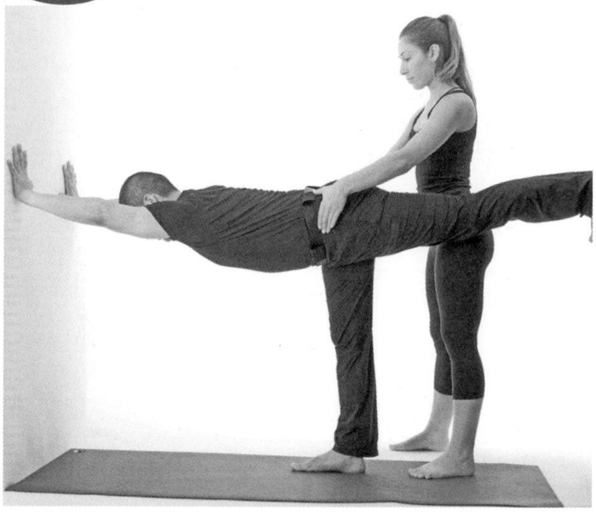

손을 벽에 대고 벽에서 연습하라.

수정

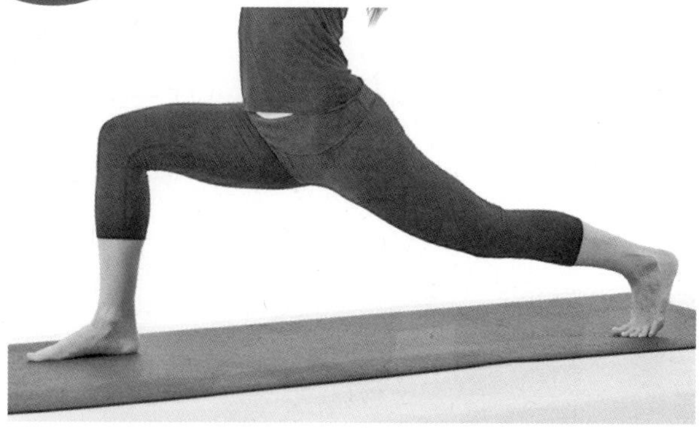

뒷다리를 바닥에 대라.

수정

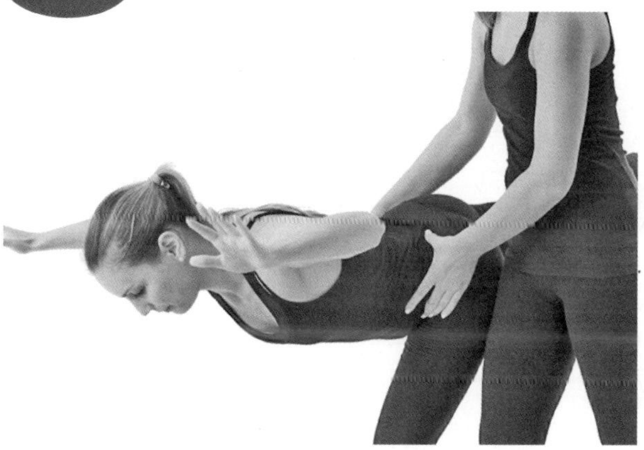

선 다리를 굽혀서 무릎과 엉덩이에 무리가 덜 가도록 하라.

좀 더 알아보기

「요가 지도법」: 156 쪽
「요가 시퀀싱」: 420 쪽
Teaching Yoga 지원 센터:
www.markstephensyoga.com/resources

파리브릿타 아르다 찬드라사나 (회전한 반달 자세)

Parivrtta Ardha Chandrasana(Revolved Half Moon Pose)

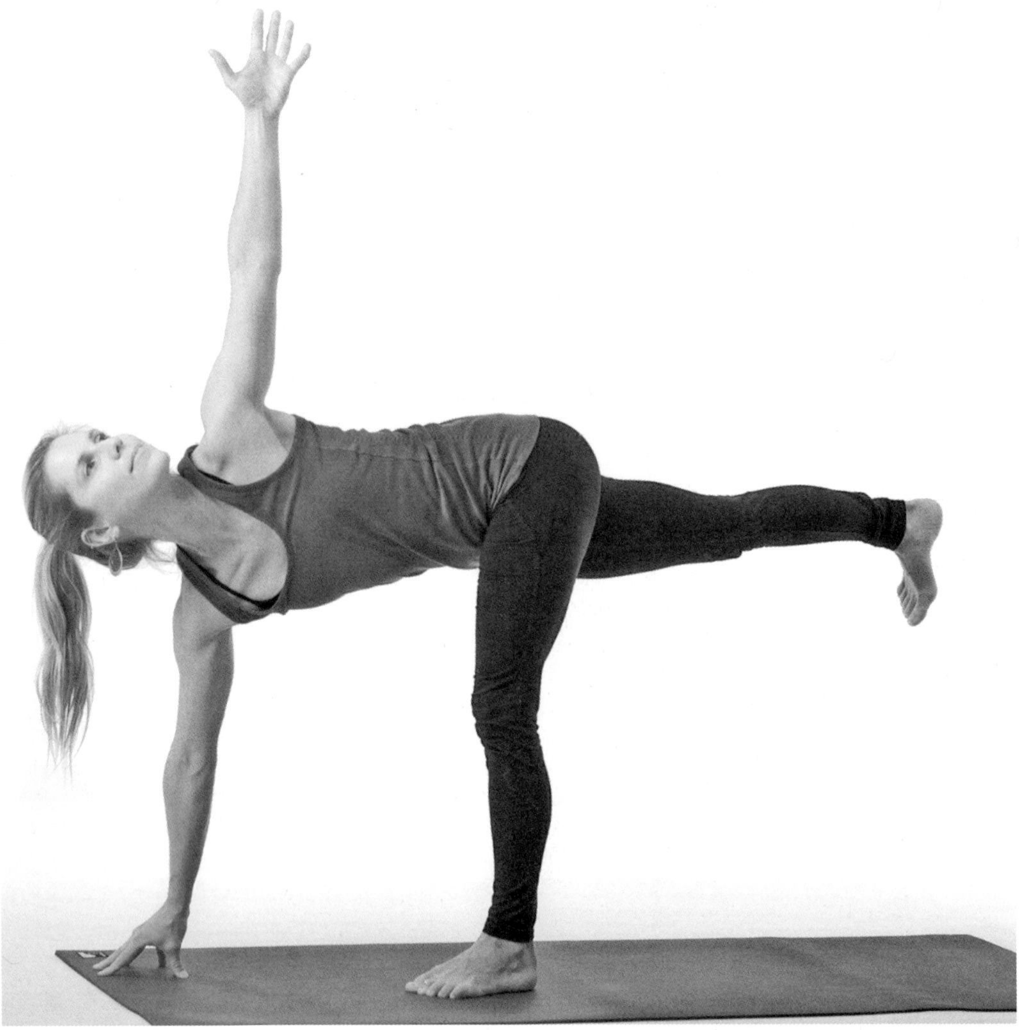

파리브릿타 트리코나사나에서처럼 여러 수련생들이 다리와 엉덩이의 안정된 자세를 손상시키면서 비틀림의 모양을 내거나 느낌을 추구하는 경향이 있다. 엉덩이 수평을 유지하면서 뒷다리를 들어 올려 힘을 준 다음, 거기서부터 틀도록 하라. 양다리와 엉덩이는 비라바드라사나 III 자세의 위치와 동일하다. 왼쪽 다리로 서서 오른손을 블록에 대거나(처음에는 손가락 끝) 오른쪽 어깨 바로 아래의 바닥에 대라. 왼손을 왼쪽 엉덩이에 대고 파리브릿타 트리코나사나에서처럼 할 수도 있다. 몸통을 왼쪽으로 틀고 마지막으로 왼팔을 위로 뻗어라.

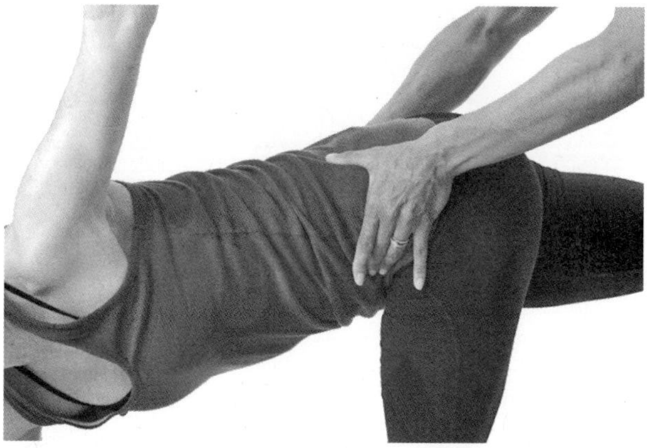

가벼운 손동작 자세를 이용해 골반을 바닥과 수평이 되게 하라.

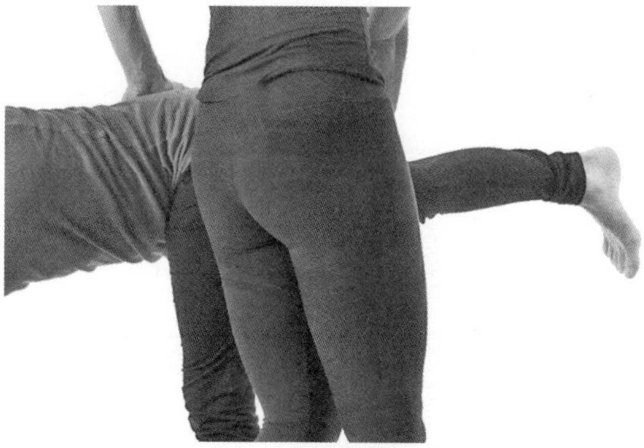

수련생의 선 다리 옆에서 들어 올린 다리를 향해 서서 엉덩이 자세를 이용해 균형을 잡도록 하라.

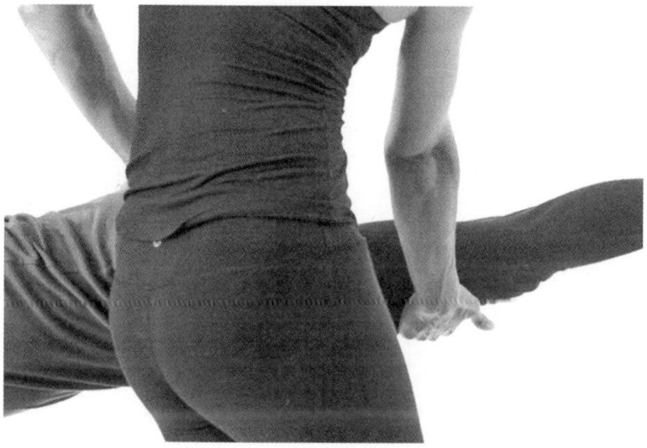

들어 올린 다리에 가벼운 손동작 자세(최소의 지시)를 이용하거나 움켜잡고 돌리기(확실한 지시)를 이용해 든 다리가 엉덩이에서 최대한 길게 뻗도록 하며 내회전을 지시하라.

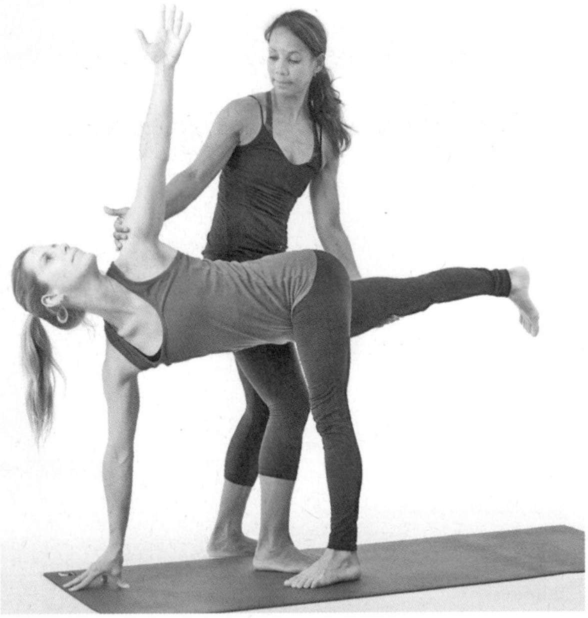

펼쳐진 손바닥을 이용해 들어 올린 다리가 엉덩이와 수평을 유지하도록 지시하고, 다른 손을 어깨에 대고 몸통의 회전을 지시하라.

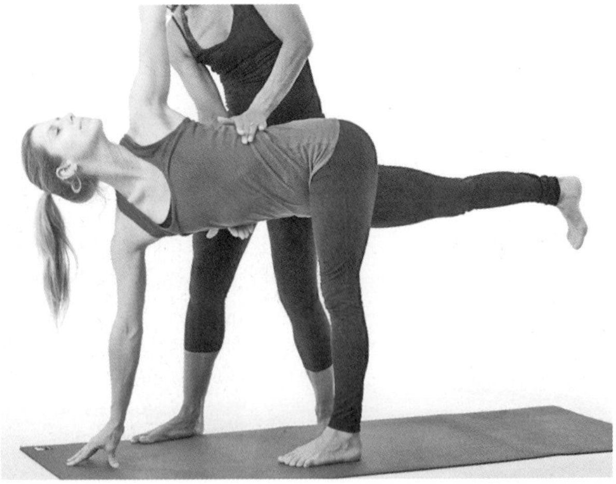

엉덩이 자세로 반대 방향으로 회전도 시도해 보라. 정반대 펼쳐진 손바닥 자세를 이용해 몸통의 늘어남과 회전을 지시하고, 갈비뼈 하부가 앞으로 밑으로 가도록 그리고 갈비뼈 상부는 뒤로 아래로 향하도록 하라.

수정

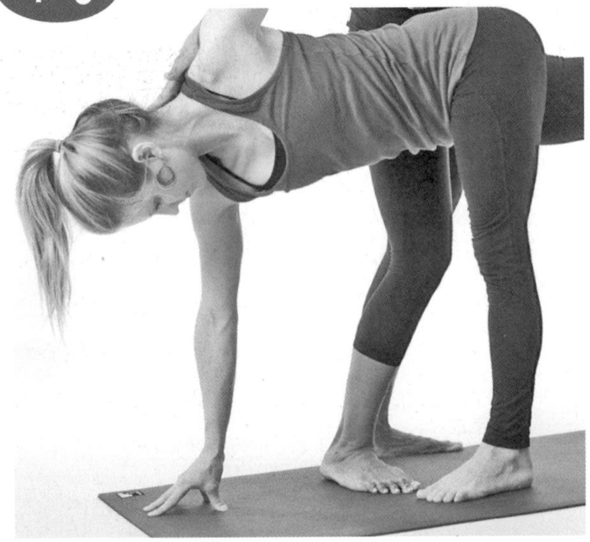

머리를 들고 있을 때 목에 무리가 가면, 목을 느슨하게 하고 머리를 아래로 늘어뜨리고 시선도 아래로 하라.

수정

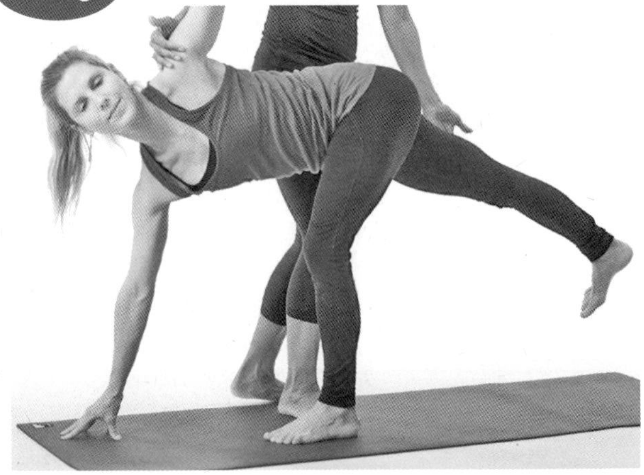

선 다리의 햄스트링에 무리가 가면, 그 무릎을 굽히도록 하라.

수정

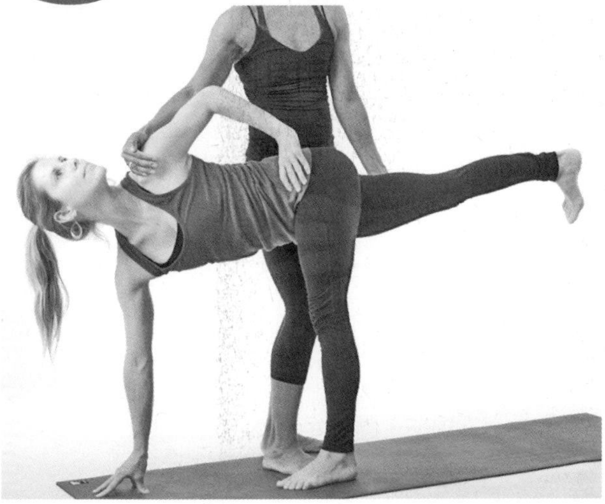

위로 뻗은 팔을 엉덩이에 대고 뒤로 누르도록 하는 것도 고려해 보라. 그 팔을 위로 뻗기 보다는 비틀기를 권장하라.

변화

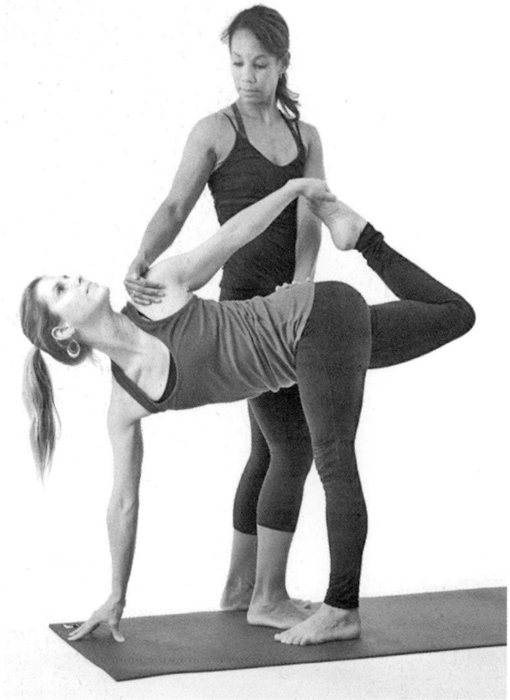

뻗은 손으로 들어 올린 발을 잡고, 그 손과 발을 멀리 향하도록 당겨서 허리에 무리가 가지 않는 선에서 비틀림을 시도하라.

좀 더 알아보기

「요가 지도법」: 157 쪽
「요가 시퀀싱」: 377 쪽
Teaching Yoga 지원 센터:
www.markstephensyoga.com/resources

브릭사사나 (나무 자세)

Vrksasana(Tree Pose)

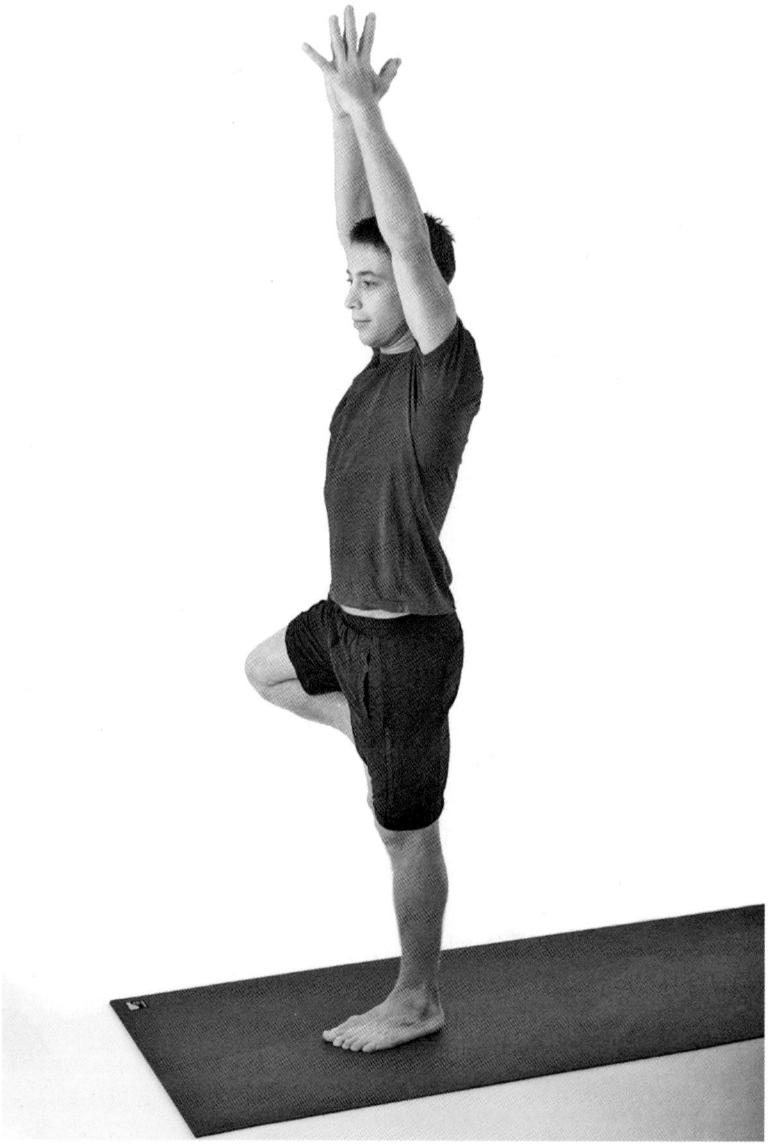

타다사나에서 시작하라. 벽을 이용하고, 든 다리의 발뒤꿈치를 무릎 위에 대라(어렵다면 무릎 밑에). 양손을 엉덩이 위에나 가슴부위에 올려두어라. 엉덩이 균형, 골반 중립, 들어 올린 다리를 모으라고 가볍게 지시하라. 선 다리의 안정성이 있어야 하고, 들어 올린 발뒤꿈치는 무릎 위에, 균형된 엉덩이, 골반 중립, 척추 중립, 안정된 시선 및 안정된 호흡을 유지하라. 그 다음 서서히 자세를 풀어라.

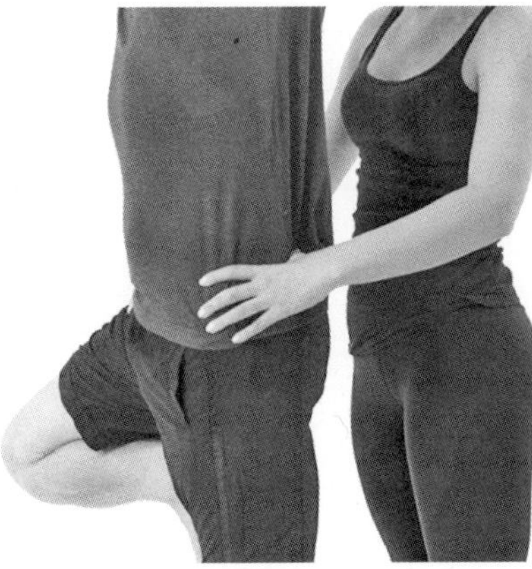

골반 잡기(자세)를 이용해 균형을 잡도록 도우고 엉덩이 수평과 골반 중립을 지시하라.

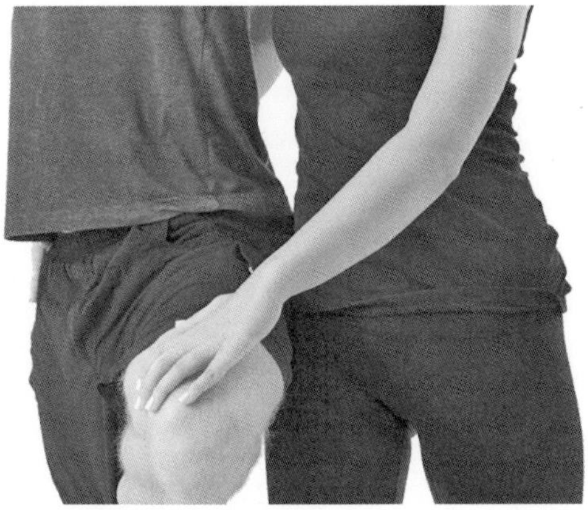

골반대 골반 자세를 이용해 수련생의 들어 올린 무릎 방향에 서서 그 엉덩이의 자세가 안정되도록 하면서, 펼쳐진 손바닥을 이용해 들어 올린 다리의 외전을 지시하라(엉덩이가 뒤로 움직이지 않도록 하라).

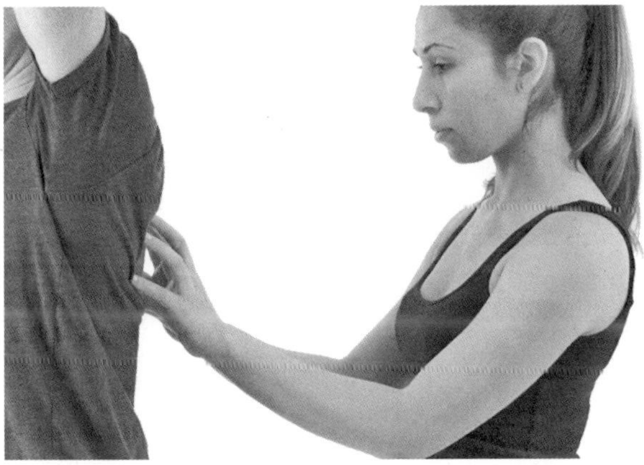

손가락 펼치기를 이용해 척추가 많이 확장되도록 하라.

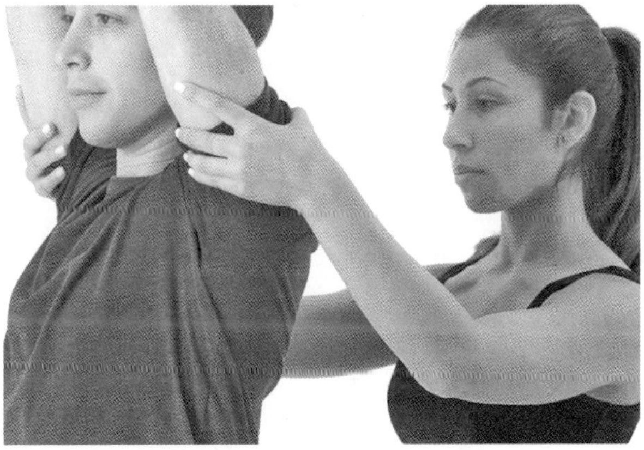

움켜잡고 돌리기를 이용해 양팔의 외회전, 유연성, 모으라고 지시하라.

수정

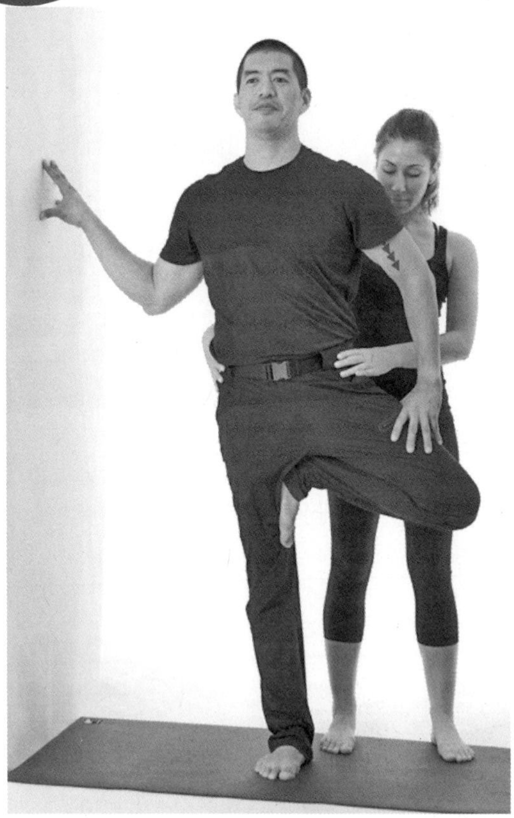

한발로 서서 균형을 잡는데 추가적 도움을 얻기 위해 벽을 이용하라. 수련생이 들어 올린 발을 무릎 위로 완전히 올려놓을 수 없다면, 완전히 무릎 아래에 놓고 무릎에 기대지 않도록 하라.

좀 더 알아보기

「요가 지도법」: 150 쪽
「요가 시퀀싱」: 422 쪽
Teaching Yoga 지원 센터:
www.markstephensyoga.com/resources

웃티타 하스타 파당구스타사나 (엄지발가락 잡고 늘리는 자세)

Utthita Hasta Padangusthasana(Extended Hand to Big Toe Pose)

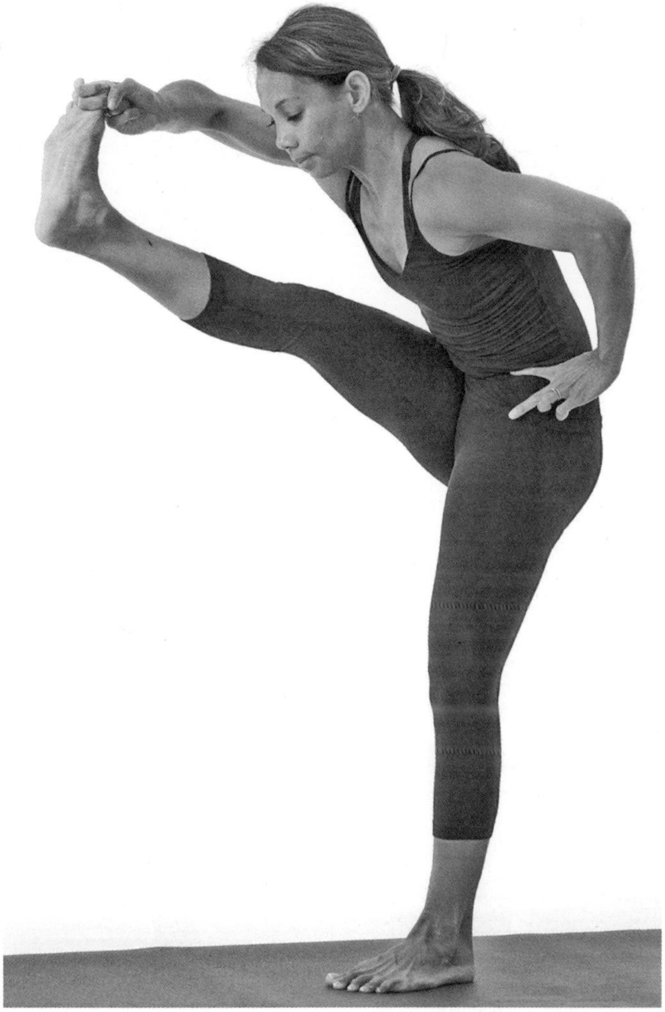

웃티타 하스타 파당구스타사나 A 자세처럼 시작한 다음, 브릭사사나처럼 하라. 수련생들이 들어 올린 다리를 밖으로 펼치는 것보다 선 다리의 안정, 엉덩이 수평, 골반 중립을 가져오는데 더욱 관심을 기울이도록 권고하라. 선 다리의 발에 끈을 사용할 수도 있고, 또는 허벅지의 외전을 할 때 그 무릎을 잡거나, 무릎을 구부릴 수도 있다. 선 다릴 단단히 고정하고, 서 있는 엉덩이와 척추에 더 많은 공간을 느끼고, 머리의 윗부분을 뻗도록 하라. 가슴을 넓게 펴고, 들어 올린 다리의 반대쪽 어깨 넘어로 바라보면서 다리의 모음과 동시에 뻗을 수도 있다.

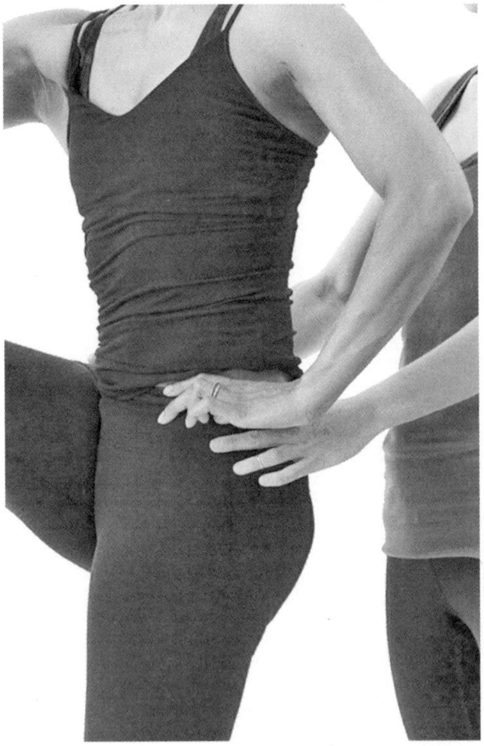

수련생 뒤에 서서, 골반 잡기(자세)를 움켜잡고 돌리기 자세를 사용해 수련생이 다리를 들어 올릴 때 골반 중립을 지시하고 안정되도록 하라.

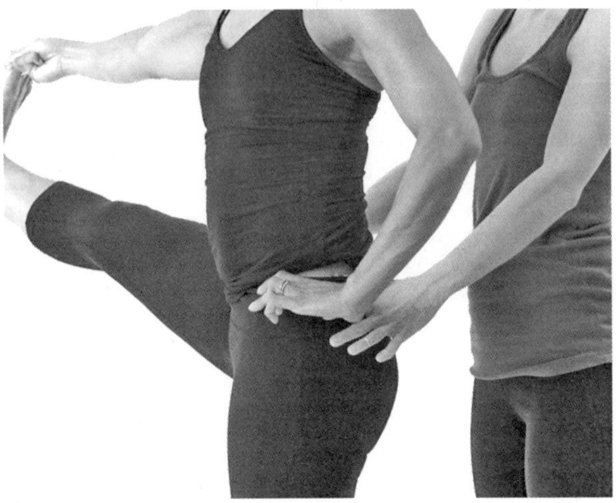

외전 B 변형 자세에서 골반 잡기(자세)를 이용해 엉덩이 수평을 지시하면서 수련생이 들어 올린 다리를 옆으로 움직이도록 하라.

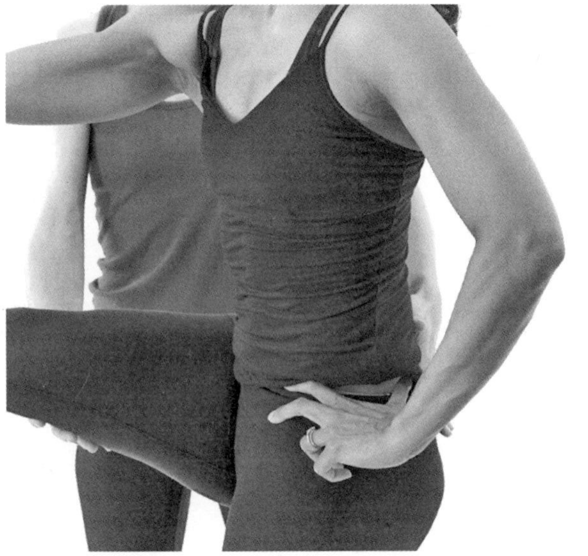

들어 올린 다리 옆에서 수련생을 바라보고 서서, 천골 부위에 펼쳐진 손바닥을 사용해 골반 중립을 지시하면서, 가벼운 핸즈 온 방법을 사용해 들어 올린 다리를 좀 더 높이 올리도록 지시하라.

수정

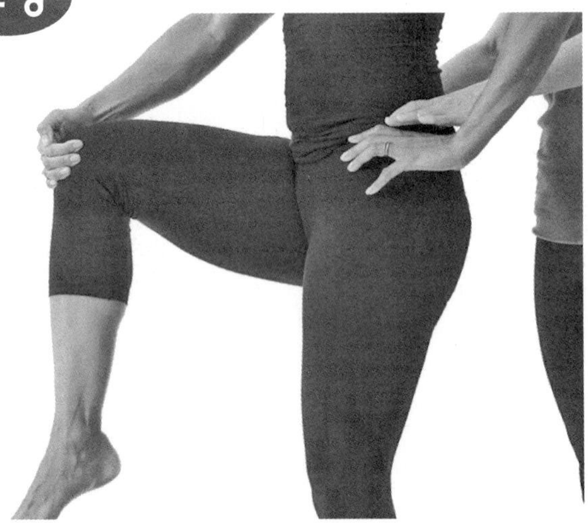

선 다리를 곧게 펼 수 없고 척추를 길게 늘릴 수 없다면, 들어 올린 다리의 무릎을 굽히거나 발에 끈을 대도록 하라.

좀 더 알아보기

「요가 지도법」: 158 쪽

「요가 시퀀싱」: 413 쪽

Teaching Yoga 지원 센터:

www.markstephensyoga.com/resources

파리브릿타 하스타 파당구스타사나
(회전해서 손으로 발가락 잡은 자세)
Parivrtta Hasta Padangusthasana(Revolved Hand to Big Toe Pose)

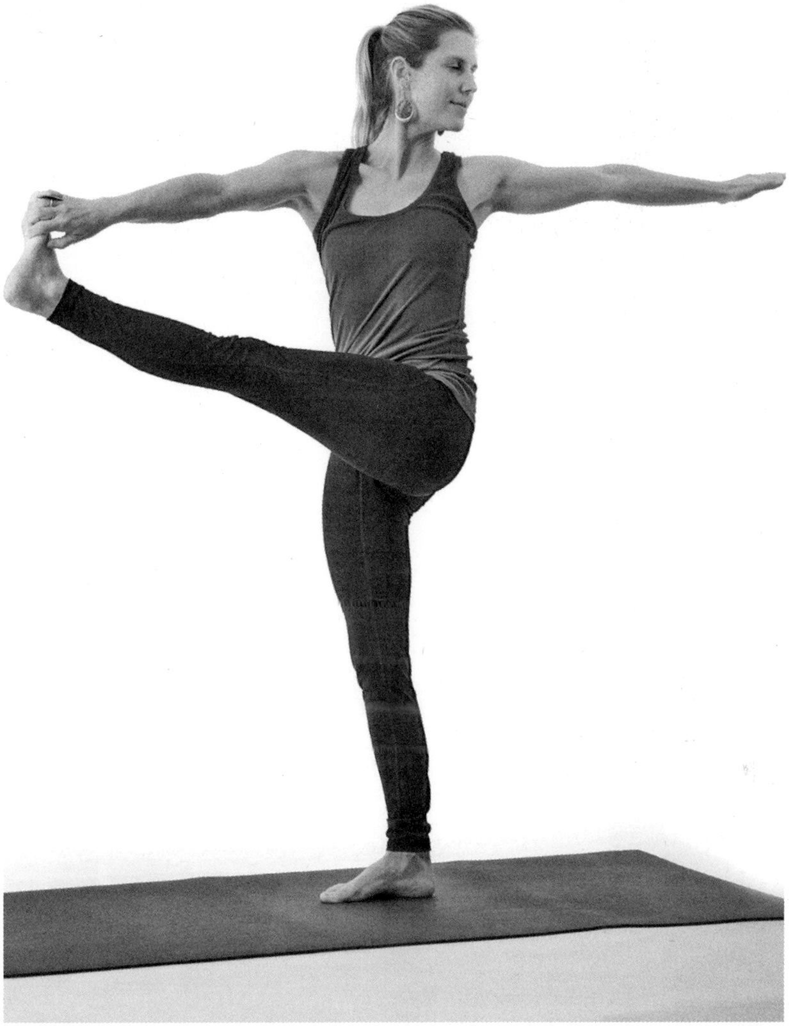

타다사나에서 왼쪽 무릎을 들어 올리거나 비라바드라사나 III 에서 몸통을 들어 올리고 들어 올린 다리를 잡아당겨 펴는 것을 구두지시와 함께 시범을 보인 다음, 오른손을 들어 올려 뻗은 다리의 무릎이나 발을 움켜잡도록 하라. 많은 수련생들은 선 다리를 구부려서 안정된 고정자세에 손상을 가하거나 들어 올린 발을 잡기 위해 굽힘으로써 척추의 늘어남에 손상을 가할 수 있다. 수련생들이 다리를 멀리 뻗치는 것보다 선 다리를 곧게 펴고 강하게 힘을 주고 척추를 바로 세우는 더 관심을 기울이도록 장려하라. 선 다리의 발목을 안정되게 하기 위해 파다 반다를 강조하라.

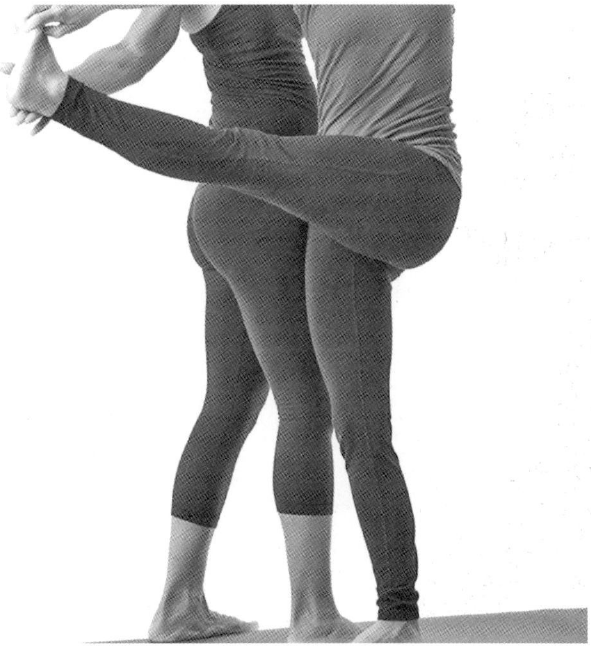

수련생이 보는 방향의 반대 방향으로 바라보며 수련생의 선 나리 옆에 엉덩이 자세로 서서 균형을 잡도록 하고 자세를 곧게 하도록 도와라.

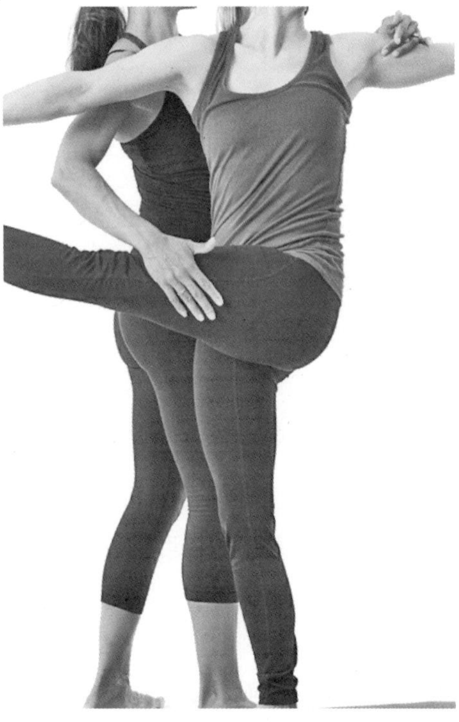

수련생의 비튼 측면의 어깨 위에 펼친 손바닥 자세를 이용해 몸통의 회전을 지원하라. 똑 같은 손으로 팔이 바닥과 수평이 되도록 하고 어깨뼈가 등 아래로 향하도록 하라.

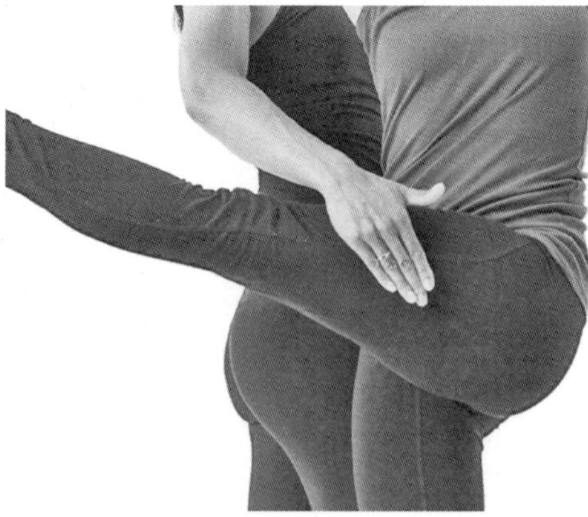

들어 올린 다리 위에 펼쳐진 손바닥을 이용해 그 자세를 안정되도록 하라.

수정

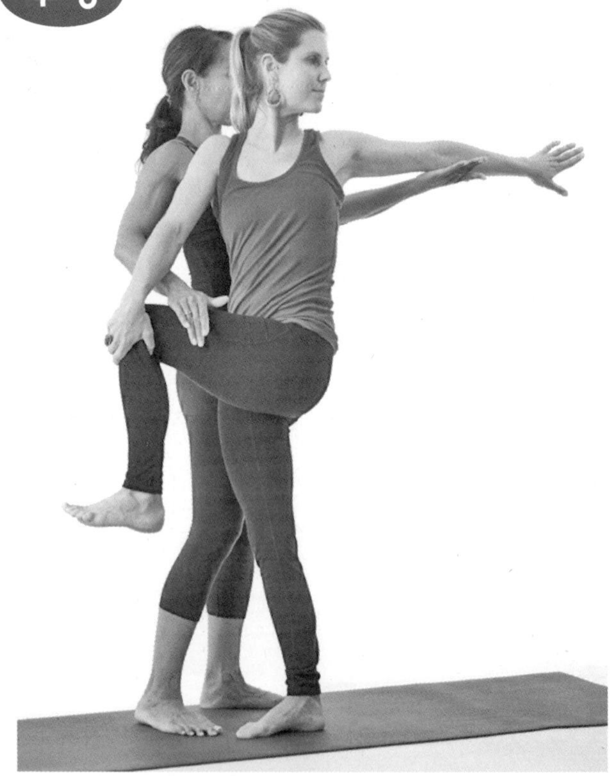

들어 올린 발을 움켜잡은 채로 수련생이 선 다리를 곧게 펴고 몸통을 바로 세울 수 없다면 들어 올린 발이나 다리에 끈을 감싸거나, 무릎을 굽혀서 움켜잡도록 하라.

좀 더 알아보기

「요가 지도법」: 158 쪽
「요가 시퀀싱」: 378 쪽
Teaching Yoga 지원 센터:
www.markstephensyoga.com/resources

가루다사나 준비 자세 (독수리 준비 자세)

Garudasana Prep(Eagle Prep Pose)

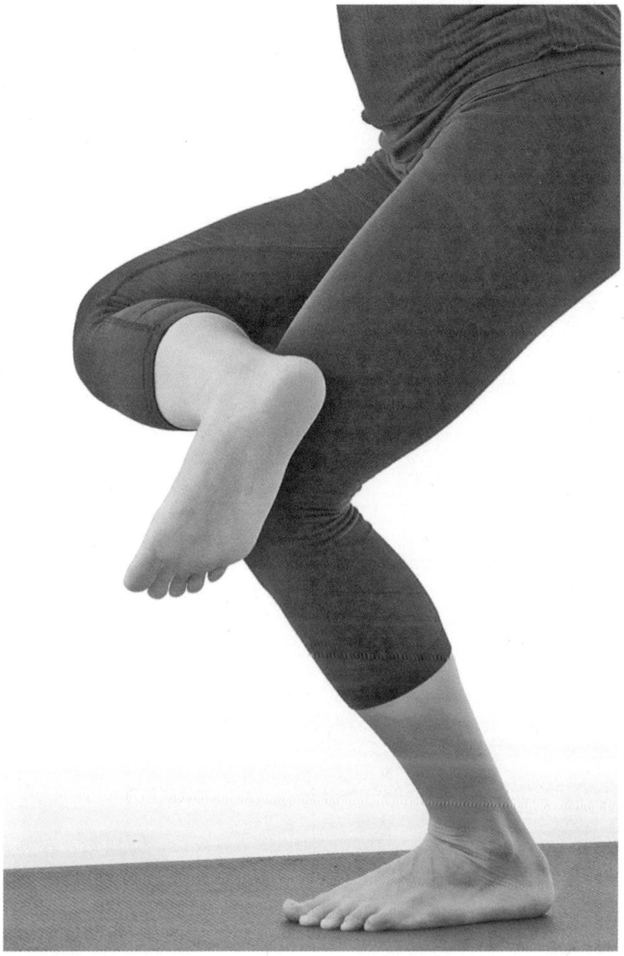

타다사나에서 시작해서 수련생들에게 무릎을 약간 굽히도록 지시한 다음, 오른쪽 발목을 들어 올려 왼쪽 무릎 위에 가로질러 놓도록 하라(오른쪽 무릎을 안정되도록 하기 위해 발목을 강하게 굽혀라). 그 다음에 등 상부와 가슴을 펴고 양팔을 넓게 벌린 다음 오른쪽 팔꿈치 위로 왼쪽 팔꿈치를 교차하고 손바닥을 서로 마주하라(어렵다면 엄지손가락을 움켜잡거나 오른손을 사용해 왼팔을 가슴 바로 앞에서 교차하도록 하라).

수련생들이 무릎을 보다 깊이 굽혀서 균형을 잡고, 엉덩이의 외회전 확장을 더욱 깊이 하면서 팔꿈치를 들어 올려 어깨와 수평을 이루게 하고, 양쪽 어깨의 스트레칭을 깊게 하기 위해 양쪽 팔꿈치를 서로 누르면서, 척추를 길게 늘이고, 가슴부위를 넓게 하고, 양손은 얼굴에서 멀리 하도록 하라.

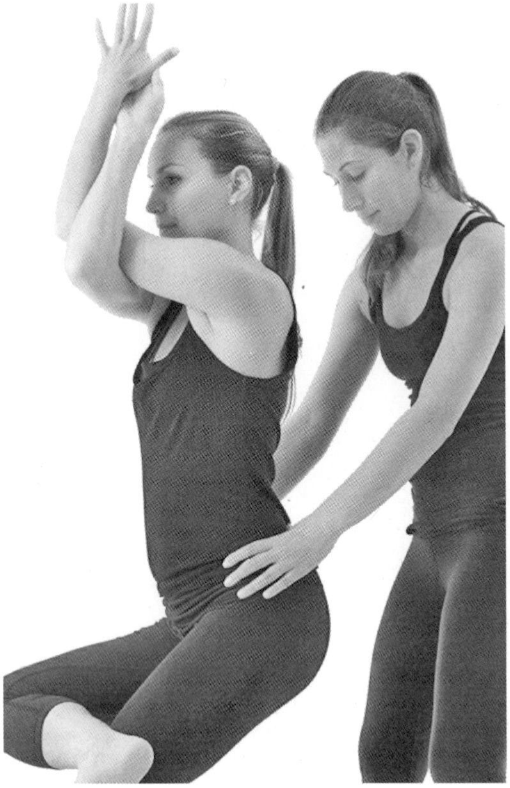

골반 잡기(자세)와 움켜잡고 돌리기 자세를 이용해
골반 중립을 지시하라.

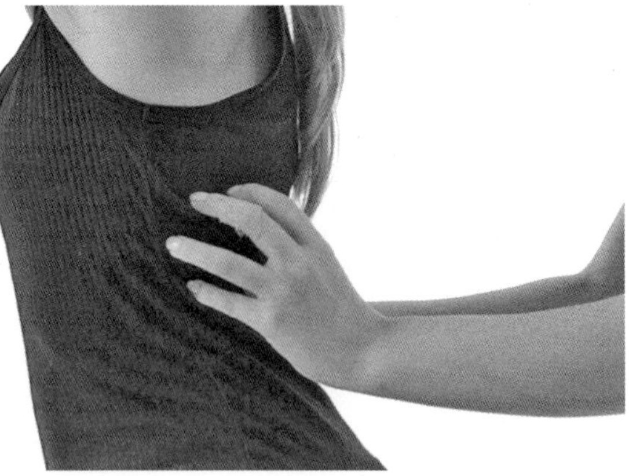

손가락 펼치기를 이용해 척추가 늘어나도록 하라.

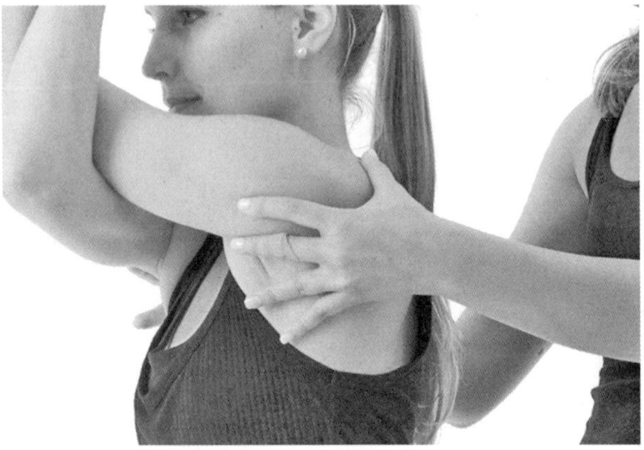

반대 회전법을 이용해 양팔을 들어 올리도록 지시하고
(팔꿈치를 위로 올려 양어깨와 수평되게 하면서),
후면 늑골(등하부) 아래로 어깨뼈가 향하도록 하라.

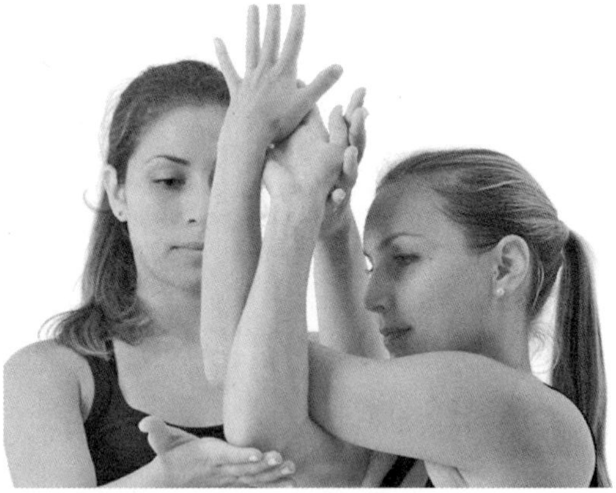

펼친 손바닥과 가벼운 핸즈 온 방법을 사용해 양 팔꿈치가
양어깨와 나란히 하고 양손은 얼굴에서 멀어지도록 하라.

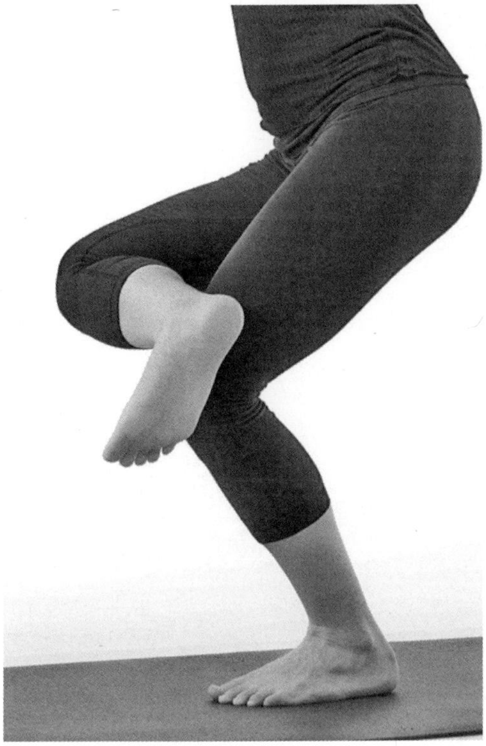

무릎을 보호하기 위해 무릎 위에
있는 발목을 강하게 접히면서
이 아사나를 시작하라.
수련생들이 완전한
가루다 아사나에서 무릎을
완벽하게 교차할 수 없다면
이 자세를 유지할 수도 있다.

솜 더 알아보기

「요가 지도법」: 157 쪽
「요가 시퀀싱」: 359 쪽
Teaching Yoga 지원 센터:
www.markstephensyoga.com/resources

가루다사나 (독수리 자세)

Garudasana(Eagle Pose)

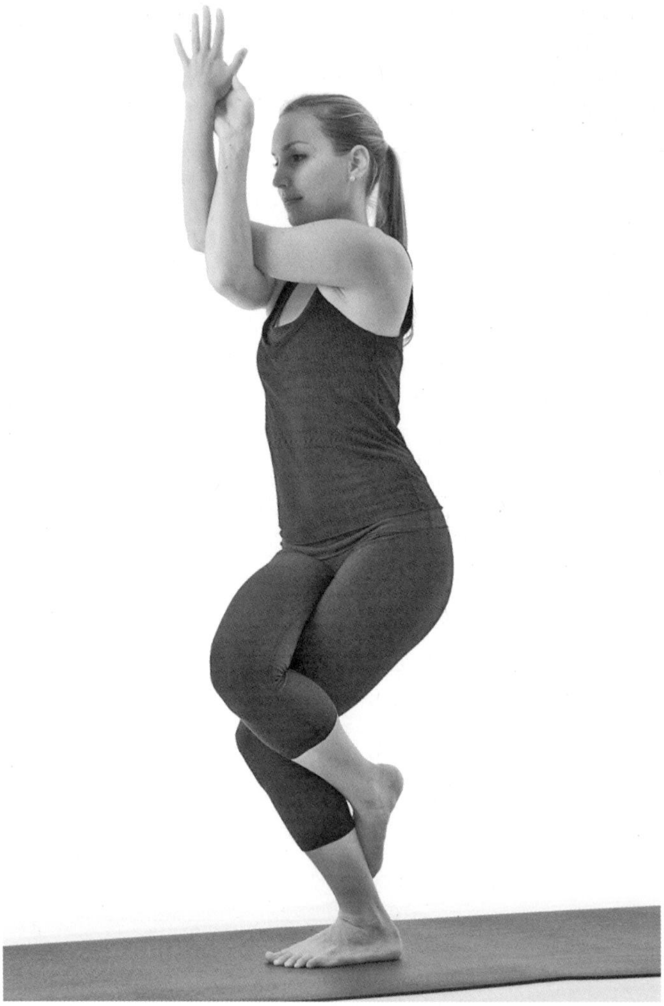

단계별로 지도하라: 양 무릎을 가볍게 굽혀라. 팔꿈치를 굽힌 채 양팔을 벌리고 가슴을 펴라. 오른쪽 발목을 들어 올려 왼쪽 무릎 위에서 교차하도록 하고, 발을 꼬아서 오른쪽 무릎을 안정시키거나, 가능하다면 그 무릎으로 왼쪽 무릎 전체를 감싸고, 오른발을 왼쪽 발목이나 종아리 뒤에 고정하라. 양팔은 펼친 다음에 왼쪽 팔꿈치를 오른쪽 팔꿈치 위로 교차하고, 팔뚝(전박)을 위로 올리고 손바닥을 마주대고(또는 엄지손가락을 움켜잡고), 호흡을 가다듬고 시선을 고정하라. 양 팔꿈치를 들어 올려 양어깨와 수평되게 하면서 어깨뼈는 등 아래로 향하게 하고, 양손은 얼굴에서 멀리 떨어지도록 하라. 양 팔꿈치를 서로 누르고 손바닥을 세게 마주해서 양어깨 사이의 스트레칭을 깊게 하라. 양 무릎을 좀 더 깊게 굽히면서 척추와 가슴을 들어 올려라. 필요하다면, 추가적 도움을 위해 벽을 이용하라.

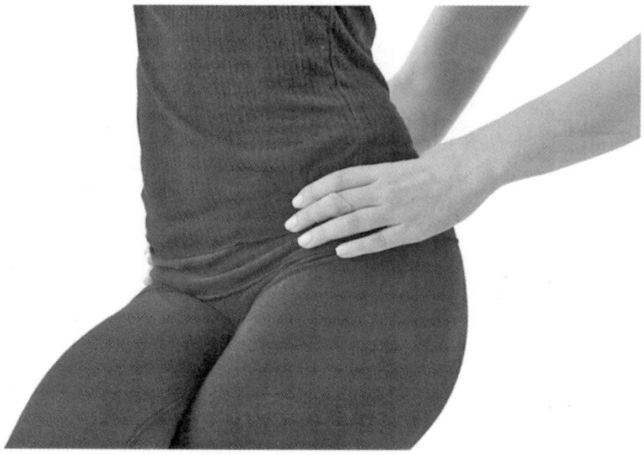

골반 잡기(자세)를 이용해 균형을 잡고 요추에 연계된 골반 중립을 지시하라.

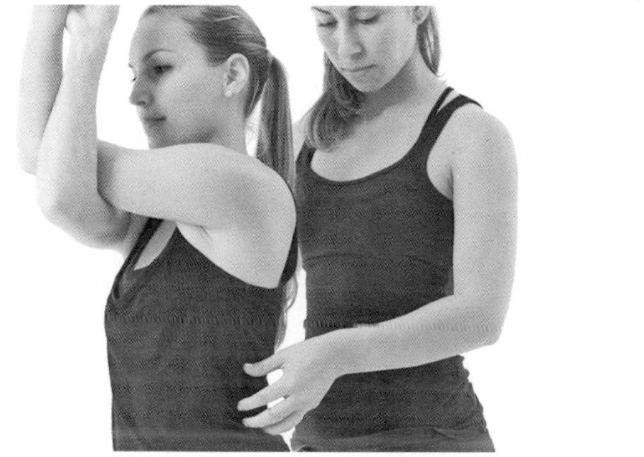

손가락 벌지기 사세를 이용해 갈비뼈를 골반으로부터 멀리 위로 향하도록 해서 척추가 늘어나도록 하라.

수정

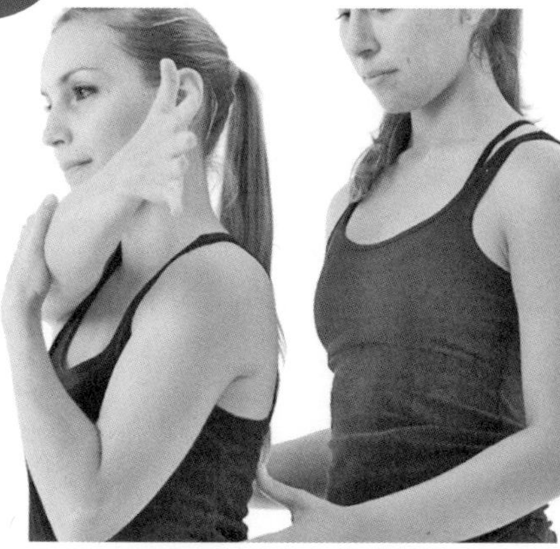

양쪽 팔꿈치를 교차할 수 없다면, 팔 하부를 이용해 상완부가 가슴을 가로지르도록 하라.

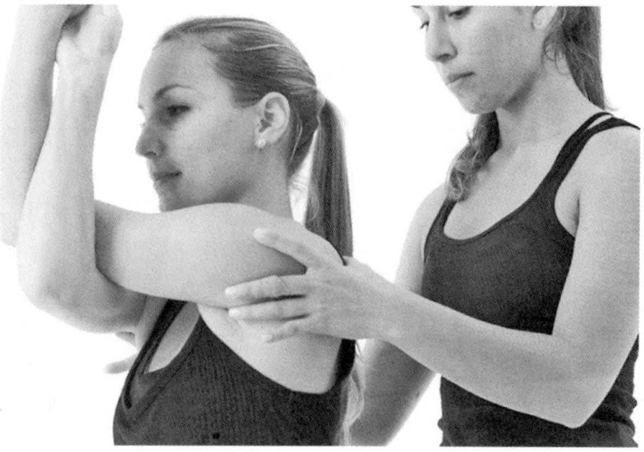

반대 회전법을 이용해 후면 늑골(등하부) 아래로 어깨뼈가 향하도록 지시하고 양팔을 들어 올리도록 하라(가능하다면 수련생의 상완부 아래에 손가락을 펼쳐라).

수정

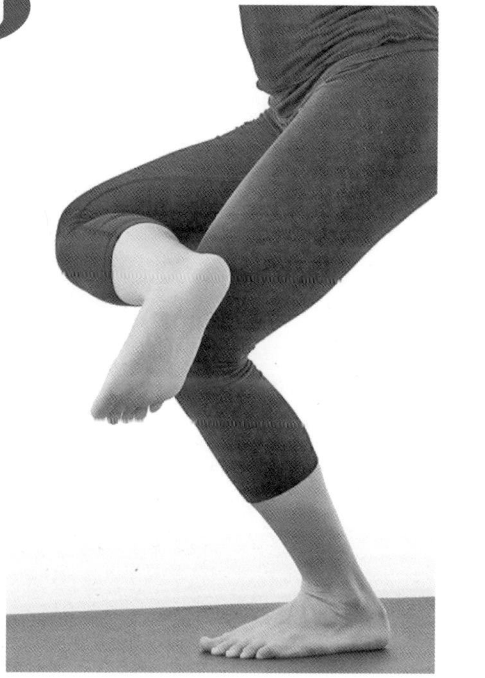

무릎을 완전히 교차할 수 없다면, 발목을 무릎 바로 위에 가로질러 내려놓으면서, 무릎을 보호하기 위해 발을 강하게 굽혀라.

좀 더 알아보기

「요가 지도법」: 157 쪽
「요가 시퀀싱」: 359 쪽
Teaching Yoga 지원 센터:
www.markstephensyoga.com/resources

아르다 밧다 파드못타나사나 (반연꽃 자세로 쭉 뻗은 자세)

Ardha Baddha Padmottanasana(Half Bound Lotus Intense Stretch Pose)

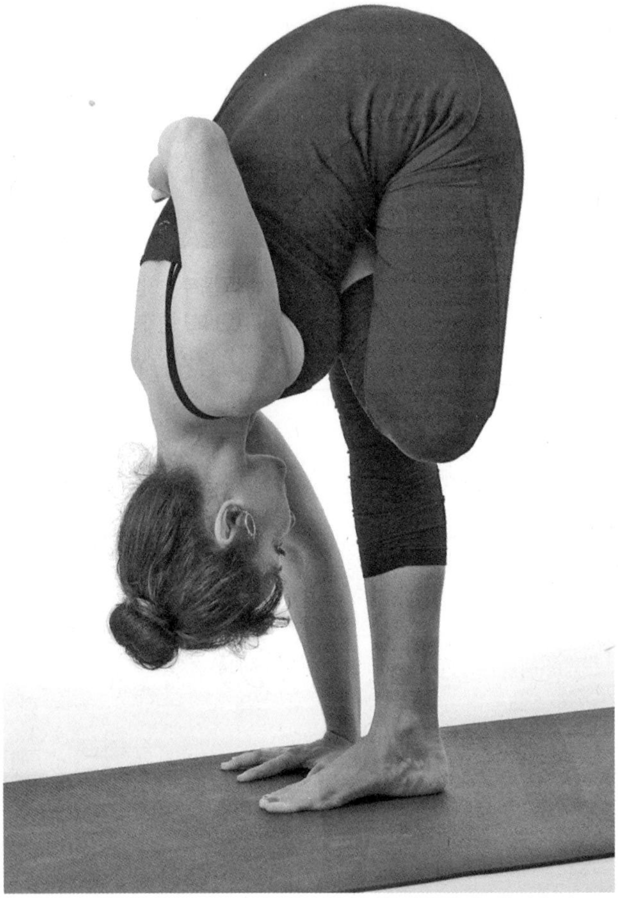

타다사나에서 왼쪽 무릎을 들어 올리고, 다리 아래 부위를 양손으로 감싸잡고 왼쪽 발꿈치를 오른쪽 엉덩이(내부 상위 장골) 쪽으로 당긴 다음, 왼쪽 무릎이 반 연꽃 자세가 되도록 내부 왼쪽 고간을 느슨하게 하라. 왼손을 등 뒤로 잡아당겨 연꽃 하부를 움켜잡도록 하라. 오른쪽 팔을 뻗은 다음, 천천히 앞으로 아래로 기울여서 웃타나사나처럼 하라. 숨을 들이쉬면서 아르다 웃타나사나 같이 들어 올리고, 그 다음 숨을 내쉬면서, 등을 아래로 구부린 다음 다섯 번에서 여덟 번 호흡하라. 다시 올라 오기 위해서, 숨을 들이쉬고, 아르다 자세로 들어 올리고, 배꼽이 등 쪽으로 당겨지는 것을 느끼고 숨을 내쉬도록 하라. 그 다음에 숨을 들이쉬면서 다시 선 자세로 돌아오라. 서 있는 다리를 견고하고 안정되게 하며, 무릎을 굽혀 햄스트링과 허리에 무리가 덜 가도록 할 수 있다. 특히, 앞으로 굽히는 동안에 연꽃 무릎에 매우 주의를 기울여야 하는데, 무릎이 뒤틀릴 수도 있기 때문이다.

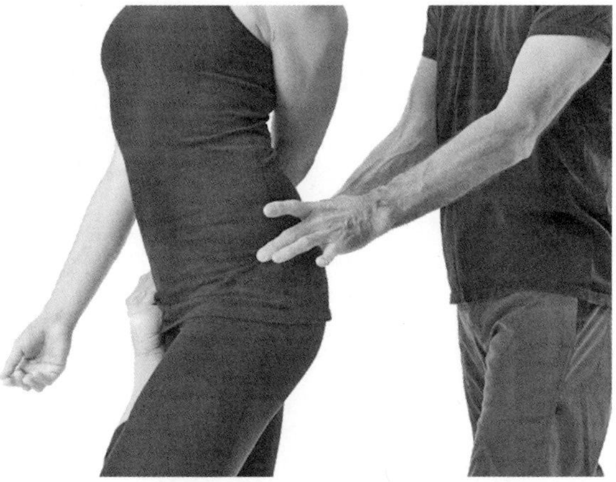

골반 잡기(자세)를 사용해 균형을 잡고 골반 중립을 지시하면서 연꽃 무릎에 가해지는 압박에 더욱 주의를 기울이도록 하라.

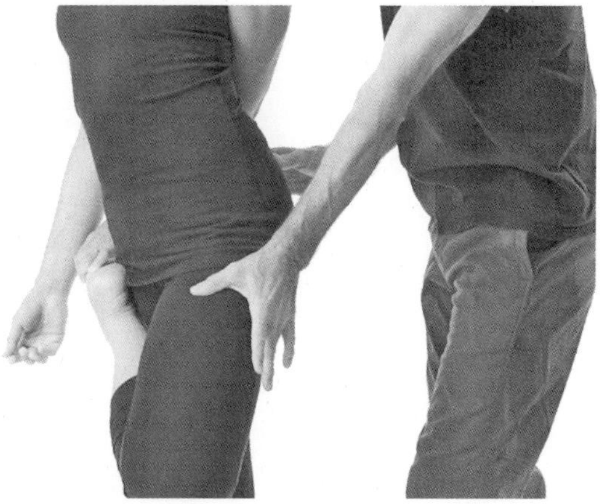

움켜잡고 돌리기를 응용해서 연꽃 허벅지의 외회전을 지시하면서 무릎에 가해지는 압력에 주의를 기울여라.

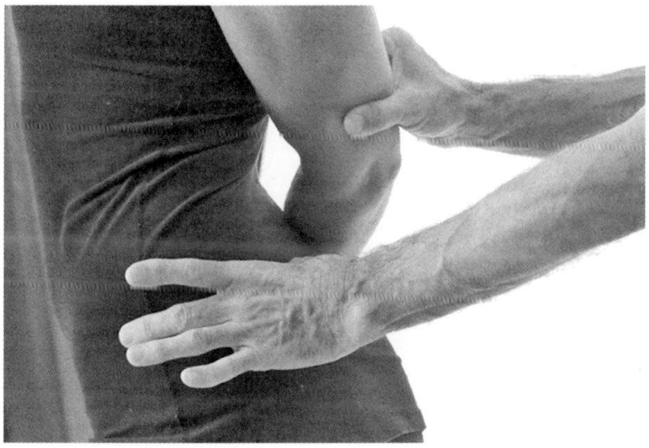

움켜잡고 돌리기를 응용해서 연꽃 아래를 움켜잡으며 팔의 내회전을 지시하라.

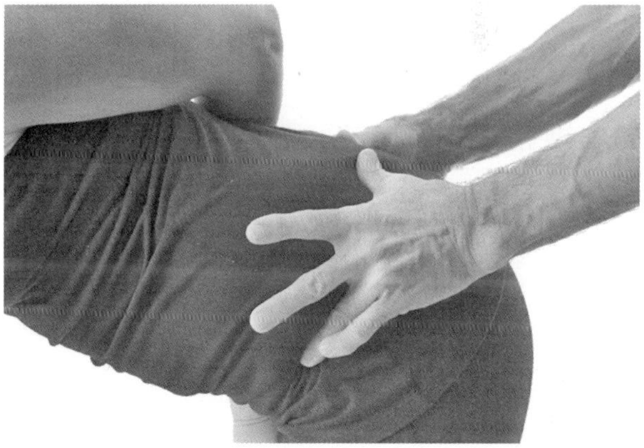

움켜잡고 돌리기를 이용해서 앞으로 굽히는 중심축으로서 골반의 내회전을 지시하면서 동시에 허리와 햄스트링에 구두로 조심하도록 하라.

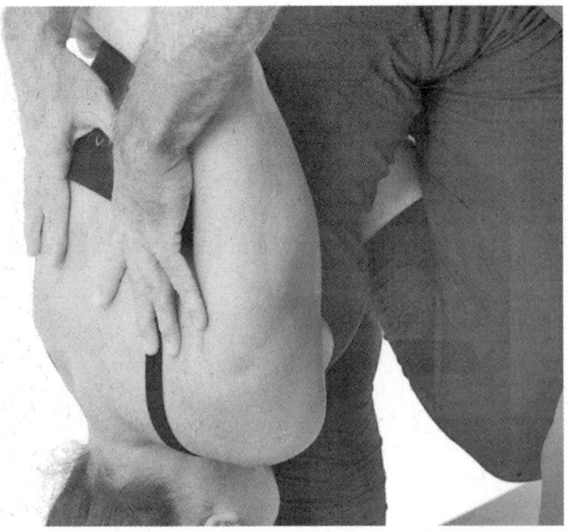

어깨뼈에서 정반대 회전법을 이용해 어깨뼈가 등 아래로 향하고, 배꼽에서 흉골이 멀어지도록 하라.

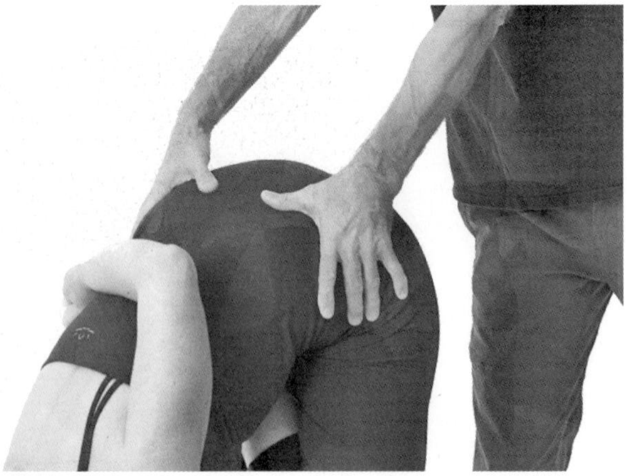

다시 일어설 때 숨을 들이쉬는 동작으로서 움켜잡고 돌리기를 이용해 골반의 후경을 지시하면서 이 움직임의 유지를 도와준다.

수정

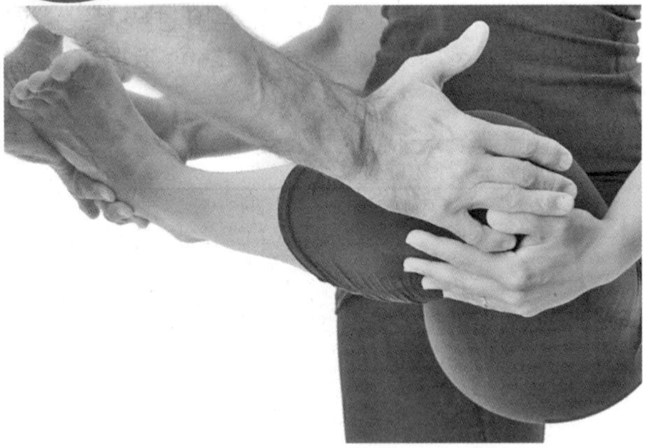

반쪽 연꽃 자세에서 다리의 위치를 안정되게 할 수 없다면, 무릎을 보호하기 위해 다리 하부를 감싸 잡으면서 발을 강하게 접도록 하라.

좀 더 알아보기

「요가 지도법」: 159 쪽
「요가 시퀀싱」: 339 쪽
Teaching Yoga 지원 센터:
www.markstephensyoga.com/resources

5장
복부 중심의 완성

Abdominal Core Integration

복부 중심을 일깨우고 단련하는 것은 요추를 강화하는 핵심이며, 팔의 균형과 유동적 움직임에서 보다 쉽게 중심을 찾도록 하며, 삶의 도전과 응전 가운데 보다 우아하게 나아가도록 우리를 이끈다. 인기 있는 운동 문화에서, Six-Pack 근육은 종종 이상적 중심의 상징이 되며, 복부 중심 근육의 외형은 복직근을 의미하기도 한다. 과도한 단련과 단단함은 복직근이 압축되 경직은 물론이고 척추와 호흡의 문제를 일으켜, 세련된 중심부에서 우러나오는 우아함과 편의성, 좋은 자세와 아름다움, 편안함과 안정성에 손상을 가한다. 요가 지도자 아나 포레스트(Ana Forrest)가 오랜 동안 강조해 왔듯이, 감정적 육체적 변비와 제약에서 벗어나고, 깊은 내면의 근심을 묻어 두는 것이 아니라 덜어 내기를 우리 모두는 원한다. 수련생들에게 요가란 대개 공간을 창출하는 것이라는 점을 상기시키고, 수련생들이 자각을 신체 중심 깊이 끌어내리면서 강하지만 유연한 중심을 배양해서 밖으로 펼쳐나가도록 안내하기를 우리는 원한다. 중심이 강화되고, 열리고, 세련되어감에 따라 그것은 균형, 안정, 용이성, 지렛대의 원천이 된다.

넓은 시각으로 중심을 바라보도록 하기 위해 수련생들에게 시각을 파다 반다에서 깨어난 발의 중심부에 뻗어나와, 골반 하부에서 다리 가랑이 안쪽 위로 올라오고, 척추 위로 올라와서 머리 정수리 밖으로 뻗어 나가도록 제시하라. 그런 다음, 아사나 수련을 통해 수련생들이 신체 중심선으로 에너지를 끌어들이면서 동시에, 공간을 창출하기 위해 그곳에서 발산하도록 하라.

파다 반다와 물라 반다를 근거해서 이러한 에너지 각성의 자각을 위한 핵심 에너지 활동을 추구하라. 이것 자체로 복부 단련의 핵심에 있는 근육들을 강화 및 세련되게 할 것이며, 보다 특정한 복부 각성 훈련을 보다 쉽고 지속가능하도록 할 것이다.

복부 각성 수련은 몸 전반을 따뜻하게 하면서, 목표한 척추, 골반, 배, 등부위의 열을 올리고 복부 전반의 근육들에 균형된 각성을 일으킨다: 복직근, 내/외복시근, 가로(횡)복근, 장요근. 복부 각성 훈련은 팔 균형 잡기 수련 바로 전에 하는 것이 이상적인데, 바카사나(학 자세)와 같은 아사나에서 평형의 축을 생성하고 아도 무카 브릭사사나(물구나무 서기 자세)와 같은 자세에서 안정의 원천이 된다. 바카사나, 우르드바 쿡쿠타사나(위로 향한 닭 자세), 갈라바사나(날으는 까마귀 자세)의 준비와 더불어 골반이 어깨보다 높이 올라가는 아사나의 팔 균형을 잡기 위해 복직근과 장요근의 각성에 더욱 집중하라. 빠르스바 바카사나(측면 학 자세), 아스타바크라사나(팔각 자세)의 준비와 몸통이 비틀리는 아사나에서 팔 균형을 잡기 위해 횡복근과 복사근의 각성에 더욱 집중하라. 파리푸르나 나바사나(완전한 보트 자세)와 같은 아사나에서 장요근의 왕성한 활동 다음에는 골반의 모음을 최소화하기 위해 아도 무카 브릭사사나 전에 스트레칭을 하라.

지속적이고 올바른 복부 단련 수행을 한 직후 배꼽 스트레칭을 하면 아주 좋은 느낌을 가질 수 있다. 이는 처음에 간단히 척추와 배꼽을 풀기 위한 비틀기로 할 수 있으며, 심한 복부 단련 후 과도하게 등을 뒤로 젖히는 수련을 해서는 안된다. 처음에 그렇게 하면 아주 기분이 좋더라도, 등굽히기 수련 전에 복부 단련을 했다면, 먼저 일련의 간단한 비틀기로 복부를 풀어준 다음, 등굽히기를 하라. 그리고 요추를 새롭게 강화하기 위해 복부 단련 수련을 하라.

물라 반다와 웃디야나 반다

(Mula Bandha and Uddiyana Bandha)

앞서 파다 반다 즉, 하지의 후경골근과 장비골근을 수축해서 일어나는 자극 효과를 통해서 양발의 활동적 각성을 촉진시키는 것에 대해 살펴보았다. 이 두 근육의 근막 흡착은 엉덩이뼈 내부와 주위에 기원을 둔 엉덩이 관절 모음근들과 서로 엉켜 있다. 엉덩이 뼈는 골반기저근의 외측면이며, 그 앞에 치골 결합이 있고 뒤에는 꼬리뼈가 있다. 이 다이아몬드 사각형의 전반부는 비뇨 생식기 삼각형, 비뇨 생식 가로막의 상징, 3가지 근육: 가로 회음근(양 엉덩이 뼈를 연결함), 망울해면체근육(성기를 둘러싼 근육), 좌골해면체근육(좌골을 음핵에 연결하거나 음경을 덮음)에 의해 만들어진 해먹처럼 생긴 근육이 있다. 일단의 이러한 근육들을 조이는 것은 항문올림근을 일깨우고, 미골근, 장미골근, 치골미골근으로 구성된 또 다른 해먹처럼 생긴 근육을 자극한다(Aldous 2004, 41). 이러한 근육들이 수축할 때, 골반기저근 전체를 잡아당기고, 자연스럽게 치골에 붙어 있는 핵심 복사근을 자극한다(특히, 복횡근과 복직근). 이것이 바로 물라 반다의 근육 작용이며, 아사나 수련에서 안정감 있으면서 가벼운 느낌을 주며, 골반장기들을 도와주고, 기운의 상승을 일으키고, 웃디야나 반다를 자극한다. 수련과 함께 파다 반다와는 별개로 직접 물라 반다를 할 수도 있지만, 전력을 다하지 않고서도 아사나 수련 전반에 가볍게 유지될 수 있다.

웃디야나 반다는 수련 중 가장 오해가 많은 부분인데, 부분적으로는 그 정의와 가르침이 전통과 지도자에 따라 서로 다르기 때문이다. 완전한 자세에서 웃디야나 반다는 복부 전체를 척추를 향해 강하게 잡아당긴 다음, 가슴뼈를 향해 들어 올리면서 숨을 완전히 내쉰다. 이러한 운동은 특정 프라나야마과 크리야 수련의 일부이고 아사나 수련이 아니지만, 안타깝게도 많은 지도자들은 아사나 수련 과정 중에 이것을 수련생들에게 지도한다. 아사나 수련에서는 숨쉬기를 부드럽고, 꾸준하고, 완전히 흐르기를 원하는데, 이것은 횡경막의 완전하고 자연스러운 운동을 요구한다. 하지만 웃디야나 반다는 횡경막의 자연스런 팽창을 막아서, 들이쉬기를 아주 어렵게 한다.

웃디야나 반다에 관한 혼동은 하복부에 있는 여러 다른 호흡 관련 근육들로부터 일어나는데, 아사나 수련 과정에 이를 배우고자 한다. 각각 그리고 매번 완전한 날숨 때마다, 주요 복부 근육들은 자연스럽게 수축한다(주로 복횡근뿐만 아니라 복사근과 복직근). 이것이 물라 반다와 함께 일어날 때, 복부 근육들의 아주 가볍고 미세한 움직임들이 강조되기도, 깊어질 수도, 더욱 안정감을 줄 수도, 여러 아사나와 그 전환을 쉽게 할 수 있다. 실제로 일부 아사나에서 복부가 아주 이완되어야 척추, 골반, 호흡이 그 아사나와 잘 움직일 수 있다. 우리는 이것을 웃디야나 반다의 가벼움이라고 부르는데, 프라나야마 수련에서 행하는 완전한 형태의 웃디야나 반다와 구분하기 위해서이다.

물라 반다와 웃디야나 반다는 수련에서 여러 가지 움직임을 지원하기 위해 널리 활용될 수 있는 도구이다. 아사나 수련의 어떠한 상황에서도 호흡을 가로막는 완전한 웃디야나 반다로 배를 완전히 집어넣는 것을 원하지 않는다. 그렇다고 골반기저근의 긴장을 만드는 것도 원하지 않는다. 오히려 물라 반다와 웃디야나 반다는 기운을 상승시키는 가볍고 안정된 들어 올리는 운동을 할 때와 신체 중심부에서 기운을 퍼져 나가게 하고 수련의 활력을 불어넣기 위해 하는 것이 최고다. 수련을 통해 그 균형을 찾게 되며, 시간이 지남에 따라 미묘하지만 그 전반적 효과를 체감하게 된다.

여기서 우리는 신체의 앞면 중심부에 있는 근육을 강화하기 위한 아사나와 다양한 동작에 집중해서 골반과 척추와 연결된 상체 하부를 지원하고 운동성을 늘릴 것이다(뒤로 젖혔다가 굽히고 여러 아사나의 다양한 움직임으로 신체 뒷부분의 척추에 필수적 지원을 하는 근육들을 강화할 것이다). 심층적이고 지속적으로 중심부를 강화하는 수련은 대개 임산부에게는 금기이며, 허리 하부 통증이 있는 수련생에게는 아주 조심스럽게 접근해야 한다.

자타라 파리바르타나사나 (회전하여 비트는 자세)

Jathara Parivartanasana(Revolving Twist Pose)

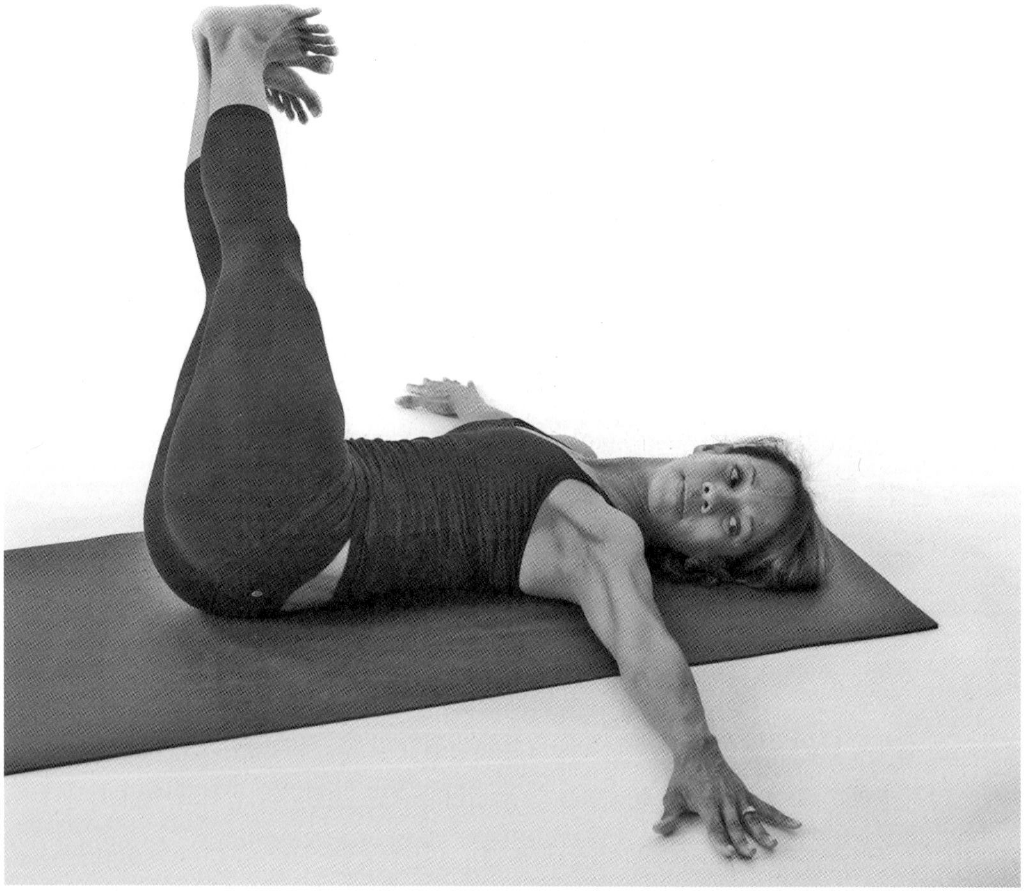

아사나의 기본 형태는 잡고 비틀기(숩타 파리바르타나사나, 기대서 회전하는 자세), 즉, 복부 강화 운동이다. 십자가처럼 팔을 밖으로 펼치고 손바닥은 아래로 누르고, 편 다리를(무릎을 굽히거나) 좌 · 우로 움직이도록 하는데, 시선은 반대 방향으로 하며, 무릎과 다리가 바닥에 닿아서는 안된다. 숨을 들이쉬면서 다리를 한쪽으로 넘기고 내쉬면서 중앙으로 가져온다. 어깨와 손바닥을 바닥에 강하게 누르며서 다리를 움직이고, 허리 하부에 무리가 가지 않을 만큼 한 다리를 회전하며 뻗친다.

수정

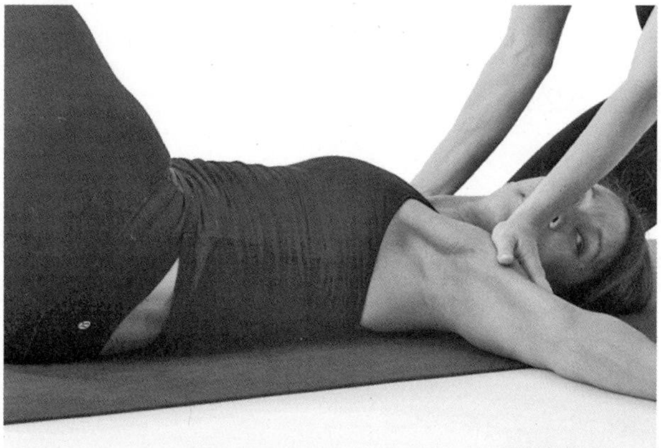

양어깨와 양팔 위에 가벼운 핸즈 온 방법을 이용해 확실히 바닥에 닿도록 지시하라.

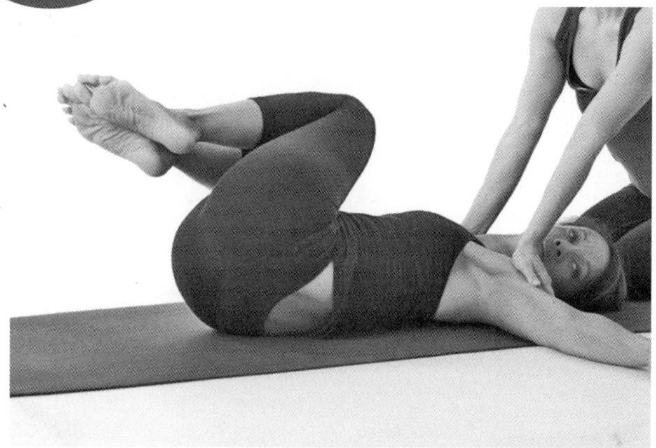

이 운동이 무리가 된다면, 무릎을 굽히고 좌 · 우로 돌리는 한계를 교정하라.

좀 더 알아보기

「요가 지도법」: 160 쪽
「요가 시퀀싱」: 363 쪽
Teaching Yoga 지원 센터:
www.markstephensyoga.com/resources

톨라사나 (천칭 자세)

Tolasana(Scales Pose)

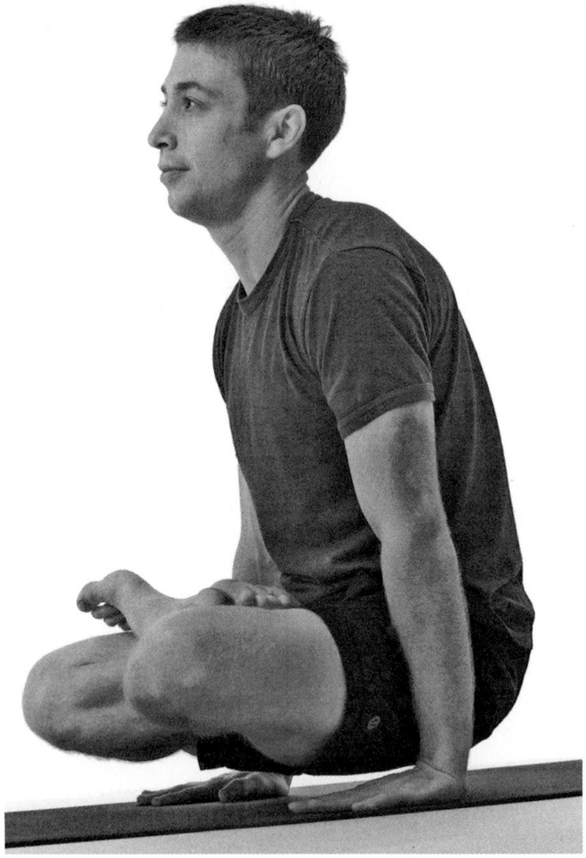

파드마사나(연꽃 자세) 또는 수카사나(단순 자세)에서, 양손을 엉덩이 옆 바닥에 댄다. 정면을 바라보며, 숨을 내쉬면서, 양손을 아래로 세게 밀어서 몸을 들어 올려, 숨을 쉬면서 자세를 유지하라. 바닥에서 바로 위로 몸을 들어 올리는데 집중하라. 고난도 수련을 위해서 카팔라바티 프라나야마를 하라.

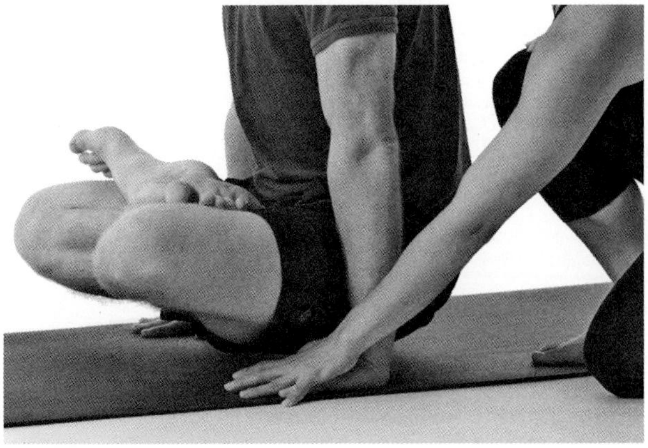

가벼운 핸즈 온 방법을 이용해 둘째 손가락의 강한 지탱을
지시하라.

수정

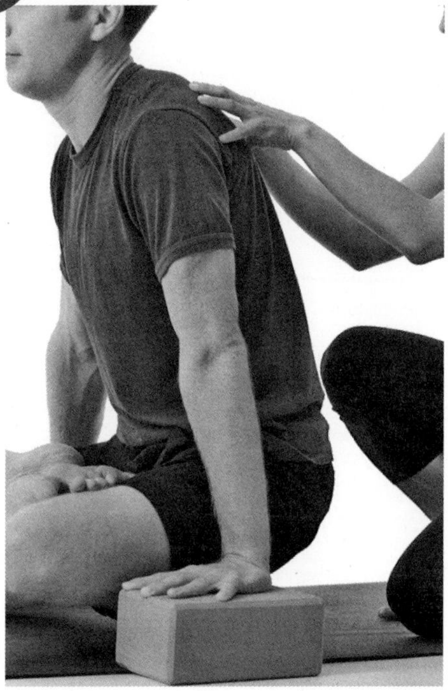

바닥에서 쉽게 몸을 들어 올리기 위해 양손아래 블록을
두라. 특히, 척추와 몸통을 곧게 세울 때 팔꿈치가 굽어서
바닥에 양손을 단단하게 지탱할 수 없는 수련생을 위해서.

좀 더 알아보기

「요가 지도법」: 162 쪽
「요가 시퀀싱」: 403 쪽
Teaching Yoga 지원 센터:
www.markstephensyoga.com/resources

롤라사나 (그네 자세)

Lolasana(Dangling Earring Pose)

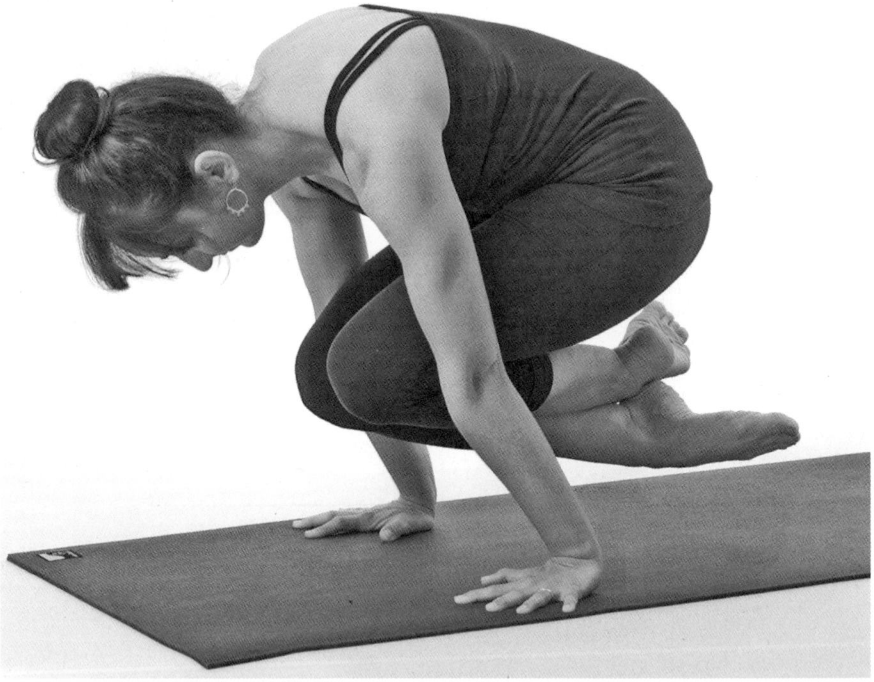

바즈라사나(번개 자세)에서 발목을 교차하고 양손을 양 허벅지 옆 바닥에 대도록 지시하라. 정면을 바라보고, 숨을 들이쉬면서, 양손을 아래로 누르면서, 척추를 둥근 아치로 형태로 위로 향하게 하고, 무릎은 가슴 앞으로 잡아당기고, 마지막으로 발꿈치를 꼬리뼈 쪽으로 들어 올린다. 수련하면서 단다사나(막대 자세)에서 톨라사나로, 롤라사나로, 차투랑가 단다사나(사지 막대 자세)로 부드럽게 전환하도록 지시하라. 보다 숙련된 학생들은 롤라사나에서 아도 무카 브릭사사나로 전환할 수 있다.

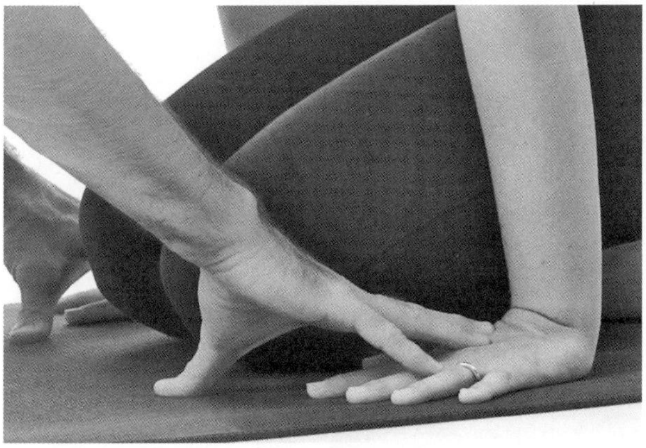

가벼운 핸즈 온 방법을 이용해 집게 손가락의 활동적 지탱을 지시하라.

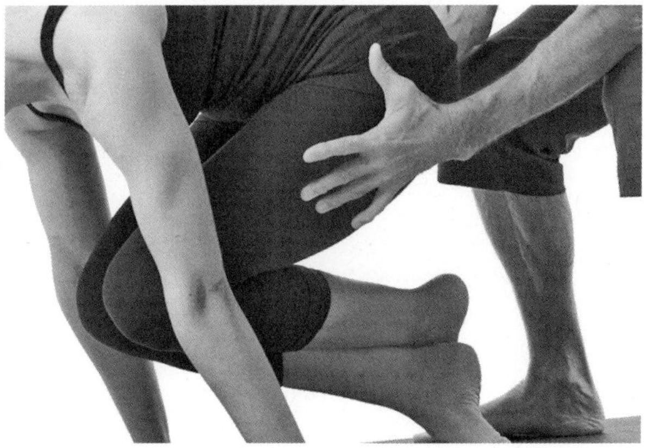

수련생이 몸을 들어 올리는 것을 돕기 위해, 무릎을 굽혀 양 팔꿈치를 무릎 위에 올려 놓은 채 엉덩이를 움켜잡고 들어 올리면서 양손에 무게 중심을 실어라.

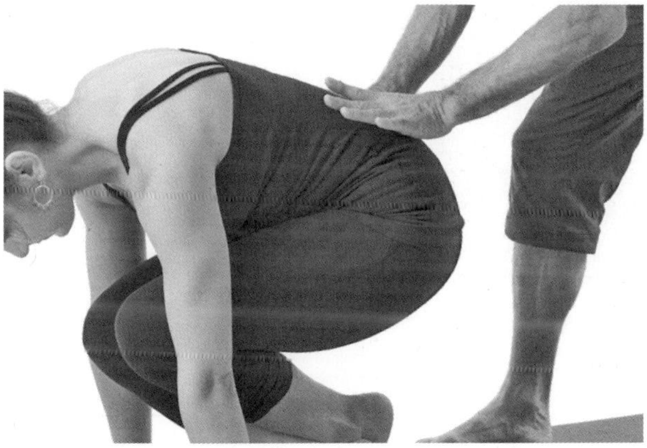

가벼운 핸즈 온 방법을 사용해 엉덩이를 어깨까지만 들어 올리도록 하라.

좀 더 알아보기

「요가 지도법」: 162 쪽
「요가 시퀀싱」: 368 쪽

Teaching Yoga 지원 센터:
www.markstephensyoga.com/resources

파리푸르나 나바사나 (완전한 보트 자세)

Paripurna Navasana(Full Boat Pose)

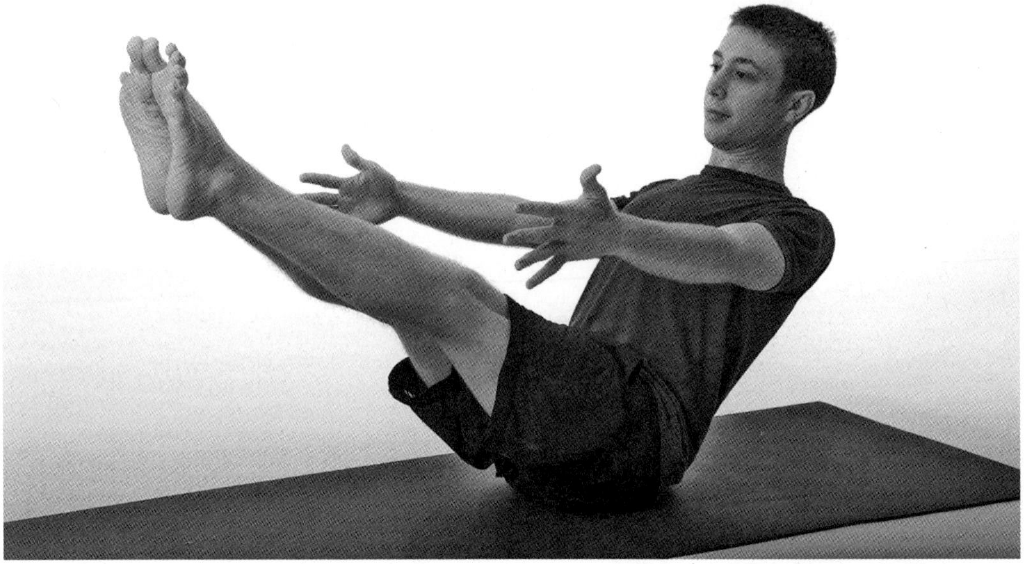

단다사나에서 한쪽 발꿈치를 엉덩이 쪽으로 당기고, 무릎을 움켜잡고서 골반 모음의 지렛대로 삼으면서 일어나 앉은 다음, 다른쪽 발꿈치를 잡아당기면서 양 무릎을 움켜잡으면서 약간 뒤로 젖혀라. 무게 중심을 엉덩이뼈의 앞쪽에 두고, 천천히 발을 바닥에서 들어 올려 마지막으로 다리를 펴고, 등을 굽히지 않고 눈과 발가락이 평형을 이루도록 하라. 점점 양손의 힘을 풀면서, 결국 앞으로 곧게 펴라. 척추와 관련한 골반 중립과 가슴을 펴도록 강조하라. 다리를 곧게 펼 수 있으면, 발바닥의 앞부분과 발가락도 펴고, 허벅지를 안으로 돌리도록 하라. 아르다 나바사나(반 보트 자세)를 위해서는 허리를 바닥에 대고, 가슴 앞에서 안잘리 무드라를 하고, 무릎을 굽히든지 또는 다리를 바닥에서 약 30센티미터 정도 들어 올려라. 수련의 강도를 높이기 위해 카팔라바티 프라나야마를 하라.

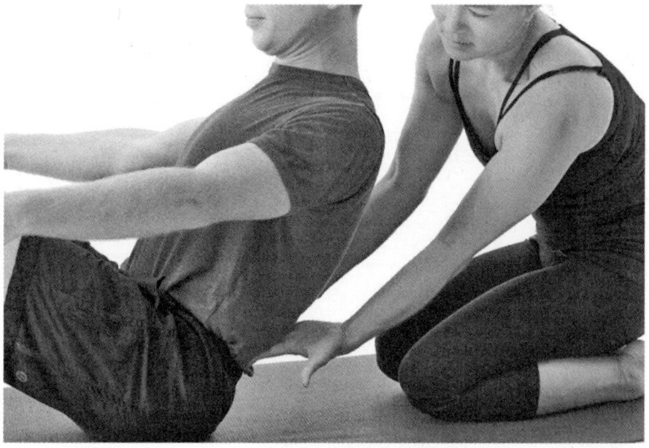

허리에 가벼운 핸즈 온 방법을 이용해 골반의 회전을 중립에 오도록 지시하라.

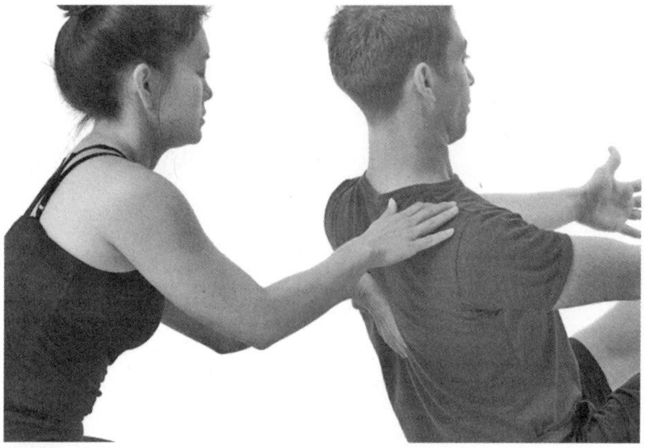

한 손은 어깨 위에 다른 손은 어깨 중간에 두고 가벼운 핸즈 온을 이용해 척추를 가슴 쪽으로 들어 올리도록 하라.

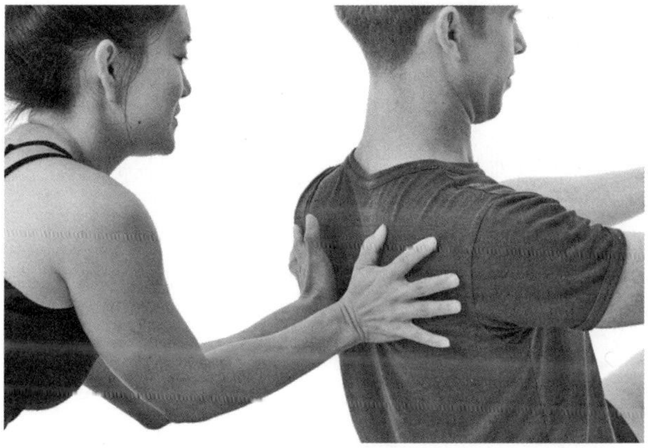

손가락으로 끌어당기기를 이용해 어깨뼈를 등 쪽 갈비뼈 아래로 향하도록 하면서, 구두로 치골을 들어 올리도록 지시하라.

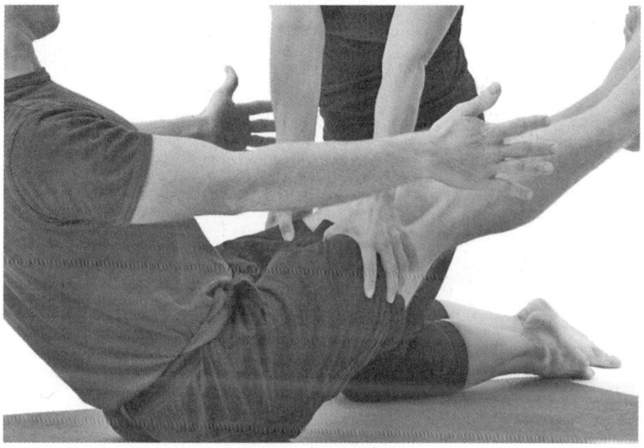

허벅지에 움켜잡고 돌리기를 모으라고 지시하라.

좀 더 알아보기

「요가 지도법」: 161 쪽
「요가 시퀀싱」: 373 쪽
Teaching Yoga 지원 센터:
www.markstephensyoga.com/resources

드비 차크라 바하나사나 (자전거 타기 자세)

Dwi Chakra Vahanasana(Yogic Bicycles)

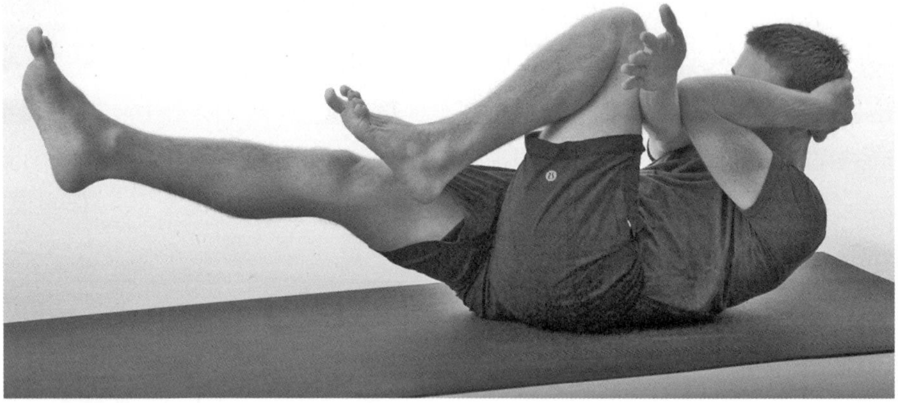

아파나사나(바람빼기 자세)에서 손가락을 서로 끼고 머리 뒤에서 잡아라. 숨을 내쉬면서, 몸통을 들어 올리고, 팔꿈치를 무릎 쪽으로 당기면서 오른 다리를 뻗어 30센티 정도 바닥 위로 올리고, 오른팔을 오른쪽 다리 위로 펼쳐라. 숨을 완전히 내쉬면서 오른팔을 왼쪽 무릎 위로 교차하도록 하고, 양 팔꿈치를 함께 잡아당겨라. 숨을 들이쉬면서, 아래로 내리고, 양 무릎을 가슴 쪽으로 잡아당기고, 머리와 양팔을 바닥에 대라. 반대쪽에도 같이 반복하고 1분에서 3분 동안 계속하라.

천천히 움직이고 가능한 낮고 깊고 넓은 자세로 수련하도록 강조하라. 주어진 시간에 얼마나 많이 할 수 있느냐 보다는 꾸준하고 천천히 움직이는 데 더욱 관심을 기울이도록 하라. 호흡과 함께 동작하라.

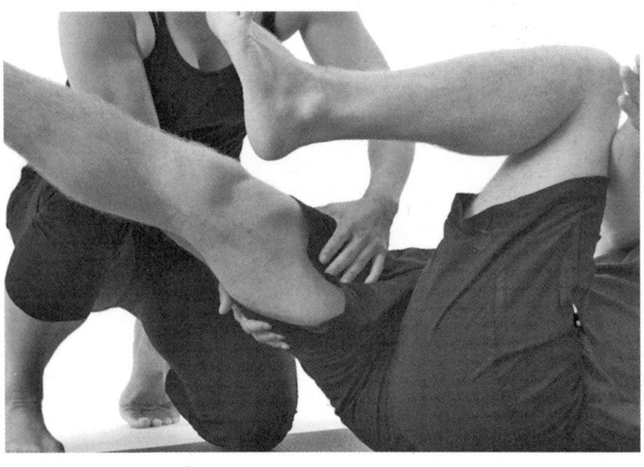

펼친 다리 위의 허벅지에 가벼운 핸즈 온 방법을 이용해 모으라고 지시하라.

좀 더 알아보기

「요가 지도법」: 160 쪽
「요가 시퀀싱」: 424 쪽
Teaching Yoga 지원 센터:
www.markstephensyoga.com/resources

팔라비 아비나타사나 (골반 기울이기)

Palavi Abhinatasana(Pelvic Tilts)

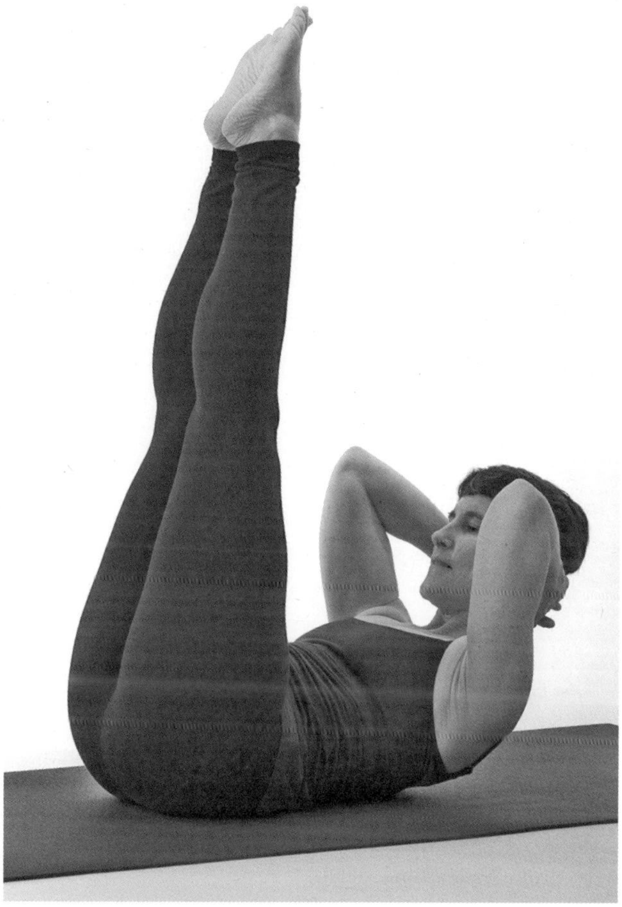

아파나사나(바람빼기 자세)에서 양다리를 곧게 위로 펴고, 손가락을 깍지끼고 머리 뒤에서 잡아라. 양다리를 수직으로 세우고, 숨을 내쉬면서 양 팔꿈치를 무릎 쪽으로 잡아당기면서 양다리의 위치는 바꾸지 않는다. 등 윗부분과 양어깨를 들어 올리고, 숨을 내쉬면서 아주 천천히 부드럽게 꼬리뼈를 위로 말아올리고, 숨을 흘러나올 때 자연스럽게 이완시키면서 다리를 내려놓는다. 이것을 5번에서 25번 반복하라. 수련생들은 꼬리뼈를 위 · 아래로 움직이는데 집중하는 경향이 있다. 그들에게 골반 기울이기를 최대화하는 데 보다는 천천히 그리고 부드러운 움직임에 더욱 관심을 기울이도록 격려하라.
양 팔꿈치를 앞으로 잡아당기는 것보다 양다리를 수직으로 세우는 것에 더 주안점을 두라.

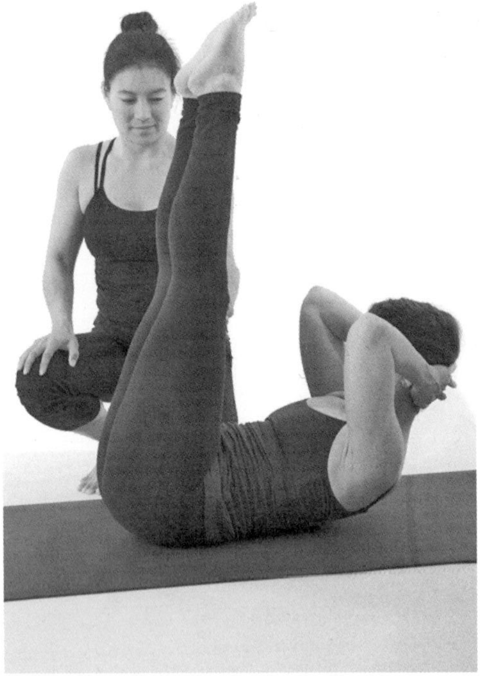

가벼운 핸즈 온 방법을 사용해 양다리의 수직 세우기를 지시하라.

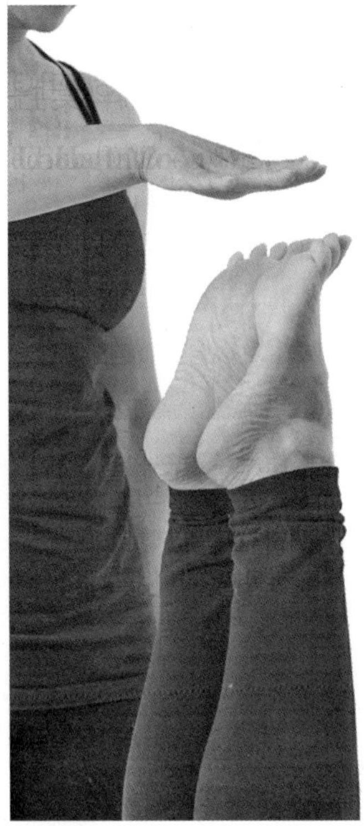

수련생의 발가락 윗쪽에 손바닥을 대고 다리를 들어 올리는 방향을 지시하라.

좀 더 알아보기

「요가 지도법」: 161 쪽
「요가 시퀀싱」: 53 쪽
Teaching Yoga 지원 센터:
www.markstephensyoga.com/resources

6장

팔로 지탱하고 균형잡기

Arm Support and Balance

팔로 몸 전체의 균형을 잡는 것은 절대적인 집중을 요구하고, 아사나 수련에서 다라나 명상의 질을 한층 깊이 하도록 도와준다. 팔로 균형잡기는 또한 넘어지는 것에 대한 근원적이고 아주 이성적인 두려움에 가까이 가도록 한다. 이 두려움은 적어도 통제하고자 하는 욕망과 이상과 뗄 수 없이 엮어져 있다. 이는 자신감과 겸손함을 배양하기 위한 여러 아사나들을 팔로 균형을 이루게 한다. 대부분의 수련생들에게서 팔로 균형잡기는 아주 어려운 것이기 때문에, 이러한 아사나는 익살과 장난기를 갖고 수련을 시도해 볼 수 있는 멋진 기회를 제공한다.

다른 아사나와 마찬가지로, 인내와 수련으로 더욱 접근 가능하며 또한 유지할 수 있으며, 인내심이 부족하면 대개는 좌절과 부상으로 이어지게 된다. 팔로 지탱하는 모든 아사나는 손목에 가장 큰 위험성이 있다. 수근관 증후군을 포함한 심한 손목 부상이 있는 수련생들은 팔로 균형잡는 수련을 해서는 안되며, 심지어 가벼운 손목 부상이 있는 수련생들도 손목에 압력 가하는 것을 최소화해야 하고, 통증이 전혀 없을 때까지 보조기구를 사용해야 한다. 수련 과정에 팔로 지탱하는 아사나를 배치하든지, 아니면 그 아사나들만 모아서 가르치든지, 수련생들에게 「요가 시퀀싱(Yoga Sequencing)」에 있는 건강한 손목 시퀀싱에 묘사된 손목 치유 훈련을 제공하는 것이 중요하다. 팔로 균형잡기 아사나를 하기 전에 양 손바닥을 바닥에 평평하게 대기 위해 충분한 손목 늘이기를 하고, 통증이나 압박감 없이 바닥에서 양 팔뚝을 수직으로 세우는 움직임을 해야 한다.

연약 또는, 불안정하거나, 부상당한 어깨를 가진 수련생들은 어깨에 힘이 가하는 팔로 균형잡기를 시도하기 전에 약 2분 동안 통증 없이 아도 무카 스바사나(아래로 향한 개 자세)를 유지할 수 있는 어깨의 안정성과 유연성을 충분히 갖출 때까지 「요가 시퀀싱(Yoga Sequencing)」에 있는 건강한 어깨 시퀀싱을 하는 것이 바람직하다.

제한된 어깨 굴절은 아도 무카 스바사나와 핀차 마유라사나(날개 핀 공작 자세 또는 팔뚝 자세)에서 척추에 바나나 형상이 가해지는 근본 원인이 된다. 손목, 팔, 어깨의 힘과 유연함을 갖춤과 함께, 팔로 균형잡기는 복부 핵심 근육을 요구하고 일깨운다.

앞서 논의한 바와 같이, 팔로 균형잡기 이전에 복부 강화 훈련은 수련생들이 복부로부터 들어 올리고 퍼져나가는 느낌을 들도록 도와준다. 그러나 팔로 균형잡기는 복부에 조이기나 전력을 다하는 것이 아닌 유연함 또한 요구한다. 복부의 활동적 움직임과 펼치기 사이에서 균형을 찾는 것은 손으로 몸의 균형을 잡는 핵심적 요소들 중 하나이다. 이것은 아도 무카 브릭사사나(물구나무 서기 자세)에서 분명히 나타나는데, 여기서 강한 복부 근육은 몸의 중심부에 안정을 가져오지만, 경직된 복부 근육은 특히, 요근과 복직근에서 골반과 연계된 엉덩이와 척추의 완전한 늘임을 제한하고, 골반의 앞쪽 회전과 수련생의 허리 하부에 나타나는 바나나 모양을 악화시킨다.

아도 무카 스바나사나 (얼굴이 아래로 향한 개 자세)

Adho Mukha Svanasana(Downward-Facing Dog Pose)

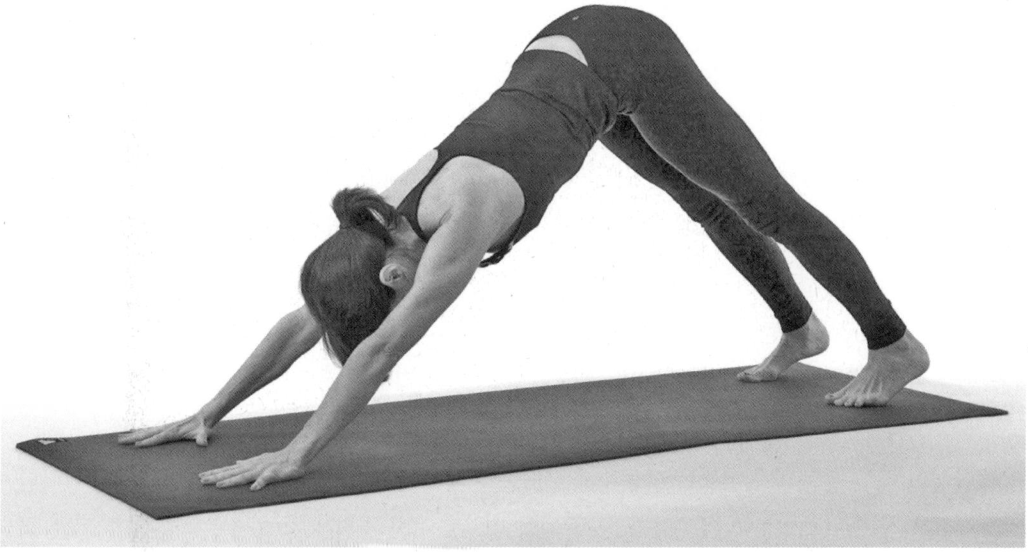

아도 무카 스바나사나는 모든 팔로 지탱하는 아사나의 기초 아사나이며, 지탱하고 늘이기 원칙을 배우고 실현하기 위한 훌륭한 아사나이다. 아사나 수련의 기초 원칙을 따르며, 바닥에서부터 위로 올라가며 아래 개 자세를 지시하며, 부상의 위험이 높은 손목, 어깨, 햄스트링에 주의를 기울이라. 우리는 대신에 (손을 올리고) 상반신을 살펴보고 (발을 쭉 펴고서) 하반신을 살피게 될 것이다.

수련생들이 손목관절에 압박을 균형 잡도록 하는 방법으로서 집게손가락 관절을 고정하도록 주의를 가깝게 기울이며 양 손바닥 폭과 손가락들의 길이 전체가 단단하게 바닥을 누르도록 구두지시를 하라. 이 지지동작은 양팔의 맨 윗부분에서 비롯되어야 한다. 이것과 더불어, 수련생들이 손목, 팔꿈치와 어깨관절을 통한 자연스러운 늘임 반응에서 이 지지동작의 "리바운스"효과를 느끼도록 요구하라. 엄지와 집게손가락 사이에 있는 무지구의 인대를 보호하기 위해 엄지손가락은 2/3정도로만 벌리고 나머지 손가락들은 넓게 펼치도록 한다. 일반적으로 중지는 어깨 선과 나란하게 수평을 이루도록 해야 한다. 수련생들의 양팔이 수평인지를 살펴봐라. 이것이 양어깨와 양손이 나란한 지를 나타낼 것이다. 어깨와 손목의 가지런함은 소원근과 가시아래근을 활성화시키고 강화시키고, 견갑골을 후면 늑골(등하부)로 가까이 끌어 내려 어깨관절을 안정화시키며, 윗 등에 더 많은 공간이 생겨 적절한 어깨의 외측 회전을 가능하게 함으로써, 목이 더 쉽게 이완될 수 있도록 한다. 수련생이 양팔을 뻗는 것을 힘들어 한다면, 양손을 살짝 바깥으로 돌려서 동작을 행하도록 하고, 수련생의 팔꿈치가 과하게 꺾인다며, 손바닥을 살짝 안쪽으로 돌려 놓고 하도록 한다.

뻣뻣하고 약한 어깨는 다운 독 자세에서 목, 등, 팔꿈치, 손목,어깨에 분명한 위험을 발생시킨다. 어느 경우에나 이 좌법에서 적당한 노력은 보다 깊고 균형잡힌 힘을 기르면서 어깨를 열고 완전히 구부리는 유연성과 힘을 둘 다 발달시킨다. 날개뼈가 척추에서 멀어서 펼쳐지면서 후면 늑골(등하부)에 가까이 붙여 고정되도록 해야 한다. 바깥쪽으로 어깨가 회전하는데 안쪽 손바닥이 들리는 것에 유의하라. 팔뚝을 안쪽으로 회전시켜 손바닥이 들리지 않도록 하라.

뿌리내리고 늘이기 원리를 하반신에도 동일하게 적용하라. 발볼을 고정하는 것은 파다 반다(제4장 참조)의 효과인 발 안쪽 아치를 들어 올리기에도 도움을 준다. 이것은 물라 반다(제 5장 참조)의 각성에도 도움이 된다. 양발의 바깥날이 수평이 되도록 맞춰서 골반 넓이 또는 더 넓게 두도록 한다. 허벅지를 고정시키고 대퇴골의 맨 윗부분을 강하게 뒤로 누르는 것이 이 좌법에서 척추를 강화시키는(고정된 양손과 마찬가지로) 핵심동작이다. 허벅지를 단단히 고정하고 치골과 꼬리뼈를 뒤로 빼고 치골은 위로, 꼬리뼈는 살짝 아래로 끌면서 엉치뼈에 살짝 압력이 가해지도록 안쪽 허벅지를 대각선 뒤로 돌리도록 수련생에게 권장하라.

이 좌법에서 주어진 동작들에서 처음 2-3회는 쾌감을 느끼고 햄스트링, 등 아랫부분, 어깨, 발목, 발을 살펴보면서 신체 측면을 길게 늘이고, 엉덩이를 비틀고 번갈아 흔들며 걷는 자전거타기 자세로 부드럽게 유도를 한다.

유연성이 매우 좋은 수련생들은 다운 독 자세를 할 때 무릎에 과신전되는 경향이 있다. 이러한 수련생들은 무릎을 살짝 구부리도록 지도하라. 엉덩이와 햄스트링이 경직된 수련생들은 다리를 곧게 펴는 것이 어렵고 아프고 또는 불가능할 수도 있다. 그럴 경우에, 수련생들의 양발을(요가 매트의 길이만큼) 넓게 벌리도록 하여 골반의 앞쪽 회전과 요추의 자연스러운 굴곡이 용이하도록 하게 하라. 이 자세를 유지하면서 점차적으로 움직여 햄스트링과 고관절 신전근의 유연성을 늘리도록 하면서 수련생들이 무릎을 굽히고 있어도 괜찮음을 알려주도록 하라.

규칙적인 수련으로 목은 양팔을 나란히 귀옆에 두고 양팔의 상완부 사이에 머리를 지탱할 수 있을 만큼 충분히 튼튼해지고 유연해질 것이다. 이러한 힘이 생길 때까지, 수련생들의 목을 이완시키고 머리는 늘어뜨리도록 하게 하라. 호흡을 내쉴 때마다, 수련생들은 수월함을 느끼고, 복근의 자연스러운 움직임도 느낄 것이다. 수련생들이 복부로 버티거나 견디는 것 없이 호흡을 마실 때, 복부의 희미하고 미묘한 움직임을 유지하도록 격려하라. 수련생들의 의식이 웃자이 프라나야마(승리호흡), 뿌리내리고 늘이기, 안정된 시선과 끈기와 편안함의 구축을 떠올리도록 하게 하라. 즉, 아도 무카 스바나사나를 행하는데 있어서, 양손과 양팔, 골반의 기본원칙을 가르치기 위해 다리를 곧게 펴 움직이면서 엉덩이와 허리를 들어 올려 사지로 걷는 수업을 고려해보도록 하라. 튼튼한 양팔과 어깨, 복부 힘과 안정감이 있는 건강한 수련생들은 엉덩이와 허리를 바로 들어 올려 한 번에 한 발을 움직이거나(상대적으로 쉬운), 양발가락들을 동시에 굽히는(보다 어려운) 시도를 하며 아도 무카 스바나사나를 할 수 있다. 많은 초보자들, 아주 경직되어 있거나 약한 수련생들은 완전한 아도 무카 스바나사를 안전하게 행할 준비가 되어있지 않다. 그들은 준비자세를 계속하는 것으로 사지로 버티고 있거나 양손을 벽에 대고 있을 수 있다.

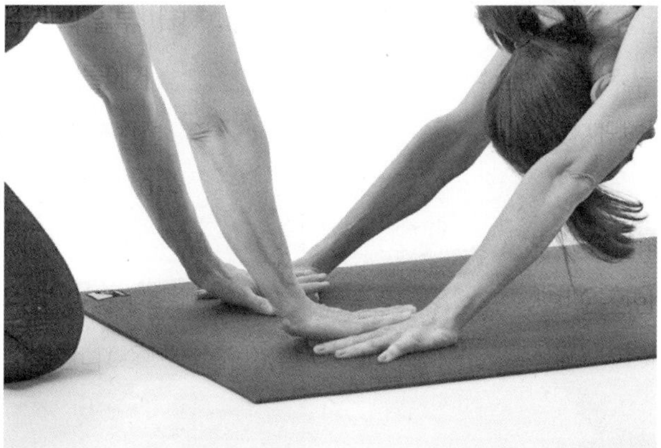

가벼운 핸즈 온 방법을 사용하여 집게 손가락을 고정시켜라.

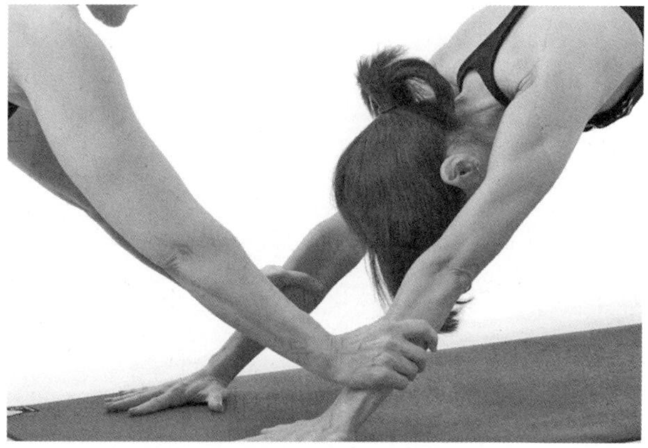

팔뚝의 내회전을 지시하며 움켜쥐는 회전을 사용하라.

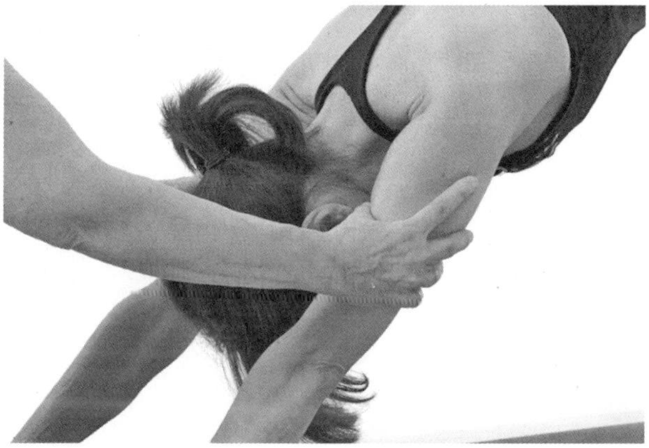

양팔의 외회전을 지시하며 움켜쥐는 회전을 사용하라.

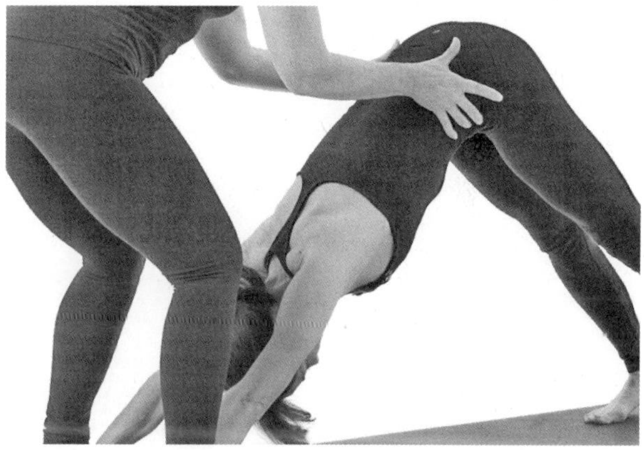

골반이 손가락 끝으로부터 멀어지도록 누르면서 골반과 척추가 중립정렬이 되도록 움켜쥐는 회전과 골반 잡기(자세)를 사용하라. 그 후에 골반이 손끝에서 떼어지도록 지시하라(수련생의 무릎이 구부러져 있거나 발꿈치가 바닥에서 떨어져 있는 경우에는 누르지 않는다).

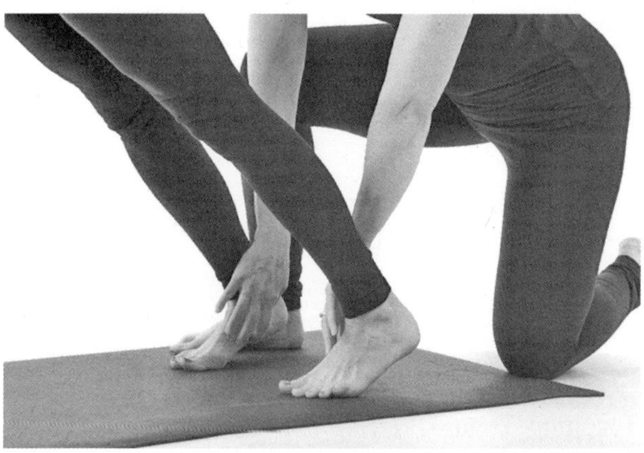

손가락 튕기기를 사용하여 파다 반다 자세를 시키고 가벼운 핸즈 온 방법을 사용하여 발꿈치가 발과 일직선이 되도록 고정시킨다.

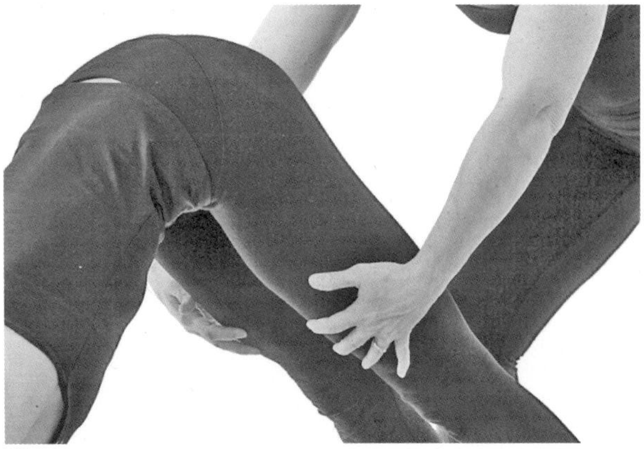

가벼운 손동작으로 허벅지에 힘을 주고 슬개골을 들어 올리는 것을 확인하거나 강조하라.

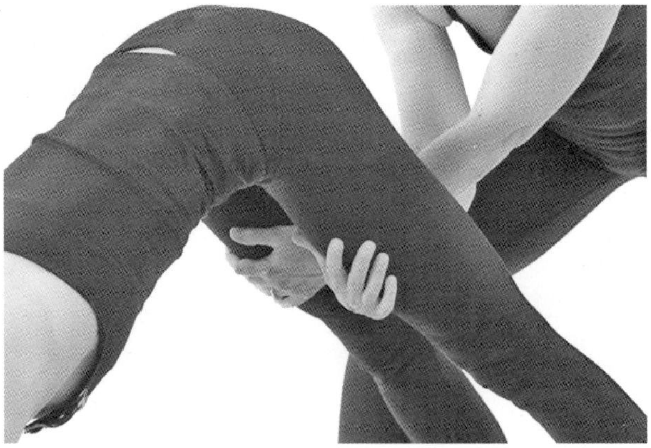

허벅지의 내회전과 척추연장의 기본 원천으로서의 허벅지를 뒤로 강하게 누르기 위해 손목교차를 사용하라.

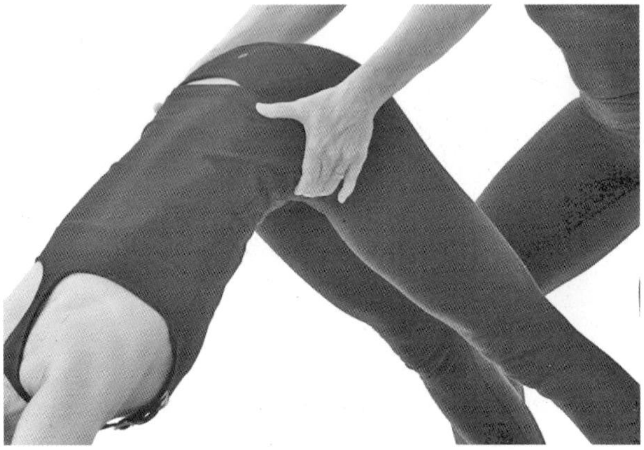

골반이 손가락 끝으로부터 멀어지도록 누르면서 골반과 척추가 중립정렬이 되도록 움켜쥐는 회전과 골반 잡기(자세)를 사용하라(수련생의 무릎이 구부러져 있거나 발꿈치가 바닥에서 떨어져 있는 경우에는 누르지 않는다).

수정

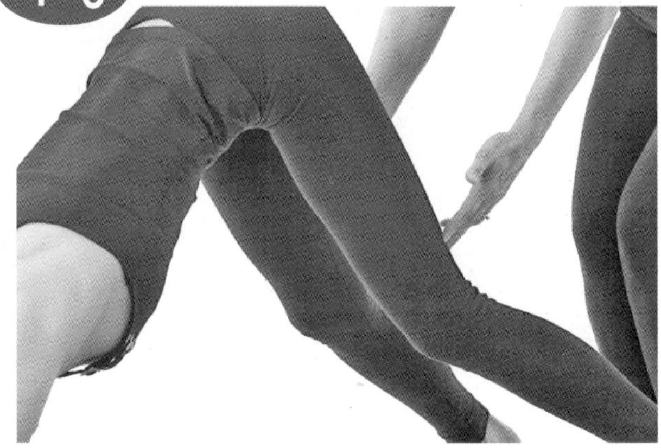

수련생이 아랫 등을 회전시키거나 발꿈치를 높이 들어 올린다면, 햄스트링에 무리가 가지 않도록 무릎을 굽히고 엉덩이가 회전하기 쉽게 양발을 매트 가장자리 간격만큼 넓게 벌리도록 지시하라.

수정

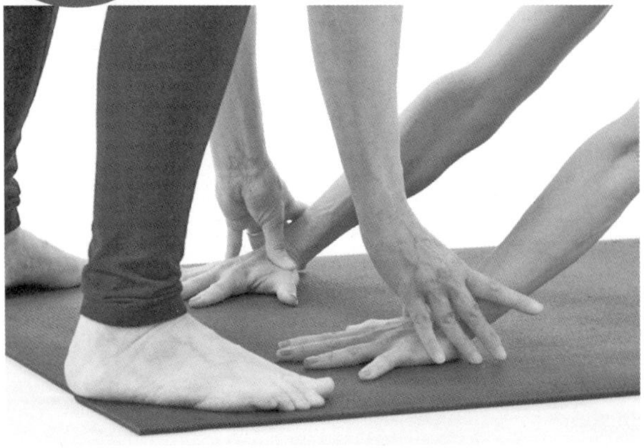

수련생의 팔꿈치가 과신전되거나 그렇게 할 수밖에 없다면, 양손을 살짝 안쪽으로 돌려 놓는다. 수련생의 팔꿈치가 펴지지 않는 경우에는 양손을 살짝 바깥으로 돌려놓는다.

좀 더 알아보기

「요가 지도법」: 141 쪽
「요가 시퀀싱」: 334 쪽
Teaching Yoga 지원 센터:
www.markstephensyoga.com/resources

팔라카사나 (널빤지 자세)

Phalakasana(Plank Pose)

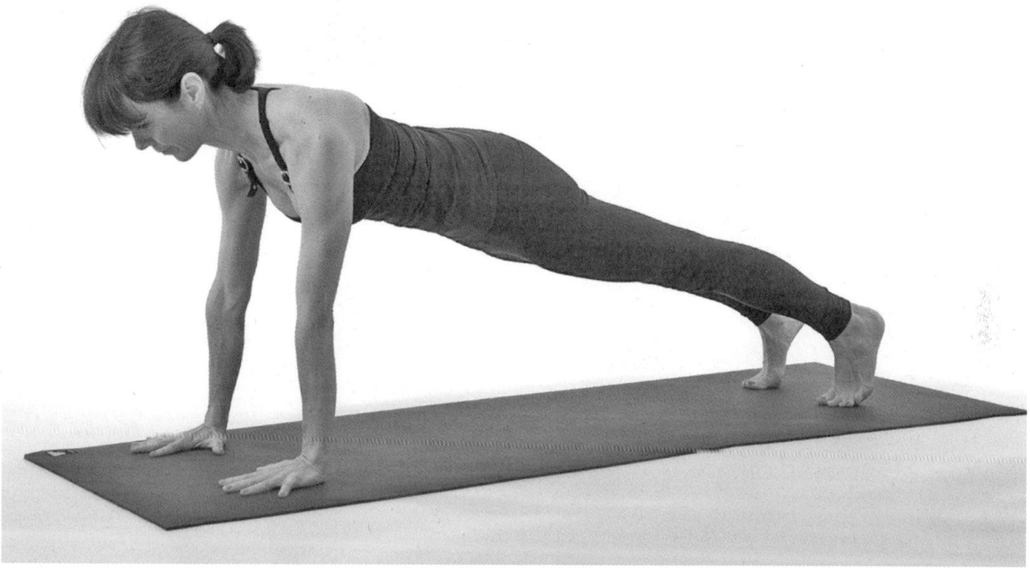

팔라카사나는 수련생들이 팔로 지탱하는 아사나를 위해 준비하도록 하는 기본 아사나이며, 차투랑가 단다사나(사지 막대 자세)로 전환하기 위한 기본 준비자세이다. 심각한 손목부상이 있는 수련생들에겐 금기시되고, 허리에 문제가 있는 수련생들은 무릎을 바닥에 대야 한다. 골반이 쳐지지 않도록 다리와 복부에 힘을 주도록 강조하고, 양 날개뼈는 후면 늑골(등하부)쪽 아래로 고정시키며 손바닥과 손가락들이 바닥을 단단히 누르도록 지시한다. 수련생들이 바닥 수직 아래를 쳐다보거나 목을 편안하게 유지하며 흉골이 앞으로 나오도록 살짝 앞쪽을 쳐다보도록 하게 하라.

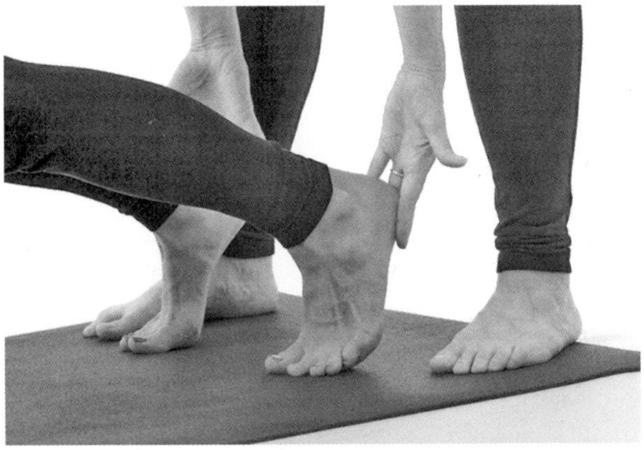

발꿈치에 가벼운 손동작을 두어 양발이 단단히 고정되도록 하라.

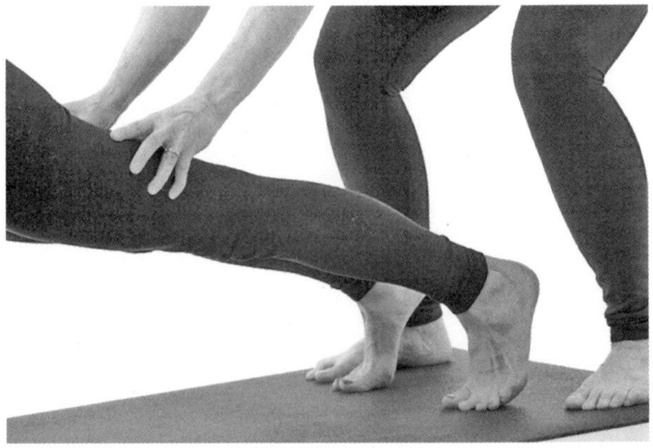

허벅지가 살짝 내회전하도록 양 허벅지에 움켜쥐는 회전을 사용하라.

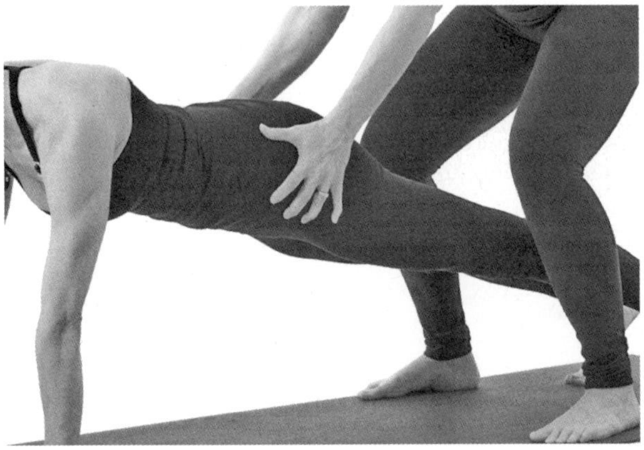

수련생이 골반 중립을 찾을 수도록 골반이 어깨와 발목과 평평하게 골반 잡기(자세)를 사용하라.

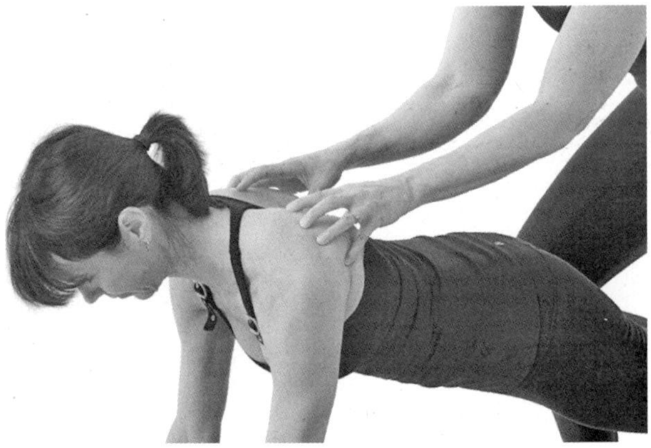

손가락 당기기로 날개뼈를 등 쪽으로 내리도록 지시하라.

수정

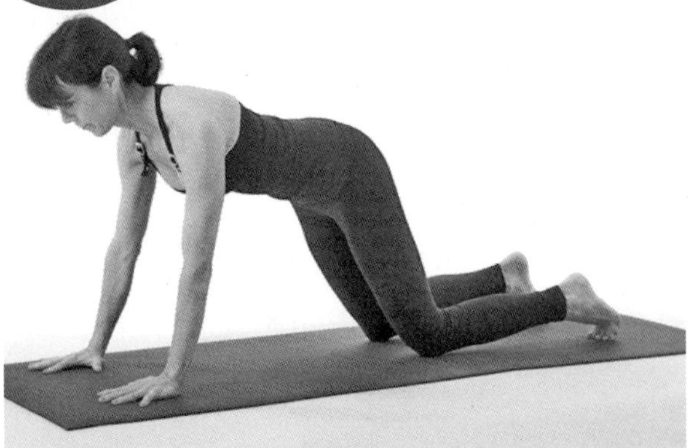

무리하지 않고 적어도 호흡을 5번 정도 하며 완벽한 아사나를 유지할 수 있는 힘이 생길 때까지 무릎을 바닥에 두도록 하라.

좀 더 알아보기

「요가 지도법」: 140 쪽
「요가 시퀀싱」: 384 쪽
Teaching Yoga 지원 센터:
www.markstephensyoga.com/resources

차투랑가 단다사나 (사지 막대 자세)

Chaturanga Dandasana(Four-Limbed Staff Pose)

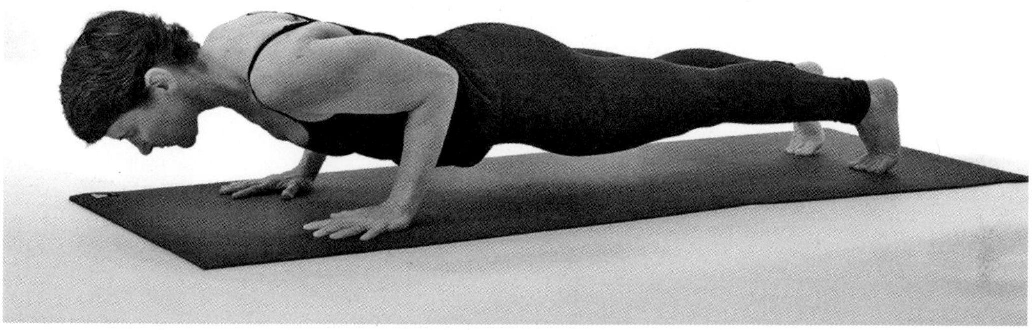

팔라카사나의 모든 필수 요소를 가르치고서 팔라카사나에서 차투랑가 단다사나를 준비하도록 하라. 수련생들이 숨을 내쉬며 팔꿈치를 천천히 구부릴 때 다리와 복부 힘을 유지하고 흉골을 앞쪽으로 끌어오는 것을 지시하라. 아래로 내릴 때, 몸의 중심이 쳐지지 않도록 호흡을 내뱉을 때 생기는 복근의 자연스러운 움직임을 사용하도록 지시하라. 몸을 아래로 내릴 때(옆 갈비뼈를 누르는 것이 안정감 있고 쉽게 아래로 내려가는 힘을 기르는 수련생들에게 더 쉬울테지만), 수련생들의 팔꿈치가 옆 갈비뼈를 조이지 않고 어깨 바로 뒤에 정렬되도록 지시하라. 날개뼈는 후면 늑골(등하부) 가까이 아래로 끌어내리고 가슴은 펴고 흉골은 앞으로 향하도록 하면서 어깨 앞쪽의 압박감을 줄이기 위해 팔꿈치는 어깨와 같은 위치 낮추는 것을 강조하라. 시선은 목에 무리가 가지 않도록 바닥 바로 아래를 응시하거나 가슴부분을 더 넓히기 위해 살짝 앞쪽을 바라보도록 하라.

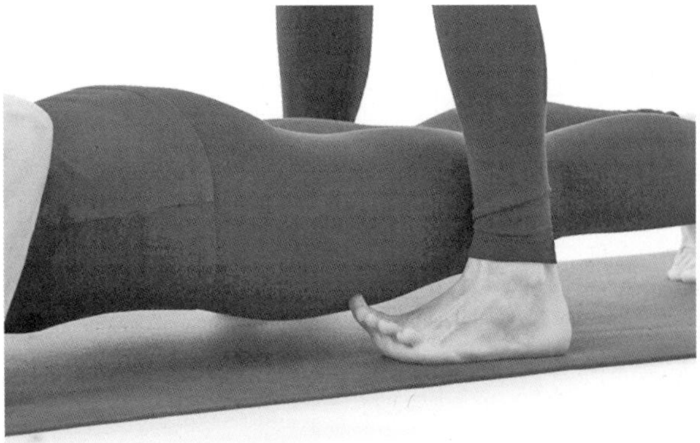

구두지시를 하며 수련생의 허벅지 아래에 발가락을
들어 올려 양다리의 움직임을 지시하라.

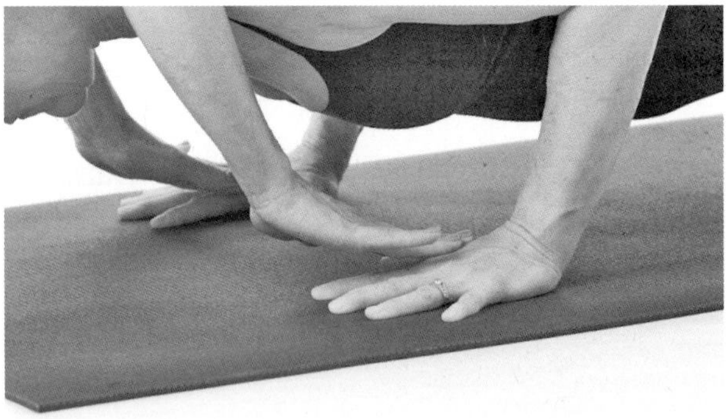

수련생의 양손을 가벼운 손동작으로 눌러 수련생이
균형있게 지지할 수 있도록 하라.

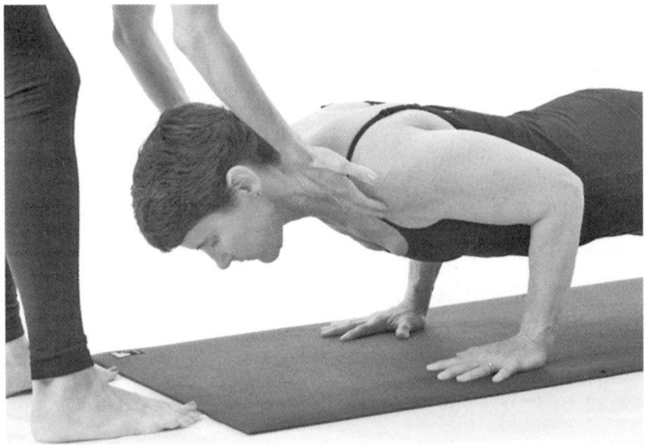

가벼운 손동작을 수련생의 어깨 아래에 사용하여 어깨가
팔꿈치와 같은 높이로 내리도록 하고 이 자세에서 더 내려갈
수 있도록 구두지시를 하라.

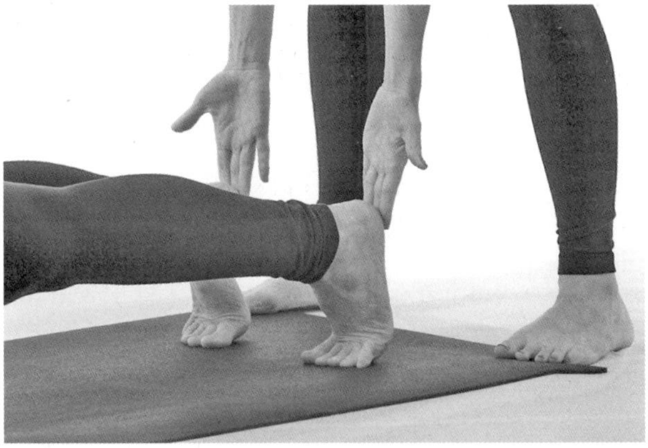

발꿈치를 뒤로 밀어내도록 구두지시를 하며 수련생의
발꿈치를 가벼운 손동작으로 밀어내도록 하라.

수정

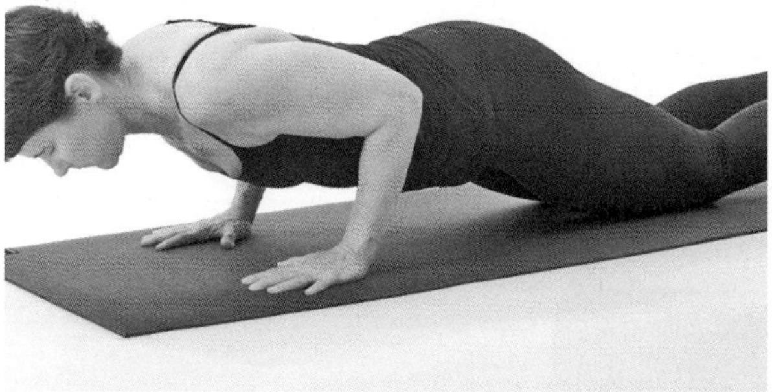

수련생이 차투랑가로 더 자세를 무리없이 낮추는데 힘이 부족하다면, 자세를 더 낮추면서 양 무릎을 바닥에 대도록 하라.

수정

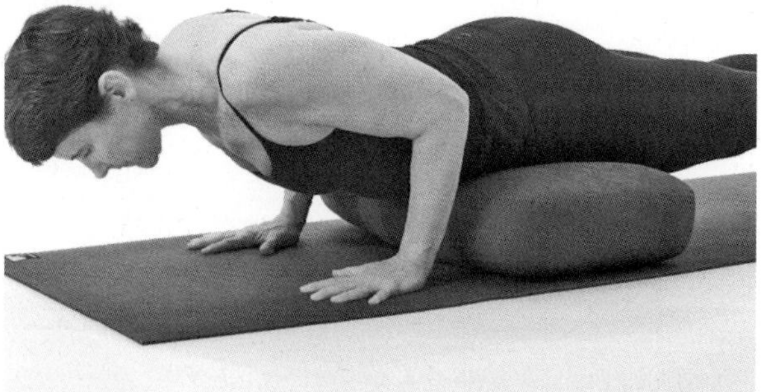

차투랑가를 시작할 때, 수련생의 상반신과 골반 아래에 높은 받침대를 두고서 천천히 등이 받침대 위에서 이완되기 전에 눌러내며 등을 들어 올려 차투랑가 자세까지 반복하여 차투랑가의 다양하고 역동적인 모든 동작들을 점차 익히도록 하라.

좀 더 알아보기

「요가 지도법」: 143 쪽
「요가 시퀀싱」: 350 쪽
Teaching Yoga 지원 센터:
www.markstephensyoga.com/resources

바카사나 (학 자세)

Bakasana(Crane Pose)

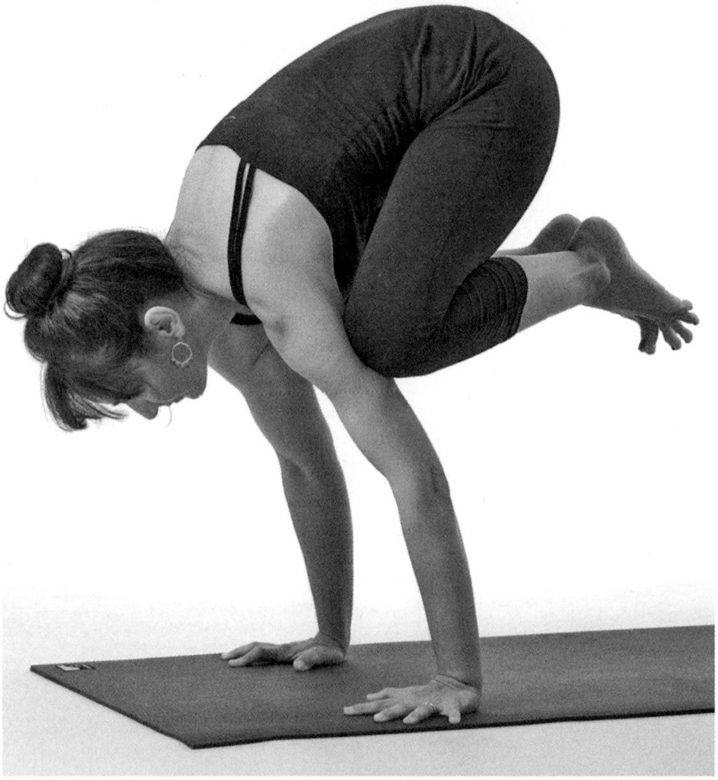

수련생들이 발꿈치를 들고 무릎은 넓게 벌려 쭈그려 앉은 스쿼트 자세를 하도록 하라. 척추, 어깨, 팔을 길게 늘려 양팔을 가능한 앞으로 멀리 편 다음, 팔꿈치는 종아리 바깥면으로 끌고 와 무릎이 팔이나 어깨 위치만큼 가능한 높이 위치하게 하고 양손을 어깨 바로 아래로 끌어온다. 무릎을 양팔이나 어깨 쪽으로 조이면서 엉덩이를 가능한 높이 올리기 위해 복부를 들어 올리며 양손과 양발을 강하게 누른다. 양손으로 무게 중심이 더 가도록 앞쪽을 향해 기울이고 양발을 번갈아 바닥에서 들어 올리기를 시작하여 양발을 함께 엉덩이 쪽으로 들어 올리고 양팔은 쭉 뻗도록 한다. 얼굴아래에 담요를 두껍게 깔아 두려움을 줄이도록 한다. 호흡을 내쉴 때마다, 손바닥을 단단하게 고정하고 치골을 뒤로 빼고 위로 올리면서 복부가 척추방향으로 들어 올리는 것을 강조한다. 시선은 머리 바로 아래 한 지점을 계속해서 응시한다.

자세가 안정되면, 차투랑가 단다사나로 바로 변형동작을 할 수 있도록 지도한다. 흉골을 수평방향으로 펼치는 느낌으로 손바닥을 더욱 단단히 고정하고 숨을 내쉬며 팔꿈치를 구부리고 양발을 곧장 뒤로 뻗어 차투랑가 자세에 이르도록 한다.

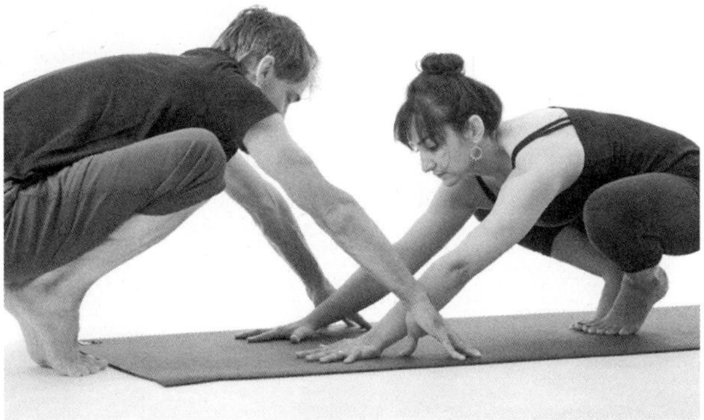

무릎은 넓게 벌려 발꿈치를 들어 올리고 발볼로 서서 양손은 어깨 넓이로 벌려 바닥에 놓고 양팔을 앞쪽으로 쭉 뻗는 것을 설명하며 보여준다.

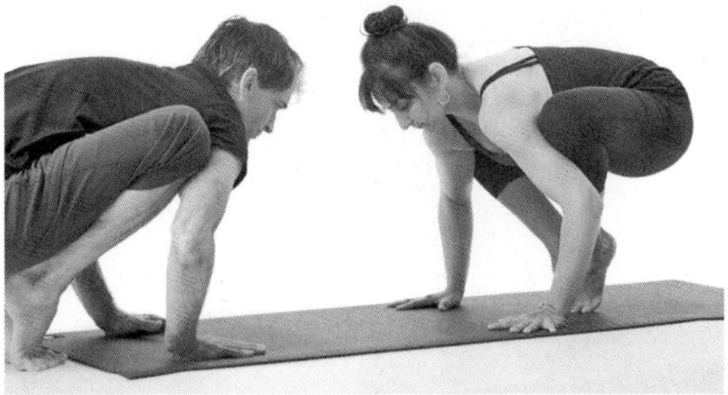

어깨 아래에 손목을 두고 팔꿈치가 정강이 바깥쪽으로 위치하도록 구두지시하며 보여준다.

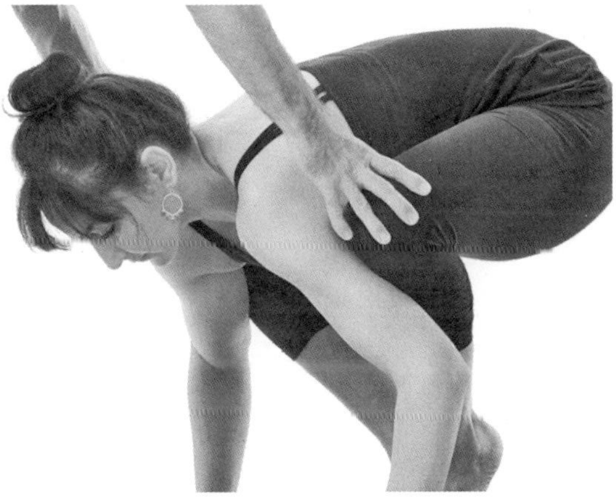

무릎을 양팔 높이만큼 높이 올리도록 가벼운 손동작을 사용한다.

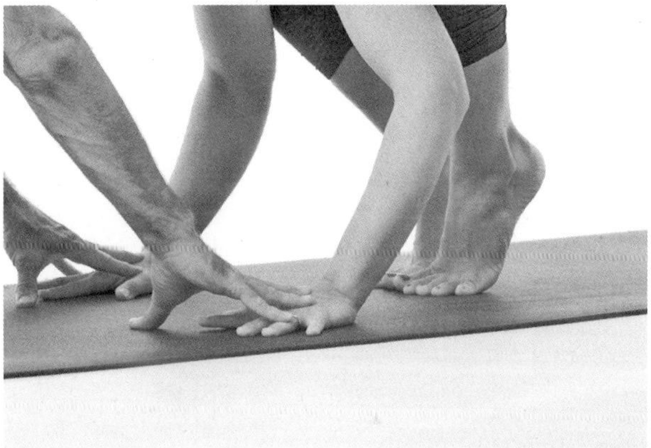

가벼운 손동작을 사용하여 집게손가락을 누른다.

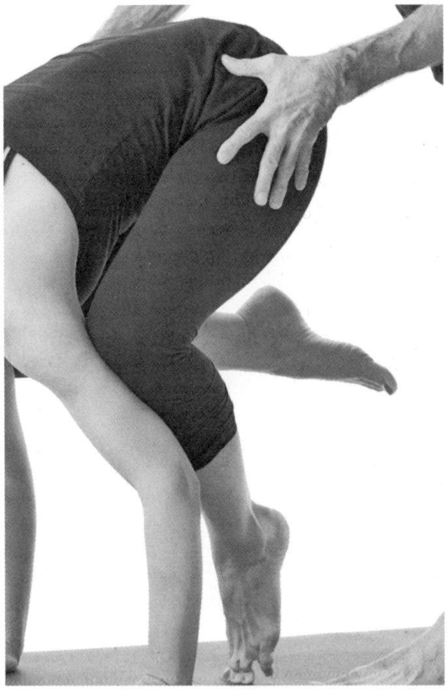

양발을 번갈아 들어 올리는 것을 몇 번 반복한 후, 양발을 함께 들어 올려 단단히 고정시키는 것을 구두지시하며 보여준다. 골반 잡기(자세)를 사용하여 발을 들어 올리고 균형을 잡는 것을 돕는다.

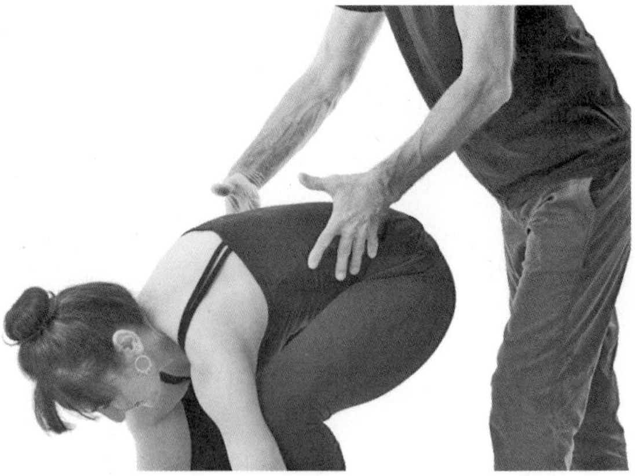

엉덩이를 들어 올리는데 복근의 코어 힘을 사용하도록 복부에 가벼운 손동작을 사용하라.

좀 더 알아보기

「요가 지도법」: 164 쪽
「요가 시퀀싱」: 345 쪽
Teaching Yoga 지원 센터:
www.markstephensyoga.com/resources

파르스바 바카사나 (측면 두루미 자세)

Parsva Bakasana(Side Crane Pose)

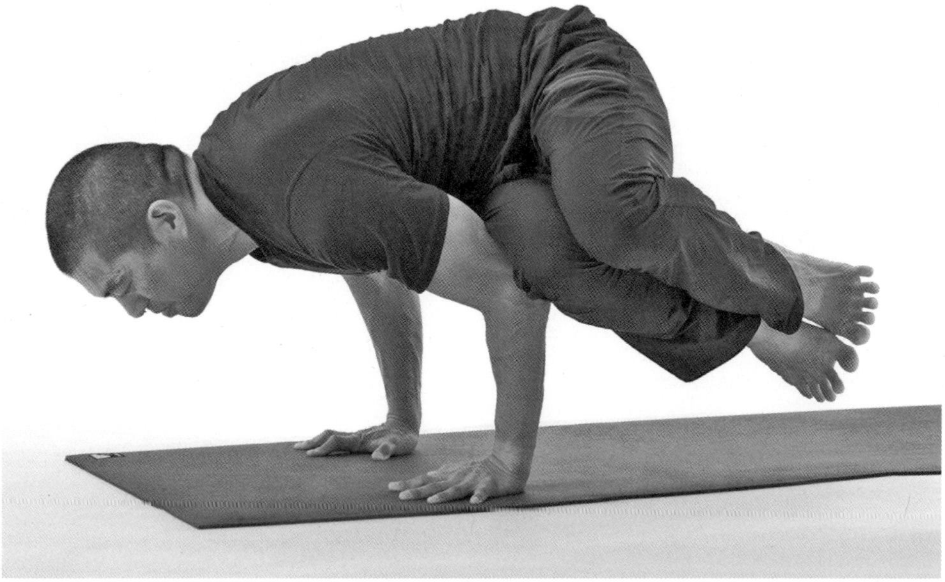

바카사나에서처럼 쭈그려 앉기를 시작하여 다리를 상반신으로부터 비틀어 반만 펴고 양 무릎이 왼쪽을 향하면서 몸을 손가락 쪽으로 높이 띄운 다음 다시 쭈그려 앉는다. 왼팔을 위로 피며 늘리고 양 무릎은 좀더 뒤로 누른다(복부를 허벅지를 가로지르며 위로 당기며). 왼팔이 오른쪽 무릎은 가로질러 닿고 차투랑가 단다사나처럼 양손을 두고 왼손은 바닥 위에 두도록 하라.

양손을 고정하고 흉골을 들어 올리며 무게 중심이 양손으로 완전히 실리도록 흉골을 앞쪽으로 내밀고 양 발목을 모아 바닥에서 들어 올리면서 팔꿈치를 구부리면서 발끝으로 가볍게 앞쪽으로 톡톡치기 시작하라. 팔꿈치와 어깨, 무릎이 일직선이 되도록 하며 양 손바닥을 단단히 고정시키고 호흡하며 시선을 고정한다. 자세가 안정이 되면 드비 파다나 에카 파다 코운딘야사나(한 다리 뻗은 코운딘야 자세)로 변환하라. 이 체계적 접근의 각 단계는 힙오프닝 스쿼트, 트위스트 힙오프닝 스쿼트, 트위스트 암밸런스 같이 모든 수련생들에게 도움이 된다.

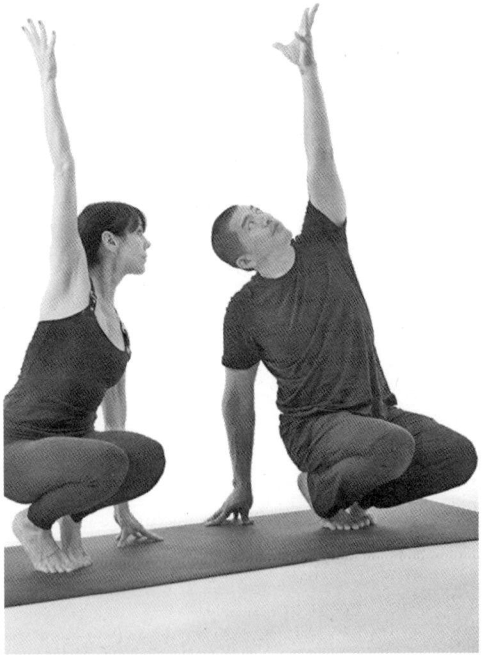

발꿈치는 들어 올리고 발볼로 서서 손가락 끝으로 어깨 아래의 바닥을 누르고 양다리를 반쯤 펴면서 몸통을 비틀며 양 무릎은 오른쪽으로 90°로 회전시킨 다음, 오른팔을 하늘을 향해 위로 뻗어 늘리는 것을 설명하며 보여준다.

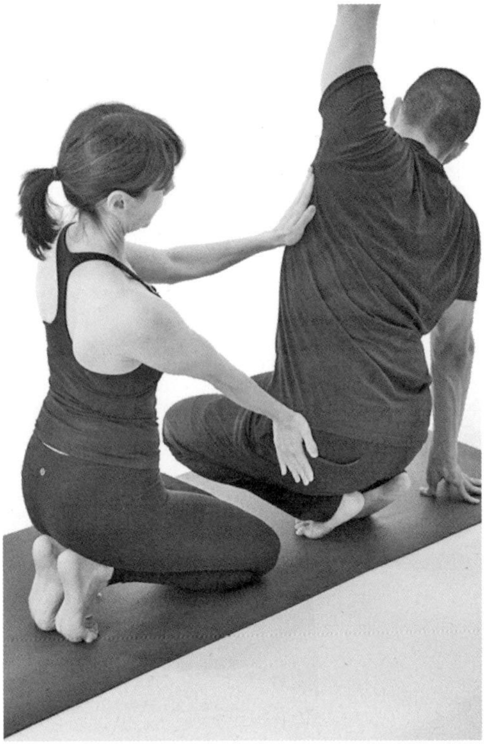

무릎은 내린 자세에서 수련생의 뒤에서 수련생의 후면 늑골(등하부)와 측면 갈비뼈에 편 손바닥을 사용하여 척추를 길게 늘이고 호흡을 마시며 팔을 펴도록 하며, 숨을 내쉬며 오른 팔이 왼쪽 무릎을 가로질러 손가락은 앞으로 향하게 손바닥을 바닥 위에 두도록 한다.

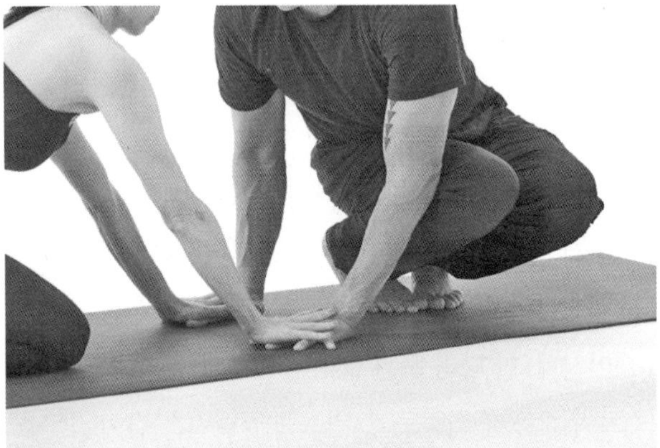

양손이 어깨 아래에 위치하고 왼손은 바닥위에 두도록 구두지시하며 보여준다. 가벼운 손동작을 사용하여 양손과 손가락을 단단히 고정시킨다.

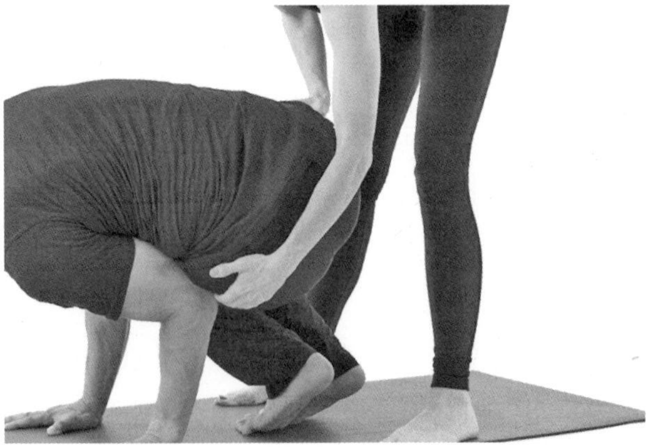

왼쪽 팔꿈치를 지지대 삼아 왼쪽 엉덩이를 올리는 방법을 설명하고 보여준다. 엉덩이를 팔꿈치에서 떼는 것을 연습시키며 살펴본다.

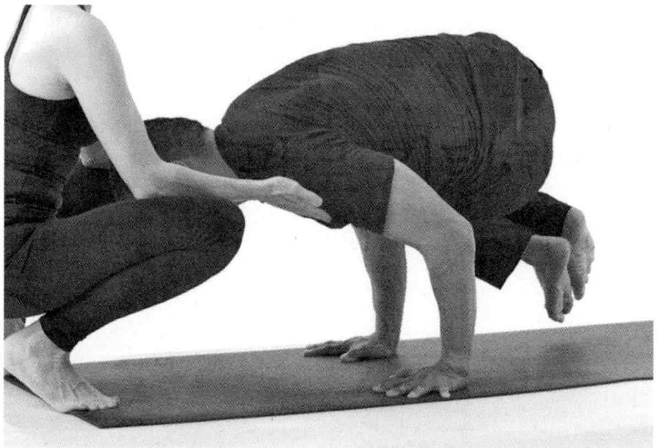

양손으로 균형을 잡기 위해 발가락을 구부리고 팔꿈치를 접어 몸을 양손 쪽으로 기울이는 것을 구두지시하고 보여준다. 팔꿈치를 벌리고 어깨가 팔꿈치와 같은 높이까지 오도록 수련생의 어깨에 편 손바닥을 사용하라.

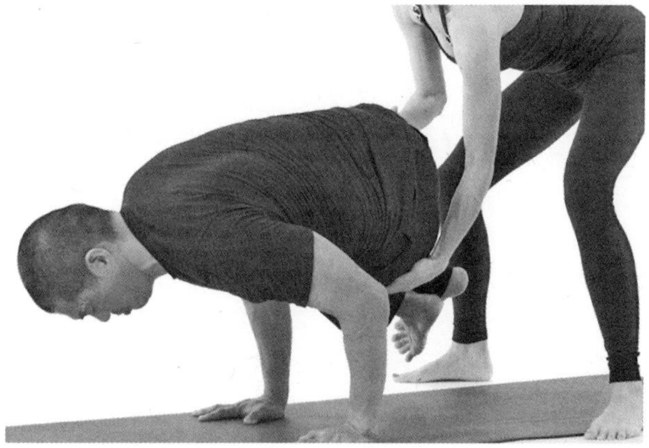

수련생이 가벼움과 균형을 잡도록 수련생 뒤에 서서 말 자세와 골반 잡기(자세)를 사용하라.

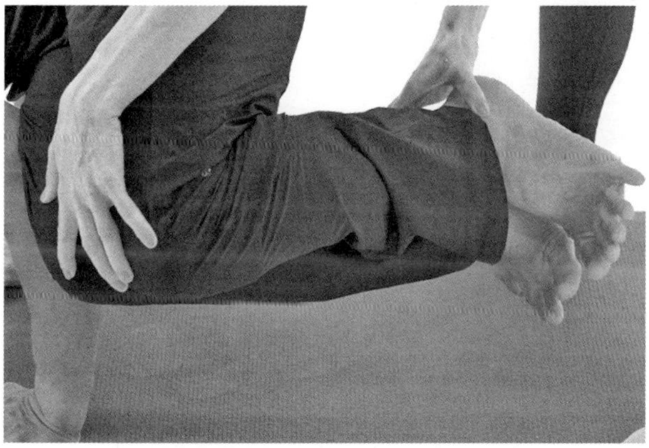

발목과 무릎을 함께 붙이도록 가벼운 손동작을 사용하라.

좀 더 알아보기

「요가 지도법」: 164 쪽
「요가 시퀀싱」: 382 쪽
Teaching Yoga 지원 센터:
www.markstephensyoga.com/resources

부자피다사나
(어깨 압박 자세 / 양다리 어깨에 올려 손으로 버티기 자세)
Bhujapidasana(Shoulder-Squeezing Pose)

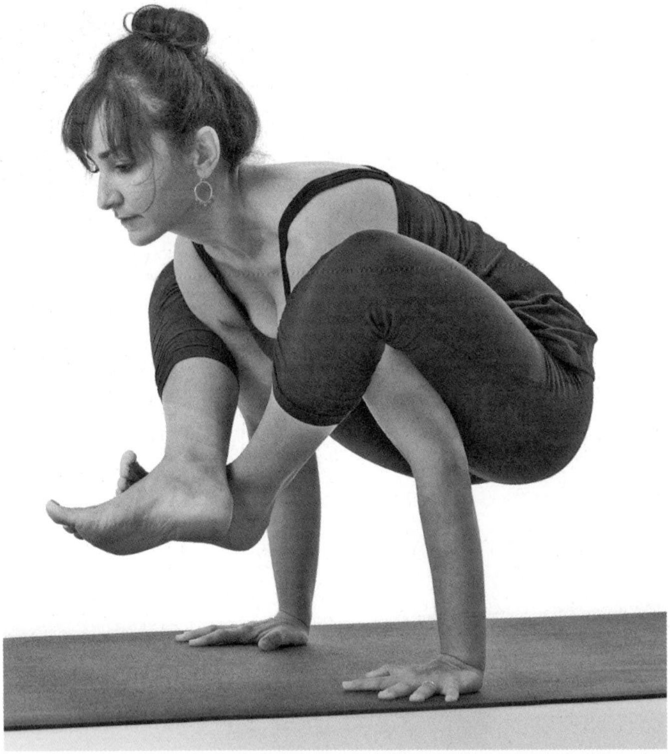

아도 무카 스바나사나에서 개구리 도약 자세를 한다. 양손을 최대한 뒤로 멀리 두고 손목과 손바닥을 고정하고 양 무릎을 어깨에 대도록 한다. 무릎으로 팔뚝이나 어깨를 단단히 조이고 엉덩이를 바닥 쪽으로 천천히 내려 양발을 바닥에서 쉽게 들어 올리도록 하고 발목을 교차시키도록 한다. 무릎이 어깨에 위치한다면, 발꿈치를 엉덩이 쪽으로 잡아당기고 정수리는 바닥을 향하도록 하여 자세를 풀기 전까지 다섯 번 이상 호흡을 하며 유지한다.

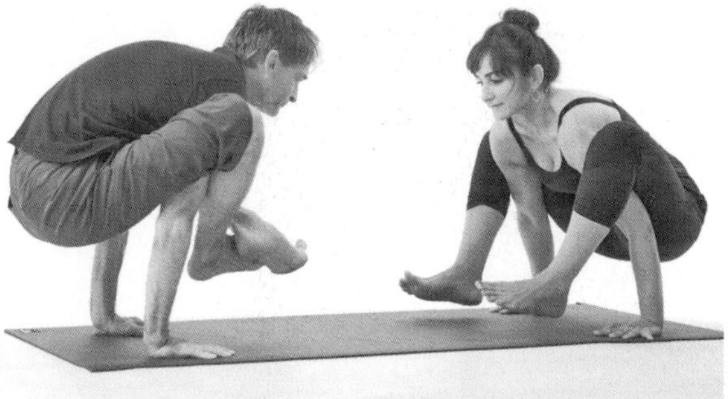

프라사리타 파도타나사나 A(다리 펼쳐 앞에서 접기 자세 A) 또는 아도 무카 스바나사나에서 양발은 앞쪽을 향하고 양손은 바깥쪽에 위치한 개구리 도약 자세를 하고 무릎을 가능한 팔 위로 많이 올리기 위해 발가락을 움츠리는 것을 구두설명하고 보여준다.

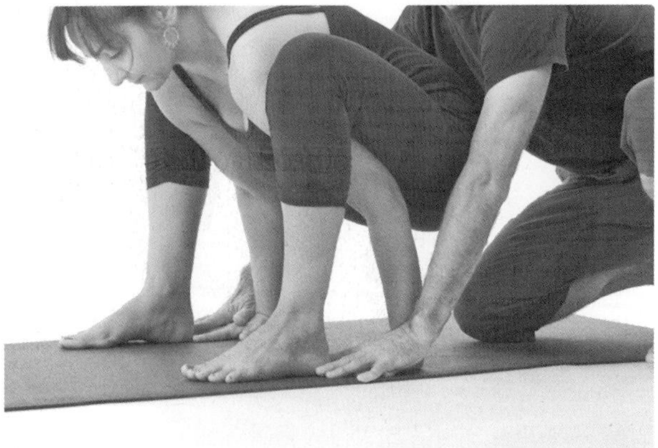

양손과 손가락을 바닥에 단단하게 고정시키기 위해 가벼운 손동작을 사용하라.

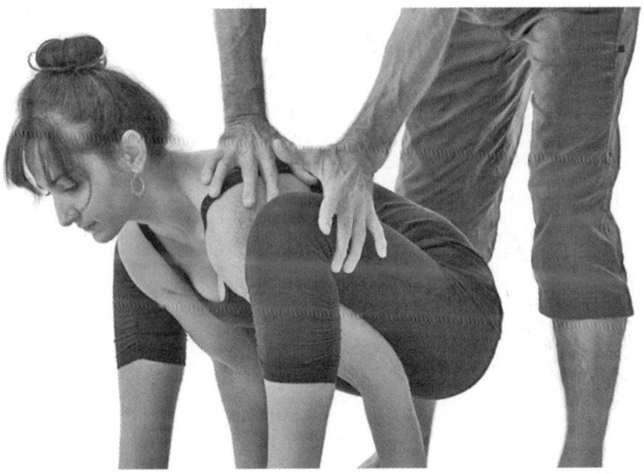

양 무릎을 팔뚝 위로 끌어올리도록 편 손바닥을 사용하여 돕는다.

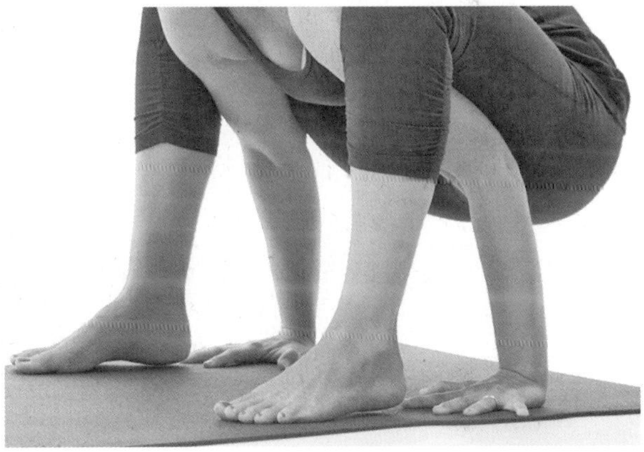

발목을 들어 올려 교차하면서 팔꿈치 쪽으로 뒤로 앉는 것을 설명하고 보여준다.

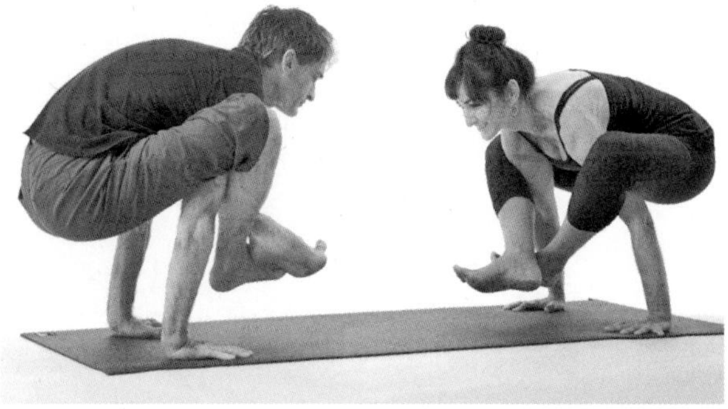

팔을 곧게 펴고 양발을 바닥에서 들어 올리기 위해 양손을 바닥에 더욱 단단하게 고정하는 것을 구두지시하고 보여준다.

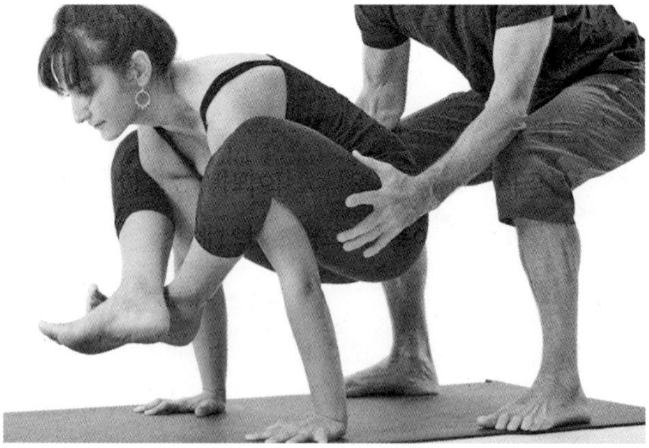

엉덩이를 들어 올리고 균형을 잡도록 골반 잡기(자세)를 사용하라.

수정

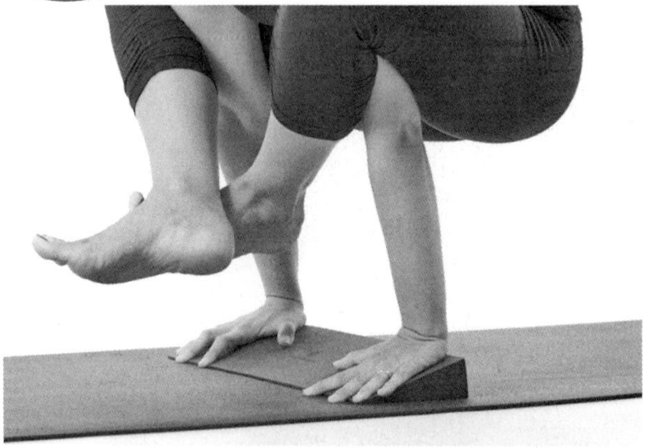

양손을 완전히 바닥에 대지 못하는 수련생들은 손 아래에 받침대를 둔다.

좀 더 알아보기

「요가 지도법」: 165 쪽
「요가 시퀀싱」: 349 쪽
Teaching Yoga 지원 센터:
www.markstephensyoga.com/resources

팃티바사나 (개똥벌레 자세)

Tittibhasana(Firefly Pose)

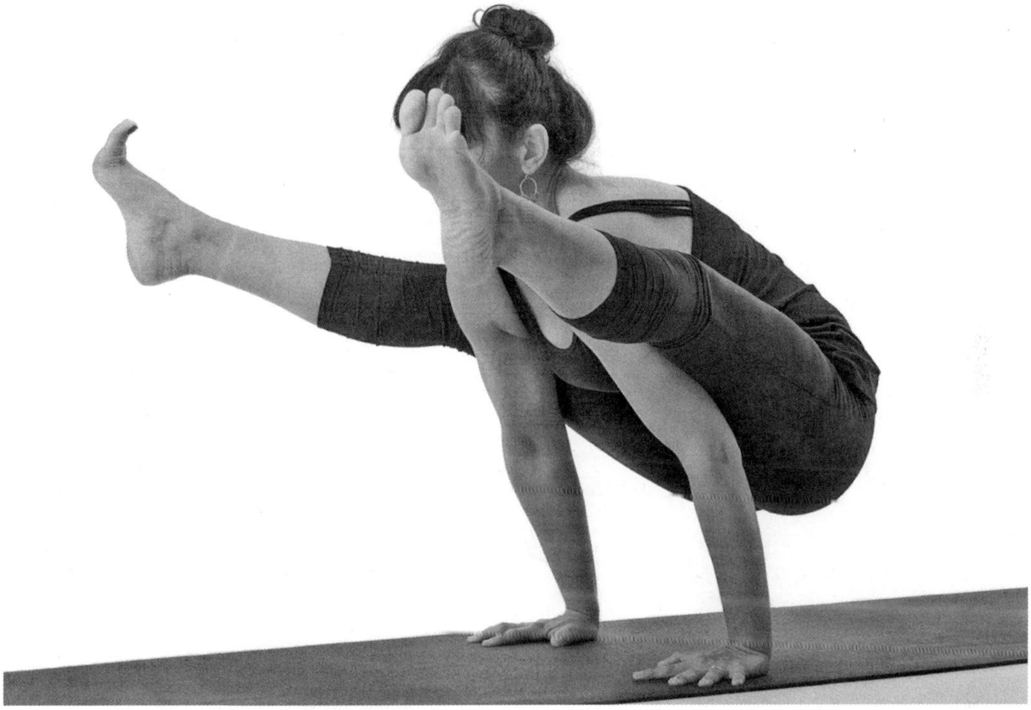

부자피다사나 자세에서 발볼에서부터 발가락을 펼치며 다리를 천천히 곧게 뻗어 늘리도록 한다. 집게손가락 마디를 단단히 고정시키며 손목에 매우 주의를 기울여라. 중급 수련생들은 발끝치를 올리고 엉덩이를 들어 올리며 바카사나 자세로 변환할 수 있다.

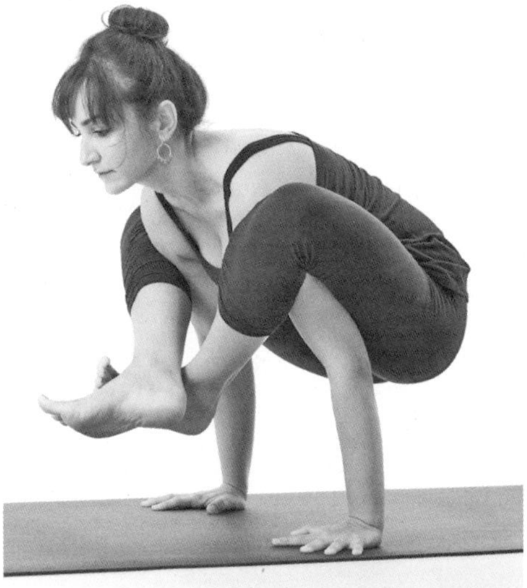

부자피다사나 자세를 구두설명하며 보여준다.

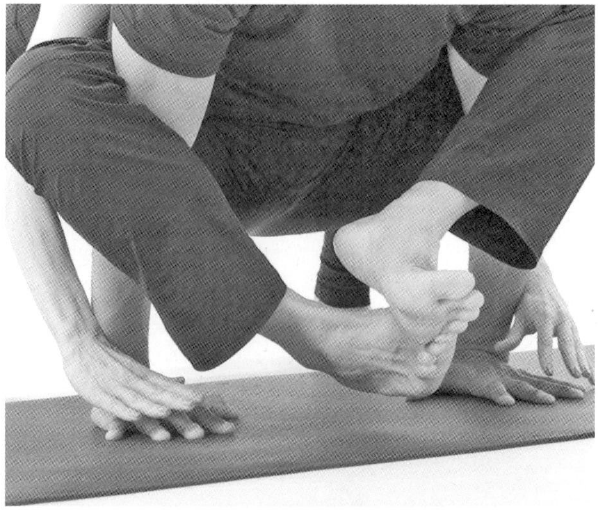

천천히 양다리를 뻗어늘리며 양발을 곧게 펴고 발가락을 펼치는 것을 구두설명하며 보여준다. 가벼운 손동작을 사용하여 수련생의 집게손가락을 단단히 누른다.

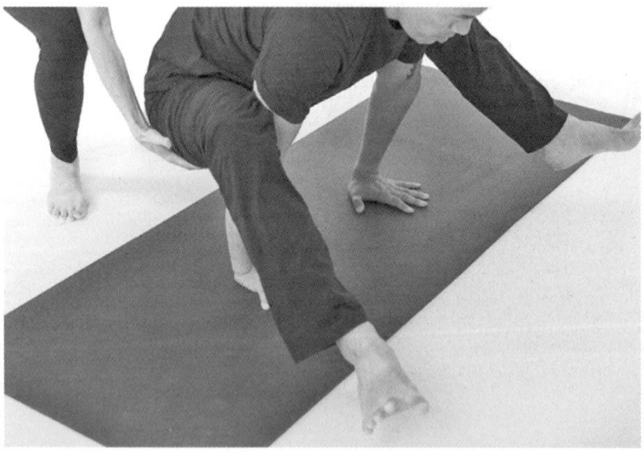

골반 잡기(자세)를 사용하여 수련생이 다리를 완전히 펴고 엉덩이를 들어 올리면서 양팔을 곧게 펴는 것을 돕는다.

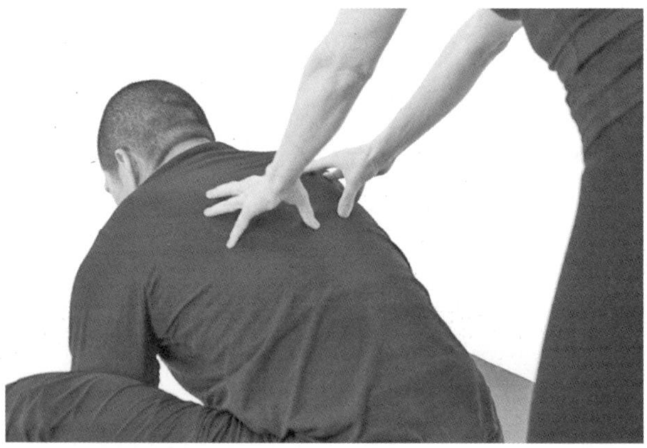

수련생이 흉골을 들어 올리도록 구두지시를 하며 손가락 당기기를 사용하여 날개뼈를 등 아래로 당기도록 지시하라.

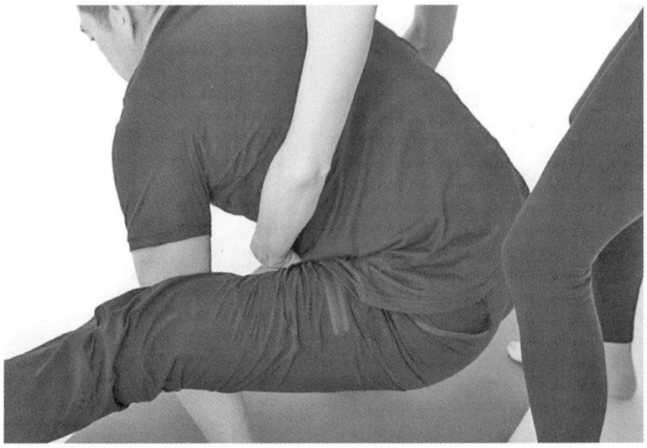

가벼운 손동작을 사용하여 엉덩이를 들어 올리며 복부의 활동적인 움직임을 수련생에게 설명하고 자극하라.

수정

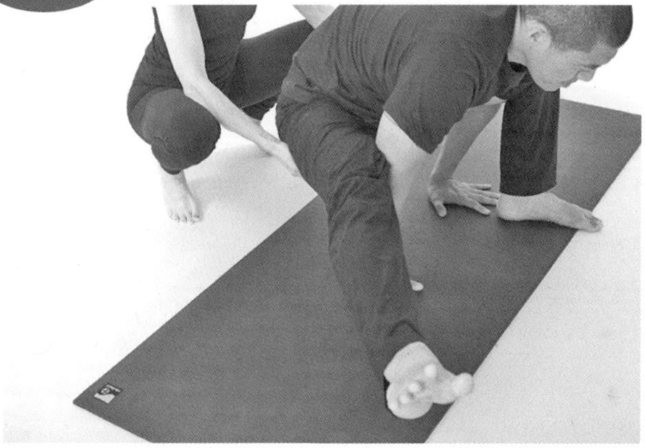

팃티바사나를 준비하기 위해, 부자피다사나로 시작하여 번갈아 한쪽 무릎씩 구부렸다 폈다를 한다.

수정

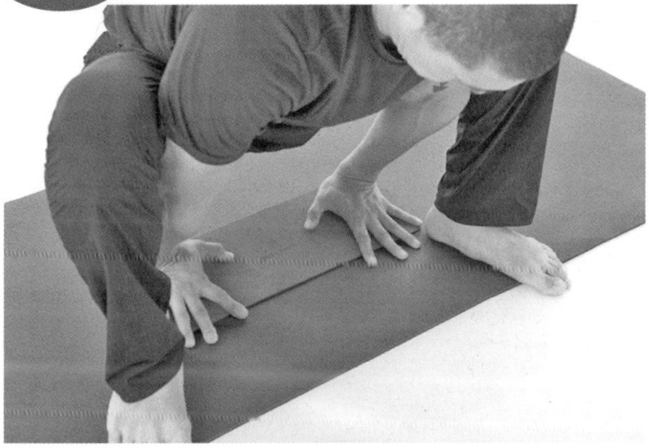

바닥에 손바닥을 완전히 짚지 못하는 수련생들은 양손 아래에 받침대를 두어 손목에 압박감을 줄이도록 하라.

변화

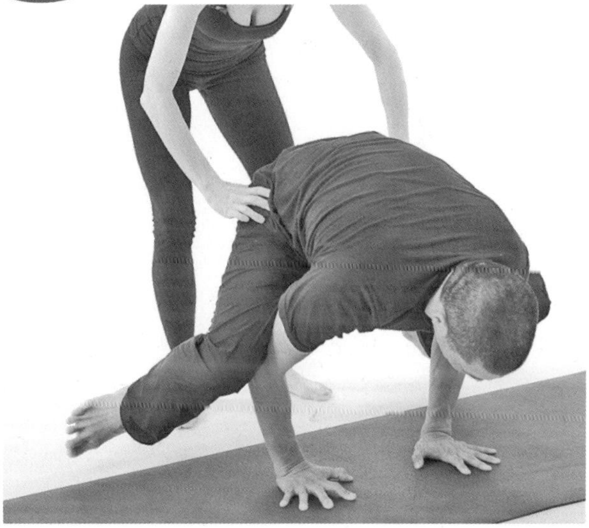

골반 잡기(자세)를 사용하여 수련생이 학 자세로 바꾸는 것을 돕는다.

좀 더 알아보기

「요가 지도법」: 166 쪽
「요가 시퀀싱」: 402 쪽
Teaching Yoga 지원 센터:
www.markstephensyoga.com/resources

바시스타사나 (성자 바시스타 자세)

Vasisthasana(Side Plank Pose or Side Arm Balance)

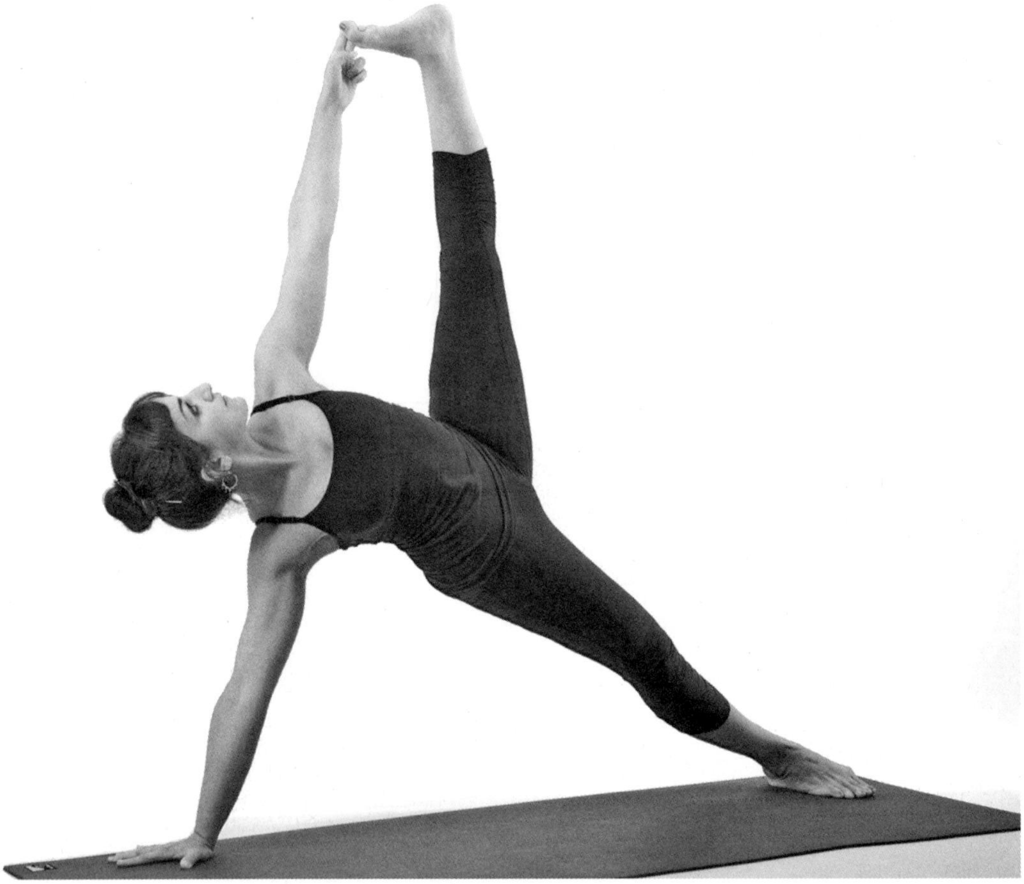

팔리카사나에서 오른손을 오른쪽 엉덩이로 당기며 왼쪽 발 바깥쪽으로 돈다. 오른쪽 발목을 왼쪽 발목 위에 겹쳐 양발에 힘을 주어 아래쪽 엉덩이를 위로 들어 올려라. 왼팔로 왼쪽 어깨를 지지하고

(a) 브릭사사나(나무 자세)에서처럼 오른발을 왼쪽 허벅지 안쪽 위로 밀어넣거나

(b) 왼쪽 엄지발가락을 잡고 왼쪽 다리를 위로 곧게 펼치도록 하라. 왼손과 왼쪽 발 바깥쪽으로 단단히 고정시켜라.

오른쪽 무릎이나 다리를 들어 올릴 때, 오른쪽 엉덩이가 앞 뒤로 움직이지 않도록 하라. 엄지발가락을 쳐다보거나 벽면 또는 바닥에 시선을 둔다.

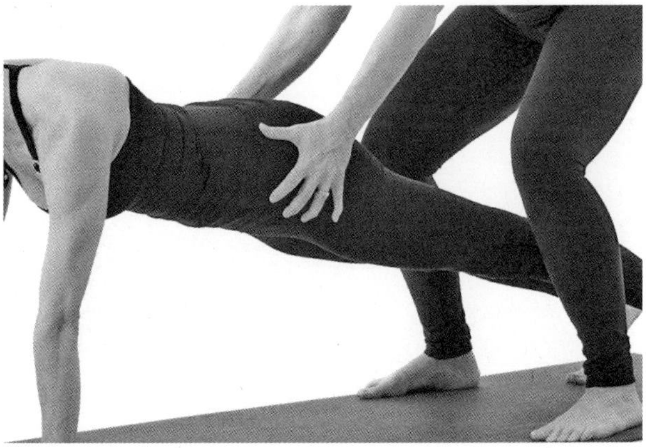

팔라카사나를 구두설명하며 보여준 다음, 편 손바닥을 사용하여 엉덩이가(쳐지거나 올라가지 않고)어깨, 발목과 일직선이 되도록 지시하라.

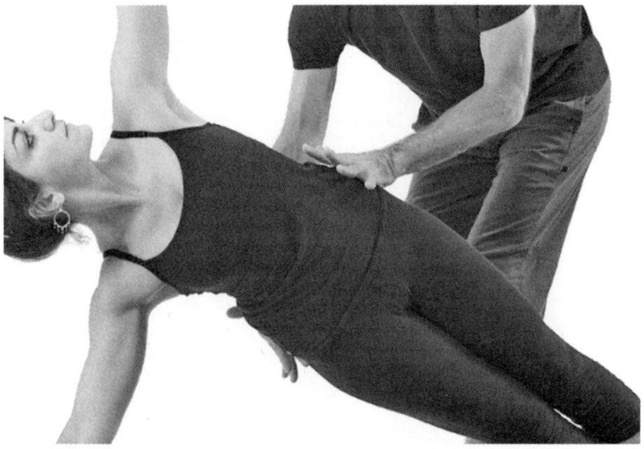

오른발 바깥쪽으로 자세를 옮겨 양발과 발목을 포개어 강하게 힘을 주도록 구두설명하고 보여준다. 그리고 다시 편 손바닥을 사용하여 엉덩이가 어깨, 발목과 일직선이 되도록 하라.

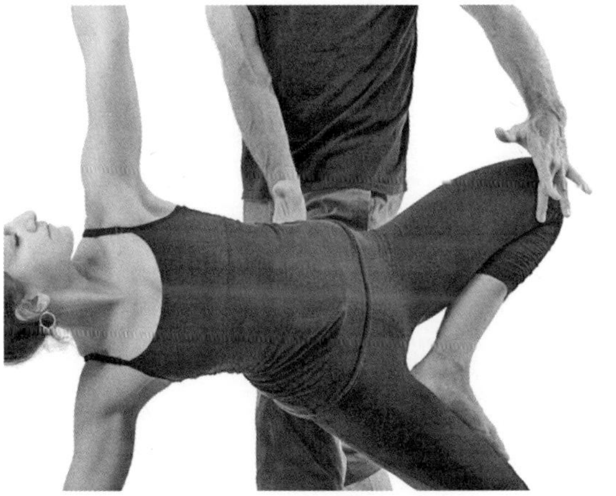

수련생 뒤에 서서 수련생의 엉치뼈를 다리로 살짝 받치고 엉덩이가 쳐지거나 위쪽 엉덩이가 뒤로 빠지지 않게 하며 위쪽 발이 브릭사사나처럼 자세를 취하도록 지시하라. 수련생의 위쪽 엉덩이가 뒤로 빠지지 않게 당신의 다리를 이용하며 브릭사사나 골반 열을 할 수 있도록 수련생의 굽힌 무릎 위에 편 손바닥을 사용하라.

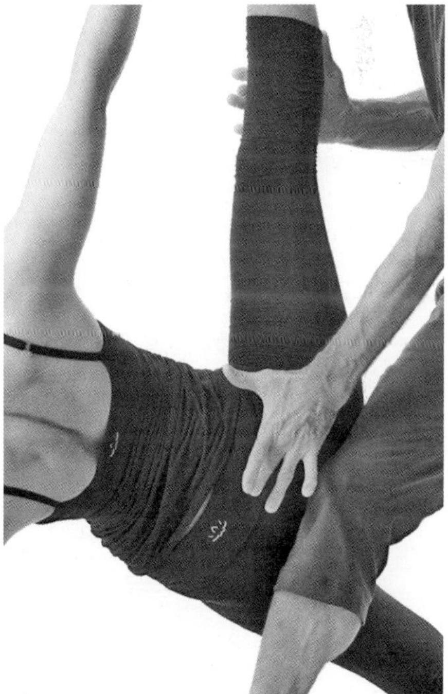

브릭사사나 자세에서 위쪽 발의 엄지발가락을 잡고 엉덩이가 아래로 쳐지거나 위쪽 엉덩이가 뒤로 빠지지 않게 다리를 뻗도록 구두지시를 하라. 수련생의 엉덩이가 뒤로 빠지지 않게 당신의 다리를 사용하여 들어 올린 다리에 편 손바닥을 사용하여 들어 올린 다리 쪽의 골반이 열리도록 한다.

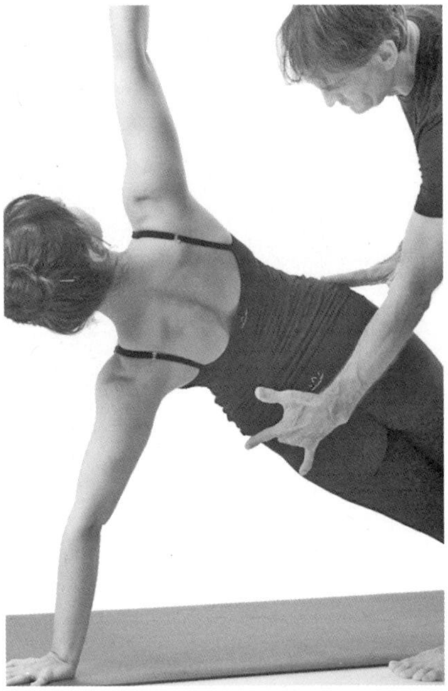

수련생의 아래쪽 엉덩이가 쳐진다면, 가벼운 손동작을
사용하여 엉덩이를 들어 올리도록 하라.

수정

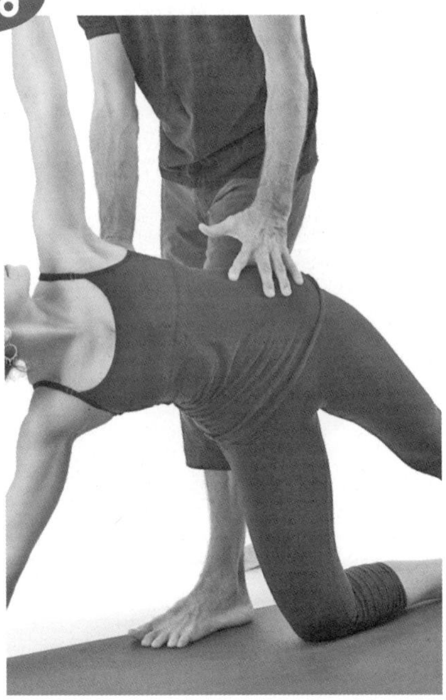

기본 수정 자세는 아래쪽 다리의 무릎을 바닥에 놓는 것이다. 손목의 압박을 줄이기 위해 지지하는 손은 어깨보다 위쪽으로 둘 수있다. 어깨에 편 손바닥을 사용하여 몸통이(바닥 쪽으로 접혀 쳐지지 않고) 벽을 향할 수 있도록 하라.

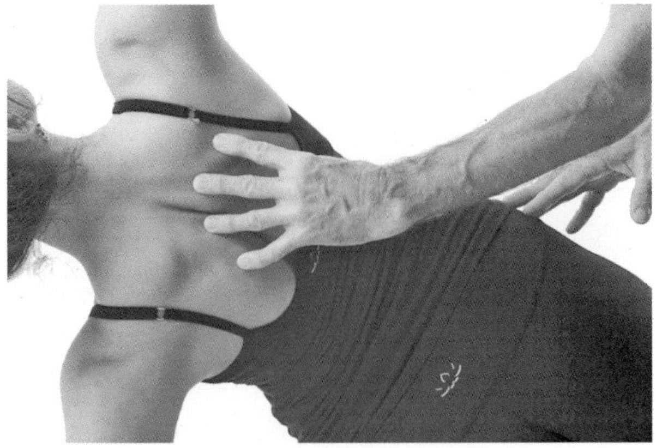

날개뼈를 후면 늑골(등하부) 쪽으로 끌어내리고 가슴을 펴도록 손가락 당기기를 사용하라.

수정

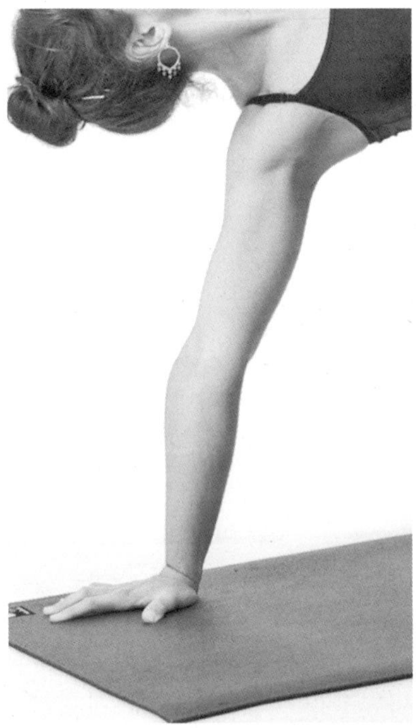

손목의 압박을 줄이기 위해 지지하는 손은 어깨보다 위쪽으로 둘 수 있다. 팔뚝을 바닥에 대는 것은 손목에 압박을 주지 않는다.

좀 더 알아보기

「요가 지도법」: 169 쪽
「요가 시퀀싱」: 416 쪽
Teaching Yoga 지원 센터:
www.markstephensyoga.com/resources

에카 파다 코운딘야사나 A (한 다리 뻗은 코운딘야 자세 A)

Eka Pada Koundinyasana A(One-Leg Sage Koundinya's Pose A)

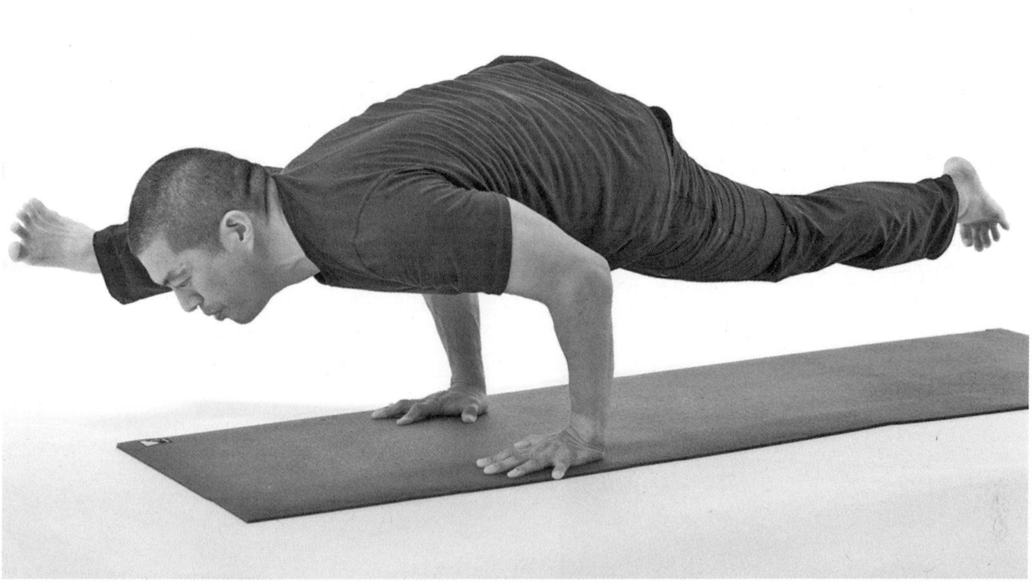

비라바드라사나 II(전사 자세 II)의 변형 또는 아슈타 찬드라사나(초승달 자세)의 준비자세에서 오른 어깨를 오른 무릎 아래로 가져와 양손과 양팔을 차투랑가처럼 놓고 양손으로 중심을 잡도록 뒷발을 기울여 오른쪽 다리를 뻗어 늘린다. 시선을 앞쪽을 응시하고(또는 목에 무리가 가지 않게 아래를 응시하고) 어깨와 귀는 바닥과 수평이 되도록 하면서 차투랑가로 바꾸며 웃디야나 반다를 살짝 사용하여 가벼움을 얻도록 하라.

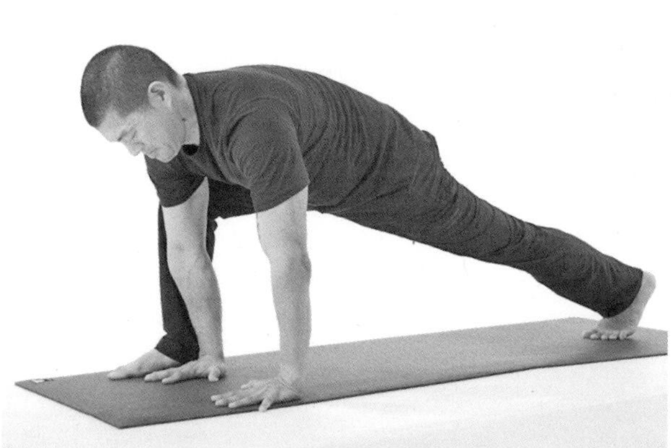

아슈타 찬드라사나(초승달 자세) 또는
웃티타 파르스바코나사나(펼쳐진 측면각 자세)로
시작한 다음, 양손을 차투랑가 단다사나 자세처럼 둔다.

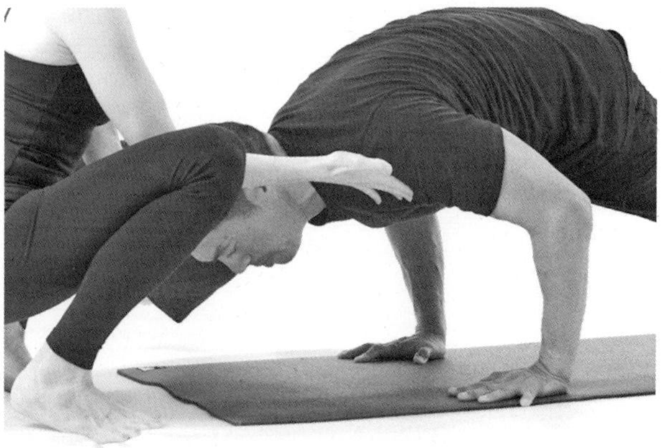

차투랑가 자세처럼 어딘가 팔꿈치와 같은 높이가 되도록
편 손바닥과 가벼운 손동작을 사용하라.

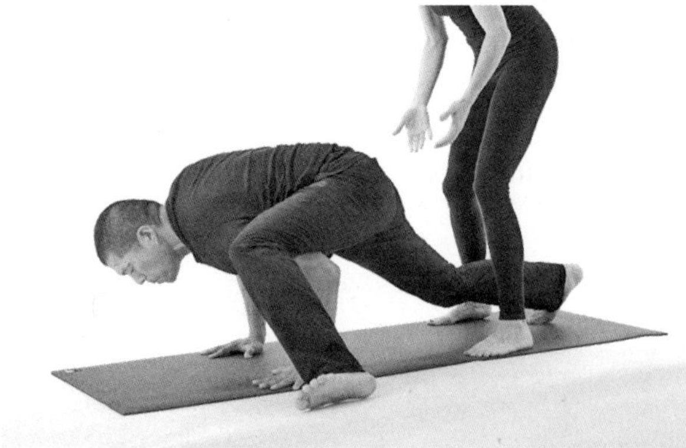

앞쪽 다리를 앞으로 펴면서 옆으로 뻗으며 균형을 잡도록 뒤쪽 발을 이용하여 무게 중심을 앞으로 기울이는 것을 구두로 지시하며 보여준다.

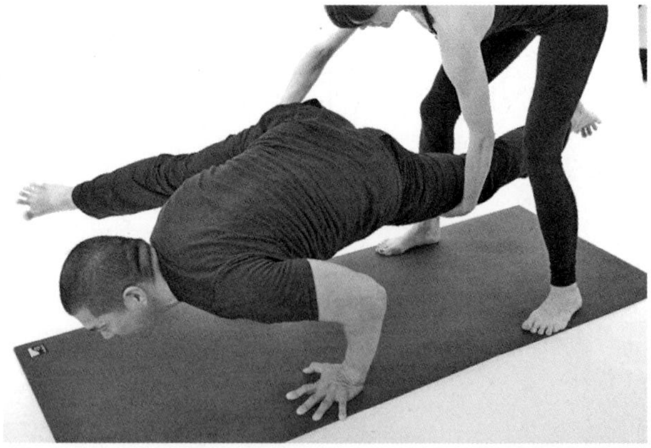

수련생의 다리를 벌려 수련생이 등을 펴고 엉덩이 바닥에서 띄우고 앞쪽 다리가 앞으로 펴면서 옆으로 뻗도록 수련생의 양다리에 편 손바닥을 사용하라.

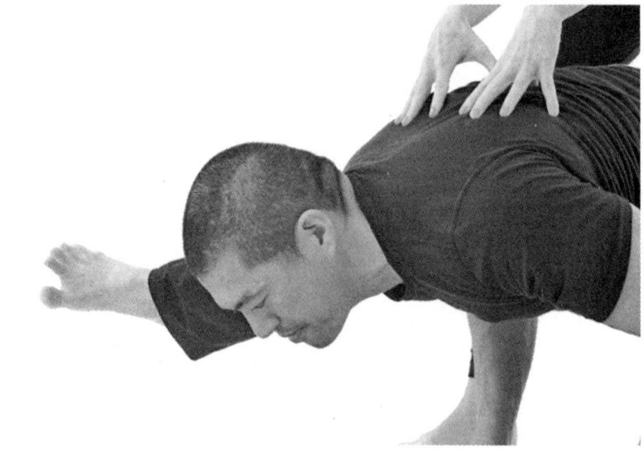

날개뼈를 후면 늑골(등하부) 쪽으로 끌어내리도록 손가락 당기기를 사용하라.

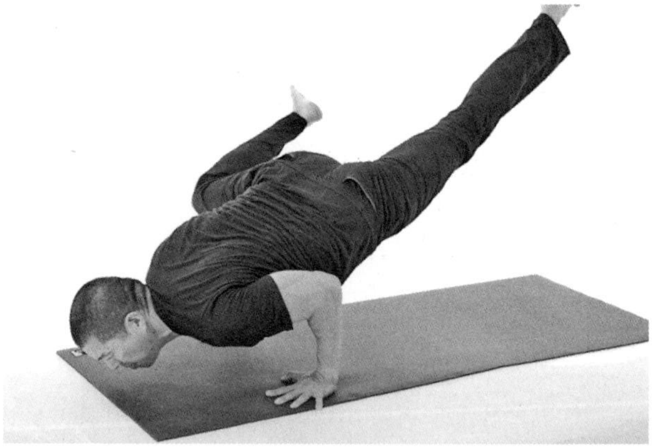

숨을 내쉬며 차투랑가 자세로 바꾸는 것을 구두로 설명하며 보여준다.

수정

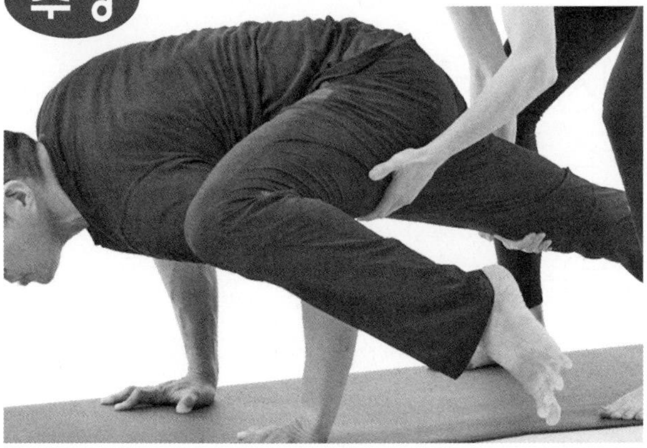

경직된 엉덩이와 햄스트링을 가진 수련생들에게는 앞쪽 무릎은 구부린 채로 기울여 뒷발가락을 떼도록 하라. 이 동작을 돕기 위해 다리 벌리기 기술을 사용하라.

변화

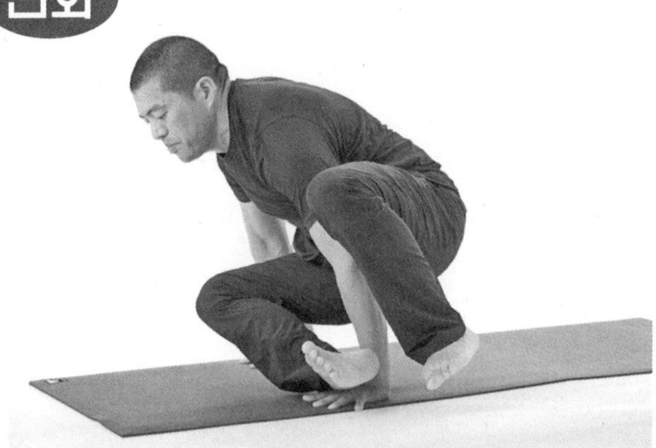

아스타바크라사나(팔각 자세)로 바로 전환한 다음, 차투랑가 자세로 다시 바꾸기 전에 이 아사나로 다시 돌아가라.

좀 더 알아보기

「요가 지도법」: 168 쪽
「요가 시퀀싱」: 354 쪽
Teaching Yoga 지원 센터:
www.markstephensyoga.com/resources

아도 무카 브릭사사나
(아래로 향하는 나무 자세 또는 물구나무 서기)
Adho Mukha Vrksasana(Downward-Facing Tree Pose or Handstand)

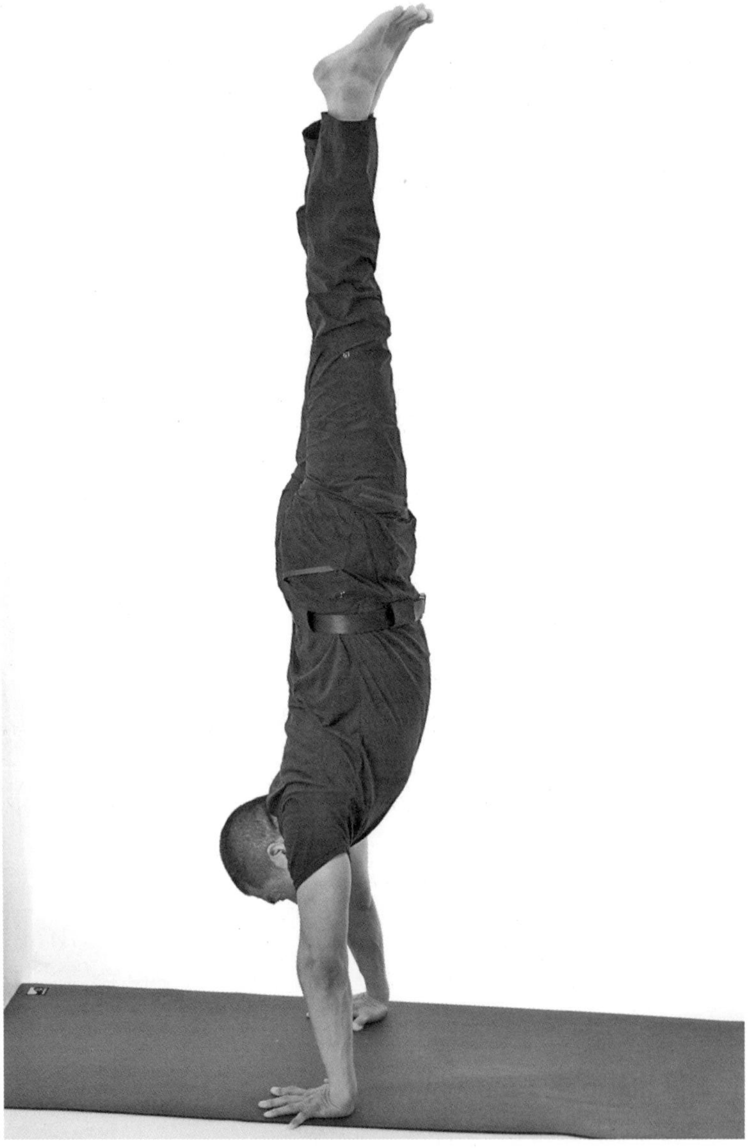

벽에서 3단계로 시행하라.

(1) L자 모양으로 (아도 무카 스바나사나에서처럼) 양손은 벽에 양발은 바닥에 대고서 상체는 아도 무카 스바나사나 자세로 유지하고 양다리를 교대로 하나씩 위로 뻗는다.

(2) 양손은 어깨 아래 바닥에, 양발은 양손을 짚었던 벽의 위치에 둔 L자 모양에서 한 다리씩 위로 곧게 뻗어올린다.

(3) 손가락 끝은 12.5cm 정도 벽에서 뗀다. 한 다리를 뒤로 뻗어 위로 곧게 세워 힘을 준다. 들어 올린 다리를 치켜올리며 다른 발도 번쩍 들어 올린다. 다리를 번쩍 들어 올리는 순간 다리를 곧게 세워 힘을 주고 머리 위로 올라간 다른 다리 옆에 붙인다.

아도 무카 스바나사나에서처럼 양손을 단단히 누르며 첫째로 양발에 힘을 주고 다리와 발꿈치를 늘린 다음, 발볼을 세워 누른다. 몸의 중심을 길게 늘이며 아도 무카 스바나사나처럼 날개뼈를 넓게 감싸며 몸통과 골반이 안정되게 연결되도록 복부에 살짝 힘을 주고, 꼬리뼈와 치골은 위로 향하게, 갈비뼈는 들어가도록 한다. 시선은 엄지손가락 사이를 응시하며 대퇴골을 안쪽으로 돌려 물라반다를 행한다.

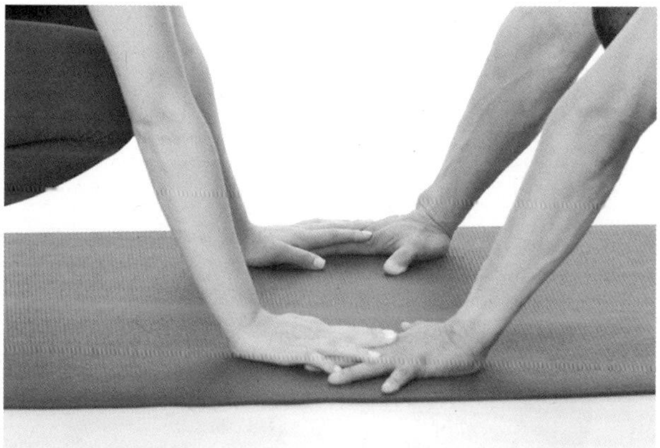

가벼운 핸즈 온 방법을 사용하여 집게손가락을 고정하도록 하라.

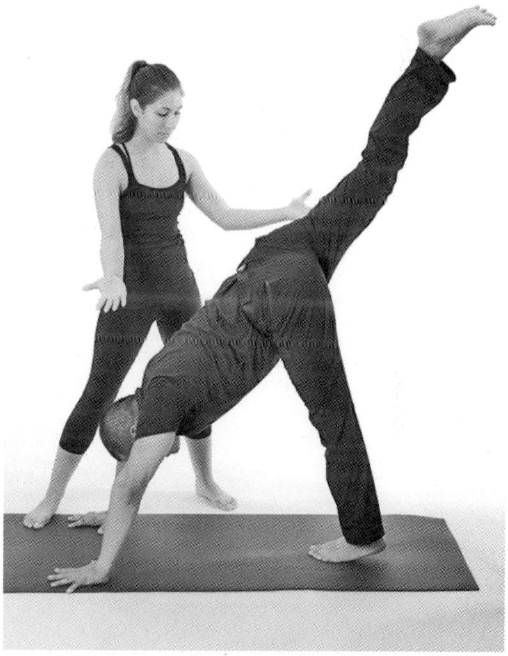

수련생의 들어 올린 다리쪽에 45° 각도로 말 자세를 취해 한 팔은 쭉 펴서(수련생이 넘어지지 않도록 장벽 역할로서) 손목을 가로지르고 다른 팔은 한쪽 다리만 차올리는 동작을 도와 수련생이 가위 차기 자세를 하도록 한다.

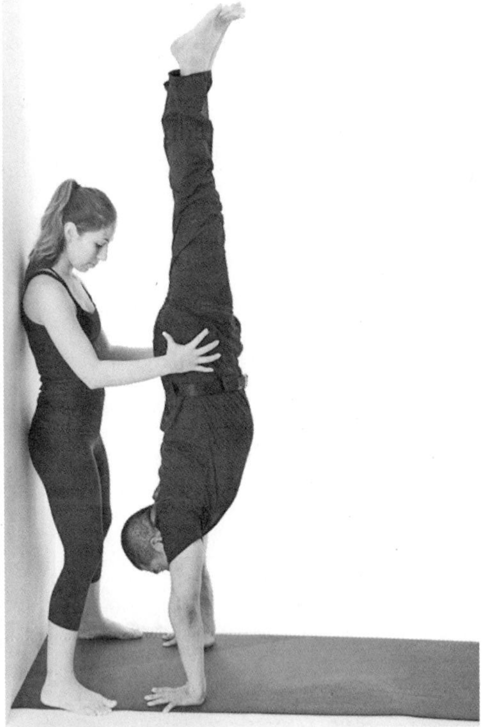

일단 다리가 위로 서면, 수련생의 뒤로 가서 손목 위로 엉덩이의 가운데가 오고 다리를 위로 곧게 펴도록 엉덩이를 단단히 움켜쥐는 회전을 사용하여 잡는다.

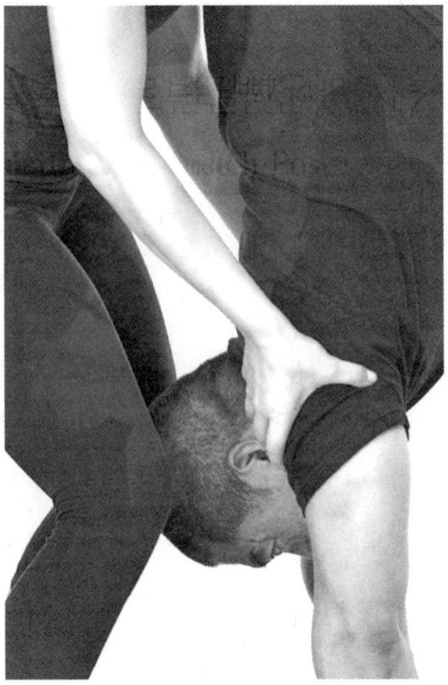

수련생이 (벽이나 방 가운데서) 기본 정렬을 맞추면, 아도 무카 스바나사나 자세를 위한 손가락, 팔, 어깨에 지시를 하라.

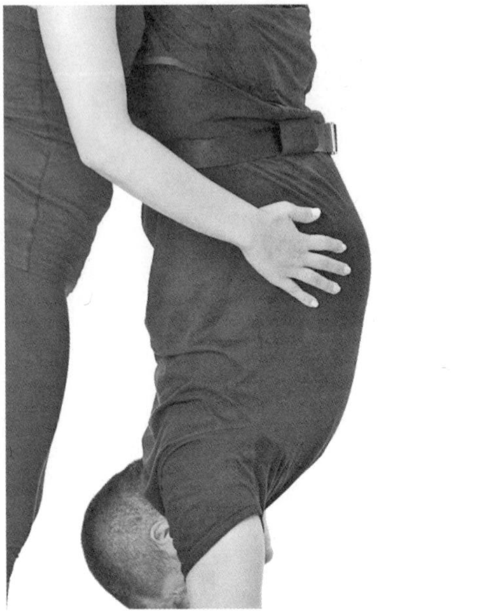

전면 하부 늑골 아래 부분을 안으로 넣도록 가벼운 손동작을 사용하라.

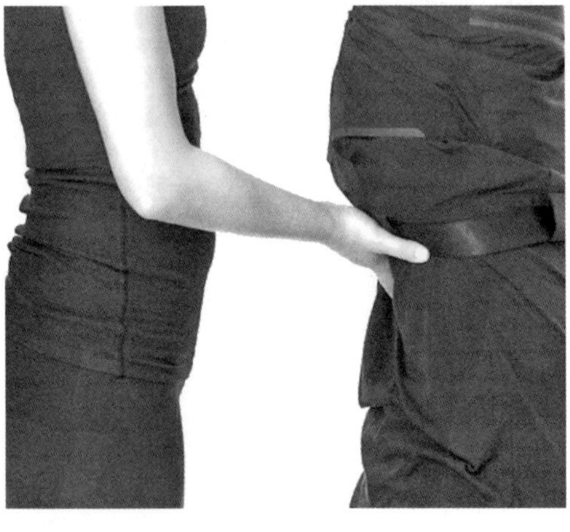

골반 중립이 되도록 엉치뼈에 가벼운 손동작을 사용하라.

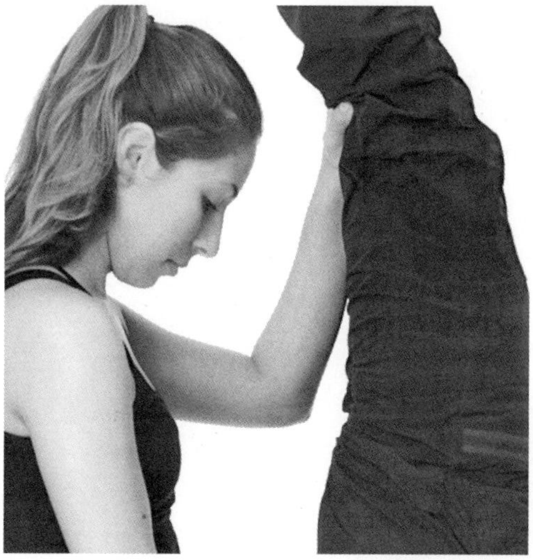

두 다리가 하나로 느껴지도록 잠시 동안 무릎 사이에 손을 집어넣는다.

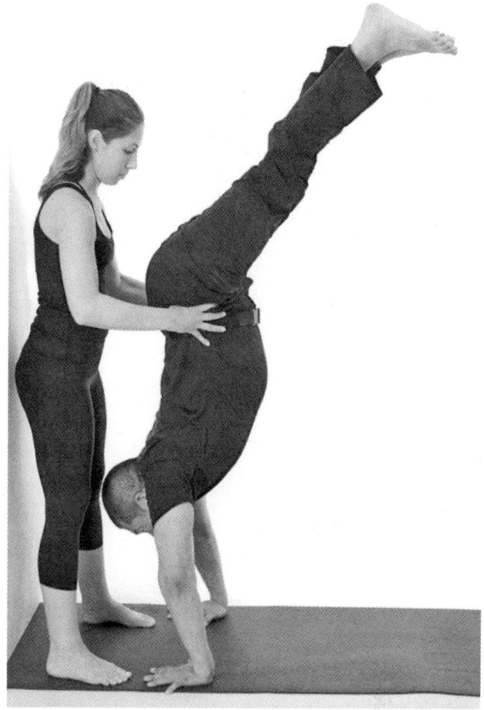

수련생이 앞으로 굽혀서는 자세를 쉽게 하도록 몇 번 호흡을 하는 동안 엉덩이에 움켜쥐는 회전을 사용하라.

수정

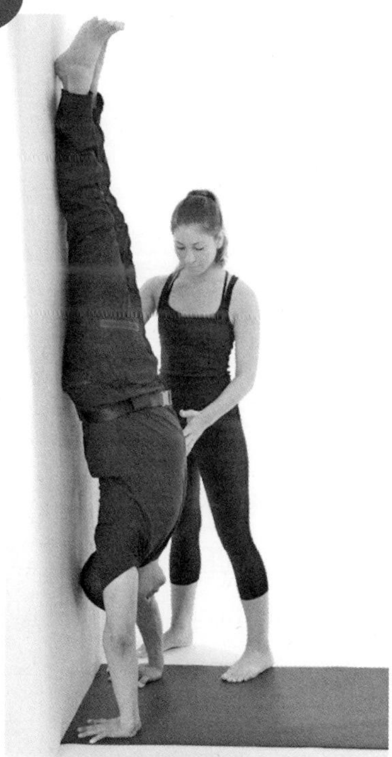

벽을 지지대로 사용하고 준비 자세의 하나로 계속 유지하도록 한다.

좀 더 알아보기

「요가 지도법」: 166 쪽
「요가 시퀀싱」: 335 쪽
Teaching Yoga 지원 센터:
www.markstephensyoga.com/resources

쉬슈라사나 (돌고래 자세)

Shishulasana(Dolphin Pose)

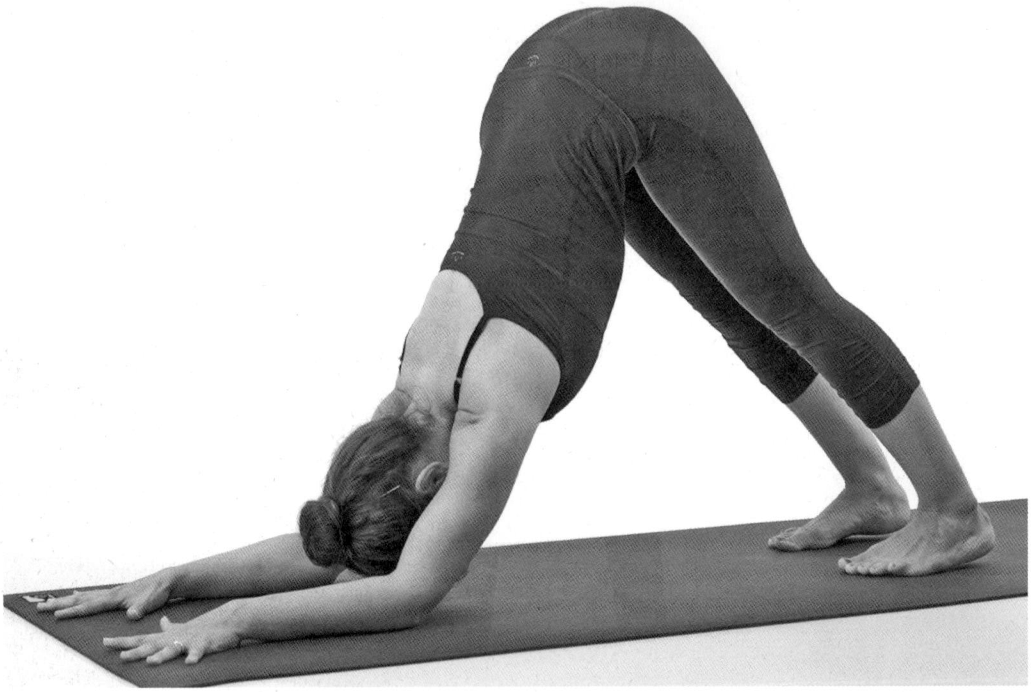

발가락을 아래로 말고 사지로 바닥을 지지하여 시작한 다음, 팔뚝은 서로 평행하게 바닥에 대는 것을 구두로 지시하고 시범을 보여라. 팔뚝을 평행하게 맞출 수 없다면, 집게손가락 사이에 블럭을 두고 팔꿈치 사이에 고정줄을 놓거나, 손가락을 깍지를 껴고 스트랩을 사용하는 것을 고려해라. 양어깨는 손목에서 멀어지도록 누르고 엉덩이는 뒤로 빼면서 들어 올리고 양손과 팔뚝을 고정시키며 양다리는 점점 곧게 펴도록 지시한다.

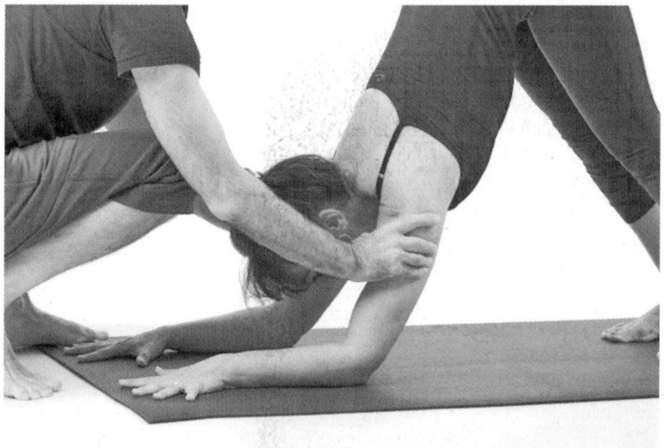

어깨에 움켜쥐는 회전을 사용하여 어깨를 많이 외회전시켜 어깨를 안정화시키고 목주변 압박이 덜하도록 하라.

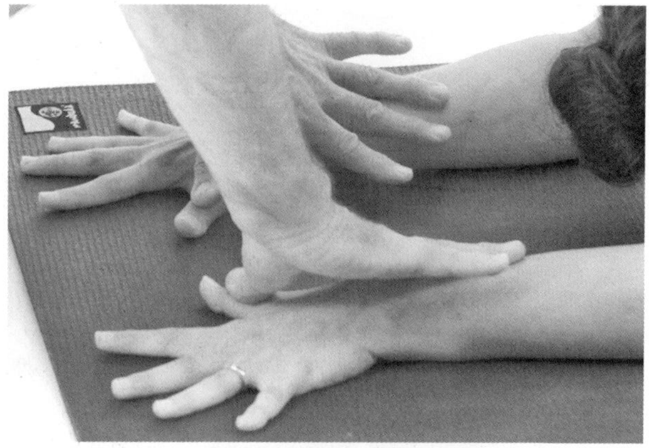

양손과 팔뚝에 가벼운 손동작을 사용하여 양손과 팔뚝이 내회전하여 손을 더 단단히 고정시키고 손목에 무리가 가지 않도록 하라.

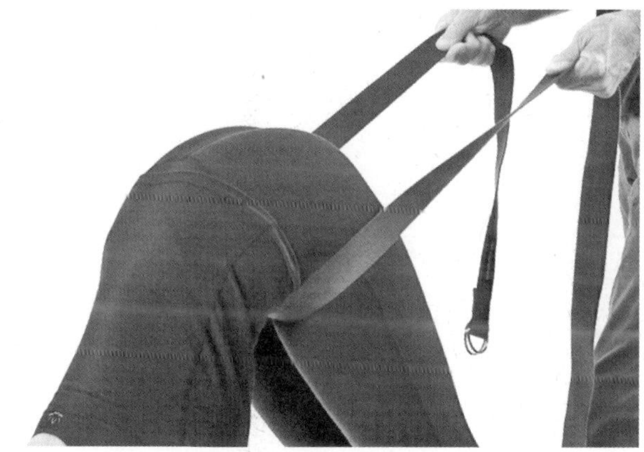

허벅지 위쪽을 가로질러 고정줄을 대어 고르게 위로 그리고 뒤로 잡아당겨 무게 중심을 다리로 가져와 척추가 더 길게 늘어나도록 하라.

수정

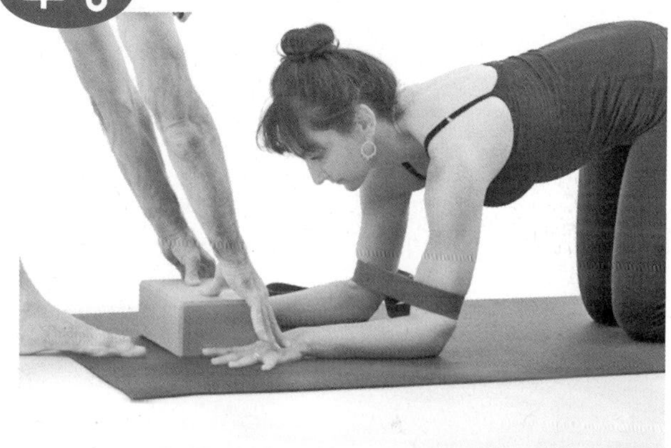

무릎을 바닥에 대고 팔의 위치와 팔에 받침대를 사용하는 방법들을 고찰해본다.

수정

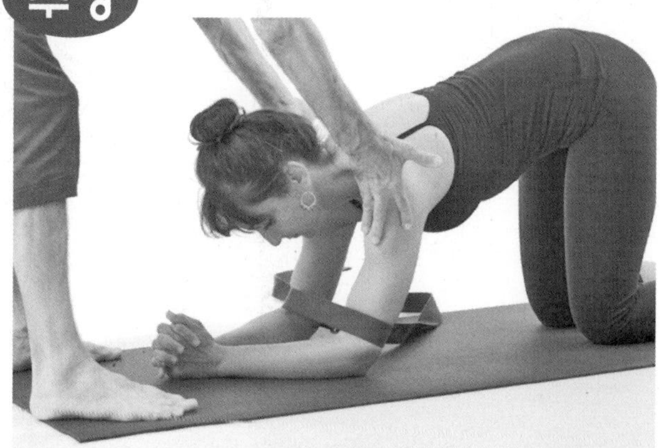

경직된 어깨를 가진 수련생들이 팔과 어깨의 자세를 보다 쉽게 잡을 수 있도록 손가락 깍지를 끼도록 지시하라.

변화

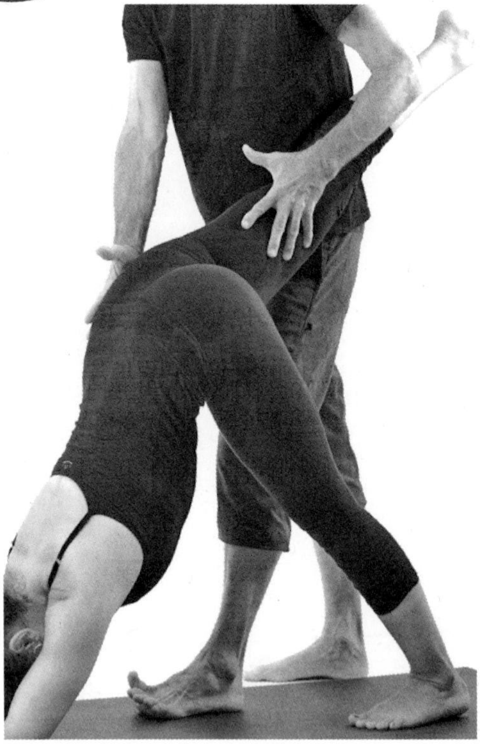

편 손바닥을 사용하여 한 다리를 들어 올려 뒤로 뻗도록 지시하고 엉덩이의 수평과 내회전, 다리를 더욱 길게 늘리도록 지시하기 위해 움켜쥐는 회전을 사용하라.

좀 더 알아보기

「요가 지도법」: 167 쪽
「요가 시퀀싱」: 397 쪽
Teaching Yoga 지원 센터:
www.markstephensyoga.com/resources

핀차 마유라사나 (깃털 편 공작 자세 또는 팔뚝 균형 자세)

Adho Mukha Vrksasana(Downward-Facing Tree Pose or Handstand)

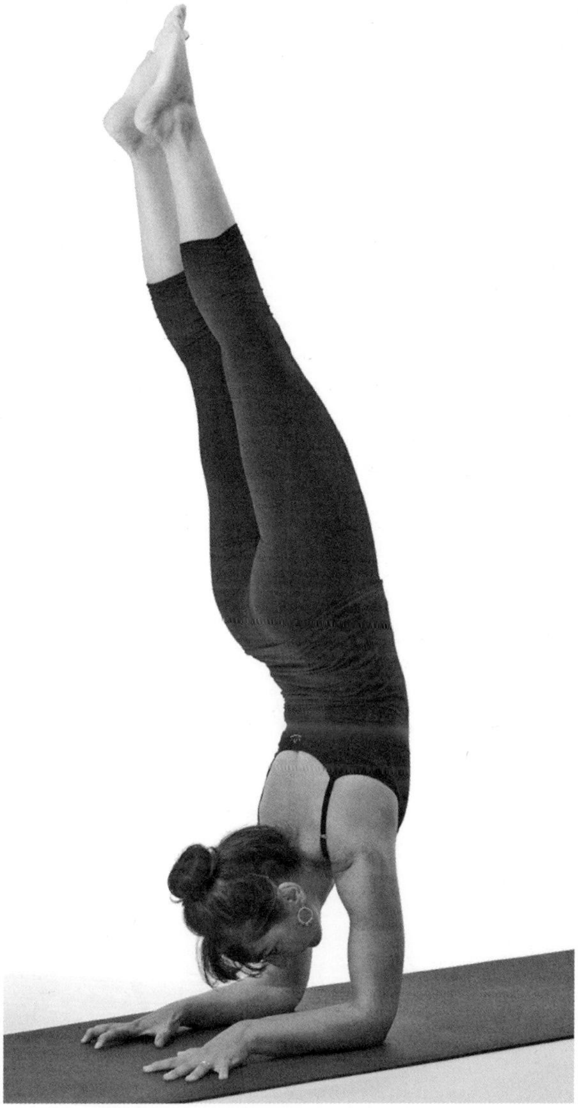

팔뚝을 바닥에 대는 것을 제외하고, 아도 무카 브릭사사나의 시작하기 위해 설명한 것과 같은 단계를 사용하라. 수련생의 팔뚝이 벌어지면, 집게손가락 사이에 블록을 놓고 팔꿈치 바로 위에 고정줄을 놓는다. 세 번째 단계에서 어깨를 손목과 가능한 멀어지도록 하라. 가위 차기 자세로 다리를 머리 위로 올릴 때 이 자세를 유지하라. 핀차 마유라사나 자세를 할 때, 꼬리뼈는 발과 천장을 향해 누르면서 양어깨는 손목에서 멀어지도록 끌어내리고 손바닥과 팔꿈치를 단단하게 눌러라. 대퇴골을 안쪽으로 회전시켜라.

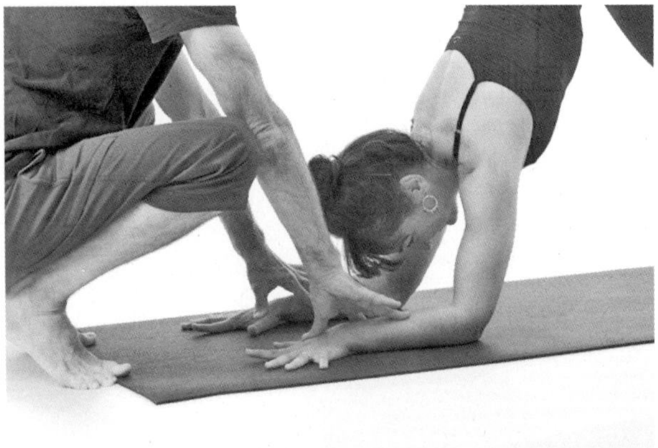

양손과 손가락을 단단히 고정하도록 가벼운 손동작을 사용하여 쉬슈라사나 자세를 준비하라.

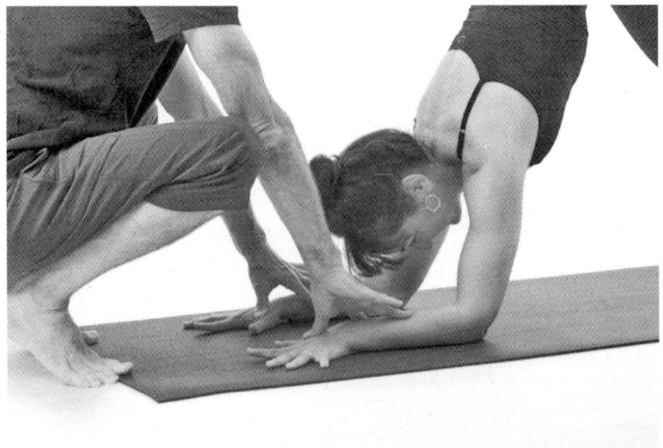

손 안쪽을 고정시키고 어깨가 손목과 멀어지는 것을 강조하며 편 손바닥을 사용하여 양발을 팔꿈치 가까이로 걷도록 하여 엉덩이가 어깨보다 위로 올라가도록 구두지시하라.

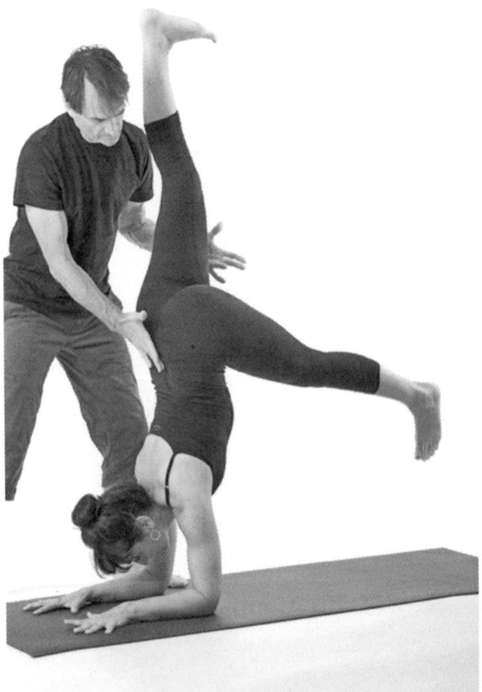

한쪽 다리를 가위 차기 자세로 위로 뻗도록 구두지시한 다음, 다리를 차올리며 완전히 펴져 위로 들어 올리고 동시에 다른쪽 발도 깡총 뛰어, 바닥에서 차올리는 순간 다리를 곧게 펴고 힘을 주도록 지시하라.

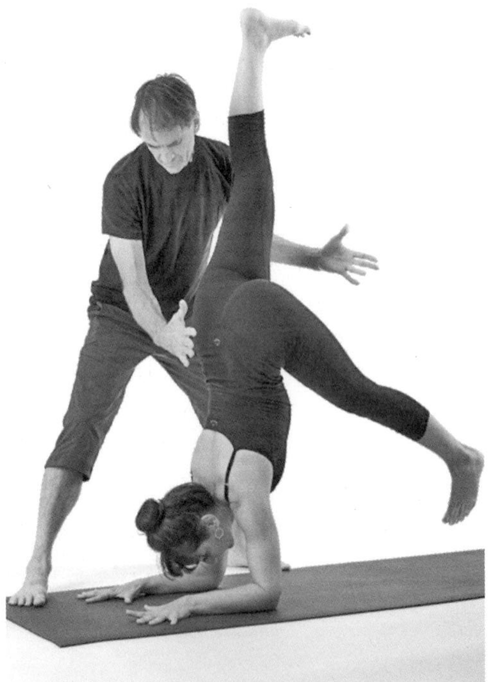

수련생의 들어 올린 다리쪽에 45° 각도로 말 자세를 취해 한 팔은 쭉 펴서 (수련생이 넘어지지 않도록 장벽 역할로서) 손목을 가로지르고 다른 팔은 한쪽 다리만 차올리는 동작을 도와 수련생이 가위 차기 자세를 하도록 한다.

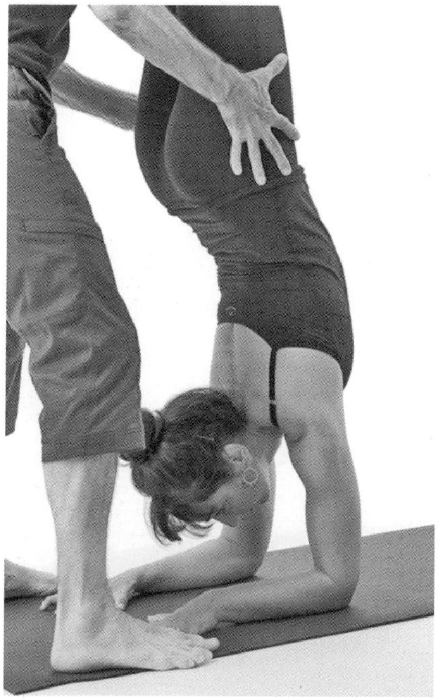

일단 다리가 위로 서면, 수련생의 뒤로 가서 손목 위로 엉덩이의 가운데가 오고 다리를 위로 곧게 펴도록 엉덩이를 단단히 움켜쥐는 회전을 사용하여 잡는다.

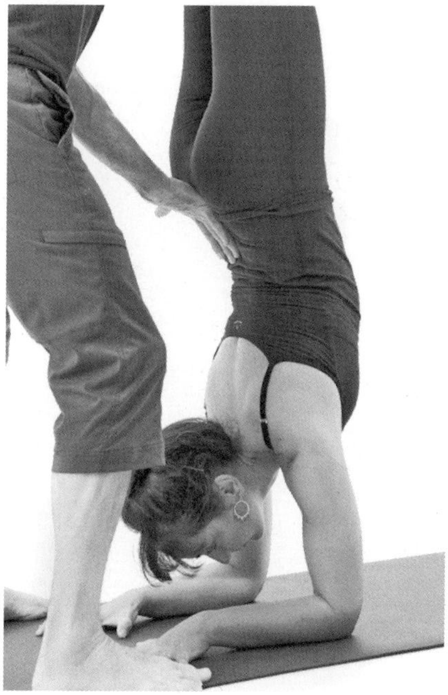

골반 중립이 되도록 엉치뼈에 가벼운 손동작을 사용하라.

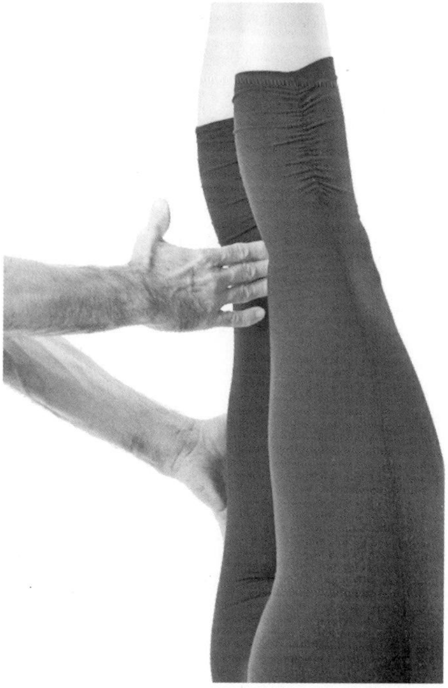

두 다리가 하나로 느껴지도록 잠시 동안 무릎사이에 손을 집어넣는다.

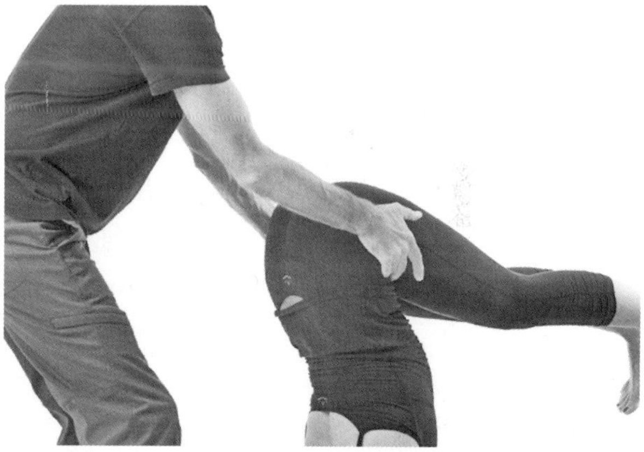

수련생이 쉽게 내려오도록 엉덩이에 움켜쥐는 회전을 사용하라.

수정

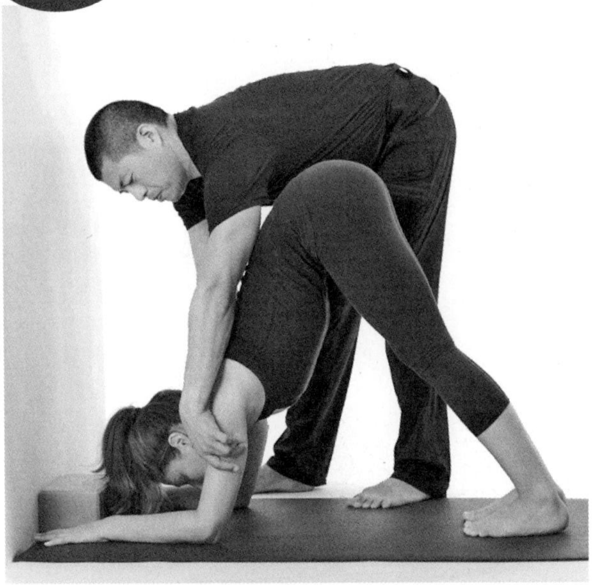

벽에서 수련할 때, 집게손가락 사이에 블록을 한 개 또는 여러 개를 놓고, 또는 팔꿈치 바로 위에 고정줄을 두어 양팔을 나란히 하도록 하고, 어깨가 손목과 멀어지도록 편 손바닥을 사용하면서 쉬슈라사나에서 팔을 펴도록 지시한다.

수정

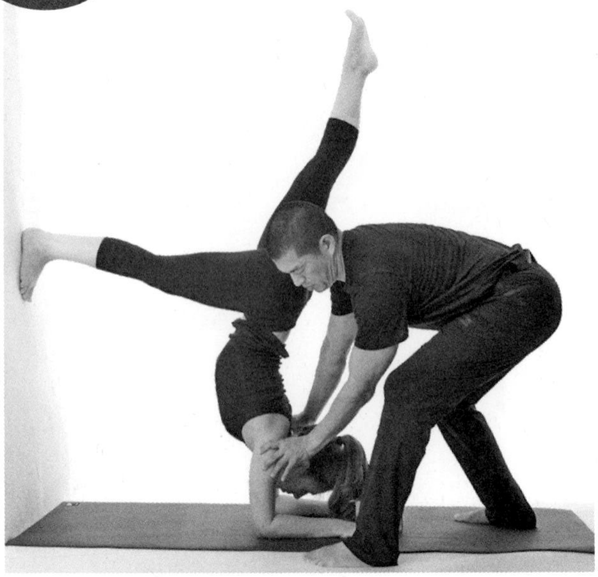

보다 편한 자세를 위해, 팔뚝을 벽에 두고 기본자세와 아사나에 대한 인식을 고취시키도록 하라. 날개뼈를 펼쳐 귀에서 멀어지도록 끌어내리도록 편 손바닥을 사용하라. 다음 단계로, 발을 엉덩이 높이로 벽에 대고 팔뚝은 바닥에 둔 L자 모양에서 한쪽 다리를 위로 펴고 다음 다리로 바꾸는 연습을 하라.

좀 더 알아보기

「요가 지도법」: 167 쪽
「요가 시퀀싱」: 385 쪽
Teaching Yoga 지원 센터:
www.markstephensyoga.com/resources

아스타바크라사나 (팔각 자세)

Astavakrasana(Eight-Angle Pose)

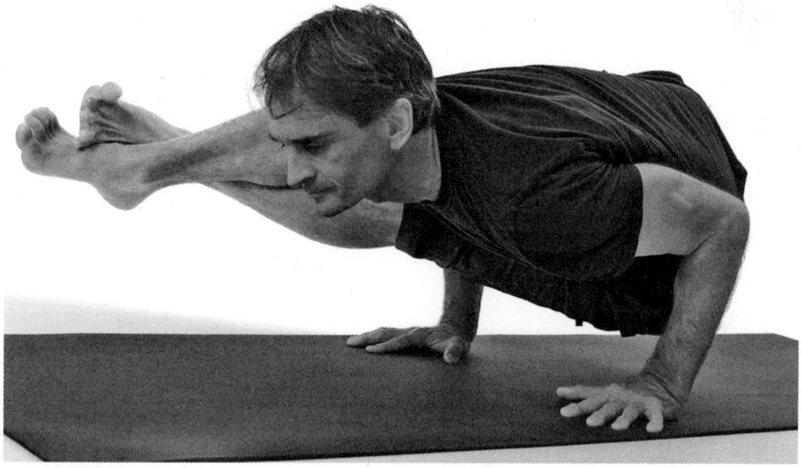

단다사나 보기 자세에서 허리 척추의 이완시키고 골반을 바로 세워 무릎을 잡아 오른발을 쭉 뻗는다.

(1) 오른발을 잡아 가슴 앞에서 숫자 8 모양으로 움직이도록 한다.

(2) 오른발을 접어 오른 다리를 팔꿈치 사이에 두고 안아 아기 요람 자세로 유지한다.

(3) 양손을 양 엉덩이 옆을 짚은 채로 오른 무릎을 오른 어깨 너머로 올린다.

(4) 숨을 내쉬며 왼쪽 다리를 바닥에서 떼고 손바닥을 누르며 엉덩이도 바닥에서 들어 올린다.

(5) 양 발목을 교차시키고 양다리를 오른쪽으로 쭉 뻗는다.

(6) 어깨와 다리의 위치가 나란히 될 수 있도록 팔꿈치를 구부린다.

손바닥으로 지지하며 엉덩이를 들어 올린 채로 무릎과 발을 꽉 조인 채로 흉골을 앞으로 내밀고 시선은 목에 무리가 가지 않게 수평바닥을 응시한다. 에카 파다 코운딘야사나 자세로 변형시,

(1) 양팔을 뻗는다.

(2) 엉덩이를 들어 올린다.

(3) 양발을 푼다.

(4) 왼발과 다리를 양팔 사이로 뒤로 뻗는다.

(5) 다리 사이를 떨어트린다.

여기서부터 차투랑가 자세가 된다.

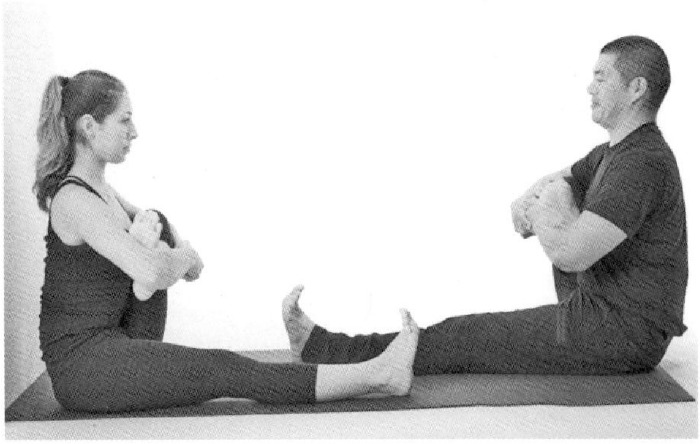

구두 신호와 단다사나의 시범자세를 보이고, 마리챠아사나 A(Sagemarichi's A) 처럼 무릎을 어깨 너머로 넘기며 손을 바닥에 짚기 전에 무릎을 끌고 와 가슴 앞에서 요람 자세로 끌어 안는다.

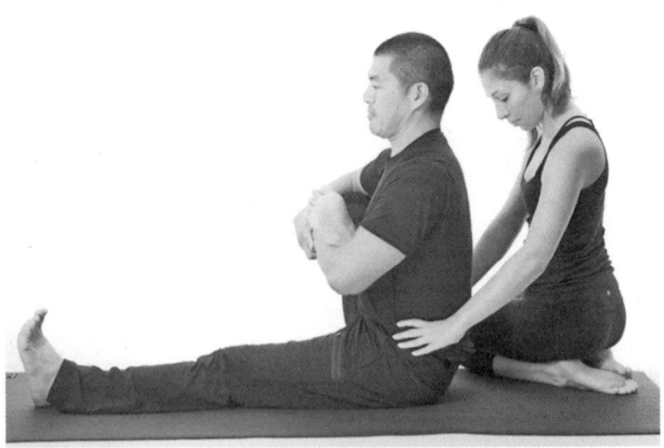

골반이 나란히 세워질 수 있도록 엉덩이를 손으로 잡고 척추가 제대로 늘어날 수 있도록 등을 손으로 살짝 밀어 세우도록 한다.

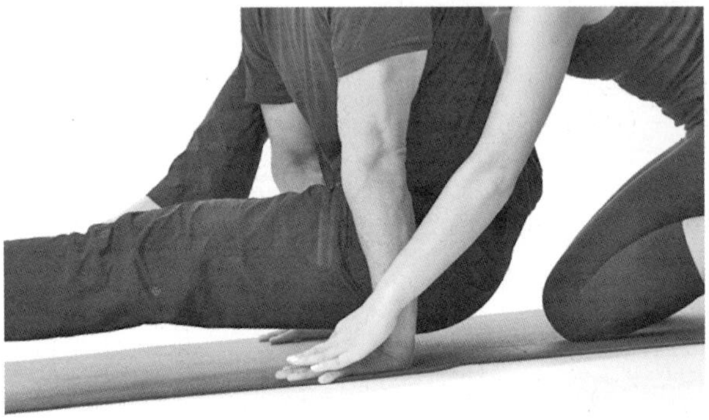

바닥에서 뻗어 있는 다리를 들어 올릴 시 손바닥 전체가 바닥을 완전히 누르고 있도록 검지를 살짝 눌러주도록 한다.

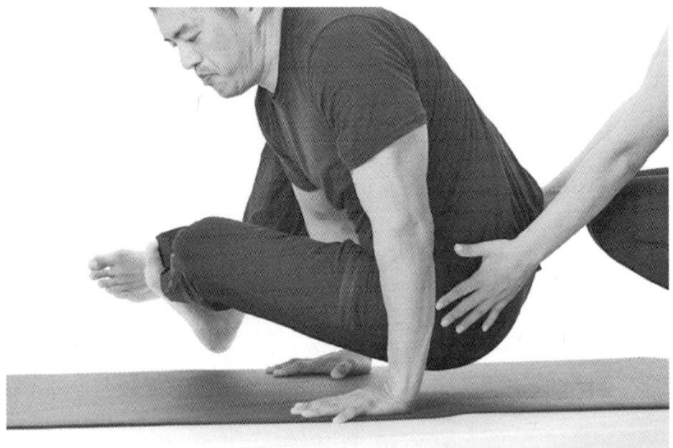

다리를 편 상태에서 양 발목을 교차시킬 시 학생이 엉덩이를 들어 올린 자세를 유지할 수 있도록 엉덩이 양 옆을 손으로 잡아 도움을 준다.

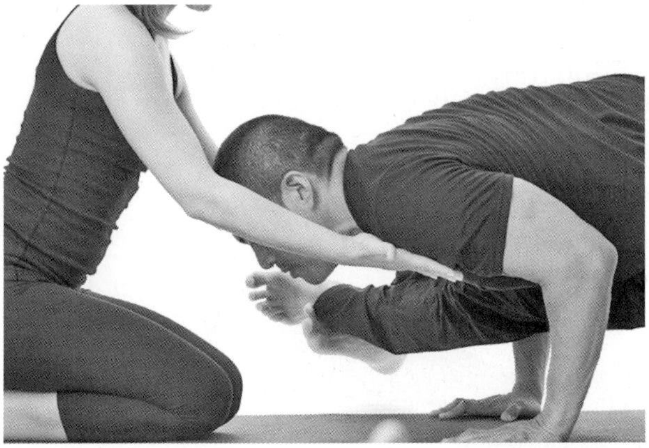

어깨와 팔꿈치가 나란하도록 팔꿈치를 구부릴 때에 어깨의 위치를 가늠할 수 있도록 어깨를 밑에서 손바닥으로 살짝 잡아준다.

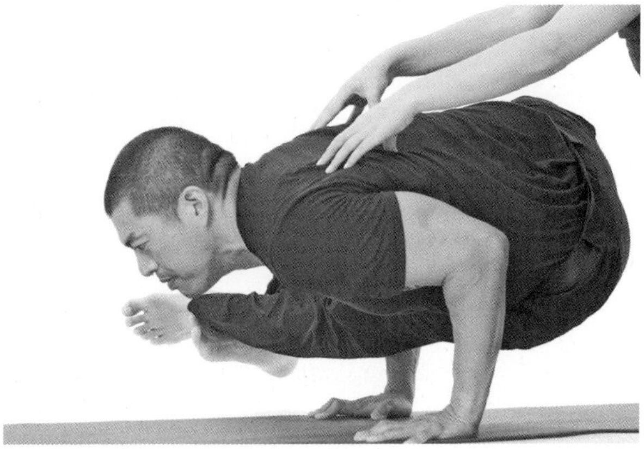

손가락으로 견갑골을 살짝 눌러준다.

좀 더 알아보기

「요가 지도법」: 167 쪽
「요가 시퀀싱」: 343 쪽
Teaching Yoga 지원 센터:
www.markstephensyoga.com/resources

갈라바사나 (날으는 까마귀 자세)

Galavasana(Flying Crow Pose)

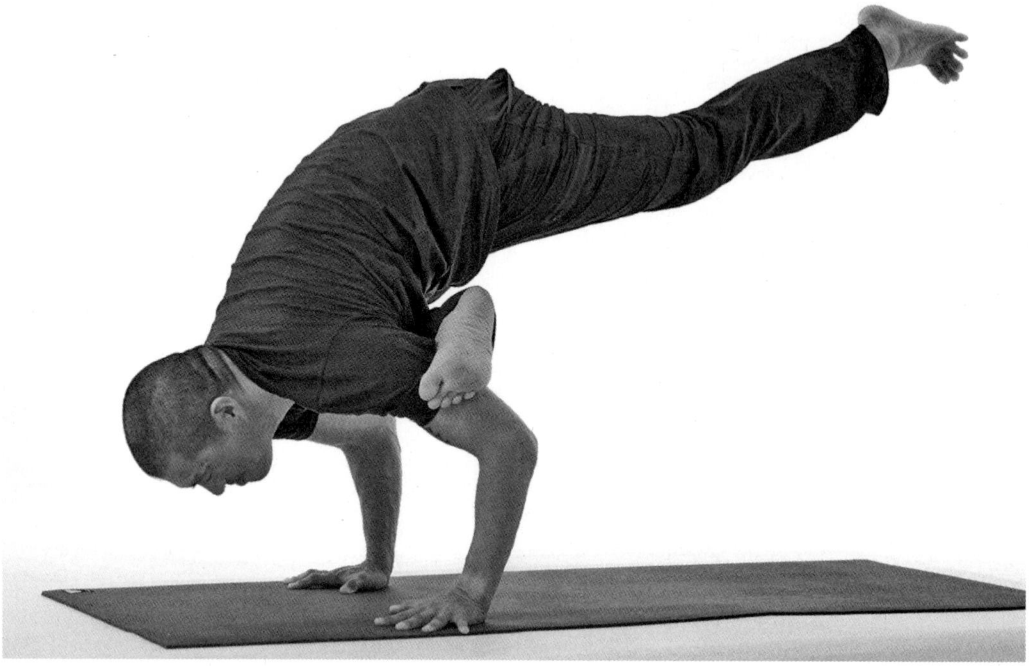

다음의 순서로 수업.

(1) 타다사나(산 자세)에서 양 무릎을 구부려 들어 올린 후, 오른 발목을 많이 꺾어 왼쪽 무릎 위에 교차시킨다.

(2) 양 손바닥을 가슴 가까이 가운데로 끌고 온다.

(3) 꺾여 있는 오른발이 왼쪽 어깨를 감쌀 수 있도록 하며 왼쪽 무릎이 왼쪽 어깨와 아래로 같은 위치에 있도록 하고 양 손바닥이 어깨 바로 밑을 짚을 수 있도록 한다.

(4) 손바닥을 누르며 무게 중심이 앞으로 실리도록 한다.

(5) 구부러져 있는 왼쪽 다리를 뒤로 쭉 뻗는다. 양손으로 지지하며 왼쪽 다리와 함께 수평이 되도록 흉골을 앞으로 내밀고 쭉 편다.

이 자세 또한 차투랑가 자세로 변형이 가능하다. 시르사사나 II (물구나무 서기 자세 II) 아사나의 다른 방법으로 바로 물구나무서기 자세로 변형하는 준비.

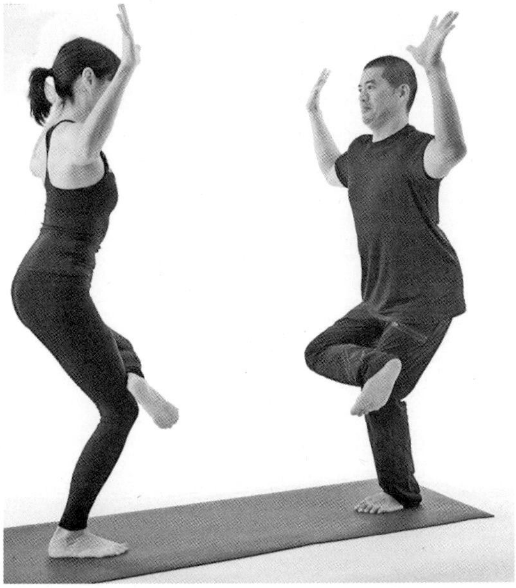

타다사나를 시작할 때 굽혀진 무릎이 안정화될 수 있도록 발등을 강하게 굽혀 다른쪽 무릎 위에 발목이 놓일 수 있도록 손바닥을 함께 가슴 쪽으로 끌어온다.

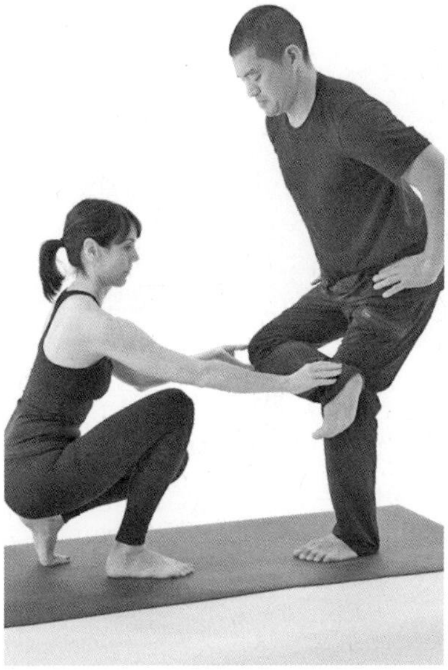

발목을 굽힌 상태에서 발목의 위치가 허벅지 쪽이 아닌 무릎 바로 위에 위치할 수 있도록 손으로 가볍게 잡아주도록 한다.

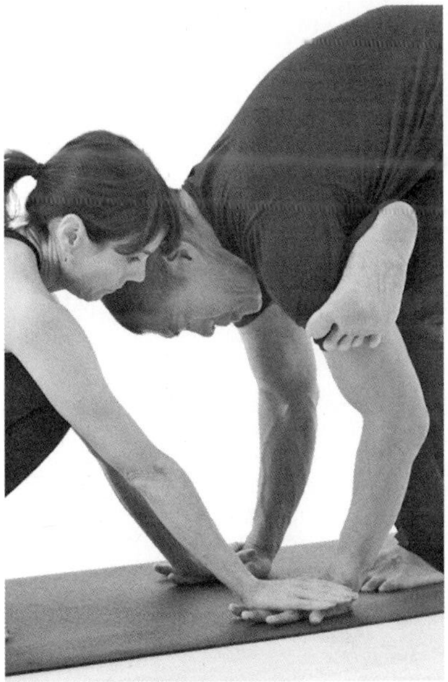

양손을 바닥에 짚도록 할 때, 손목이 어깨 밑에 위치할 수 있도록 손으로 살짝 도움을 주고 위쪽 팔을 꼬아진 종아리에 가까이 가져오도록 한다.

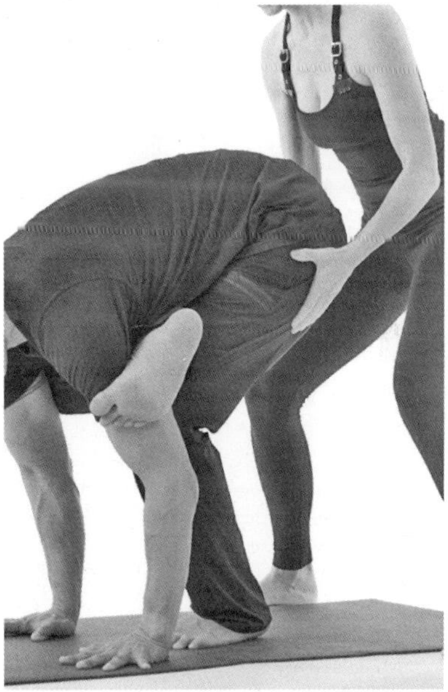

양팔을 일직선으로 눌러 손으로 무게 중심이 가도록 할 때, 옆으로 서서 골반을 손으로 살짝 잡아주도록 한다.

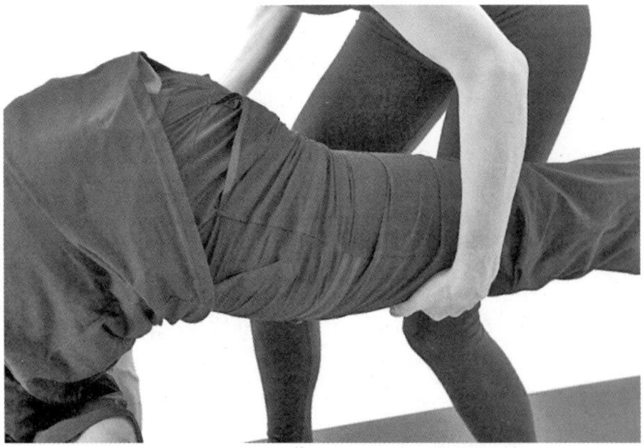

바닥에 고정되어 있는 다리를 바닥에서 들어 올려 뒤로 뻗어 올리도록 할 때, 옆에서 골반을 들어 올려 도와주도록 한다.

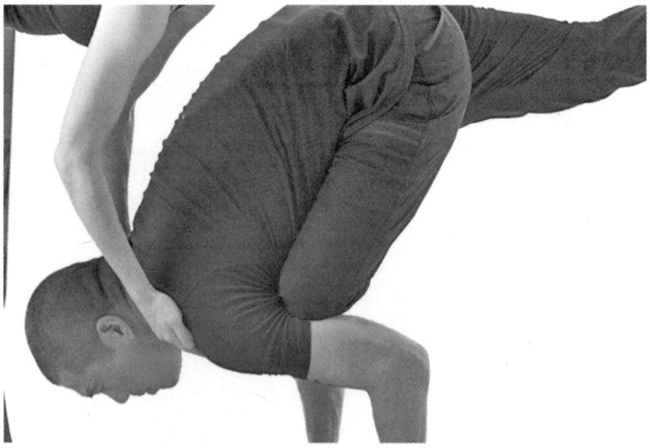

수련생이 다리를 뒤로 뻗어 들어 올리면, 손바닥을 펴 어깨를 잡아 몸의 무게 중심이 손을 넘어 균형을 잡을 수 있도록 양팔을 곧게 눌러 중심을 잡도록 도와준다.

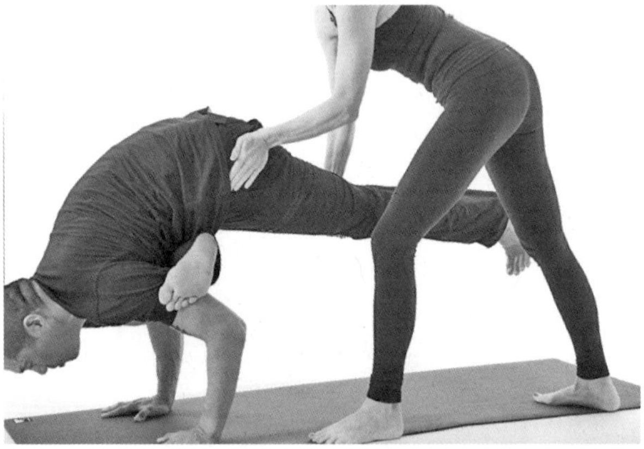

펴진 골반의 바깥쪽과 뻗은 다리의 안쪽 허벅지를 손바닥으로 잡아주어 골반의 위치와 늘어난 다리의 내회전과 확장에 신호를 준다.

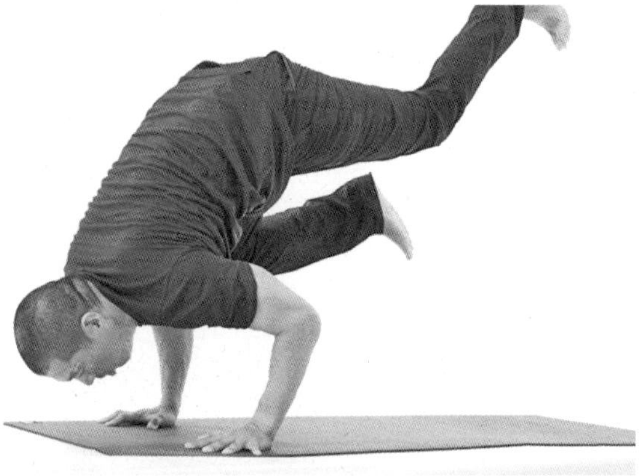

숨을 내쉬며 차투랑카 자세를 취하기를 지시하라.

좀 더 알아보기

「요가 지도법」: 168 쪽
「요가 시퀀싱」: 358 쪽
Teaching Yoga 지원 센터:
www.markstephensyoga.com/resources

우르드바 쿡쿠타사나 (위로 향한 수탉 자세)

Urdhva Kukkutasana(Upward Rooster Pose)

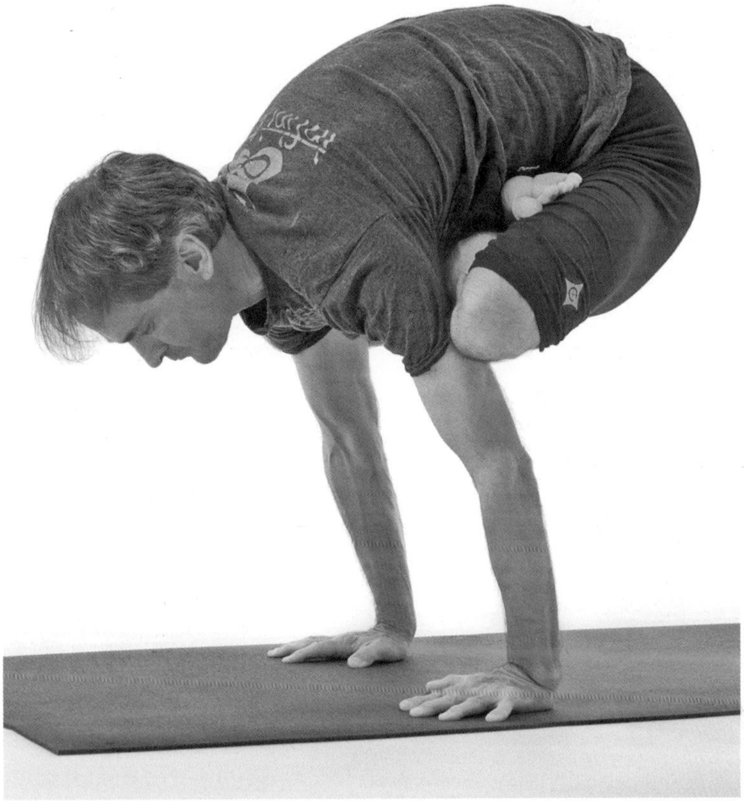

이 자세는 2가지 기본 방법이 있다.

(1) 파드마사나(연꽃 자세)에서 무릎을 세워 숨을 내쉬며 손을 누르며 무릎을 팔 쪽으로 끌어올린다.

(2) 시르사사나 II (물구나무 서기 자세)에서 무릎이 어깨 아래로 가도록 파드마사나 자세로 무릎을 구부리고 팔을 곧게 지탱하며 손을 누르도록 한다.

파다 반다, 물라 반다와 웃디야나 반다를 유지한다. 시선은 바닥을 내려다보도록 한다. 차투랑가 단다사나 또는 시르사사나 II로 변형동작을 할 때 파르스바 바카사나에서 다리를 꼬아 교차시켜 파르스바 쿡쿠타사나(측면 수탉 자세)로 변형시킨다.

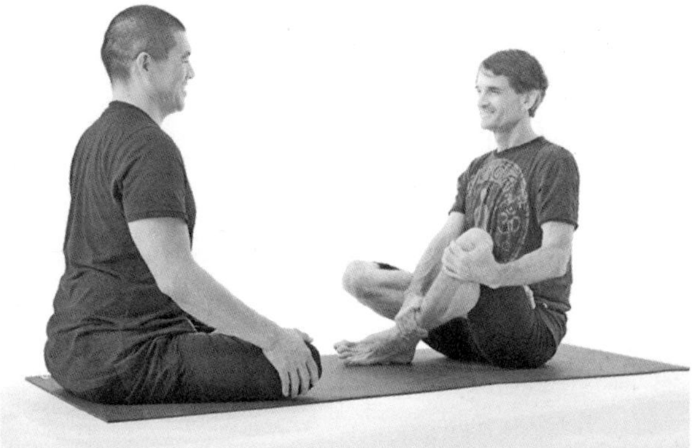

연꽃 자세를 취하도록 구두로 지시한다.

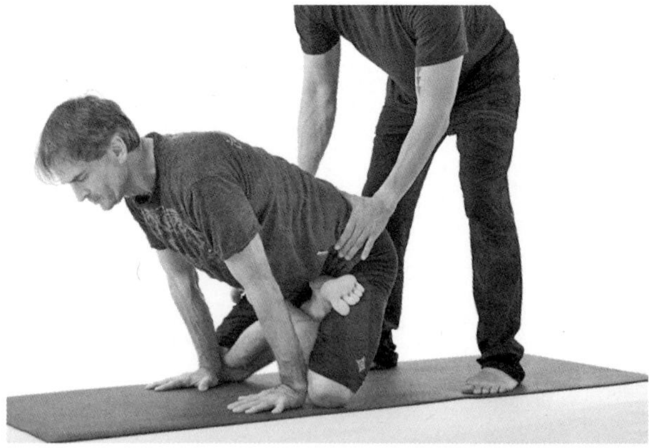

수련생이 어깨 아래에 손을 짚고 무릎으로 서도록 골반 잡기(자세)를 이용한다. 숨을 내쉬며 양손을 똑같은 힘으로 누르도록 구두로 지시한다.

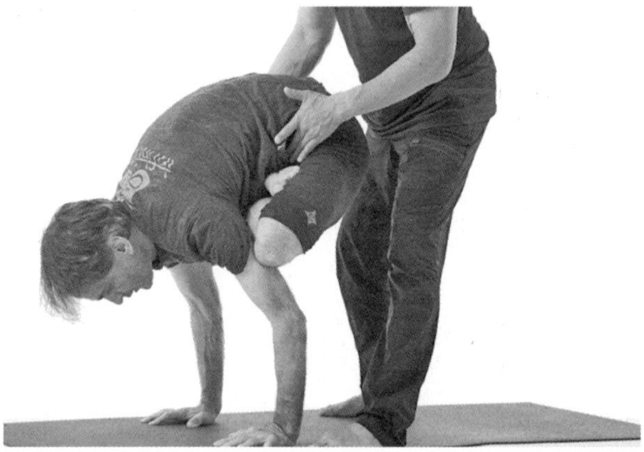

수련생이 숨을 내쉬며 복부의 힘으로 골반의 위치가 위로 가고 종아리가 어깨 쪽으로 가능한 가까이 가서 팔 쪽으로 들어 올리도록 골반 잡기(자세)를 이용하여 도움을 주도록 한다.

변화

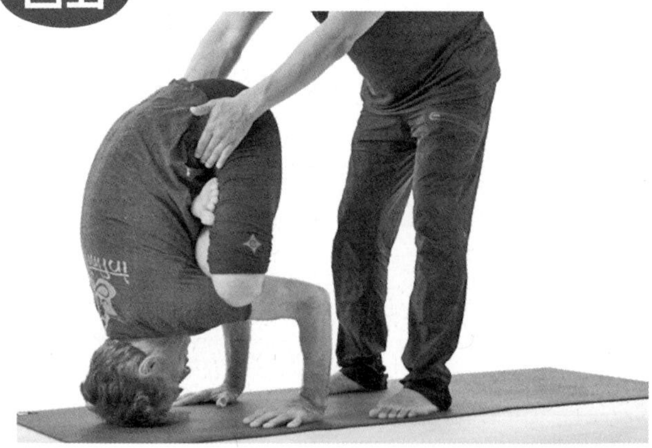

시르사사나 II 자세를 하기 위해 수련생의 머리가 바닥에 닿을 수 있도록 골반 잡기(자세)를 이용하여 도움을 주고 파르스바 쿡쿠타사나 자세를 위한 준비로 무릎이 머리 위로 가도록 구두로 지시한다.

좀 더 알아보기

「요가 지도법」: 170 쪽
「요가 시퀀싱」: 407 쪽
Teaching Yoga 지원 센터:
www.markstephensyoga.com/resources

웃타나 프라시타사나 (날도마뱀 자세)

Uttana Prasithasana(Flying Lizard Pose)

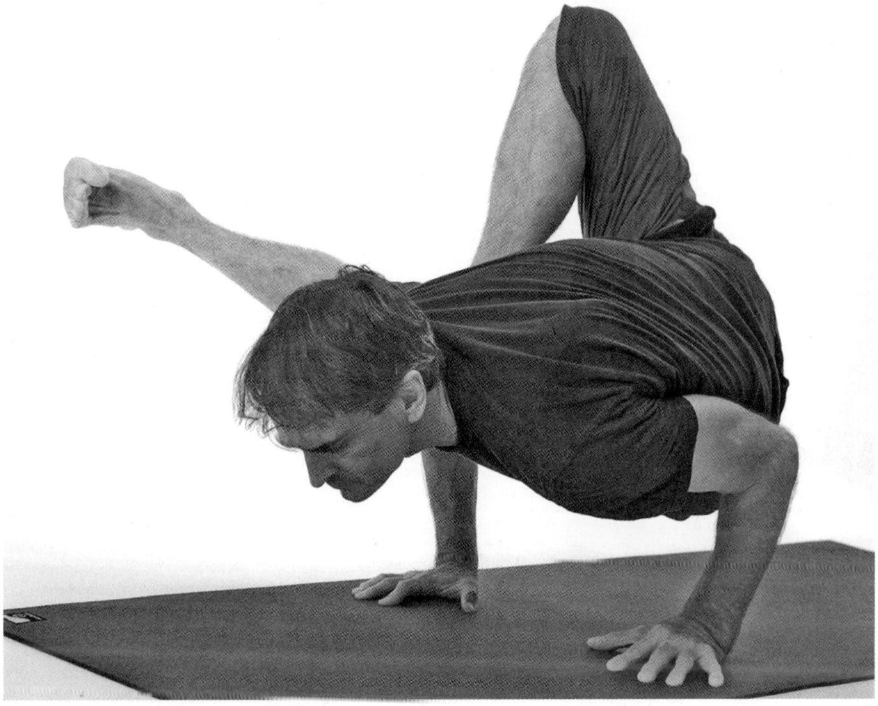

갈라바사나 자세 준비의 두 번째 단계로 자세를 잡는다.

(1) 오른쪽 발목이 왼쪽 무릎 위에 잘 위치하도록 왼쪽 손을 이용한다.

(2) 오른팔을 오른쪽 방향 위로 길게 늘이며 뻗는다.

(3) 뒤틀고 양 손바닥을 누르며 오른쪽 팔꿈치를 왼쪽 발바닥 아치 쪽으로 가져온다.

(4) 어깨를 왼발바닥 아치 쪽으로 끌고 와 오른손 바닥을 왼쪽 발목의 바깥쪽 바닥으로 끌어당겨 준다.

(5) 왼손을 오른손과 같은 위치로 하여 어깨너비로 바닥에 둔다.

(6) 팔꿈치를 구부려 왼쪽다리를 바닥에서 띄우면서 상체는 앞으로 쏠리고 무게 중심이 왼쪽으로 실리도록 한다. 수련생들이 어깨 위치로 자세를 잡을 수 있도록 지도한다. 뻗은 다리에 힘이 실리도록 한다. 차투랑가 자세로 변형한다.

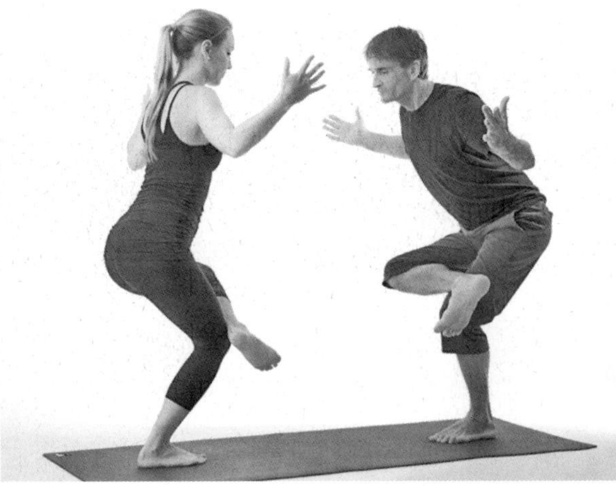

오른쪽 발목이 왼쪽 무릎에 위치한 갈라사바나 준비자세로 서도록 구두지시를 한다.

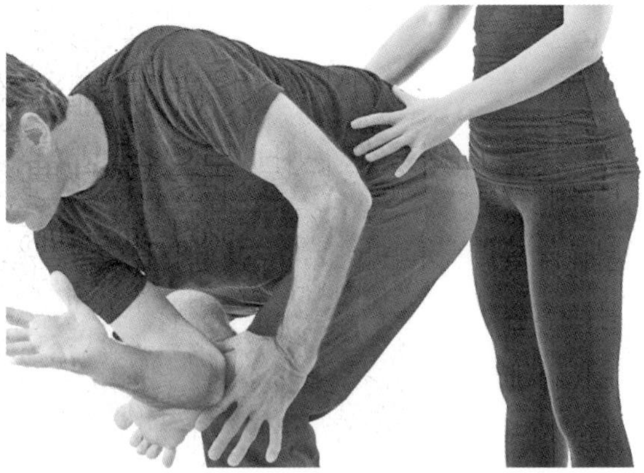

오른손을 머리 위로 늘이면서 왼손은 오른 발꿈치에 위치하도록 구두지시를 하고 호흡을 마시며 허리와 팔이 더 늘어나고 숨을 내쉴 때 꼬인 기도 자세가 되도록 왼쪽 무릎에 오른 팔꿈치가 가로지르도록 하고 편 손바닥을 이용하여 갈비뼈 뒤쪽을 잡아준다.

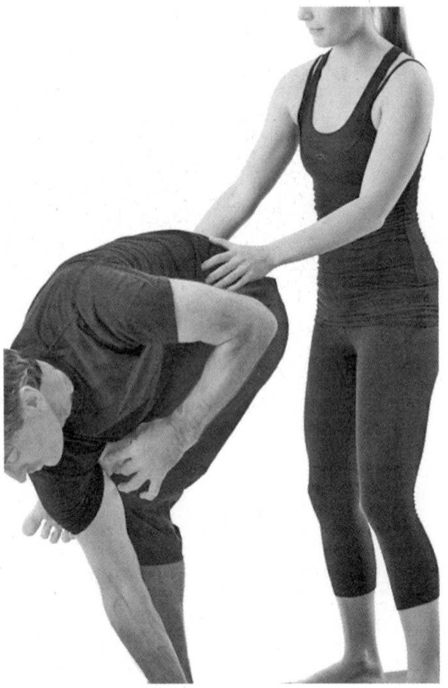

수련생의 균형잡기를 도와주기 위해 골반 잡기(자세)를 이용하게 하거나 와이드 산 자세를 취한 수련생 위로 걸터 앉아 무릎으로 수련생의 골반을 잡고 수련생의 오른쪽 어깨가 무릎에 닿을 때까지 편 손바닥을 이용하여 갈비뼈 양 측면을 깊게 틀 수 있도록 한다.
아사나의 중요한 핵심이다.

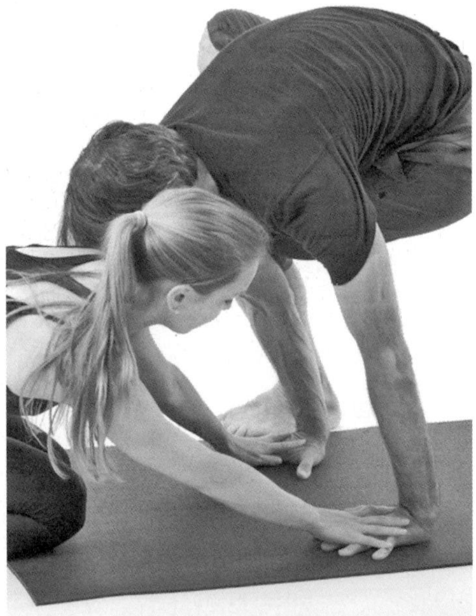

오른발 옆에 오른손을 놓도록 하고 왼쪽 손도 바닥에 두어 왼편으로 기대어 아도 무카 스바나사나(얼굴이 아래로 향한 개 자세)를 취하도록 구두지시를 한다. 손과 손가락에 같은 힘이 들도록 가벼운 손동작으로 눌러준다.

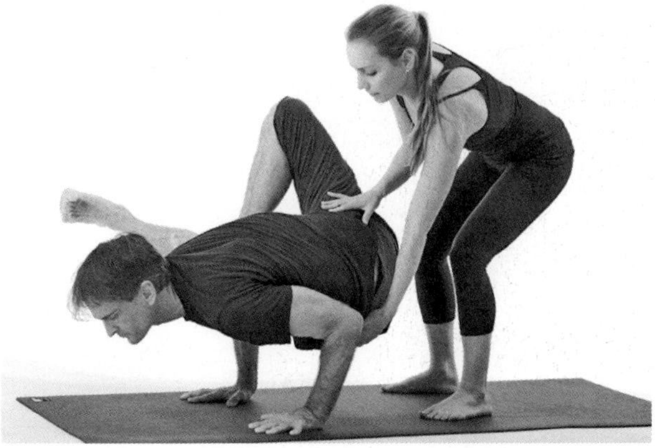

차투랑가처럼 팔꿈치를 구부려 왼쪽 다리를 오른쪽으로 쭉 펴도록 구두지시를 하면서 수련생의 팔과 어깨에 무게가 덜 실리도록 골반 잡기(자세)를 이용한다. 왼쪽 다리는 오른발 바로 옆에 위치한 오른팔 위에 있어야 한다.

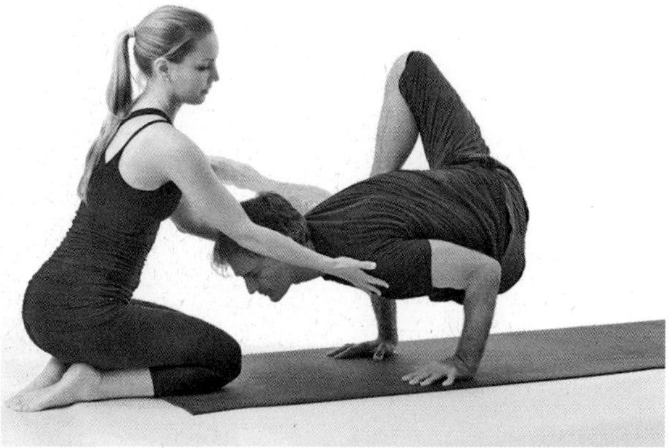

팔꿈치의 높이가 어깨와 같은 위치를 유지할 수 있도록 가벼운 손동작이나 편 손바닥을 이용한다.

좀 더 알아보기

「요가 지도법」: 169 쪽
「요가 시퀀싱」: 412 쪽
Teaching Yoga 지원 센터:
www.markstephensyoga.com/resources

7장

후굴자세

Back Bend

몸 전체, 특히, 가슴, 복부와 서혜부를 가로지르는 강한 스트레칭의 후굴자세는 수련생들에게 격렬한 반응을 자극하도록 한다. 그 열정은 수련생들에게 감정적으로 극단적인 상태에서의 평정심을 구축하는 또다른 기회를 제공함으로써 끝없는 노력이나 엄청난 금단현상처럼 되는 경향이 있다.

후굴자세의 기본적인 신체 목표는 근사하게 신체의 앞부분을 가장 강하게 늘리는 것이 아닌 신체에 숨과 에너지의 가득한 움직임을 열어주는 것이다. 당신은 수련생들이 상대방의 입장에서 느끼는 동정과 연민느끼기, 불탐의 원천으로서 타고난 조화로움의 감각을 열기, 심판보다는 평가감각을 강화하는 호흡 안의 치유존재 느끼기와 변화의 끝 없는 과정 속에서 모든 것을 함께 묶는 접착제와 같이 마음속의 사랑을 인식하는 이러한 행위들의 열린 사랑의 특성들을 강조함으로써 후굴자세에서 강렬함을 행하는 지속가능한 노력의 감각을 찾도록 지도할 수 있다. 목표달성이 아닌 평정과 완벽함이 아닌, 마음을 여는 것에 집중하는 자유의 목표로서의 정화의 행위로서의 후굴자세를 권장한다.

후굴자세의 아사나들은 각각의 중요한 차이점과 행위들을 가진 수축, 견인, 지지대 후굴자세로 쉽게 분류될 수 있다.

- **수축 후굴자세:** 등, 허리 근육이 집중적으로 중력을 거슬러 수축하는 하는 자세로 살라바사나 A(메뚜기 자세 A)가 있다.
- **견인후굴자세:** 상체 앞부분의 근육들이 중심을 달리하여 중력을 거슬러 수축하는 자세로 우스트라사나(낙타 자세)가 있다.

- **지지하는 후굴자세 :** 안정된 사물(바닥, 벽이나 신체 다른부위)을 팔과 다리로 누르며 상체 앞부분을 늘리는 자세로 다누라사나(활 자세) 또는 우르드나 다누라사나(수레바퀴 자세)가 있다.

후굴자세의 각각의 카테고리 안에서 상완골은 늘어나거나 구부러질 수 있다. 살라바사나 A. 우스트라사나 또는 세투 반다 사르방가사나(다리 자세) 같은 아사나는 신전 자세이다. 살라바사나 C, 카포타사나(비둘기 자세) 또는 비파리타 단다사나(거꾸로 된 막대 자세) 같은 아사나들에선 어깨 굴곡이다. 이러한 다른 팔의 자세는 각기 다른 영역이 관계됨이 요구되고 다음과 같이 어깨받침을 통해 풀어준다.

- **어깨 신전 후굴 :** 양팔의 확장은 대흉근과 소흉근이 풀어지는 동안 견갑골이 마름근, 승모근 하부 근육들과 전거근들로 안정화되도록 한다,
- **어깨 굴곡 후굴:** 어깨 굴곡은 마름근과 대흉근, 삼두근이 이완되도록 한다.

살라바사나 A, B, C (메뚜기 자세 A, B, C)

Salabhasana A, B, C(Locust Pose A,B,C)

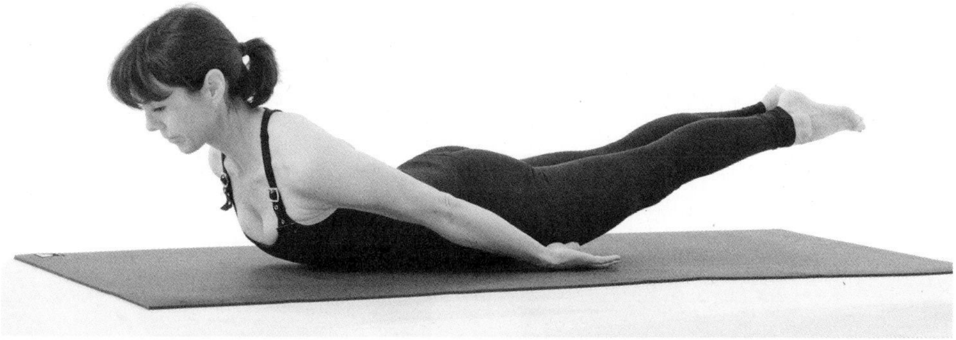

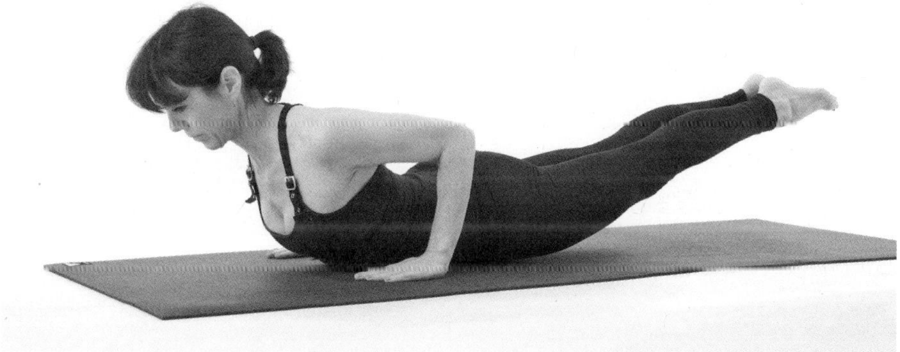

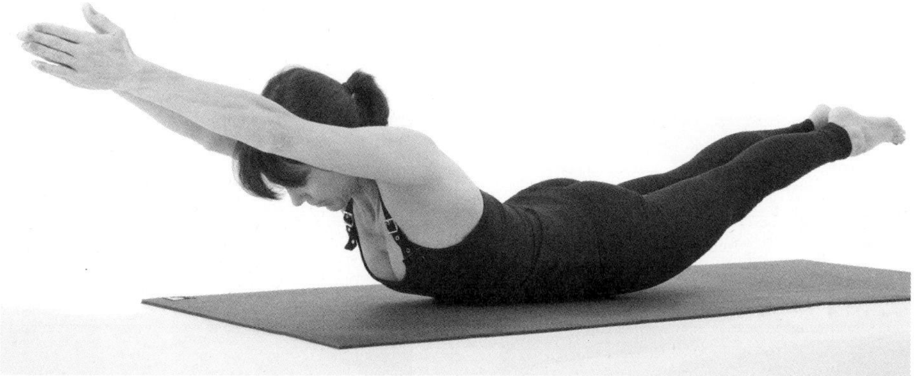

팔라카사나(플랭크 자세)에서 숨을 내쉬며 무릎, 가슴과 턱을 차례로 바닥으로 내리고선 (아쉬탕가 프라남) 엉덩이와 발은 바닥에서 완전히 띄우고, 꼬리뼈는 발뒤꿈치 쪽으로 누르며 안쪽 허벅지를 위로 올려 다리와 발을 힘 있게 늘리며 끌어당기면서 바닥으로 완전히 긴장을 풀며 놓는다.

- A: 가슴을 들어 올리고 흉추를 가슴 쪽으로 들어 올리는 느낌으로 손등을 바닥에 꾹 눌러 이 상태를 유지한다.
- B: 수련자들이 팔꿈치보다 아래에 위치한 양손을 누르고 어깨를 등 쪽으로 으쓱 내려 목에 무리가 되지 않도록 시선은 살짝 아래를 보면서 가슴을 위로 들어 올리도록 구두지시를 한다.
- C: C의 변형동작에서 어깨가 아도 무카 스바사나(기지개 펴는 개 자세)처럼 어깨를 활짝 열어 올리면서 후면 늑골(등하부) 쪽으로 어깨를 내려 유지하는 것을 강조한다.

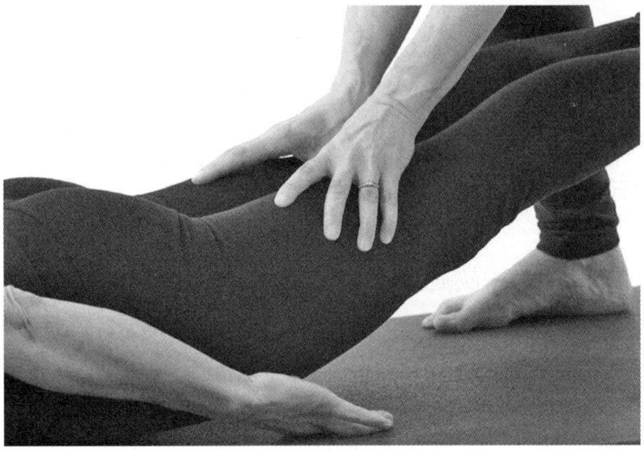

허벅지의 내회전을 구두지시하며 가벼운 손동작을 사용한다.

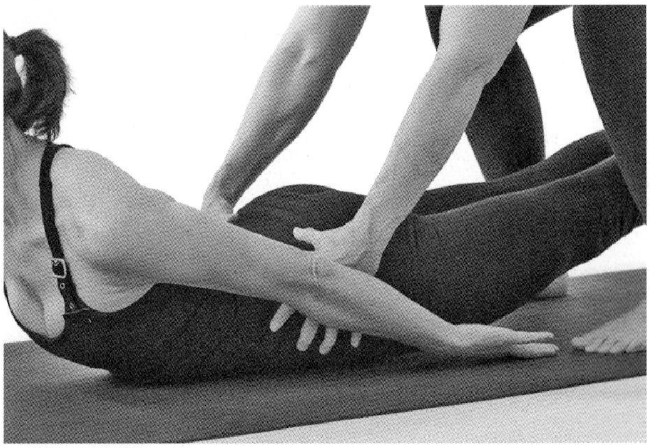

골반을 약간 후부 회전시키며 들어 올리는 것을 구두지시하기 위해 골반 잡기(자세)와 움켜쥐는 회전을 사용한다. 그 후에 수련생이 골반을 바닥에 대고 안정시키면서 양다리를 바닥에서 들어 올리도록(허리에 부담이 안되게) 하고 양 다리를 완전히 펴도록 한다.

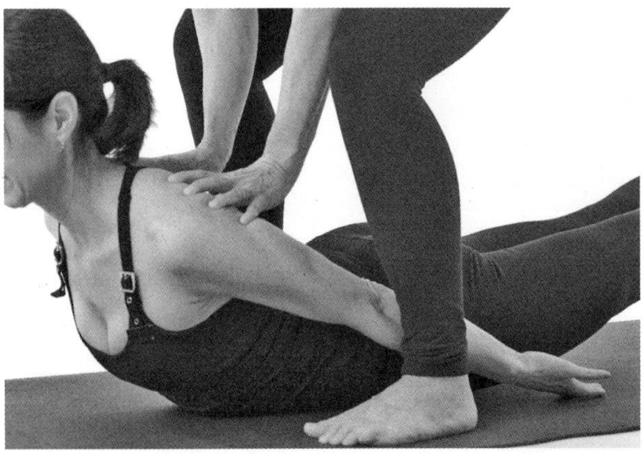

살라바사나 A 동작을 할 때, 척추 중간과 위쪽이 들어 올려지도록 구두지시를 하는 동안 어깨가 등 쪽으로 끌어 내려지도록 손가락 당기기를 사용한다.

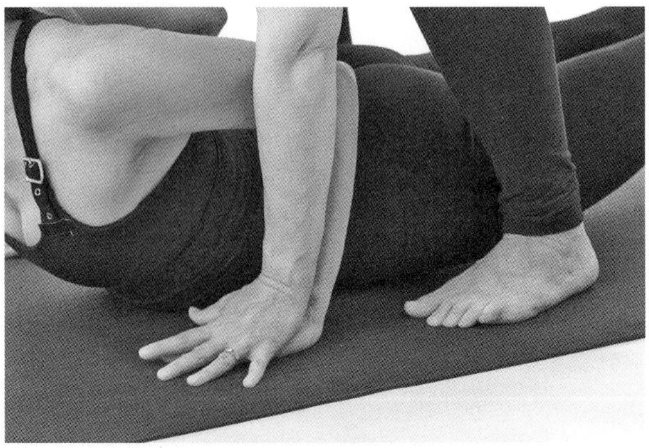

살라바사나 B동작을 할 때, 수련생의 손 위로 가벼운 손동작으로 손이 바깥쪽 나선형으로 움직이도록 신호를 줌으로써 팔꿈치를 어깨 뒤로 나란히 두고 상체를 펼치는 것을 돕는다.

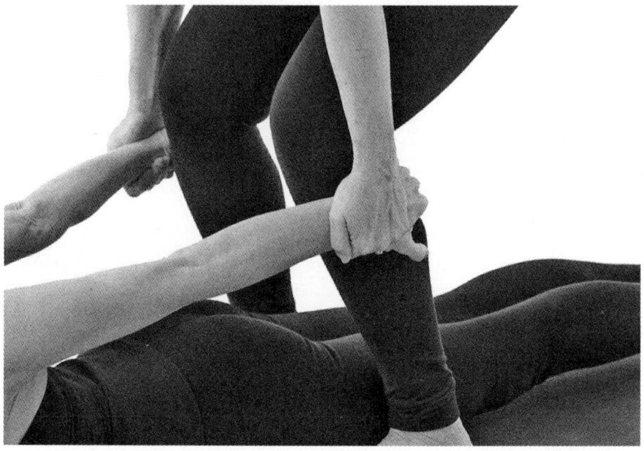

살라바사나 C를 할 때, 손가락들이 등 뒤로 깍지를 껴 준비자세를 하며 시작한다. 만약 수련생이 등 아래쪽에 문제가 없고 접근 가능하다면, 당신 무릎에 팔꿈치를 두고 발을 수련생의 엉덩이 옆에 두어 말 자세를 취하고 나서, 손목을 잡아 수련생이 당신의 종아리 위쪽을 손으로 움켜쥐도록 지도를 한다.

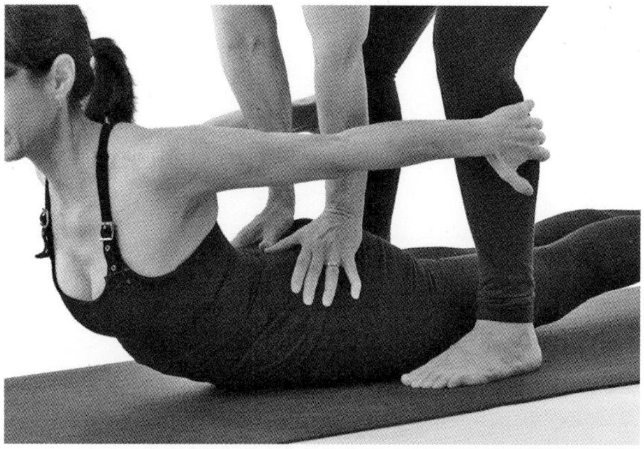

살라바사나 C의 준비자세를 유지하며 골반 잡기(자세)와 움켜쥐는 회전을 사용하여 다리를 천천히 곧게 펴면서 골반이 약간 뒤로 회전하며 띄움으로써 수련생의 후굴자세가 더 깊게 이루어지도록 한다. 수련생이 점차적으로 내려가기 전에 팔을 단단히 움켜잡고 나서야 수련생이 당신의 종아리를 손에서 놓도록 한다.

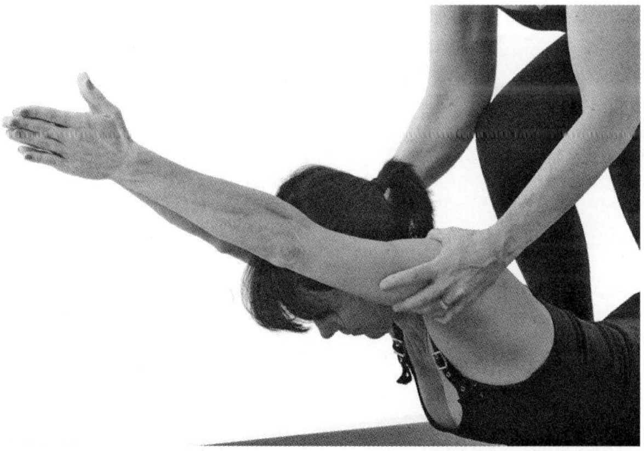

살라사바나 C의 모든 표현에서 수련생의 팔 위쪽을 움켜쥐는 회전을 사용하여 팔이 바깥으로 회전하도록 지시한다.

수정

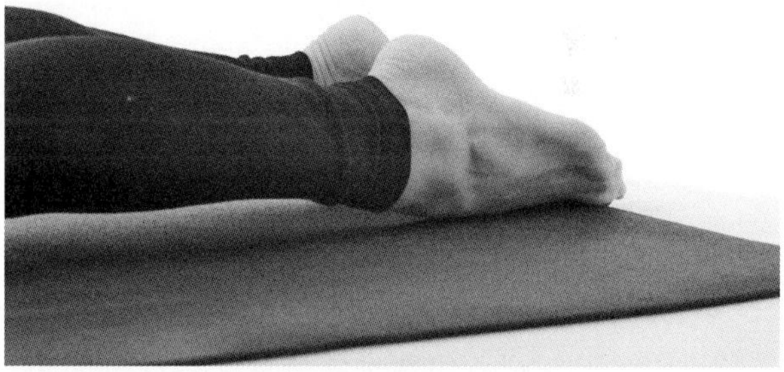

살라바사나 A,B,C를 행할 때에 등 아래쪽에 무리가 가지 않도록 양발이 바닥에서 떨어지지 않도록 추천한다.

좀 더 알아보기

「요가 지도법」: 140-141, 172 쪽
「요가 시퀀싱」: 391 쪽
Teaching Yoga 지원 센터:
www.markstephensyoga.com/resources

부장가사나 (뱀 자세)

Bhujangasana(Cobra Pose)

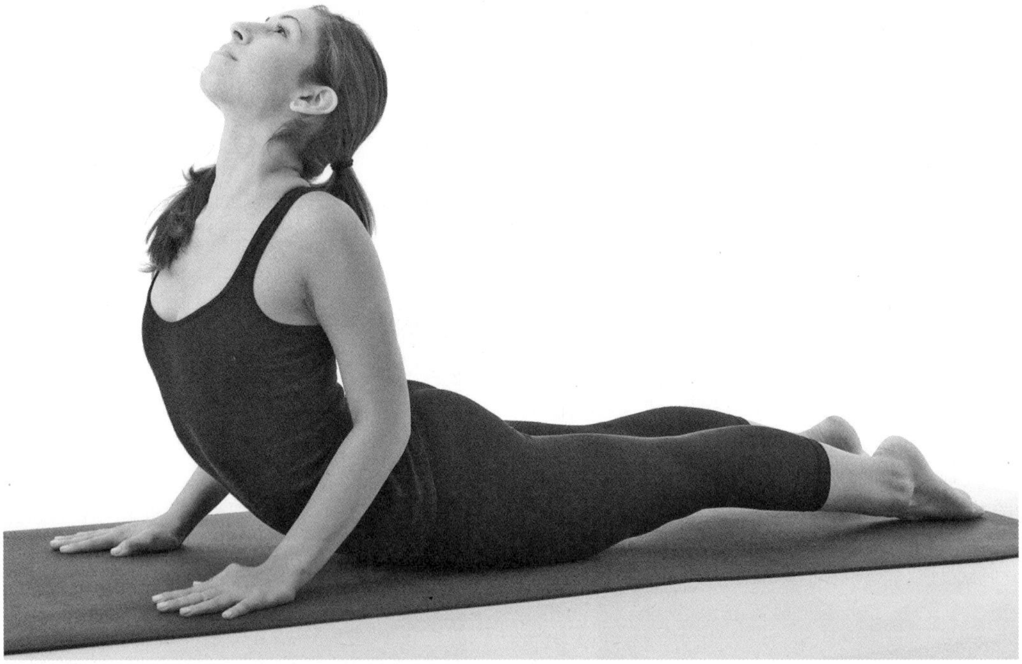

바닥에 이마를 대고 엎드려 누운 상태에서 손발을 어깨 아래로 내리고 견갑골을 등 쪽으로 으쓱 내린다. 살라바사나 자세에서처럼 다리에 힘을 주고 허벅지를 안쪽으로 회전시키고 꼬리뼈를 발꿈치 쪽으로 향하며 누른다. 손을 사용하지 않고 가능한 높이 상체를 들어 올리고 나서 손을 아래로 누르며 숨을 들이쉴 땐 상체를 살짝 더 높이, 숨을 내쉴 땐 척추를 가슴 쪽으로 끌어올려 유지하도록 한다. 숨을 내쉬면서 편안하게 유지하면서 가장 깊은 후굴자세로 움직이는 이 방법을 계속한다. 손바닥을 아래로 누른 상태에서(사실은 손바닥을 움직이지 않고) 가슴은 펴고 견갑골 끝부분은 가슴 쪽으로, 팔꿈치는 살짝 안으로 끌고 온 이 동작에서 역동적으로 손바닥을 바깥나선형으로 회전시킨다.

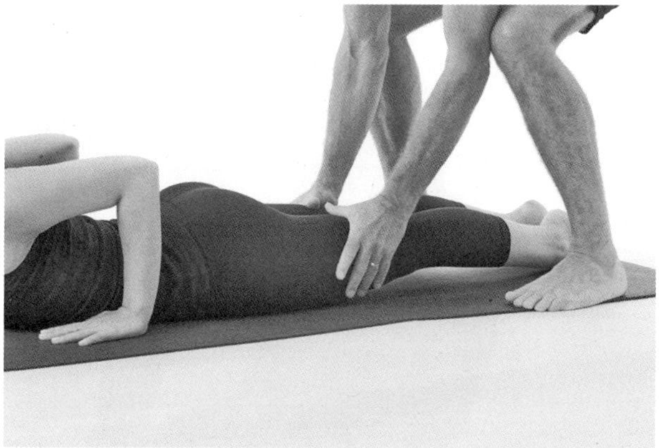

수련생들의 내회전을 구두지시하기 위해 다리를 모아 누르고 수련생들이 양발이 바닥에서 지지하여 무릎이 바닥에서 들어 올려지며 다리가 역동적으로 뻗어내리도록 구두지시를 하면서 움켜쥐는 회전을 허벅지 위에 적용한다.

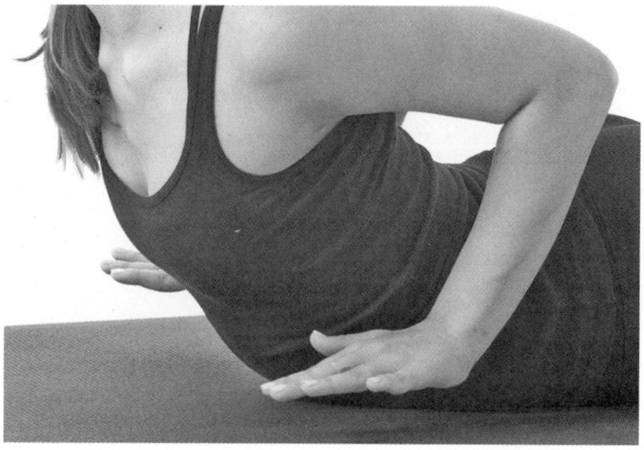

수련생들이 손을 지지하지 않고 가슴을 들어 올릴 수 있을 만큼 높이 바닥에서 들어 올리도록 구두지시를 한 다음, 양손을 바닥에 짚도록 한다.

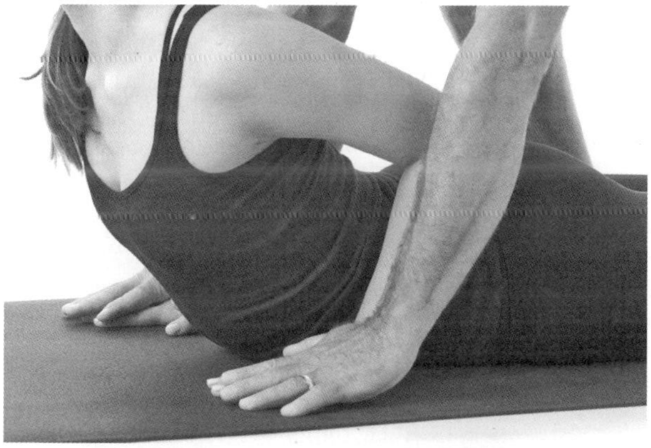

팔꿈치를 안쪽으로 끌고 가슴을 펴는 것을 돕기 위해 지지하는 양손이 바깥쪽으로 회전하는 느낌을 주기 위하여 가벼운 손동작을 사용한다.

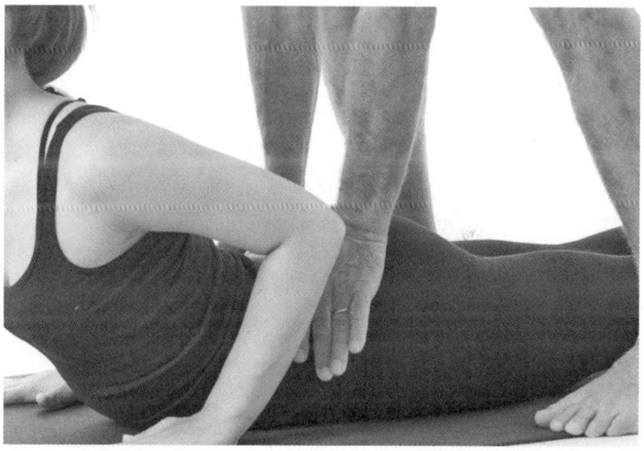

골반 잡기(자세)를 사용하여 엄지를 수련생의 엉치뼈에 놓고 꼬리뼈를 눌러 발꿈치 쪽을 향함으로써 등 아래쪽에 공간이 생기도록 지시한다.

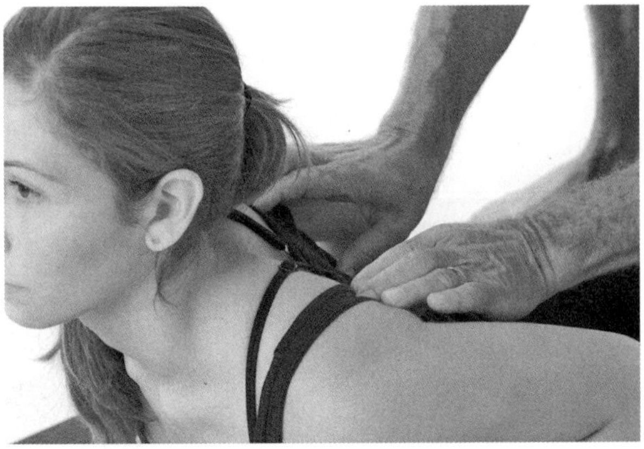

수련생이 흉골을 들어 올릴 때 숨을 들이키며 살짝 들어 올리고 내쉴 때는 그대로 높이를 유지하도록 양손이 고르게 바닥을 누르도록 구두지시를 한다. 가슴부분이 펼쳐지는 느낌을 더 주면서 견갑골을 내리도록 손가락 당기기를 한다.

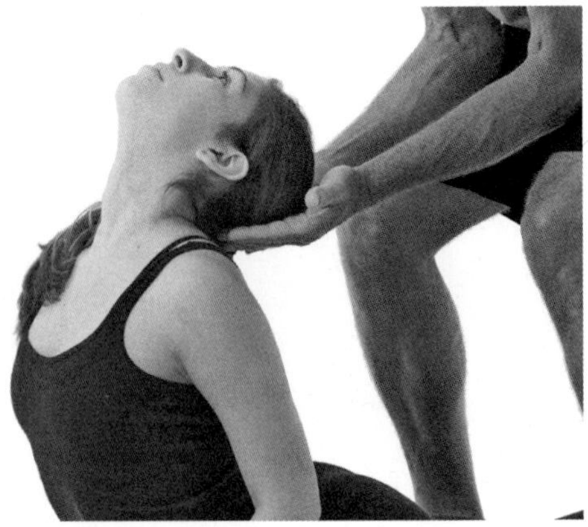

수련생이 숨쉴 때마다 가장 편안한 후굴자세로 움직일 때, 가벼운 손동작을 사용하여 수련생이 고개를 긴장하지 않고 편안하게 느낄 수 있도록 수련생의 뒤통수를 받쳐주도록 한다.

수정

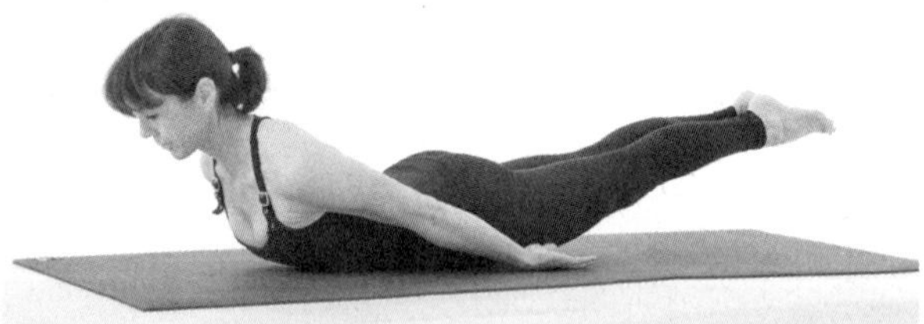

부장가사나 동작을 행하는 것이 불편하다면, 살라바사나 A와 B 자세를 유지하는 것을 제안하라.

변화

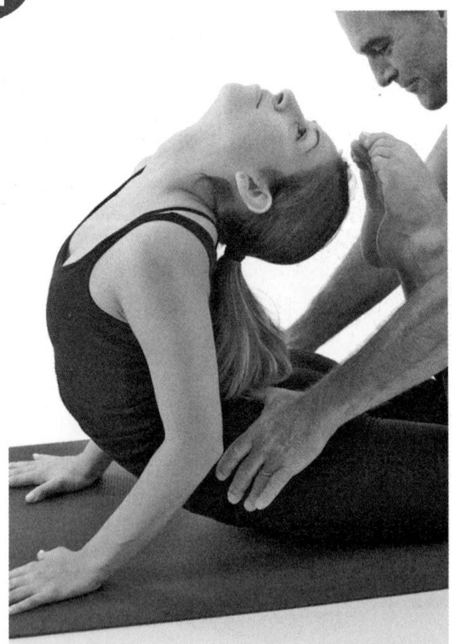

수련생이 고개를 편안하게 긴장을 푼다면, 무릎을 굽히고 양발을 앞쪽으로 또는 머리 쪽으로 끌어오는 것을 지시한다. 이것을 도와주지 않는다. 골반이 움직이지 않고 등 아래 부분에 간격을 유지하도록 도와주기 위해 움켜쥐는 회전과 골반 잡기(자세)를 사용한다.

좀 더 알아보기

「요가 지도법」: 173 쪽
「요가 시퀀싱」: 348 쪽
Teaching Yoga 지원 센터:
www.markstephensyoga.com/resources

우르드바 무카 스바나사나 (얼굴이 위로 향한 개 자세)

Urdhva Mukha Svanasana(Upward-Facing Dog Pose)

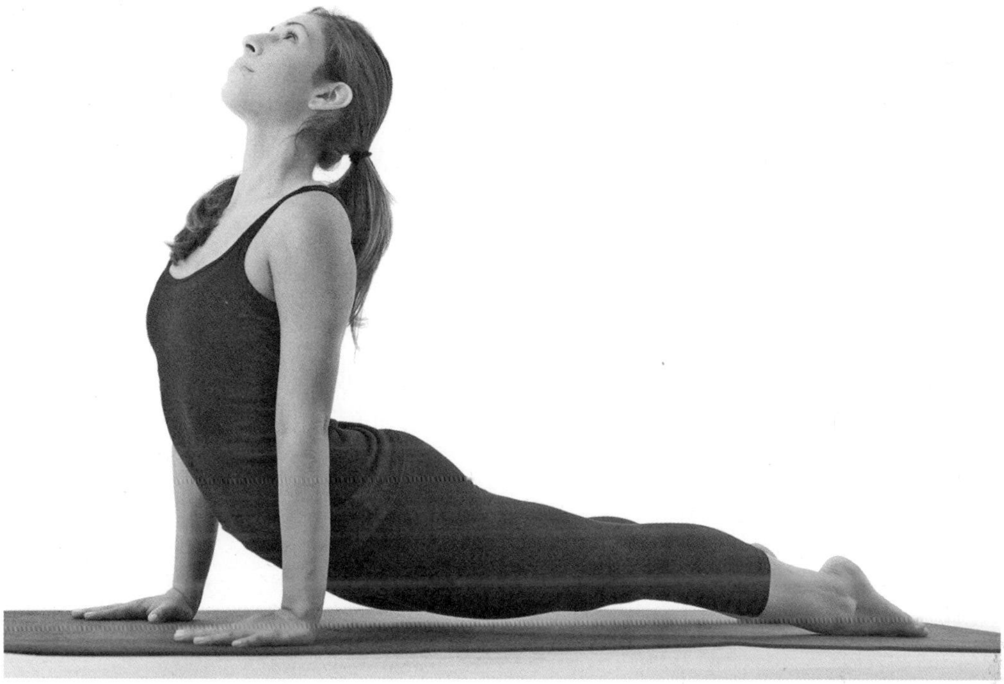

업 독은 강하고 매우 자극적인 후굴자세이다. 항상 수련생들에게 다음 상태에 따라 대안으로서 살라바사나 B를 선택사항으로 제안한다. 하부 요통 또는 양손과 발로 신체를 지지하기엔 팔, 어깨 또는 다리의 힘이 부족한 경우에. 업 독의 첫 번째 학습으로, 이 아사나에서 중요한, 등 아랫부분을 강화하고 다리를 활성화시키는 살라바사나 B의 첫 번째 동작에 유용하다. 다리에 힘을 주고 나란히 정렬을 맞추는 것을 강조하라. 양발을 뒤로 펴고 안쪽 허벅지를 회전시키며 양다리를 단단하게 고정하여 아래로 누른다. 수련생들이 양발끝은 아래로 확실하게 누르고 발끝을 뒤로 쭉 뻗는 느낌을 갖도록 권장한다. 양발을 아래로 고정시키면, 다리에 더 힘이 들어가게 된다. 양발을 지지하여 수련생들에게 골반을 앞쪽으로 밀어 발목과 멀어지도록 하며, 꼬리뼈 뒤는 발꿈치 쪽으로 향하게 누르고, 엉덩이는 허리 아래쪽에서 골반의 무게를 받칠 수 있도록 유지하도록 지도한다. 둔근에 힘을 주어 대퇴골이 바깥쪽으로 회전하여 엉치골을 누르지 않도록 지도한다.

수련생들이 양손을 확실히 누르고 가슴을 들어 올리며 그들의 가슴부를 후굴시키는 느낌을 갖도록 요구함으로써 아사나에 모든 느낌을 느끼도록 지도한다. 집게손가락의 관절을 단단히 고정하는 것은 양손과 손목관절을 가로지르는 압력이 고르게 균형잡도록 도움으로써 손목의 부담 가능성을 줄인다.

강하고 균형 잡힌 양손 고정은 양팔을 보다 더 늘리고 더 강한 후굴자세에서 요구되는 척추의 길이를 늘림에 필요한, 상체를 들어 올려 펴는 것으로 이어진다. 손목을 반드시 어깨 바로에 위치하여 나란히 있어야 한다. 만약 손목이 어깨보다 앞에 위치한다면, 수련생들은 허리 아래에 지나친 압박감을 느끼게 된다. 손목이 어깨보다 뒤로 위치하는 경우에, 손목을 과하게 꺾게 된다. 차투랑가와 후굴자세의 깊이 변형에서 양발의 움직임에 의해 손목이 상대적으로 어깨 어디에 위치하는지 결정된다. 발끝을 계속 고정하고 굴리는 것은 엉덩이와 어깨를 좀 더 앞으로 끌고 오게 한다. 양팔을 수직으로 누르며 발등을 펴는 것은 어깨가 좀 더 뒤로 갈 수 있도록 한다. 어느 것 하나면 옳다는 방법은 없다. 팔, 다리, 몸통 길이와 더불어 가능한 후굴의 정도 같은 각각 수련생들의 독특하고 기하학적인 신체 구조가 발등을 펴는 것에 비해 얼만큼 발가락을 굴릴 수 있는지가 결정한다. 이러한 대안들을 시범보이는 것을 등 아래, 손목, 그리고 우르드바 무카 스바나사나의 전반적인 온전함의 영향에 대해 강조하라.

수련생들에게 척추를 의식적으로 후굴시켜 움직이고 견갑골의 아래끝을 안으로 당기고 가슴중심부로 올리는 느낌을 느끼도록 요구하라. 약한 어깨를 가진 수련생들은 어깨로 버티려고 할 것이다. 이것은 목을 긴장시키고 가슴 중심을 닫고 숨을 멈추고 등 아랫부분을 약화시키게 된다. 이러한 수련생들을 어깨가 귀와 멀어지게끔 양손(손목도 가능)을 더 강하게 누르도록 격려하라. 아사나의 마지막 동작이 머리뒤로 풀어질 수 있도록 머리는 편안하고 안정적으로 유지하도록 한다. 손바닥을 확실하게 아래로 누르면서 수련생들이 힘차게 손바닥을 바깥으로 굽혀 가슴 쪽에 더 공간이 생기고 척추가 가슴 쪽으로 더 후굴되며 굽혀지도록 격려하라.

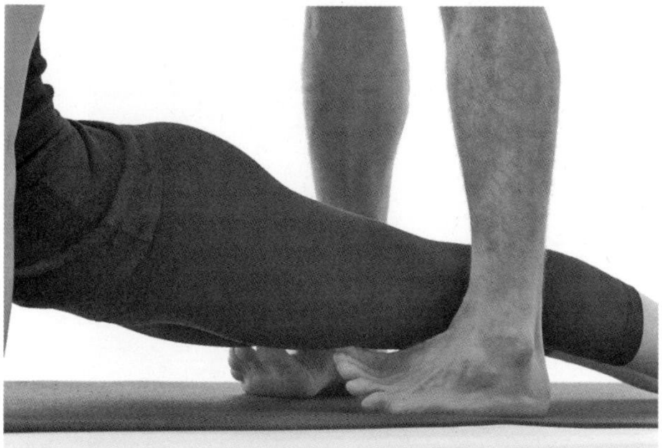

이 아사나는 일반적으로 역동적으로 행해지고 오직 숨을 들이킬 때만 잠시 멈추기 때문에 구두설명은 비교적 빠르고 필요한 것만을 해야 할 필요가 있다. 수련생이 후굴자세를 취할 때 당신은 양발이 바깥으로 아래로 확실하게 지지할 수 있도록 구두설명을 하고, 당신의 발을 허벅지 중간 아래에 미끄러지듯 놓고 무릎을 편 양다리의 활발한 참여를 강조하기 위해 당신의 발가락을 허벅지로 들어 올리도록 하라.

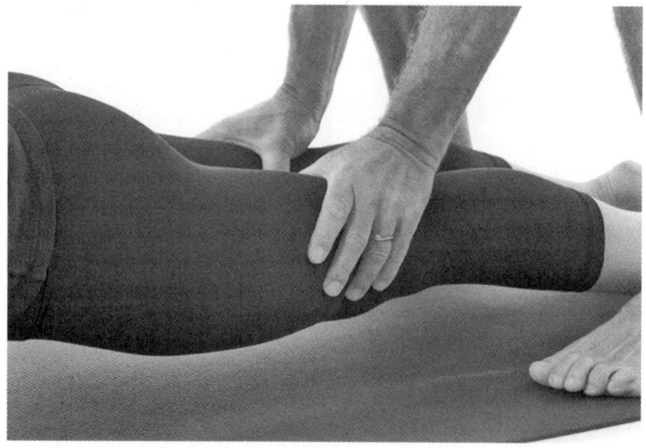

수련생에게 양발을 강하게 아래로 내리고 엉덩이를 앞쪽으로 내밀며 당기고 발목으로부터 멀어지는 느낌이 들도록 구두지시를 하며 허벅지가 내회전하도록 지시하며 가벼운 손동작을 사용하라.

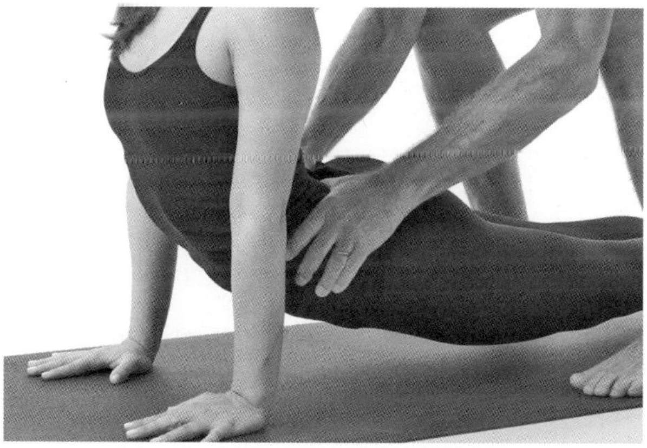

골반이 후부 회전을 함으로써 요추에 공간이 생기도록 지시하기 위해 골반 잡기(자세)를 사용하고 당신의 엄지로 엉치뼈 뒤를 눌러라.

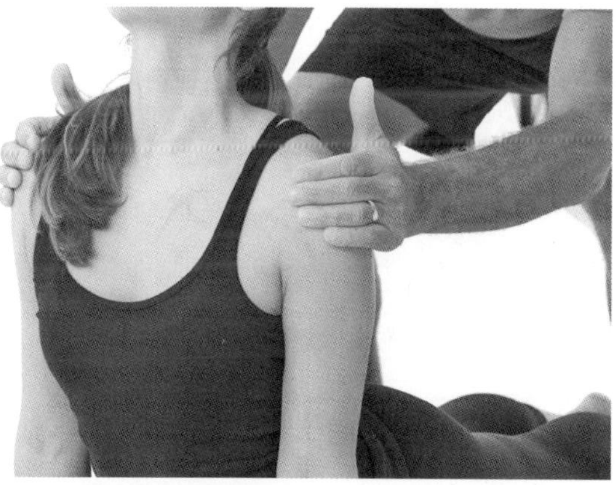

어깨를 뒤로 당기는 것을 추천하기 위해 매우 가벼운 손동작을 사용하라, 하지만 등 아랫부분을 꾹 누를 수 있기 때문에 수련생의 어깨 뒤를 잡아당기지 않는다.

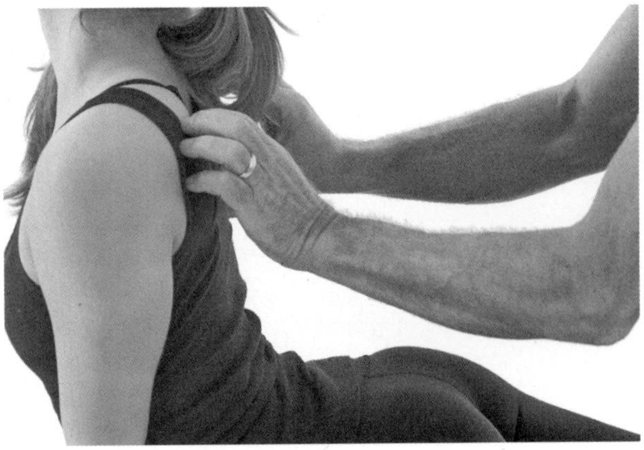

척추위쪽이 가슴을 향해 앞으로 향하도록 당기는 것을 구두지시하며 견갑골이 등 아래쪽으로 끌어내리게 하기 위해 손가락 당기기를 사용하라.

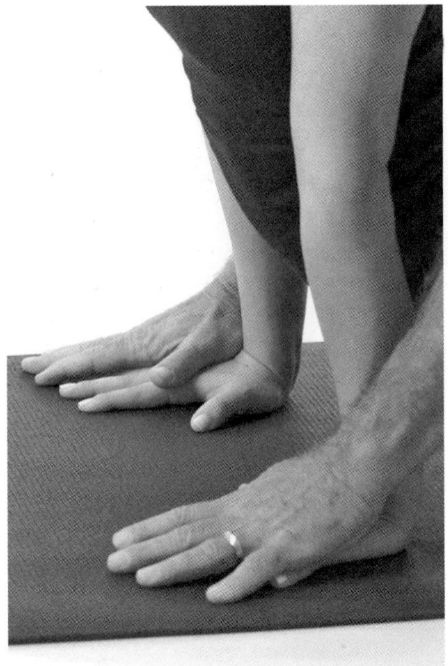

수련생이(실질적으로 손을 움직이는 것 없이) 역동적인 행동을 행하도록 구두지시를 하며 수련생의 손 위에 바깥쪽으로 비스듬히 놓아 가벼운 손동작을 함으로써 쇄골뼈를 옆으로 펼치고 가슴부를 열도록 도와라.

수정

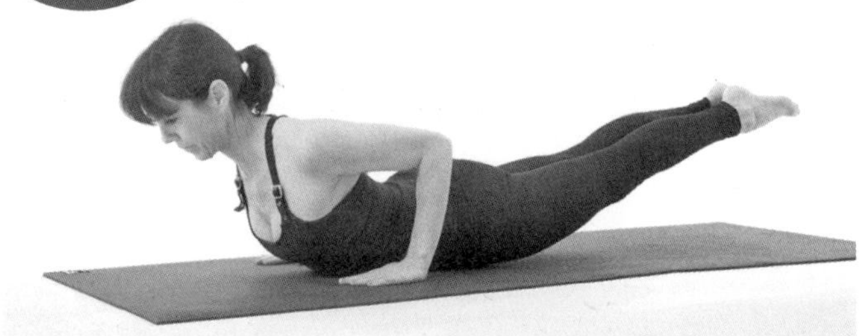

만약 부장가사나를 행하는 것이 불편하다면, 살라바사나 A와 B자세를 유지함을 제안하라.

좀 더 알아보기

「요가 지도법」: 143 쪽
「요가 시퀀싱」: 408 쪽
Teaching Yoga 지원 센터:
www.markstephensyoga.com/resources

나라비랄라사나 (스핑크스 자세)

Naraviralasana(Sphnix Pose)

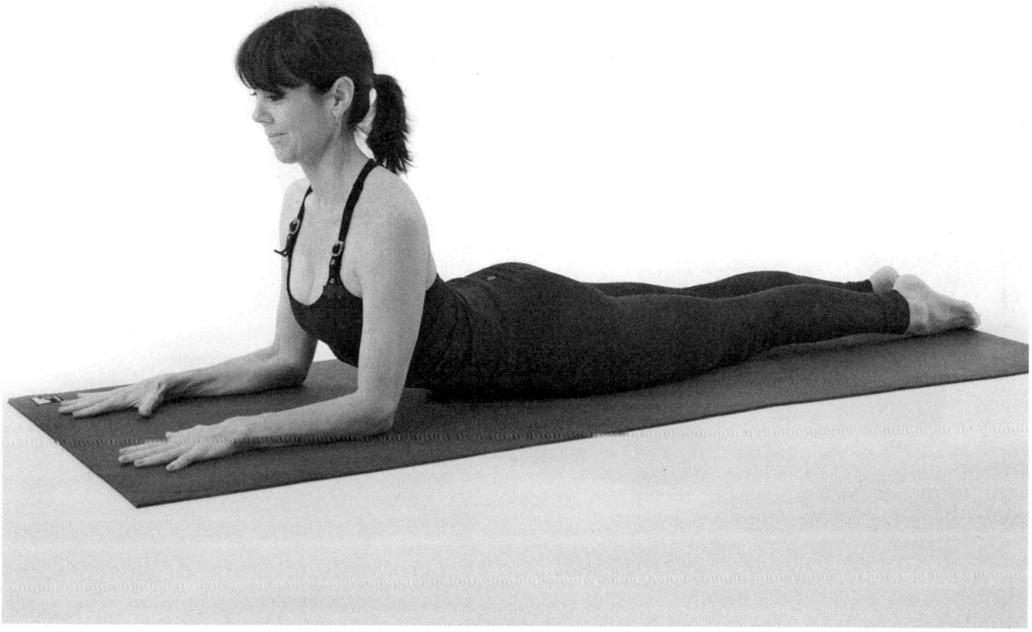

어깨 아래에 팔꿈치를 나란히 두고 아래팔, 전완부분과 양손을 앞으로 평행으로 두고 전완부분을 받쳐 넘어지지 않게 하고 배를 대로 누운 자세이다. 엉덩이와 양발을 지지하여 대퇴골을 안쪽으로 회전시키고 엉치뼈가 발꿈치 쪽으로 향하게 누르는 살라바사나 준비자세처럼 양다리를 활성화시켜라. 전완, 아래팔을 뒤 안쪽으로 힘 있게 당겨 전완부분이 지지하도록 하며, 견갑골을 누르고 척추를 가슴 쪽으로 향하여 밀면서 가슴을 펴라. 시간이 지나면 머리를 들고 앞을 응시하라. 이것은 언뜻 보기에 등 아래와 목을 압박할 수 있는 깊은 후굴자세이다. 등 아랫부분의 공간을 유지하도록하는 골반의 후방경사와 양다리의 적극적인 활용을 강화하라. 수련생들이 목에 무리가 가지 않도록 아래쪽을 바라보도록 권장하라.

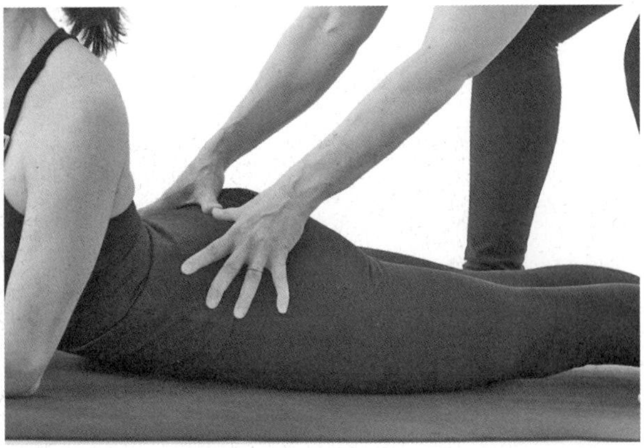

다리를 벌려 수련생 위로 올라앉아 등 아랫부분에 압박감을 줄이도록 골반의 경미한 후부 회전을 지시하기 위해 수련생의 엉치뼈 쪽으로 당신의 엄지를 이용하여 골반 잡기(자세)를 사용하라.

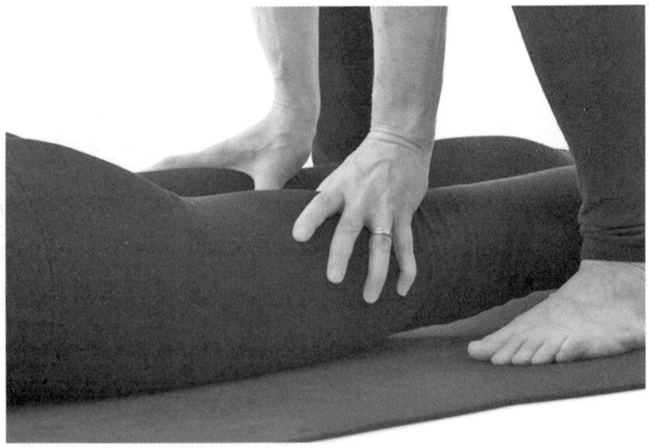

수련생의 다리를 함께 누르는 지시를 하면서 허벅지가 내회전하도록 수련생의 허벅지에 움켜쥐는 회전을 사용하라.

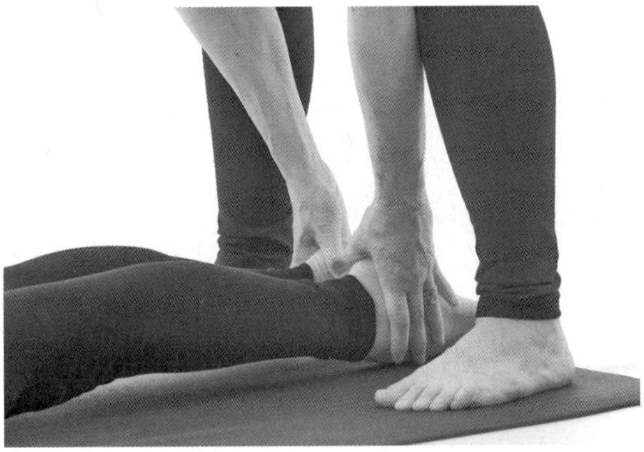

수련생의 슬개골을 바닥에서 들어 올려 양다리를 자극하는 정도로 양발의 강력한 지지를 지시하기 위해 수련생의 양발 위로 가벼운 손동작으로 눌러라.

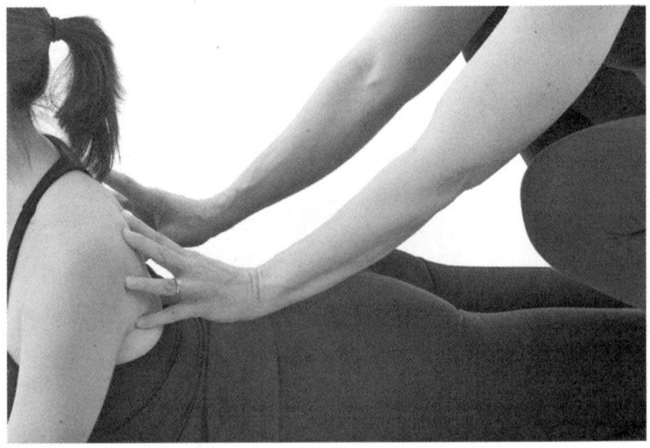

상부흉추를 가슴 쪽으로 누르는 구두지시를 하면서 견갑골을 등 쪽으로 끌어내리도록 강력한 손가락 당기기를 사용하라.

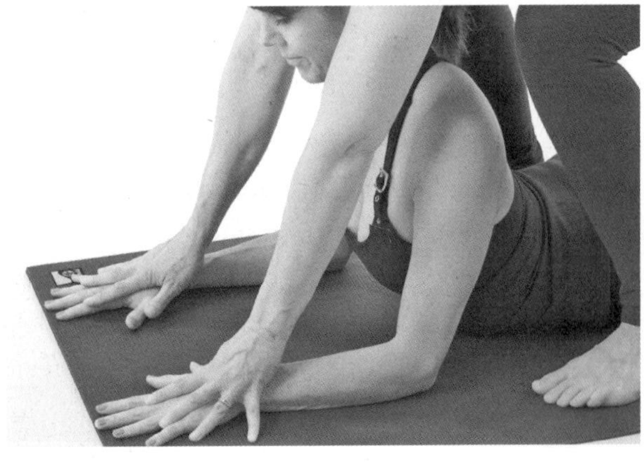

흉추가 강하게 스트레칭 되도록 실질적 손 움직임 없이 수련생의 양손 위로 가벼운 손동작을 사용하여 손을 뒤로 미끄러지듯이 뒤로 움직이는 지시를 하라.

수정

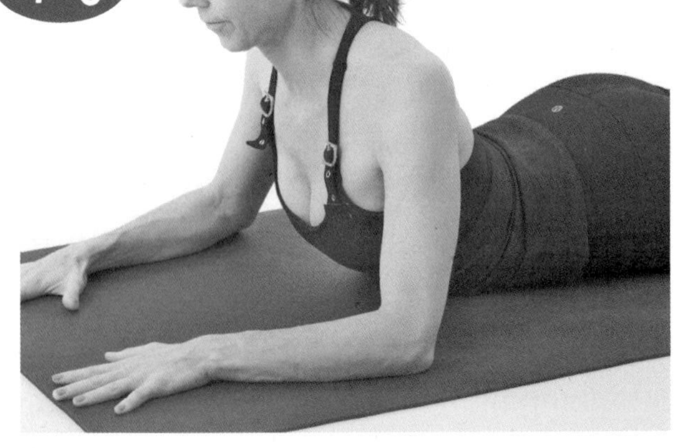

후굴의 강도를 낮추기 위해 팔꿈치를 더 넓게 떨어트려 위치하라.

좀 더 알아보기

「요가 지도법」: 172 쪽
Teaching Yoga 지원 센터:
www.markstephensyoga.com/resources

다누라사나 (활 자세)

Dhanurasana(Bow Pose)

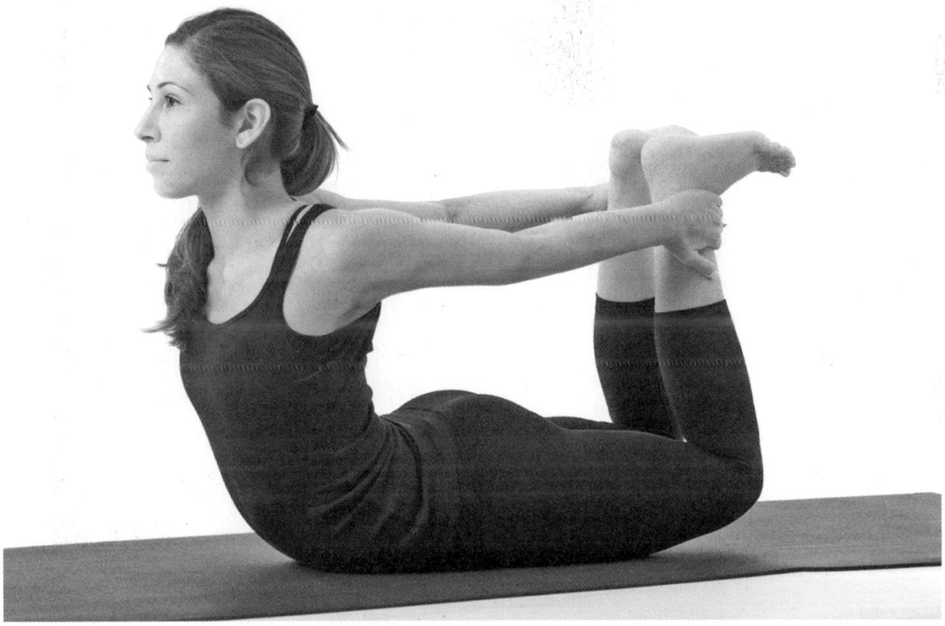

배를 대고 누워 무릎을 구부리고 발목을 움켜쥐려 노력하라. 파다 반다를 하기 위해 양발을 몸 쪽으로 당겨 플렉스 자세를 하고 무릎을 안정화시켜라. 엉덩이를 아래로 지지하며 가슴을 지지대 삼아 발목을 당기고, 척추를 가슴 쪽으로 끌고 오며 쇄골을 펼치면서 꼬리뼈는 뒤를 향해 누르면서 다리를 바닥에서 들어 올려라. 가슴을 더 높이 들어 올리기 위해 허벅지를 앞 · 뒤로 움직이려고 하고서 양발을 위로 들어 올려라. 중부 흉추의 후굴에 집중하라. 목이 안정되어 있다면, 머리를 발 쪽으로 향해 뒤로 풀어주도록 하라.

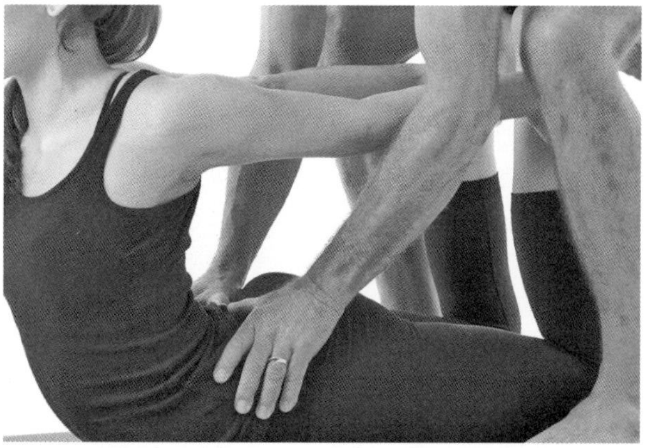

엉치뼈를 무릎 쪽을 향해 누르면서 골반의 후부 회전을 돕기 위해 골반 잡기(자세)를 사용하라.

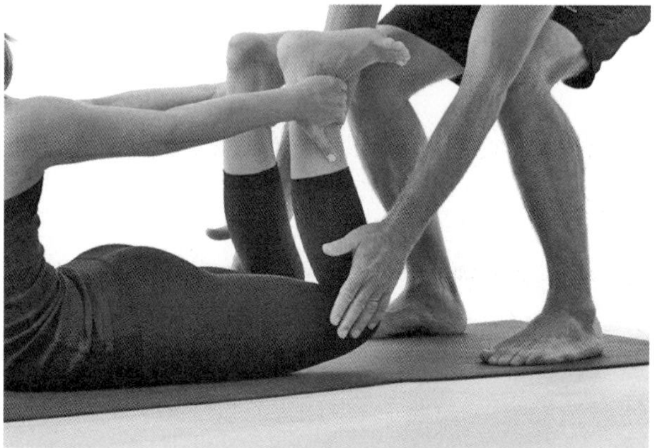

무릎이 골반간격으로 넓히도록 가벼운 손동작을 사용하라 (무릎이 벌어지는 경향이 있다).

수정

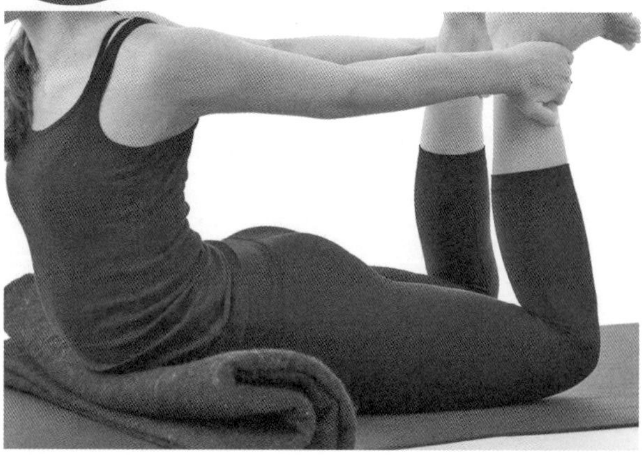

신체 무게 중심이 더 뒤로 위치하기 쉽고 등 아랫부분의 압박감을 줄이기 위해 수련생의 골반(상전장골극 바로 아래)앞쪽 위에 접은 담요를 두도록 하라.

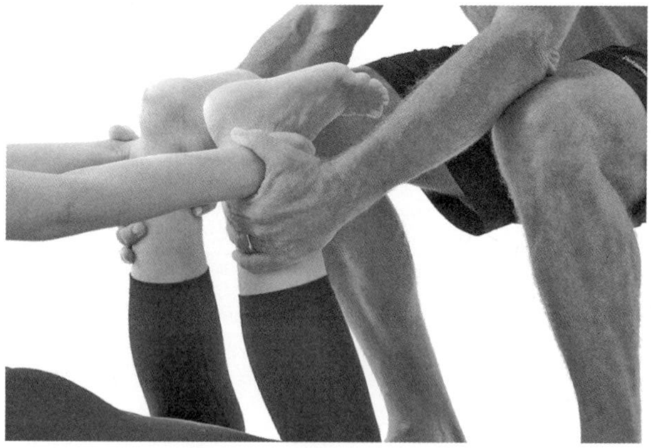

낮은 말타기 자세에서, 수련생의 발목(과 양손)주변으로 양손을 움켜쥐고 당신의 팔꿈치를 당신의 무릎 위에 두고서 수련생의 발꿈치가 당신의 어깨방향으로 끌고 오면서 당신의 무게 중심을 점차적으로 뒤쪽으로 움직여라.

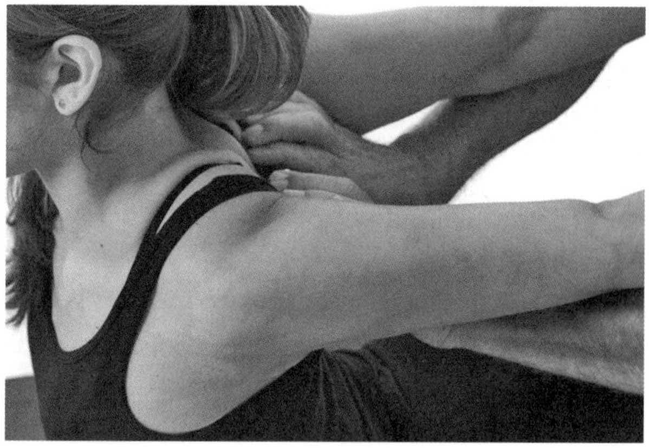

어깨가 귀와 멀어지도록 아래로 끌어내리기 위해 어깨 위에 가벼운 손동작이나 견갑골을 따라 손가락 당기기를 사용하라.

수정

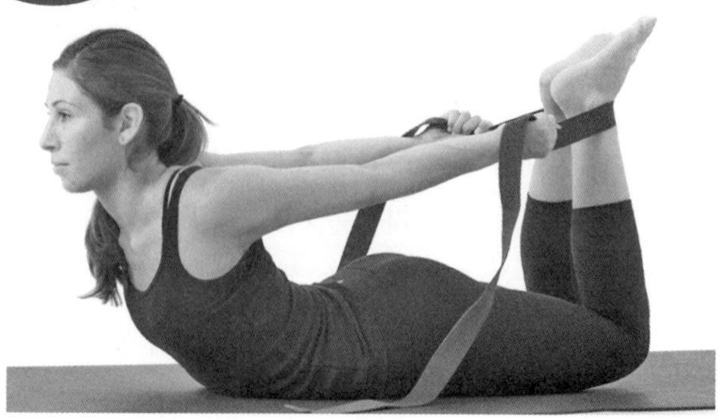

수련생이 발목을 잡는 것이 불가능하다면, 양발 주변에 끈을 감아 잡도록 하라.

변화

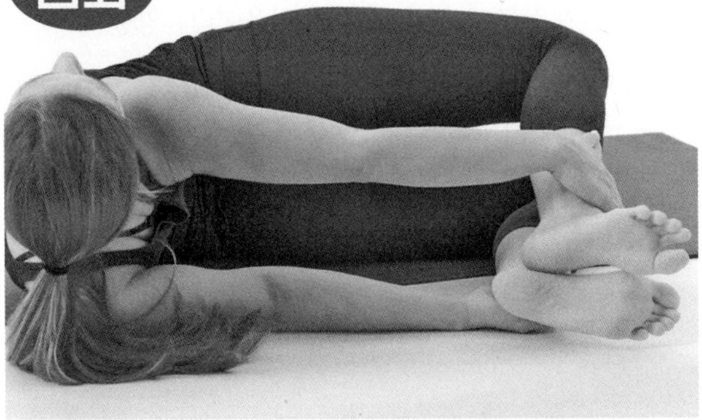

엉덩이 옆면을 굴려 다른 편으로 바꾸기 전에 호흡을 몇 번 내쉬는 파르스바 다누라사나 행함을 제안하라. 수련생이 그들이 바깥쪽 무릎(측부인대와 반월상연골)에 압박을 느끼도록 구두시지를 하라.

좀 더 알아보기

「요가 지도법」: 174 쪽
「요가 시퀀싱」: 352 쪽
Teaching Yoga 지원 센터:
www.markstephensyoga.com/resources

베카사나 (개구리 자세)

Bhekasana(Frog Pose)

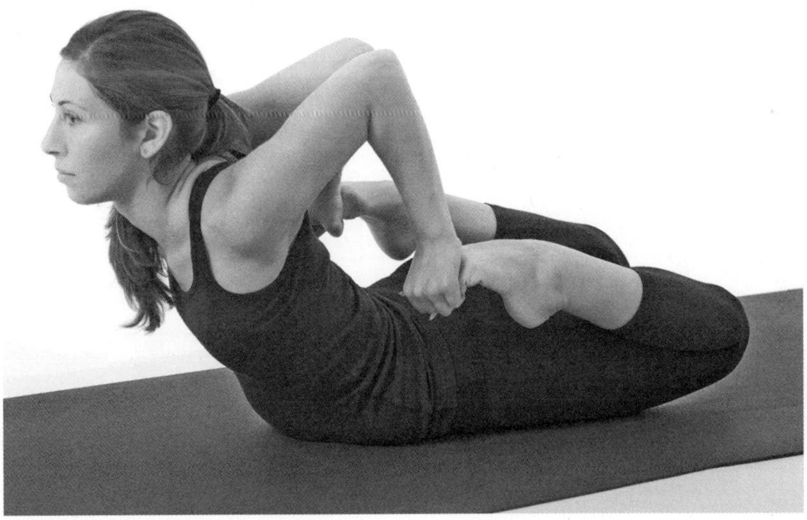

살라바사나 자세로 시작하라. 그 후에 나라비랄라사나처럼 어깨 아래로 팔꿈치를 위치하여 전완, 아래팔을 바닥위에 두어라. 오른손으로 오른발을 처음 움켜쥐고 오른쪽 엉덩이의 바깥쪽을 향해 오른발꿈치를 끌고 오는, 한 번에 한쪽씩 행하라. 팔꿈치를 들어 올려 발 위에 손을 놓고 발가락처럼 같은 방향으로 손가락이 향하도록 하라. 어깨가 매트 앞쪽을 향해 직각으로 만들기 위해 오른쪽 어깨를 돌려보려 해라. 충분히 움직일 수 있다면, 양손과 양발을 동시에 함께 이 동작을 행하라. 엉덩이는 내려서 고정하

고 꼬리뼈는 뒤를 향해 누르면서 가슴을 들어 올리며(무릎과 등 아랫부분에 매우 주의를 기울여라) 양발을 바닥 쪽으로 눌러라. 견갑골의 아래끝이 가슴 쪽을 향해 눌러져 견갑골이 등 아래로 끌어내리도록 하라. 목에 무리가 가지 않도록 시선은 아래를 향하거나 앞을 보도록 하라.

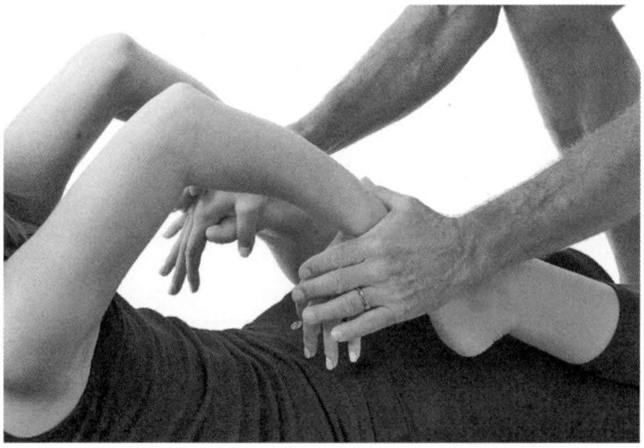

손이 발끝에 위치하여 손가락이 발가락과 같은 방향을 향하도록 수련생을 돕기 위해 가벼운 손동작을 사용하라.

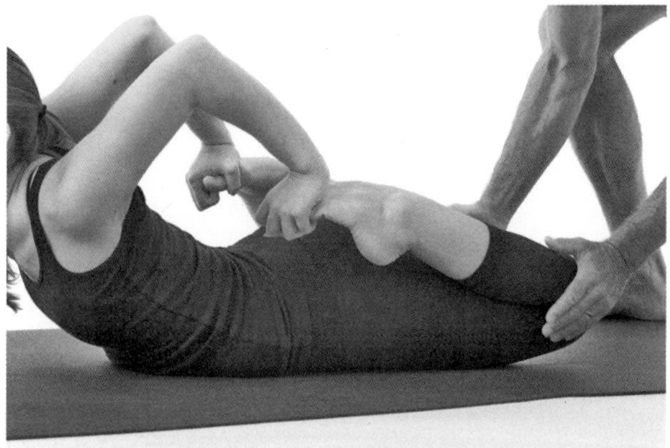

무릎이 골반 넓이로 정렬하도록(무릎이 벌어져 바깥 무릎에 무리가 갈 수도 있다) 지시하기 위해 약하게 가벼운 손동작을 사용하라.

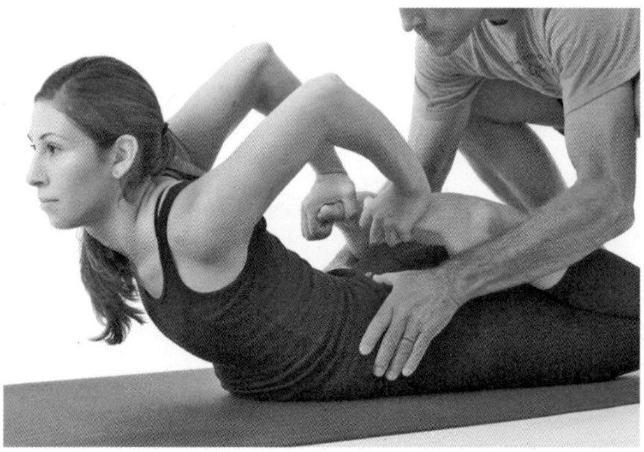

후굴자세를 하면서 골반이 보다 더 휘어지면서 요추에 공간이 더 생기는 골반의 후부 회전을 지시하기 위해 골반 잡기(자세)를 사용하라.

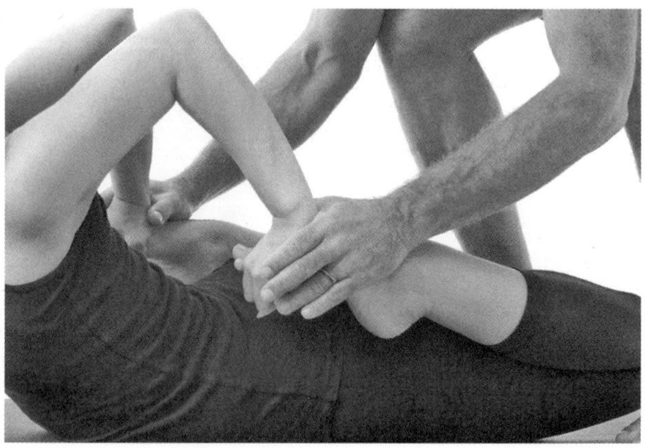

수련생이 가슴을 들어 올리면서 엉덩이 옆의 바닥으로 양발을 누르는 것을 돕기 위해 약하게 가벼운 손동작을 사용하라.

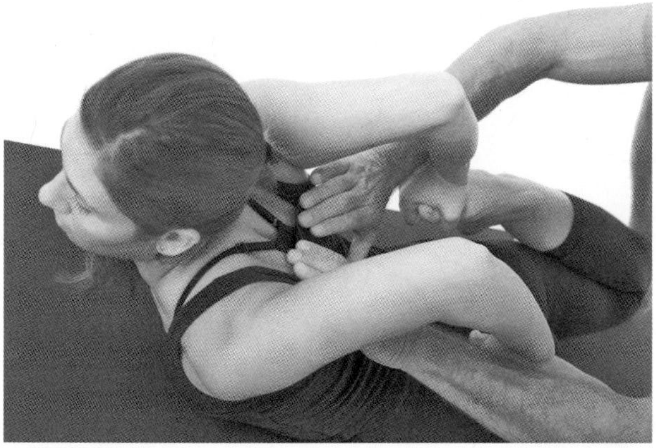

가슴을 들어 올리는 구두지시를 하면서 어깨날이 등 아래로 끌어내리는 것을 돕기 위해 손가락 당기기를 사용하라.

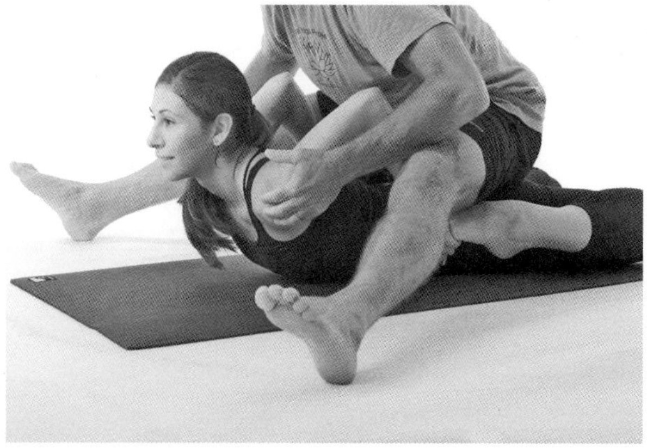

수련생이 골반 높이까지 발을 누를 수 있다면, 우파비스타 코나사나(박쥐 자세)에서 당신의 양다리를 바깥으로 누르고 수련생의 발을 바닥 쪽으로 누르면서 엉치뼈 위에 당신의 볼기뼈를 놓아 똑바로 앉아라. 당신의 양손은 현재 상체 지시를 하기에 자유롭다.

수정

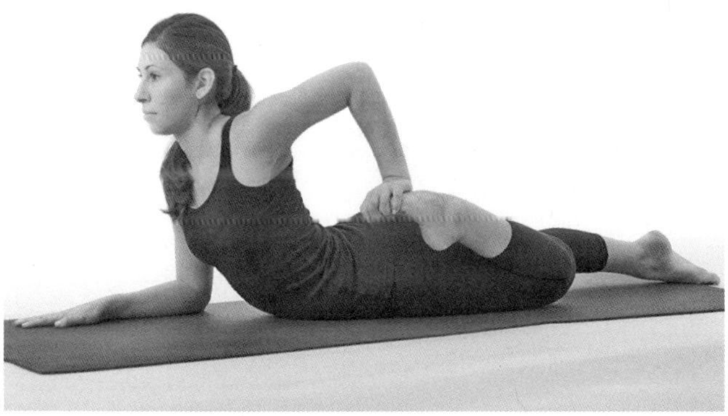

스핑크스같은 준비자세에서 오른손을 오른발로 끌고 오고 다른 옆면을 바꾸기 전에 호흡을 몇 번 하는 것을 구두지시하고 시범을 보여라.

좀 더 알아보기

「요가 지도법」: 173 쪽
「요가 시퀀싱」: 348 쪽
Teaching Yoga 지원 센터:
www.markstephensyoga.com/resources

우스트라사나 (낙타 자세)

Ustrasana(Camel Pose)

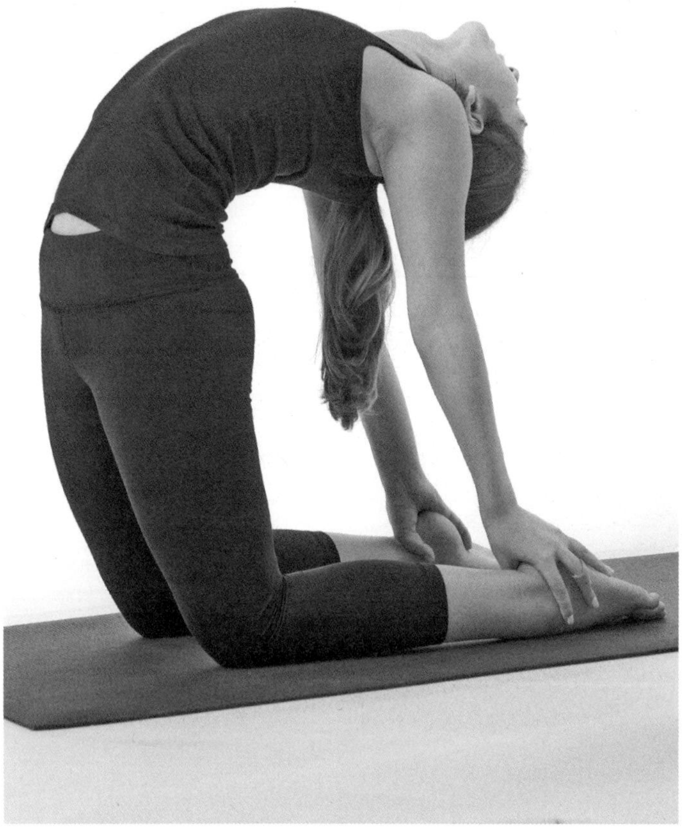

발가락을 아래로 구부리며(강한 후굴자세를 위해 발을 뒤로 펴놓거나)무릎을 골반 넓이로 벌려 세우고, 꼬리뼈를 아래로 누르고 엉덩이는 앞으로, 척추를 가슴 쪽으로 들어 올리는 느낌을 가지며 흉골을 들어 올려 지지하기 위해 양손을 엉덩이 위에 두어라. 양다리와 양발을 아래로 눌러 지지하며, 손을 발꿈치나 발목으로 (또는 블럭으로) 끌어오며 엉덩이는 앞으로 꼬리뼈는 아래로 눌러라. 엉덩이에서부터 무릎을 통해, 어깨에서부터 손까지, 발 아래로 누르면서 꼬리뼈를 아래로 누를 때, 흉골을 하늘로 들어 올리면서 흉추에 깊은 커브가 생기는 지점을 사용하라.

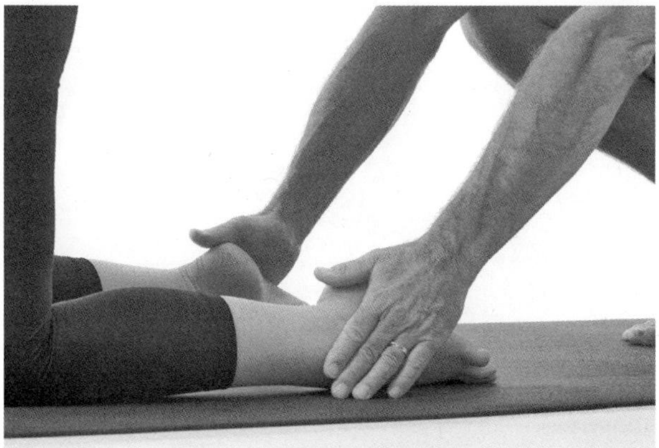

수련생의 양발이 엉덩이와 나란히 뒤로 뻗어 위치하도록 돕기 위해 가벼운 손동작을 사용하라(발이 뒤로 포인팅되어 있는 경우에, 안쪽으로 움직일 경향이 있다).

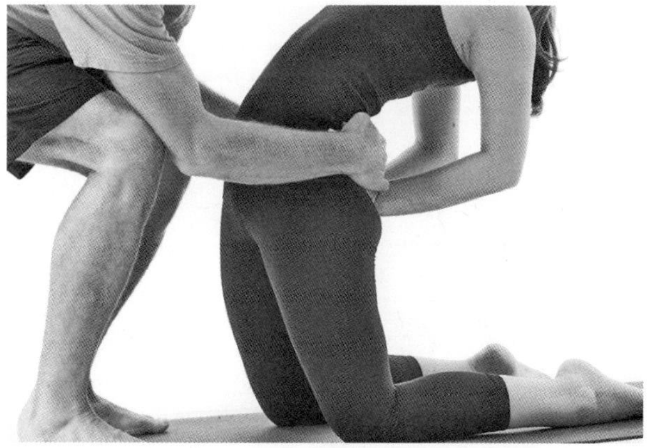

수련생의 등 아래와 엉치뼈 주변에 골반 잡기(자세)를 사용하여 이 아사나로 등이 편안해지도록 도와라. 수련생이 등을 세울 수 있도록 같은 위치에서 이것을 사용하라.

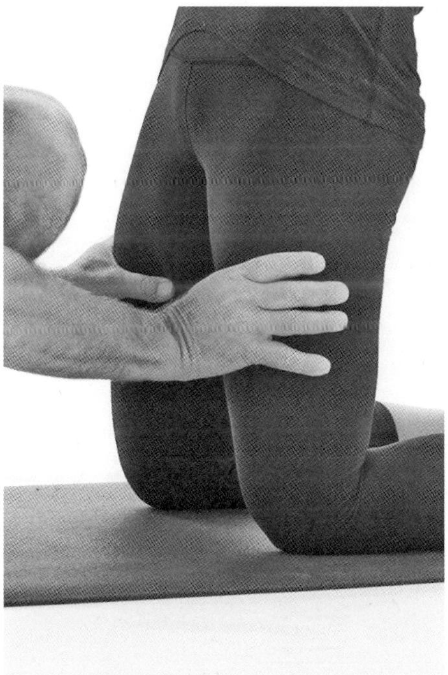

허벅지가 내회전하도록 수련생의 허벅지에 움켜쥐는 회전을 사용하라.

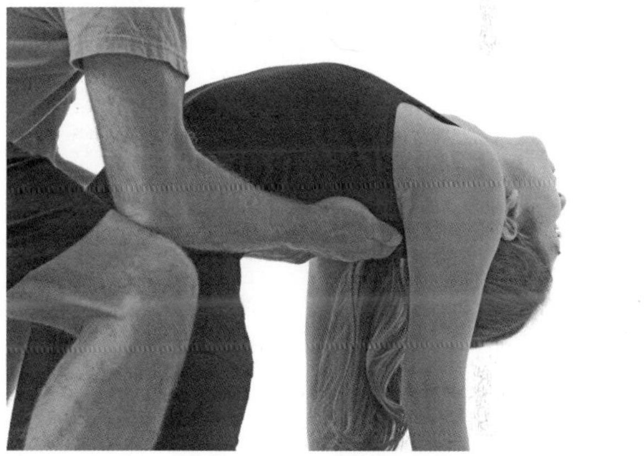

말타는 자세에서 견갑골 끝부분이 가슴 위쪽으로 올라가도록 수련생의 어깨날 아래에 가벼운 손동작을 사용하라.

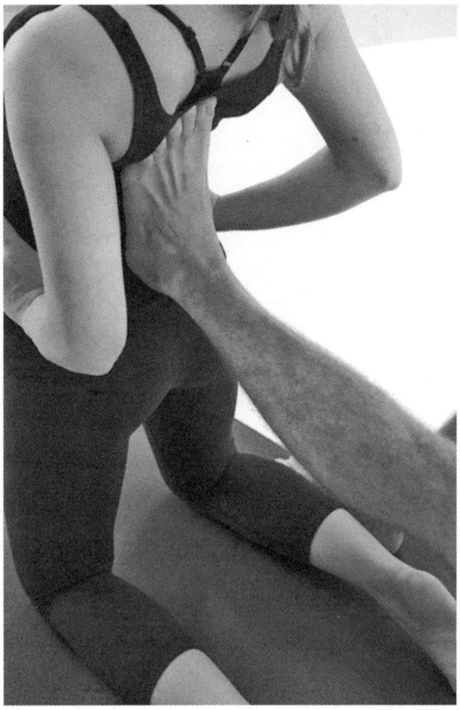

당신의 발꿈치는 수련생의 엉치뼈 맨 위에 당신의 발볼은 견갑골의 중간에 가까이에 두어라(당신의 양발이 수련생의 척추길이보다 너무 짧다면, 당신의 첫 번째 발 맨 위에 당신의 다른 발꿈치에 두도록 하라). 그 후에, 수련생이 뒤로 기대면, 당신의 아래쪽 발꿈치는 엉치뼈를 아래로 누리고 당신의 위쪽 발의 발볼은 가슴을 위로 누를 것이다. 그래서 등 아래와 가슴 중심부를 가로질러 공간이 생긴다. 즉, 수련생을 받쳐주기 쉽도록 견갑골을 따라 당신의 발볼을 눌러라.

수정

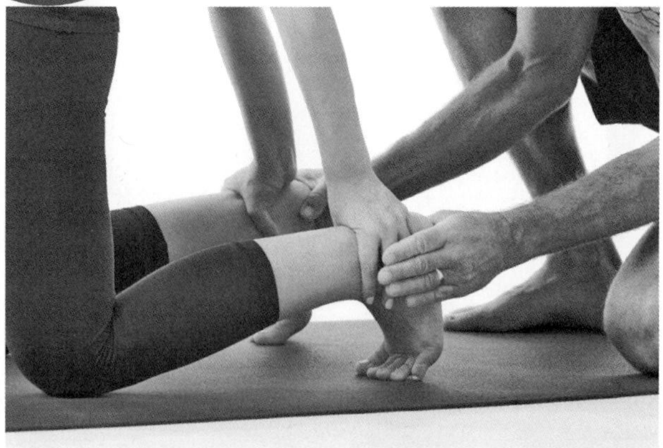

수련생이 발바닥 쪽을 굽혀 발꿈치를 잡는 것이 불가능하다면, 발등을 굽히는 것(발가락은 아래로 구부림)을 제안하거나 발목 옆에 블럭을 두어라.

변화

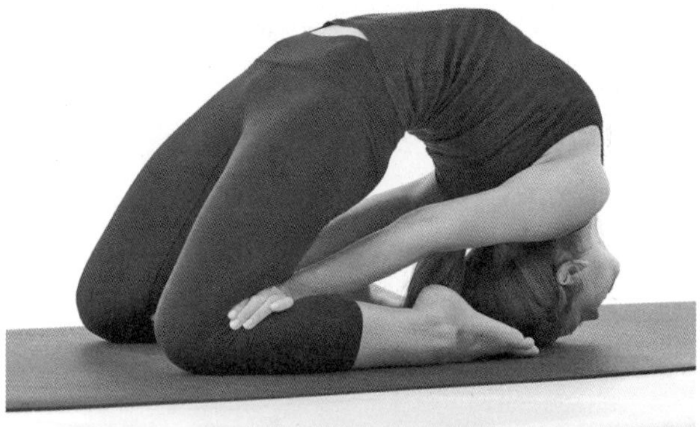

우스트라사나는 쉽게 접근가능하다면, 라구바즈라사나(작은 번개 자세)를 행하라.

좀 더 알아보기

「요가 지도법」: 174 쪽
「요가 시퀀싱」: 410 쪽
Teaching Yoga 지원 센터:
www.markstephensyoga.com/resources

라구 바즈라사나 (작은 번개(천둥)자세)

Laghu Vajrasana(Little Thunderbolt Pose)

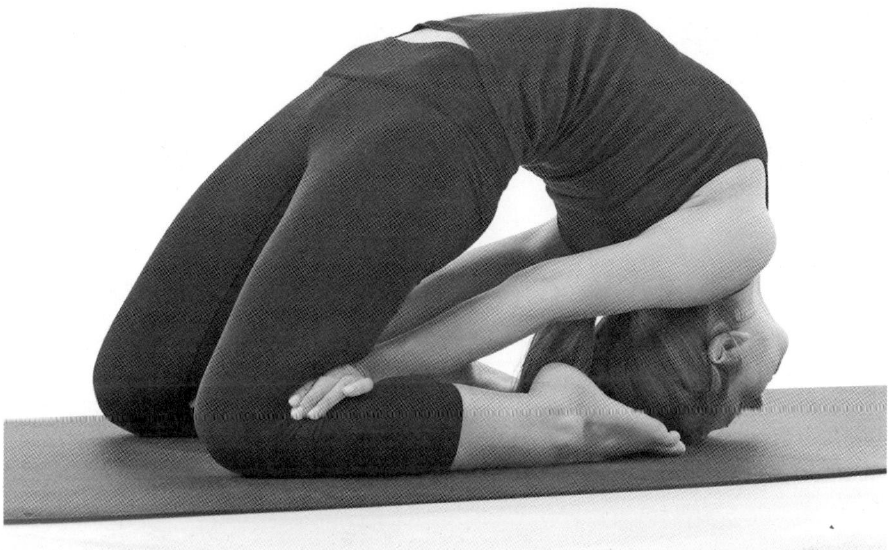

우스트라사나의 모든 기본 원리를 유지하며 양손을 앞쪽으로 또는 무릎 쪽으로 가져와라. 숨을 들이킬 때, 수련생이 할 수 있는 만큼만 머리를 바닥으로 당겨오며 뒤편으로 긴장을 풀어라. 숨을 내쉬면서 드롭백 자세를 5회 반복한 후 5번에서 8번 가량 호흡하며 지난 드롭백 자세에서 유지를 하며 우스트라사나에서 등을 편안하게 들어 올려라. 척추를 늘리며 단단히 고정한 양발과 무릎을 유지하면서 간격을 두고서 아래 등과 목을 조심스럽게 움직여라. 호흡을 계속하며 흉골을 들어 올린 상태를 유지하라. 제 3의 눈, 이마 쪽을 응시하라.

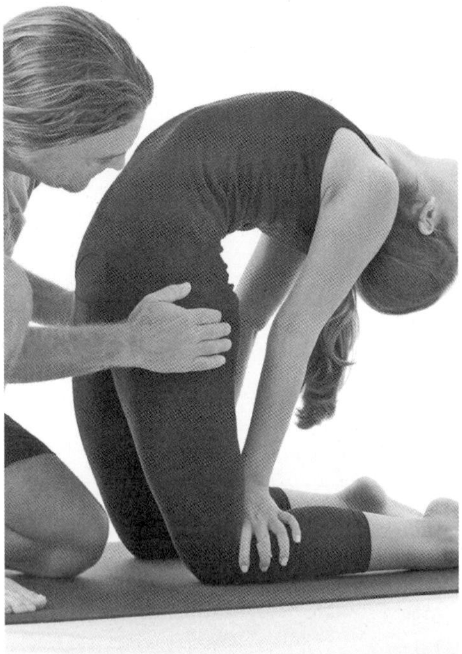

우스트라사나에서 양손을 발목이나 무릎 쪽으로 가능한 가까이에 두는 것을 구두지시 하라(아래등 부분에 더 많은 공간이 지지역할을 하도록). 양발을 단단하게 고정시키고 엉덩이에서부터(안정된) 무릎까지 받치도록 구두지시를 재차 강조하라(지시를 강조하기 위해 가벼운 손동작도 추가하라).

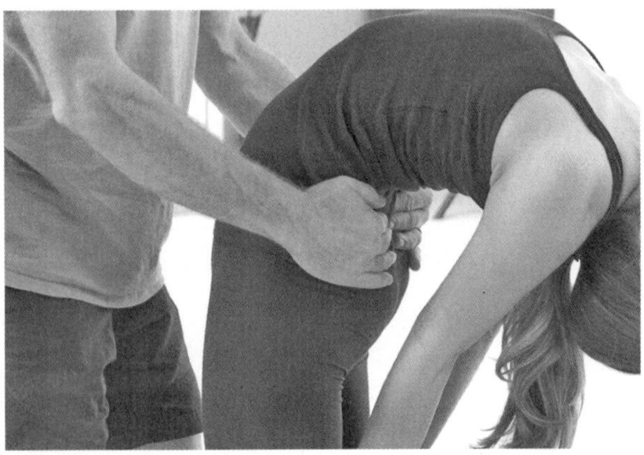

5회 이상 호흡을 하면서 수련생이 더 뒤로 기댄 자세를 하도록 유지하도록 하기 전에 몇 번 반복을 하며, 다시 뒤로 기대기 전에, 우스트라사나로 등을 위로 들어 올리는 수련생을 돕기 위해 같은 손의 위치와 동작을 유지하라. 그 후에 수련생이 같은 방법으로 우스트라사나로 돌아가는 것을 도움을 주어라.

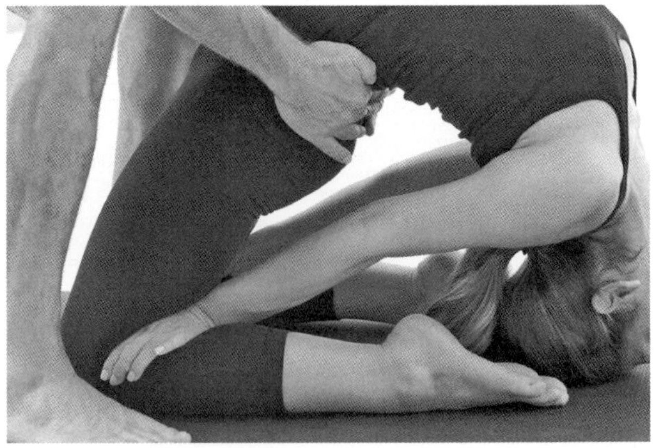

수련생 앞에 서서 무릎을 세우고 서서 등 아래에 간격에 신호를 주고 수련생이 뒤로 기대는 것처럼 앞쪽으로 엉덩이를 누르도록 골반 잡기(자세) 반대 자세에서 손가락 펼치기를 사용하라.

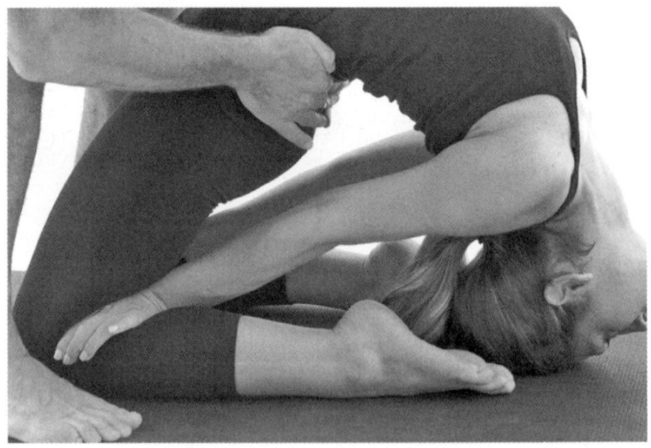

머리가 바닥에 닿아 편안하게 풀어졌을 때, 우스트라사나로 돌아가기 전, 호흡을 몇 번 하도록 하거나 카포타사나를 행하라.

좀 더 알아보기

「요가 지도법」: 175 쪽
「요가 시퀀싱」: 367 쪽
Teaching Yoga 지원 센터:
www.markstephensyoga.com/resources

카포타사나 (비둘기 자세)

Kapotasana(Pigeon Pose)

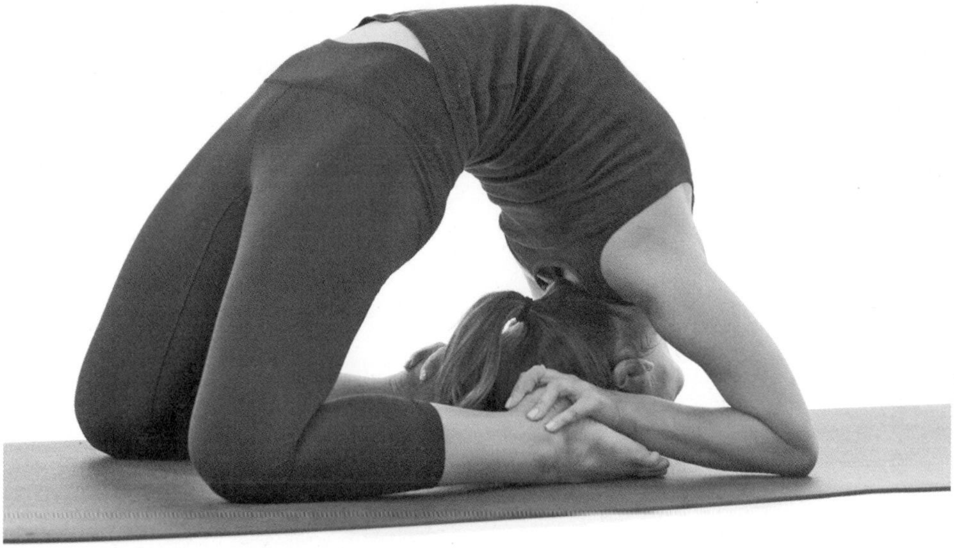

무릎을 세운 채 손바닥을 가슴 쪽으로 함께 끌고 와라. 고정하여 우스트라사나로 확상시키며 바닥에 정수리를 끌고 오는 라구 바즈라사나를 행하듯이 천천히 등을 이완시켜라. 팔꿈치를 바닥으로 가지고 와서 손으로 양발(실제는 무릎)을 움켜잡아라. 5번에서 8번 가량 호흡한 뒤, 팔꿈치가 있던 바닥에 손바닥을 두며 팔을 쭉 뻗고, 5번에서 8번 가량 호흡을 하라. 호흡을 마실 때 올려라. 팔꿈치, 양발과 무릎을 단단히 고정하고 등 아랫부분의 간격을 유지하고 편안하게 유지하며 몸통 앞부분을 늘리려고 하라.

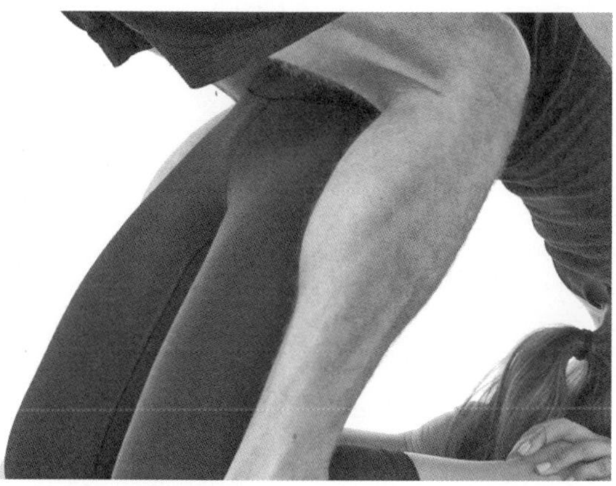

라구 바즈라사나에서 수련생의 머리가 바닥에 닿는다면, 엉덩이 위치가 안정되도록 당신의 무릎을 살짝 구부려 수련생의 엉덩이를 올라타듯이 앉고 나서 등과 골반이 멀어지도록 누르는 것을 강조하며 당신의 무릎으로 점차적으로 뒤로 눌러라.

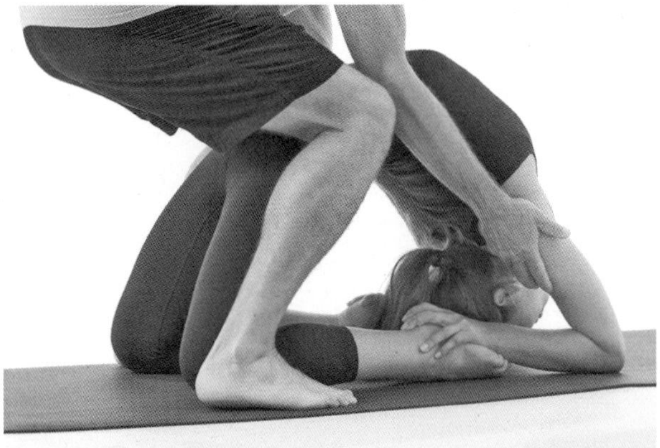

당신의 무릎을 그대로 지지대 삼아 움켜쥐는 회전을 수련생의 팔 위쪽에 사용하여 팔이 외회전하도록 돕고 수련생이 발가락 쪽(최종적으로는 무릎 쪽으로) 양손을 가져오는 것처럼 구부리는 것을 도와주도록 하라.

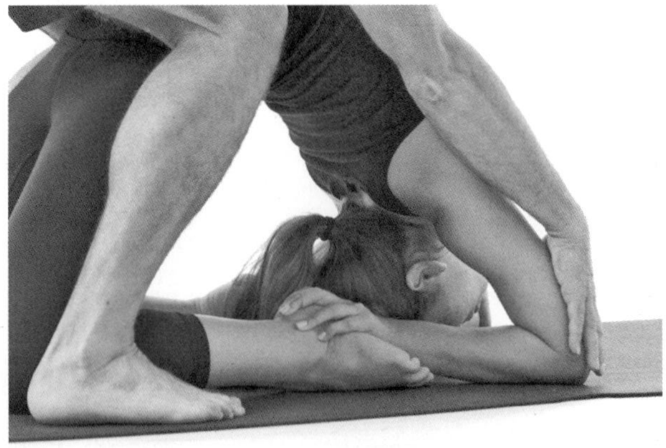

가벼운 손동작을 사용하여 팔꿈치가 바닥에 닿도록 하라.

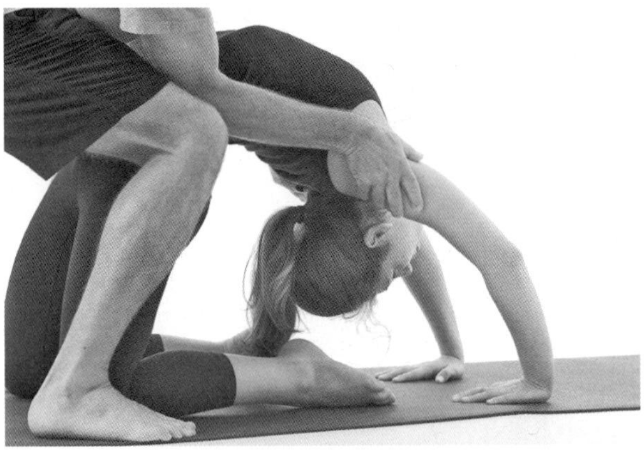

이완시키는 첫 번째 과정으로 수련생의 손바닥이 팔꿈치가 있는 바닥 쪽에, 손가락이 발 쪽을 향해 두도록 하고 팔을 쭉 뻗어 누르도록 지시하라. 팔 윗부분이 바깥으로 회전시키는 것을 돕기 위해 움켜쥐는 회전을 사용하라.

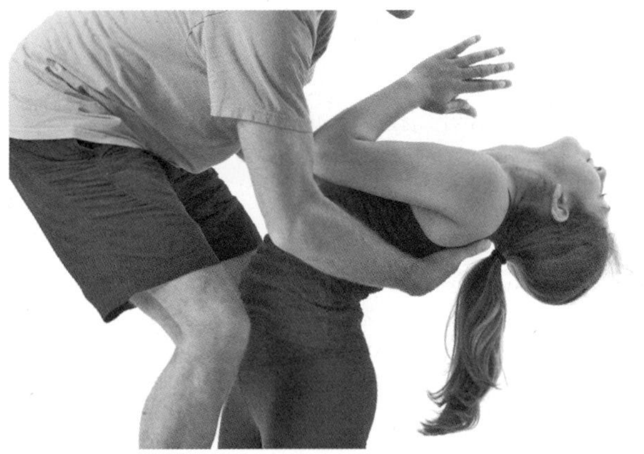

등의 윗부분과 중간부분 아래에 가벼운 손동작을 사용하여 수련생이 우스트라사나로 가는 것을 도와라.

좀 더 알아보기

「요가 지도법」: 175 쪽
「요가 시퀀싱」: 364 쪽
Teaching Yoga 지원 센터:
www.markstephensyoga.com/resources

에카 파다 라자 카포타사나 (한 다리 접은 왕비둘기 자세)

Eka Pada Raj Kapotasana II(One-Leg King Pigeon Pose II)

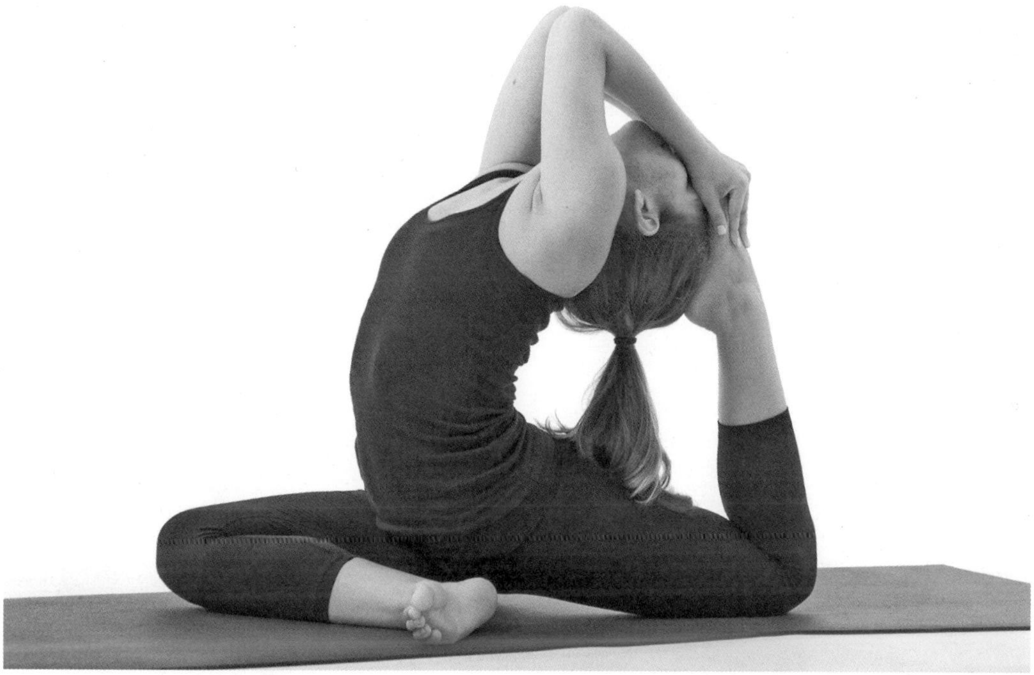

아도 무카 스바나사나에서 왼쪽 엉덩이를 이완시키고 다리는 바닥에 두고서 오른 무릎을 오른손 바로 바깥쪽으로 가지고 와라. 좌골이 단단하게 받쳐주고 엉덩이는 평행하게 두고 오른쪽 무릎 안에 압박감은 없는지 확인하며 필요한만큼 높이 왼쪽 좌골을 받쳐주도록 하라. 좌골을 받쳐 지지하고 엉덩이는 평행하게 유지하면서 왼손으로 왼발을 움켜쥐면서(필요한 경우에, 스트랩을 사용하라) 발을 움켜쥔 채로 (또는 스트랩을 따라) 머리 위로 양팔을 끌어당겨라. 그리고 정수리가 발의 아치부분으로 가도록 이완시켜라. 엉덩이의 수평을 맞추고 지지하는 것은 등 아래와 앞 무릎을 보호하기 위해 이 아사나에서 필요하다. 후굴자세에서 엉치뼈의 압력을 줄이고 골반과 엉덩이 뒤쪽 다리와 골반이 더 쉽게 나란히 있을 수 있도록 엉덩이 뒤쪽 다리가 안쪽 감으며 앞으로 회전시켜라. 가슴을 들어 올리고 팔꿈치를 각자 방향으로 끌어당기고, 하늘을 향해 가슴을 열어 들어 올리며 견갑골 아래끝부분이 가슴 쪽으로 위로 들어 올려지는 느낌을 가지면서 꼬리뼈를 아래로 눌러라.

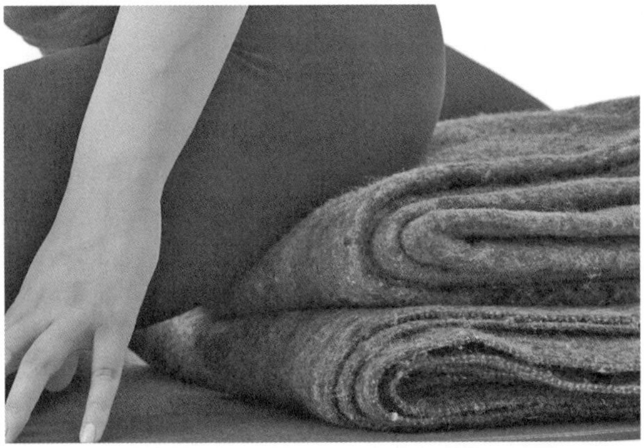

엉덩이가 평행하고 고르게 있고 좌골이 단단히 고정되어 있도록 받쳐주어 이 아사나를 행하며 무릎과 등 아래가 다칠 위험요소를 상당히 줄이도록 하라.

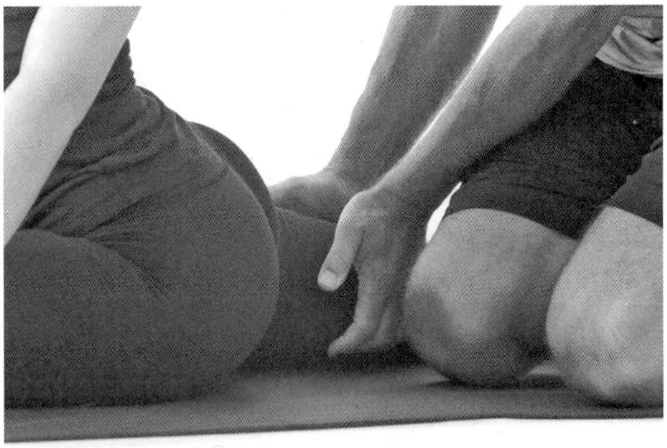

다음 지시들을 위해 무릎을 꿇고 앉아라. 준비자세에서 (엉덩이 뒷다리가 펴져 있고 엉덩이 옆 바닥에 손가락을 둠) 움켜쥐는 회전을 사용하여 뒷 허벅지가 내회전을 하도록 하라.

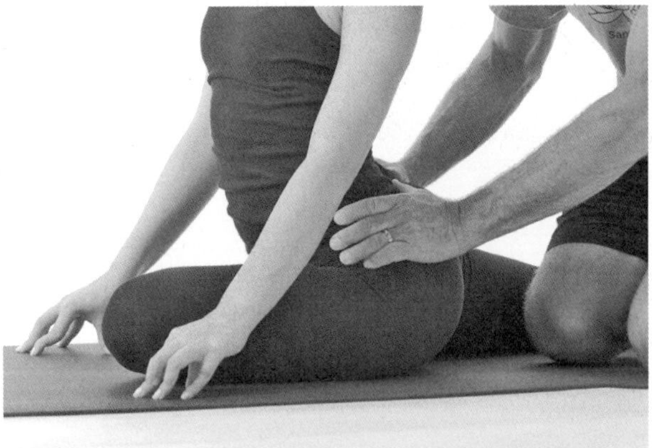

골반이 앞쪽으로 중립상태로 평행을 맞추도록 지시하기 위해 골반 잡기(자세)를 사용하라.

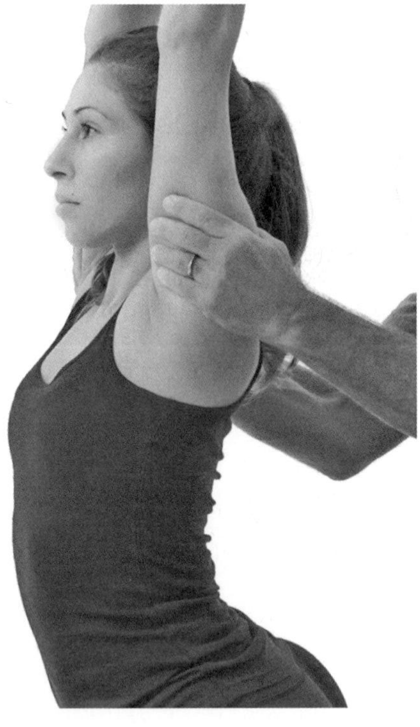

수련생이 양 팔을 머리 위로 뻗을 때, 양쪽 상박을 움켜쥐는 회전으로 외회전 그리고 더 나아가 굽힘을 수행하도록 신호를 주어라.

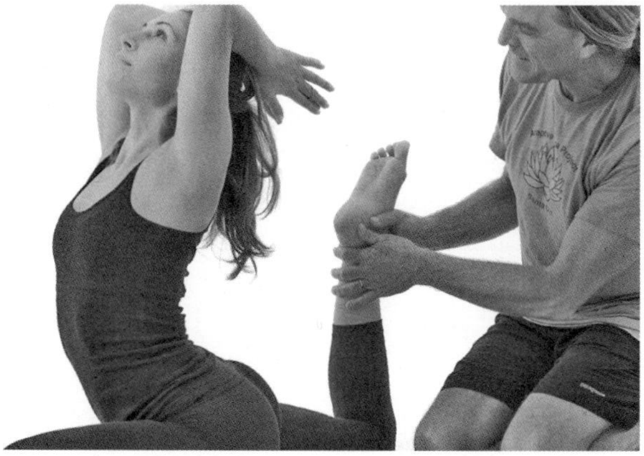

가벼운 손동작을 사용하여 수련생의 뒷발이 손을 향하도록 뒤쪽 무릎을 굽히는 것을 보조하라.

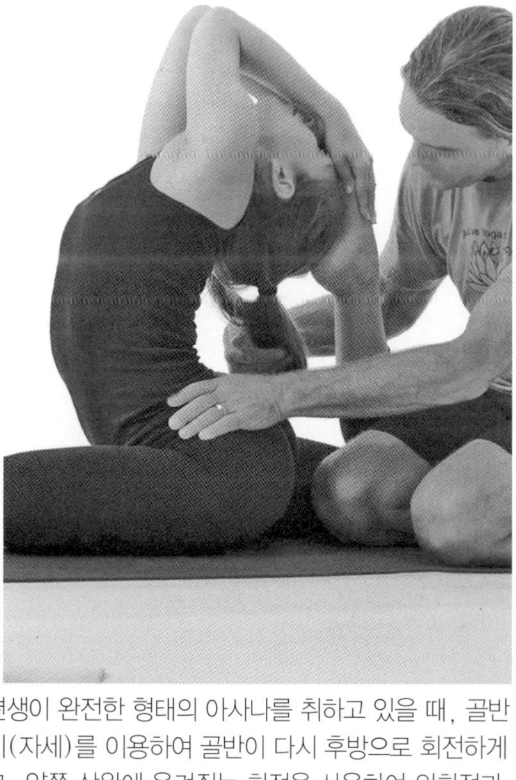

수련생이 완전한 형태의 아사나를 취하고 있을 때, 골반 잡기(자세)를 이용하여 골반이 다시 후방으로 회전하게 하고, 양쪽 상완에 움켜쥐는 회전을 사용하여 외회전과 굽힘을 만들며, 발의 아치를 향해 머리를 뒤로 젖히도록 구두로 지시하라.

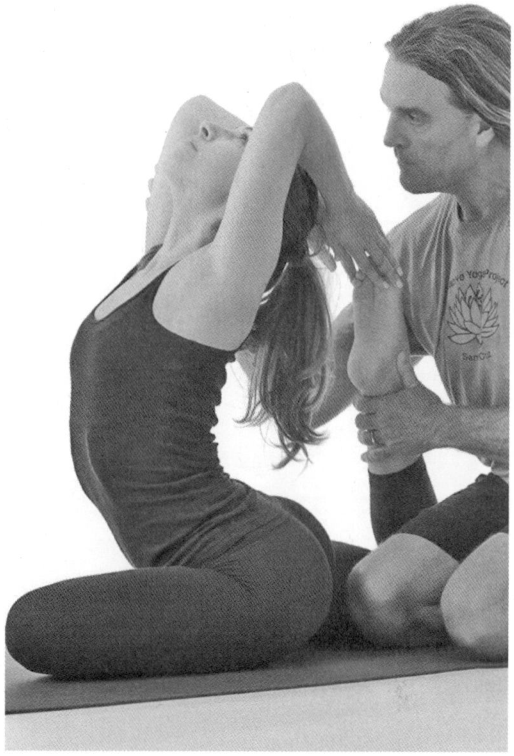

가벼운 손동작을 사용하여 수련생이 척주를 더욱 길게 늘리고 가슴을 앞으로 내밀면서 뒤로 굽히기 자세(후굴 자세)를 취하는 동안 양손을 발을 향해 당기는 것을 도와라. 머리 위에서 양손을 잡은 채 한쪽 팔꿈치를 발 근처로 가져가는 유명한 대체동작은 뒤로 깊게 굽히는 동안 요추(허리뼈)를 비틀고 이는 허리에 심한 염좌가 발생할 수 있으므로, 권하지 말아라.

수정

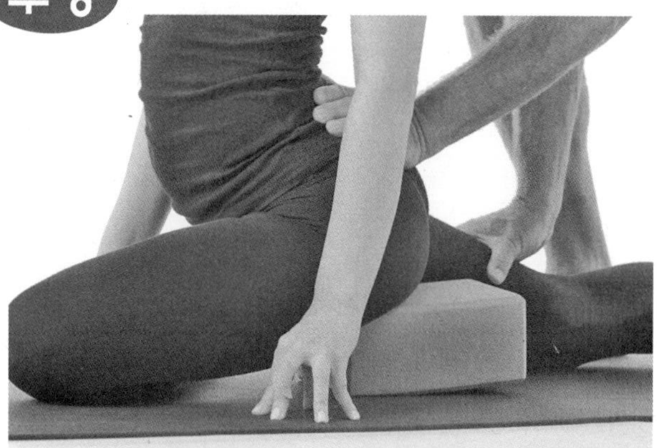

좌골 밑에 블럭을 두고 골반과 엉덩이 뒤쪽 다리가 나란히 평행을 맞추도록 신호를 주면서 손가락 끝으로 계속 높이 유지하도록 지시하라.

수정

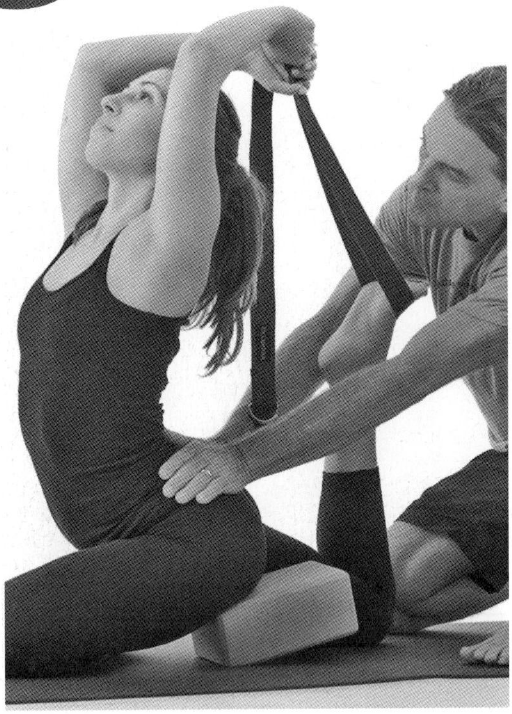

수련생이 양손으로 발을 잡는 것이 불가능한 경우에, 스트랩으로 발을 들어 올리도록 하라. 등 아래에 심각하게 무리를 줄 수 있는 깊게 후굴된 요추가 비틀릴 수 있기 때문에 양손을 머리 위로 움켜잡고서 발 가까이에 있는 팔꿈치로 대신하는 것이 대안이 될 수 없게 하라.

좀 더 알아보기

「요가 지도법」: 178 쪽
「요가 시퀀싱」: 356 쪽
Teaching Yoga 지원 센터:
www.markstephensyoga.com/resources

숩타 비라사나 (누운 영웅 자세)

Supta Virasana(Reclined Hero Pose)

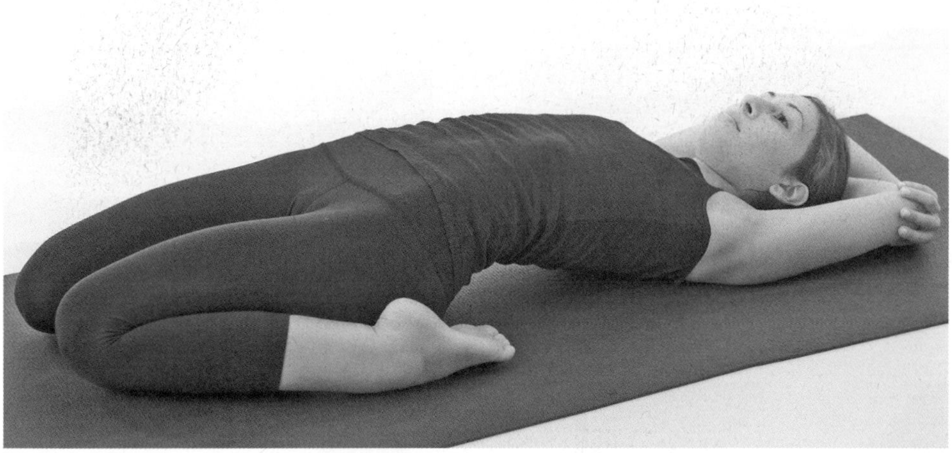

비라사나(영웅 자세)에서 다음과 같이 차례로 행하라.

(1) 엉덩이 뒤로 약간 벌려 양손을 놓고 꼬리뼈 아래로 살짝 말아넣으며 엉덩이를 들어 올려라. 그리고 가슴을 들어 올리고 늘리면서 등을 뒤루 앉아라.

(2) 팔꿈치로 기대고 1번과 같은 자세를 반복하라.

(3) 등으로 기대 앉아 1번과 같이 반복하라.

무릎은 바닥으로 누르고 허벅지는 안쪽으로 회전시키며, 꼬리뼈는 아래로 말아올린 것을 유지하라. 좀 더 강도를 높이려면, 무릎을 각각 같은 방향의 어깨 쪽으로 끌고 와라. 팔을 머리 위로 가져와 팔꿈치를 잡아라.

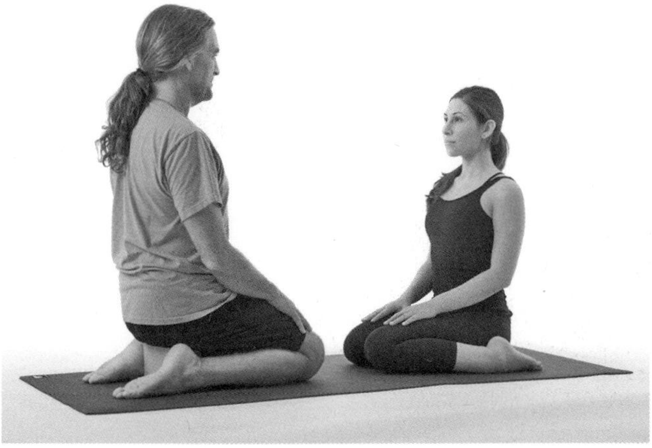

비라사나로 구두지시를 하며 시범을 보여라.

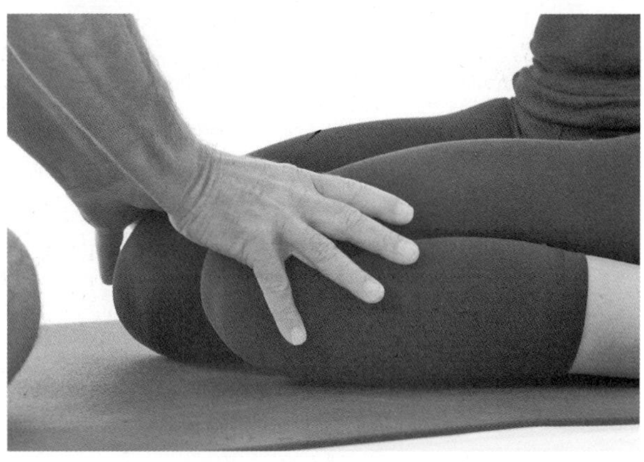

대퇴근의 당겨지는 힘으로 무릎에 압박이 되지 않도록 무릎 바로 위의 허벅지를 가벼운 손동작을 사용하여 눌러라.

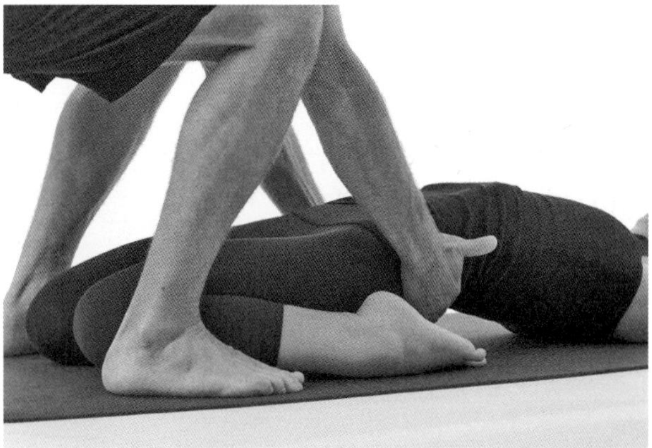

등 아래에 더 공간이 생기도록 엉치뼈와 등 아래에 편 손바닥으로 엉치뼈 아래를 눌러라.

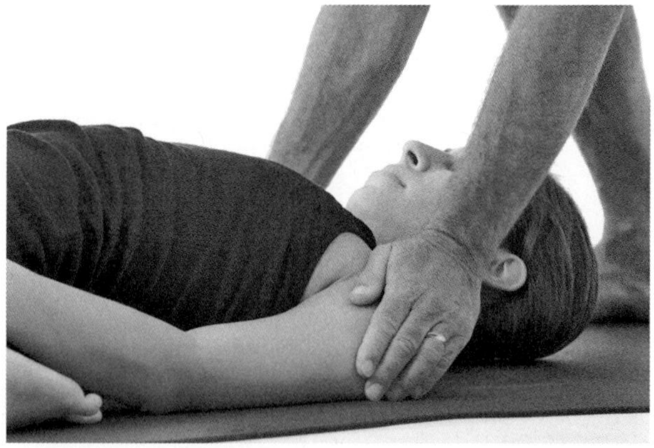

심장 쪽 가슴이 펴지도록 어깨를 가벼운 손동작으로 살짝 눌러라.

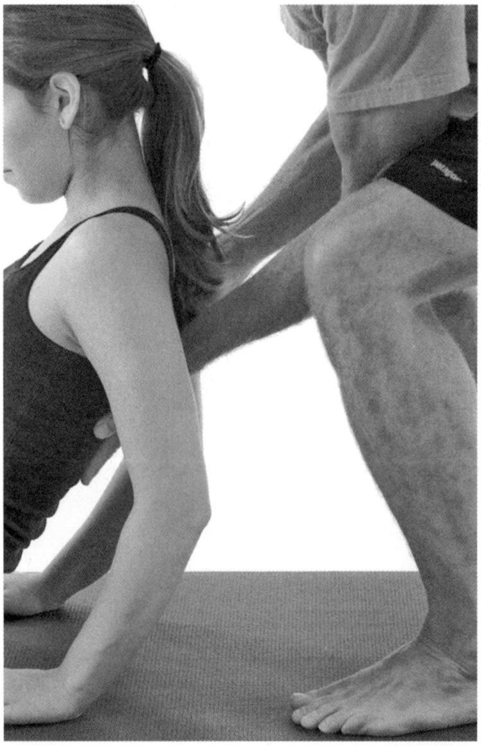

다음 과정으로 넘어가기 위해(가벼운 손동작을 사용하여 돕거나 구두지시로 첫 번째로 턱을 가슴 쪽으로 당겨 목에 무리가 가지 않도록 하고 팔꿈치로 지지하면, 그 다음은 손, 그 다음 모두 일으키도록 하라. 수련생이 올라가는데 어려움을 겪는 경우에, 손으로 등을 받쳐 두어 도움을 주도록 하라.

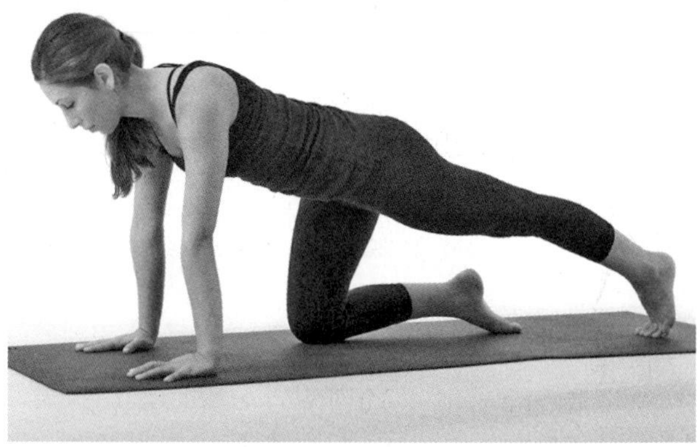

대부분의 수련생들이 일으킬 때 무릎에 팽팽함을 느끼기 때문에 4가지 과정 모두와 다리 하나를 뒤로 뻗어 발가락을 꺾어 바닥을 짚는 것을 구두지시하며 시범을 보이고 그 다음 반대편도 행하라.

수정

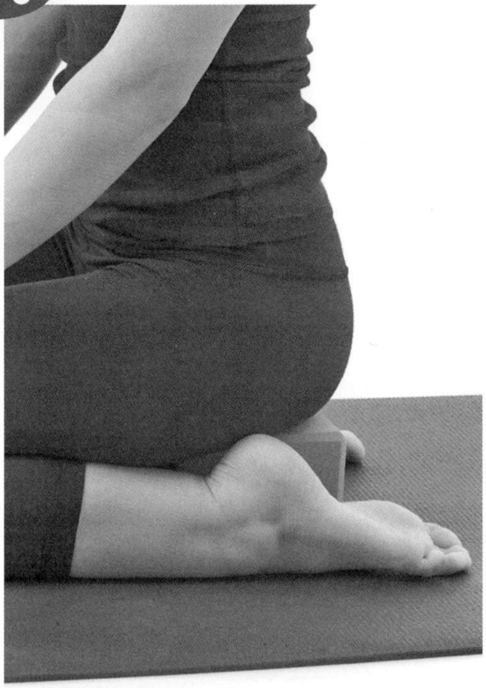

비라사나와 같이 수련생이 무릎에 압박 없이 좌골 위에 앉는 것이 불가능하거나 골반과 척추가 주저앉는다면, 블럭을 주거나 다른 받침을 좌골 밑에 두어라.

변화

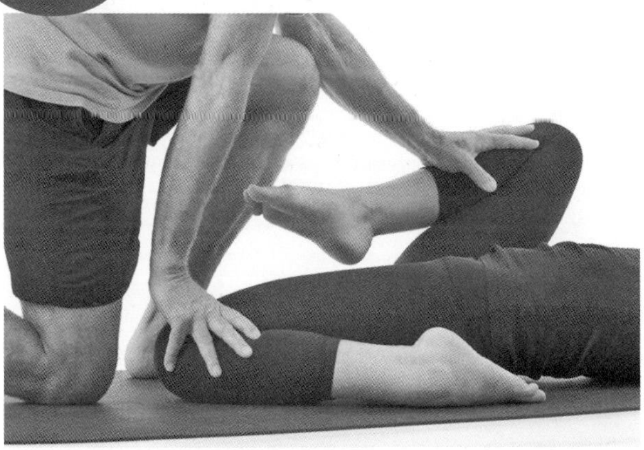

완전히 기대고 허벅지와 엉덩이에 충분히 늘어남을 느끼지 못한다면, 무릎 한쪽을 어깨 쪽으로 끌고 오도록 지시하라. 앞 무릎에 가벼운 손동작을 두어 아래로 누르고, 무릎 바로 아래의 다른 종아리의 맨 윗부분에 가벼운 손동작으로 어깨 방향으로 눌러라.

수정

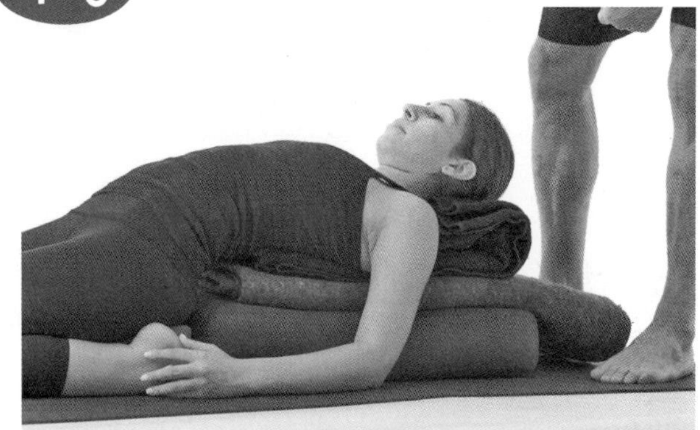

수련생의 무릎이 바닥에서 들어 올리거나 수련생이 무릎 또는 등 아랫부분에서 당김이 느껴진다고 한다면, 손으로 살짝 등을 기대앉게 하거나 팔꿈치를 좀 더 멀리 두도록 하라. 팔꿈치를 움직이는 경우에, 등과 머리를 받쳐주는 받침을 주어라.

변화

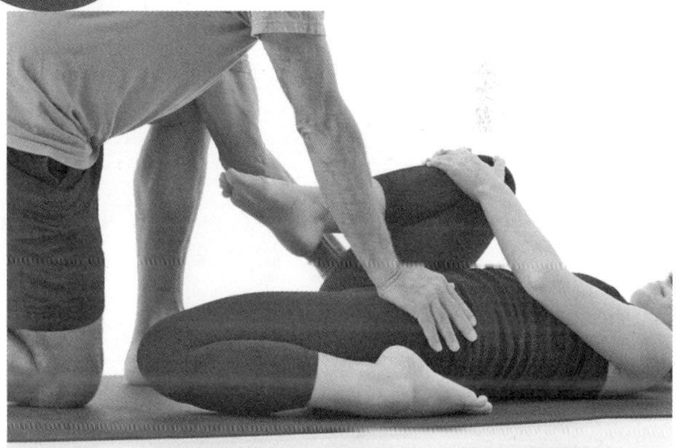

무릎 한쪽을 안으로 끌고 오는 이전 자세에서 엉덩이가 서로 수평이 되도록 맞추기 위해 골반 잡기(자세)를 사용하라.

변화

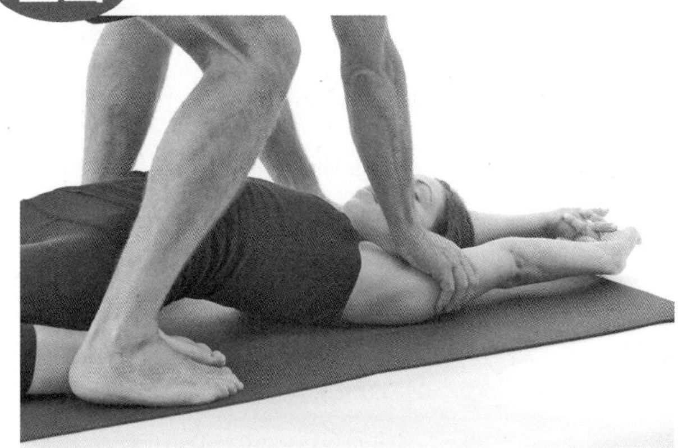

특히, 바닥을 향해 머리 위로 팔을 가져 오는, 어깨를 여는 다양한 자세를 알려주어라. 아래 앞쪽 갈비뼈에 가벼운 손동작을 사용하여 유연해지도록 하고 팔 윗부분이 외회전하도록 움켜쥐는 회전을 사용하라.

좀 더 알아보기

「요가 지도법」: 176 쪽
「요가 시퀀싱」: 400 쪽
Teaching Yoga 지원 센터:
www.markstephensyoga.com/resources

세투 반다 사르방가사나 (다리 자세)

Setu Bandha Sarvangasana(Bridge Pose)

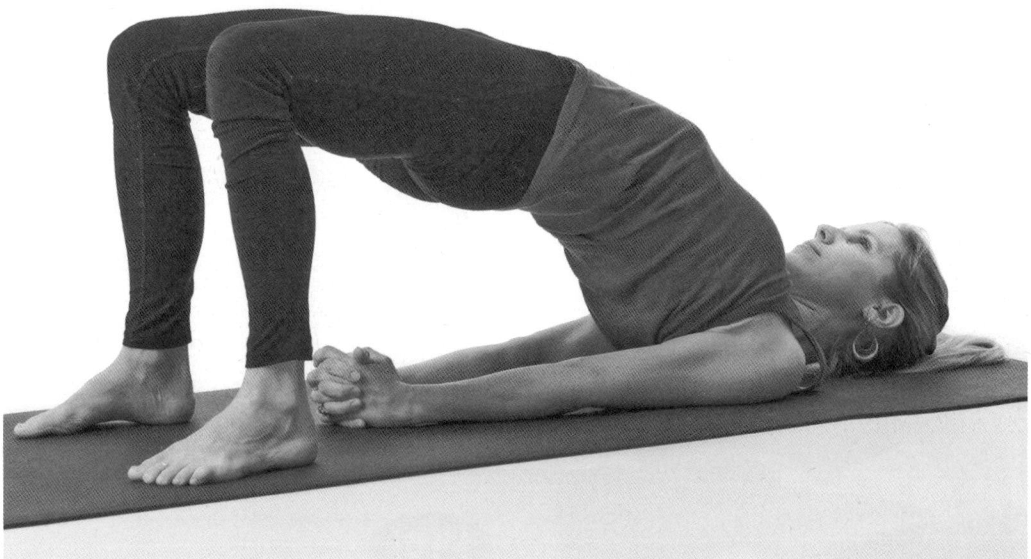

반듯이 누워 양발을 골반 넓이로 나란하게 둔부 가까이에 두어라. 호흡을 완전히 내쉬며 등 아랫부분을 바닥 앞쪽으로 내리면서 꼬리뼈는 말아올리는 것을 느껴라. 호흡을 마쉬면서 양발을 눌러(강한 파다 반다 자세) 안쪽 허벅지가 비스듬히 내려가는 느낌과 함께 엉덩이를 들어 올리고 앞서 꼬리뼈는 등 아래 부분에 가격이 생기도록 하라. 등 아래로 손을 깍지 껴 어깨를 살짝 으쓱 내리도록 하여 목에 긴장이 생기지 않도록 하라. 파다 반다 자세와 대퇴골의 내회전을 유지하며, 엉덩이를 들어 올리기 위해 양발을 더욱 힘주어 눌러라. 어깨, 팔꿈치,손목을 아래로 누르면서 흉골은 턱 쪽으로 들어 올리고 쇄골과 윗 등은 활짝 열면서 견갑골을 가슴방향으로 눌러라. 이완시키기 위해 발꿈치를 들고, 팔은 머리 위로 올려 척추골을 천천히 한 번에 말아 내려라.

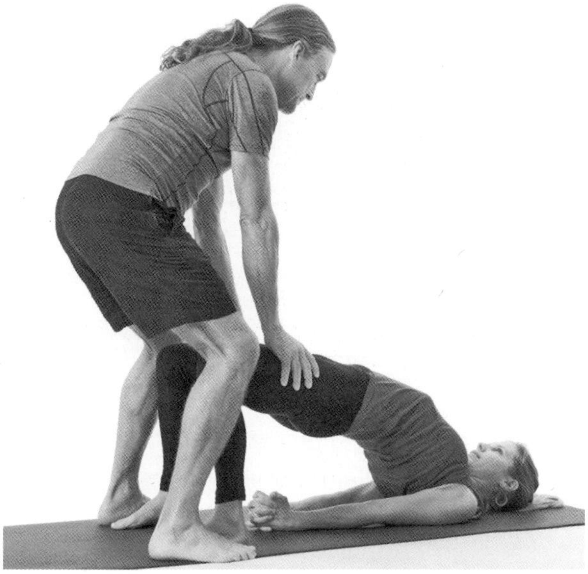

수련생의 무릎이 골반 넓이로 정렬을 맞추고 허벅지가 내회전하도록 수련생의 허벅지 주변에 움켜쥐는 회전을 사용하라. 수련생이 무릎 정렬을 맞추도록 수련생의 무릎 가까이에 당신의 무릎을 두어 다루어라.

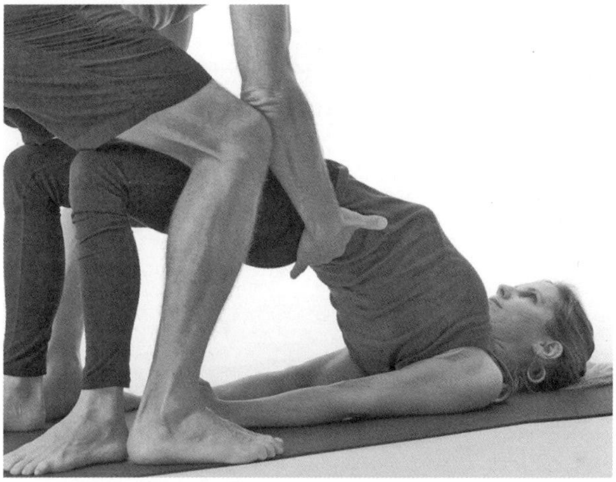

수련생 위로 올라앉은 자세로 골반에 적당한 압력을 주어 살짝 접힌 상태로 부드럽게 골반을 올릴 수 있게 등 아랫부분과 엉치뼈에 편 손바닥이나 가벼운 손동작을 사용하라 그러면, 등 아래에 더 간격이 생긴다.

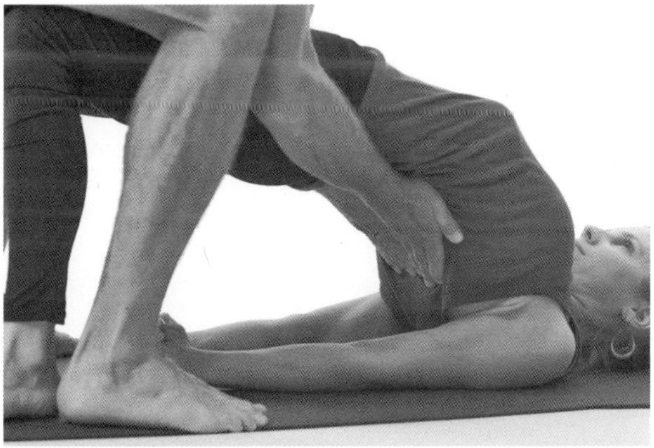

계속 올라앉은 상태에서 (충분히 키가 큰 경우에, 수련생의 바깥 허벅지 정렬 유지를 위해 수련생 바깥 허벅지를 무릎을 사용하여 눌러라), 어깨날 위쪽으로 편 손바닥으로 충분히 위로 들어 올려라. 그 후에 흉골을 턱방향으로 들어 올리면서 척추가 후굴되어 커브가 생기되록 견갑골을 당신의 손으로 위로 눌러라.

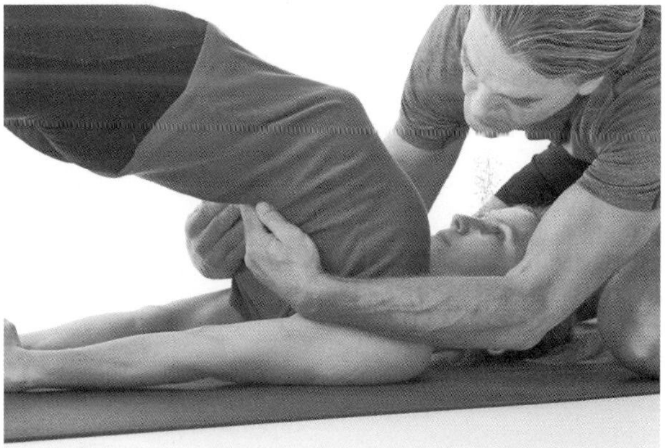

또 다른 접근 방법으로는, 수련생의 머리 위로 무릎 굽히기 자세를 하고, 편 손바닥이 견갑골에 붙여두고 윗 등과 가슴 중심이 후굴되어 펴지도록 누르기 위해 팔과 등 사이에 당신의 손을 미끄러지듯 두어라. 당신의 전완, 아래팔이 수련생의 윗 팔을 동시에 눌러 수련생의 양팔이 아래로 고정되고 더 후굴될 수 있도록 하라.

수정

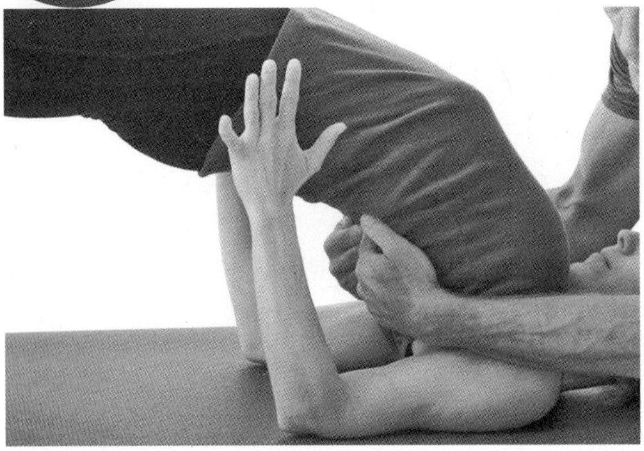

수련생이 등 뒤에서 깍지를 껴 바닥으로 손목과 팔꿈치, 양팔을 필 수 없다면, 팔 아래와 손가락은 위로 향하도록 팔꿈치를 구부려 바닥 아래로 지지하는 것을 지시하라.

수정

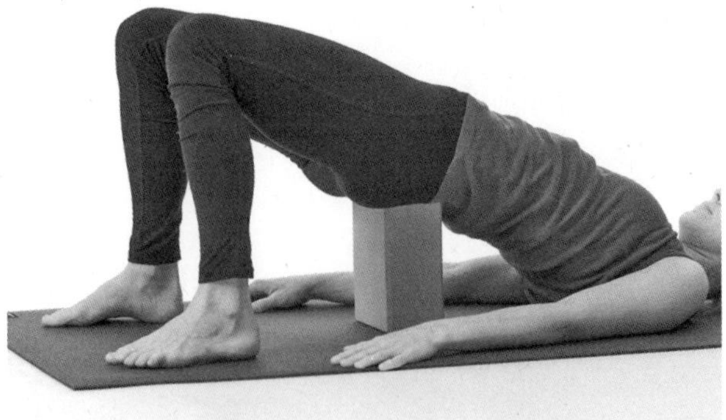

기본 아사나가 수련생에게 너무 무리가 되는 경우에, 좀 더 안정된 자세를 위하여 엉치뼈 아래에 블럭을 두어라.

좀 더 알아보기

「요가 지도법」: 176 쪽
「요가 시퀀싱」: 397 쪽
Teaching Yoga 지원 센터:
www.markstephensyoga.com/resources

우르드바 다누라사나 (위로 향한 활 자세, 수레바퀴 자세)

Urdhva Dhanurasana(Upward-Facing Bow Pose or Wheel Pose)

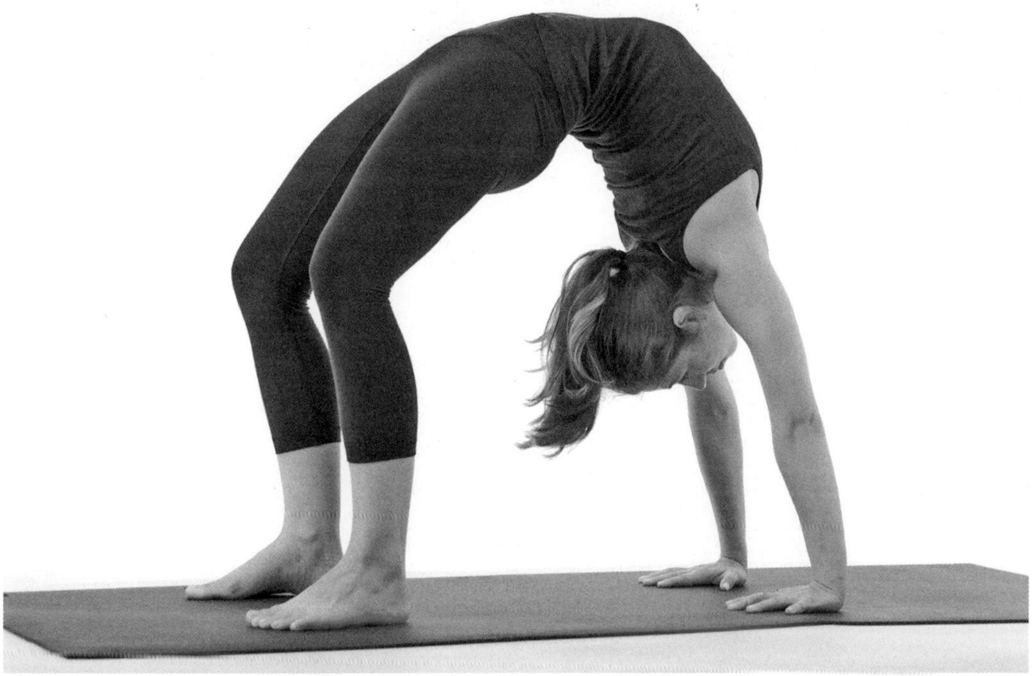

양발을 엉덩이 가까이에 평행하게 정렬을 맞추어 세투 반다 살반가사나 자세로 시작하라. 손바닥을 어깨와 일직선으로 맞춰 바닥에 두어라. 어깨는 바깥으로 돌리고 팔꿈치는 어깨와 일직선이 되도록 위치하라. 이 자세가 불가능하다면, 양손을 조금 더 넓게 벌리고 손가락 끝이 살짝 바깥쪽을 향하여 바깥으로 회전이 쉽도록 하라. 견갑골은 후면 늑골(등하부)와 마주하도록 손바닥을 뒤로 움직이는 느낌을 느끼도록 하라. 호흡을 마쉬면서 엉덩이를 바닥에서 들어 올리며 정수리를 누르고 팔꿈치와 어깨의 위치를 다시 확인하라. 호흡을 마쉬며, 팔을 쭉 뻗어 눌러라. 파다 반다, 다리에 힘을 주고 대퇴골의 내회전, 꼬리뼈가 무릎방향으로 늘어나는 파다 반다를 유지하라. 팔이 매우 바깥쪽으로 회전하고 윗 등과 가슴 쪽이 늘어나도록 양손을 고르게 아래로 눌러라. 양손을 발 쪽으로 가지고 오면서 이 아사나를 더 깊게 하여 더 유지하라. 손목에 무리를 느끼거나 팔꿈치가 약간 구부러진다면, 벽 쪽으로 블럭을 45° 각도로 두고 손을 블럭 위에 두도록 하라.

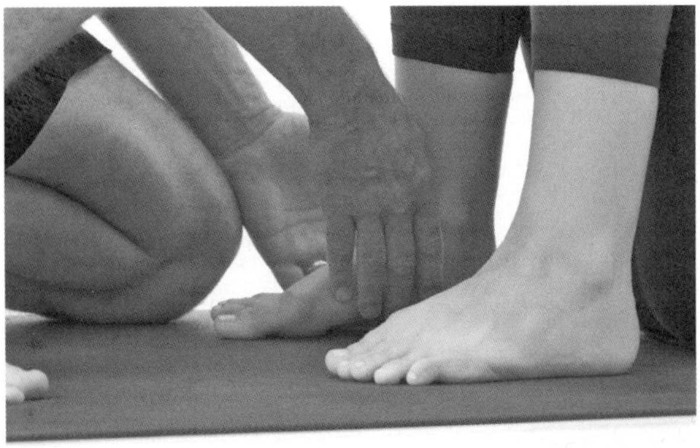

수련생의 손과 발 위치를 돕기 위해 가벼운 손동작을 사용하고 파다 반다를 지시하며 손가락 튕기기를 사용하라.

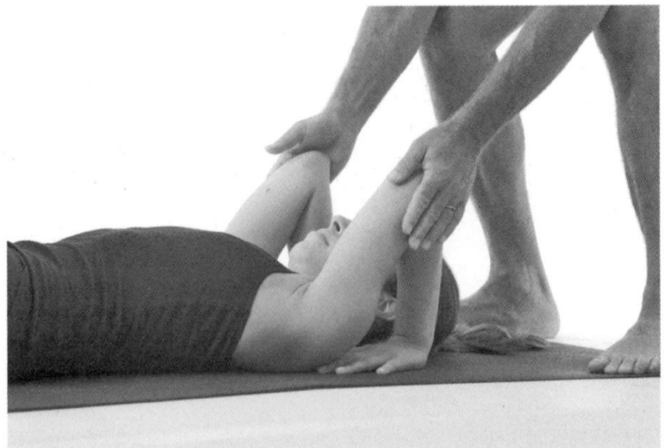

엉덩이와 무릎, 어깨와 팔꿈치의 정렬을 맞추도록 가벼운 손동작을 사용하라(보통 사이가 벌어지는 경향이 있다).

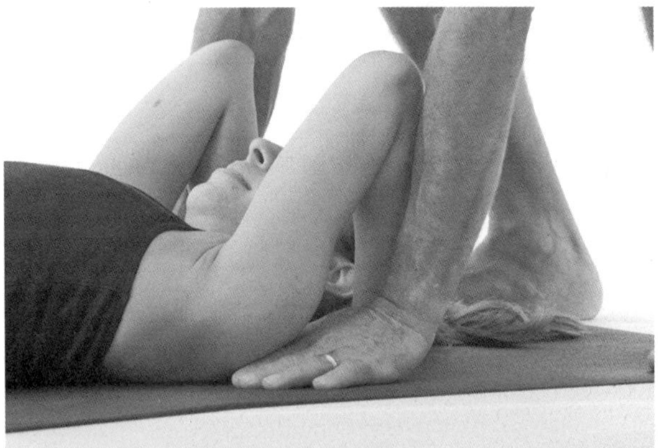

수련생의 손 위로 가벼운 손동작을 하면서 손을 바깥 방향으로 돌리고 살짝 뒤로 당겨서 수련생이 더 힘 있게 같은 동작을 하도록 하라. 그래서 팔꿈치의 정렬을 유지하고 다음 동작으로 넘어가면서 어깨날이 후면 늑골(등하부) 쪽으로 고정하는 것을 도와라.

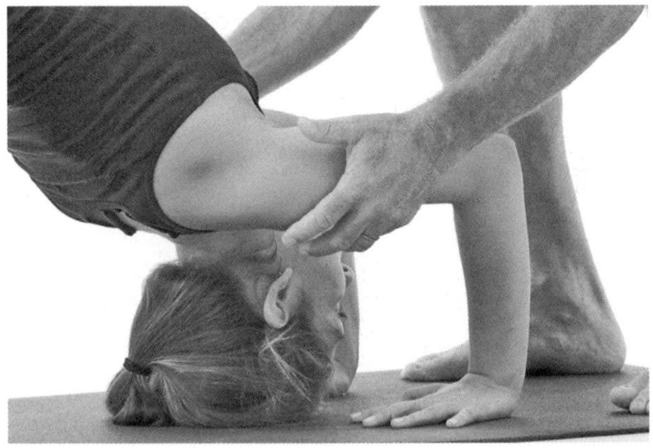

수련생이 정수리를 누르도록 구두지시를 하고 나서 수련생이 팔을 쭉 펴서 누르며 팔을 외회전시키는 것을 돕기 위해 위 팔뚝에 움켜쥐는 회전을 사용하라. 이 지시는 팔을 쭉 뻗을 때 다시 강조하라. 잡아당겨서 어깨가 탈구되거나 반대 방향으로 돌아갈 수도 있기 때문에 어깨를 당신 쪽으로 절대로 잡아당기지 말고 당신은 바깥으로 회전하는 것을 매우 확실히 함으로써 어깨를 안정화시켜라.

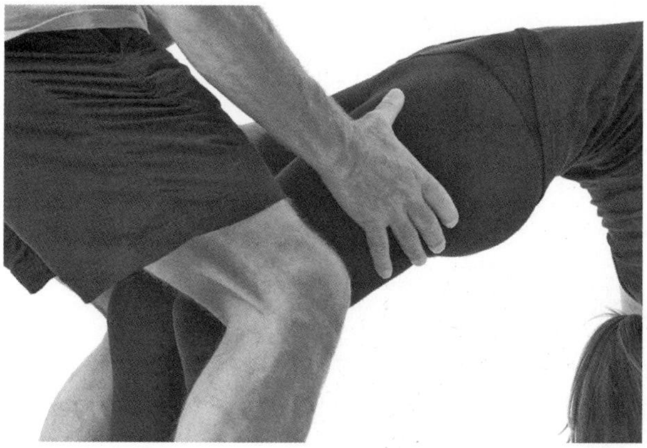

수련생의 무릎 바깥에 당신의 무릎을 놓고 수련생을 살짝 올라타듯이 앉아서 허벅지의 내회전을 지시하며 움켜쥐는 회전을 사용하면서 엉덩이와 무릎이 나란히 정렬할 수 있게 살짝 눌러라.

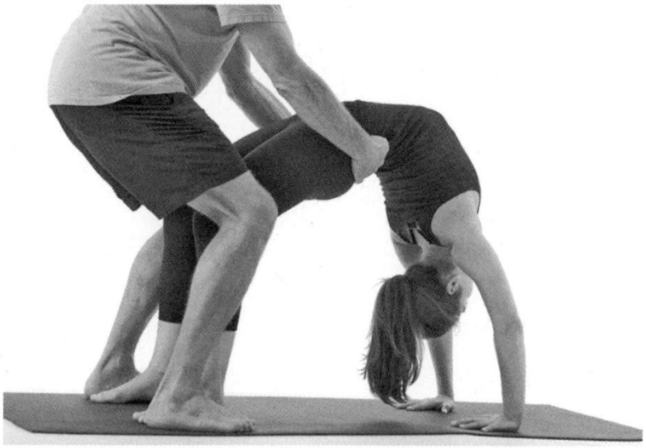

골반이 살짝 접혀 아래 등에 더 간격이 생기도록 적당한 압력을 써서 가벼운 손동작을 수련생의 아래등과 엉치뼈에 사용하여 골반이 부드럽게 들어 올려지도록 하라. 다리를 더 펴서 누르고 양손에 똑같은 저항력을 느끼도록 구두지시하라.

수정

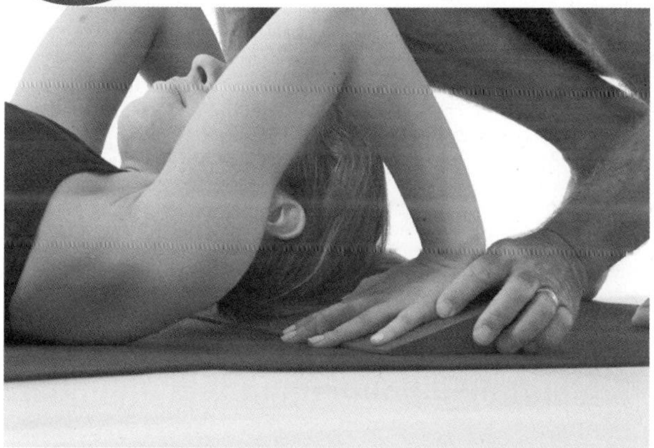

수련생이 팔꿈치를 펴지 못한다면, 자세를 내리고 세투 반다 살반가사나와 다누아사라를 어깨와 팔이 열릴 때까지 유지하도록 하거나, 배치한 쐐기나 각이 있는 블럭을 손 아래에 두고 행하라.

변화

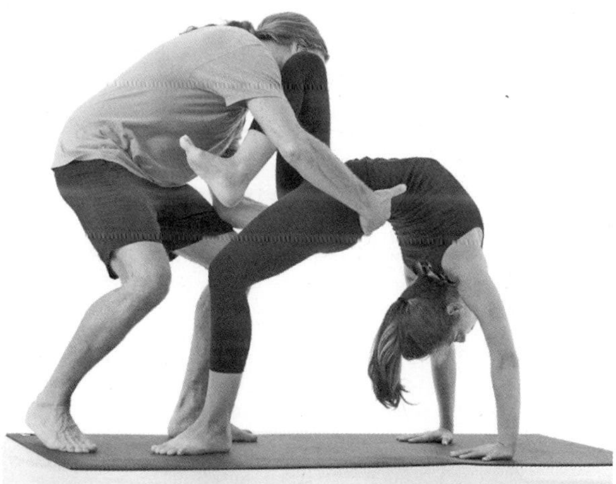

수련생이 안정되고 쉽게 자세를 하면, 바닥에서 한 발을 점차 들어 올리고서 무릎도 올려 에카 파다 변형자세로 다리를 뻗도록 구두지시를 하라. 골반 잡기(자세)나 가벼운 손동작을 골반 뒤에 사용하여 안정감을 더하라.

좀 더 알아보기

「요가 지도법」: 177 쪽
「요가 시퀀싱」: 405 쪽
Teaching Yoga 지원 센터:
www.markstephensyoga.com/resources

비파리타 단다사나 (거꾸로 된 막대 자세)

Viparita Dandasana(Inverted Staff Pose)

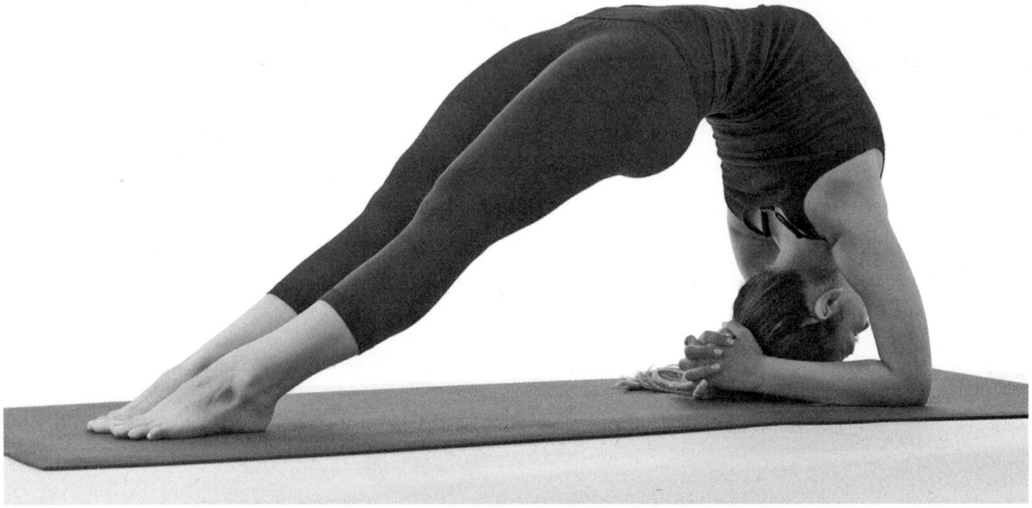

정수리를 바닥에 놓은 우르드바 다누라사나의 준비과정으로 시작하라. 팔꿈치를 어깨너비로 벌려 바닥으로 두고 시르사사나1(물구나무 서기 자세) 처럼 머리 근처에 깍지를 껴라. 아래팔을 아래로 단단히 누르면서 머리를 바닥에서 띄워 들어 올리고 양다리는 쭉 뻗으면서 양발을 모아 다리와 발에 힘을 줘라. 아래팔과 양발을 고정시켜 강하게 허벅지를 안쪽으로 회전하고 꼬리뼈는 발꿈치를 향하게 누르면서 가슴 쪽으로 늘려라.

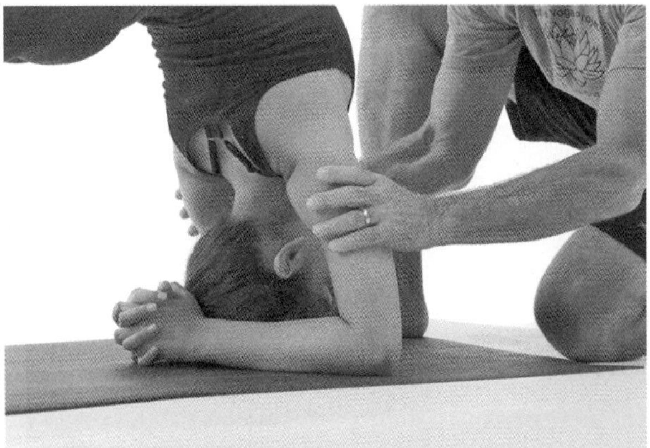

수련생이 팔꿈치를 바닥에 주면, 수련생이 아래팔로 단단히 고정시키도록 구두지시를 하면서 위 팔뚝이 외회전하도록 위 팔뚝에 움켜쥐는 회전을 사용하여 머리 아래에 더 공간이 생기도록 하라.

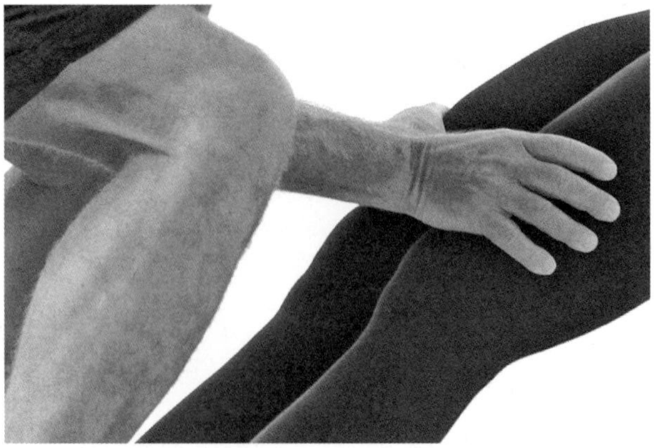

수련생이 천천히 다리를 펴고 양발을 모아 발볼로 지지하고 다리를 쭉펴 힘을 주며 허벅지를 안쪽으로 회전시키도록 구두지시를 하라. 허벅지가 내회전하도록 허벅지 중간에 움켜쥐는 회전을 사용하라.

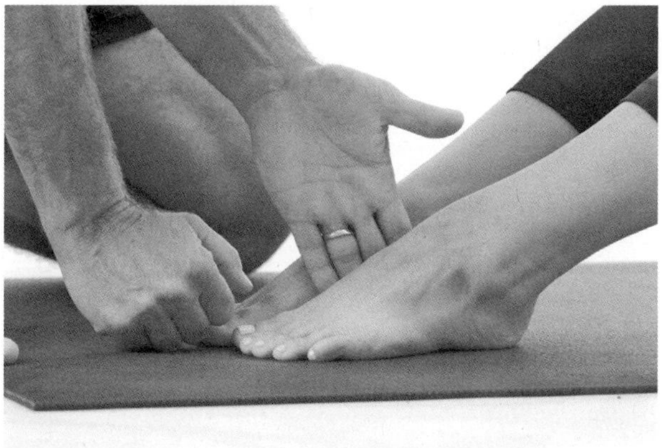

발볼이 고정되는 것을 강조하기 위해 당신의 발가락을 사용하거나 가벼운 손동작을 사용하고 파다 반다를 강조하기 위해 손가락 튀기기를 사용하라.

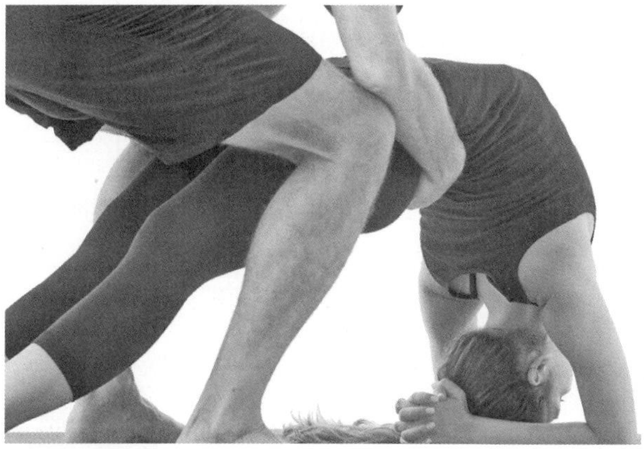

등 아랫부분에 더 공간이 생기도록 발꿈치 쪽으로 압력이 향하게 수련생의 등 아래와 엉치뼈에 편 손바닥을 적용하라.

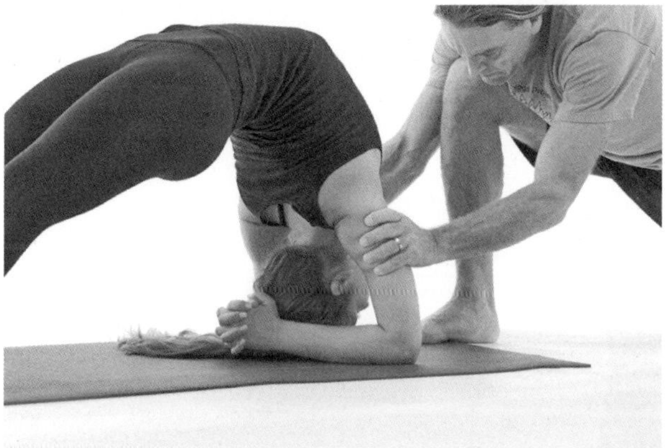

팔꿈치가 어깨 아래에 나란히 있도록 가벼운 손동작을 사용하고 움켜쥐는 회전으로 위 팔뚝이 바깥으로 회전하도록 다시 강조하라.

수정

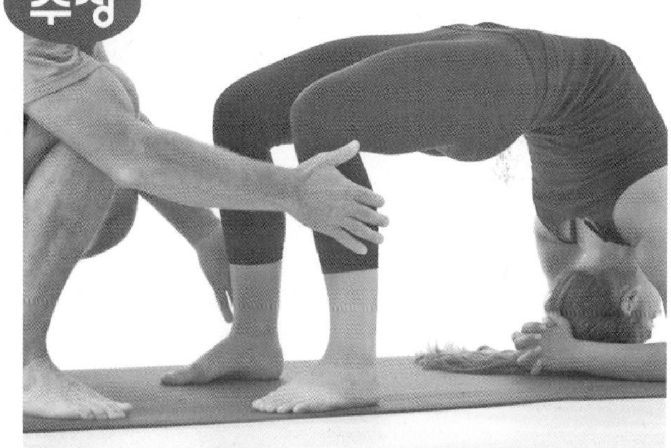

이 아사나의 완전한 표현의 준비자세에서 무릎이 골반 넓이로 나란히 발꿈치 바로 위에서 구부려 유지하는 것을 지시하라.

변화

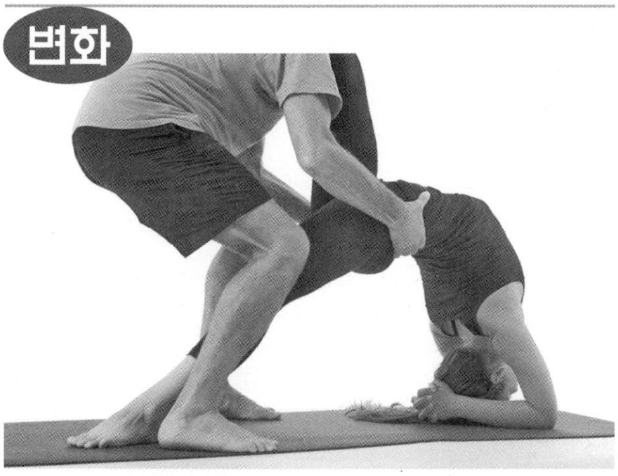

수련생이 안정되고 쉽게 한다면 발 한쪽을 바닥에서 천천히 들어 올리고 무릎도 들어 올려 에카 파다 변형 동작으로 다리를 쭉 펴는 것을 구두지시하라. 골반뒤에 골반 잡기(자세)나 가벼운 손동작을 사용하여 안정되게 하라.

좀 더 알아보기

「요가 지도법」: 177 쪽
「요가 시퀀싱」: 417 쪽
Teaching Yoga 지원 센터:
www.markstephensyoga.com/resources

나타라자사나 (춤추는 쉬바 신 자세)

Natarajasana(King Dancer Pose)

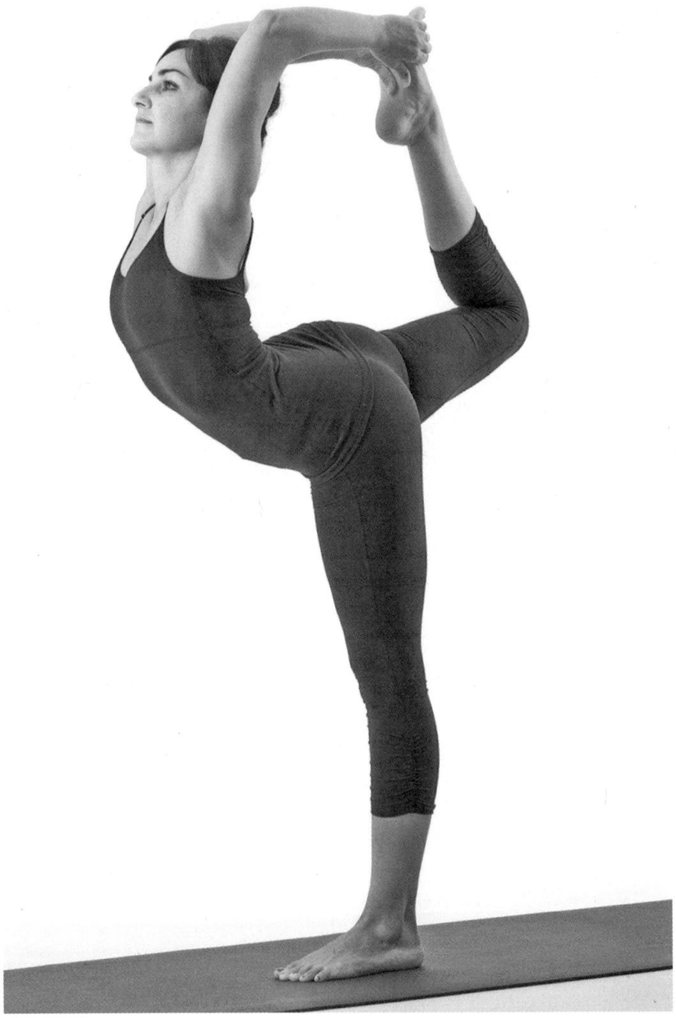

타다사나(산 자세)에서, 오른발을 오른쪽 엉덩이로 오도록 오른쪽 무릎을 굽혀라. 오른손으로 오른발을 움켜잡고 오른 다리 뒷편을 뒤로 뻗어 엉덩이에서 들어 올리면서 오른 팔꿈치를 안과 위로 돌려라. 왼팔을 머리 위로 들어 올려 왼 팔꿈치를 구부려 오른발을 잡아라. 발목관절과 발을 안정화시키도록 서 있는 발로 파다 반다 자세를 유지하라. 서 있는 무릎이 움직이지 않도록 서 있는 다리를 곧게 강하게 편 상태를 유지하라. 척추가 완전히 늘어나도록 대칭적인 받침이 되도록 골반 높이를 맞추려고 노력하라. 꼬리뼈를 뒤쪽 아래로 누르면서 가슴을 펴고 견갑골의 아래끝을 앞쪽으로 누르며 올려 가슴부분이 열리게 하라. 이 자세가 안정되고 쉽다면, 머리꼭대기를 발의 아치부분 방향으로 이완시키고 팔꿈치를 함께 가져와라. 호흡하라.

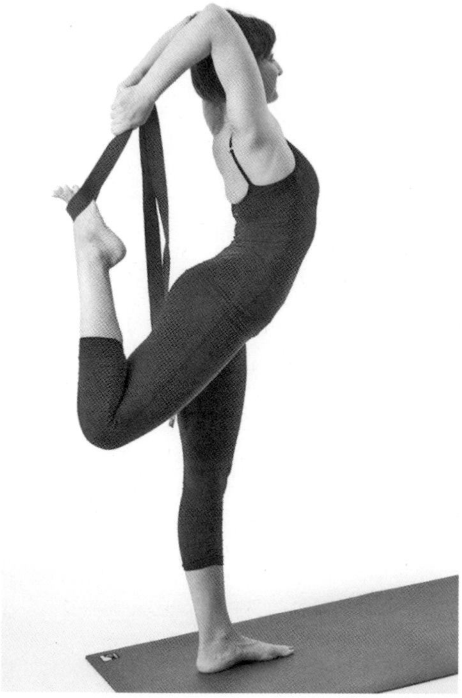

타다사나 자세의 수련생을 보여주며, 발볼 쪽으로 스트랩을 고리모양으로 만들고서 양손으로 스트랩을 머리 위로 움켜쥐고 발꿈치기 엉덩이방향으로 오도록 무릎을 굽히는 것을 구두지시하고 시범을 보여라.

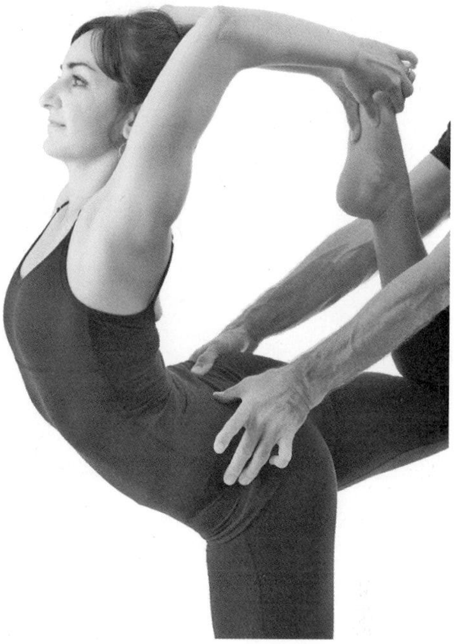

수련생 뒤에서 산 자세를 하고, 골반이 앞쪽으로 회전하도록 움켜쥐는 회전을 사용하면서 엉덩이가 같은 높이에 있고 동시에 균형을 잡도록 골반 잡기(자세)를 사용하라.

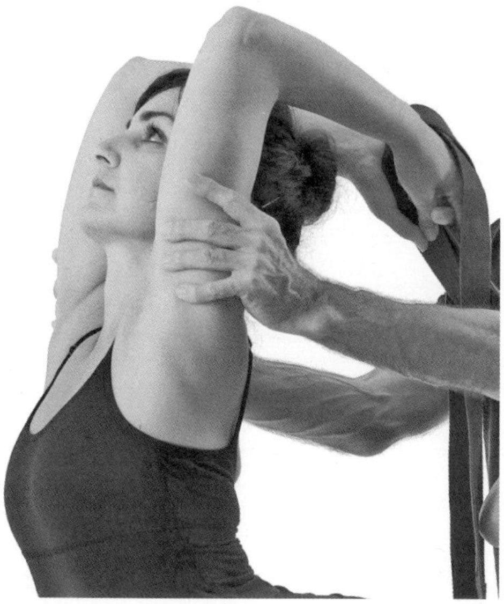

위 팔뚝이 외회전하며 굽혀지도록 위 팔뚝에 움켜쥐는 회전을 사용하라. 수련생이 발을 가능한 움켜잡도록 스트랩을 따라 양손을 가져와 몸통이 앞으로 접히는 것보다는 흉골이 위로 들리도록 움켜쥐는 회전을 사용하라.

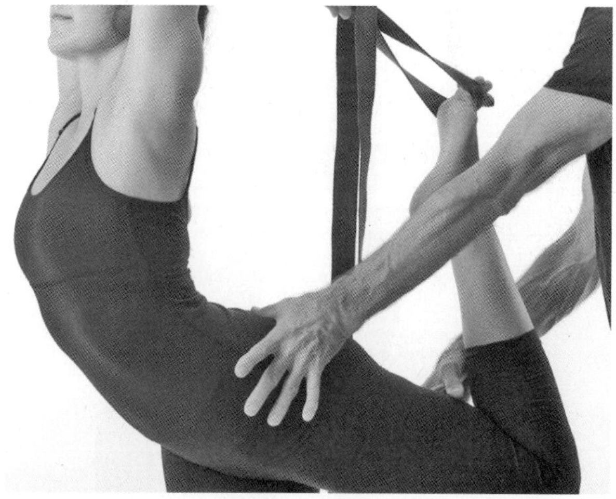

자세가 안정되도록 들어 올려진 엉덩이 바깥에 편 손바닥을 사용하고 들어 올린 다리가 내회전하는 것을 다른 손을 사용하여 지시하라.

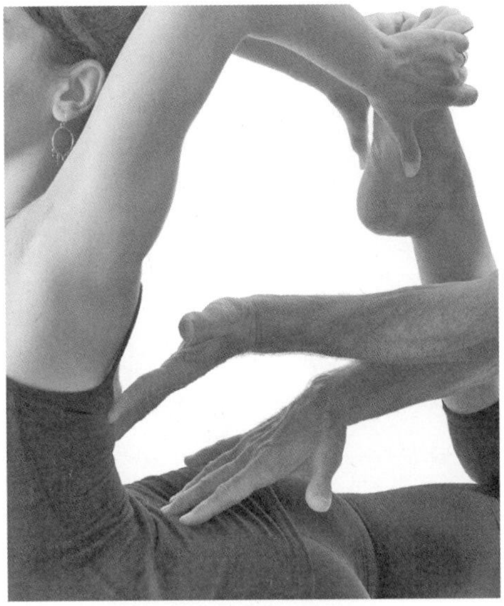

수련생이 양손으로 발을 잡을 수 있다면, 골반 잡기(자세)를 사용하여 엉덩이 높이를 재차 강조하고 가슴을 들어 올리도록 척추 중간 부분에 가벼운 손동작을 사용하여 척추가 위로 휘어지게 하라.

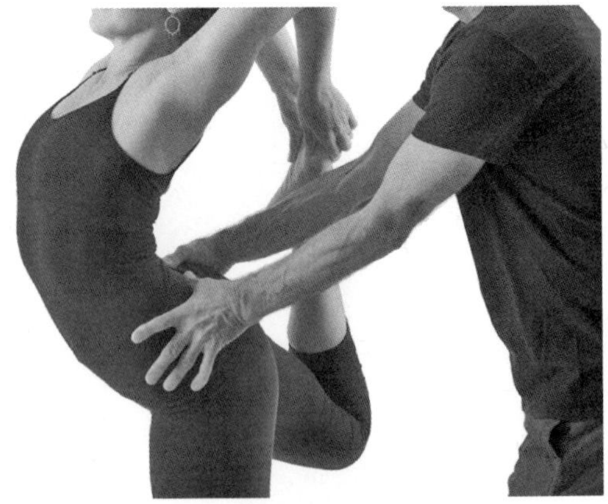

이 자세를 풀 때는, 수련생 쪽으로 살짝 서서 수련생이 양발로 다시 서는 것으로 돌아가기 쉽게 가벼운 손동작이나 골반 잡기(자세)를 사용하라.

수정

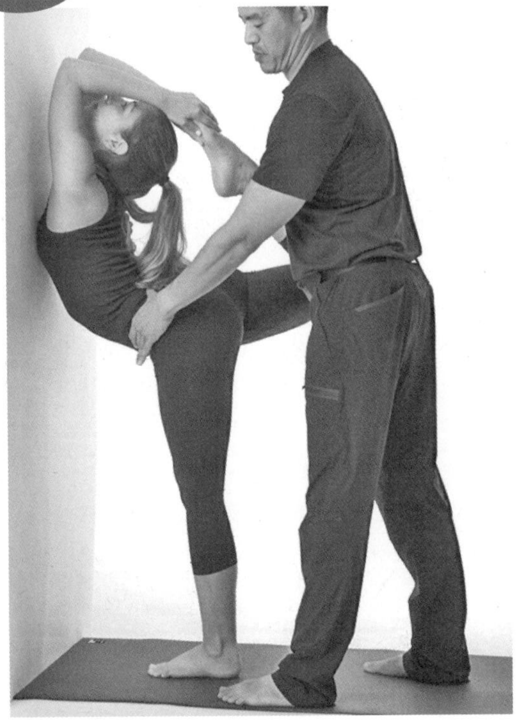

더 안정된 자세를 위해 벽 옆에서 자세를 행하라. 바닥 쪽으로 가슴이 떨어지는 것보다 가슴을 들어 올리는 것에 도움을 주도록 벽 쪽으로 가슴을 두고서 행하라.

좀 더 알아보기

「요가 지도법」: 179 쪽
「요가 시퀀싱」: 372 쪽
Teaching Yoga 지원 센터:
www.markstephensyoga.com/resources

마츠야사나 (물고기 자세)

Matsyasana(Fish Pose)

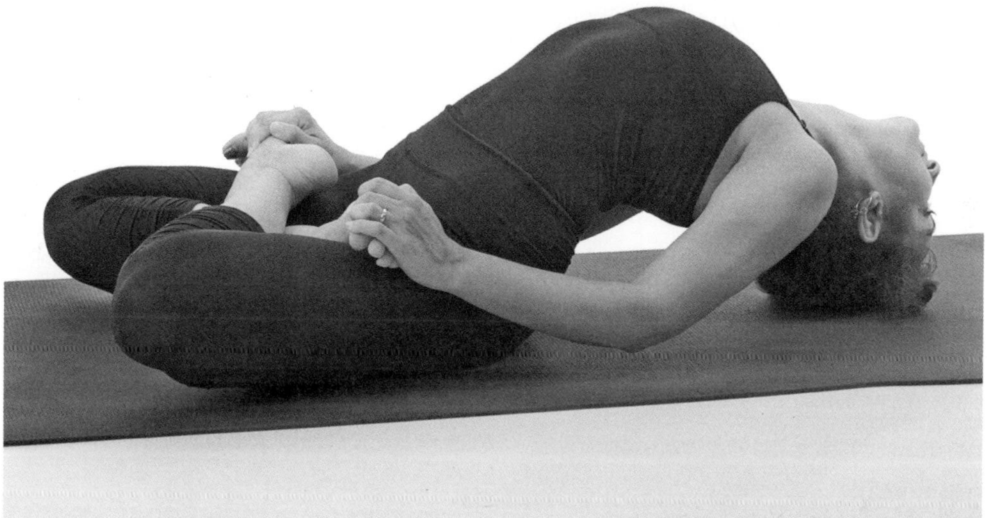

핀다사나(태아 자세)에서 머리꼭대기를 바닥에 대고 가슴을 위로 받치고 양발을 움켜쥐어 잡아당기면서 천천히 척추를 바닥에 이완시켜라. 또는 파드마사나(연꽃 자세)에서 팔꿈치로 기대고 양발을 잡아당기고서 가슴을 하늘 위로 들어 올리면서 머리를 바닥으로 천천히 움직여라. 양발을 잡아당겨 척추가 아치형으로 더 휘게 하면서 무릎을 바닥방향으로 눌러라. 웃타나 파다사나(쭉 뻗은 다리 자세)로 바로 전환한다.

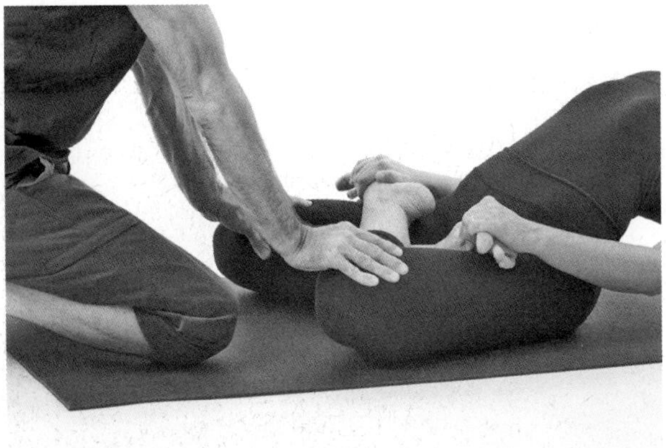

가벼운 손동작을 이용하여 무릎이 바닥을 향하게 눌러라. 또한 종아리 쪽으로 허벅지를 누르도록 안쪽 무릎 주변을 꽉 쥐어 무릎에 압박이 줄어들도록 하라.

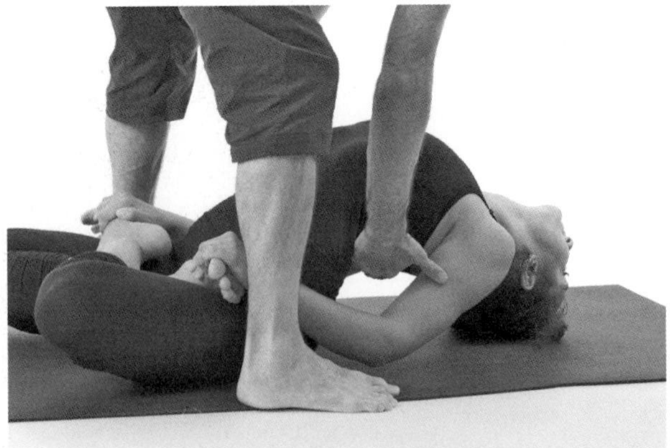

말 자세로 수련생을 올라타 앉아서 가슴이 하늘을 향해 들어 올리도록 지시하기 위해 어깨날 아래로 당신의 손을 두어라.

변화

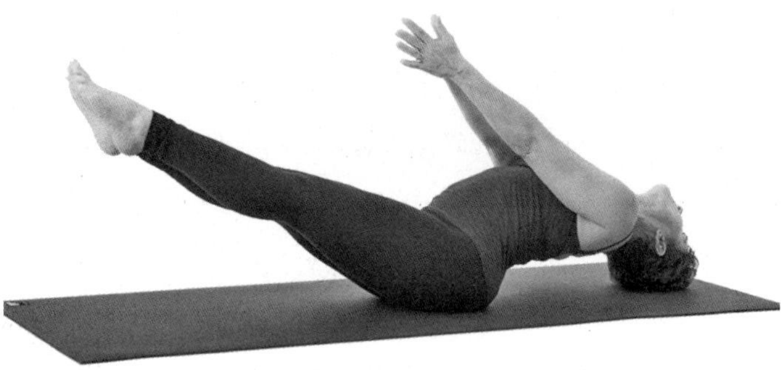

우타라 바드마사나로 바로 자세를 변환하도록 구두지시하라.

좀 더 알아보기

「요가 지도법」: 180 쪽
「요가 시퀀싱」: 371 쪽
Teaching Yoga 지원 센터:
www.markstephensyoga.com/resources

웃타나 파다사나 (쭉 뻗은 다리 자세 또는 날치 자세)

Uttana Padasana(Extended Leg Pose or Flying Fish Pose)

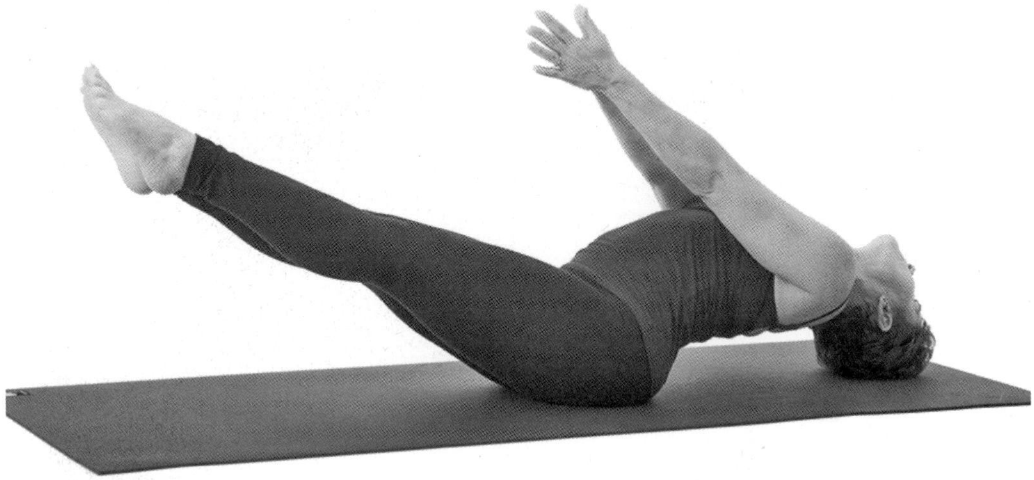

반듯이 누워 엉덩이 약간 아래에 손가락 끝으로 누르며 가슴을 들어 올리기 위해 팔꿈치를 눌러 받쳐 지지하라. 고개를 뒤로 젖히면서 목을 조심하라. 완전한 자세를 위해, 약 30센티 가량 바닥에서 양다리에 힘을 주고 쭉펴서 들어 올려라. 정수리를 바닥에 늘어뜨리고 양 손바닥을 양다리와 같은 각도로 들이 올려라. 허벅지를 안으로 회전시키고, 꼬리뼈는 발꿈치 쪽을 향해 누르고 견갑골을 가슴방향으로 끌어올려 팔과 손가락 끝에 힘을 주며 코끝을 응시하라.

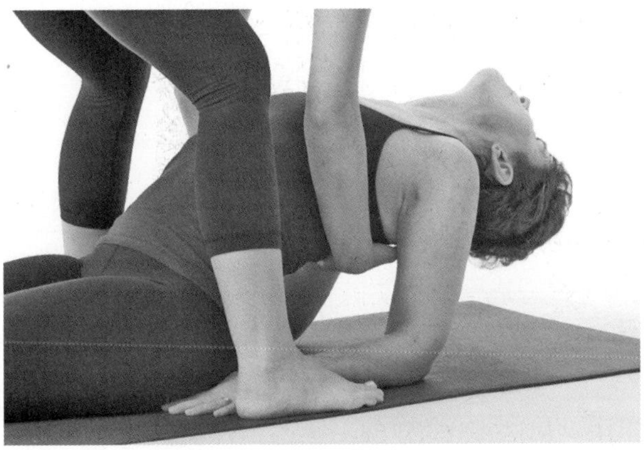

이 아사나의 준비하는 것에서 팔꿈치를 아래로 지지하고 가슴을 들어 올리면서 엉덩이 아래로 손을 미끄러지듯이 두고 나서 머리를 뒤로 접히도록 구두지시하라. 수련생 위로 올라타서 가슴이 가슴 쪽으로 열리며 늘어나는 것을 강조하며 견갑골을 손바닥으로 눌러 올려라.

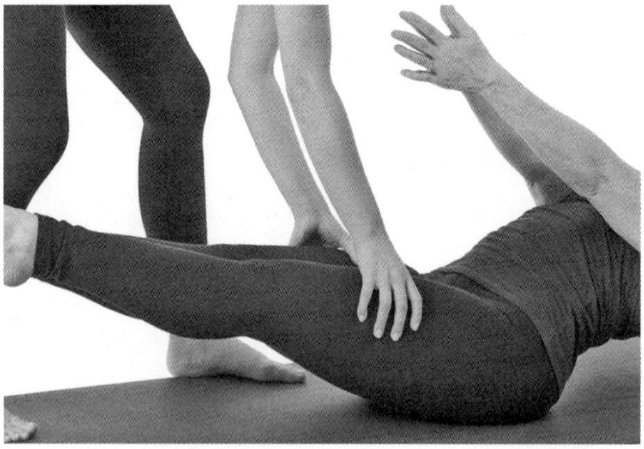

수련생의 목과 등 아래에 이상이 없다면, 다리를 바닥에서 올리는 것을 구두지시하면서 머리를 바닥으로 조심스럽게 두어라. 물러나서 수련생이 양다리와 발을 힘 있게 내밀 것을 구두지시하며 허벅지가 내회전하도록 가벼운 손동작을 사용하고 허벅지에 움켜쥐는 회전을 고려하라.

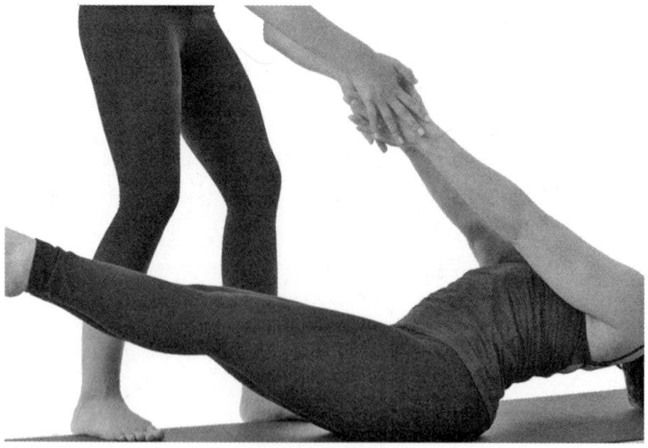

수련생의 양팔을 앞으로 뻗어 위로 펴면서 손바닥을 눌러 다리와 같은 각도가 되도록 지시하라. 손바닥을 함께 확실히 누르는 것을 강조하며 가벼운 손동작을 사용하고 목과 등 아랫부분에 주위를 기울이며 가슴 중심으로 윗등을 끊임없이 누르는 것을 구두지시하라.

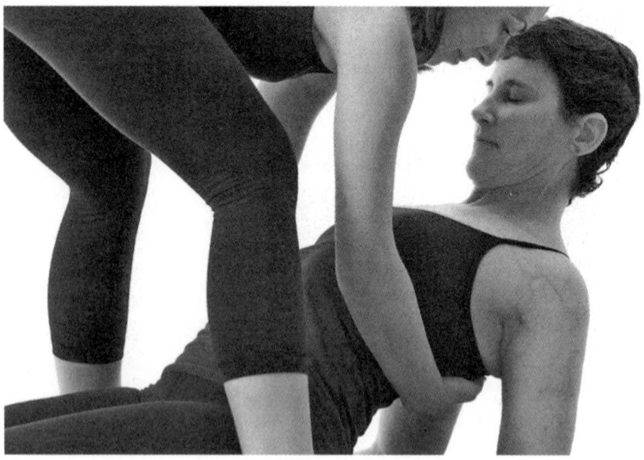

준비자세를 유지하면서 목이 과신장되지 않도록 턱을 가슴 쪽으로 굽히는 선택을 제안하라.

좀 더 알아보기

「요가 지도법」: 180 쪽
「요가 시퀀싱」: 411 쪽
Teaching Yoga 지원 센터:
www.markstephensyoga.com/resources

8장
앉은 채 척주 비틀기 자세

Seated and Supine Twists

기분 좋은 비틀기는 신체의 중심으로 깊게 관통하는데, 이는 내장 기관들을 특히, 신장과 간을 자극하고 강화시키면서, 척주에 유연성과 자유를 부여하고 가슴, 어깨, 목, 골반을 연다. 지더라 파리바르타사나(회전 비틀기 자세)와 같은 능동적인 척주 비틀기 자세들은 파르스바코나사나(측면각 자세)와 아스타바크라사나(팔각 자세)와 같은 회전 동작이 포함된 많은 아사나들에서 중요한 근육군인 복사근들을 강화한다.

규칙적인 비틀기는 척주 연조직들의 정상 길이 및 탄력과 척추 디스크 및 후관절의 건강을 유지하는데 도움을 주고, 이는 척주의 자연적인 운동 범위를 회복시킨다. 아름다운 시적 아이러니처럼, 우리는 스스로의 몸을 프레첼처럼 점점 더 비틀면서, 내면에 들어있는 축적된 신체적이고 정서적인 긴장을 더욱 쉽게 푸는 것을 발견한다. 이 긴장의 해방을 따라, 비틀기는 심신을 더욱 중립적인, 사트빅 상태로 가져가는 경향이 있다. 따라서 이것들은 일반적인 데우기도 식히기도 아니지만, 둘 다 이기도 하다. 몸을 데우는 것이 상대적으로 차가운 상태에서 온다면, 식히는 것은 상대적으로 따듯한 상태에서 온다. 이러한 특성들로 인해 어떠한 순서에서도 다양한 위치에 비틀기를 배치할 수 있다.

몸의 일부를 데우는 수행뿐만 아니라 다른 아사나 계의 아사나들을 수행할 때 발생하는 긴장을 완화시키기 위한 방법으로 정점에 오르기까지의 경로 전반에 걸쳐 있는 비틀기를 점진적으로 소개한다. 자타라 파리바르타사나의 역동적인 비틀기 동작은 일반적으로 몸을 데우며 긴장을 완화시키고 수행하는 동안 언제라도 몸의 온기를 유지시키는 부분으로 사용될 수 있다. 앞으로 굽히기, 뒤로 굽히기, 옆으로 굽히기를 통해 몸통 근육들의 큰 바깥층을 푸는 것은 작은 척추근들의 심층에서 보다 쉽고 완전한 회전을 가능하게 한다.

아사나들을 상쇄시키므로, 비틀기는 불안을 진정시키고 무기력을 완화하는 데 탁월하다. 비틀기는 또한 신경계를 부드럽게 자극하고 앞으로 굽히기 자세와 골반 열기 자세의 깊은 이완 순서들을 따라 에너지를 되살린다. 다른 아사나 계에서의 몸을 데우는 준비 아사나들과 마찬가지로, 비틀기 동작들은 뒤로 굽히기 자세를 위한 준비에 탁월하고 뒤로 굽히기 자세 이후 초기 상태로 상쇄시키는 훌륭한 아사나들이다(진정효과 포함). 이들은 뒤로 깊게 굽히는 자세들과 앞으로 굽히기 자세들 이후 척주를 특별히 중립상태로 만드는데 아주 좋고, 웃카타사나(의자 자세), 비라사나(영웅 자세), 팔 동작 또는 앞으로 접는 자세를 제외한 고무카사나(소 얼굴 자세), 아르다 프라사리타 파도타사나(다리를 반만 뻗어서 앞으로 굽히기 자세), 웃티다 하스타 파당구스타사나(손을 엄지발가락으로 뻗은 자세)와 같이 비틀지 않는 다양한 아사나들을 독창적으로 탐구할 수 있다.

비틀기 자세를 지그시 하는 것은 몸을 식히며 사바 아사나(송장 자세)를 향한 통합 경로의 일부과 같은 방법으로 탐구되어야 한다. 그러나, 사바 아사나에 집중하기에 앞서, 파스치못타나사나(서 쪽으로 뻗는 자세 또는 앉은 채 앞으로 접기 자세)와 같은 대칭적인 앞으로 접기에서 임의의 비틀기 동작들을 따라함으로써, 척주의 긴장과 양측으로 번갈아 비틀면서 발생하는 불균형감을 이완을 촉진시킨다. 균형을 유지하면서, 항상 양측을 고르게 비틀도록 수행하라.

아르다 맛센드라사나 (반 물고기 자세)

Ardha Matsyendrasana(Half Lord of the Fishes Pose)

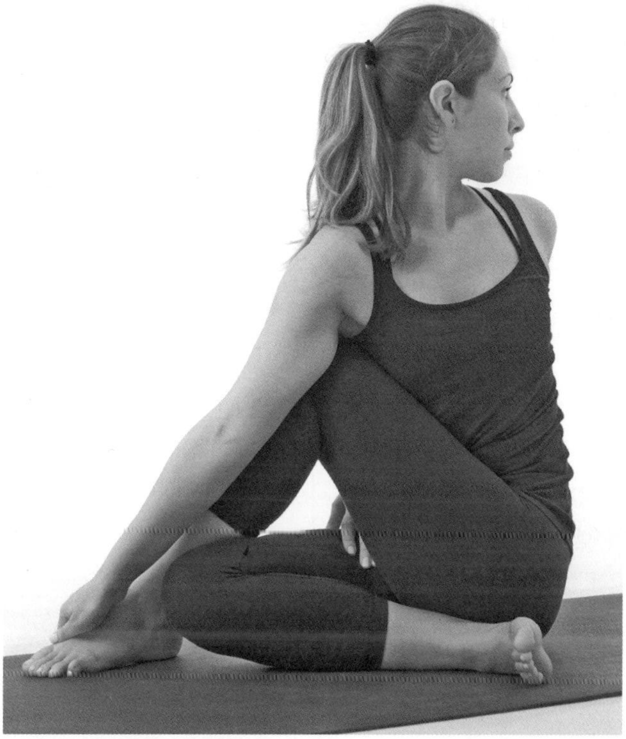

단다사나(막대 자세)로부터, 양발을 반쯤 미끄러뜨리고 오른쪽 발뒤꿈치를 왼쪽 골반 바깥쪽을 향하게 아래쪽 후방으로 당겨라. 그 후 왼쪽 발을 오른쪽 무릎 바깥쪽 바로 옆에서 땅을 디디도록 하라. 무릎을 양손으로 잡고 골반을 최대한 앞쪽 회전시키고, 왼발과 좌골결절들을 통해 아래로 압력을 가하면서 척주를 최대한 늘려주도록 하라. 오른쪽 팔을 위로 뻗어 척주와 어깨를 통해 늘어나도록 한 후, 몸통 중심을 왼쪽으로 돌리는데, 왼쪽 무릎을 움켜쥔 채 오른쪽 팔꿈치나 어깨를 왼쪽 무릎을 지나 당김으로써 비틀림을 최대화시키거나 오른쪽 팔을 좌측 하퇴 바깥쪽을 따라 뻗으면서 왼쪽 발의 안쪽을 움켜쥔다.

좌골결절들의 고정을 유지시키고, 오른쪽 발을 일어서려는 듯이 밟아라. 매 들숨마다, 뒤틀림에서 약간씩 뒤로 나오기 때문에 척주를 보다 쉽게 늘릴 수 있고, 매 날숨마다 더 멀리 비튼다. 견갑골을 뒤로 모아서 아래쪽으로 내리고, 가슴 중심을 확장시키고, 호흡을 안정된 상태로 유지시켜라. 왼쪽을 응시하라. 상급 수준의 수련생들은 에카 파다 코운딘야사나 B(한 다리 뻗은 코운딘야의 자세 B)를 거쳐 차투랑가 단다사나(사지 막대 자세)로 자세 변환을 할 수 있다.

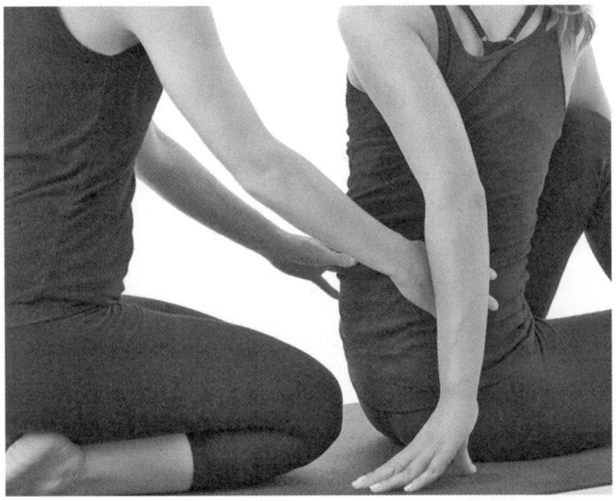

양 무릎 앉기 자세 또는 올가미 자세, 좌골결절들을 통해 아래로 고정시키고 골반을 중립으로 회전시키는 동안 고관절들을 편평하게 유지시키는 것을 두드러지게 하기 위해 움켜쥐는 회전으로 골반 잡기(자세)를 사용하라.

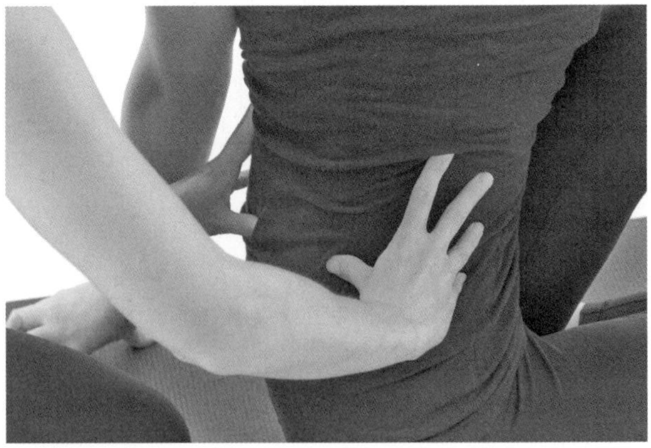

허리와 몸통을 늘리게끔 지시하기 위해 골반의 맨 위와 아래쪽 갈비뼈들 사이에서 손가락 펼치기를 사용하라.

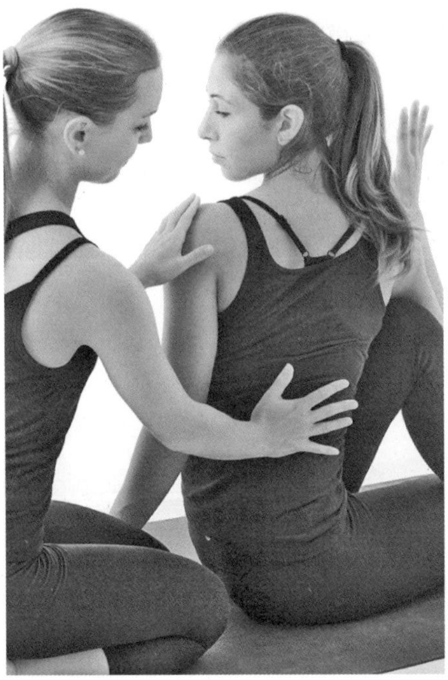

비틀기를 돕기 위해 편 손바닥을 사용하라. 한 손바닥은 수련생이 비트는 방향의 허리 바로 밑에 위치시키고, 다른 손은 반대편 어깨의 위쪽 앞쪽에 놓는다. 수련생의 들숨과 함께, 아래쪽 손으로 흉곽을 들어 올리도록 도와준다. 날숨과 함께, 양손으로 비틀기를 보조한다.

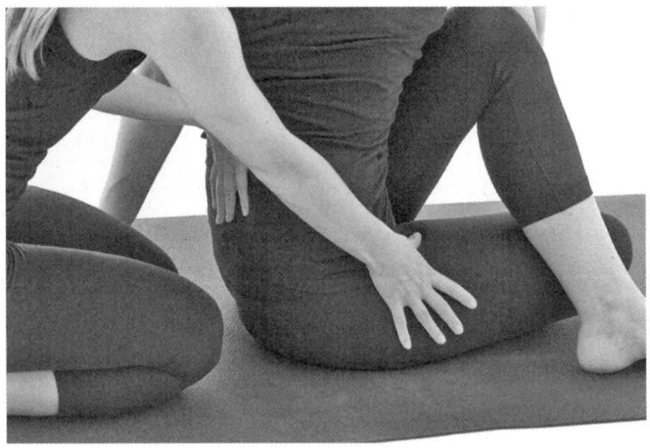

추가적인 개선을 위해, 기초자세로 돌아가고 외전된 하퇴에 움켜쥐는 회전을 사용하여 외회전을 지시한다. 이 동일한 행동 지시를 위해 반대 회전을 사용하여 탐색하며, 엄지손가락이 천골의 바깥 부분을 따라 위로 미끄러지면서 골반이 중립 위치를 유지하도록 강조를 거듭하는 동안 손가락은 외회전을 지시한다.

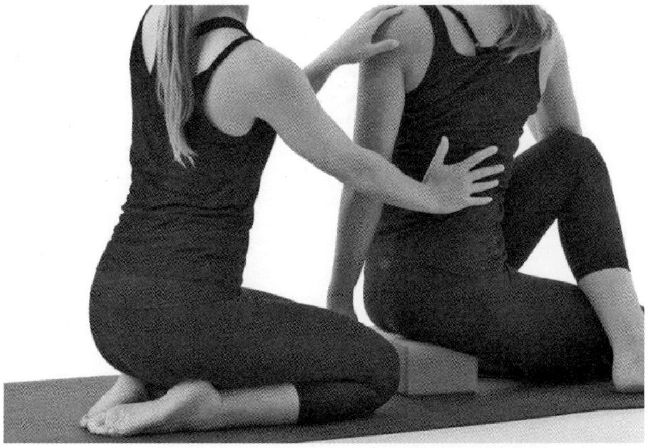

수련생이 좌골결절들을 이용해(앞으로 숙여지지 않고) 똑바로 앉을 수 없거나 무릎에 압박을 느끼면, 블록 또는 다른 받침대를 제공하여 좌골결절들 아래에 위치시켜라.

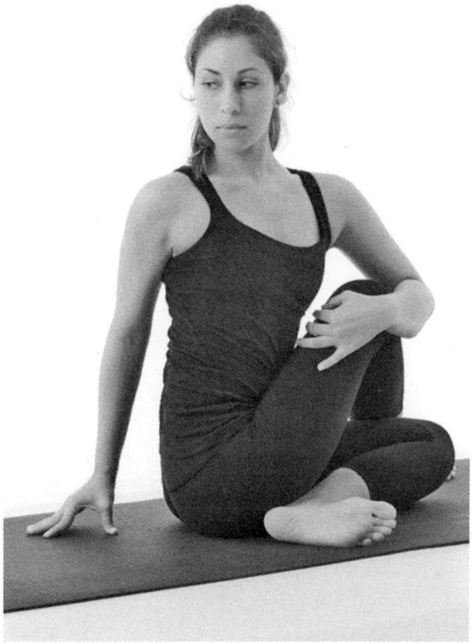

수련생이 팔꿈치를 무릎을 지나도록 충분히 비틀지 못하면, 대신 무릎 주변을 움켜쥐도록 지시하라.

좀 더 알아보기

「요가 지도법」: 182 쪽
「요가 시퀀싱」: 341 쪽
Teaching Yoga 지원 센터:
www.markstephensyoga.com/resources

마리챠사나 C (성자 마리치 자세 C)

Marichyasana C(Sage Marichi's Pose C)

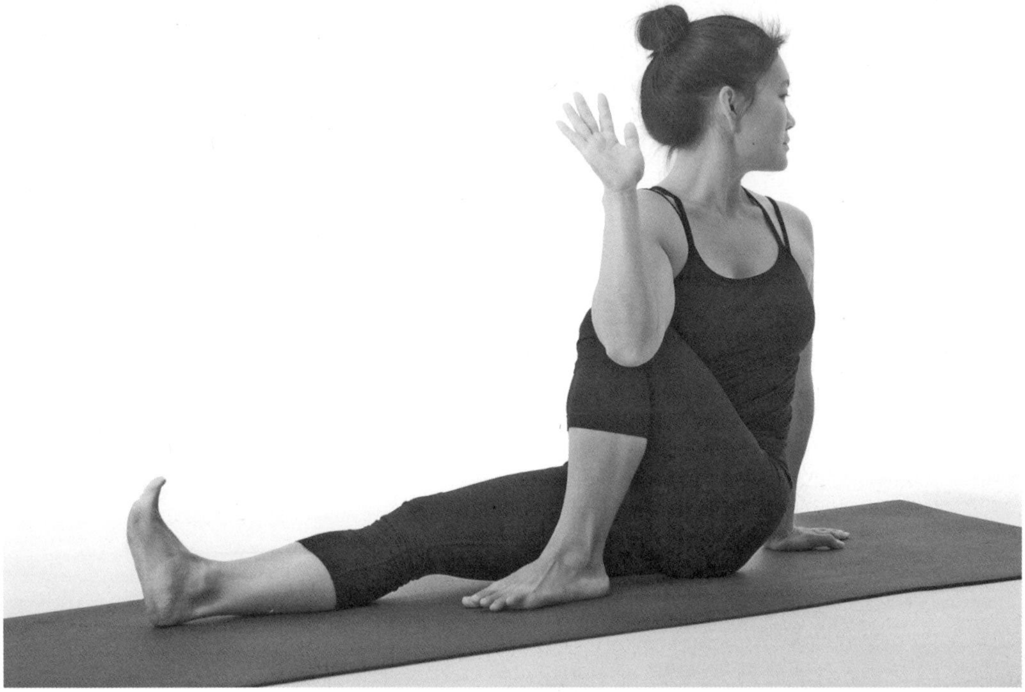

단다사나에서, 오른쪽 발뒤꿈치를 무릎을 들어 올리면서 오른쪽 좌골결절로 가져오라. 오른손을 오른쪽 골반 옆 땅 위에 높고, 척주와 왼쪽 어깨 및 팔을 이용해 위로 뻗어주고, 그 후 어깨의 왼쪽 팔꿈치를 오른쪽 무릎 쪽으로 당겨주며 무릎에 기대어 누름으로써 비틀림을 최대화시키면서 몸통을 오른쪽으로 회전시켜라. 유연성이 더 좋다면, 왼쪽 팔이 오른쪽 대퇴와 경골 근처에 닿게하여 오른쪽 손목을 뒤쪽에서 움켜쥐어라. 좌골결절들로 지면을 누르면서 강하게 맞물린 왼쪽 다리를 쭉 뻗어주어라. 매 들숨과 함께, 척주를 보다 쉽게 신장시키기 위해 비틀기를 살짝 뒤로 빼서 행하라. 매 날숨과 함께 더 많이 비튼다. 견갑골을 뒤로 모아서 아래쪽으로 내려주고, 가슴 중심을 확장시키며, 호흡을 안정시킨 상태를 유지하라. 왼쪽을 응시해야 한다. 상급 수준의 수련생들은 에카 파다 바카사나(외다리 학 자세)를 통해 차투랑가 단다사나로 자세를 변화시킬 수 있다.

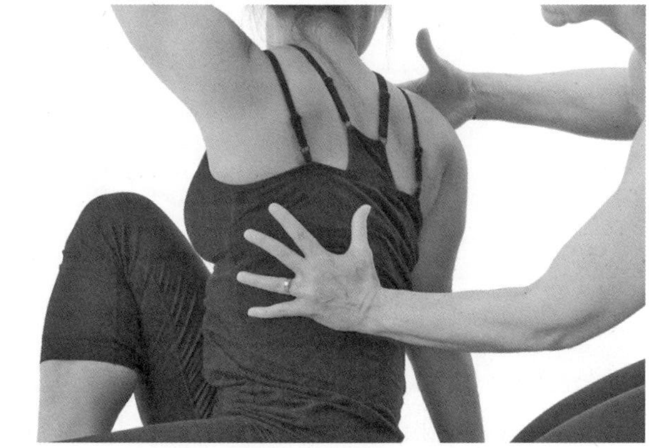

오른쪽 발뒤꿈치를 단다사나로부터 안쪽으로 움직이자마자, 양손으로 이것을 잡아서 골반을 중립 상태로 회전시키며 척주를 따라 그리고 가슴 쪽으로 보다 크게 신장시키도록 구두 지시 및 설명을 해야한 뒤, 왼쪽 팔을 위쪽으로 스트레칭시키면서 오른손을 오른쪽 골반 옆 바닥 에 위치시킨다. 양쪽 갈비뼈 뒤쪽에 편 손바닥을 위치시키고, 수련생이 왼쪽 팔꿈치나 어깨를 오른쪽 무릎 쪽으로 당길 때 왼쪽 옆구리를 따라 신장되는 것을 계속하여 도와줌으로써 초기 비틀림 동작을 보조한다.

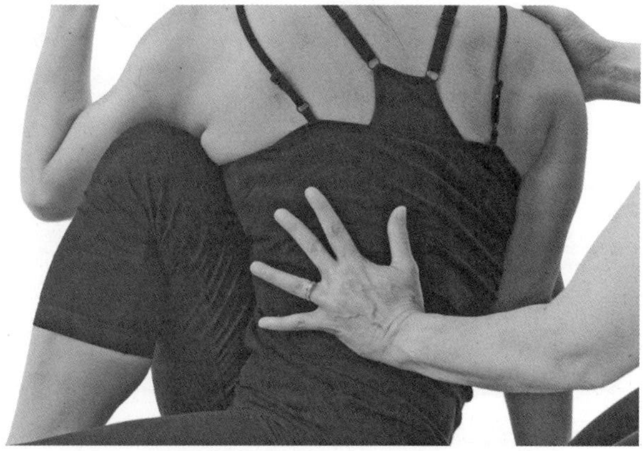

편 손바닥을 몸통의 좌측 뒷면을 따라 미끄러뜨리면서 들숨에 맞춰 보다 크게 신장되도록 도와줄 수 있다.

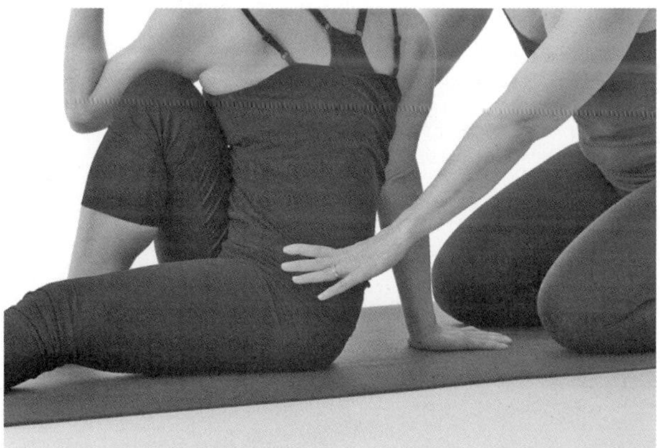

양 무릎 앉기 자세로 앉은 채, 움켜쥐는 회전을 통한 골반 잡기(자세)를 사용하여 좌골결절들을 통해 고정시키고 골반을 중립 자세로 유지하는 동안 골반을 편평하게 유지시키는 것을 강조시킬 수 있다.

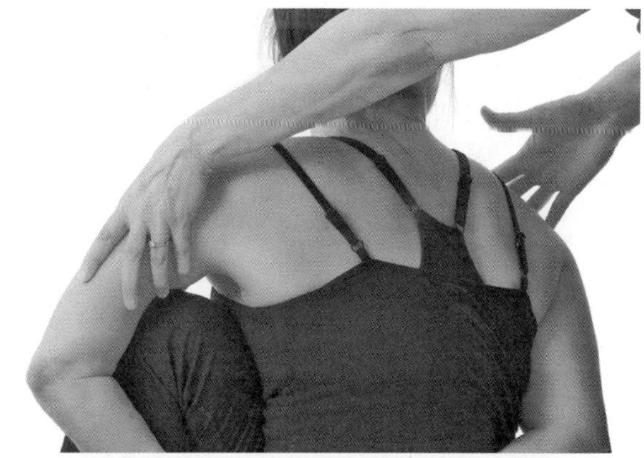

수련생의 왼쪽 윗팔에 움켜쥐는 회전을 사용하여 이것의 내회전을 보조할 수 있으며, 이때 수련생은 반대편 팔을 등 뒤로 돌려 손목을 움켜쥐는 동안 해당 팔을 대퇴와 경골 근처를 감싸는 것을 신경쓴다.

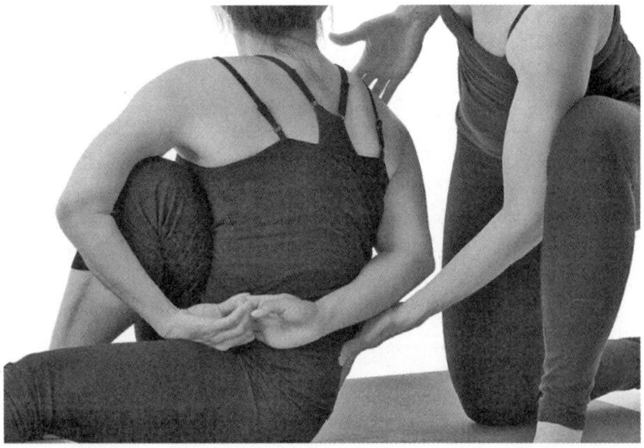

감싸고 움켜쥐는 노력을 통해 척주가 무너지는 경향을 관찰하라, 보다 취하기 쉬운 자세로 물러나도록 구두 지시를 하거나 편 손바닥을 사용하여 비틀기를 도와줄 수 있다: 한쪽 손바닥을 수련생이 비트는 방향에 있는 아래쪽 갈비뼈들 바래 아래에 위치시키고, 다른쪽 손바닥을 반대편 어깨의 전면 맨 위에 위치시켜라. 수련생의 들숨과 함께, 아래쪽 손을 사용하여 흉곽을 들어 올리는 것을 도와줄 수 있다; 날숨과 함께, 양손을 이용하여 비틀기를 보조할 수 있다.

수정

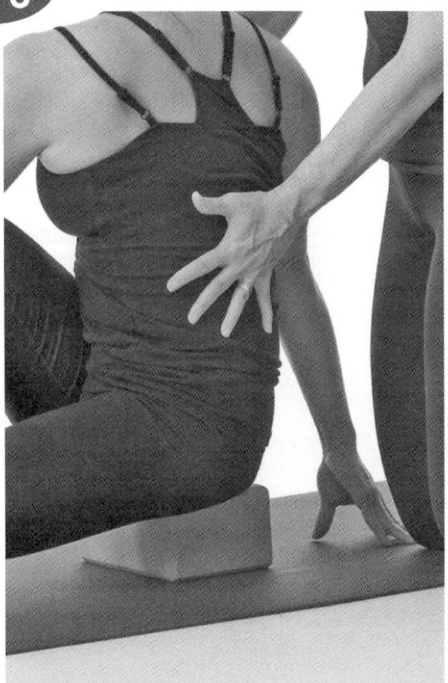

수련생이 좌골결절들을 이용해(앞으로 숙여지지 않고) 똑바로 앉을 수 없거나 무릎에 압박을 느끼면, 블록 또는 다른 받침대를 제공하여 좌골결절들 아래에 위치시켜라.

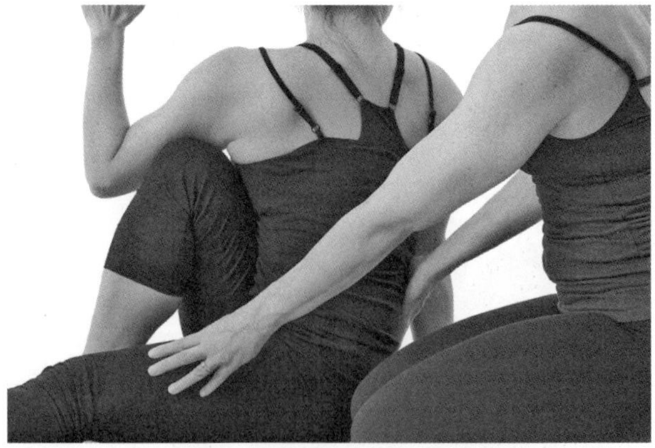

좌골결절들의 고정과 발을 굽히고 대퇴를 안쪽으로 회전시켜 발, 무릎, 발가락들이 위를 가리키도록 유지하는 동안 뻗은 다리를 통해 에너지를 강하게 방출하는 선을 계속하도록 구두 지시를 한다. 가벼운 손동작을 이용하여 이러한 정렬과 에너지 활동에 대한 개선을 지시할 수 있다.

수정

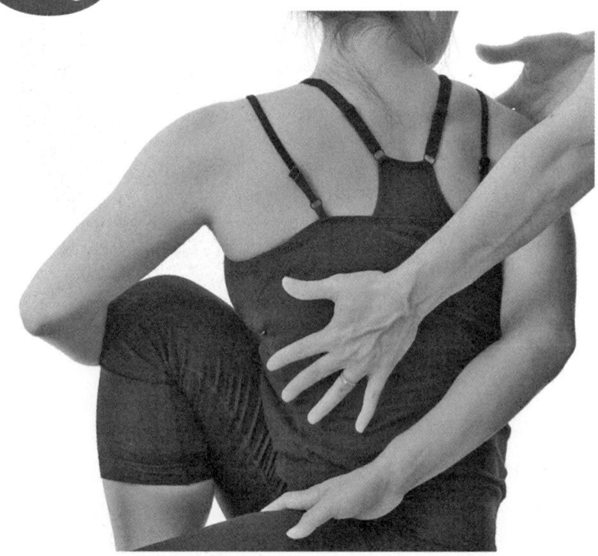

수련생이 어깨가 무릎을 지날 수 있을만큼 충분히 비틀지 못한다면, 팔꿈치를 무릎 쪽으로 당기거나 그 손으로 무릎 주변을 대신 움켜잡으면서 다른 손은 척주의 신장을 보조하기 위해 바닥에 두거나 해당 팔을 등 뒤를 감싸서 왼쪽 대퇴 안쪽을 잡도록 시도하도록 지시하라.

좀 더 알아보기

「요가 지도법」: 183 쪽
「요가 시퀀싱」: 370 쪽
Teaching Yoga 지원 센터:
www.markstephensyoga.com/resources

파리브릿타 자누 시르사사나
(측면으로 무릎에 머리 댄 자세)
Parivrtta Janu Sirsasana(Revolved Head to Knee Pose)

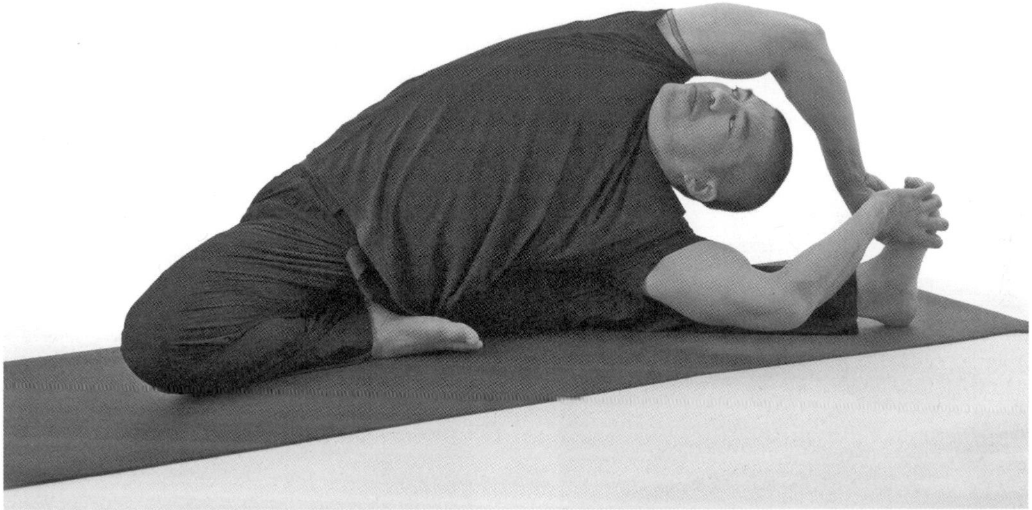

단다사나에서, 우파비스타 코나사나(넓은 각 앞쪽 굴절 자세)에서와 같이 오른쪽 다리를 바깥으로 뻗고 왼쪽 발뒤꿈치를 밧다 코나사나(묶인 각도 자세)에서와 같이 안쪽으로 당긴다. 좌골결절들을 바닥에 대고, 똑바르게 앉아서, 오른쪽 대퇴를 고정시키며, 왼쪽으로 몸을 비틀면서, 오른쪽으로 몸을 기울인 후, 단계적으로 움직인다: (1)오른쪽 팔꿈치를 오른쪽 무릎으로, 왼쪽 팔을 내려 외회전하는 왼쪽 골반을 향하게 한 후, 왼쪽 팔을 머리 위로 뻗어라; (2)오른쪽 팔꿈치나 어깨를 오른쪽 무릎 또는 지면으로, 왼쪽 팔이 머리 위로 오른쪽 다리를 잡을 수 있게 뻗는 동안 계속해서 몸통을 돌려서 열어준다. 시선을 위로 향하게 하는데 목이 불편하면, 머리를 아래로 떨어트리거나 오른손으로 머리 받침대를 만든다. 옆으로 굽힐 때 척주를 늘리는 데 초점을 맞춰라. 옆으로 늘려야지, 앞으로 굽혀서는 안된다. 양손으로 오른발을 잡기가 쉬우면, 오른손을 사용해서 왼쪽 대퇴를 눌러서 아래로 내려주면서 깊게 스트레칭시킨다.

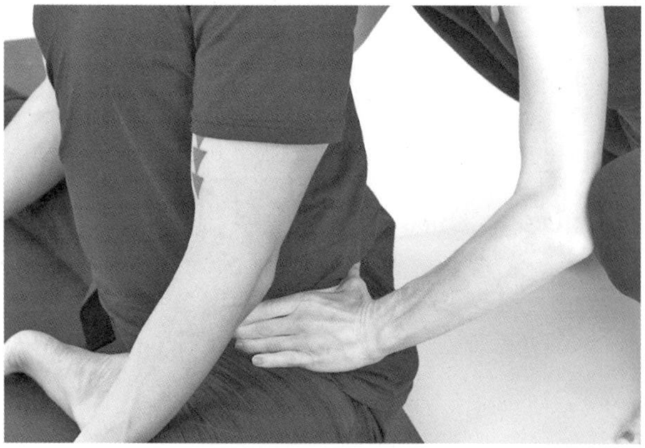

움켜쥐는 회전으로 골반 잡기(자세)를 사용해서 골반이 중립상태가 되게 지시한다, 필요한 경우에, 골반이 보다 쉽게 앞쪽으로 회전할 수 있게 좌골결절들을 위로 받쳐준다.

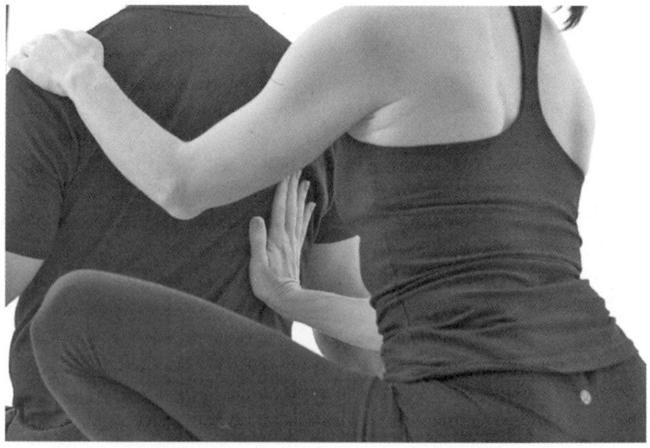

편 손바닥으로 왼쪽으로 비트는 것을 도와주는데, 오른쪽 손바닥을 허리쪽 갈비뼈 위에 위치시켜(들숨 시) 들어 올리고(날숨 시) 회전하게 지시하며, 왼손은 왼쪽 어깨 위에 위치시켜 비틀기 동작을 더 멀리 하도록 보조한다.

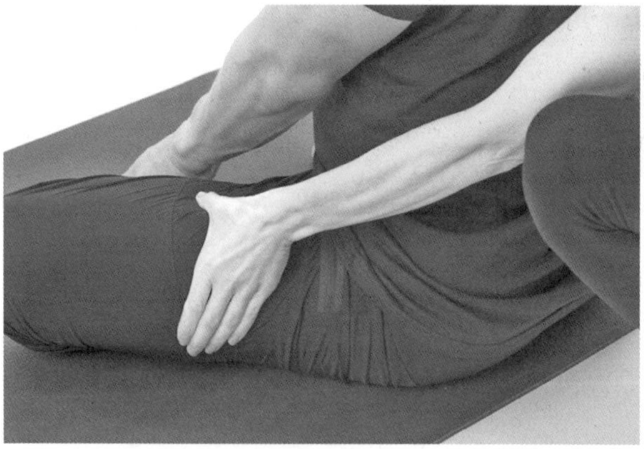

움켜쥐는 회전을 왼쪽 대퇴 위쪽에 적용하거나 무릎을 해당 부위에 위치시켜 동일한 지시를 내릴 수 있게 한다(지면에 붙이고 외회전).

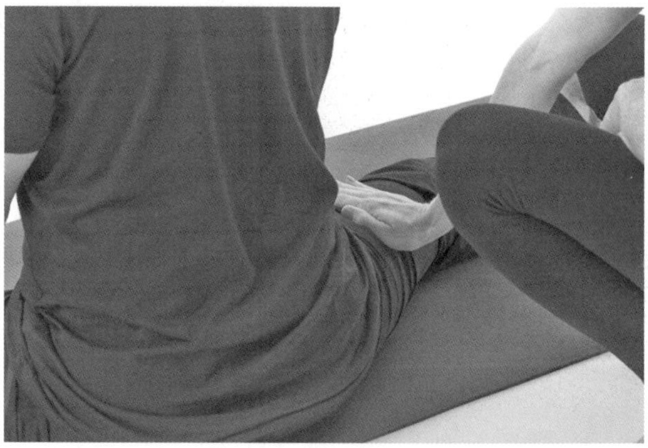

가벼운 손동작을 사용하여 오른쪽 사두갈래근들이 관여되어 있음을 명확히 하고 오른쪽 무릎과 발가락들을 위로 쭉 뻗도록 지시한다(발목은 발등굽힘을 강하게 한다).

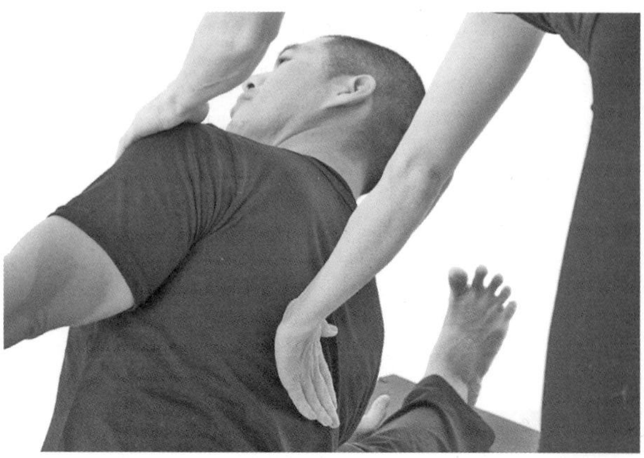

편 손바닥을 다시 적용하는데, 이번에는 양손으로 몸통의 양 옆을 따라서 신장과 몸통의 가벼운 회전을 지시하는데, 이 때 수련생은 뻗어놓은 오른쪽 다리 위에서 몸통을 바깥으로 늘린다.

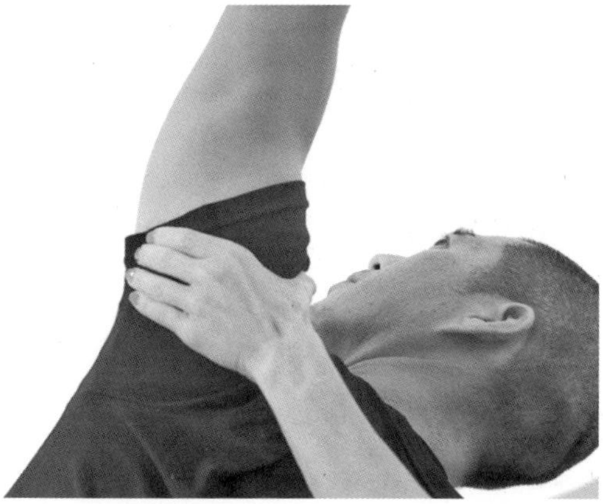

왼쪽 팔 위에 움켜쥐는 회전을 사용하여 해당 팔의 외회전을 지시한 후, 편 손바닥으로 돌아와서 몸통의 양 옆에서 회전과 몸통의 신장을 다시 시작한다.

수정

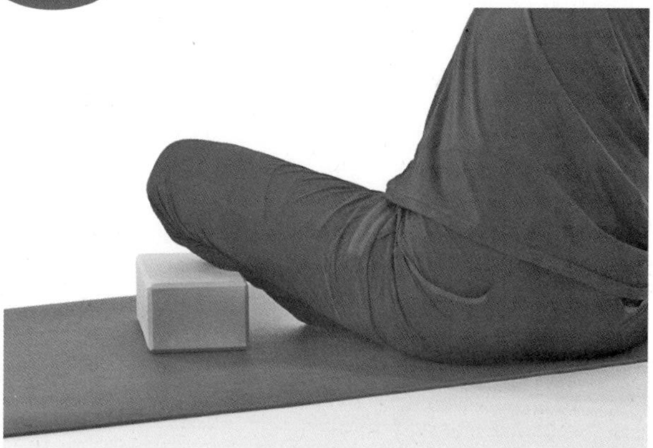

왼쪽 무릎, 골반, 대퇴 안쪽에 좌상이 있는 경우에, 무릎 아래에 블록을 위치시킨다.

수정

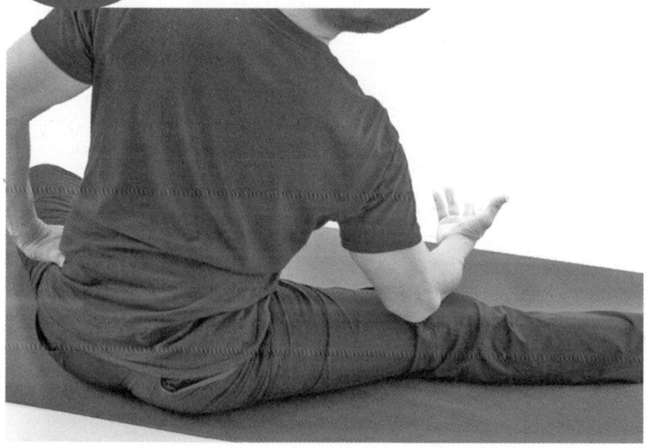

급격한 아치 자세에서 가쪽 굽힘으로 자세를 변경할 때 척주를 유지할 수 없으면, 수련생이 똑바르게 앉고, 왼쪽으로 비틀고, 오른쪽으로 조금만 기울이도록 권장하라.

변화

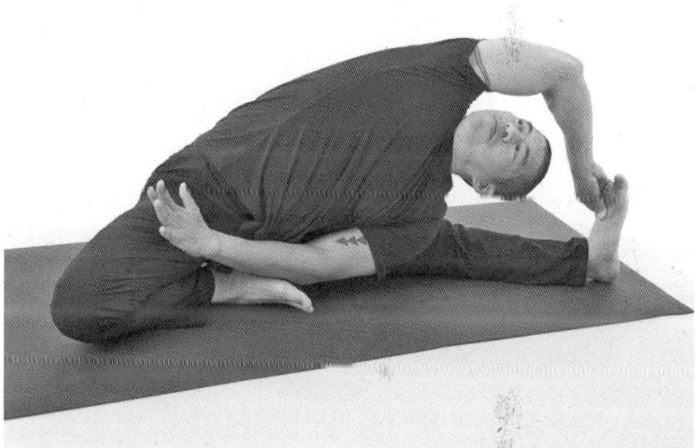

수련생에게 오른발을 양손으로 잡는 것이 쉽다면, 오른손을 왼쪽 대퇴 위쪽에 두고 바깥쪽으로 눌러주도록 지시하라(외회전에서).

좀 더 알아보기

「요가 지도법」: 184 쪽
「요가 시퀀싱」: 379 쪽
Teaching Yoga 지원 센터:
www.markstephensyoga.com/resources

스와스티카아사나 (평화 자세)

Swastikasana(Peace Pose)

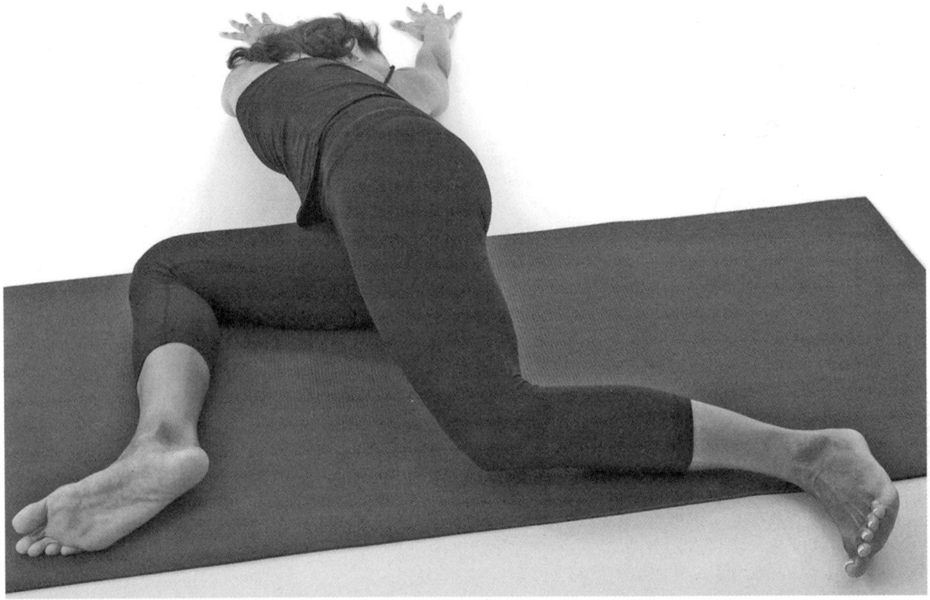

단다사나에서, 양발을 골반쪽에서 대략 두 걸음 정도 떨어트린 곳으로 중간쯤 미끄러뜨려 당기는 것을 구두로 지시하고 설명한 후, 양 무릎을 오른쪽으로 눕혀서, 오른쪽 엉덩이가 올라가고 양손을 오른쪽으로 하여 바닥을 짚기 전에 대퇴, 하퇴, 발이 직각을 이룰 수 있게 위치시킨다. 여기에서, 수련생들이 오른쪽으로 더욱 돌면서 비틀고 점진적으로 그들의 가슴을 바닥에 놓도록 지시한다.

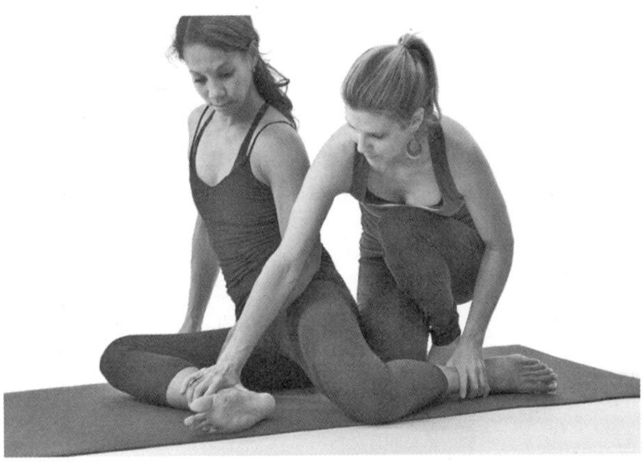

가벼운 손동작을 사용하여 수련생의 다리들이 직각을 이룰 수 있도록 도와준다 (발목, 무릎, 골반에서).

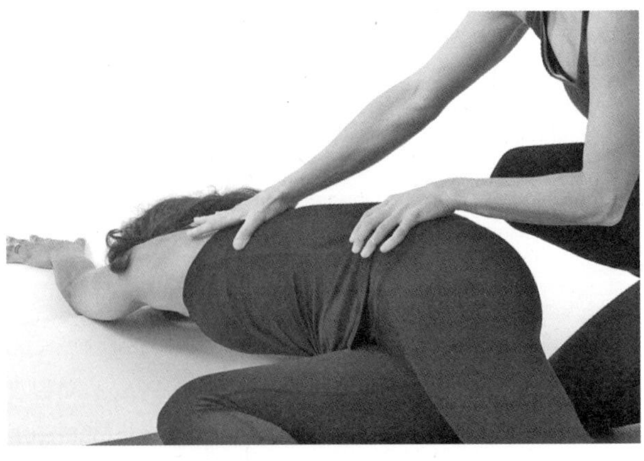

가벼운 손길을 골반 상부 및 같은 방향의 견갑골 위에 위치시킨 후, 양손을 서로 반대되는 방향으로 눌러줘서 몸통을 늘리고 비틀기를 살짝 깊게 만든다.

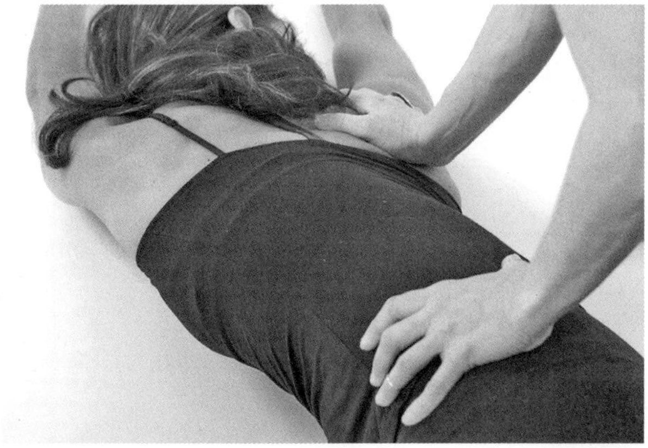

골반 상부 위에 가벼운 손길을 유지하면서, 다른 손으로 가벼운 손길을 반대쪽 견갑골 위에 놓은 후, 서로 반대 방향으로 눌러줘서 비틀기를 더욱 깊게 만든다.

수정

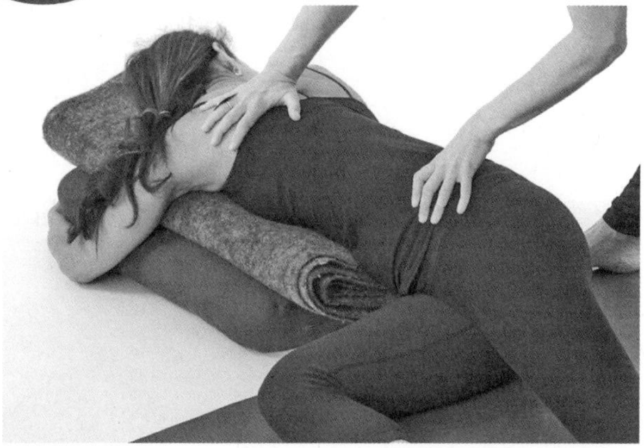

큰 받침을 몸통 아래에 위치시켜서 허리의 좌상이 발생할 가능성을 낮추고 보다 편한 자세를 만든다.

수정

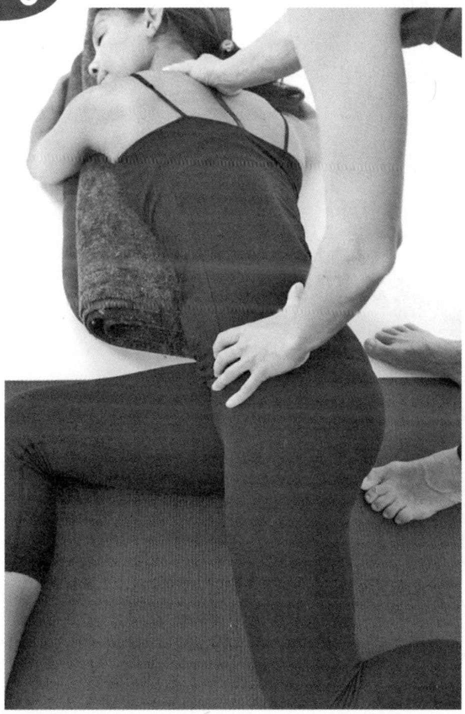

머리를 무릎들이 가리키는 방향으로 돌려서 목의 부상이 발생할 가능성을 낮춘다.

변화

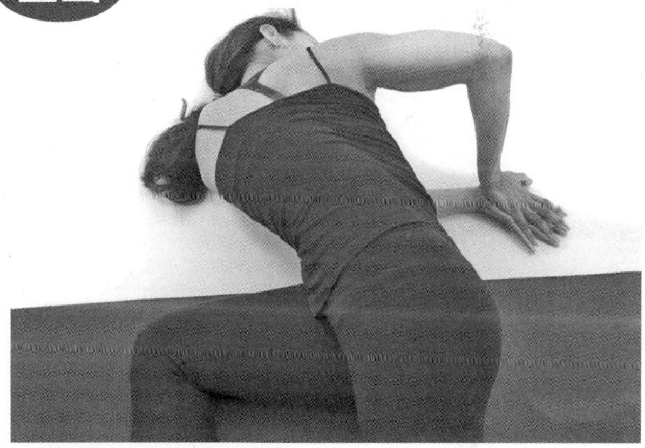

아래쪽 팔을 맞은편으로 더욱 멀리 미끄러뜨리며 양손을 모으고, 팔꿈치들을 서로 반대 쪽으로 뻗어서 기도하듯이 비트는 자세를 만드는 것을 생각하도록 한다.

좀 더 알아보기

「요가 지도법」: 181-182 쪽
「요가 시퀀싱」: 217 쪽
Teaching Yoga 지원 센터:
www.markstephensyoga.com/resources

바라드바즈라사나 A
(성자 바라드바즈의 자세 A 또는 단순 올가미 자세 A)
Bharadvajrasana A(Sage Bharadvaj's Pose A or Simple Noose Pose A)

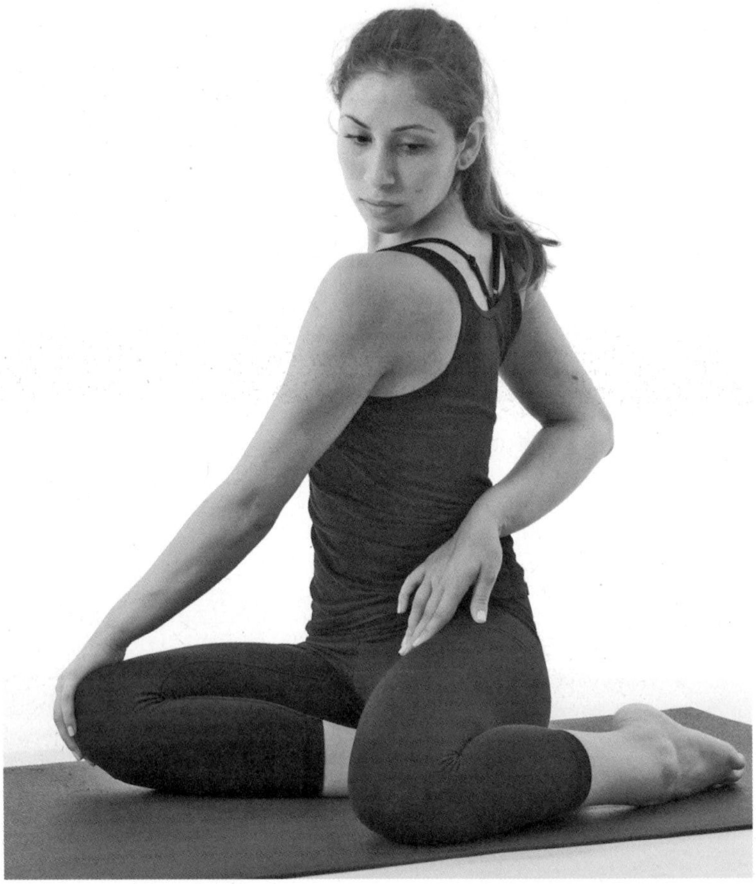

단다사나에서, 왼쪽으로 기울이며, 양 무릎을 굽혀 양발꿈치를 오른쪽 뒤로 당기고, 왼쪽 발목을 오른쪽 대퇴 아래에 있게 한다. 왼쪽으로 비틀면서, 왼손을 등 뒤로 뻗고, 왼쪽 무릎을 오른손으로 움켜쥐는 동안 옷, 오른쪽 대퇴 안쪽, 연꽃 발의 부분을 움켜잡는다. 좌골결절들을 고정시키면서, 각 들숨과 함께 척주를 늘려주고, 손으로 움켜쥐어서 매 날숨과 함께 비틀기를 최대화시켜 준다. 가슴 중심부를 향해 척주 윗부분이 당기고 견갑골을 뒤로 모아서 아래쪽으로 내리며, 쇄골을 펴는 느낌이 들게 하라. 몸통을 왼쪽으로 비트는 동안, 머리를 오른쪽으로 돌리고, 턱을 살짝 아래로 당겨 오른쪽 견갑골을 향하게 하라.

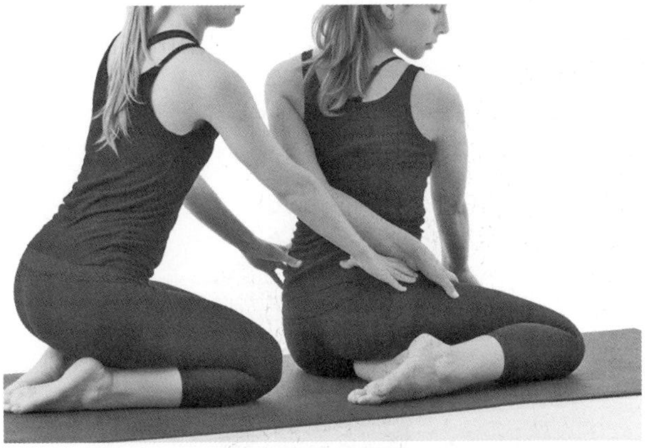

움켜쥐는 회전을 통한 골반 잡기(자세)를 사용하여 좌골결절들을 골반 중립성을 따라 고정시키도록 지시하고, 필요한 경우에 좌골결절들을 받쳐줘서 골반의 앞쪽 회전이 보다 쉽도록 하라.

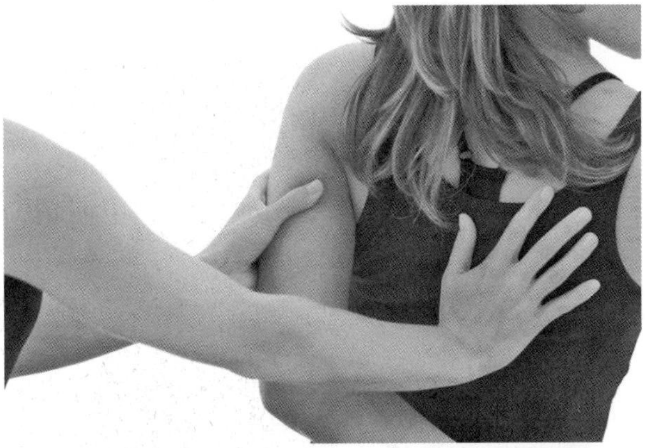

감싸고 있는 윗팔에 움켜쥐는 회전을 사용하여 내회전을 지시하여, 해당 팔을 등 뒤로 위치시키는 것을 수월하게 한 후, 수련생의 손이 오른쪽 대퇴 안쪽이나 옷가지를 잡게 하라.

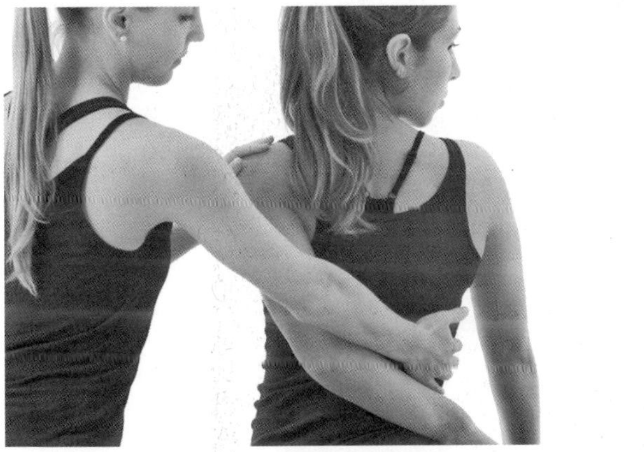

편 손바닥으로 비틀기를 돕는데, 허리쪽 갈비뼈들에 위치시킨 오른쪽 손바닥으로 들어 올림(들숨 시)과 회전(날숨 시)을 지시하며, 왼쪽 어깨에 위치시킨 왼손으로 비틀기 동작을 추가적으로 보조한다.

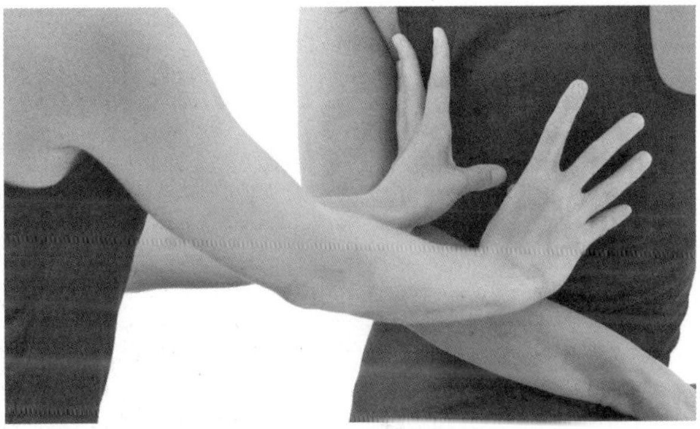

견갑골을 손가락 당기기를 이용하여 갈비뼈 뒤쪽을 향해 내리도록 지시하라.

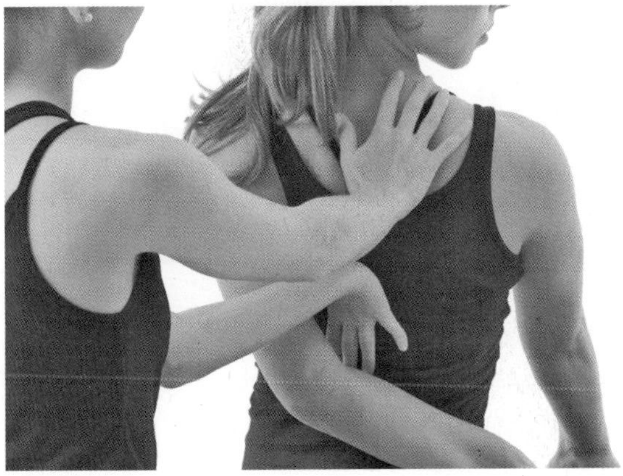

편 손바닥으로 비틀기를 돕는데, 허리쪽 갈비뼈들에 위치시킨 오른쪽 손바닥으로 들어 올림(들숨 시)과 회전(날숨 시)을 지시하며, 왼쪽 어깨에 위치시킨 왼손으로 비틀기 동작을 추가적으로 보조한다.

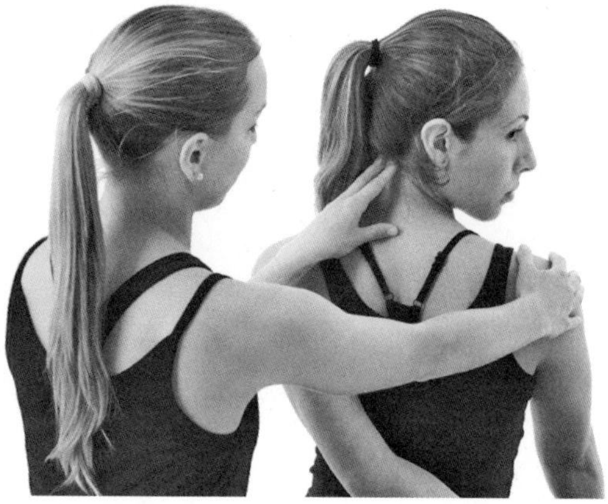

수련생이 가슴을 내리고 있을 때, 가벼운 손동작을 견갑골 아래에 이용하여 척주를 들어 올리도록 추가적으로 지시하고, 흉골을 들어 올리는 동안 척주를 가슴 쪽으로 당기는 느낌을 구두로 지시하라.

수정

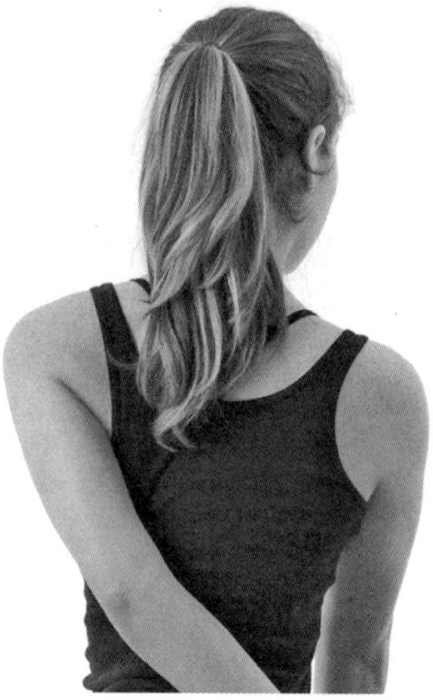

수련생이 넘어지지 않고 좌골결절 위로 앉지 못하면, 블록을 양쪽 좌골결절들 아래에 가로로 위치시켜라.

좀 더 알아보기

「요가 지도법」: 183 쪽
「요가 시퀀싱」: 346 쪽
Teaching Yoga 지원 센터:
www.markstephensyoga.com/resources

수정

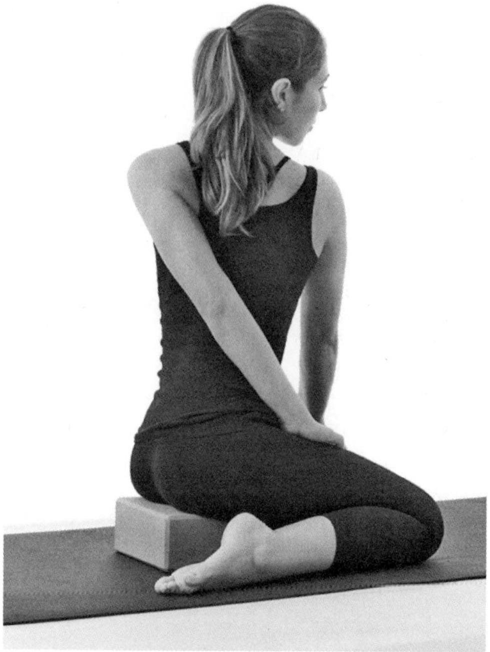

머리를 더 크게 비트는 것과 반대되는 방향으로 돌리도록 구두 지시하며, 목 뒤를 따라 가벼운 손가락 펼치기를 사용하여 턱을 지면과 수평하게 하거나 살짝 집어넣도록 지시하라(목의 압력에 민감).

변화

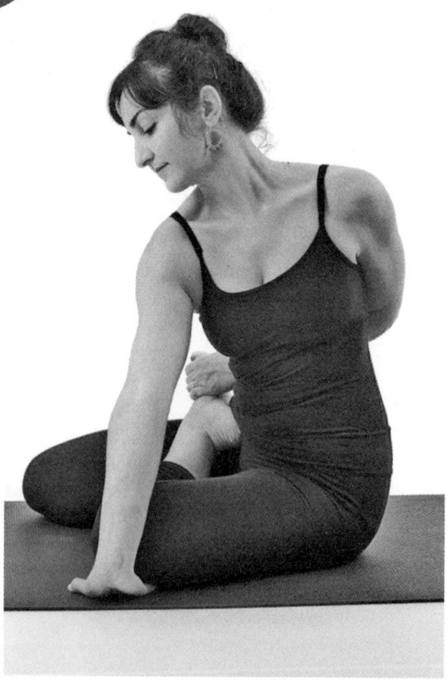

이 아사나를 쉽게 취할 수 있고 수련생의 무릎이 건강하면, 바라드바즈라사나 B(성자 바라드바즈의 자세 B)를 탐구한다.

바라드바즈라사나 B
(성자 바라드바즈라의 자세 B 또는 단순 올가미 자세 B)
Bharadvajrasana B(Sage Bharadvaj's Pose B or Eimple Noose Pose B)

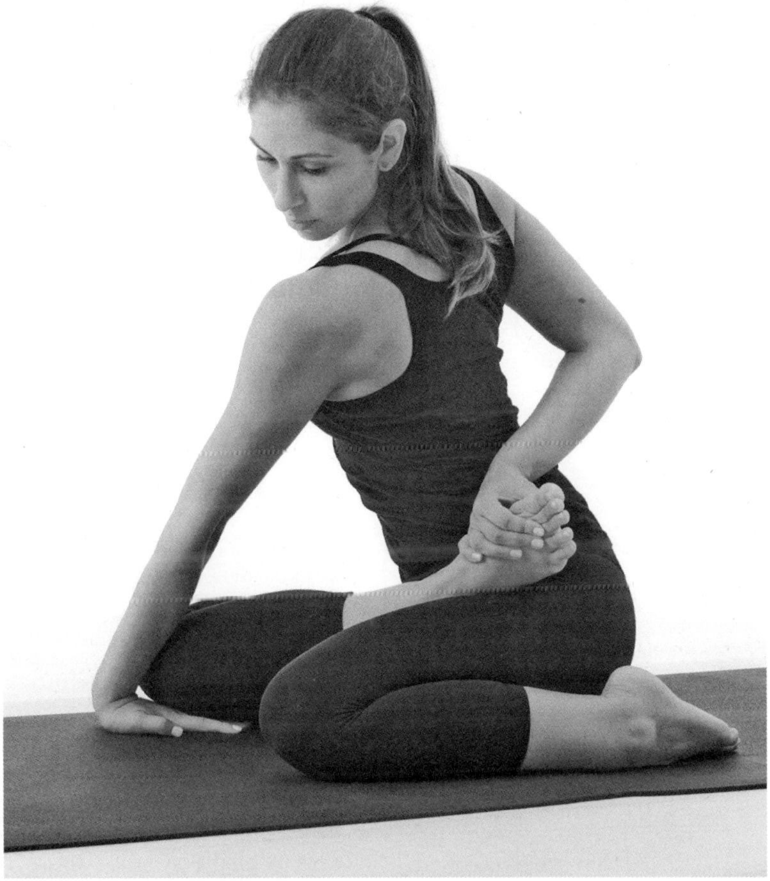

무릎들을 잘 알아야 하고 세심하게 진행한다. 바라드바즈라사나 A로 시작하는데, 비라사나 자세 잡기에서 오른쪽 발뒤꿈치를 오른쪽 골반 가까이로 당기고 왼쪽 발을 반쪽 연꽃의 안으로 당기는 것을 제외한다. 왼쪽으로 비틀고, 오른손으로 왼쪽 무릎을 움켜잡는 동안 왼손은 등 뒤로 뻗어서 옷가지, 오른쪽 대퇴 안쪽, 연꽃 발을 움켜잡는다. 왼쪽 손바닥을 왼쪽 무릎 아래서 지면 위에 위치시켜서 왼쪽 발뒤꿈치를 향하게끔 위치시키려 시도한다. 좌골결절들을 고정시키고, 매 들숨마다 척주를 늘리며, 매 날숨마다 잡고 있는 손을 이용하여 비틀기를 최대화한다. 척주 위쪽을 가슴 중심부를 향해 당기고, 견갑골을 뒤로 모아서 아래쪽으로 내리며, 쇄골을 펴는 느낌을 생성한다. 몸통을 왼쪽으로 비트는 동안, 머리는 오른쪽으로 돌리고, 턱은 오른쪽 어깨를 향해 살짝 아래로 당겨준다.

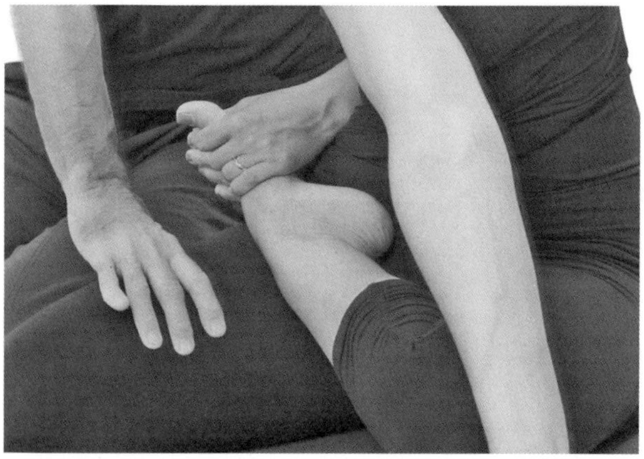

오른쪽 다리의 비라사나 자세 잡기를 개선하기 위해,
움켜쥐는 회전을 이용하여 해당 대퇴의 내회전을 보조하라.

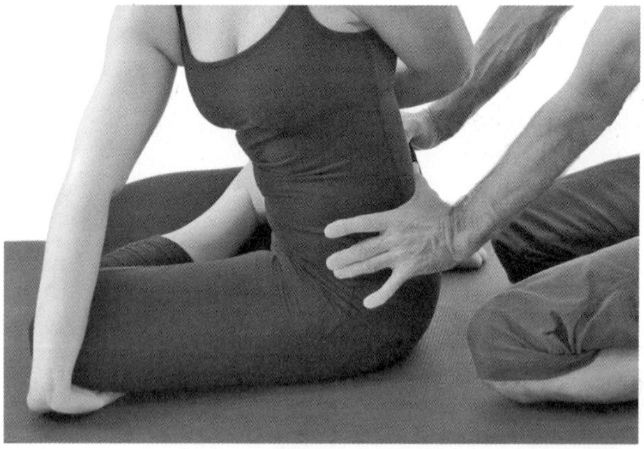

움켜쥐는 회전을 통한 골반 잡기(자세)를 이용하여
좌골결절들이 골반 중립성을 따라 고정되게 지시하라,
필요한 경우에 좌골결절들을 들어 올려서 골반이 보다 쉽게
앞쪽 회전하도록 하라.

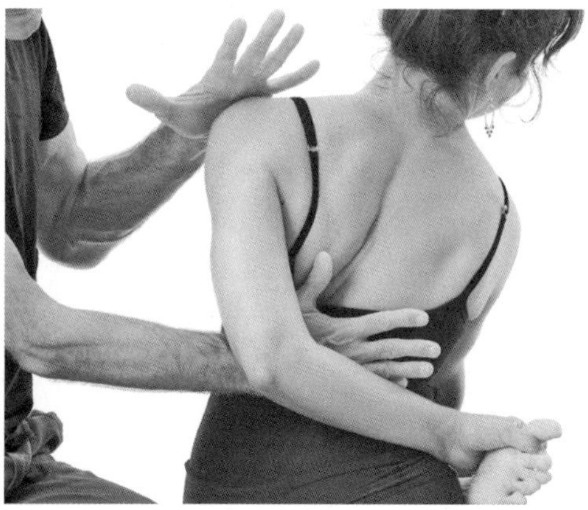

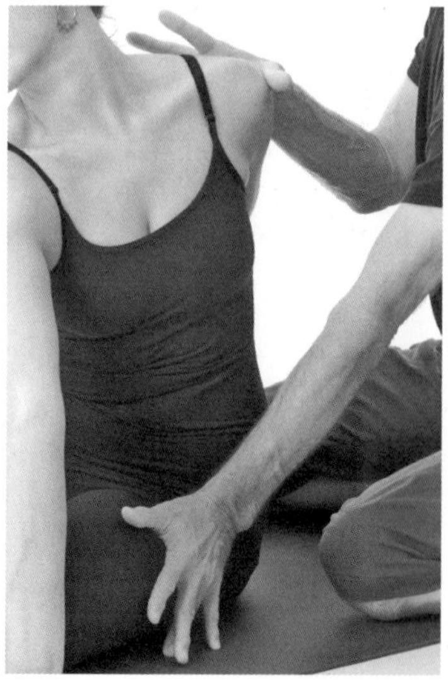

왼쪽 대퇴 위쪽에 움켜쥐는 회전을 이용하여 다리를 연꽃
자세로 만들 때 해당 대퇴 부분이 외회전하도록 지시하라.

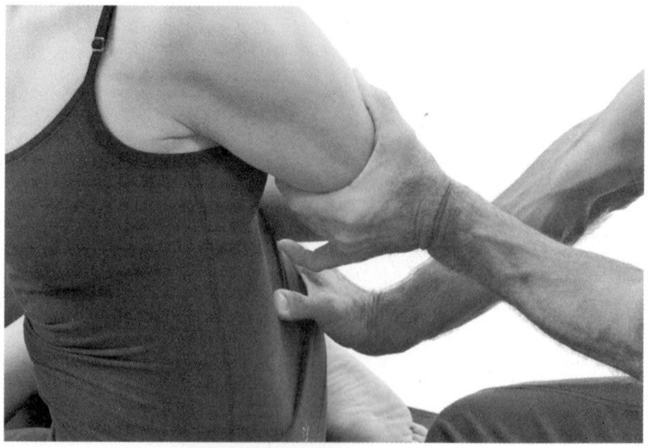

왼쪽 팔 위쪽에 움켜쥐는 회전을 사용하여 내회전을
지시하여, 해당 팔을 등 뒤로 위치시키는 것을 도운 후,
수련생의 손이 연꽃 발, 오른쪽 대퇴 안쪽, 옷가지를
움켜쥐도록 하라.

편 손바닥을 이용하여 왼쪽으로 비틀기를 돕는데, 허리쪽
갈비뼈에 위치시킨 오른쪽 손바닥으로 들어 올림(들숨 시)와
회전(날숨 시)를 지시하며, 왼쪽 어깨에 위치시킨 왼손으로
비틀기 동작을 추가적으로 보조하라.

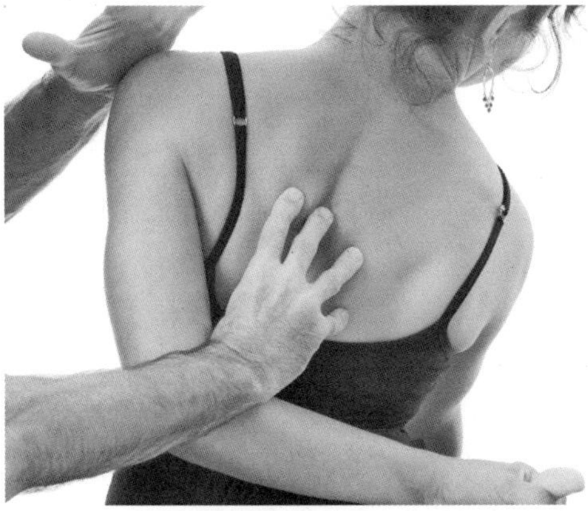

수련생이 가슴을 내리고 있을 때, 가벼운 손동작을 견갑골 아래에 이용하여 척주를 들어 올리도록 추가적으로 지시하고, 흉골을 들어 올리는 동안 척주를 가슴 쪽으로 당기는 느낌을 구두로 지시하라.

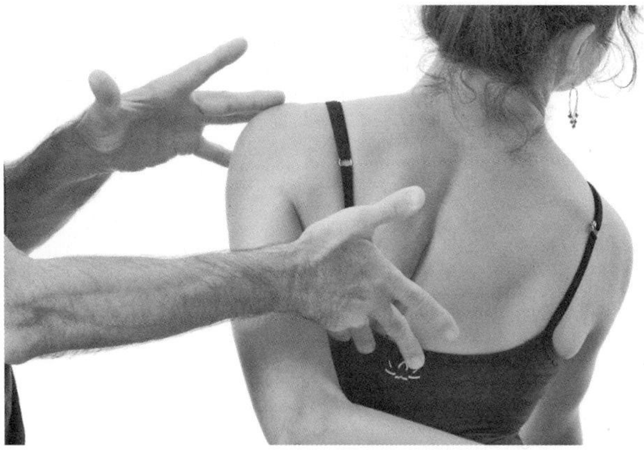

견갑골을 손가락 당기기를 이용하여 등 쪽 갈비뼈들을 향해 내리도록 지시하라.

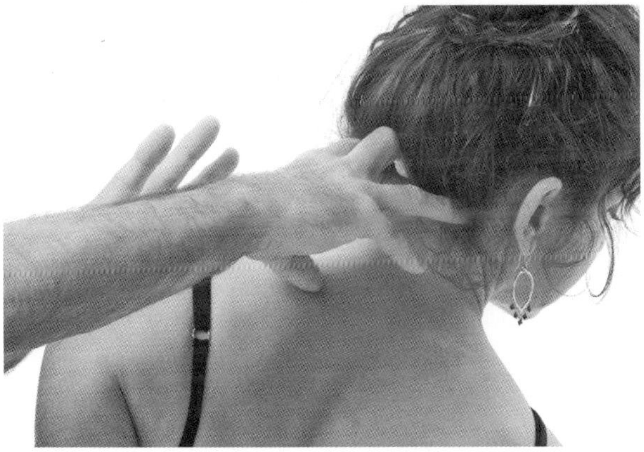

머리를 더 크게 비트는 것과 반대되는 방향으로 돌리도록 구두 지시하며, 목 뒤를 따라 가벼운 손가락 펼치기를 사용하여 턱을 지면과 수평하게 하거나 살짝 집어넣도록 지시하라(목의 압력에 민감).

수정

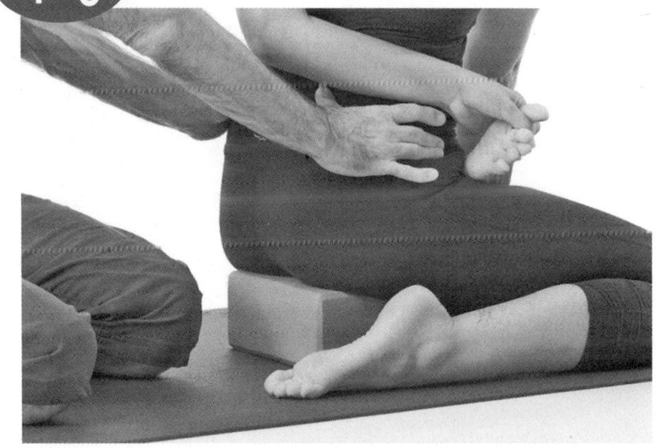

수련생이 넘어지지 않고 좌골결절 위로 앉지 못하면, 블록을 양쪽 좌골결절들 아래에 가로로 위치시켜라. 수련생이 목에 문제가 있으면, 머리 높이를 유지하고 목을 통한 비틀기를 최소화하라.

좀 더 알아보기

「요가 지도법」: 183 쪽
「요가 시퀀싱」: 347 쪽
Teaching Yoga 지원 센터:
www.markstephensyoga.com/resources

숩타 파리바르타나사나 (누운 회전 자세)

Supta Parivartanasana(Reclined Revolved Pose)

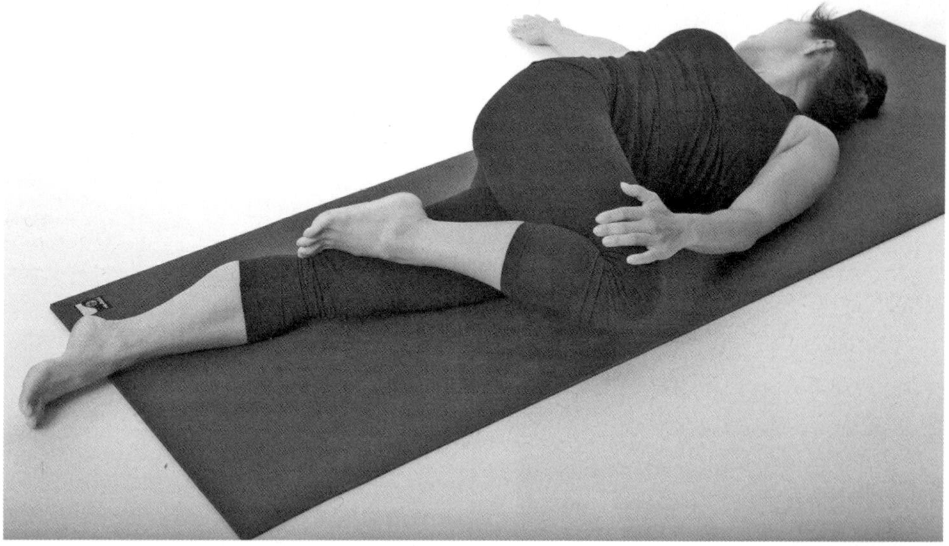

반듯이 누워서, 양 무릎을 아파나사나(바람빼기 자세)에서와 같이 가슴 쪽으로 당기고, 양 팔을 바깥으로 뻗으며, 양 손바닥을 아래로 향하게 한다. 오른손 너머를 응시하고, 무릎을 왼쪽으로 눕힌다. 또는, 왼쪽 다리를 지면에서 쭉 뻗은 상태로 오른쪽 무릎을 가로로 당긴다. 굽힌 무릎 자세는 허리에 더 편하다. 비틀기를 유지한 채, 수련생들이 어깨를 바닥에 핸즈 온 시킨 상태를 유지하는 것보다 무릎을 바닥에 핸즈 온 시키는 데 더욱 신경쓰게 도움으로써, 허리가 아닌 흉추를 비틀도록 한다. 코어 운동에서, 양다리를 움직이고 들숨 시 양다리를 들어 올리고, 날숨 시 중심으로 돌아오는 동안 어깨를 누르고, 손바닥이 확실히 아래를 향하도록 한다.

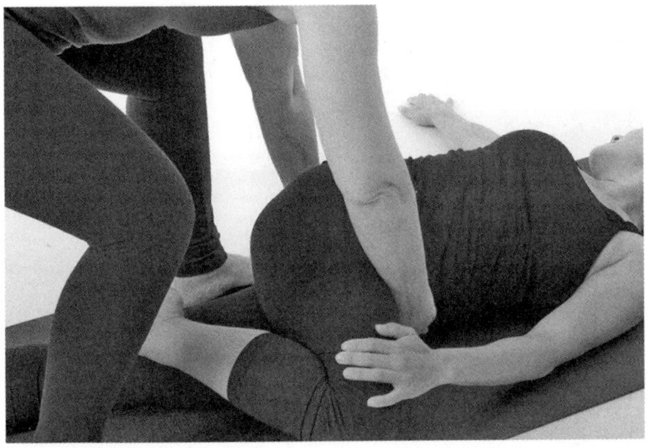

수련생들이 아래쪽 골반을 중앙으로 이동시키는 어려움을 물리적으로 골반을 들어 올리고 위치를 재교정하여 보조하라. 무릎들을 굽히고 스스로의 허리를 잘 의식하면서 시행하라.

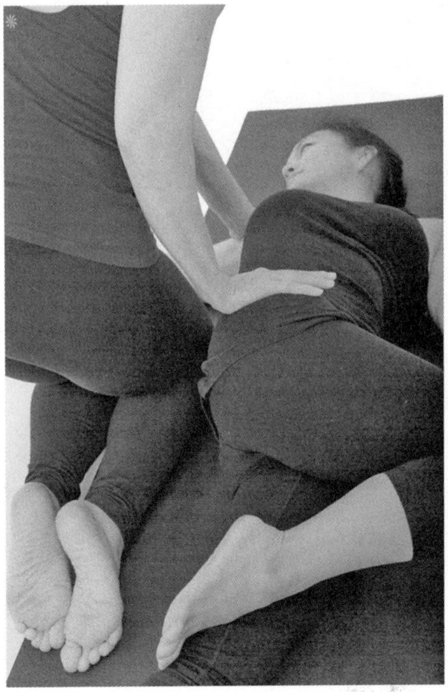

수련생이 굽힌 무릎 반대편에 양 무릎 앉기 자세를 취하고, 골반 상부 및 어깨의 위에 편 손바닥을 위치시키고, 어깨를 지면으로 살짝 누르면서 골반을 해당 발 쪽으로 눌러라(허리를 통한 비틀기가 아닌 늘리기).

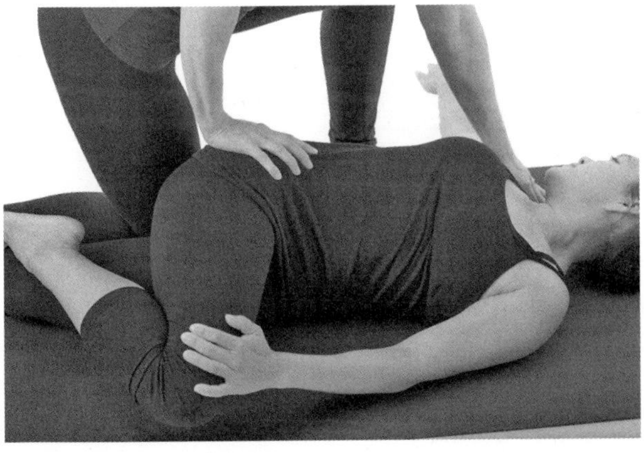

한쪽 무릎굽히기 자세를 취하여 동일한 기본 교정법으로 접근한다.

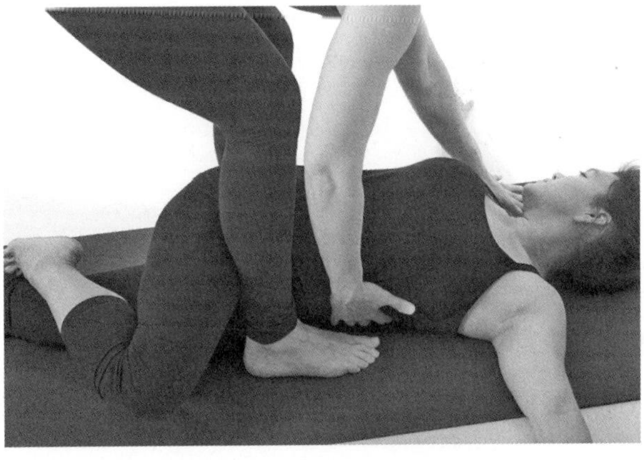

완전히 다른 접근법으로, 산 자세를 취해 수련생의 복부에서 다리를 벌리고 올라앉아서, 양 무릎을 굽혀 양발뒤꿈치를 뒤쪽으로 밀어낸 후, 부드럽고 확실하게 본인의 양 무릎을 같이 밀어 넣는 동안 본인의 종아리들을 뒤로 하여 수련생의 대퇴와 골반을 압박하며, 몸통과 어깨에 편 손바닥을 위치시켜 비틀기를 돕는다.

수정

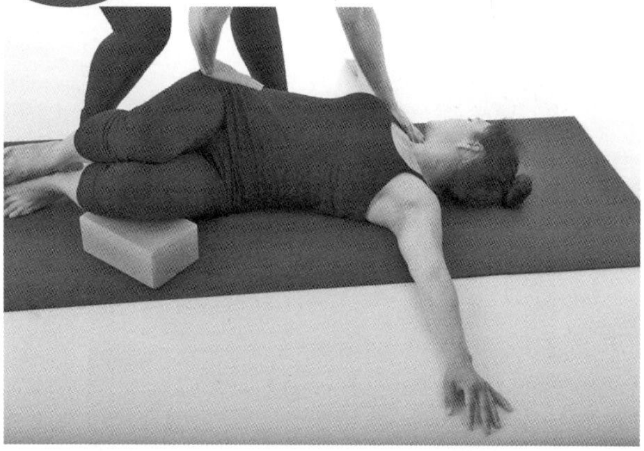

수련생이 허리에 문제가 있을 때, 양 무릎을 굽힌 자세를 유지하도록 지시하고 무릎 하부 아래 그리고/또는 양 무릎 사이에 블록을 위치시켜라. 편 손바닥을 사용하여 양어깨가 지면에 닿도록 조심스럽게 돕는다.

변화

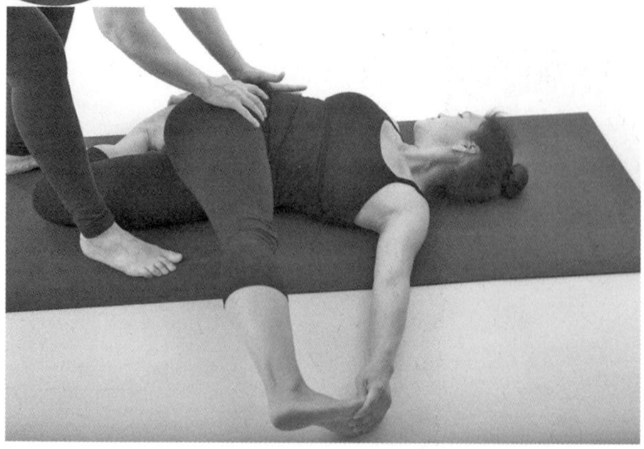

쭉 뻗은 다리의 무릎을 굽히고 해당 발을 반대편 손으로 움켜잡도록 구두 지시하는 동안 반대편 다리를 완전히 뻗고서 마찬가지로 이것을 따라 발을 움켜쥐거나 발 주변에 스트랩을 둘러서 움켜쥐도록 지시함으로써, 자가 교정 비틀기와 대퇴근막 장근 및 장경인대의 깊은 스트레칭을 심화시켜라.

좀 더 알아보기

「요가 지도법」: 160, 184 쪽
「요가 시퀀싱」: 64-65 쪽
Teaching Yoga 지원 센터:
www.markstephensyoga.com/resources

9장

앉은 채 앞으로 굽히기 자세와 골반 열기 자세

Seated and Supine Forward Bends and Hip Openers

앞으로 굽히기 자세와 골반 열기 자세는 깊게 이완하는 아사나로 우리를 우리 삶에 내한 내면의 신비와 원동력으로 끌어들인다. 고전적인, 앉은 채 앞으로 굽히는 자세(골반 열기 자세이기도 하다), 파스치못타나사나(Paschimottanasana)는 산스크리트어로 "서쪽으로 뻗은 자세"를 뜻하고, 전통적으로 떠오르는 태양을 마주보고 시작하는 수행의 일몰을 의미한다. 여기서, 우리가 우리 자신을 접으면서, 아사나는 자연스럽게 더 깊은 자기 성찰을 도운다. 이는 어떤 일이냐에 따라 정서적 발달을 도울 수도 있고 힘들 수도 있다. 발라사나(아기 자세)와 같은 다른 앞으로 굽히기 자세들은 정서를 깊이 있게 함양시킨다. 우리는 9개월 간의 임신기간 동안 이 자세였고 스스로를 보살피거나 보호하기 위해 자연스럽게 이 태아 자세로 돌아간다.

골반과 복부의 장기들을 자극하면, 앞으로 굽히기 자세의 미묘한 에너지적 효과가 아래쪽 차크라에 집중되며, 이것은 대개 몸 깊은 곳에 존재하는 기본 감정들을 드러낸다. 앞으로 굽히는 자세를 최소 몇 분 간 유지한 채 호흡의 흐름을 가다듬어서 수련생들이 이러한 느낌들을 무사히 느낄 수 있게 한다. 앞으로 접는 자세를 취하면서 우리는 대부분을 직접적으로 보지 못하여 우리 신체에서 취약한 뒷면을 신장시키고 노출한다. 라구 바즈라사나(작은 번개 자세)와 같이 몸을 뒤로 젖힌 상태에서 모르는 곳을 향해 뒤로 떨어질 때 대부분 큰 두려움을 가지는 것과 마찬가지로, 우리는 앞으로 굽힐 때 등 근육들을 이용해서 버티는 경향이 있다.

완전히 이완시켜서 앞으로 굽히기 위해, 일련의 근육들 전부를 이완시켜야만 하며, 이는 족저근막으로부터 시작해서 하퇴의 아킬레스 건, 비복근, 비장근으로 이어진다. 햄스트링과 후면의 내전근, 대퇴의 안쪽 골반 뒤쪽 주위와 허리 아래쪽으로 들어가는 대둔근, 이상근, 요방형근, 그 다음으로 주로 척주

기립근, 다열근, 광배근과 같이 등 전체를 가로지르는 근육들(Aldous 2004, 65). 이 이완은 등 부분이 서서히 이완되는 것을 기다리는 인내심이 필요하고 앞으로 굽히는 자세를 우아하게 보이도록 한다. 억지로 시도를 계속하면, 햄스트링이나 허리의 부상이 발생하기 쉽다. 디스크 부상이 있는 수련생들은 단다사나(막대 자세)와 숩타 파당구스타사나(누운 엄지발가락 자세)와 같이, 허리가 아닌 햄스트링과 고관절들을 집중적으로 신장시킬 수 있는 자세를 취하면서, 섬세한 관심과 인내심을 갖고 앞으로 굽히는 자세들을 탐구해야 한다.

대부분의 서서 행하는 아사나들과 모든 앞으로 굽히기 자세들은 골반 안쪽과 주변의 근육들을 신장시키지만, 골반 열기 자세의 더 순수한 구성은 앉은 자세, 반듯하게 누운자세, 엎드린 자세에서 발견된다. 안정되고 열려있을 때, 고관절들은 우리가 움직이는 비결이다. 그러나 의자에 습관적으로 앉고 격렬한 운동을 하면 유전적 요인과 함께 고관절들을 신체에서 가장 긴장된 부위 중 하나로 만들 수 있으며, 이로 인해 운동 범위의 제한과 허리에 잠재적 좌상을 유발한다. 고관절들을 여는 자세는 몸을 안전하고 깊게 뒤로 젖히는 자세들, 앞으로 굽히는 자세들, 명상을 위해 앉은 채로 힘들이지 않는 파드마사나(연꽃 자세) 또는 다른 가부좌 한 자세를 수행하는 핵심 요소들 중 하나이다.

골반 열기 자세들을 탐구할 때, 무릎에 압력을 적절하게 맞춰야 한다; 골반과 발이 해당 위치에서 고정될 때, 골반과 관련된 근육들을 신장시키는 대부분의 자세들은 무릎에 압력을 가하게 되고 무릎 인대들에 좌상을 일으키거나 무릎 안과 근처의 근육들에 염좌를 일으킬 가능성이 있다. 우리는 서서 행하는 아사나, 뒤로 굽히는 아사나, 앞으로 굽히는 아사나에서 나타나는 다양한 혜택들과 관련된 근육들 각각을 다루는 균형잡힌 수행을 통해 고관절들의 정상적인 운동 범위를 발달시키고 유지할 수 있다 :

- **고관절 굴곡근:** 1차 고관절 굴곡근들–장요근과 대퇴직근–이 긴장되면, 골반이 당겨져 앞쪽 회전이 일어나고 허리는 척주전만증을 발생시키기 쉽다. 긴장된 고관절 굴곡근들은 또한 뒤로 굽히는 자세들을 제한한다. 서서 행하는 아사나들 안자네야사나(낮은 런지 자세)와 비라바드라사나 I, II(전사 자세 I, II)는 이 근육들을 신장시키는데 매우 효과적이고, 숩타 비라사나(누운 영웅 자세)와 에카 파다 라자 카포타사나 준비(한 다리 접은 왕비둘기 자세)와 같은 고전적 골반 열기 자세들은 고관절 굴곡근들을 보다 정확히 선별적으로 이완시킨다.
- **고관절 신전근:** 긴장된 고관절 신전근들은 좌골결절들을 무릎 뒤쪽으로 당기고, 허리를 편평하게 만들어 척주의 흉부 쪽에서 척주후만을 유발할 가능성이 있다. 긴장된 고관절 신전근들–특히, 햄스트링과 대둔근 아랫부분의 섬유들–은 앞으로 굽히는 자세들을 제한한다; 이 근육들은 한쪽 다리를 편 채로 앞으로 굽히는 자세를 할 때 가장 직접적으로 신장된다.
- **엉덩이 외전근:** 외전근들–특히, 중둔근들–의 긴장은 서 있는 돌진 아사나들에서(약한 외향근들과 마찬가지로) 앞쪽 무릎이 바깥쪽으로 벌어지는 중요 원인이며, 가루다사나(독수리 자세)와 고무카사나(소 얼굴 자세)를 취하면서 무릎을 교차시키려 노력하는 수련생들이 피할 수 없는 결과이고, 천장관절에 가해지는 압력의 근원이다. 또한, 외전근들의 긴장이 운동

범위를 가장 많이 제한하는 아사나들이, 특히, 고무카사나처럼, 외전근들을 가장 많이 신장시킨다.

- **엉덩이 내전근:** 긴장된 내전근들(약한 내전근들과 마찬가지로)은 서 있는 돌진 아사나들에서 앞쪽 무릎이 안쪽으로 모아지도록 하며 서 있거나, 팔의 수평을 맞추거나, 앉아서 행하는 다양한 아사나들에서 다리를 벌리기 더욱 어렵게 한다 (비교적 짧은 대퇴골두들 그리고/또는 장골대퇴인대들 또한 운동 범위를 제한하고, 보통 내전근들의 긴장을 유발한다 여겨진다). 우파비스타 코나사나(박쥐 자세)와 밧다 코나사나(나비 자세)는 내전근들을 벌리기 위해 앉아서 행하는 고전적 아사나들이다.
- **내회전근:** 내회전근들의 긴장은 타다사나(산 자세)로 서 있을 때 무릎들을 서로를 향해 모이도록 할 수 있고 파드마사나와 비라바드라사나 II와 같은 자세들로 이어지는 것을 제한할 수 있다. 우파비스타 코나사나와 밧다 코나사나는 내전근들과 밀접하게 연관되어 있다.
- **외회전근:** 신체에서 가장 강력한 근육인 대둔근은 대퇴골의 주요 외회전근이다. 긴장되거나 과다 사용되면–다수의 무용수들에게서 일어나는 경우와 같이–무릎과 발이 바깥쪽으로 향하려 하는데, 이는 수 많은 서 있는 아사나들에서 정렬 불량을 유발하며 천장 관절에 압력을 가한다. 고무카사나와 숩타 파리바르타사나(누운 회전 자세)는 이 근육들을 효과적으로 신장시킨다.

단다사나 (막대 자세)

Dandasana(Staff Pose)

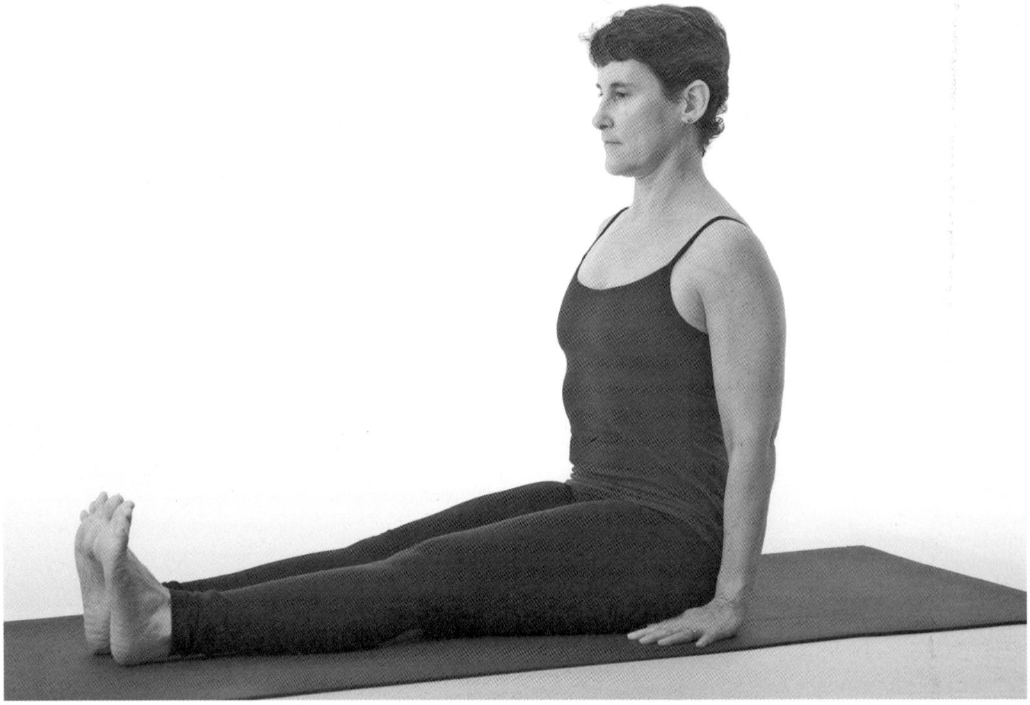

이것은 모든 앉은 채 앞으로 굽히기 자세들의 기본 아사나이다. 앉은 채 앞으로 굽히는 자세들의 주요 동작은 좌골결절들의 단단한 고정이다. 좌골결절에서 살을 빼내면 햄스트링 부착부를 가장 연약한 부분에서 과다 노출시키므로 하면 안된다. 다리를 앞쪽으로 뻗고, 골반을 중립으로 둔 채 똑바로 앉아라. 천골이 뒤로 젖혀지면, 골반 중립성과 중립적인 척주 신장을 위해 받침 위에 앉는다. 좌골결절들을 고정시키고, 발에 힘을 주며, 무릎을 과다 신장시키지 않은 채 대퇴를 단단하게 만든 채, 치골을 내리면서 천골을 살짝 안쪽으로 넣는 동안 양 대퇴를 안쪽으로 회전시키고, 척주를 늘리며, 견갑골을 뒤로 모아서 아래쪽으로 내린다, 손바닥을 바닥에 고정하고, 가슴을 펴고, 머리는 하늘을 향하게 하라.

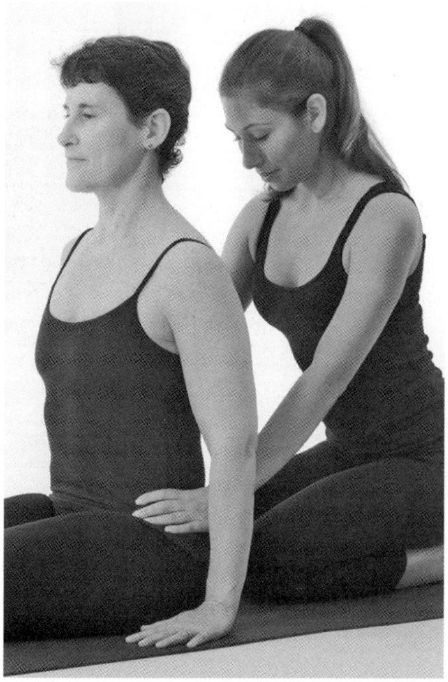

골반 잡기(자세)를 이용해 좌골결절들이 단단히 고정되도록 하고, 움켜쥐는 회전을 사용하여 골반을 중립 상태루 유도하라

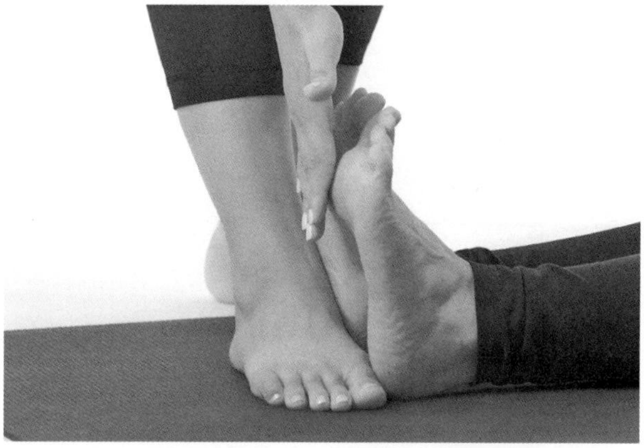

양다리에서 양발뒤꿈치를 통해 지나가는 강한 에너지의 흐름을 촉진하기 위해 수련생의 발바닥에 가로로 본인의 발을 댄다. 또한 수련생의 발에 손을 사용하여 뒤로 굽히는 것과, 새끼발가락 쪽을 뒤로 당기면서 발 볼을 통해 보다 강한 압력을 가할 수 있는 것을 가르쳐라.

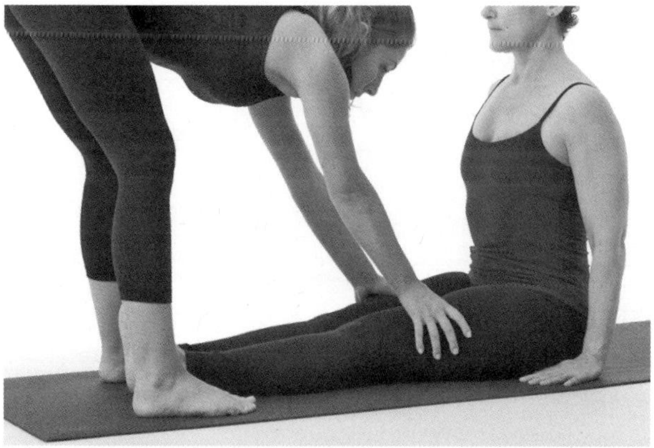

양 대퇴에 가벼운 손동작이나 움켜쥐는 회전을 사용하여 내회전을 지시하는데, 이는 골반이 앞쪽으로 움직이기 쉽게 도와준다.

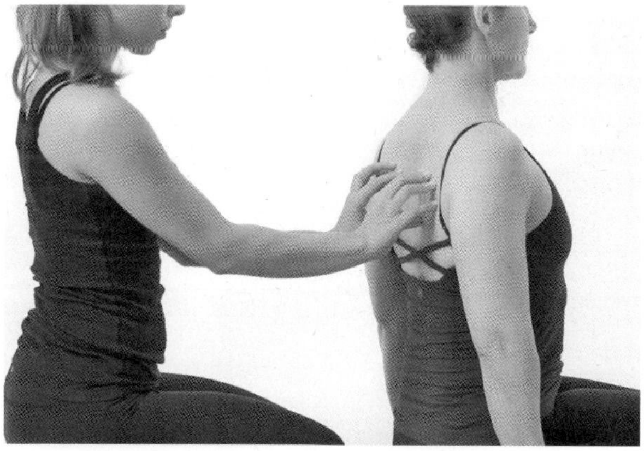

가벼운 손동작으로 어깨의 제일 위에서부터 아래로 견갑골을 뒤로 모아서 아래쪽으로 내리도록 지시하면서, 부유 늑골들을 부드럽게 유지시켜 흉골을 들어 올리도록 구두로 지시한다. 또한 견갑골에 손가락 당기기를 이용하여 이 지시를 강조한다.

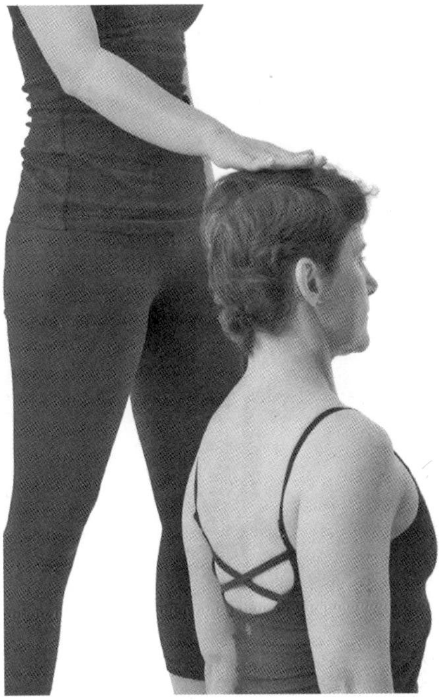

가벼운 손동작을 수련생의 머리 위에 위치시키고 편안한 범위 내에서 똑바로 앉아서 좌골결절들을 더욱 강하게 고정시키도록 구두로 지시하라.

수정

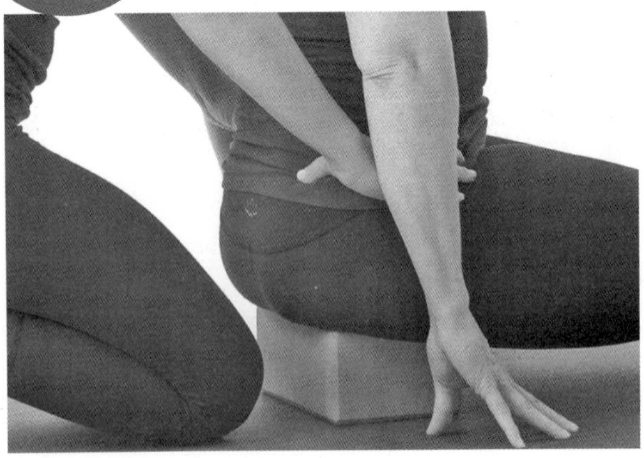

수련생이 좌골결절의 앞부분에 무게를 싣고 똑바로 앉을 수 없다면(골반 중립성), 블록이나 다른 받침대를 사용하여 좌골결절들을 올려준다.

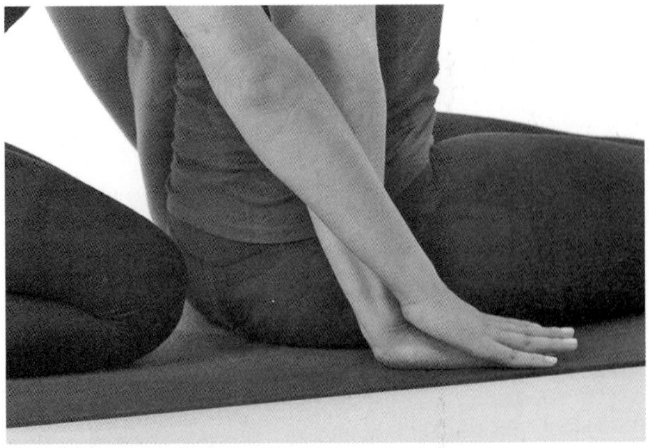

가벼운 손동작을 수련생의 손 위에 사용하여 바닥에 손바닥을 보다 확실히 고정하도록 돕는다.

수정

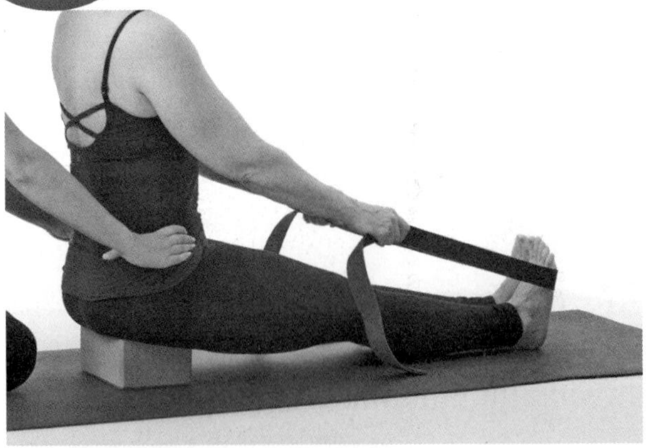

수련생들의 발을 감싸는 스트랩을 제공하여 움켜쥐게 하고 다리를 통해 최대한으로 늘어나게끔 당겨서, 골반을 앞으로 당기고, 척주를 똑바르게 세우고, 가슴 중심부를 보다 넓게 핀다.

좀 더 알아보기

「요가 지도법」: 189 쪽
「요가 시퀀싱」: 351 쪽
Teaching Yoga 지원 센터:
www.markstephensyoga.com/resources

파스치못타나사나 (굽히기 자세)

Paschimottanasana(West Stretching Pose or Seated Foreward Fold)

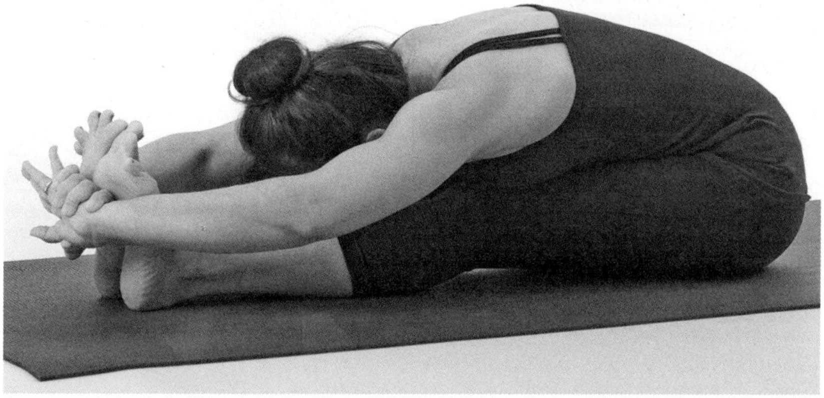

단다사나에서 똑바로 앉기는 손을 척주를 굽히지 않은 채 최대한 발 쪽으로 멀리 뻗어라. 그곳을(또는 발을 감싸는 스트랩을) 움켜쥐어 다리의 활성을 최대화시키고, 척주를 늘리며, 골반을 앞쪽 회전시켜라. 골반을 앞으로 회전시킴으로써 몸통을 다리 위에서 앞으로 당겨라. 팔꿈치를 각기 멀리 뻗고, 견갑골을 뒤로 모아서 아래쪽으로 내려라. 좌골결절들을 다시 단단하게 고정시켜라. 매 들숨마다, 척주를 늘려라. 매 날숨마다, 몸통을 앞으로 내뻗어라. 얼굴을 다리에 가까이 가져가는 것보다 가슴 중심부를 위쪽 그리고 앞쪽으로 당기는 데 집중하라. 양다리를 활성화된 상태를 유지하고, 끈기있게 신체의 뒷면을 이완시킨다.

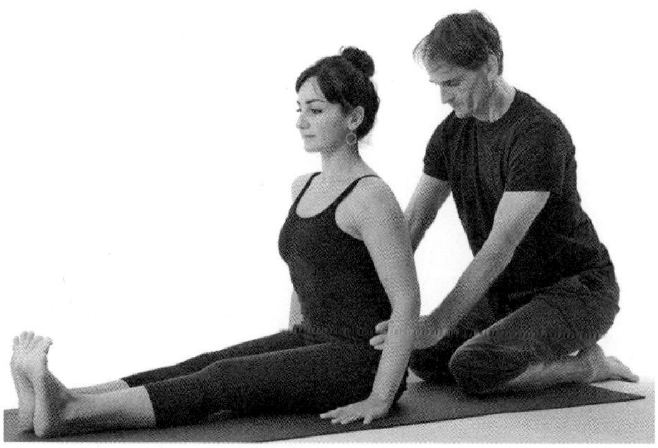

단다사나에서 시작하여, 골반 잡기(자세)를 사용하여 좌골결절들을 단단히 고정시키고, 움켜쥐는 회전을 사용하여 앞쪽 회전된 골반을 중립 위치로 돌아가게 도와준다. 많은 수련생들에게 단다사나의 자세 형태가 파스치못타나사나인 것을 알아야 한다. 둘의 차이점은 골반을 보다 앞으로 돌릴 의도가 있는지 뿐이다.

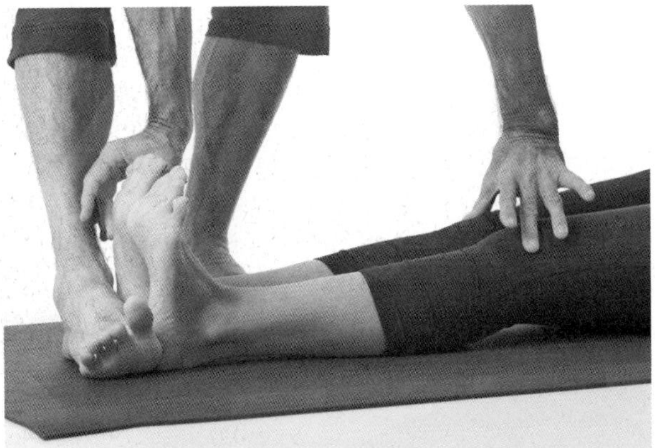

다리의 활용을 돕기 위해 당신의 발을 수련생의 발뒤꿈치에 가로로 위치시키고, 가벼운 손동작을 이용해 발가락과 무릎이 위를 똑바로 가르키게 하라.

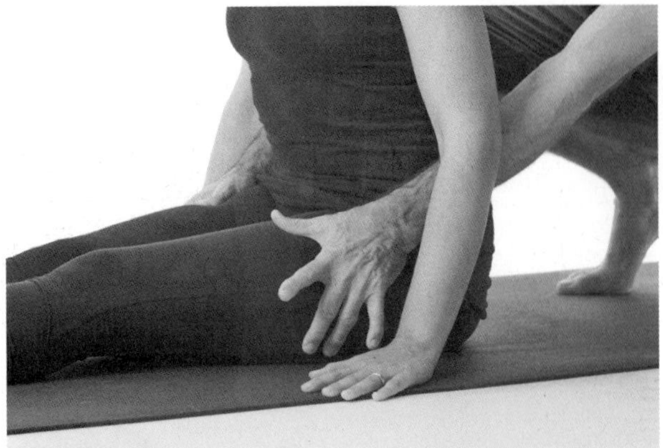

다리와 발뒤꿈치를 통해 에너지를 방출하도록 수련생들이 좌골결절들을 고정시키게 구두로 지시하고, 또한 다리들을 계속해서 강하게 활용하도록 지시하라. 가벼운 손동작을 사용하여 대퇴가 살짝 안쪽으로 회전하도록 하라.

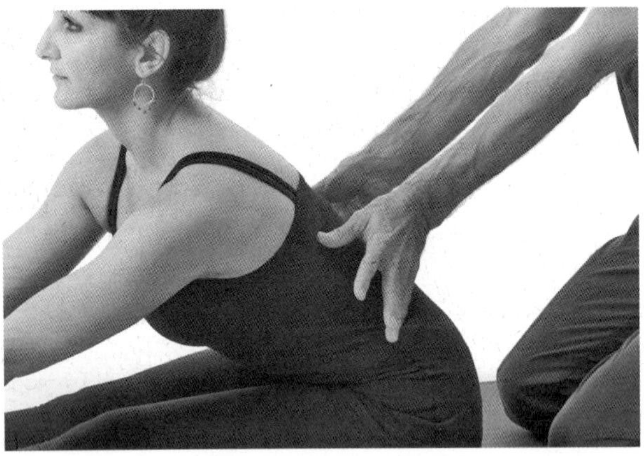

수련생들이 다리의 옆이나 발을 잡고 이를 이용해 다리를 최대한으로 더욱 활성화시키고 척주와 몸통을 위쪽으로 최대한 신장시키도록 구두로 지시하라. 이 신장을 계속해서 지시하기 위해 갈비뼈의 아래와 뒤쪽에 손가락 펼치기를 사용하거나 가벼운 손동작으로 등을 받쳐 올려라.

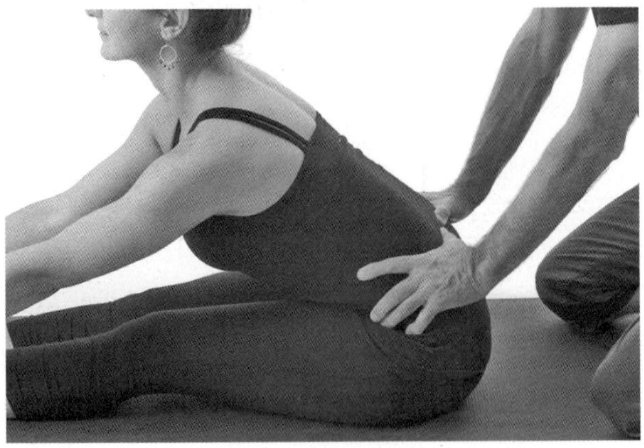

움켜쥐는 회전과 함께 골반 잡기(자세)를 다시 사용하여 골반을 더욱 앞으로 회전시키도록 즉시 지시하면서, 다리나 발의 옆을 움켜쥐고 앞으로 접는 와중에 흉골을 최대한 들어 올림으로써 척주를 자연스러운 형태로 유지하도록 구두지시를 하라.

좀 더 알아보기

「요가 지도법」: 189 쪽
「요가 시퀀싱」: 383 쪽
Teaching Yoga 지원 센터:
www.markstephensyoga.com/resources

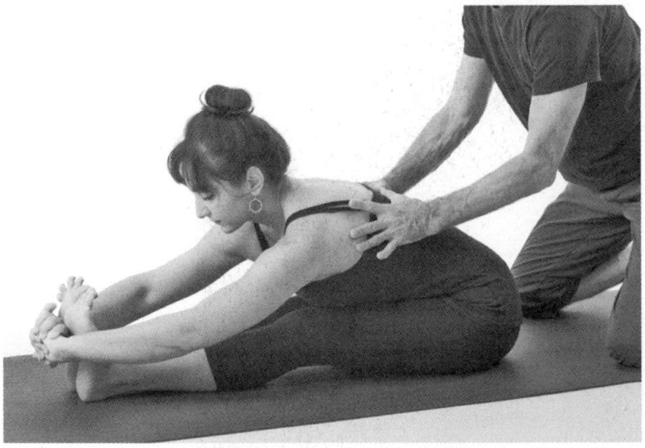

수련생이 몸통을 45°를 이루도록 골반을 회전시킬 수 있다면, 매 날숨마다 척주를 통해 접기 시작하고, 들숨과 함께 45° 각도로 다시 일어나서 척주의 신장과 가슴중심부의 확장을 재개하고, 이 역학적 방법으로 작은 움직임들을 계속하도록 구두지시하라. 수련생이 숨을 약하게 들이마시는 동안, 갈비뼈 옆을 따라 척주 곡선의 정점 바로 아래에서 앞으로 접는 와중에도 척주를 오랫동안 당기는 동작을 추가적으로 수행하도록 반대 회전을 사용하라.

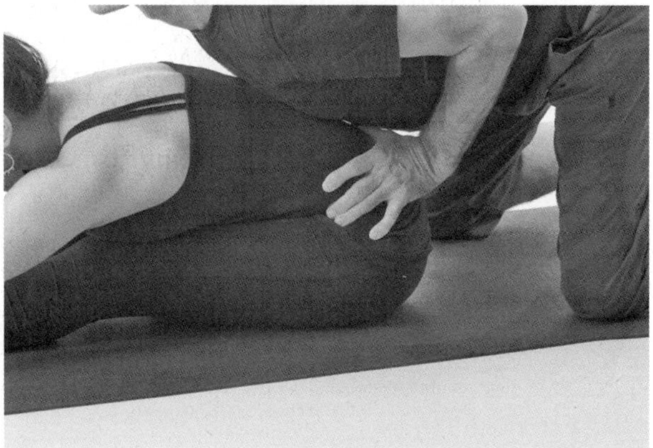

수련생들과의 관계에 따라, 본인의 흉골을 등 쪽에 척주 곡선의 정점에서 몇 cm 아래로 위치시키고 수련생의 들숨에 따라 척주를 흉골로 살짝 밀어올리고, 날숨 시 앞쪽으로 더욱 강하게 압박하는 것을 고려하라. 이것을 행할 때 골반 잡기(자세)를 움켜쥐는 회전과 함께 행하거나 수련생의 발 바깥쪽을 앞으로 뻗어서 움켜쥐는 것이 가장 좋은 방법이다.

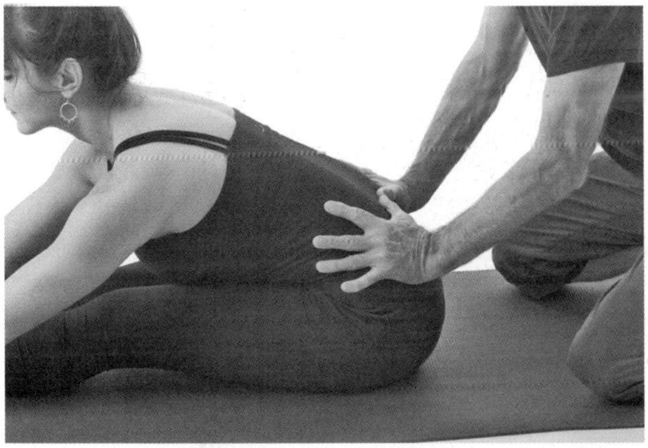

자세 변화가 빠르도록 골반을 후방 회전시킨 채, 수련생이 들숨 시 앞으로 접은 상태에서 일어나도록 구두지시를 하는 동안, 강하게 움켜쥐는 회전과 함께 골반 잡기(자세)를 다시 사용하라.

수정

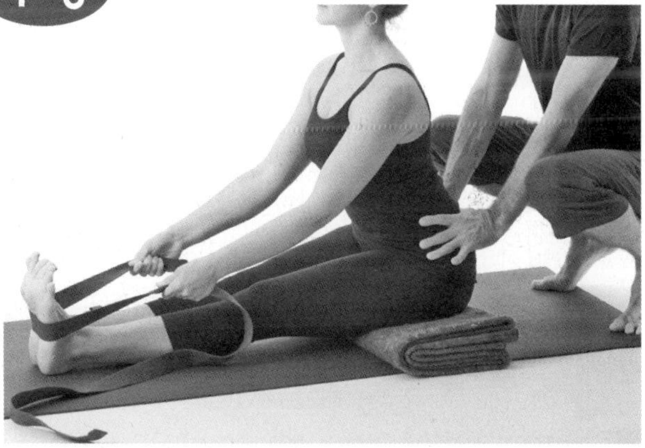

준비(단다사나) 자세에서 수련생이 바로 앉을 수 없으면, 손을 이용해 골반을 최대한 앞으로 당기고 척주를 더욱 바르게 당기도록 지시하면서, 좌골결절들의 아래에 놓을 블록이나 받침대를 제공하고 발을 감싸는 스트랩을 제공(또는 다리를 움켜쥐도록 지시)하라.

자누 시르사사나 (무릎에 머리 대기 자세)

Janu Sirsasana(Head to Knee Pose)

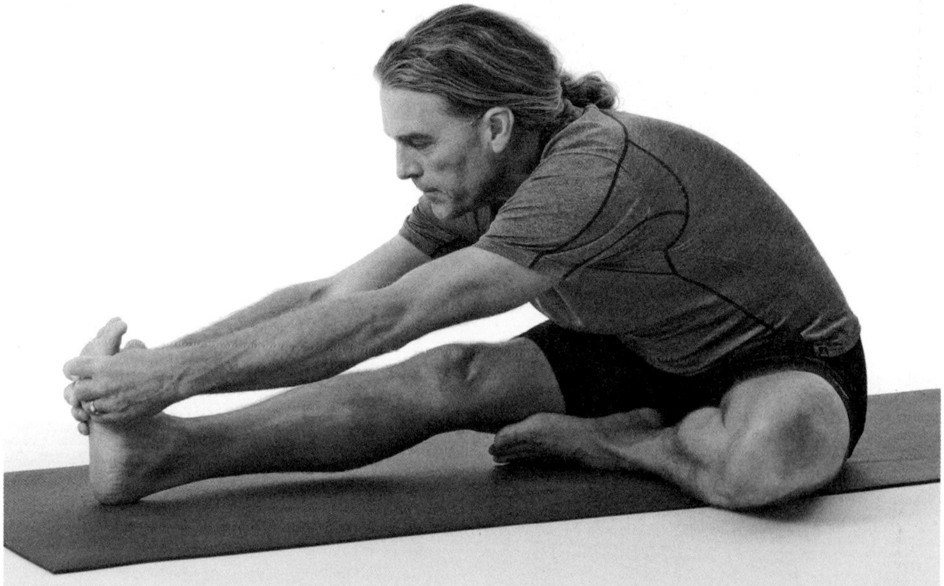

단다사나에서 똑바로 앉은 채, 바닥이나 블록 위에 무릎을 올려놓고 왼쪽 발뒤꿈치를 골반에 가까운 오른쪽 대퇴 안쪽으로 당겨라. 좌골결절들을 편평하고 단단히 고정시킨 채, 흉골이 오른쪽 발을 향해 위치하도록 몸통을 살짝 돌려라. 앞으로 굽히는 자세에서, 배를 들어 올리고 오른쪽 대퇴를 향해 살짝 당겨주면서 파스치못타나사나에서와 같이 진행하라. 다시 한번 좌골결절들을 단단히 고정시키고 왼쪽 사두근들을 단단하게 하라. 매 들숨마다, 가슴을 살짝 들어 올려 척주가 보다 완전히 신장하도록 하라. 매 날숨마다, 아사나를 보다 깊게 취한다.

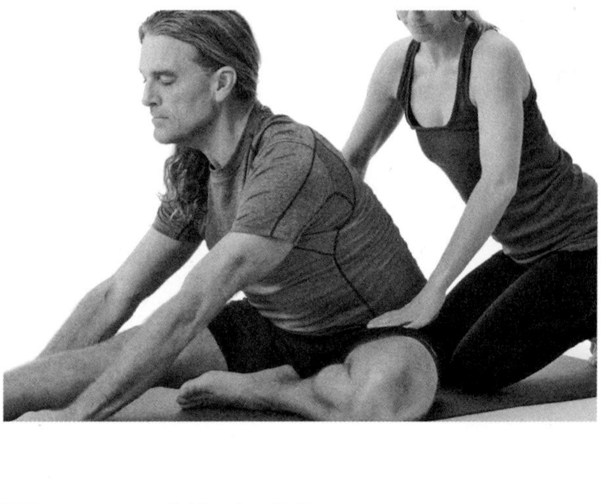

좌골결절들을 단단하게 고정시키기 위해 골반 잡기(자세)를 사용하고, 수련생에게 굽힌 무릎에 가해지는 압력에 대해 얘기하면서 골반의 앞쪽 회전을 돕기 위해 움켜쥐는 회전을 사용하라.

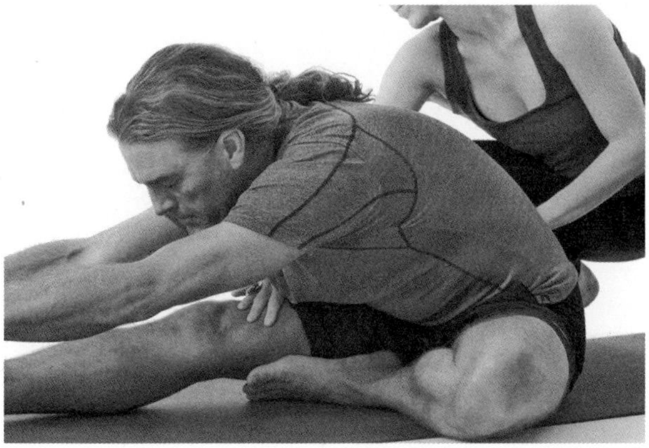

뻗은 다리의 대퇴를 확실하게 활용하도록 대퇴 중심부에 가벼운 손동작을 사용하면서, 수련생이 해당 발을 발등 쪽으로 굽히고 해당 다리를 통해 에너지가 흐르도록 구두지시하라.

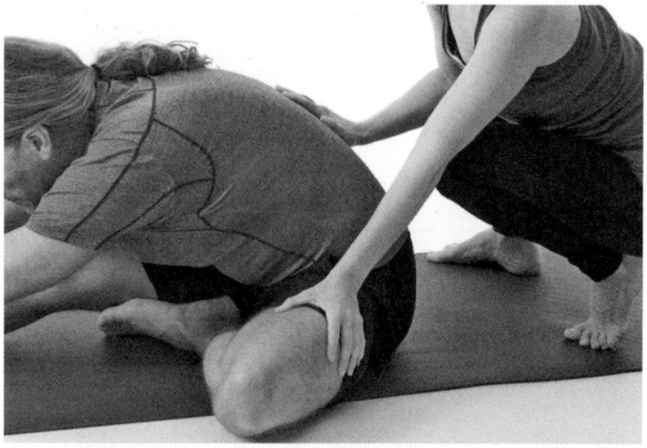

굽힌 다리의 외회전을 강조하기 위해 이 다리의 대퇴 윗부분에 움켜쥐는 회전을 사용하라.

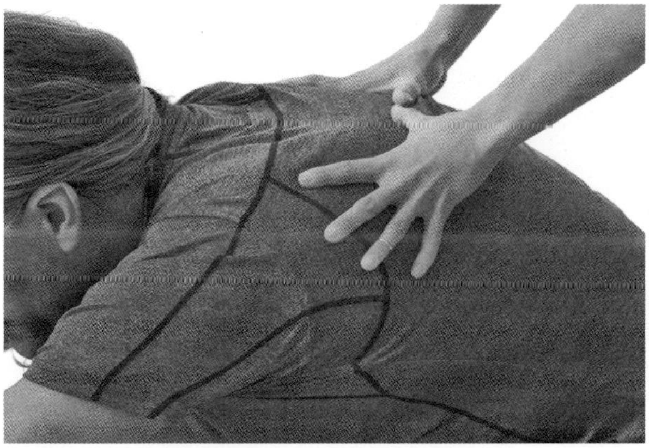

본인의 손을 수련생의 견갑골 위에 넓게 펼치고, 엄지손가락이 안쪽을 가리키도록 한 채, 수련생이 흉골을 위쪽과 앞쪽으로 들어 올려서 척주를 신장시키고 가슴을 무너트리지 않도록 구두지시하면서 손가락들을 앞쪽으로 미끄러뜨리고 엄지손가락을 아래로 미끄러뜨려서 반대 회전을 사용하라.

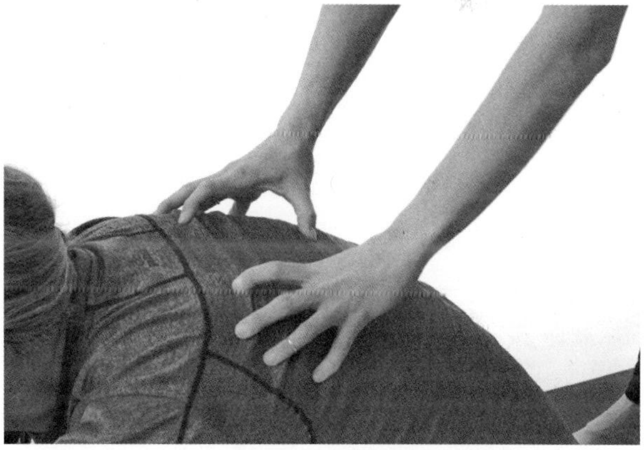

견갑골을 뒤로 모아서 아래쪽으로 내리도록 계속해서 지시하기 위해 손가락 당기기를 사용하라.

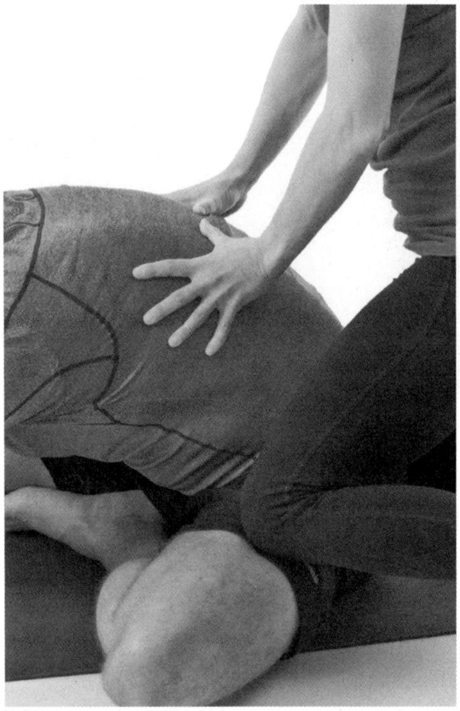

본인의 무릎을 수련생의 굽힌 윗다리 바깥쪽에 올려놓고 외회전을 지시하는동안, 골반을 앞쪽으로 회전시키도록 지시하기 위해 움켜쥐는 회전을 사용하거나 몸통을 앞쪽으로 신장시키면서 들어 올리도록 지시하기 위해 흉곽의 양옆을 따라 편 손바닥을 사용하라.

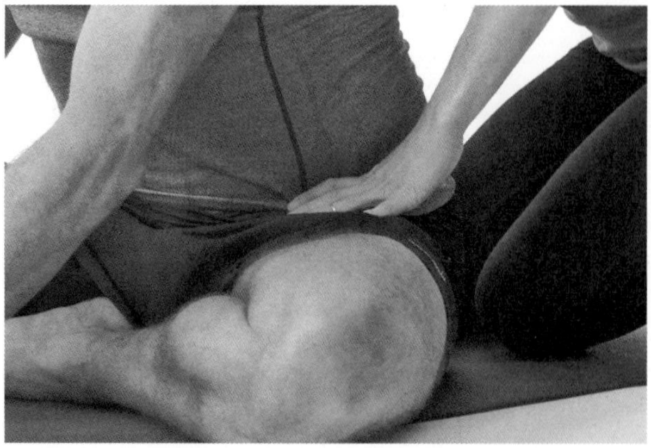

수련생이 들숨과 함께 앞으로 굽힌 자세에서 일어나도록 구두로 지시하면서 강하게 움켜쥐는 회전과 함께 골반 잡기(자세)를 다시 적용하는데, 골반을 후방으로 회전시키면 일어나기가 쉽다.

수정

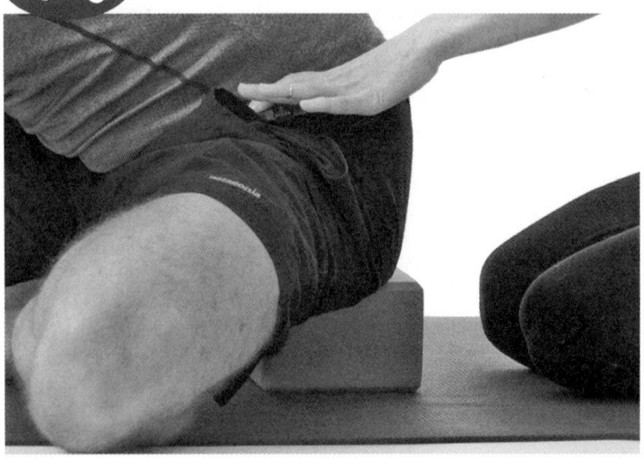

수련생이 앞으로 숙여지지 않고서 좌골결절들로 완전히 똑바르게 앉을 수 없으면, 블록이나 받침을 좌골결절들에 위치하도록 제공하라.

수정

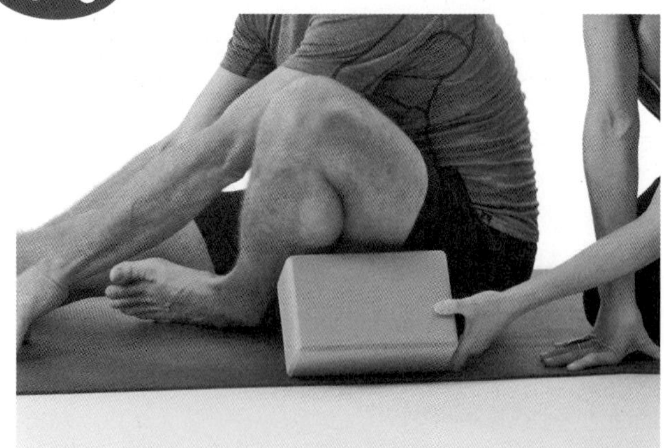

수련생이 굽힌 무릎에서 당김을 호소하면, 그 아래에 놓을 블록을 제공하라.

수정

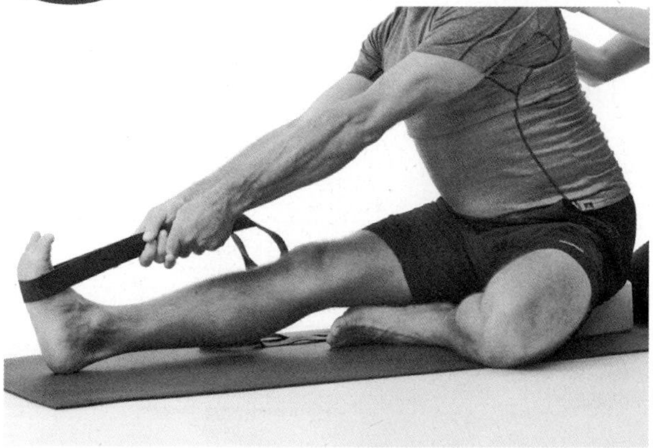

수련생이 전굴하여, 가슴이 무너져 내릴 경우, 발을 감는 스트랩을 제공하여 골반을 최대한 앞쪽으로 회전시키고 몸통 및 흉골을 최대한 들어 올리는 것을 돕기 위해 스트랩을 살짝 당기도록 지시하면서 견갑골을 뒤로 모아서 아래쪽으로 내리고 가슴을 피도록 한다.

좀 더 알아보기

「요가 지도법」: 190 쪽
「요가 시퀀싱」: 362 쪽
Teaching Yoga 지원 센터:
www.markstephensyoga.com/resources

마리챠사나 A (성자 마리치 자세 A)

Marichyasana A(Sage Marichi's Pose A)

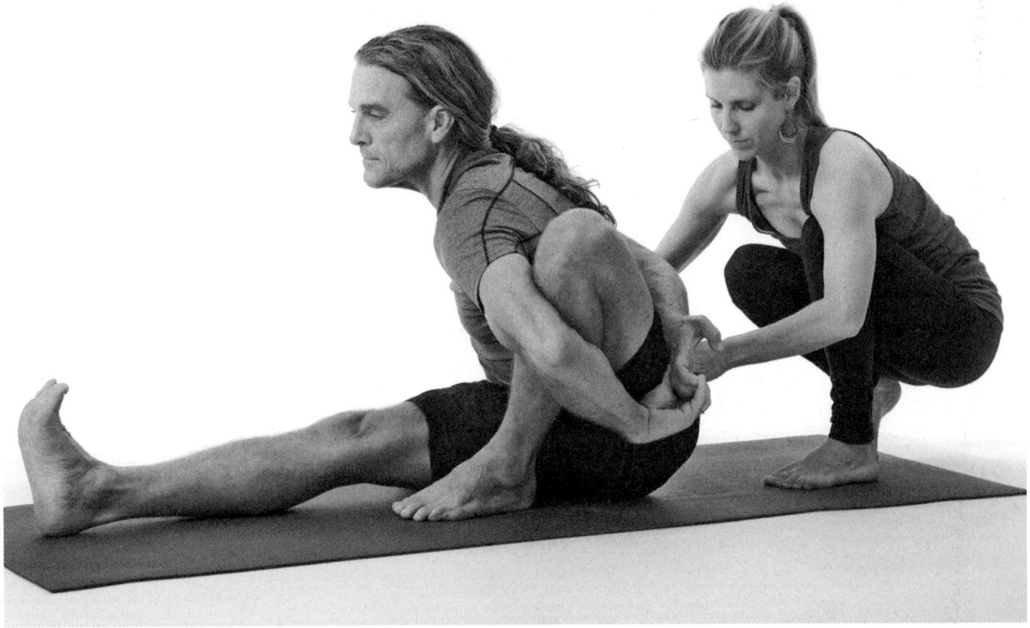

단다사나 자세로 똑바로 앉고, 오른쪽 발뒤꿈치를 오른쪽 좌골결절을 향해 안쪽으로 당겨라. 왼쪽 손은 왼쪽 골반 옆에 바닥 위에 위치시키고 몸통을 왼쪽으로 살짝 기울인 채 오른쪽 팔을 위로 뻗어라. 골반을 중심축으로 고정시키고, 몸통과 오른팔을 천천히 앞으로 뻗으며, 오른팔로 오른쪽 정강이를 감싸면서 왼손을 등 뒤로 돌려서 오른쪽 손목을 잡도록 당겨라. 숨을 들이쉬면서, 척주와 가슴을 들어 올려라. 숨을 내쉬면서, 앞으로 굽혀라. 오른발로 일어나려고 시도하는 것처럼 오른발에 체중을 실어 내리눌러라. 매 들숨마다, 가슴을 살짝 들어 올려 척주가 보다 완전히 신장되게 하라. 매 날숨마다, 아사나를 보다 깊게 취한다.

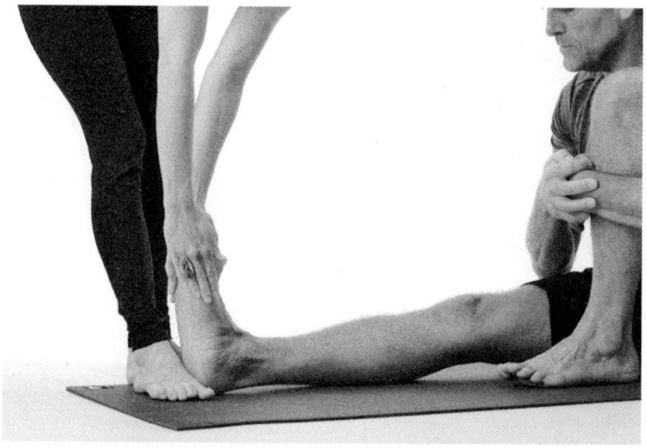

본인의 발을 수련생이 뻗은 발뒤꿈치에 가로로 위치시켜 해당 발뒤꿈치로 바깥으로 힘을 가하는 것을 도와주고, 가벼운 손동작을 사용하여 왼쪽 발가락들과 무릎이 위를 똑바로 가르키도록 하며, 해당 대퇴를 살짝 내회전시킴으로써 이 정렬을 계속해서 지시하라.

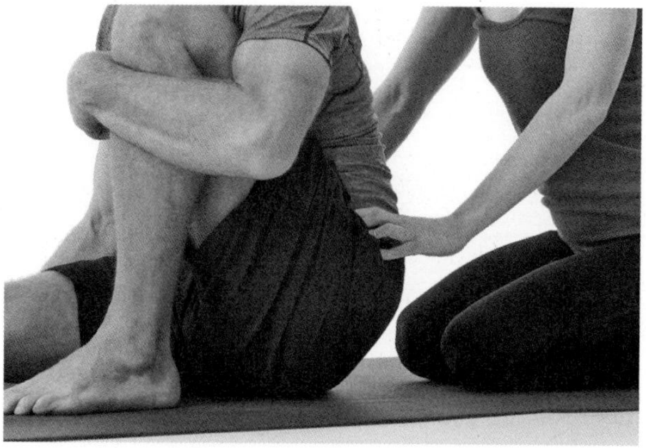

골반 잡기(자세)를 사용하여 좌골결절들을 단단히 고정시키고, 움켜쥐는 회전을 적용하여 골반의 앞쪽 회전을 돕는다.

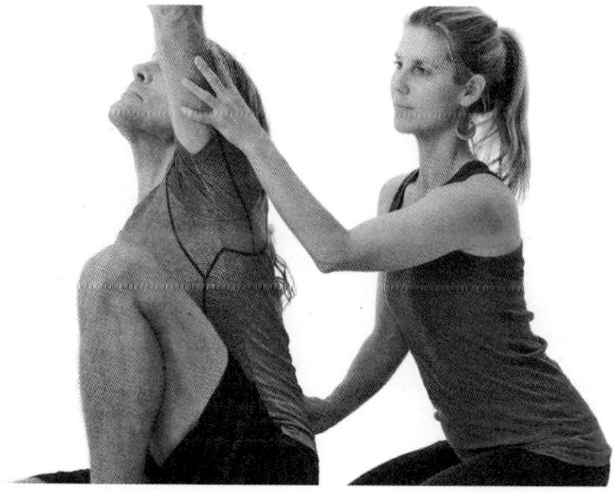

수련생이 팔을 하늘을 향하여 위로 뻗도록 구두로 지시하고, 해당 방향의 옆구리와 어깨에 가벼운 손동작을 미끄러뜨려서 해당 방향의 옆구리, 어깨, 팔을 보다 멀리 신장시키도록 도와준다.

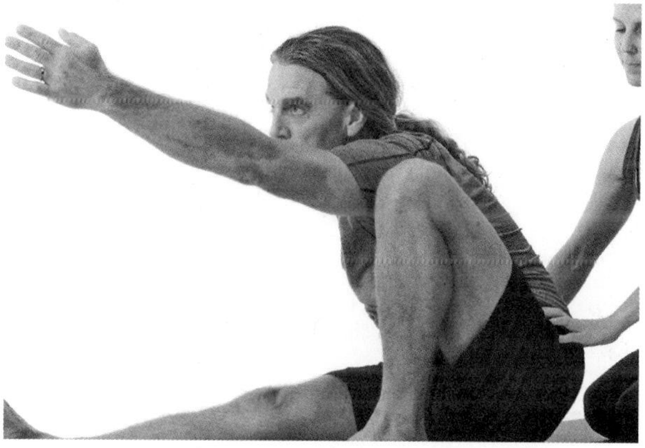

수련생이 팔을 굽힌 무릎 주위를 둘러서 당기기 위해 앞쪽으로 뻗는 동안, 좌골결절들의 지속된 고정과 앞으로 굽히기 자세의 근원으로서 골반을 최대한 앞쪽으로 회전시키는 것을 지시하기 위해 움켜쥐는 회전과 골반 잡기(자세)를 다시 사용한다.

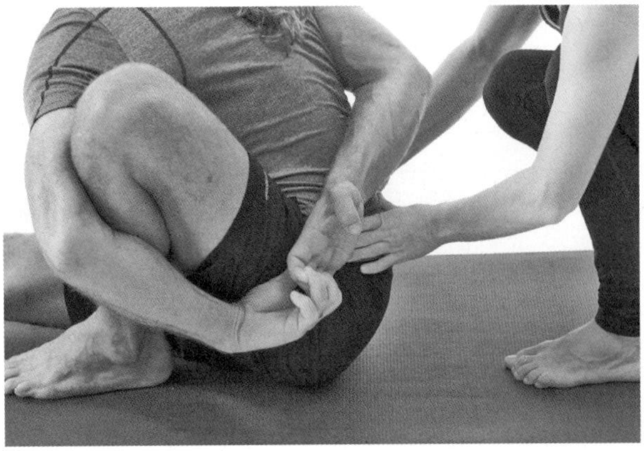

수련생이 양손을 등 뒤로 하여 잡을 때, 골반 잡기(자세)와 움켜쥐는 회전을 앞서와 같이 계속 적용하면서 들숨과 함께 척주를 위로 들어 올리도록 구두로 지시한다.

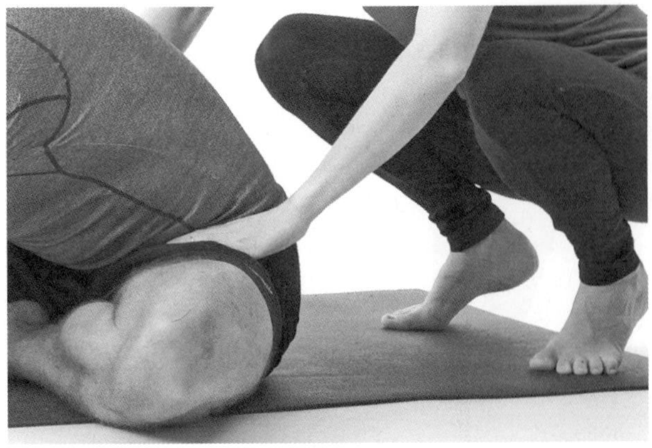

수련생이 들숨과 함께 앞으로 굽힌 자세에서 일어나도록 구두로 지시하면서 강하게 움켜쥐는 회전과 함께 골반 잡기(자세)를 다시 적용하는데, 골반을 후방으로 회전시키면 일어나기가 쉽다.

수정

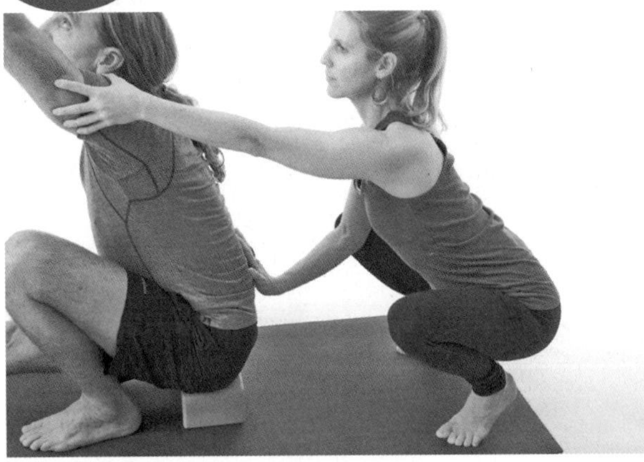

수련생이 똑바로 앉으려고 해도 앞으로 구부러져 버릴 경우에는, 블록이나 받침을 좌골결절들에 위치하도록 제공하라.

수정

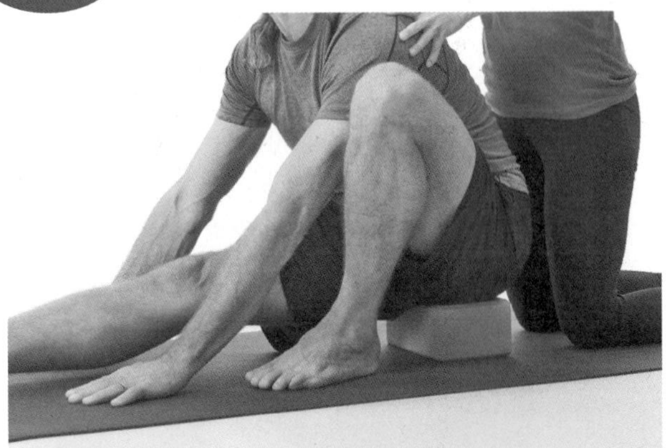

수련생이 둘러싸고 양손을 잡지 못하면, 양손을 바닥에 올려놓은 채로 좌골결절들을 단단히 지면에 핸즈 온 시키고, 똑바로 앉아서, 골반의 앞쪽 회전을 계속해서 시도하거나 발 주위를 스트랩으로 움켜쥐어 같은 효과를 만든다.

좀 더 알아보기

「요가 지도법」: 190 쪽
「요가 시퀀싱」: 369 쪽
Teaching Yoga 지원 센터:
www.markstephensyoga.com/resources

아카르나 다누라사나 (활 쏘는 자세)

Akarna Dhanurasana(Shooting Bow Pose)

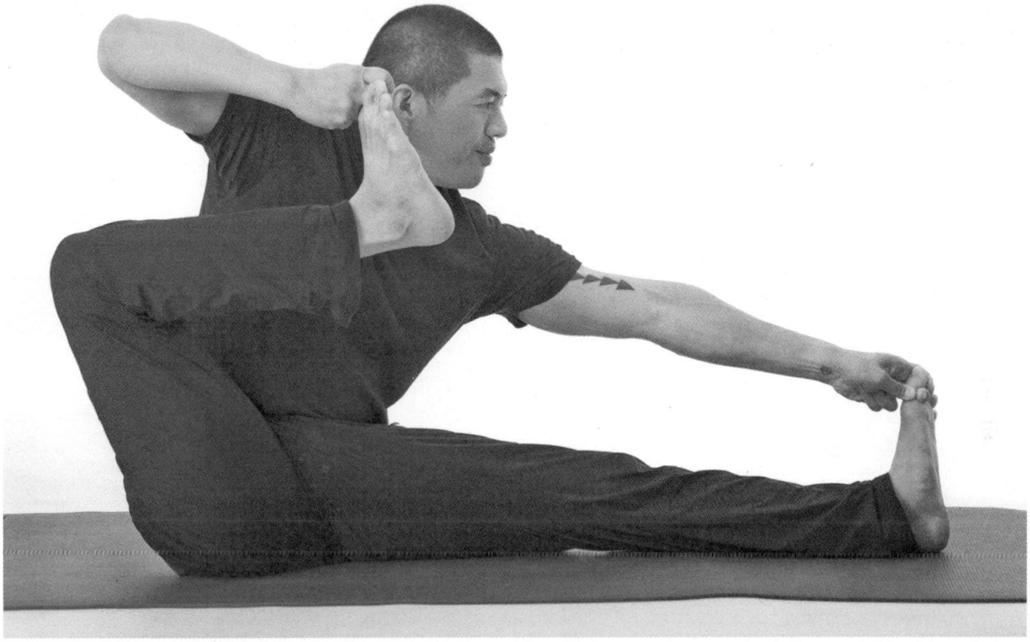

마리챠사나 A에서와 같이 준비하면서, 한쪽 발을 좌골결절 가까이 안쪽으로 낭기고, 좌골결절들을 고정시키고 척주를 들어 올리는 동안 양쪽 엄지발가락들을 움켜쥐어라. 굽힌 다리의 발을 천천히 들어 올리고 귀 쪽을 향해 뒤로 당겨라. 단다사나 구성요소들을 강조하라. 적극적으로 뻗은 다리, 골반의 앞쪽 회전, 신장된 척주, 가슴 중심부를 열고, 천천히 호흡하라.

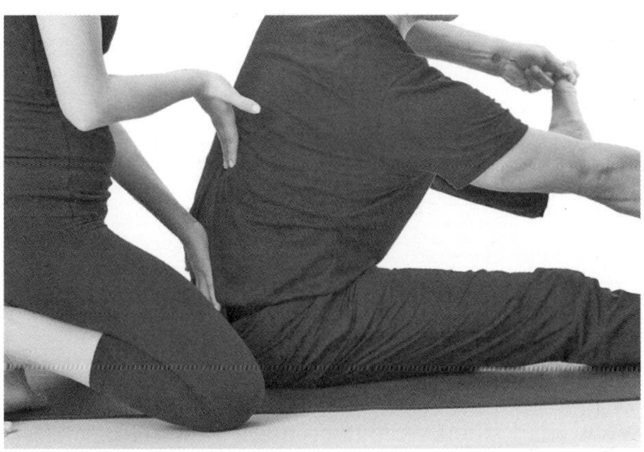

굽힌 다리의 발을 들어 올릴 때, 앞으로 숙여지는 경향이 있다. 수련생의 천골에 편 손바닥으로 압박을 가하여 골반을 앞으로 향하게 지시하면서(앞쪽 경사 촉진)몸통을 세우도록 돕기 위해 가벼운 손동작으로 등을 위로 쓸어올린다.

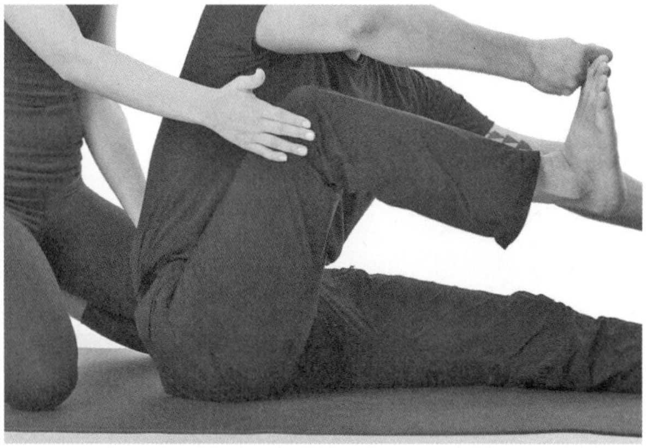

편 손바닥을 수련생의 천골에 올려놓고, 어깨나 귀 쪽으로 무릎이 향하게 도와주기 위해 가벼운 손동작을 들어 올린 무릎에 적용하라(바깥으로 벌어지려는 경향을 보이기 때문에).

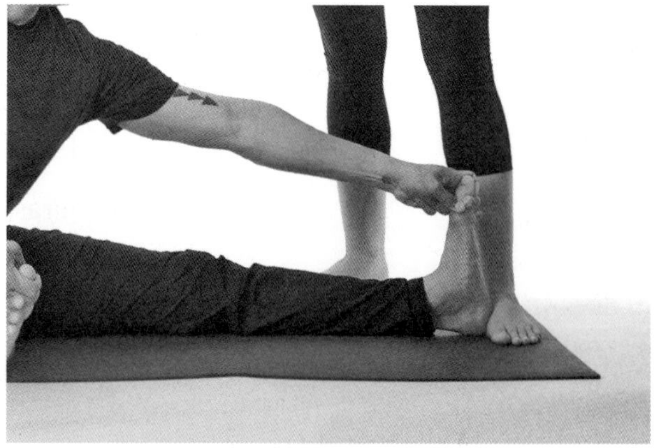

본인의 발을 수련생의 발뒤꿈치에 가로로 놓고 발을 굽히는 동안 발을 통해 에너지를 발산하도록 구두로 지시하라.

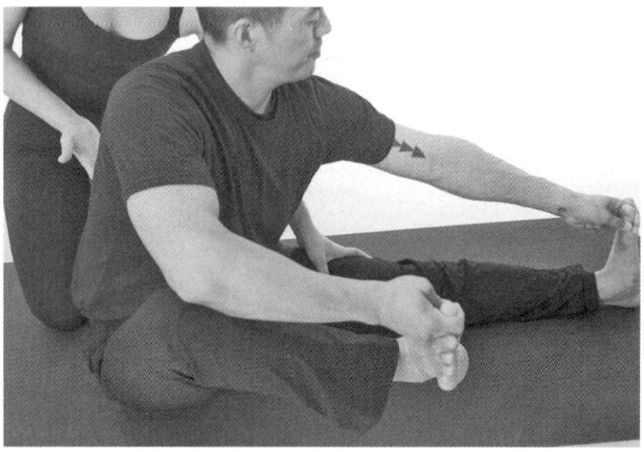

편 손바닥으로 수련생의 대퇴에 압박을 가하여 지면과 핸즈 온 하도록 돕는 동안 다른 손으로 수련생의 골반을 앞으로 향하게 하고 똑바로 앉도록 계속해서 지시하라.

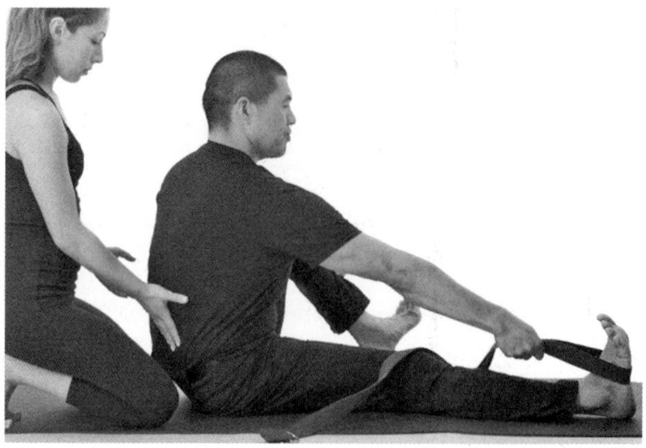

양어깨를 귀에서 떨어지도록 지시하기 위해 수련생의 어깨에서부터 아래로 손가락 당기기 또는 가벼운 손동작을 사용하라.

수정

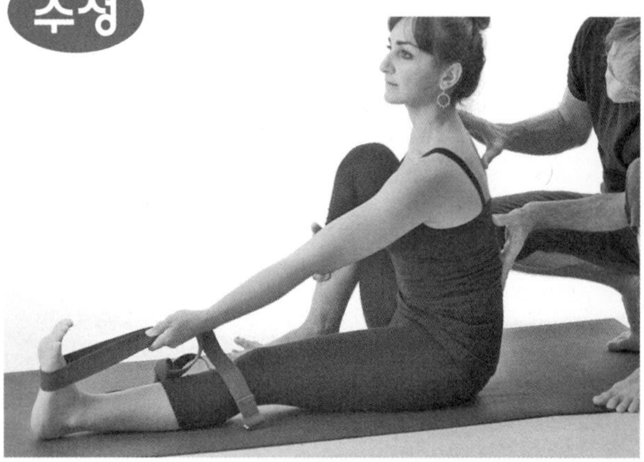

수련생이 앞으로 숙여지지 않고 자세를 유지하기 힘들면, 스트랩을 제공하여 뻗은 다리의 발을 감싸고 굽힌 다리의 엄지발가락을 잡기보다 무릎을 잡도록 조언하라.

좀 더 알아보기

「요가 지도법」: 197 쪽
「요가 시퀀싱」: 336 쪽
Teaching Yoga 지원 센터:
www.markstephensyoga.com/resources

발라사나 (아기 자세)

Balasana(Child's Pose)

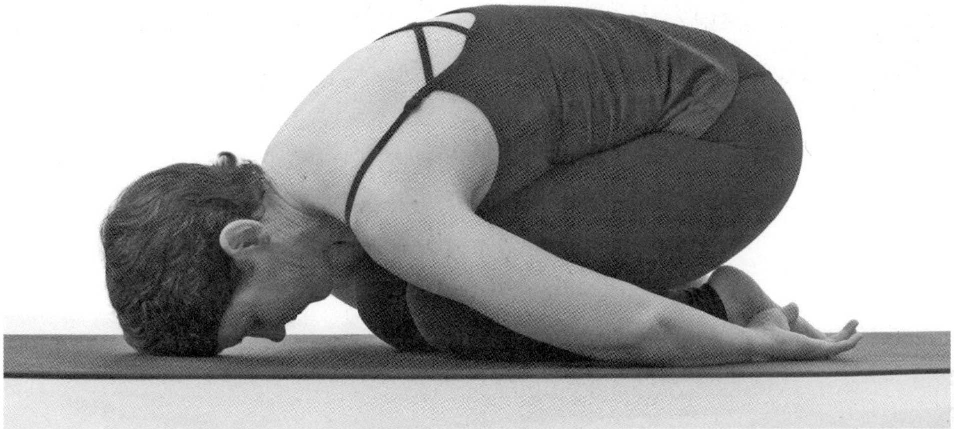

사지 모두에서부터 골반을 뒤쪽을 향하거나 발뒤꿈치 쪽으로 이완시키고, 양팔을 양다리 옆을 따라 바닥 위에 걸쳐놓아라. 양 무릎을 더 넓게 벌리면 골반을 더 쉽게 이완시키게 되고, 허리와 무릎의 압박을 완화한다. 가장 편안한 아사나 중 하나인 발라사나는 휴식과 내적 안정을 취하는 부분이다.
수련생들이 안전히 비워내고 내면을 깊숙이 이완시키는 동안 호흡과 함께 자세를 유지하도록 도와라.

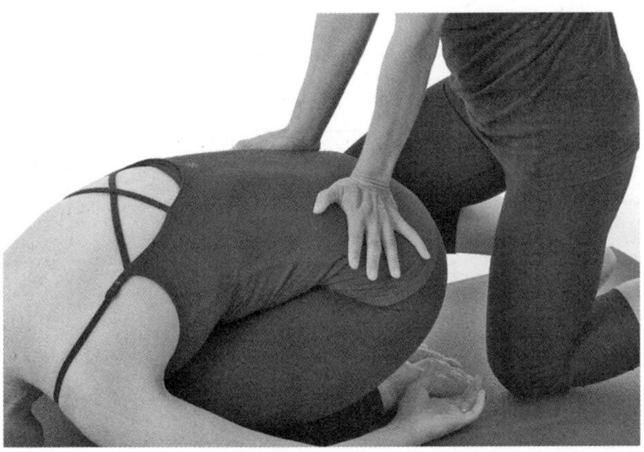

편 손바닥을 수련생의 천골에 적용하고, 천장관절의 압력을 경감시키기 위해 본인의 손을 바깥을 향해 아래로 쓸어내려라.

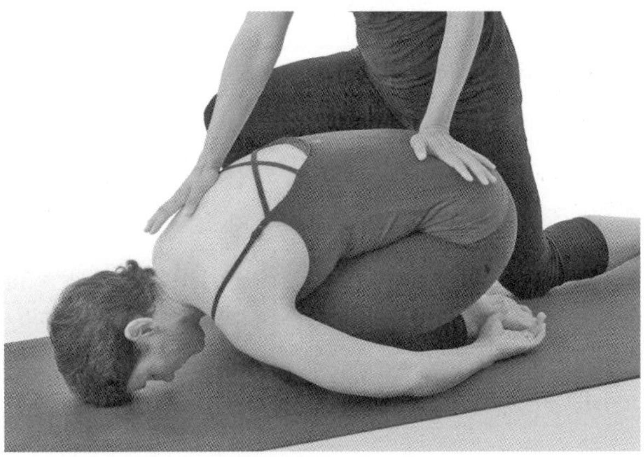

편 손바닥으로 한 손을 수련생의 한쪽 골반 바로 위에 위치시키고 다른 손 또한 편 손바닥으로 반대편 견갑골 바로 아래에 위치시킨 후, 양손을 서로 반대 방향을 향해 압박하라.

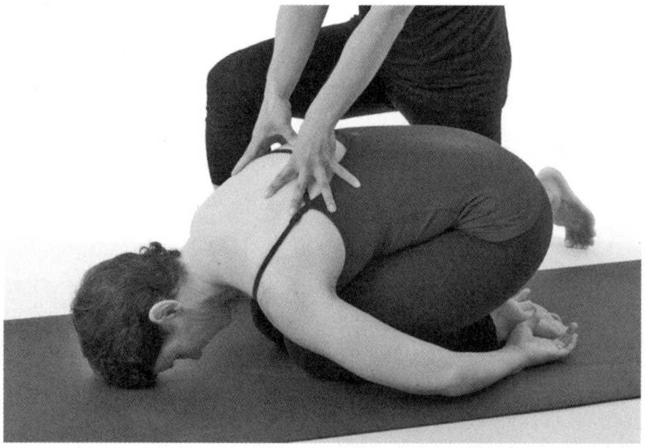

손가락 당기기를 수련생의 양 견갑골에 적용하여 목 주변이 더 펴지도록 지시하라.

수정

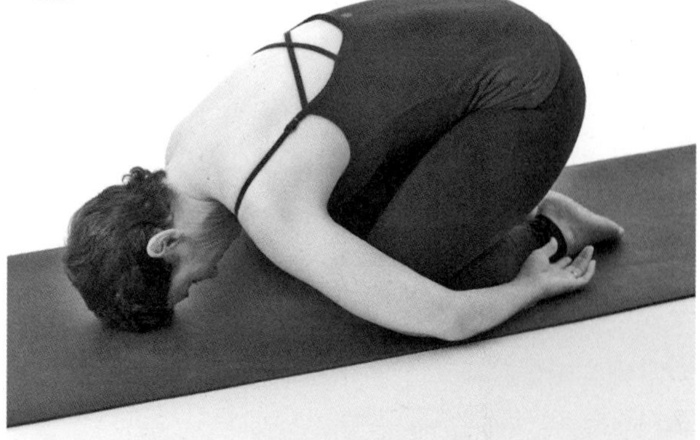

수련생의 골반이 양발꿈치에 닿지 않으면, 보다 쉽게 골반을 이완시키기 위해 양 무릎을 벌리도록 조언하고 이에 따라 허리와 무릎의 압박을 완화시킨다.

수정

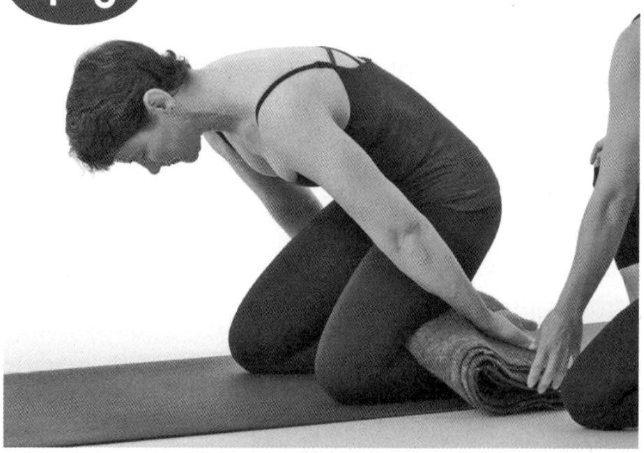

수련생이 무릎에 당김을 호소하면, 무릎을 벌린 자세를 시도하라. 또한 담요를 접어서(5-7.5cm를 넘지 않는 두께) 무릎 뒤에 놓는 것을 고려하라.

수정

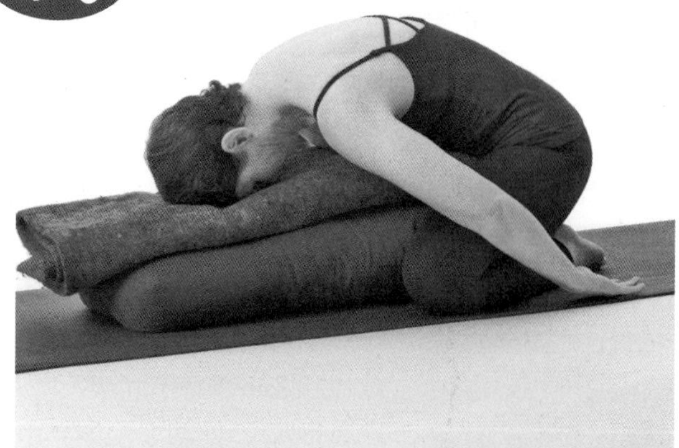

양 무릎을 벌린 수련생이 완전히 앞으로 굽힐 수 있으으면, 받침 더미를 무릎 위에 놓아서 그 위에 기대도록 하라.

좀 더 알아보기

「요가 지도법」: 188 쪽
「요가 시퀀싱」: 345 쪽
Teaching Yoga 지원 센터:
www.markstephensyoga.com/resources

비라사나 (영웅 자세)

Virasana(Hero Pose)

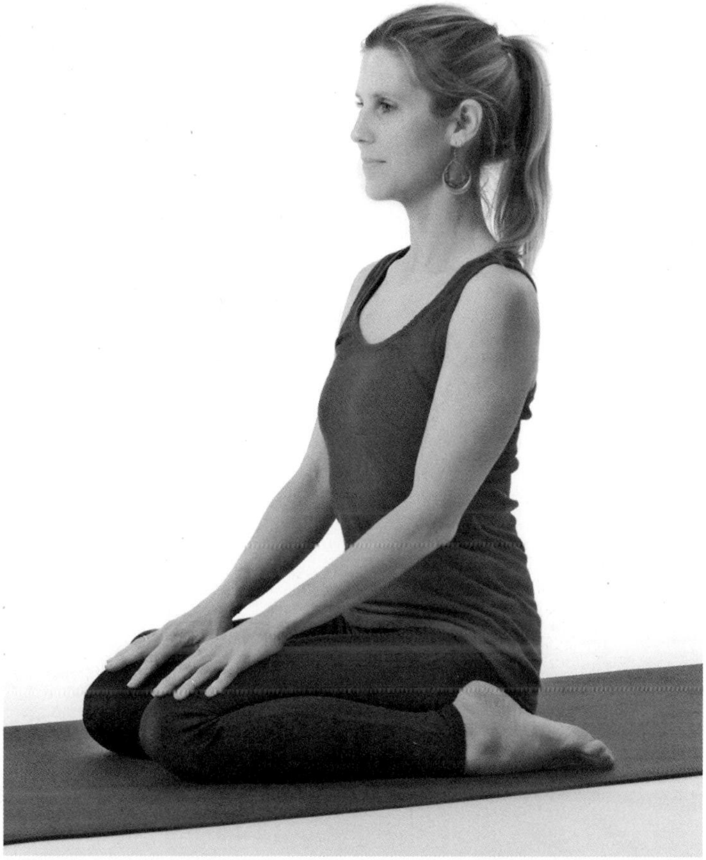

양발을 뒤로 뻗은 채 무릎으로 서서, 엄지손가락으로 무릎 뒤쪽의 종아리 근육들 중앙을 눌러라. 양 엄지손가락을 근육들의 중앙 아래로 미끄러뜨리고, 좌골결절들을 양발꿈치 사이(또는 블록이나 받침대 위에)에서 지면으로 당겨주는 동안 중심부에서 바깥쪽으로 펼쳐준다. 양 무릎을 잡은 채, 좌골결절들을 고정시키며, 양 대퇴골을 안쪽으로 회전시키고, 척주를 똑바르게 당기면서 견갑골을 뒤로 모아서 아래로 내리고 가슴을 펴주는 동안 골반을 중립상태가 되게 앞쪽으로 회전시켜라. 좌골결절들을 지면에 고정시킨 채, 매 날숨마다 회음부를 살짝 들어 올리는 것을 반복하며, 척주를 통해 에너지를 끌어올리는 동안 물라 반다를 양성한다. 머리를 척주 꼭대기 위에 떠있도록 하고, 깊고 천천히 호흡하라. 이것은 모든 파라나야마 수행들을 위한 훌륭한 아사나이다.

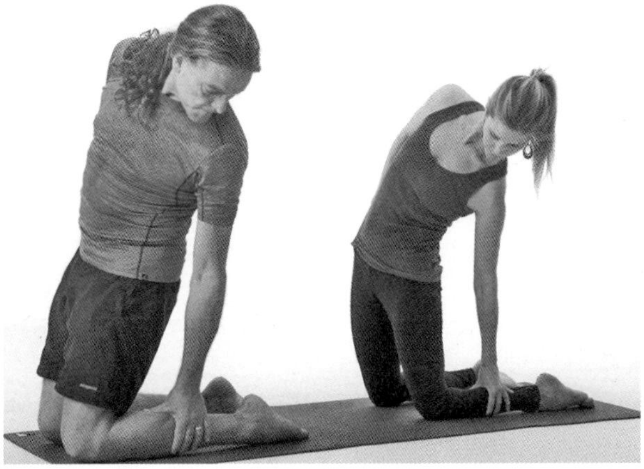

양 무릎의 압박을 경감시키기 위해 양발뒤꿈치 사이로 앉으면서 무릎으로 서기와 양 엄지손가락 끝으로 종아리 근육들 중앙을 누르는 것을 구두로 지시하고 설명하라. 종아리 근육들을 바깥쪽으로 누르면 양 무릎이 비틀리게 되므로 하면 안된다.

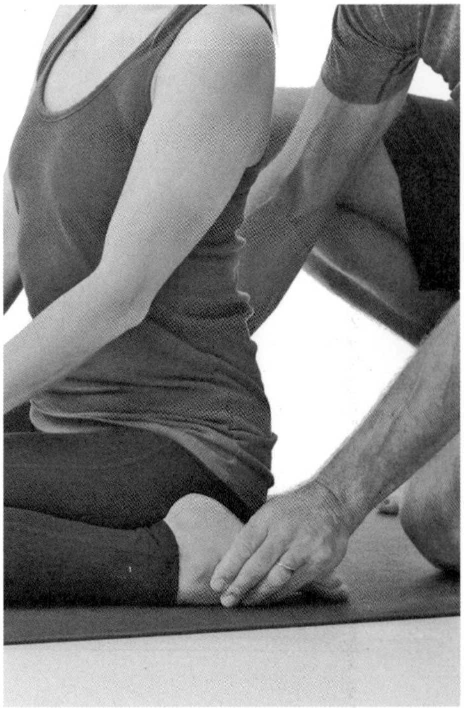

수련생의 발이 뒤쪽을 똑바르게 가리키도록 보조하기 위해 가벼운 손동작을 사용하라.

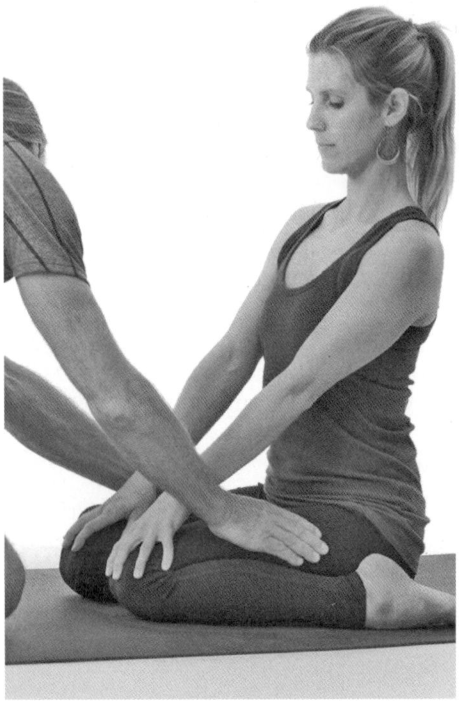

움켜쥐는 회전을 양 대퇴에 사용하여 내회전을 보조하라.

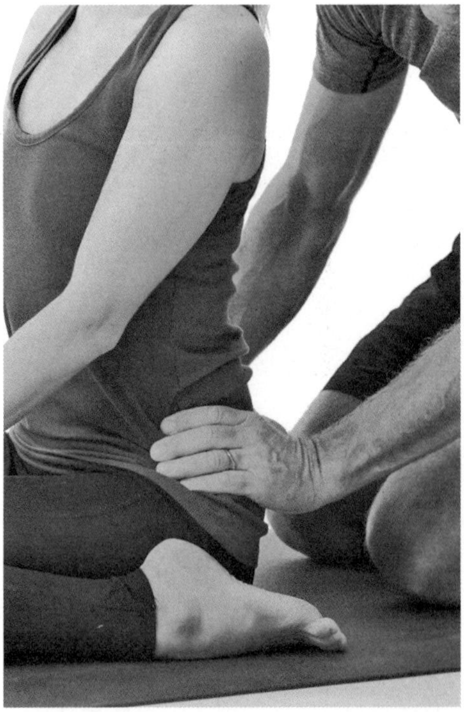

골반 잡기(자세)를 사용하여 골반을 아래로 내려 지면에 고정시키고 수련생에게 골반 중립 위치로 이끌어라.

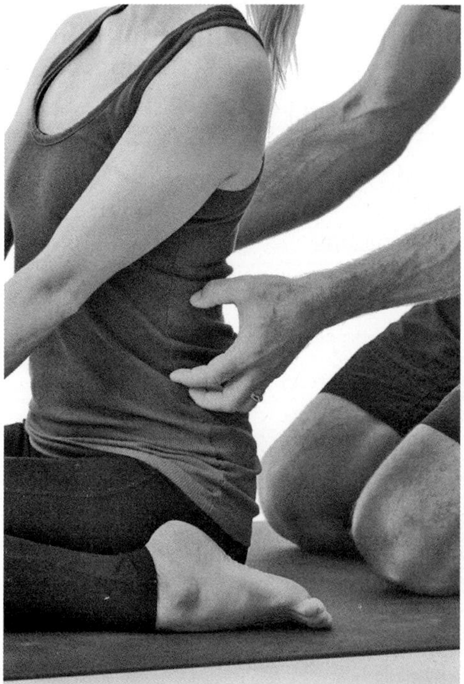

수련생이 척주를 위로 당겨 똑바르게 세우도록 돕기 위해 양 옆의 갈비뼈 바로 아래의 공간에 손가락 펼치기를 적용하라.

수정

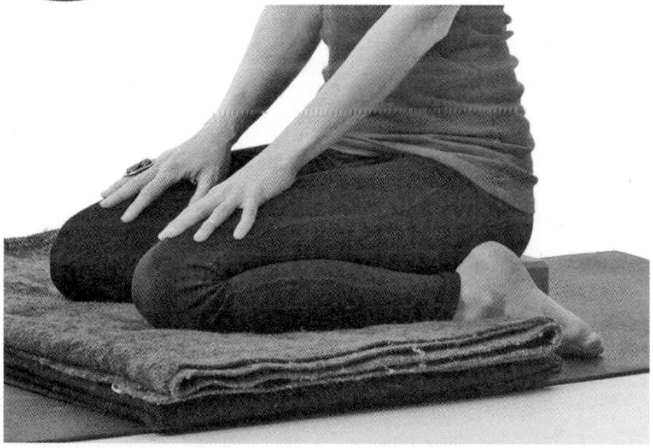

수련생이 양발을 발바닥 쪽으로 굽히기가 불편하면(또는 완전한 발바닥굽히기가 불가능하면), 담요를 정강이 아래에 놓고 끝단에 발목을 그리고 양발을 매트 위에 얹어 놓아라.

좀 더 알아보기

「요가 지도법」: 193 쪽
「요가 시퀀싱」: 421 쪽
Teaching Yoga 지원 센터:
www.markstephensyoga.com/resources

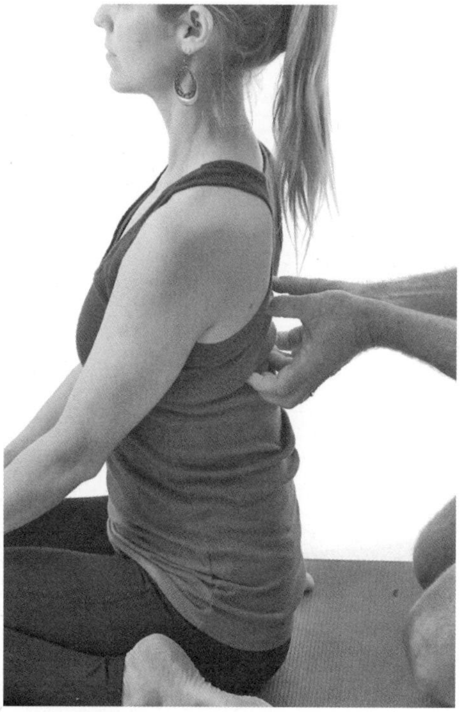

수련생이 부유 늑골들을 부드럽게 유지시키도록 구두로 지시하는 동안 견갑골을 뒤로 모아 아래쪽으로 내리도록 지시하기 위해 양 견갑골의 아래 부분에 손가락 당기기를 사용하라.

수정

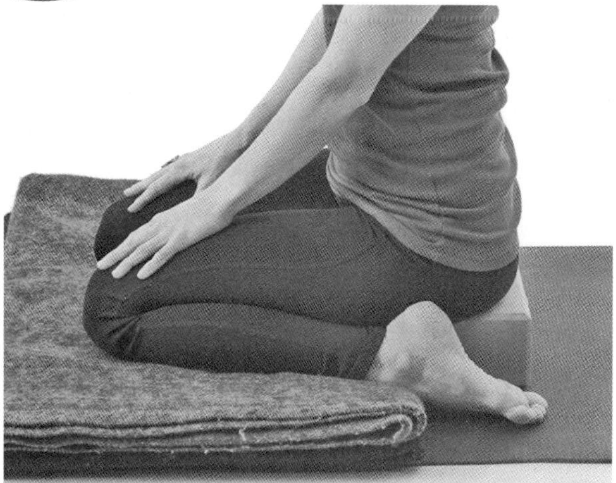

수련생이 무릎에 압박을 느끼거나, 앞으로 구부러지거나, 좌골결절들의 앞쪽으로 체중을 걸칠 수 없으면, 양발뒤꿈치 사이에 블록을 놓아라.

티리앙 무카 에카 파다 파스치못타나사나

(한 다리 밖으로 접은 굽히기 자세)

Tiriang Mukha Eka Pada Paschimottanasana

(Three Limbs Facing One Foot West Stretching Pose)

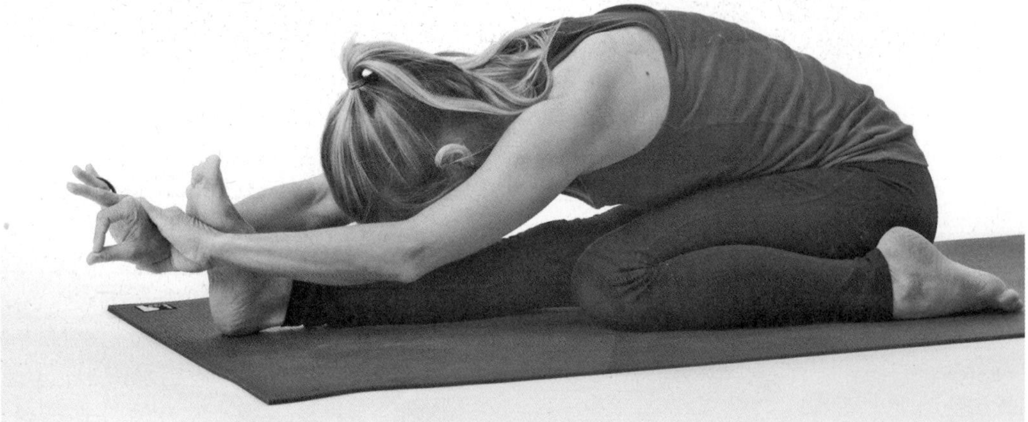

단다사나에서, 오른쪽 다리를 바라사나 자세로 보다 쉽게 접기 위해 왼쪽으로 몸을 기울여라. 좌골결절들을 똑같이 바닥에 고정시키려 노력하라. 자누 시라사나에서와 같이 앞으로 접어라. 오른쪽 좌골결절을 보다 단단히 고정시키도록 노력하고, 앞으로 접기의 근원으로서 골반을 앞쪽으로 회전시키는 동안 오른쪽 대퇴를 안쪽으로 회전시킨다.

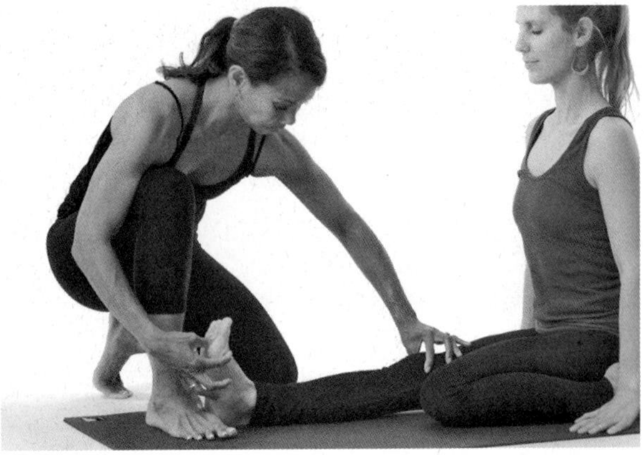

본인의 발을 수련생의 왼쪽 발뒤꿈치에 가로로 놓아서 수련생이 해당 발뒤꿈치로 바깥쪽을 향해 힘을 가하는 것을 도와주고, 왼쪽 발가락들과 무릎이 위로 똑바르게 향하도록 가벼운 손동작을 사용하고, 해당 대퇴를 살짝 내회전시킴으로써 이 정렬을 계속해서 지시하라.

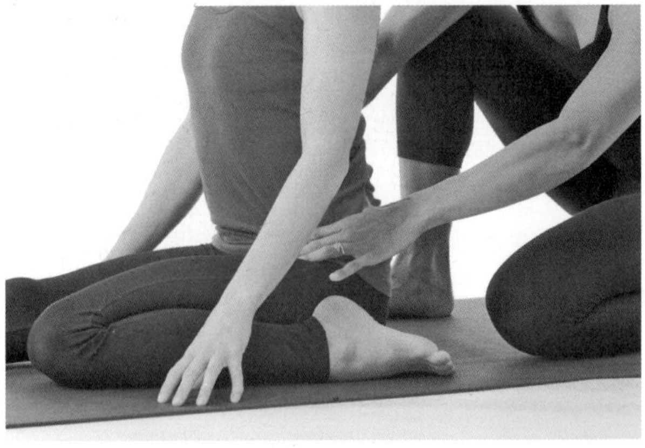

좌골결절들을 단단히 고정시키기 위해 골반 잡기(자세)를 사용하고, 흉골이 왼쪽 발을 향하도록(앞쪽을 향하는 것이 아님) 수련생에게 구두로 지시를 하는 동안 골반의 앞쪽 회전을 돕기 위해 움켜쥐는 회전을 적용하라.

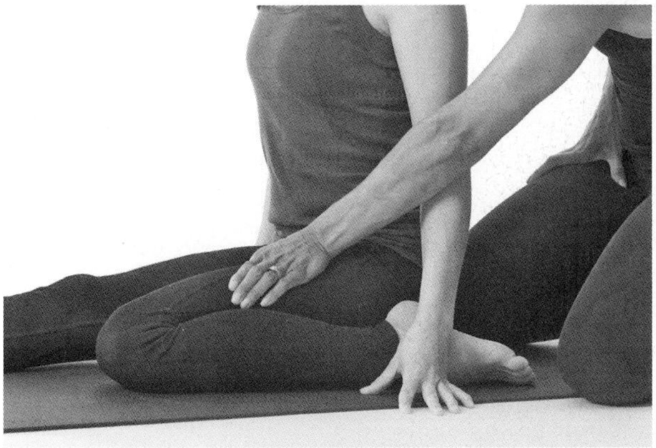

굽힌 다리의 대퇴에 움켜쥐는 회전을 적용하여 내회전을 지시하라.

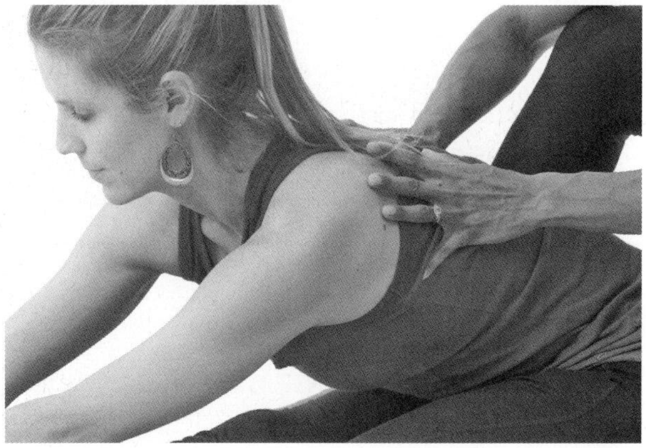

양손을 넓게 벌려 수련생의 양 견갑골 위에 놓고, 양 엄지손가락을 안쪽을 향하게 한 채, 수련생이 흉골을 위로 그리고 앞쪽으로 들어 올려 척주를 신장시키고 가슴이 무너지지 않도록 자세를 유지하도록 구두로 지시를 내리는 동안 본인의 손가락들을 앞쪽으로 미끄러뜨리고 엄지손가락들을 아래로 미끄러뜨리면서 반대 회전을 적용하라.

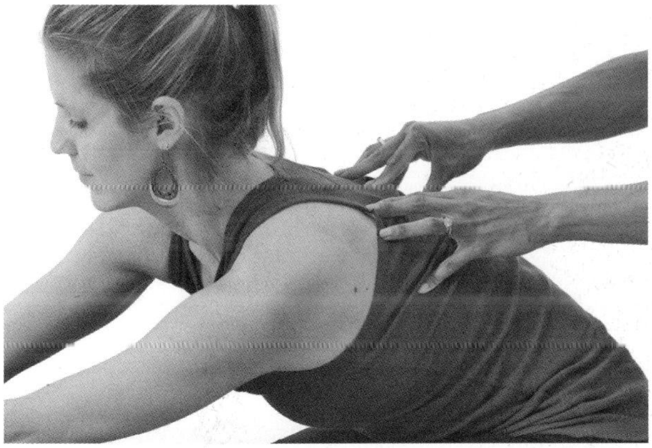

손가락 당기기를 사용하여 양 견갑골을 뒤로 모아서 아래쪽으로 내리도록 계속해서 지시하라.

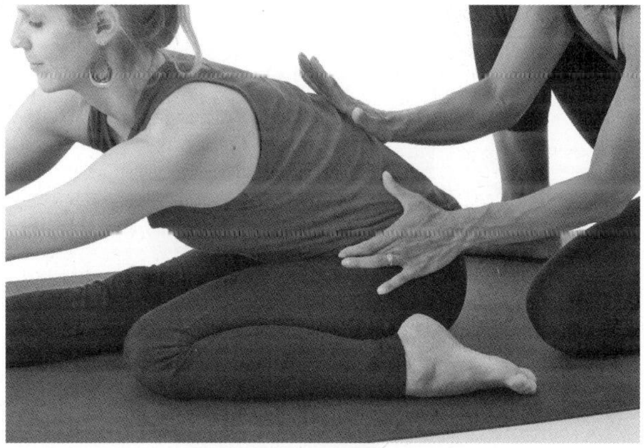

골반 잡기(자세)로 비라사나 골반으로 내리 누르면서, 편 손바닥으로 수련생의 등을 따라, 척주 곡선의 정점 아래에서 시작해서, 위로 쓸어올려라.

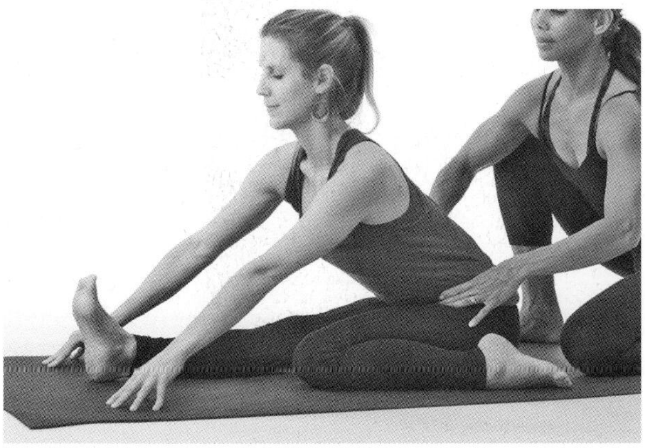

수련생이 들숨과 함께 앞으로 굽힌 자세에서 일어나도록 구두로 지시하면서 강하게 움켜쥐는 회전과 함께 골반 잡기(자세)를 다시 적용하는데, 골반을 후방으로 회전시키면 일어나기가 쉽다.

수정

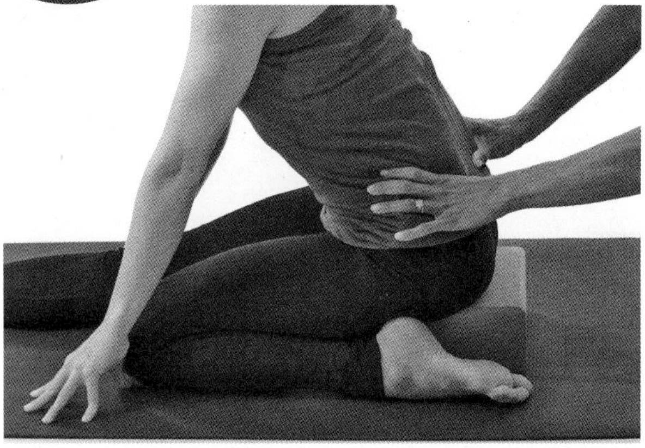

수련생이 앞으로 숙여지지 않고서 좌골결절들로 완전히 똑바로게 앉을 수 없으면, 블록이나 받침을 좌골결절들에 위치하도록 제공하라.

수정

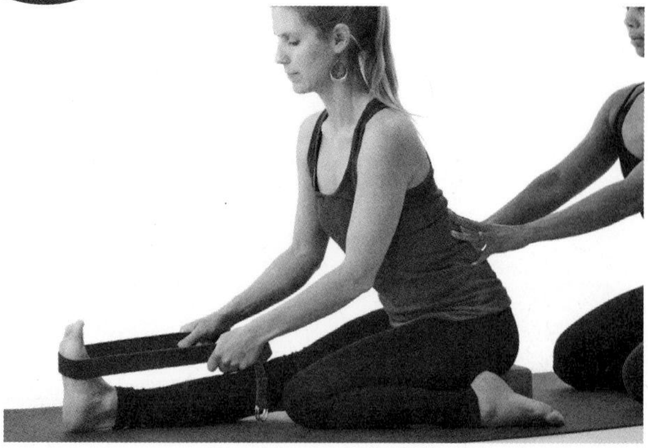

수련생이 앞으로 숙여지지 않고서 왼쪽 발을 양손으로 잡을 수 없으면, 스트랩을 줘서 발을 감도록 하라.

변화

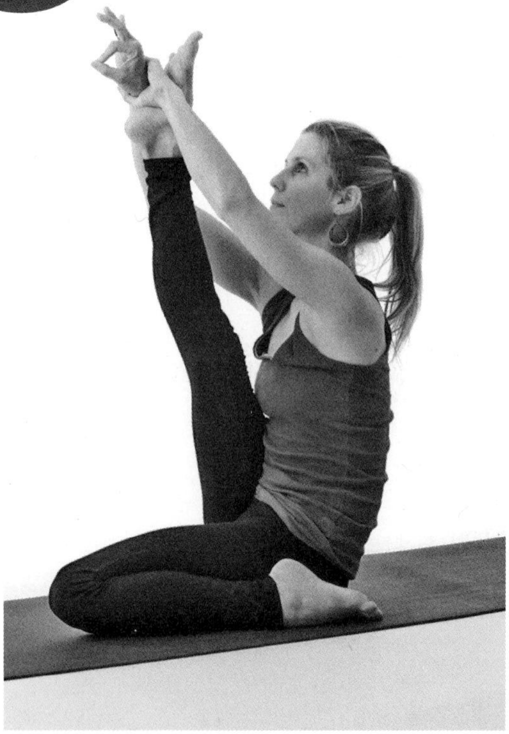

이 아사나에서 곧장 크로운차사나로 자세를 바꾼다(왜가리 자세).

좀 더 알아보기

「요가 시퀀싱」: 401 쪽

Teaching Yoga 지원 센터:

www.markstephensyoga.com/resources

우파비스타 코나사나 (박쥐 자세)

Upavista Konasana(Wide-Angle Forward Fold Pose)

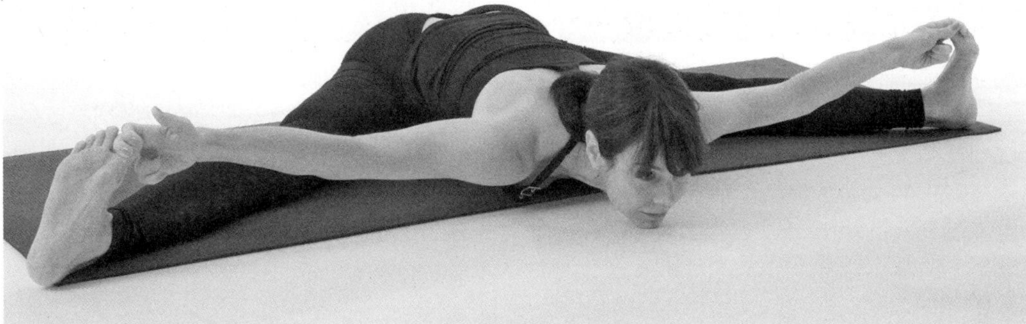

단다사나에서, 양다리들을 바깥으로 외전자세와 같이 뻗어라. 필요에 따라 골반 중립성을 찾기 위해 버텨라. 대퇴를 단단하게 하고, 척주를 신장시키고, 가슴 중심부를 펴는 동안, 발가락들과 슬개골들은 똑바르게 위를 가리키게 하라. 양손을 골반 뒤에서 바닥을 눌러서 골반이 앞쪽으로 회전하는 것을 도와라. 바닥에서 양손을 뗀 채로 좌골결절들을 이용하여 똑바로 앉을 수 있으면, 양 팔을 앞으로 뻗고 바닥에 놓인 양손을 사용하여 몸통을 앞으로 당기는 것을 도와라. 좌골결절들을 지면에 고정시키고, 양다리를 활성화하며, 슬개골이 위로 향하도록 한 채, 호흡과 함께 골반의 앞쪽 회전을 통해 앞으로 접기 위해 움직이는데, 마지막엔 가슴을 지면에 가져가며 양발을 움켜쥔다. 아래로 접는 것보다 척주를 길게 늘리고 가슴부근을 여는 것에 신경을 써야 한다. 아래 또는 지평선을 응시하라.

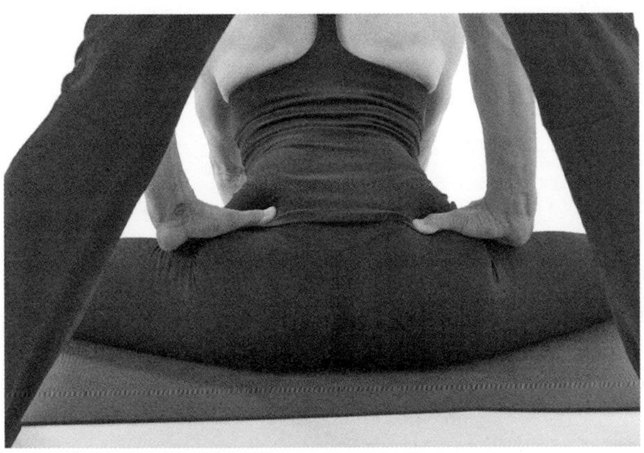

준비 자세에서 수련생이 똑바로 앉은 채, 좌골결절들을 지면에 고정시키고 골반이 앞쪽으로 회전하도록 도와주기 위해 움켜쥐는 회전과 골반 잡기(자세)를 사용하라.

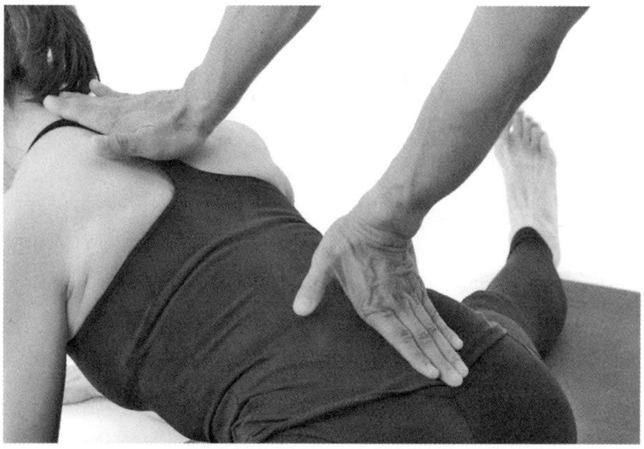

수련생이 앞으로 구부리기 시작할 때, 몸이 앞으로 숙여지는 경향을 보일 수 있다. 가벼운 손동작을 이용하여 한 손을 등 가운데에 위쪽을 향하게 위치시키고 다른 손을 한쪽 어깨 꼭대기에서부터 아래를 향하게 위치시켜서 터치에 의한 촉각 신호를 추가하는 동안 흉골을 계속 끌어올려 들어 올린 채 유지하도록 구두로 지시하라.

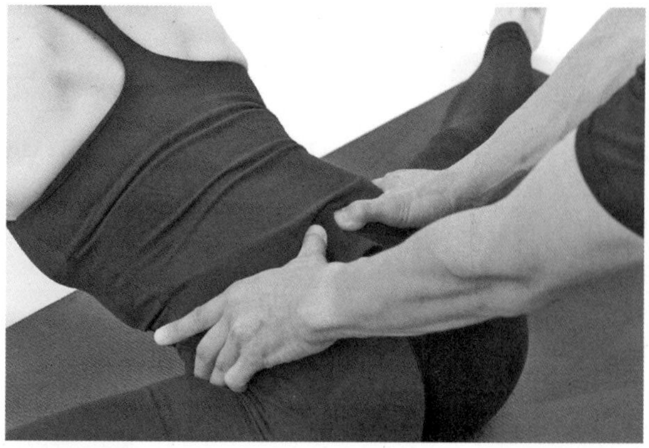

수련생의 양 대퇴 윗부분에 움켜쥐는 회전을 사용하고, 양손이 충분히 클 경우에, 양 엄지손가락을 가능한 천골에 최대한 가까이에 두고 양손이 양 대퇴를 해당 자세를 유지하게 지시하는 동안 천골을 위로 쓸어올린다. 움켜쥐는 회전은 반대 회전이 된다.

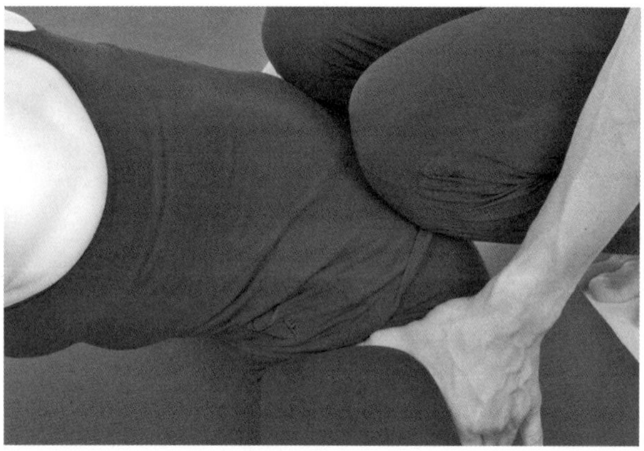

수련생의 양 대퇴 윗부분에 움켜쥐는 회전을 사용하면서, 양 무릎을 들어 올린 자세(Knees Up Stance)가 되고 양 무릎으로 척주 양 옆을 따라서 위로 쓸어올려줌으로써 (척주에 핸즈 온 하지 않은 채) 골반의 앞쪽 회전과 허리 부분의 신장을 돕는다.

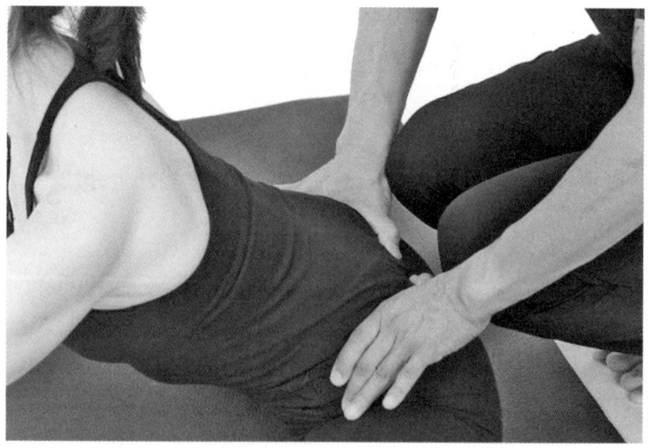

수련생이 일어서기 위해 숨을 들이쉴 때, 수련생이 손쉽게 똑바로 앉도록 도와주기 위해 양 엄지손가락으로 천골을 아래로 쓸어내리면서 골반 잡기(자세)를 사용하라.

수정

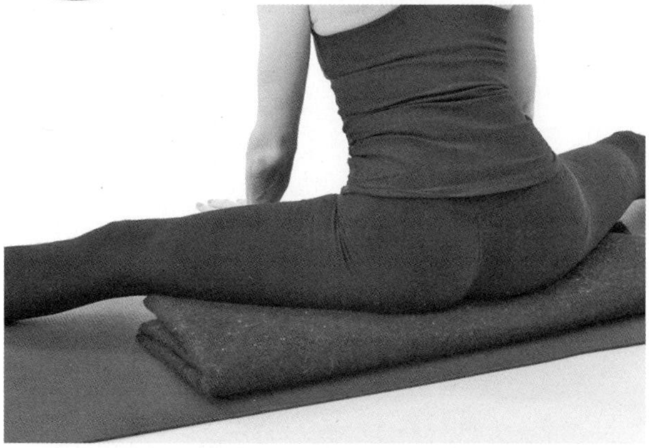

수련생이 좌골결절들로 똑바로 앉지 못할 때, 블록이나 다른 받침을 제공하라.

수정

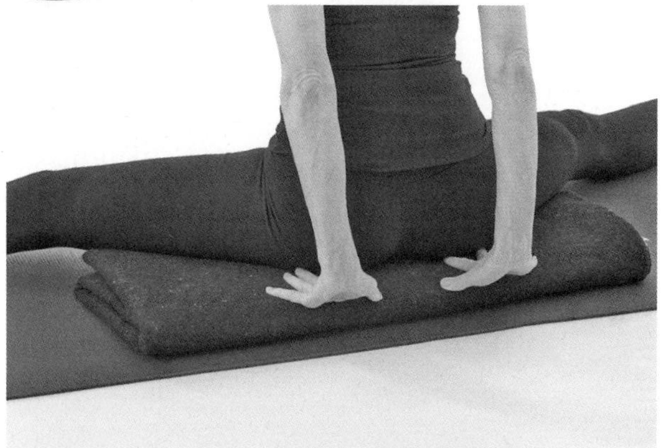

수련생이 똑바로 앉을 순 있지만 골반을 앞쪽으로 회전시키지 못할 때, 양손을 뒤로 하여 지면에 위치시키고 골반을 앞쪽으로 회전시키기 위해 노력하는 동안 척주를 들어 올리는 것을 보조하도록 구두로 지시하라.

변화

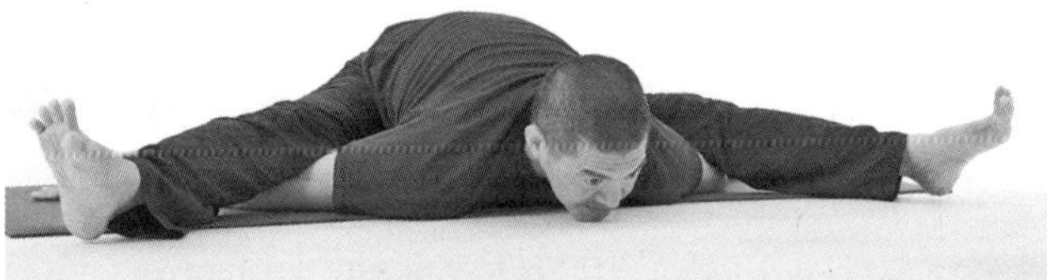

우파비스타 코나사나를 완전히 취할 수 있게 되면, 수련생에게 쿠르마사나(거북이 자세)를 소개하라.

좀 더 알아보기

「요가 지도법」: 191 쪽
「요가 시퀀싱」: 404 쪽
Teaching Yoga 지원 센터:
www.markstephensyoga.com/resources

쿠르마사나 (거북이 자세)

Kurmasana(Tortoise Pose)

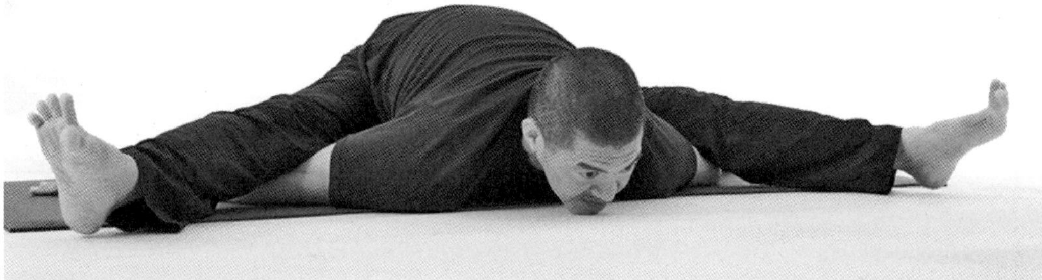

우파비스타 코나사나에서 다리를 살짝 서로에게 더 가깝게 모으면서, 무릎을 띄어 팔을 무릎 아래로 죽 뻗을 수 있는 공간을 마련한다. 다리를 함께 최종적으로는 어깨까지 모은다고 생각한다. 궁둥뼈로 지면에 자리를 잡고, 다리를 곧게 누르며, 발가락을 펼치고, 시선은 앞쪽의 지평선을 향한다. 지면 위의 궁둥뼈와 다리와 척추를 뻗는 동작에 집중한다. 팃티바사나(개똥벌레 자세), 바카사나(학 자세), 차투랑가 단다사나(사지 막대 자세)을 통해 이행하여, 끝에는 다리를 등 뒤에서 교차해 드위 파다 시르사사나(머리 뒤, 두 다리 자세)가 되도록 압박한다.

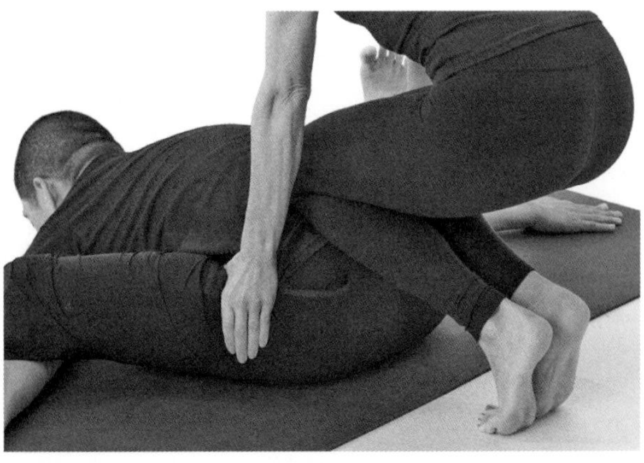

발 앞볼로 서서 무릎을 굽힌 상태에서 쥔 상태에서 돌리기를 실시해 수련자 대퇴부의 중립적 회전을 유지시킨다. 이 때 지도자의 무릎을 요방형근(m. quadratus lumborum)을 따라 골반 바로 위에서부터 아래쪽 등갈비까지 위쪽으로 미끄러뜨린다.

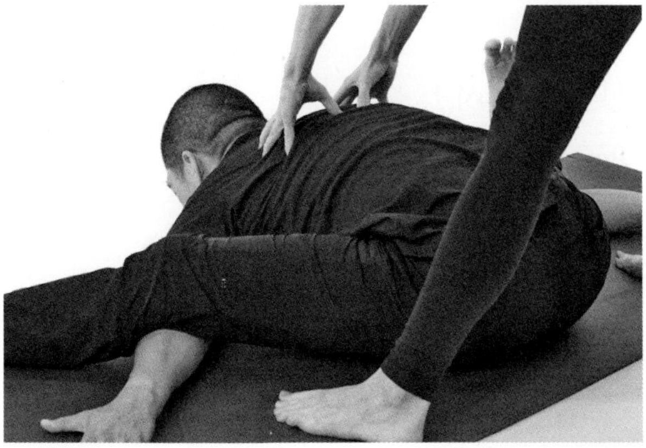

손가락으로 끄는 동작을 수련자의 견갑골에 시행하며, 동시에 구두로 몸통을 올리고 흉골을 지평선 쪽으로 끌도록 지시한다.

수정

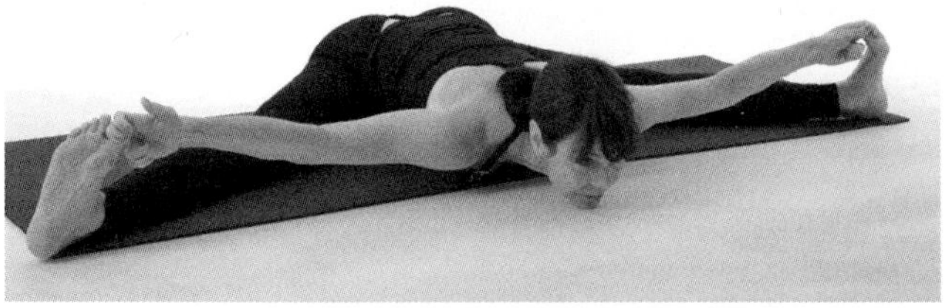

쿠르마사나가 어려울 때 이를 수정하기 보다는, 우파비스타 코나사나(박쥐 자세)를 수련한다.

좀 더 알아보기

「요가 지도법」: 191 쪽
「요가 시퀀싱」: 367 쪽
Teaching Yoga 지원 센터:
www.markstephensyoga.com/resources

밧다 코나사나 (나비 자세)

Baddha Konasana(Bound Angle Pose or Cobbler's Pose)

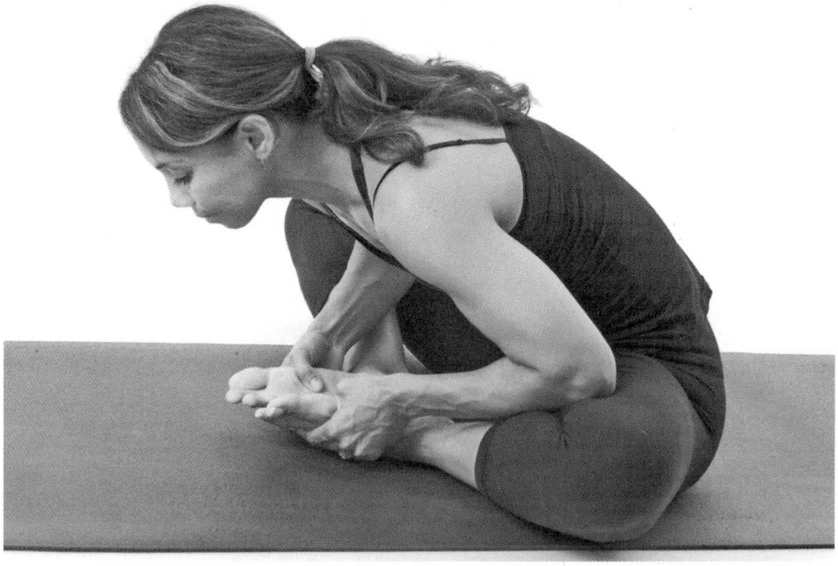

우파비스타 코나사나를 위한 준비 자세에서 무릎을 구부려 발을 함께 모은다. 무릎 한쪽 또는 양쪽 아래에 블록을 위치시켜 무릎의 긴장을 줄인다. 손을 엉덩위 뒤에서 바닥으로 눌러 골반이 앞쪽으로 회전하는 것을 돕는다. 손이 지면에 있는 상태에서 궁둥뼈로 바로 앉을 수 있다면 발을 쥐고 이들을 책처럼 서로 벌리면서 뒤꿈치를 함께 누르고, 무릎은 지면 쪽으로 바깥으로 스트레칭한다. 골반을 앞으로 회전시켜 가슴 한복판이 지평선 쪽으로 끌어당겨지게 한다. 이의 변형으로서, 수련자가 손을 완전히 앞으로 뻗고 손바닥은 내리 누른 상태에서 자세를 경험해보도록 한다. 이 변형 자세를 사용해 가슴 한복판 띄우기, 척추 연장, 엉덩이의 더 깊은 앞쪽 회전을 이끌도록 한다. 궁둥뼈가 잘 자리잡게 유지하고, 뒤꿈치는 함께 아래쪽으로 누르며, 견갑골은 등에 밀착, 가슴 한복판은 개방하고, 엉덩이에서부터 앞쪽으로 구부렸을 때 척추를 늘이기 위해서 숨쉬기에 맞춰 움직인다. 팔꿈치를 사용해 대퇴부를 뒤로 압박하고, 무릎은 밖으로, 몸통은 앞으로 압박한다. 배꼽을 발가락, 흉골, 지평선으로 가져간다는 느낌을 갖는다. 이 동작의 지도는 수련자들로 하여금 등의 굽음을 최소화하고 등 아래쪽과 목의 잠재적 긴장을 감소하게 해줄 것이다. 수련자가 무릎 내부나 사타구니에 통증을 호소하면, 무릎 아래에 블록을 받치도록 이끌어준다.

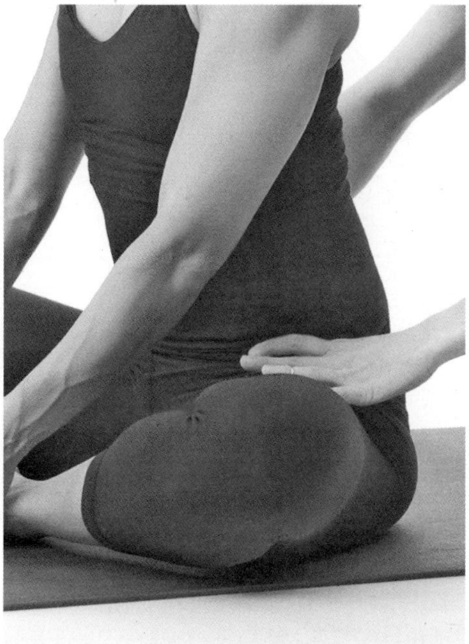

엉덩이를 쥐어 수련자의 골반이 중립성을 갖도록 지도한다.

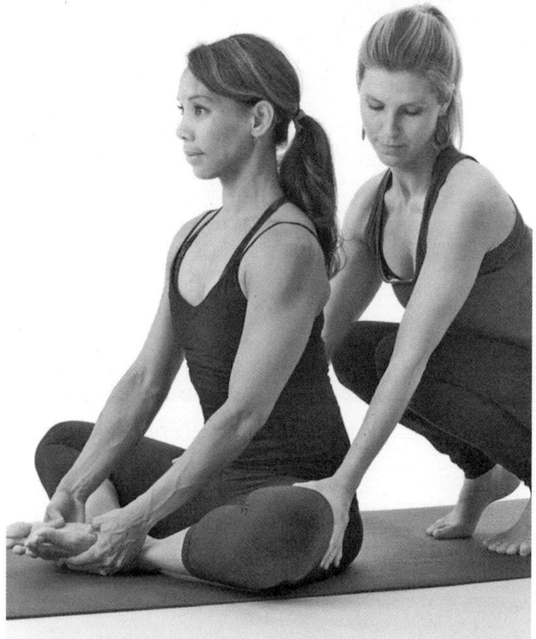

쥔 상태에서 돌리기를 수련자의 대퇴부 위쪽에 적용해 외측 회전을 보조한다. 무릎 내부의 부하에 대해 수련자에게 거듭 묻고 해당 부위에 긴장을 호소하면, 교정 연습을 멈춘다.

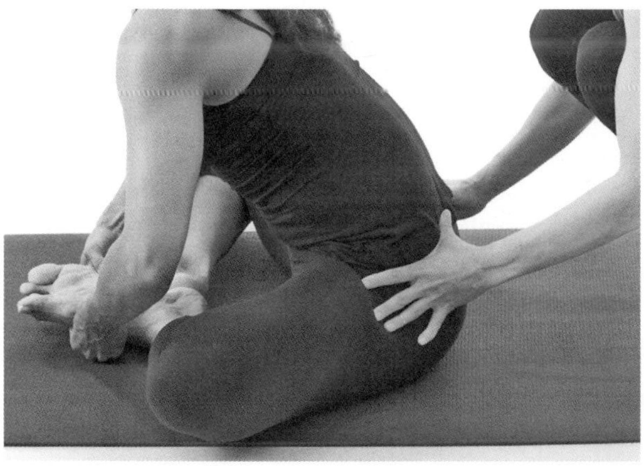

지도자의 손이 충분이 크면, 손가락을 써서 반대 방향 회전을 실시해 대퇴부의 외측 회전을 지도하고 엄지손가락은 엉치뼈 위로 미끄러뜨려 골반의 앞쪽 회전을 지시한다.

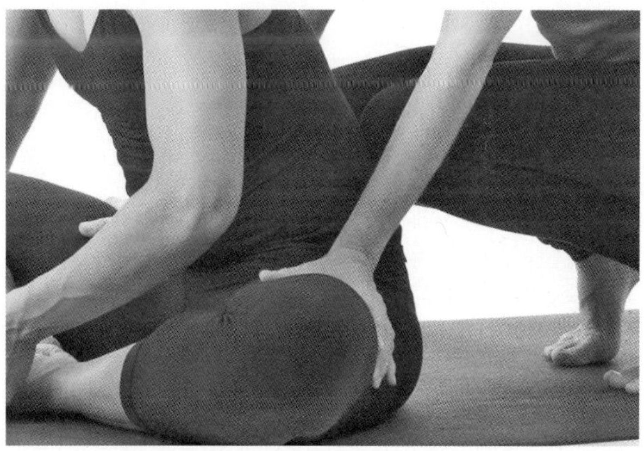

쭈그려 앉은 자세에서, 수련자의 대퇴부 위를 쥔 상태에서 돌리고 지도자의 무릎은 수련자의 골반 위쪽 후방 가장자리에서부터 아래쪽 등갈비 쪽으로 미끄러뜨린다(지도자의 무릎은 척추 옆에서 이동하며, 척추는 전혀 건드리지 않는다).

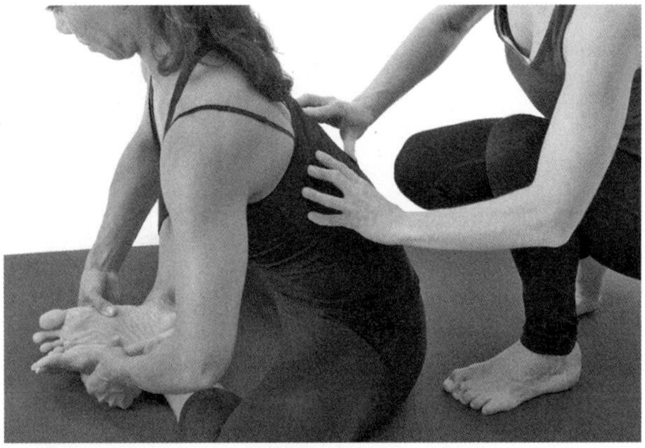

수련자가 등을 둥글게 굽히면 전굴로부터 더 높이 몸을 쳐들게 지도하며, 흉골을 올릴 때 손가락으로 누르는 동작이나 끄는 동작으로 견갑골이 등에 밀착되도록 지시한다.

수정

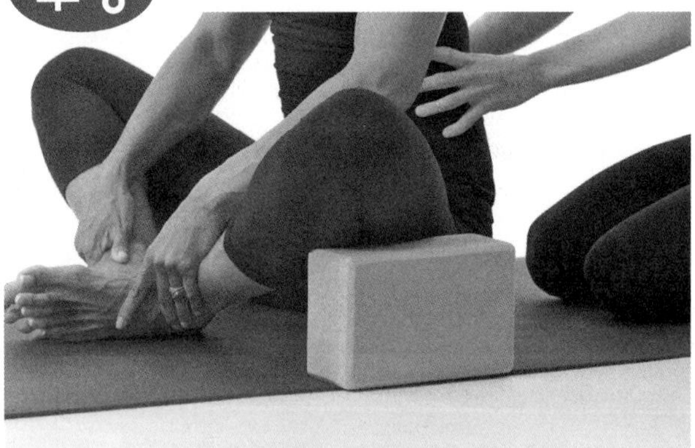

수련자가 무릎 안쪽에서 문제나 긴장을 호소하면 블록이나 다른 단단한 받침을 무릎 아래에 위치시킨 후, 골반 중립성, 똑바른 척추, 그리고 넓은 가슴 한복판에 주목하는 지도사항에 다시 집중한다.

수정

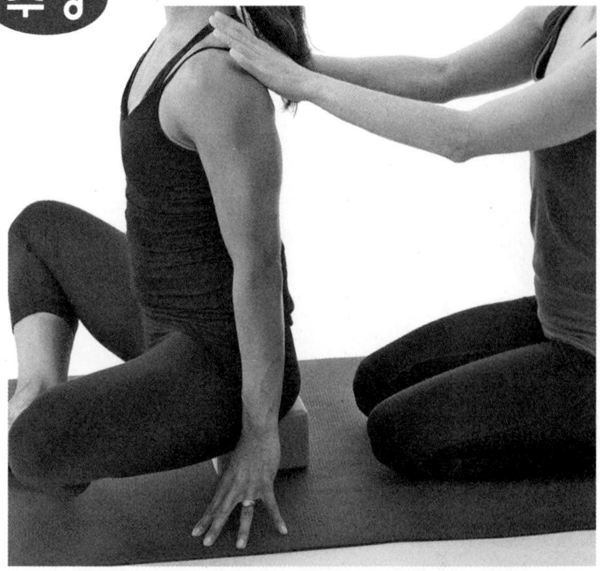

수련자가 궁둥뼈 앞으로 앉지 못하거나 무릎이 엉덩이보다 위에 있게 되는 경우에, 블록이나 다른 받침을 궁둥뼈 밑에 받친 다음 엉덩이를 쥐어 수련자가 골반 중립성을 찾도록 이끌어준다.

좀 더 알아보기

「요가 지도법」: 192 쪽
「요가 시퀀싱」: 344 쪽
Teaching Yoga 지원 센터:
www.markstephensyoga.com/resources

숩타 밧다 코나사나 (누운 나비 자세)

Supta Baddha Konasana(Reclined Bound Angle Pose)

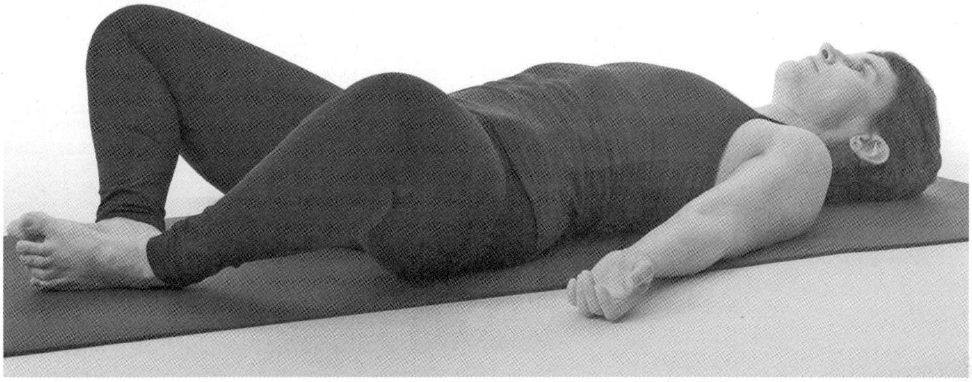

밧다 코나사나의 준비 자세(똑바른 수직)에서 구두로 수련자에게 신호하여 뒤로 누우면서 손은 바닥에 손등으로 내려놓고 팔꿈치 이완 후 완전히 바닥을 향해 이완한다. 이하 제시하는 대로 받침 등을 제공한다. 무릎 내부나 대퇴부에 강한 압력이 있을 시에는 무릎 아래 위치하는 받침, 그리고 등 아래쪽이나 목에 강한 압력이 느껴질 시 등과 머리 아래 받칠 받침.

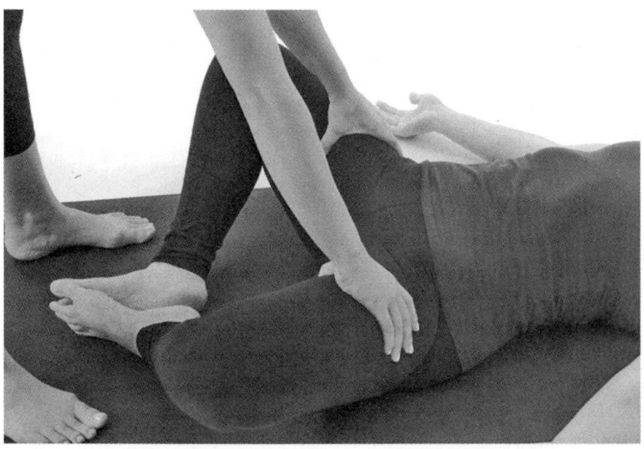

수련자의 대퇴부 위에 가볍게 손을 놓아 허벅지의 외측 회전과 외전을 이끌고 동시에 무릎 안 부하에 주의를 기울인다.

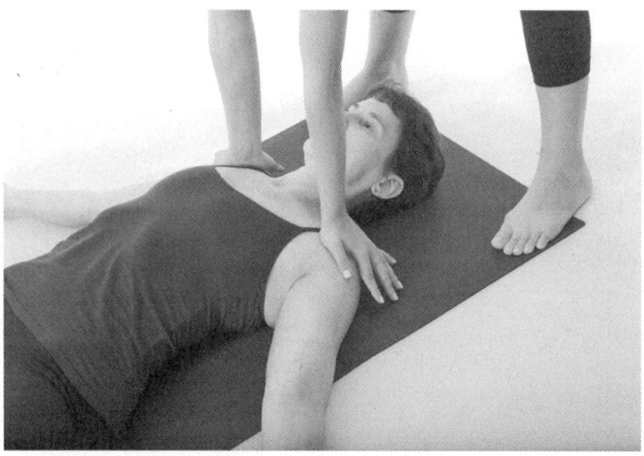

가벼운 손동작으로 수련자가 어깨를 바닥 쪽으로 이완하고 가슴 한복판이 자연스럽게 펼쳐지도록 이끈다.

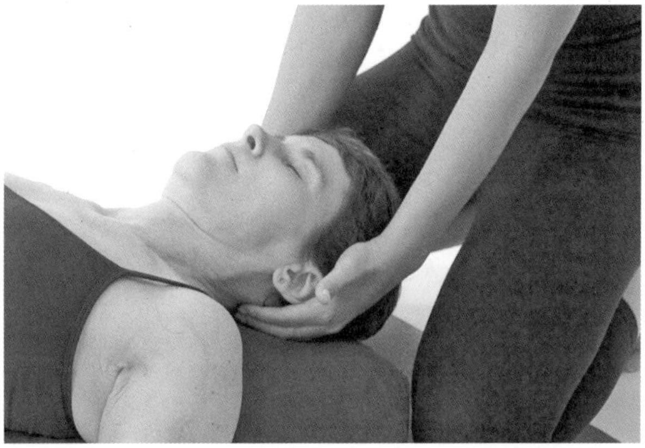

손가락 끝을 수련자의 후두부 능선에 위치시켜 가볍게 누르면서 목을 더 뺄 수 있도록 한다.

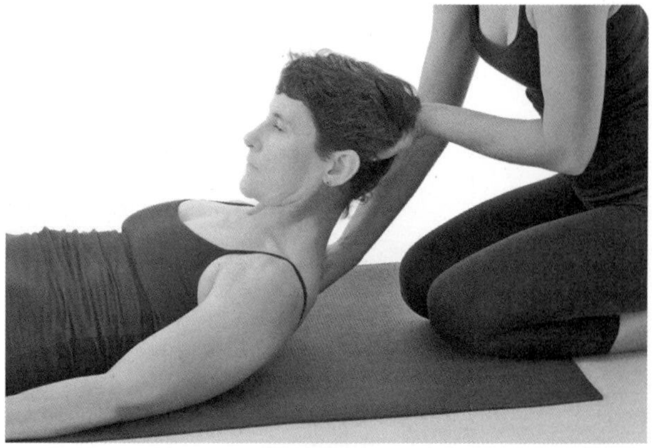

수련자의 등 밑에 가벼운 손동작을 적용해, 앉은 자세로 갈 때 등의 긴장을 풀어준다.

수정

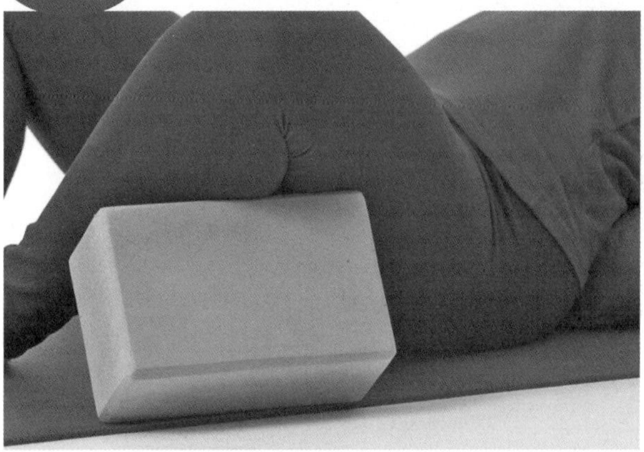

수련자가 무릎이나 대퇴부 내부에 문제나 긴장을 호소하면, 블록을 무릎 아래에 받쳐준다.

수정

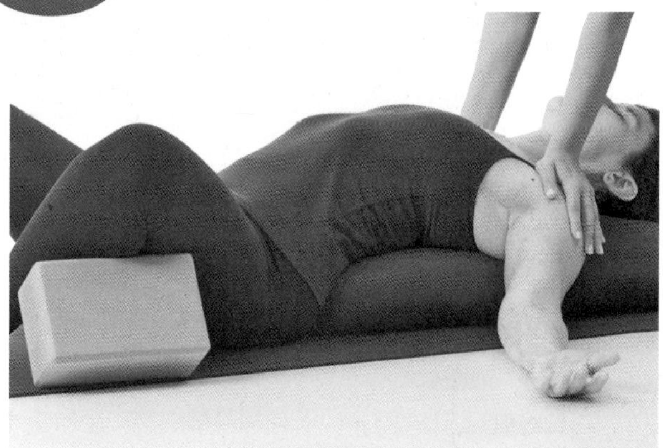

수련자가 무릎이나 등 아래쪽의 긴장 없이 등 뒤로 기대지 못하는 경우에, 긴 받침 하나(또는 여러 개)를 등 뒤에 대어 준다.

수정

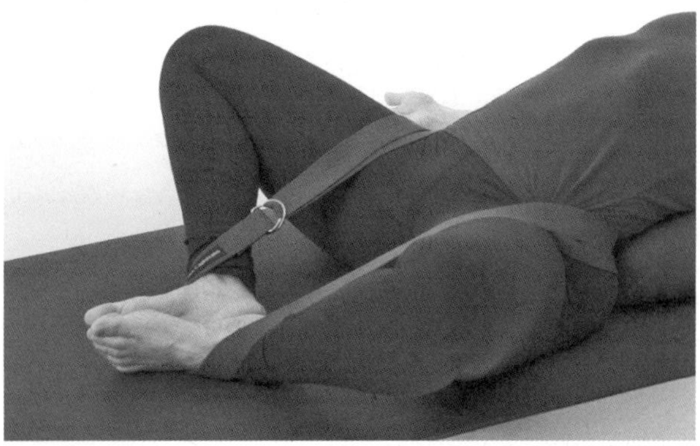

수련자가 무릎의 긴장을 동반하지 않고 뒤쪽으로 이완한다면, 끈을 제공해 골반 위쪽 둘레와 대퇴부, 무릎, 그리고 발 둘레와 아래를 지나도록 감게 한다. 이 끈은 뒤로 기대 눕도록 지시하기 전에 확실히 팽팽하게 매어져 있어야 한다.

좀 더 알아보기

「요가 지도법」: 284-286 쪽
「요가 시퀀싱」: 398 쪽
Teaching Yoga 지원 센터:
www.markstephensyoga.com/resources

우바야 파당구스타사나 (양 엄지발가락 잡은 자세)

Ubhaya Padangusthasana(Both Big Toes Pose)

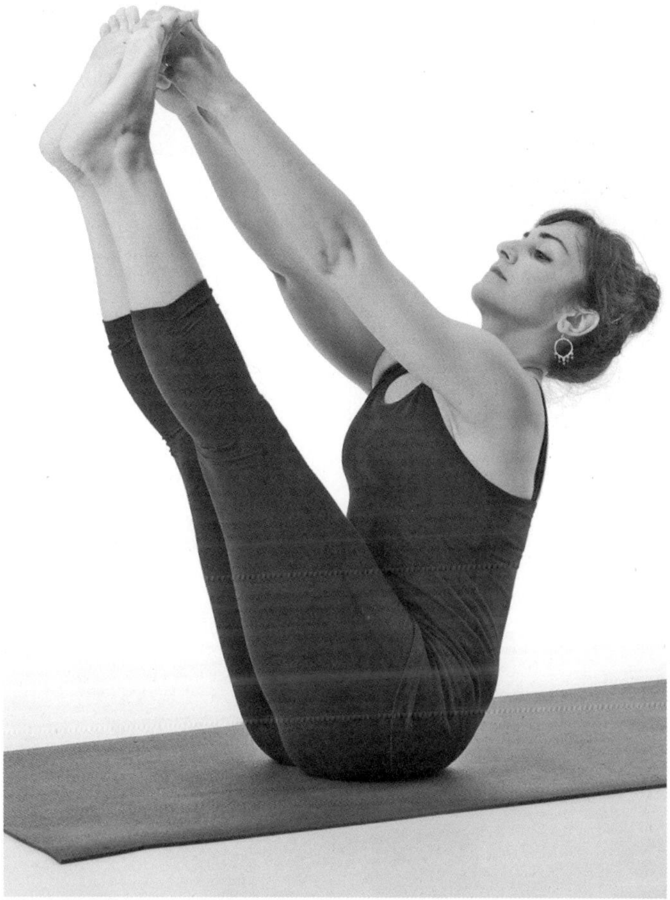

단다사나 자세로 앉은 상태에서 구두로 신호하여 무릎을 굽혀 검지와 중지로 양쪽 엄지발가락을 쥔 다음, 천천히 다리를 죽 뻗으면서 손가락은 계속 당겨 골반의 앞쪽 회전과 척추의 기립과 자연스러운 연장을 이끈다. 그 후 수련자에게 천천히 팔꿈치를 구부리도록 하고 흉골을 발가락 쪽으로 당기게 한다.

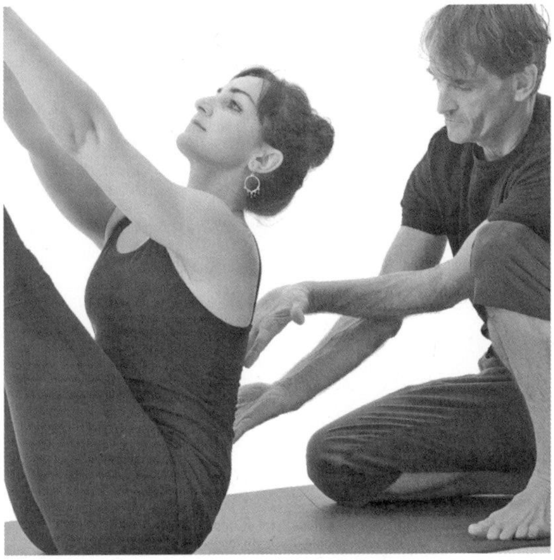

준비 위치에서 수련자는 엄지발가락을 움켜쥐고 다리, 척추, 팔을 뻗는다. 대부분의 수련자가 털썩 쓰러질 것이다. 가벼운 손동작을 이용해 엉치뼈를 안쪽으로 당기게 하고(골반의 앞쪽 회전), 다른 손은 흉부의 척추를 따라 가볍게 미끄러뜨려 흉골을 띄우도록 지도한다.

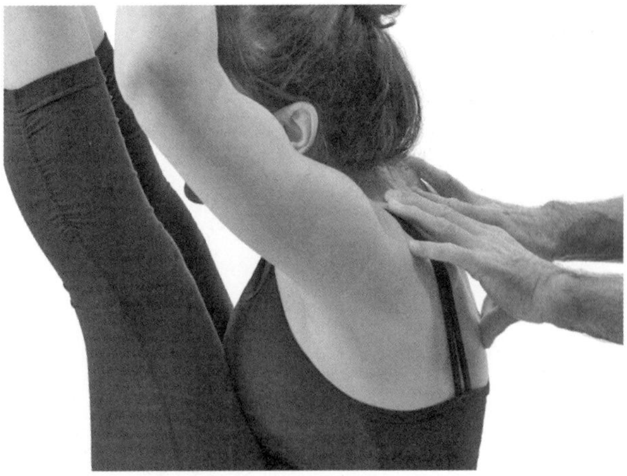

구두로 신호하여 수련자는 팔꿈치를 굽히면서 흉골을 발가락 쪽으로 당긴다. 가벼운 손동작을 어깨 위에 적용하여 어깨가 내려가 귀에서 멀어지도록 지도한다.

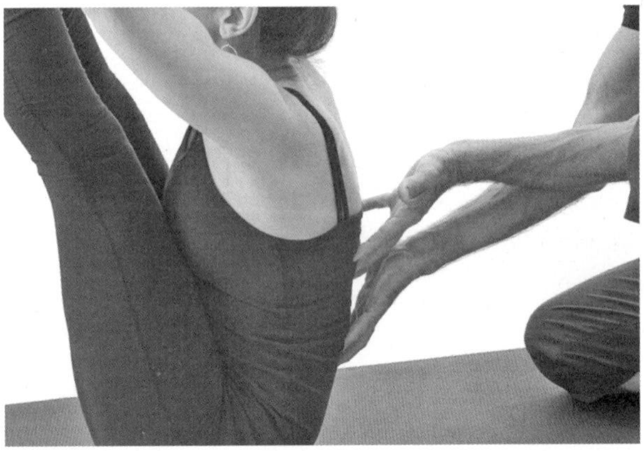

수련자가 몸통과 다리를 가깝게 당기면 푹 쓰러지는 경향이 있다. 다시 가벼운 손동작을 엉치뼈에 적용하는데 이번엔 더 세게 위쪽 방향으로 눌러 쓰러지려는 경향에 대응하도록 한다.

수정

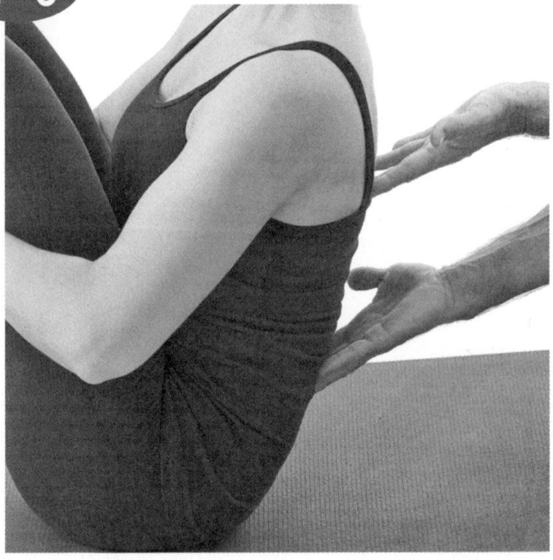

수련자가 엄지발가락을 무릎을 굽히거나 쓰러지지 않는 이상 잡을 수 없는 경우에, 구두로 지시하여 무릎을 구부리고 무릎 뒤편에서 잡도록 한다. 이 때 가벼운 손동작을 엉치뼈에 적용하여 골반의 앞쪽 회전을 지도한다.

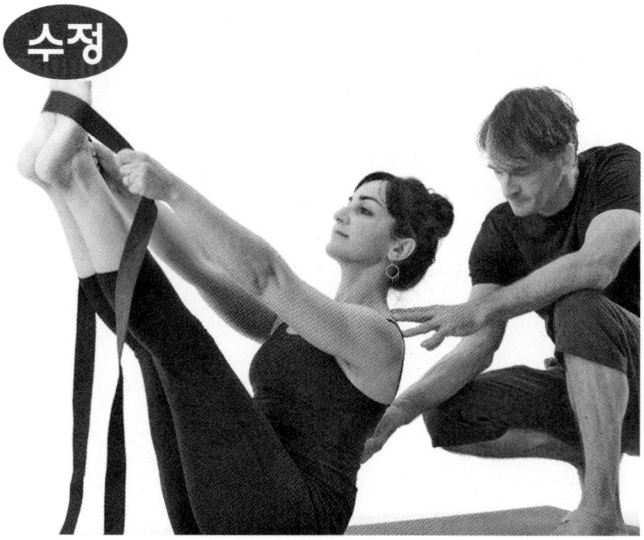

햄스트링이 뻣뻣한 수련자가 무릎을 쥐는 자세로 진도를 나가면, 끈을 발 둘레에 감게 하고 같은 촉각적 지도를 시행한다.

좀 더 알아보기

「요가 시퀀싱」: 403 쪽
Teaching Yoga 지원 센터:
www.markstephensyoga.com/resources

우르드바 무카 파스치못타나사나
(머리를 위로 향해 늘리는 자세)
(Urdhva Mukha Paschimottanasana(Upward-Facing West Intense Stretch Pose)

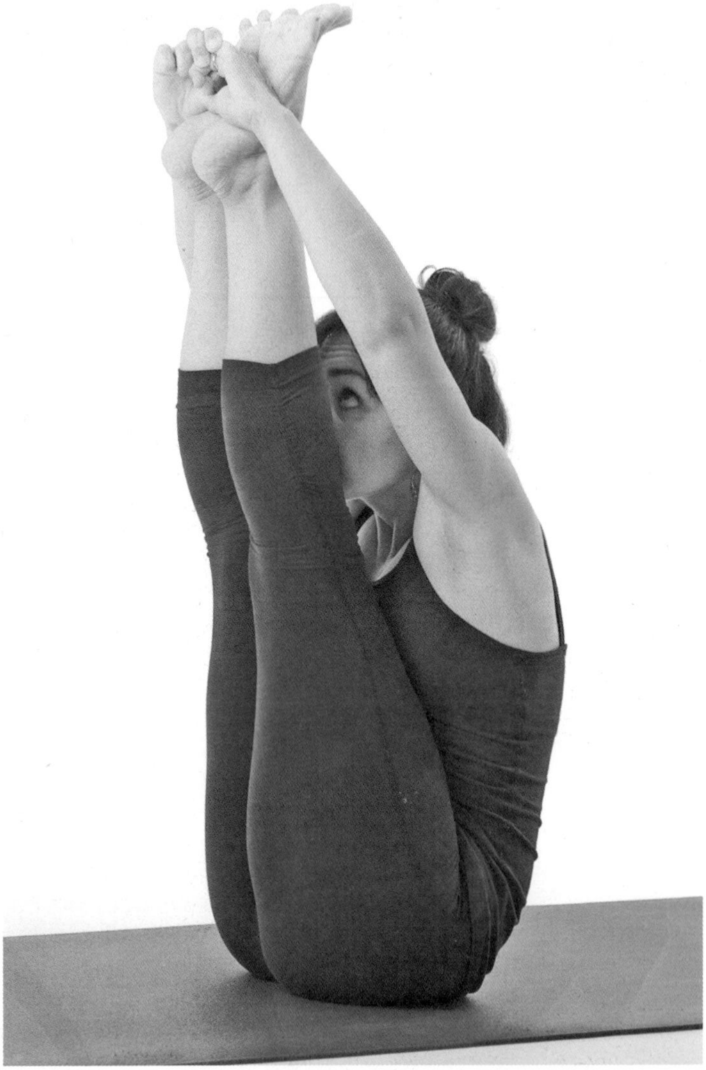

구두지시와 함께 우바야 파당구스타사나와 같은 준비를 시연한다. 차이점은 엄지발가락을 잡지 않고, 양발의 옆을 잡거나 손을 발 둘레로 해서 한 손의 팔목을 잡는 것이다. 그 다음 우바야 파당구스타사나로 진행한다.

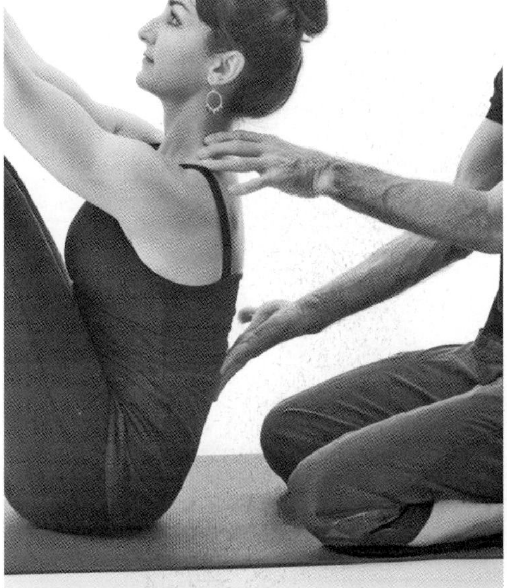

가벼운 손동작으로 엉치뼈를 안으로 끌도록(골반의 앞쪽 회전) 지도하며, 이 때 다른 손은 흉부 척추를 따라 가볍게 미끄러지며 흉골을 띄우도록 지시한다.

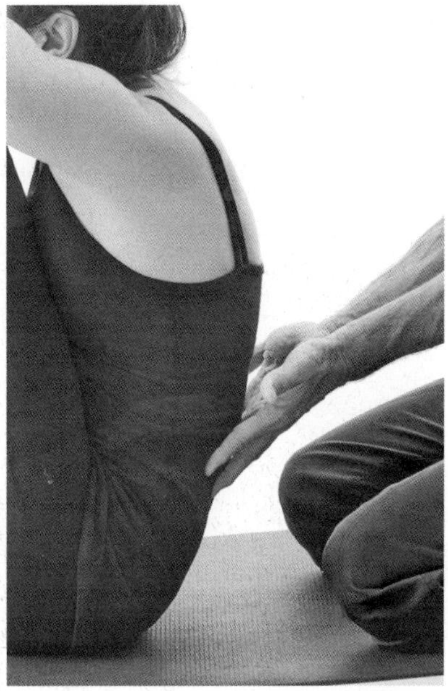

수련자에게 구두로 팔꿈치를 굽히면서 흉골을 발가락 쪽으로 당기도록 지시한다. 가벼운 손동작을 어깨 맨 위에 적용하여 어깨가 내려가면서 귀로부터 멀어지도록 한다.

수정

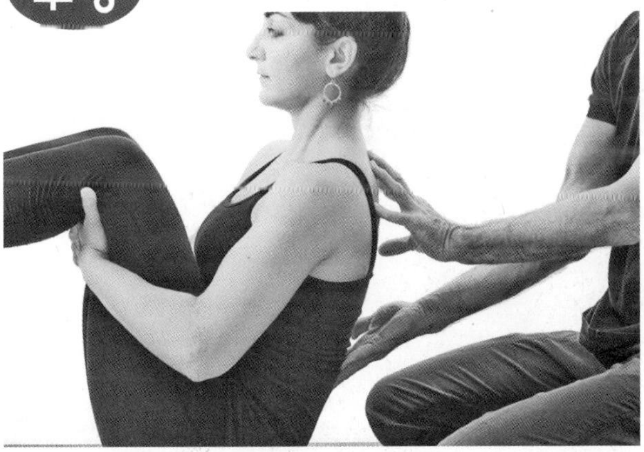

수련자가 무릎을 굽히거나 주저앉지 않는 이상 손가락이나 손목을 발 주위로 해서 잡을 수 없는 경우에, 구두로 무릎을 구부리고 무릎 뒤에서 손을 잡도록 한다. 이 때 가벼운 손동작을 엉치뼈에 적용하여 골반의 앞쪽 회전을 지도한다.

수정

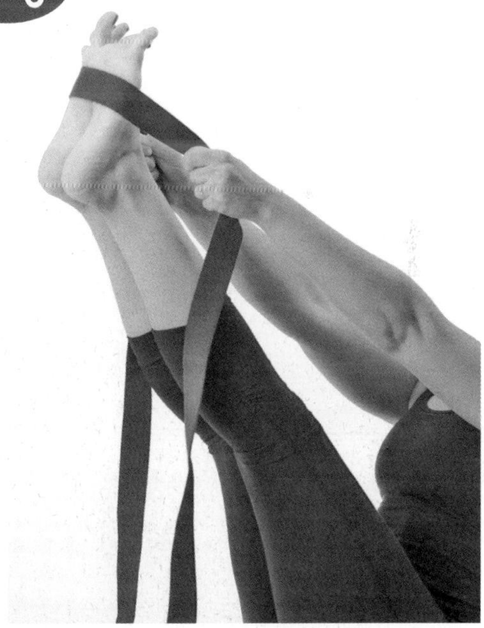

햄스트링이 뻣뻣한 수련자가 무릎을 잡는 자세로 진도를 나가면, 끈을 제공해 발 주위에 감게 하고 같은 촉각적 지시를 시행한다.

좀 더 알아보기

「요가 시퀀싱」: 407 쪽

Teaching Yoga 지원 센터:
www.markstephensyoga.com/resources

숩타 파당구스타사나 A, B (누워서 엄지발가락 잡는 자세 A, B)

Supta Padangusthsana A and B(Reclined Big Toe Pose A and B)

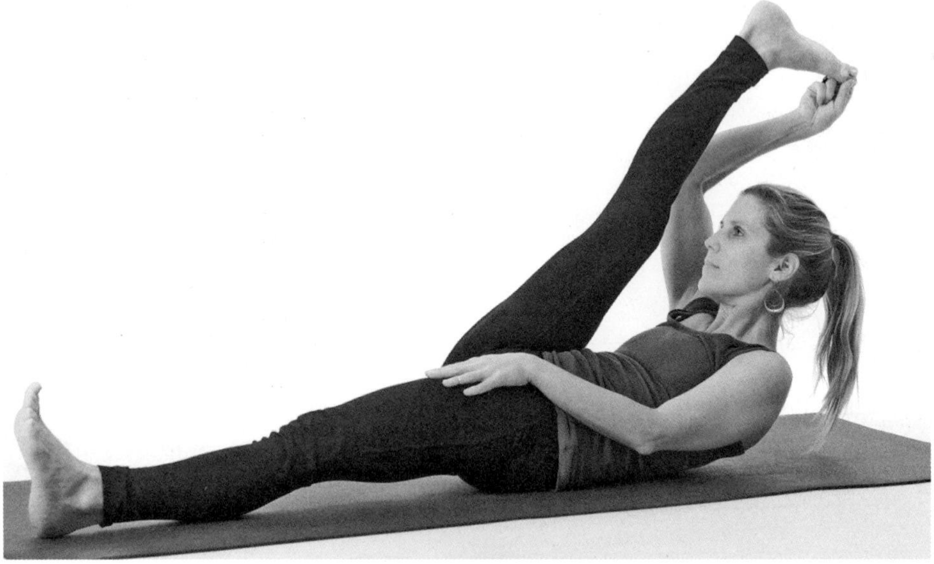

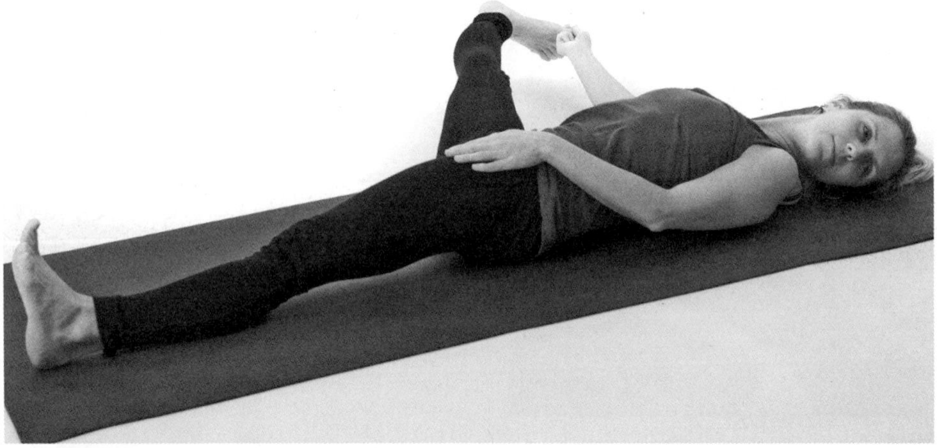

반듯이 누워 세투 반다 사르방가사나(다리 자세)에서처럼 발을 놓은 상태에서, 오른발을 잡고 오른쪽 다리를 뻗는다(필요시 끈이나 띠 활용). 이제 지면 위 왼쪽 다리를 뻗는 일로 옮겨 가, 발뒤꿈치를 지그시 누르면서 대퇴부는 내측으로 돌리면서 무릎과 발가락은 위를 향한다. 숨을 내쉬면서, 턱은 정강이 쪽을 향해 가져가고 다리를 양쪽 모두 튼튼히 곧게 유지한다. 치골을 앞과 아래를 향해 회전시켜 보고 흉골(복장뼈)는 복부에서 띄우도록 해본다. 등을 지면으로 이완시키고 머리를 왼쪽으로 돌리면서, 천천히 왼쪽 다리를 연장시키고 왼편으로 외전시키면 B 변화형으로 전환된다. 오른쪽 다리를 더 멀리 뻗는 것보다는 왼쪽 궁둥이를 지면 위에 유지시키는 것에 더 집중하라.

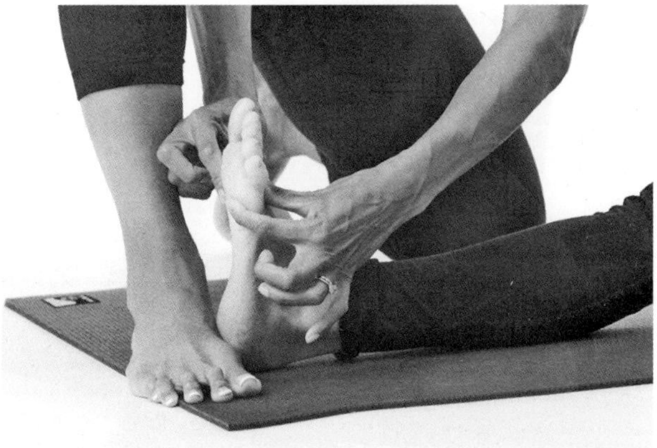

수련자의 왼발뒤꿈치에 발을 기대어 해당 뒤꿈치로 내리누르는 일을 도와준다. 가벼운 손동작으로 왼발의 발가락과 무릎이 위를 바라보도록 방향을 잡아주며, 또한 해당 대퇴부를 살짝 내측으로 회전시킴으로써 이 정렬을 지도한다.

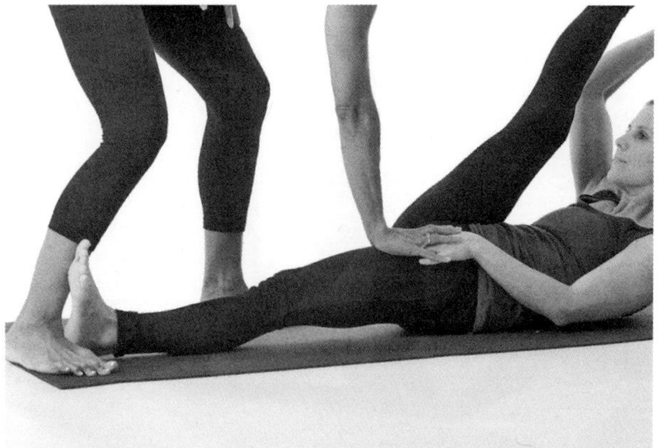

구두로 수련자에게 날숨 시에 턱을 정강이 쪽으로 띄우라고 (A 변화형) 지도하는 동안, 지도자는 자신의 발을 수련자의 뒤꿈치에 계속 기대고 있으면서 열린 손바닥으로 왼편 대퇴부를 누른다. 이 자세를 5번 숨쉴 동안 유지하도록 구두로 이끌어주고 그 다음 B 변화형을 위한 준비를 위해 천천히 풀어준다.

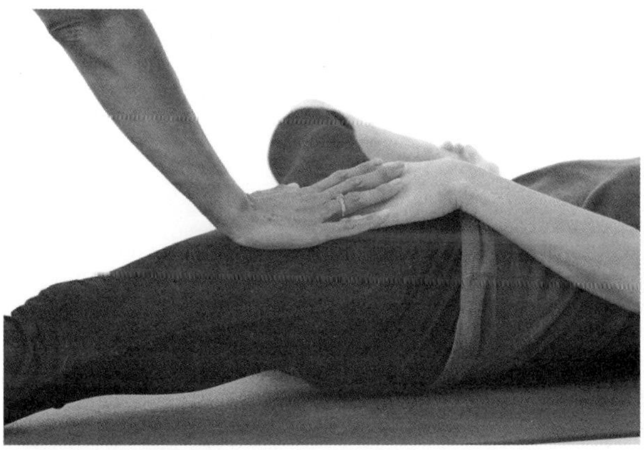

수련자가 지면 위에서의 왼쪽 궁둥이의 무게를 느끼면서, 오른쪽 다리를 오른쪽으로 뻗는 동안 그 상태를 유지하도록 구두로 지도한다. 이는 왼쪽 궁둥이의 지표에 대한 핸즈 온이 변하지 않는 정도까지만 이어야 한다. 수련자의 대퇴부나 엉덩이에 열린 손바닥을 위치시켜 이러한 뿌리내림 동작이 유지되도록 돕는다.

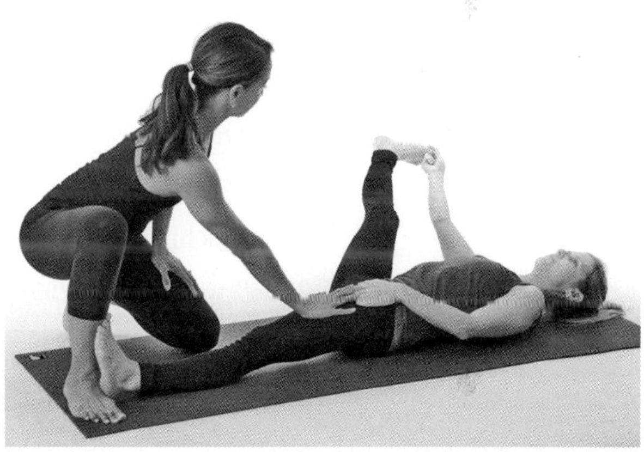

오른쪽 다리를 오른쪽으로 뻗고 다리 시작 위치로 보내는 것을 다섯 번 하도록 구두로 지시한다. 그 후 외전 자세에서 다리를 뻗은 채로 유지하도록 지시한다.

수정

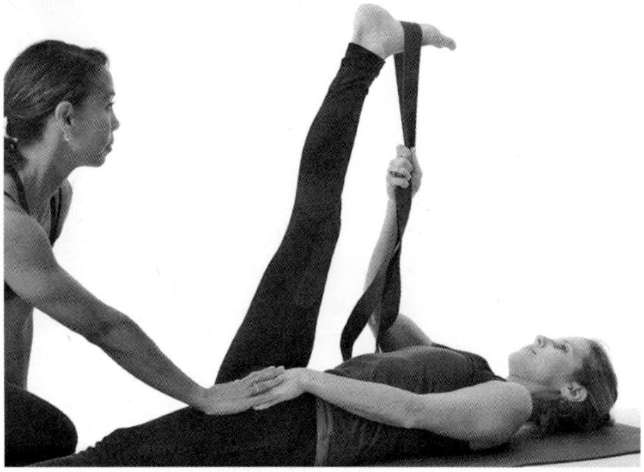

수련자가 오른쪽 엄지발가락을 잡지 못하고 해당 다리를 어깨를 지면에 붙이고 있으면서 완전히 뻗지를 못한다면, 끈을 제공하여 발에 건 상태에서 위의 지도와 촉각 지시를 실시한다.

변화

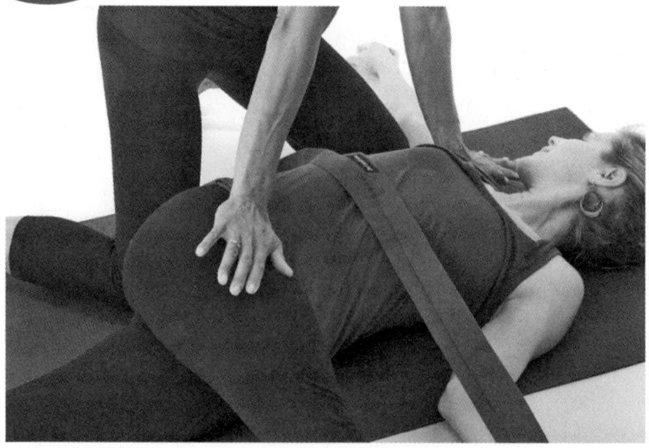

다섯 번 숨 쉴 동안 B 변화형을 유지했으면, 오른쪽 다리를 위로 당겨 왼쪽 다리 건너로 보내면서 오른쪽 팔을 오른편으로 지면 위에 풀어준다. 이 때 왼손은 오른쪽 다리를 왼편 건너로 당기는데 사용하는데, 이렇게 하여 오른쪽 다리의 바깥쪽을 펼쳐주는 간단한 비틀기 동작이 이루어진다.

좀 더 알아보기

「요가 지도법」: 188 쪽
「요가 시퀀싱」: 399 쪽
Teaching Yoga 지원 센터:
www.markstephensyoga.com/resources

아파나사나 (바람빼기 자세 또는 가슴으로 무릎 당기기 자세)

Apanasana(Wind-Relieving Pose or Knees to Chest Pose)

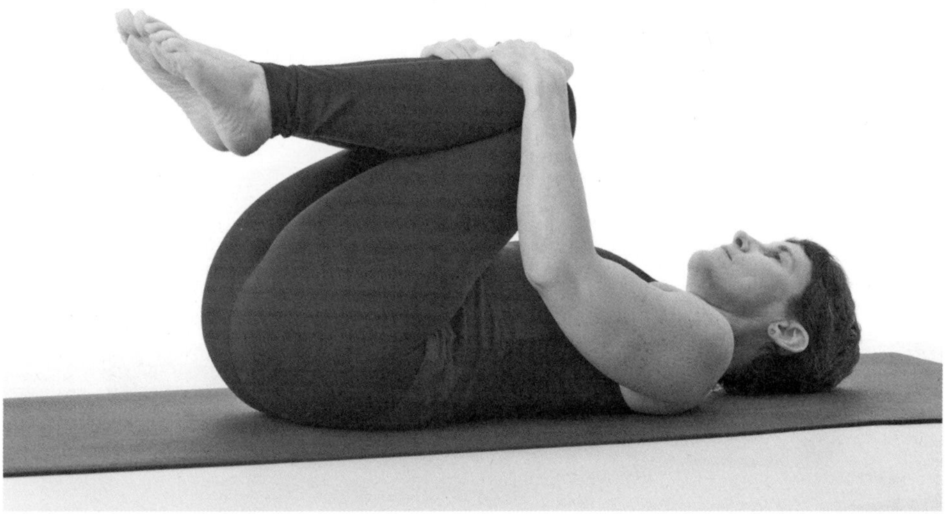

등을 깔고 누워 무릎을 가슴 쪽으로 부드럽게 당긴다. 숨을 들이쉬면서, 무릎을 살짝 가슴에서 멀어지도록 풀어준다. 들이마시면서, 무릎을 다시 꼭 안는다. 단순해 보이긴 하지만, 수련자에게 권고할 것은 등 아랫부분의 무리를 조심해야 한다는 것이다. 양옆으로 흔들거리거나 무릎을 원형으로 움직이면서 등 아래쪽의 긴장 이완을 탐구하자.

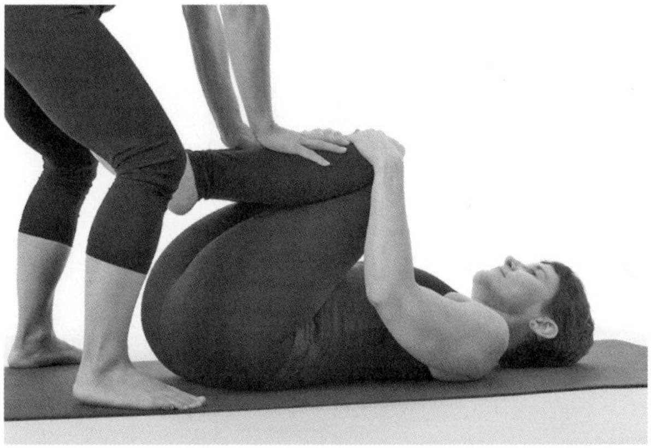

이 아사나에서 지도자가 촉각적으로 수련자에게 지도할 것은 거의 없다. 극히 가벼운 손동작으로 대퇴부를 가슴에 가까이 끌어당기는 것을 도와준다.

좀 더 알아보기

「요가 지도법」: 187 쪽
Teaching Yoga 지원 센터:
www.markstephensyoga.com/resources

고무카사나 (소 얼굴 자세)

Gomukhasana(Cow Face Pose)

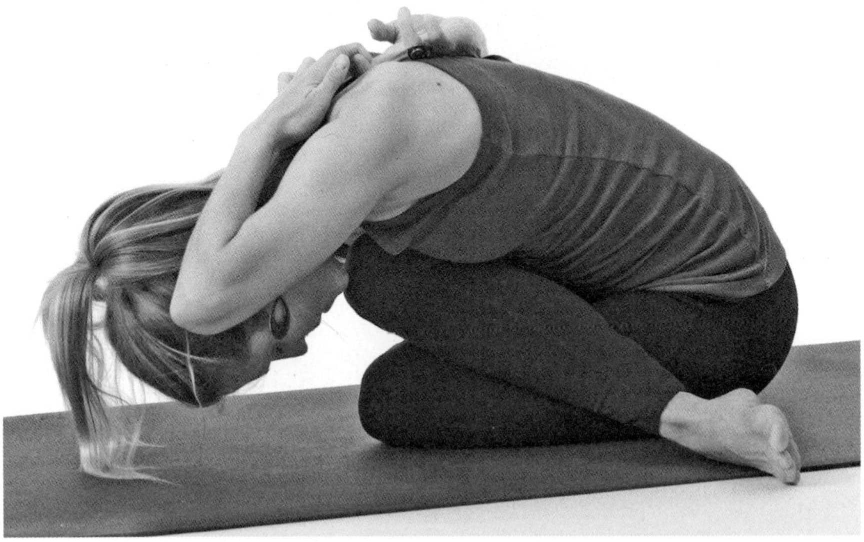

아르다 맛센드라사나에서(반 물고기 자세)처럼 준비한 상태에서, 위쪽 무릎을 아래쪽 무릎 위를 가로질러 당기면서 발뒤꿈치는 엉덩이에 가깝게 한다. 무릎을 완전히 보낼 수 없으면, 팔다리를 모두 써서 실행한다. 궁둥뼈 아래에 대기할 블록을 준비하여 그 위에 바로 앉는다. 오른쪽 무릎이 위로 간 상태에서, 왼쪽 팔을 머리 위로 뻗고, 팔꿈치를 구부려 손을 등을 따라 내려끈다. 오른손도 뒤쪽에서 밀어올려 왼손의 손가락까지 닿아 잡게 한다(필요하면 끈을 사용). 궁둥뼈로 자리잡고, 숨 들이쉬기, 척추와 몸통 띄우기를 한 후, 숨을 내쉬면서, 앞으로 기울(전굴)인다. 앉은 상태에서의 다른 전굴과 마찬가지로, 척추를 연장하고 전굴할 동안 궁둥뼈가 지면에 닿아있게 유지한다. 무릎, 등 아래쪽, 어깨에 유의한다. 가슴 한복판이 활짝 열려 있게 하고 안정적으로 호흡한다. 다리를 다시 교차하거나, 360° 회전하거나 살람바 시르사사나 II(머리 서기 자세)로 바꾸거나 다리를 머리 위에서 재교차함으로써 전환한다.

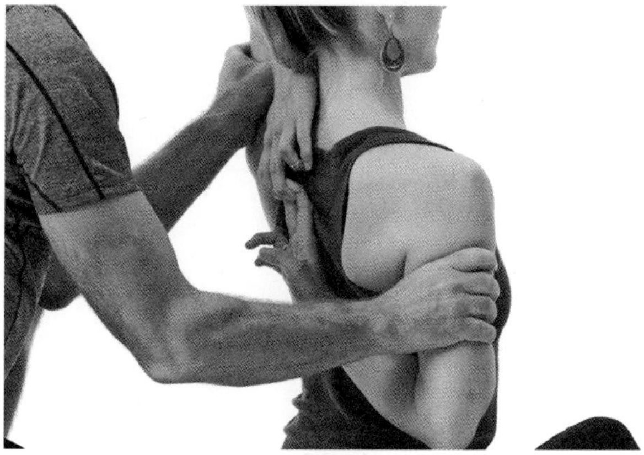

수련자의 팔 위치 설정을 돕기 위해서 팔 위쪽을 쥔 상태에서 돌려 다음의 회전을 보조한다. 올라간 팔은 외측 회전. 다른 팔은 내측 회전.

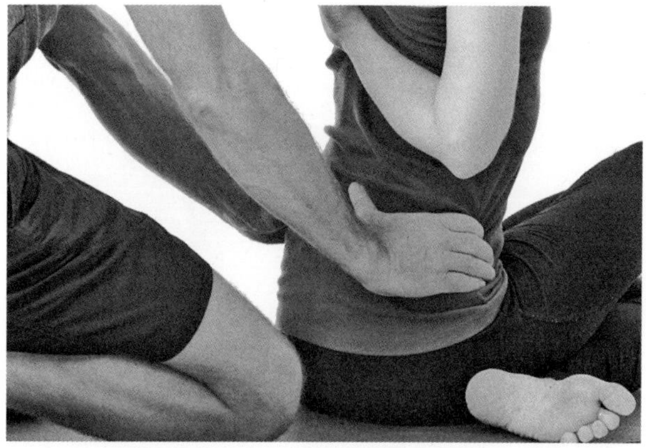

엉덩이를 쥔 상태에서 돌려 수련자의 골반이 전굴 운동 출발점으로서 자리잡고 앞쪽으로 회전하도록 지시한다.

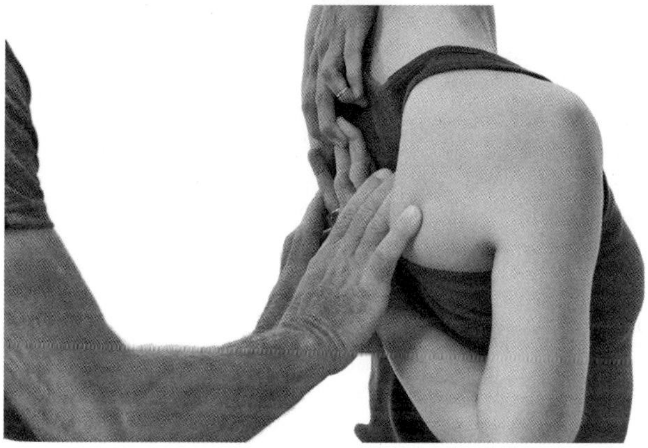

수련자가 전굴 준비가 안 된 경우에, 견갑골 상에서 손가락 끌기를 통해 어깨를 내려주고 귀에서 멀어지게 한다.

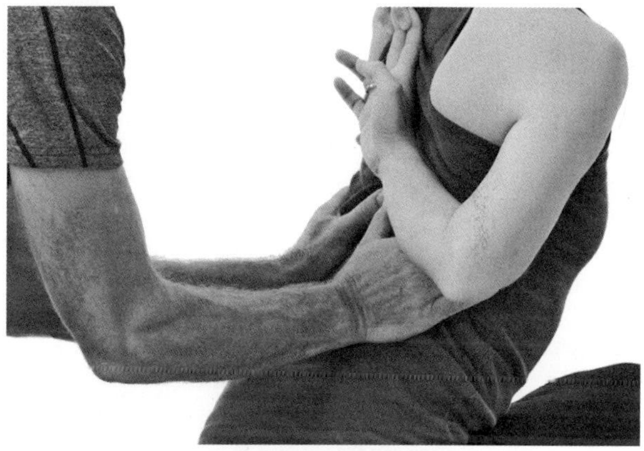

수련자가 전굴을 실행하지 못하는 경우에, 측면과 등갈비를 따라 반대 방향 돌리기를 통해 몸통을 띄우고 척추를 연장하게 한다.

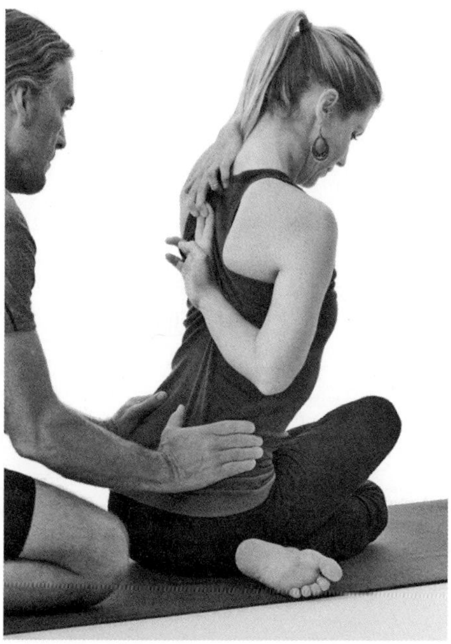

엉덩이를 다시 가볍게 쥐어 쥔 상태에서 돌리기를 반대로 하여 수련자가 앉은 자세로 더 쉽게 돌아오게 한다.

수정

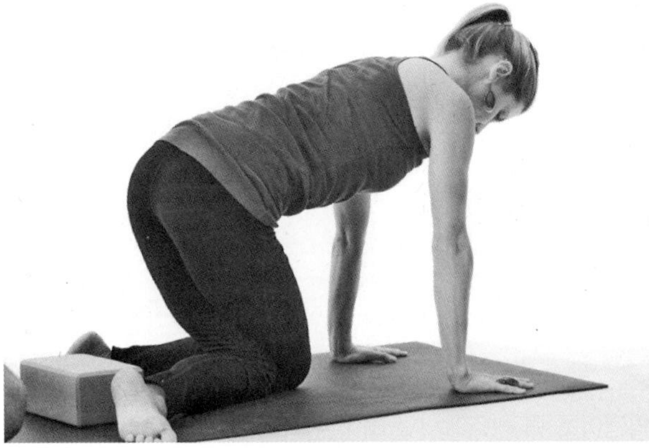

수련자가 궁둥뼈로 바로 앉지 못하거나 무릎을 교차시키지 못하는 경우에, 앞쪽에서 손을 짚으면 무릎을 더 쉽게 교차할 수 있게 된다. 이러한 학생에게는 블록을 양 뒤꿈치 사이에 제공하여 뒤로 다시 앉아도 무릎이 교차된 채로 유지되게 하고, 궁둥뼈로 자리 잡아 앉으려고 쓸데없이 시도하지 않아도 되게 한다.

변화

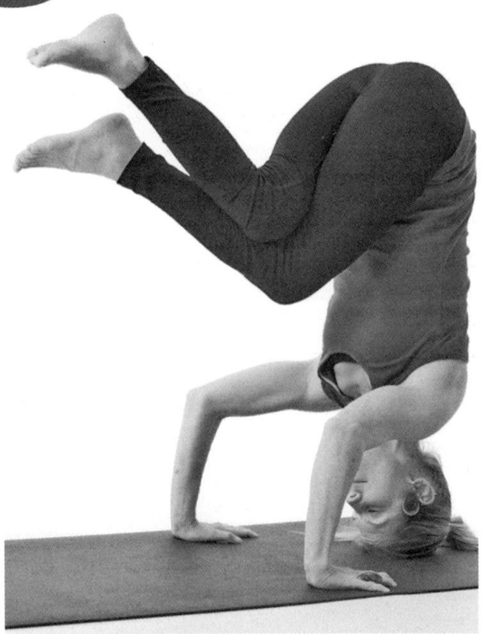

수정

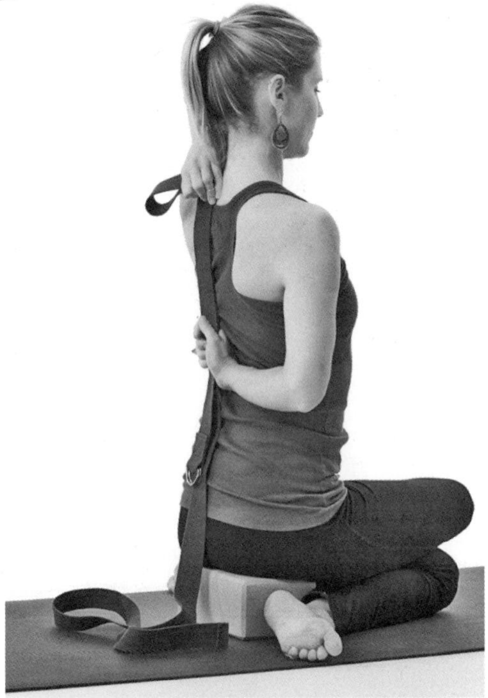

수련자가 등 뒤에서 손가락을 맞잡지 못하는 경우에, 양손 사이에서 늘어날 수 있는 끈이나 띠를 제공한다.

시르사사나 II(물구나무 서기 자세 II)를 거쳐 다른 쪽으로 전환한다.

좀 더 알아보기

「요가 지도법」: 195 쪽
「요가 시퀀싱」: 360 쪽
Teaching Yoga 지원 센터:
www.markstephensyoga.com/resources

아르다 밧다 파드마 파스치못타나사나
(반 연꽃자세에서 앞으로 굽히기 자세)
Ardha Baddha Padma Paschimottanasana(Half Bound Lotus West Intense Stretch Pose)

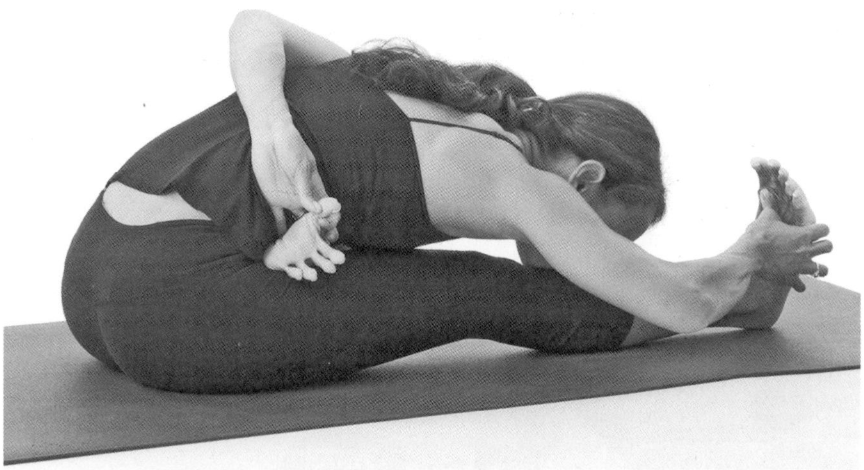

수련자가 단다사나에서 오른쪽 다리를 끌어당겨 반 연꽃자세로 만들게 한 후, 오른팔을 등 뒤로 보내 감싸면서 연꽃잎인 발을 잡게 한다. 궁둥뼈로 기반을 잡고, 뻗은 다리를 활동적으로 유지하며, 내측 회전과 들숨을 행하면서 척추와 가슴 한복판을 띄운다. 숨을 내쉬면서 전굴한다. 구부러진 무릎이 바닥에서 뜨면, 수련자가 엉덩이가 열릴 때까지 바로 앉아 있게 한다. 이 비대칭적인 아사나에서 수련자가 대칭의 감각을 탐색할 수 있도록 지도한다.

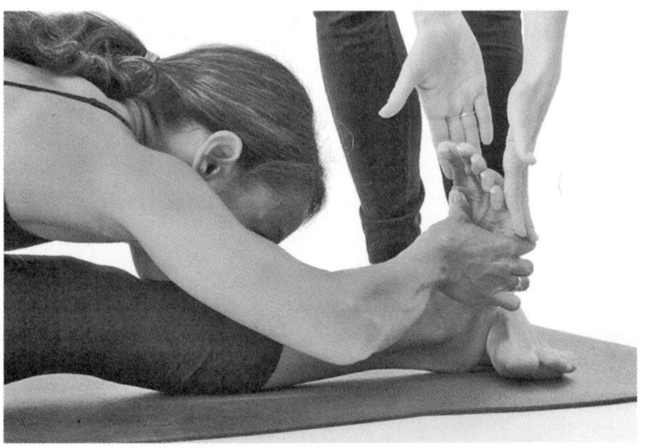

수련자의 왼쪽 발뒤꿈치에 지도자의 발을 위치시켜 수련자가 뒤꿈치로 누르는 동작을 돕고, 가벼운 손동작으로 왼쪽 발가락의 방향을 맞추고 무릎을 똑바로 위를 바라볼 수 있게 한다. 대퇴부를 가볍게 내측 회전시킴으로써 이 정렬을 더 돕는다.

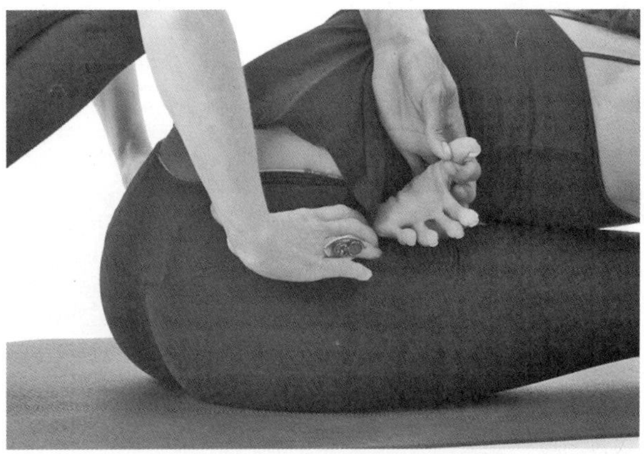

엉덩이를 쥐어 궁둥뼈가 확실히 자리잡게 하고, 쥔 상태에서 돌려 골반의 앞쪽 회전을 도와주는데, 이 때 구두로 수련자가 흉골을 왼쪽 발 방향으로 맞출 수 있도록 지시한다(완전 정면이 아니라)

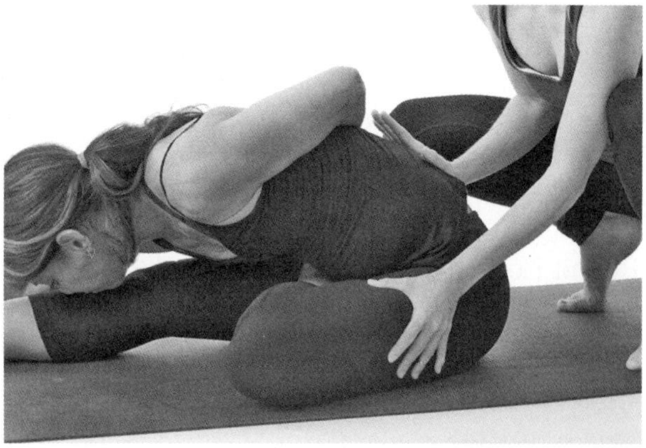

쥔 상태에서 돌리기를 통해 위쪽 연꽃 대퇴부가 외측 회전을 지탱할 수 있게 하면서, 수련자의 등 아래쪽을 손가락으로 눌러 등 아래쪽 띄우기를 도와준다.

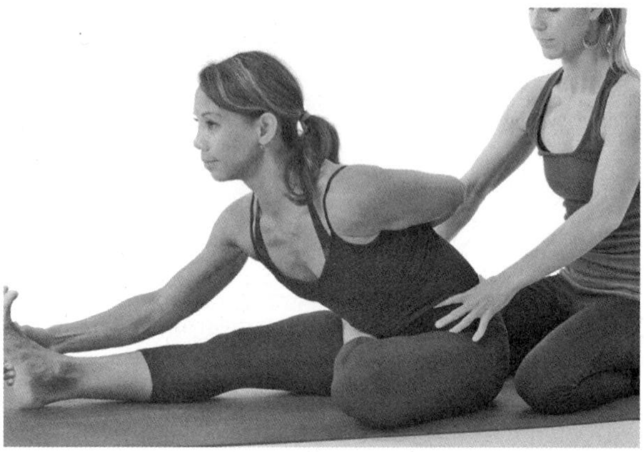

엉덩이 쥐기를 강한 회전과 함께 다시 적용하여, 구두로 수련자에게 숨을 들이마시면서 전굴에서 일어나, 골반을 뒤쪽으로 회전하여 전환을 용이하게 하도록 한다.

수정

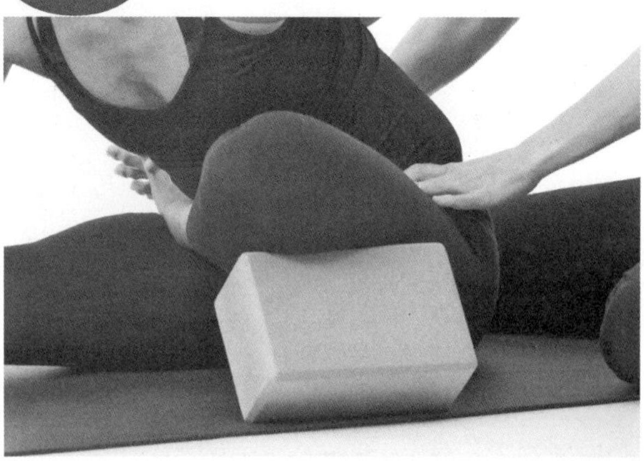

수련자의 연꽃 무릎이 바닥에서 뜨면, 받침대 등을 그 밑에 위치시켜 무릎의 부하를 가중시키는 어떤 방식으로라도 무릎을 누르지 않게 한다.

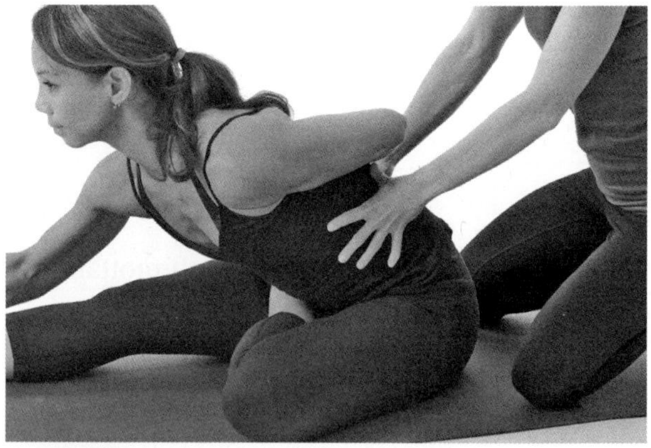

수련자가 골반을 회전해 몸통에 45° 기울기를 만들 수 있으면, 매 날숨 시에 척추를 구부리는 동작을 시작하도록 구두로 지시한다. 들숨 시엔 뒤 45° 방향으로 다시 몸을 펴 척추 연장과 가슴 한복판 확장을 새로 시작할 수 있게 하며, 이러한 방식을 점점 더 작은 동작들로 반복한다. 수련자가 가볍게 숨을 들이마실 때, 척추 곡선 정점 바로 아래의 양편 갈비를 따라 반대 방향 돌리기를 적용하여, 척추를 길게 당기는 동작을 앞쪽으로 구부리면서도 할 수 있게 한다.

수정

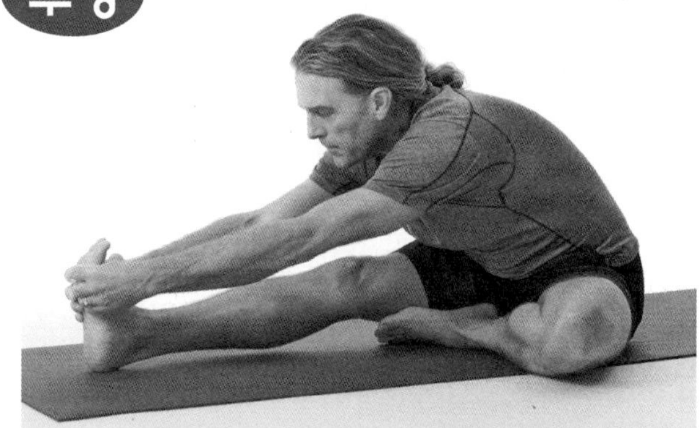

수련자가 다리를 접어 반 연꽃자세로 만들 수 없으면, 자누 시르사사나를 유지하면서 내회전근과 내전근을 계속 열어놓도록 한다.

좀 더 알아보기

「요가 지도법」: 195 쪽
Teaching Yoga 지원 센터:
www.markstephensyoga.com/resources

아그니스탐바사나
(양발 같게 한 왕비둘기 자세 / 땔감 자세)
Agnistambhasana(Fire Log Pose or Two-Footed King Pigeon Pose)

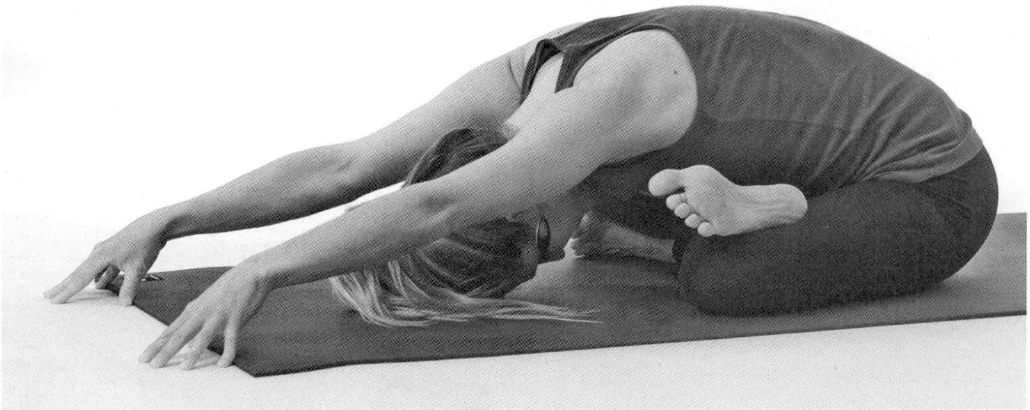

단순 양반다리 자세에서 양손을 엉덩이 뒤의 바닥에 위치하고 뒤로 기대면서 발뒤꿈치를 앞으로 미끄러뜨리면서 정강이를 평행하게 만든다. 골반을 점진적으로 앞으로 회전시키면서 바로 앉는다. 손의 관여 없이도 앉을 수 있게 되면, 양 발목과 무릎을 서로 위로 겹쳐 정강이를 장작 나무처럼 포갠다. 전굴한다. 무릎 주위의 근육과 인대를 참여시키면서 발을 강하게 굽혀 무릎을 보호하고 엉덩이 스트레칭을 강조하는 연습을 돕는다.

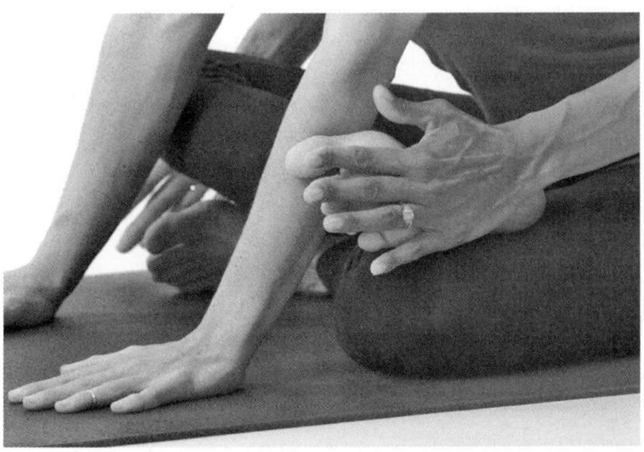

가벼운 손동작으로 수련자의 발이 완전히 후방굽힘(dorsiflexion)되도록 누르면서 구두로 발목에서 이 동작이 유지되도록 지도한다.

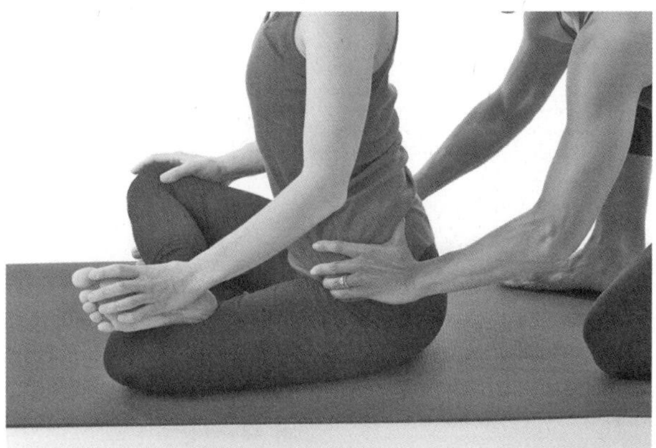

구두로 수련자에게 골반을 앞쪽으로 회전시키면서 궁둥뼈로 자리잡게 하고, 엉덩이를 쥐면서 돌려 이 동작을 보조한다. 이 때 수련자에게 무릎에 부하나 날카로운 통증이 존재하는지 질문한다(존재 시 중단한다).

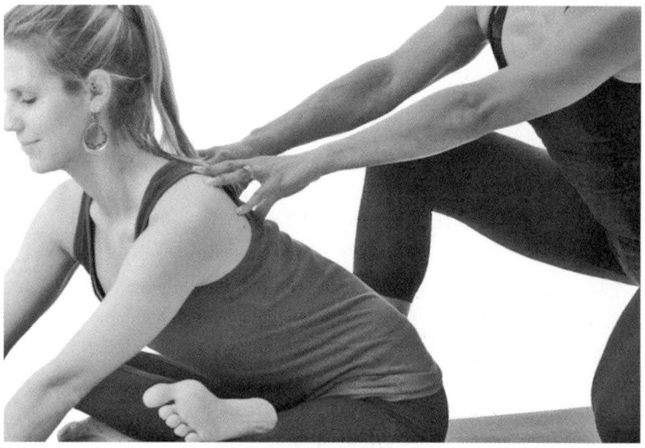

수련자가 골반을 앞쪽으로 회전시킬 때, 손가락으로 끌어내리거나 가벼운 손동작을 사용하여 견갑골이 등 쪽으로 밀착하고, 구두로는 흉골을 띄우도록 지도한다.

수정

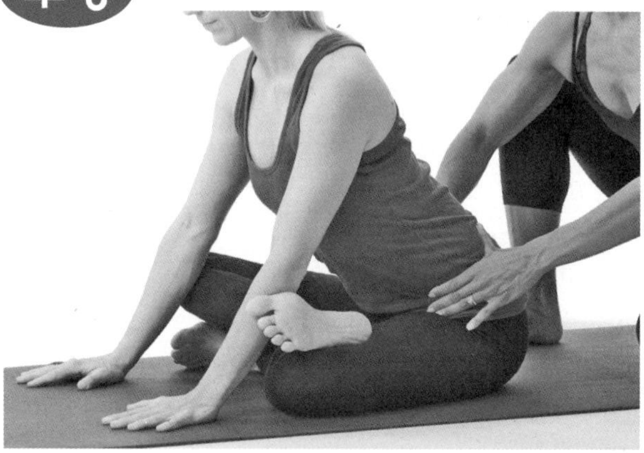

수련자가 전굴할 수 있고 손을 다리 앞의 바닥에 댈 수 있을 경우에, 구두로 손가락 끝을 당겨 엉덩이 관절의 전굴 동작에 집중하면서 흉골을 끌어올리는 연습을 계속하도록 해준다. 엉덩이를 쥐면서 돌리는 동작을 계속 적용하는 한편, 수련자가 동작을 푸는 것을 용이하게 만들려면 지도자는 손동작을 반대로 해준다.

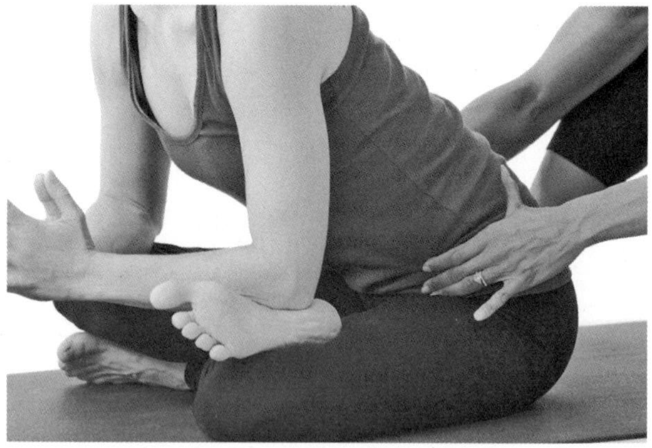

수련자가 전굴하거나 팔꿈치를 무릎 위에 놓을 수 있을 경우에, 구두로 무릎을 더 강하게 눌러 흉골을 더 끌어올릴 수 있도록 지도한다. 이 때 엉덩이를 쥐면서 돌리는 동작을 다시 적용하여 골반이 더 앞쪽으로 회전할 수 있도록 이끌어준다.

수정

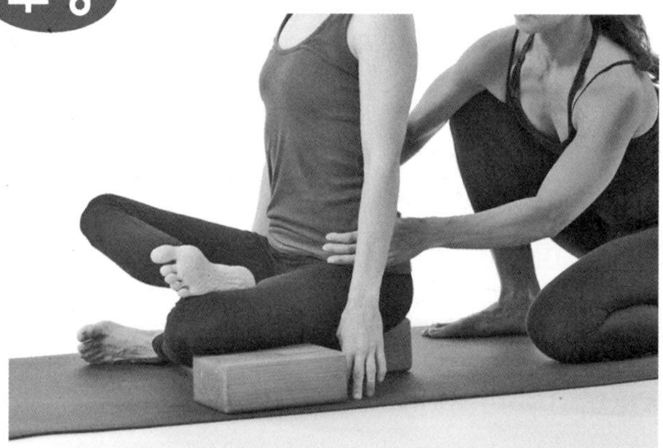

수련자가 발뒤꿈치를 반대편 무릎으로 교차시킬 수 없으면, 수련자를 다른 양반다리 힙 오프너 자세, 특히, 바늘에 실 꿰기 자세(Thread-the-Needle-Pose)로 유지하게 한다. 또한 궁둥뼈 앞쪽으로 받치면서 똑바로 앉을 수 없는 경우에, 궁둥뼈 아래에 블록을 제공한다.

좀 더 알아보기

「요가 지도법」: 198 쪽
「요가 시퀀싱」: 336 쪽
Teaching Yoga 지원 센터:
www.markstephensyoga.com/resources

에카 파다 라자 카포타사나 I (한 다리 접은 왕비둘기 자세 I)

Eka Pada Raj Kapotasana I(One-Leg King Pigeon Pose I)

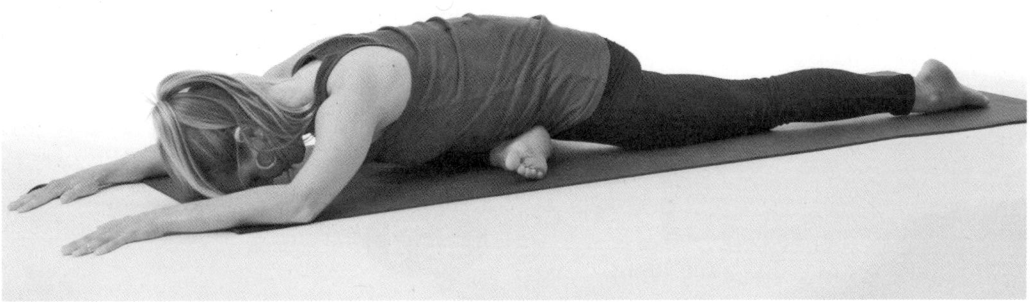

힙 오프너 자세는 같은 이름의 후굴 동작을 위한 준비 자세로서, 여기 자세는 II 가 아니라 I 이다. 아도 무카 스바나사나(얼굴이 아래로 한 개 자세)에서 오른쪽 무릎을 오른손 바깥으로 가져오면서 왼쪽 엉덩이와 다리는 바닥에 늘어뜨린다. 왼쪽 궁둥뼈를 최대한 높게 받쳐, (a)궁둥뼈가 확실히 지탱될 수 있게 하고, (b)엉덩이 높이가 양쪽이 균등하며, (c)오른쪽 무릎 안에 어떠한 부하도 없도록 한다. 천천히 아래쪽으로 전굴한다.

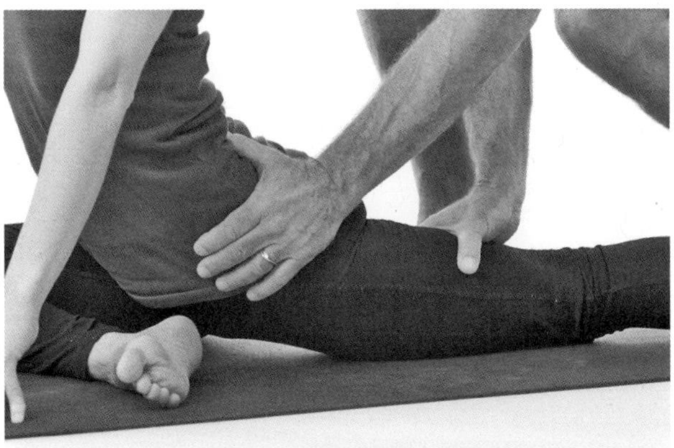

엉덩이 바로 뒤에서 뻗은 다리의 위치 설정을 가벼운 손동작으로 도와주는데, 이 때 무릎은 바로 아래쪽을 바라본다. 그 다음 구두로 발이 바닥에 자리잡게 하여 대퇴부의 내측 회전을 이끈다. 이 때 대퇴부를 쥔 상태에서 돌려 이 동작을 보조한다.

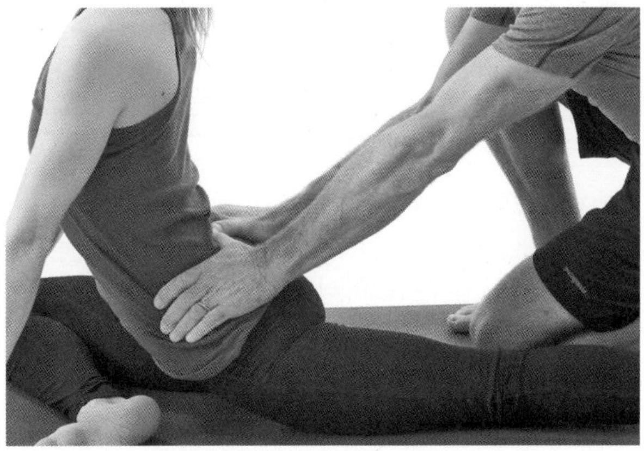

엉덩이를 쥐어 수련자가 엉덩이를 평평하게, 양쪽의 높이를 균등하게 하는 연습을 보조한다. 그 다음 엄지로 엉치뼈를 따라 눌러서 등 아래쪽에 더 많은 공간이 생기도록 한다.

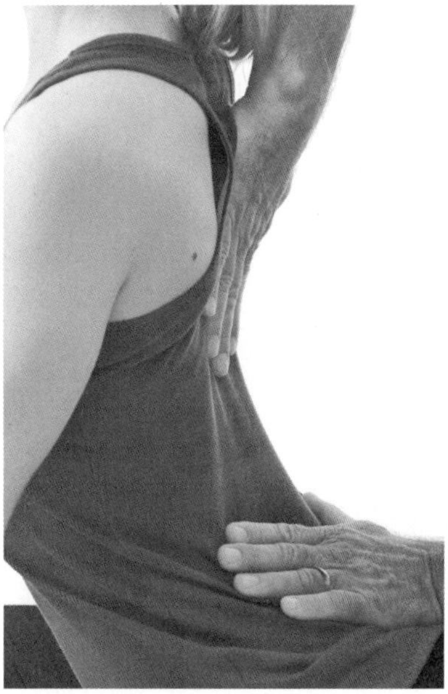

펼친 손바닥으로 수련자의 엉치뼈를 발뒤꿈치를 향하는 압력을 가하면서 누르면서, 다른 펼친 손바닥은 등 위로 미끄러뜨리면서 엉덩이에서 척추와 몸통에 이르는 영역의 힘을 더 빼게 도와준다.

수정

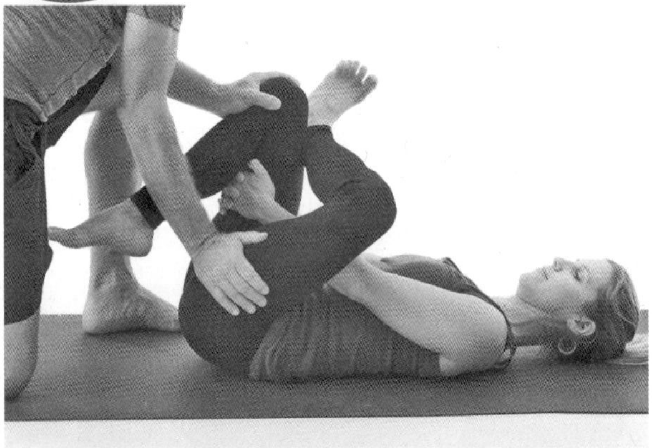

수련자가 무릎 앞쪽에 긴장을 호소하거나 엉덩이가 15센티미터 이상 바닥에서 떠 있으면, 엉덩이가 더 열릴 수 있을 때까지는 수시란드라사나(바늘구멍 자세)를 활용하도록 이끈다.

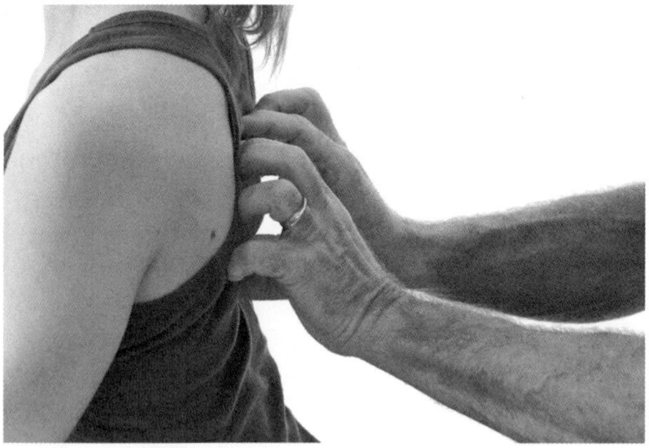

손가락 끌어내리기를 통해 수련자의 견갑골이 등에 밀착되도록 지도한다.

수정

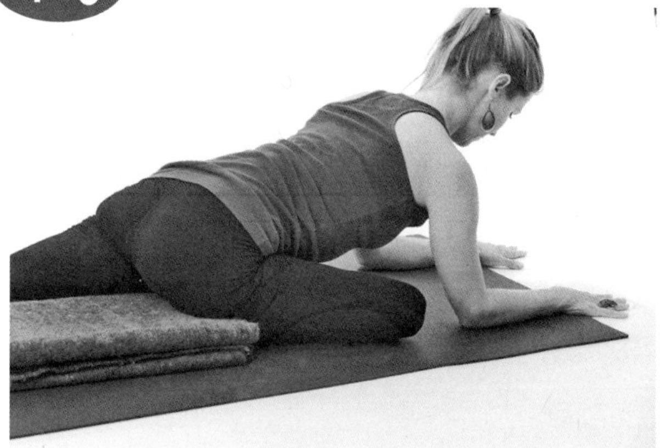

수련자가 골반을 바닥과 평행하게 자리잡지 못하면, 블록이나 담요를 제공하여 굽힌 다리의 궁둥뼈 밑에 대어 해당 무릎과 천장 관절의 부하를 감소시키도록 한다.

좀 더 알아보기

「요가 지도법」: 178 쪽
「요가 시퀀싱」: 356 쪽
Teaching Yoga 지원 센터:
www.markstephensyoga.com/resources

에카 파다 시르사사나 (한 다리 머리 뒤로 한 자세)

Eka Pada Sirsasana(One Leg behind Head Pose)

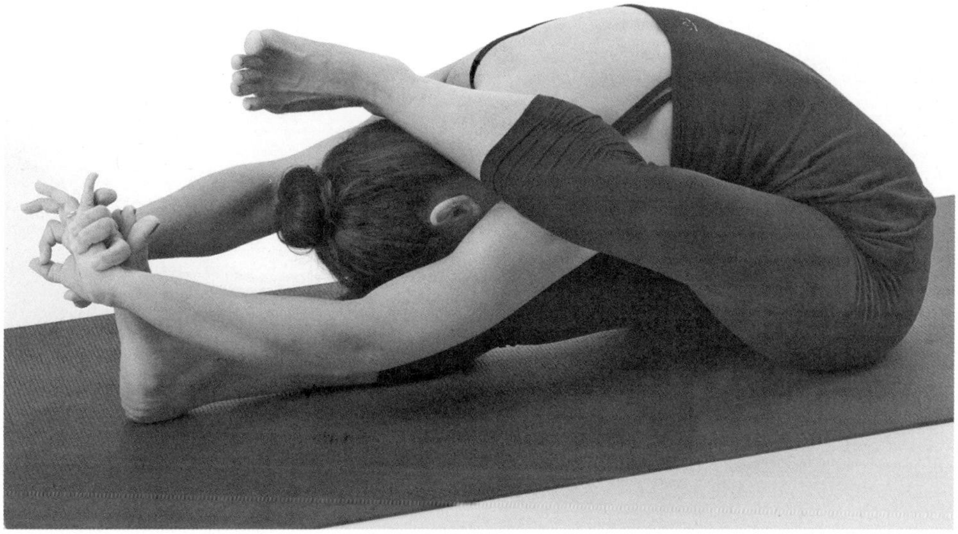

난다사나에서 오른쪽 발을 슬며시 움직이며 무릎을 안아 골반의 앞쪽 회전과 척주와 확장을 이끈다. 아스타바크라사나(팔각 자세)에서 설명한 3가지의 첫 준비 단계를 실행한 후 아래쪽 오른쪽 다리를 오른쪽 어깨 뒤로 그리고 등을 가로질러 끌어낸다. 안잘리 무드라의 손바닥 위치로 바로 앉은 후 자누 시르사사나에서 묘사된 것처럼 앞으로 구부린다. 이 아사나를 억지로 하면 오른쪽 무릎, 목, 등 아래쪽에 무리가 온다. 오른발을 세게 접은 상태로 유지해 무릎을 안정시킨다. 몸통의 기립, 척추의 연장, 쇄골 펼침을 이용해 엉덩이의 열림을 심화시킨다.

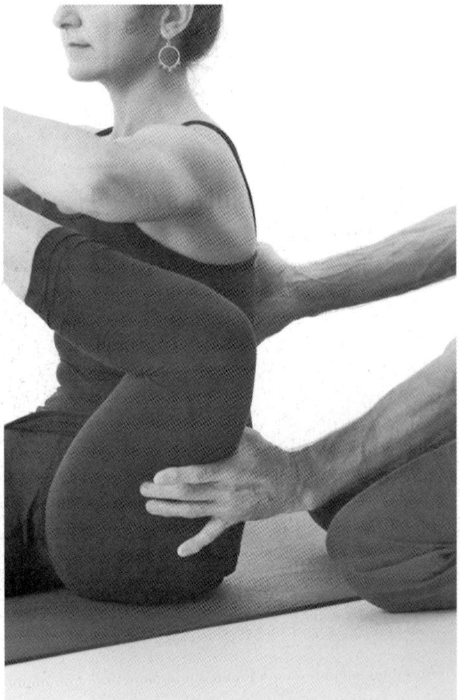

다리를 등 뒤로 이끄는 수련자의 노력을 가벼운 손동작으로 보조한다. 해당 대퇴부를 쥔 상태에서 돌리면서 엉덩이의 외측 회전에 노력이 집중되게 하여, 따라서 무릎의 부하를 줄이도록 한다. 수련자의 다리가 목에 닿는 경우에(등 뒤에 면하는 게 아니라), 이 아사나를 시도하기 전에 고관절을 여는 연습을 계속하도록 권고한다.

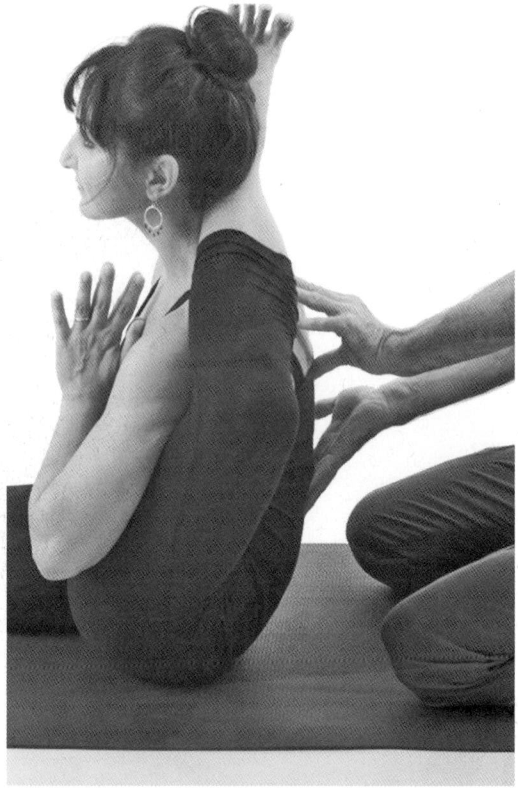

수련자의 다리가 등 뒤에 위치하면, 등 아래쪽에서 위쪽으로 그리고 어깨에서 아래쪽으로 가벼운 손동작으로서 척추와 몸통을 펴 올리도록 지도한다.

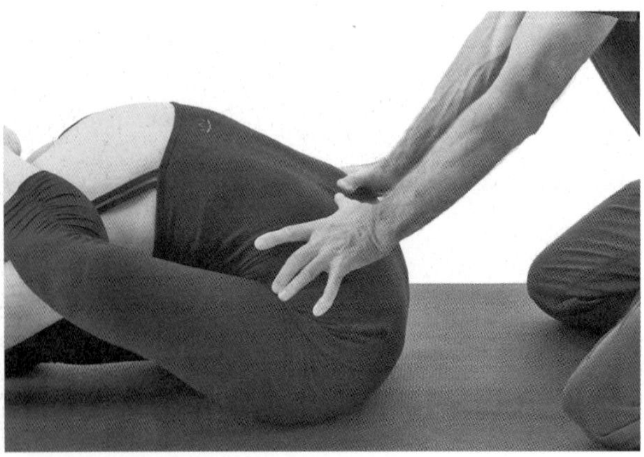

엉덩이를 쥔 상태에서 돌려 수련자의 골반이 전굴 운동의 출발점으로서 앞쪽으로 회전하도록 지도해준다.

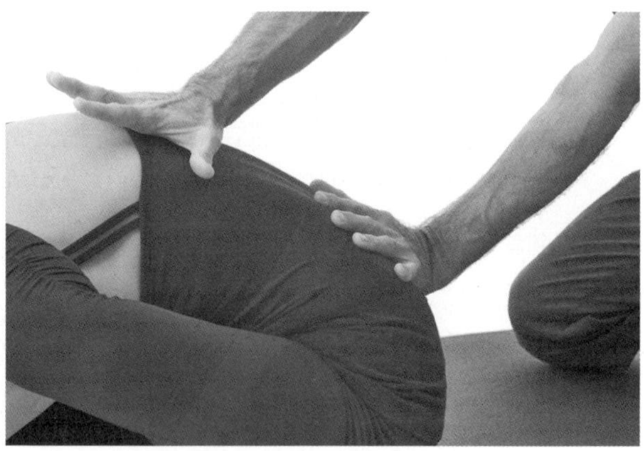

수련자가 앞쪽 45° 이상으로 기울일 수 있다면, 벌린 손바닥으로 아래쪽으로 압력을 주면서 엉치뼈를 누르면서, 이 때 다른 손바닥은 척추 곡선 정점 바로 아래에서부터 등 위를 미끄러진다.

변화

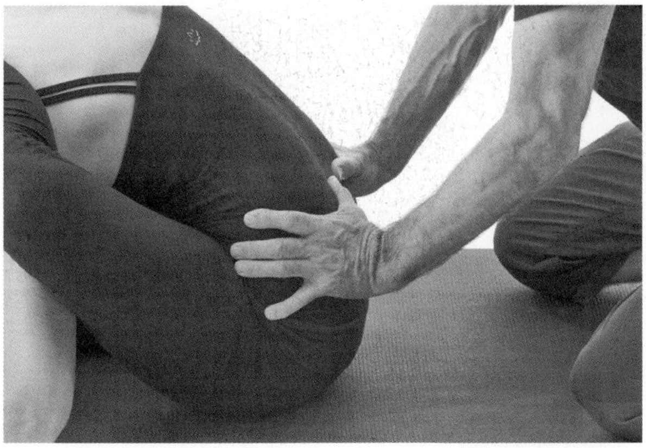

엉덩이를 다시 쥐고, 그 상태에서 회전을 반대로 실시해 수련자가 다시 앉은 자세로 수월하게 돌아가도록 도와준다.

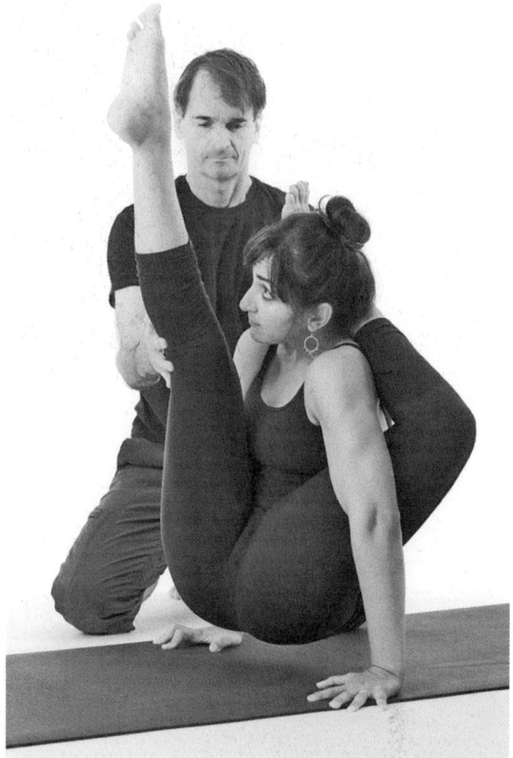

팔로 지탱하는 변형 자세를 위해서, 몸통은 뒤로 당기고, 손으로 내리 누르며, 팔을 똑바로 펴 엉덩이를 띄우도록 지도한다. 동시에 죽 뻗은 다리를 턱까지 끌어올리면 차코라사나(자고새 자세)가 된다. 이 상태에서 차투랑가 단다사나 또는 아래에 설명한 자세로 옮겨간다.

좀 더 알아보기

「요가 지도법」: 197-198 쪽
「요가 시퀀싱」: 357 쪽
Teaching Yoga 지원 센터:
www.markstephensyoga.com/resources

수카사나 (단순 자세)

Sukhasana(Simple Pose)

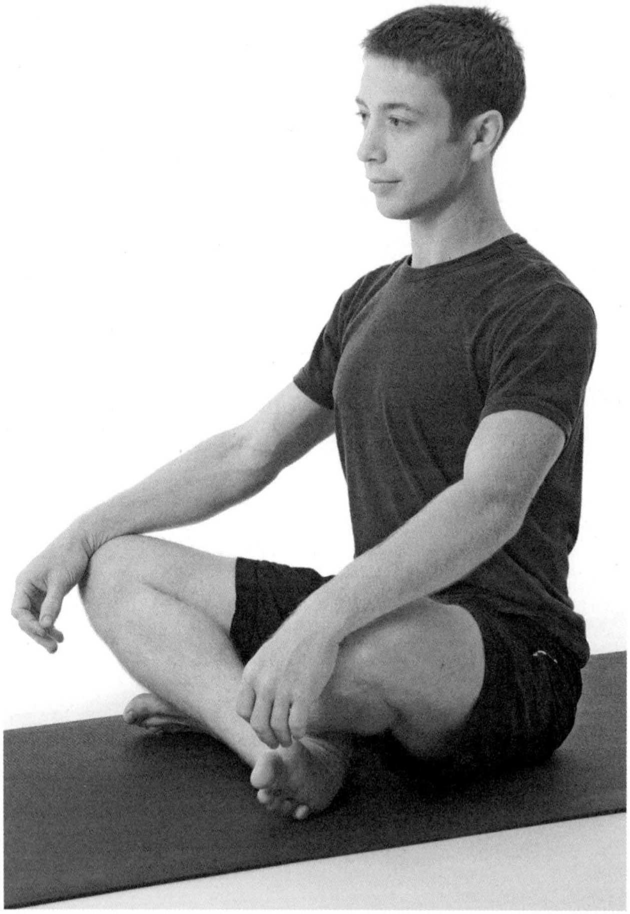

단다사나로 앉은 상태에서, 구두로 신호하여 다리를 접어 단순한 책상다리 자세로 전환하는 것을 보여준다.

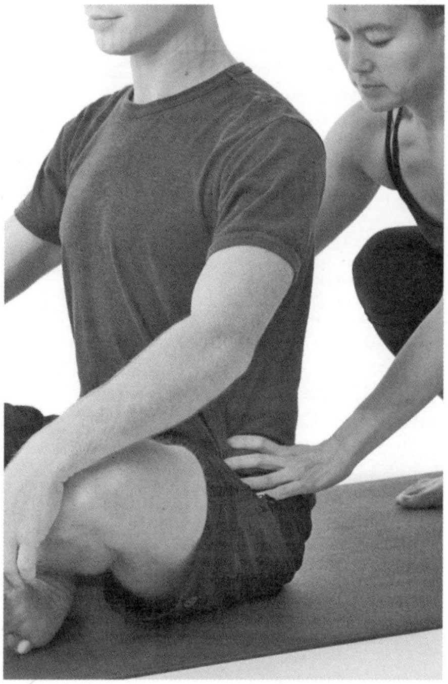

손으로 엉덩이를 쥐고 돌려 수련자의 궁둥뼈가 자리를 잡도록 도와주고 궁둥뼈로 더 체중이 실리도록 지도한다.

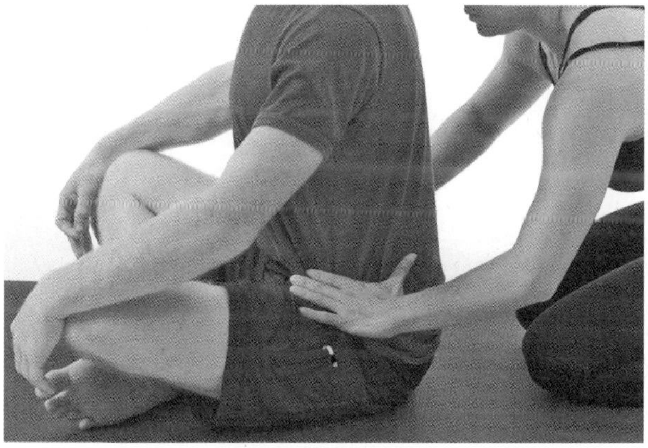

지도자의 손이 충분히 크다면, 반대 방향 회전을 실시하여 손가락으로 대퇴부의 외측 회전을 지시하고 엄지손가락을 엉치뼈에서 미끄러뜨리면서 골반의 앞쪽 회전을 신호한다.

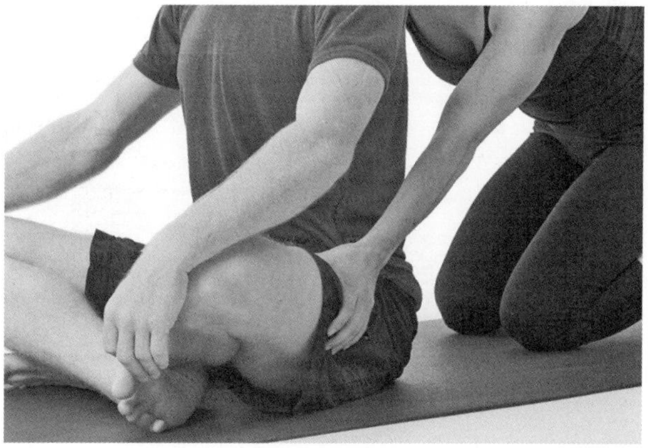

수련자의 허벅지를 쥔 상태에서 돌려 외측 회전과 외전을 돕는다. 수련자에게 무릎에서 느껴지는 압력이 있는지 묻고 해당 부위의 긴장을 수련자가 호소하면 이 교정을 멈춘다.

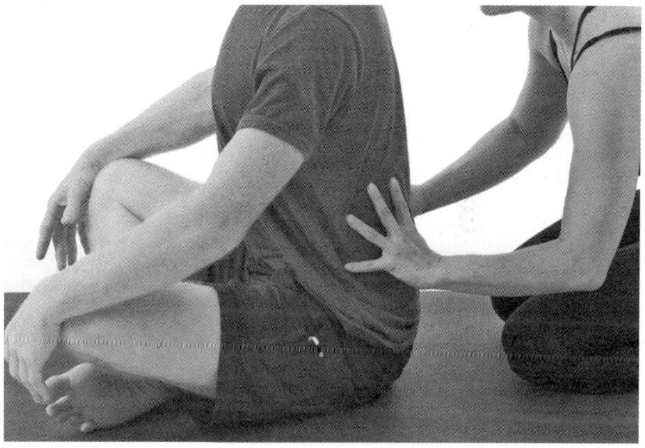

수련자 골반의 위쪽 둘레와 갈비의 아래쪽 둘레 사이에서 손가락을 펼쳐 등 아래쪽을 늘이도록 지도한다.

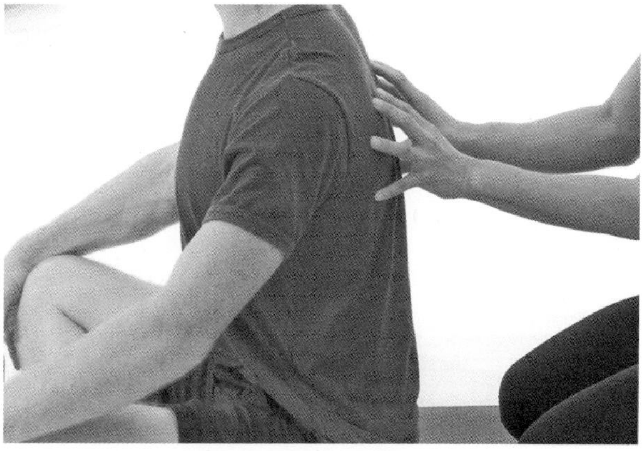

견갑골을 따라 손가락을 끌어내려 견갑골이 등갈비에 붙게 하고, 구두로 수련자가 몸의 중심을 띄울 수 있도록 지도한다. 이 때 갈비뼈 앞면 아래부분이 돌출되지 않아야 한다.

수정

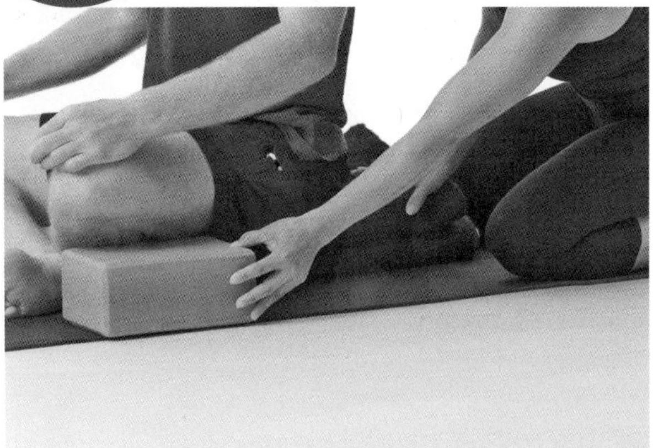

수련자가 무릎 내부나 대퇴부에서의 긴장을 호소하면, 무릎 아래에 댈 블록을 제공한다.

수정

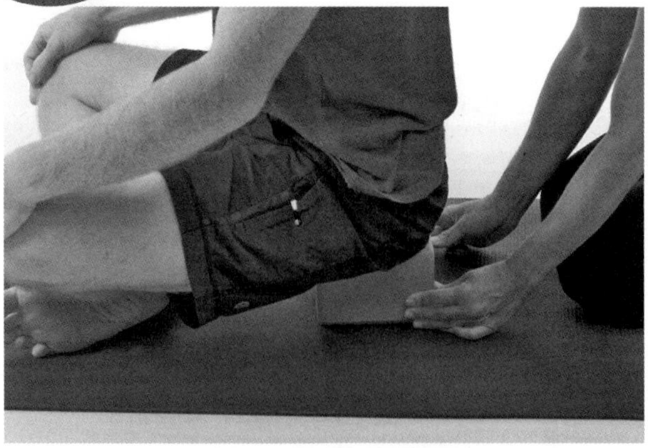

수련자가 궁둥뼈 위로 앉을 수 없을 때, 블록이나 다른 단단한 받침을 제공해 그 위에 앉게 한다.

좀 더 알아보기

Teaching Yoga 지원 센터:
www.markstephensyoga.com/resources

파드마사나 (연꽃 자세)

Padmasana(Lotus Pose)

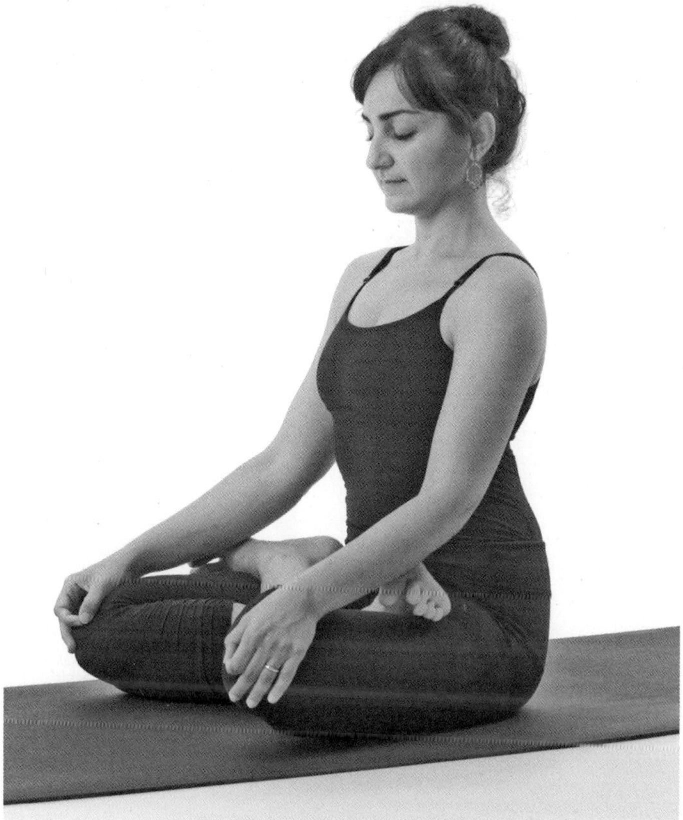

엉덩이를 풀어주고 절대로 무릎에 무리를 주지 않도록 지시하면서 파드마사나를 지도한다. 궁둥뼈로 자리를 잡고 똑바로 앉는다. 단순한 책상다리 자세에서 오른쪽 발뒤꿈치를 잡고 왼쪽 엉덩이로 당긴다. 오른쪽 엉덩이, 안쪽 허벅지, 사타구니를 이완하고 대퇴골을 외측 회전시켜 오른쪽 무릎을 바닥 쪽으로 이완한다. 다른 다리에도 이러한 과정을 수행한다 – 궁둥뼈에 의한 자리잡기, 골반 중립성 함양, 중립적 척주 확장, 넓은 가슴 한복판. 무릎은 절대로 아래로 내리누르지 않는다. 손은 무릎 위에 놓고, 시선은 코 끝이나 바닥의 한 점을 향하도록 한다.

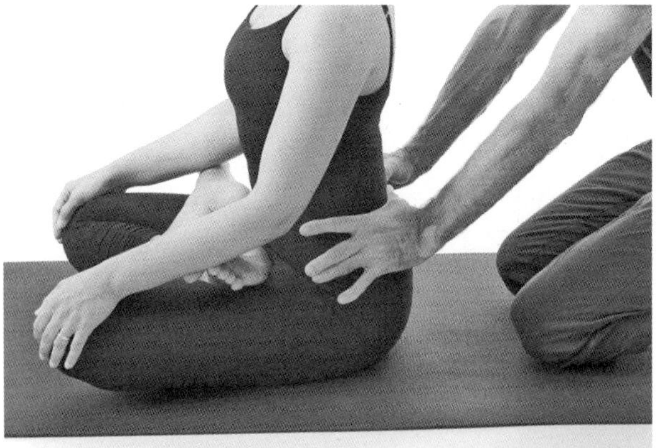

손으로 엉덩이를 잡으면서 돌려 수련자의 궁둥뼈가
자리잡고 궁둥뼈 앞부분으로 더 무게가 실리도록 돕는다.

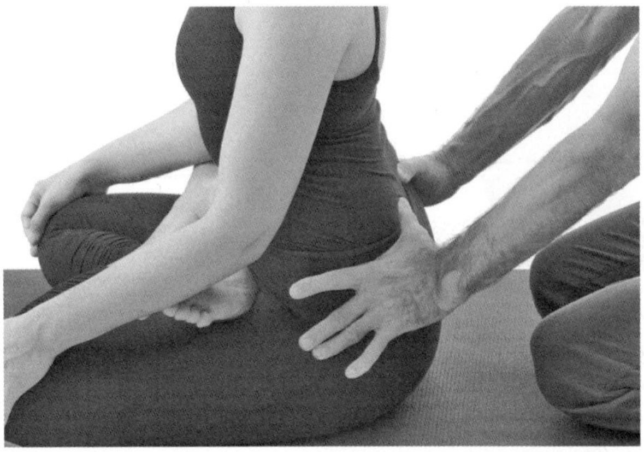

지도자의 손이 충분히 크다면, 반대 방향 회전을 실시하여
손가락으로 대퇴부의 외측 회전을 지시하고 엄지손가락을
엉치뼈에서 미끄러뜨리면서 골반의 앞쪽 회전을 신호한다.

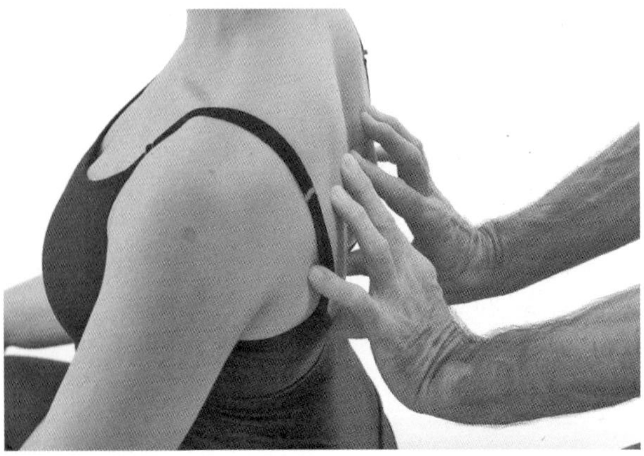

수련자의 척추는 길게, 흉골은 앞쪽 중간 위치로 당기도록
구두로 지시하고, 견갑골에서의 반대 방향 회전으로
견갑골이 등과 흉골을 따라 내려오면서 복부에서는
멀어지도록 지도해 주며, 그 후 더 굽힐 수 있도록 지도한다

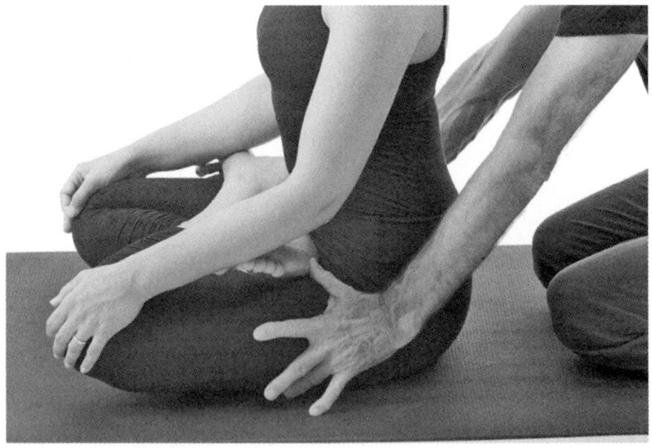

쥔 상태에서 돌려 수련자 대퇴부 위쪽의 외측 회전을
돕는다. 수련자에게 무릎에서 느껴지는 압력이 있는지 묻고
해당 부위의 긴장을 수련자가 호소하면 이 교정을 멈춘다.

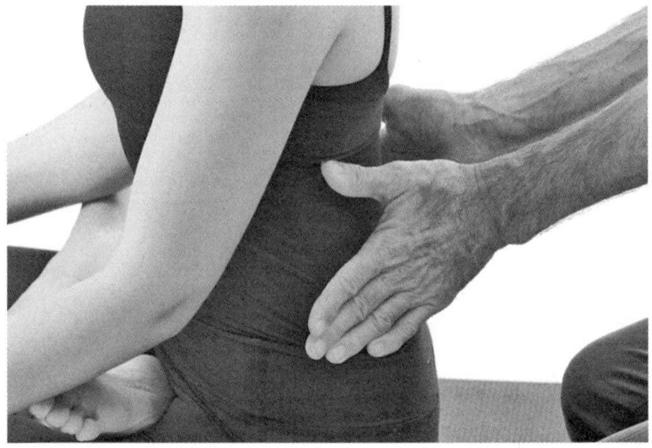

지도자는 손으로 엉덩이를 쥐듯 쥐면서 돌려, 전굴 운동의
1차 출발점으로서 골반의 최대한 편안한 앞쪽 회전을 이끌고,
그 후 (수련자의) 손을 바닥, 블록, 벽 등에 위치시킨다.

수정

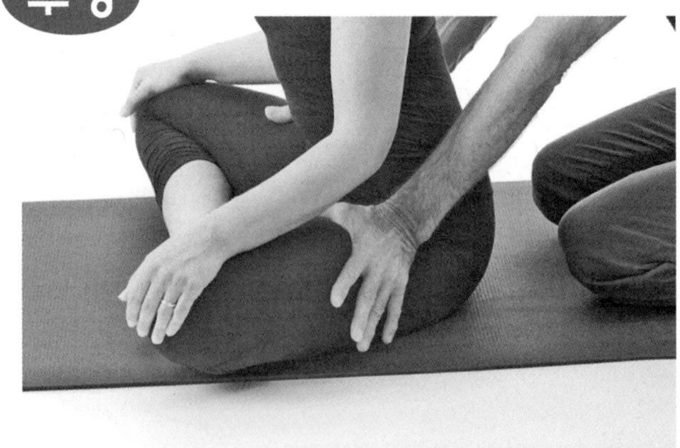

수련자가 다리를 접어 완전한 연꽃 자세로 만들 수 없으면,
아르다 파나마사나(반 연꽃 자세)나 수카사나를
탐구하도록 권고한다.

수정

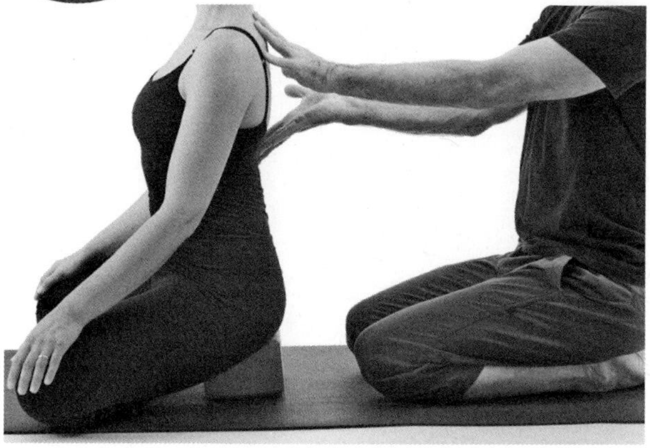

수련자가 궁둥뼈 위로 앉을 수 없을 때, 블록이나 다른 단단한 받침을 제공해 그 위에 앉게 한다.

좀 더 알아보기

「요가 지도법」: 196 쪽
「요가 시퀀싱」: 375 쪽
Teaching Yoga 지원 센터:
www.markstephensyoga.com/resources

밧다 파드마사나 (묶인 연꽃 자세)

Baddha Padmasana(Bound Lotus Pose)

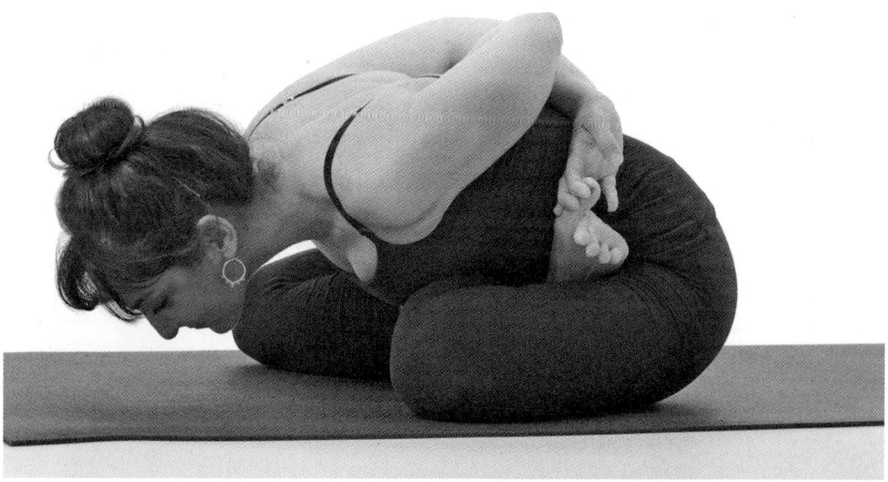

파드마사나에서 팔을 등 뒤로 보내 발을 쥐게 한다. 발을 쥘 수 없으면, 팔꿈치나 앞 팔을 쥔다. 숨을 들이마쉬고 척추로 편다. 숨을 내쉬고 앞으로 접는다. 열 번의 느린 호흡 동안 자세를 유지하도록 시도하여, 이 아사나를 호흡을 다듬과 더 깊고 고요한 내면의 공간으로 움직이는 데에 활용하도록 한다.

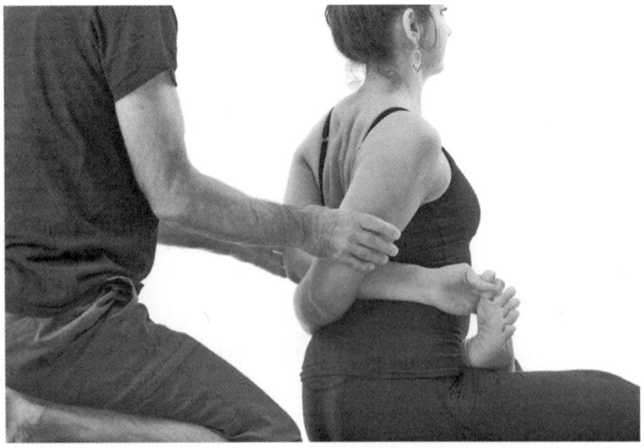

수련자의 위팔을 쥔 상태에서 돌려 수련자가 팔을 등 뒤로 가져갈 때, 해당 부위의 내회전을 돕는다.

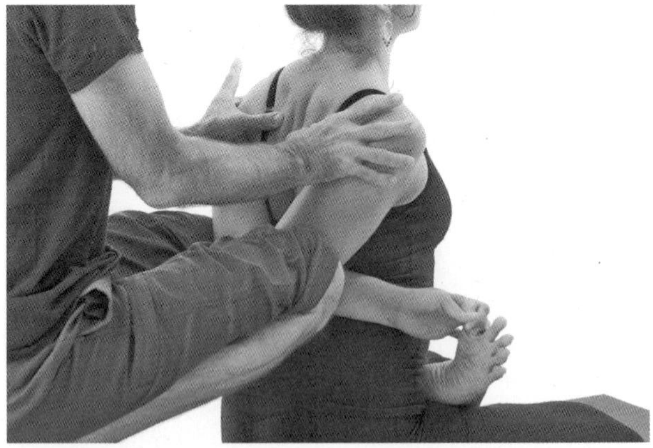

지도자는 손을 엉덩이를 쥐듯이 하면서 돌려, 전굴의 시작점으로서 수련자의 골반이 자리 잡아 앞쪽으로 회전하는 것을 지시한다.

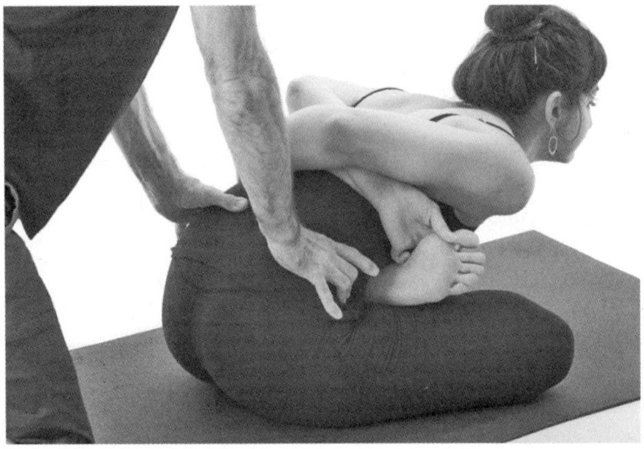

지도자는 손을 엉덩이를 쥐듯이 하면서 돌려, 전굴의 시작점으로서 수련자의 골반이 자리 잡아 앞쪽으로 회전하는 것을 지시한다.

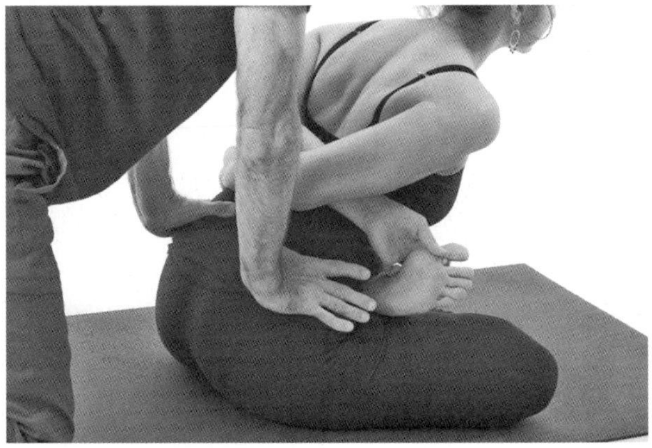

지도자는 쥐는 동작을 다시 실시하고 돌리는 동작은 반대 방향으로 하여, 수련자가 다시 앉은 자세로 더 수월하게 복귀하도록 돕는다.

수정

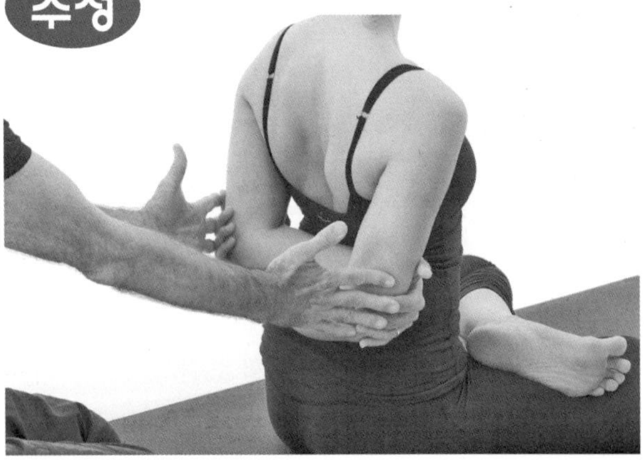

수련자가 등 뒤로 감싸면서 손을 보내어 발을 잡을 수 없으면, 발 주위를 감는 끈을 제공하거나 팔꿈치를 잡도록 한다.

변화

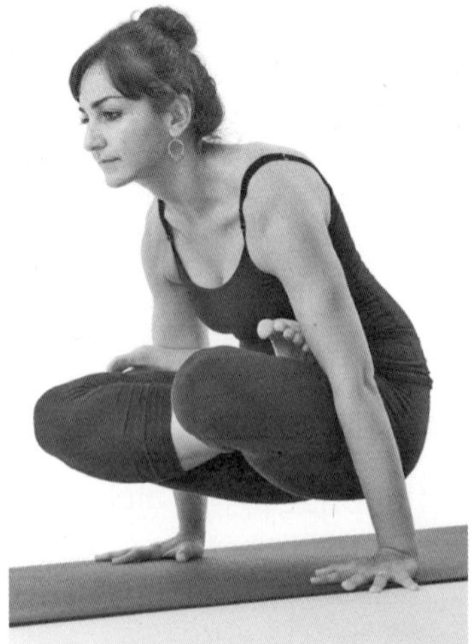

곧게 앉은 자세로 복귀한 후, 손을 바닥으로 엉덩이 옆에 내리고 단단히 눌러 몸을 띄어 108회의 카팔라바티 프라나야마를 위한 톨라사나(천칭 포즈)로 돌입한다.

좀 더 알아보기

「요가 지도법」: 196 쪽
Teaching Yoga 지원 센터:
www.markstephensyoga.com/resources

하누마나사나 (신성한 원숭이 자세)

Hanumanasana(Divine Monkey Pose)

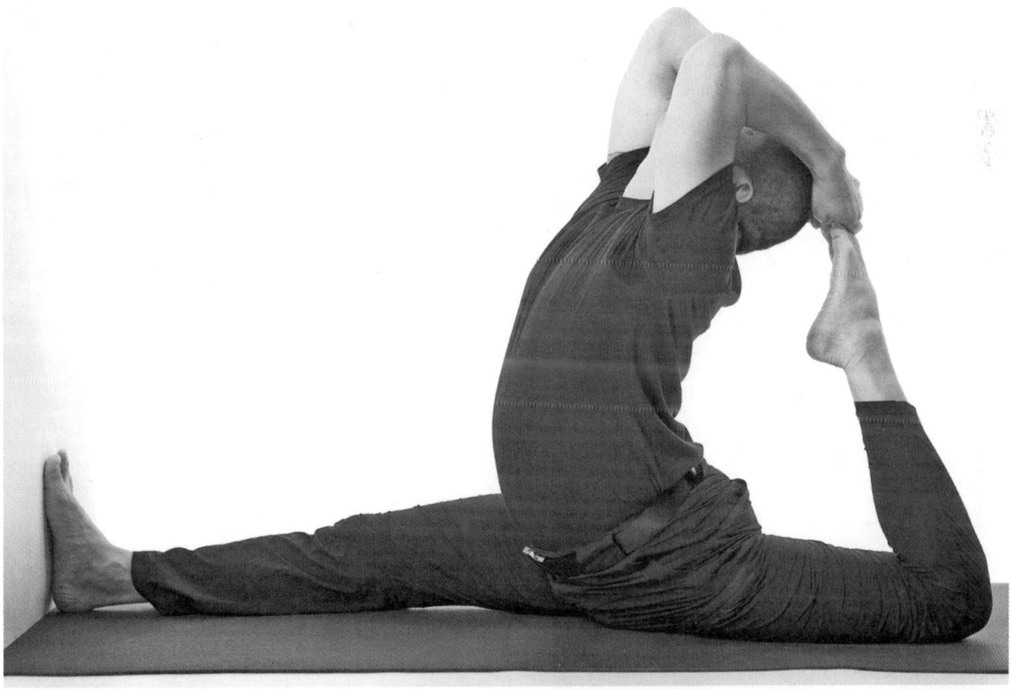

안자네야사나에서 손을 바닥에 놓고 엉덩이를 뒤쪽 무릎 위로 뒤로 틀면서 앞쪽 다리를 죽 뻗는다. 이 상태로 1, 2분 머무른다. 매트의 앞부분과 양쪽 엉덩이가 평행을 이루도록 하고 앞쪽 다리의 발뒤꿈치를 천천히 앞으로 밀면서 뒤쪽 다리를 뻗는다. 대부분의 수련자가 이 아사나로 완전히 돌입할 수 없기 때문에, 블록을 제공하여 (1)앞쪽 다리의 궁둥뼈 밑에 그리고/또는 (2)엉덩이 양쪽에서 손으로 받칠 수 있도록 놓는다.

앞쪽 다리의 궁둥뼈가 단단히 자리잡으면서 엉덩이 양쪽이 매트 앞부분과 평행하게 있는 것이 중요하며, 이렇게 하여 척추의 연장과 등 아래쪽 긴장의 위험성 감소에 대한 대칭적 기반을 이룰 수 있다. 척추가 곧게 안정적으로 자리 잡으면, 앞쪽 발을 굽혀 사두근을 관여시키고 햄스트링을 풀어준다. 엉덩이가 매트 앞부분과 평행을 유지하는 범위까지는 뒤쪽 다리가 엉덩이 바로 뒤에서 더 용이하게 뻗어질 수 있을 것이다. 특히, 후굴 자세로의 변형을 탐구할 때는 뒤쪽 다리의 내회전을 강조한다.

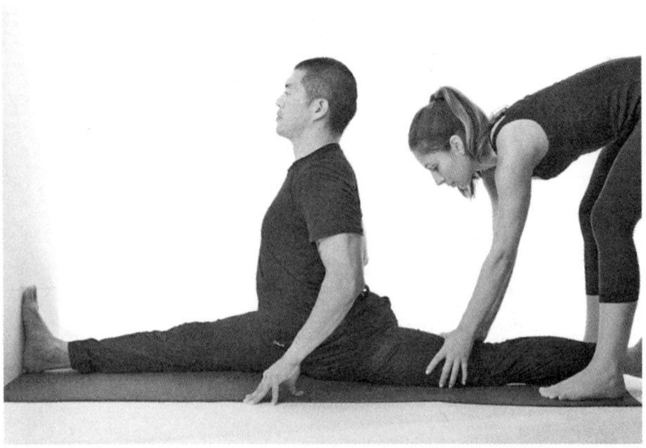

가벼운 손동작으로 수련자가 뒤쪽 다리를 엉덩이 뒤에서 바르게 내어 무릎은 바로 아래를 향하면서 위치시키는 연습을 도와준다. 그 다음 구두로 신호를 주어 수련자가 발을 지면으로 내려 돌리면서 대퇴부의 내회전을 이끌게 한다. 쥔 상태에서 돌리면서 이 동작을 보조한다.

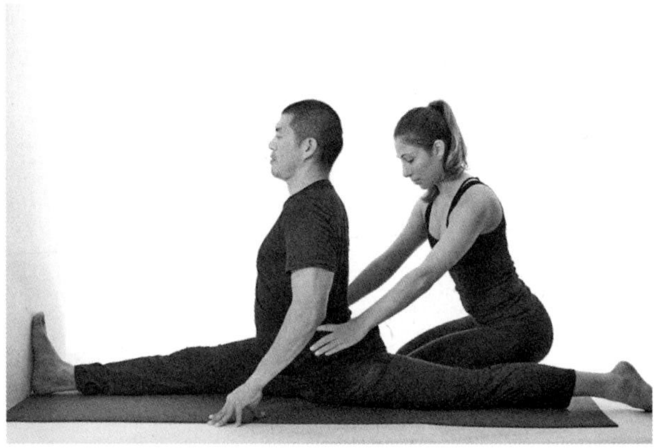

엉덩이를 살짝 쥐어 수련자의 엉덩이 높이가 양쪽이 서로 균등하게 위치되도록 하고, 엉치뼈를 따라 엄지로 누르면서 허리에 더 많은 공간을 만들면서, 골반 쪽을 향한 움직임은 중립적이도록 한다.

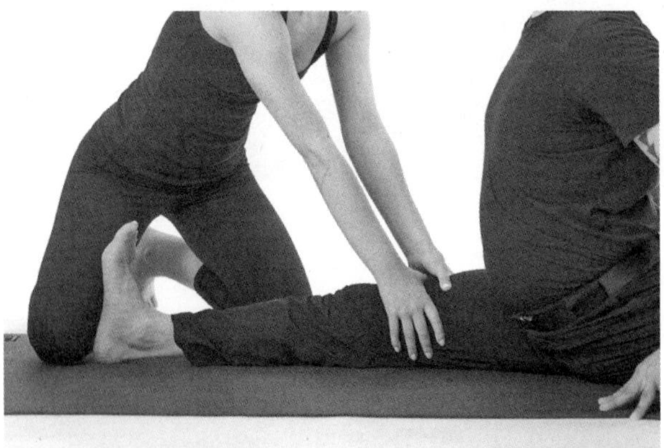

지도자의 무릎 또는 발을 수련자의 앞쪽 발의 발뒤꿈치에 기대어, 구두로 지시하여 수련자가 발뒤꿈치를 누르면서 대퇴부의 내회전이 이루어지도록 한다. 쥔 상태에서 돌리기로 이 동작을 보조한다.

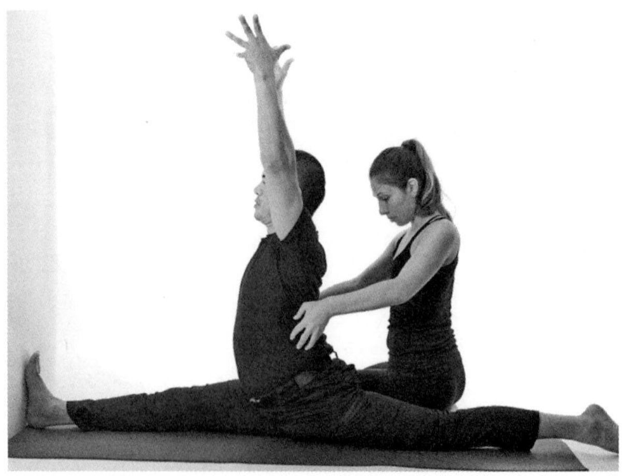

올가미 자세로 앉아 수련자 뒤에 가깝게 위치하여, 골반과 양쪽 갈비 사이에서 손가락을 펼치면서 척추와 몸통을 띄우는 지시를 내린다.

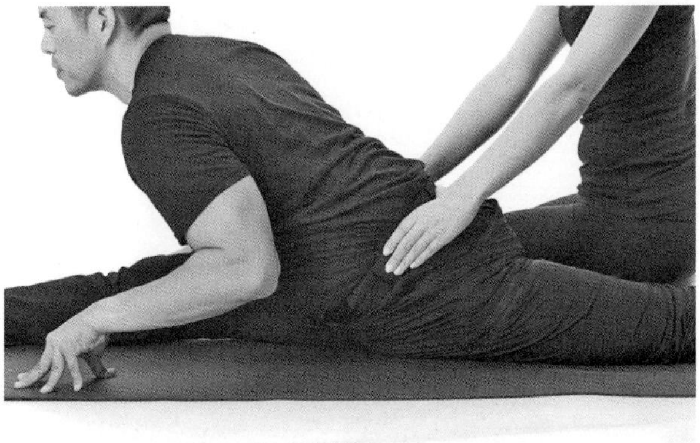

앞으로 접는 이 아사나의 자세를 표현하기 위해서 엉덩이를 살짝 쥐어 골반으로부터의 움직임을 지시한다. 엉덩이 높이는 균등하게 유지한다(뒤쪽 다리의 등이 뒤로 당겨지는 수가 있다).

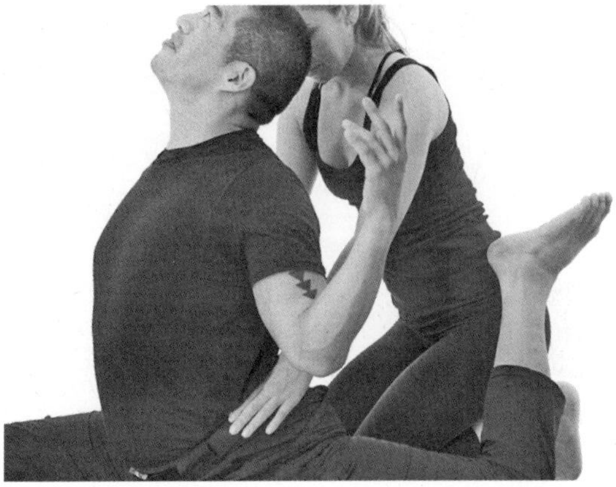

뒤로 접는(후굴) 아사나의 자세를 표현하기 위해 수련자의 엉덩이를 살짝 쥐어 균형감을 안정화시킨 후 수련자의 손을 띄운 발로 이끈다.

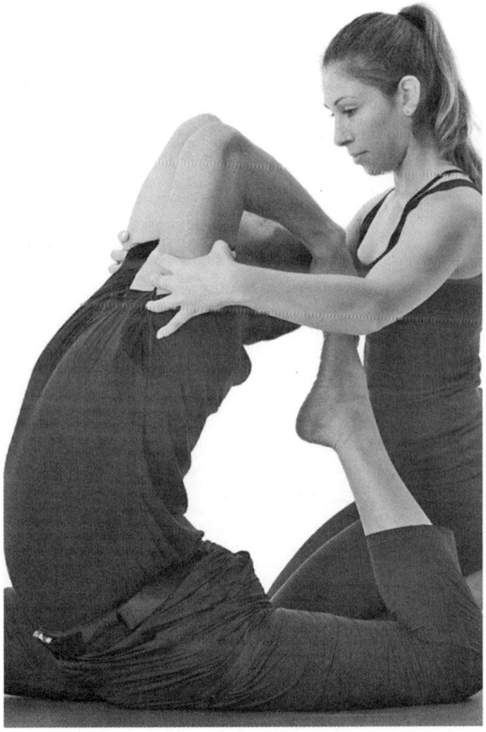

후굴 시 위팔을 쥔 상태에서 돌려 외측 회전을 돕고, 수련자의 팔꿈치가 같이 끌리면서 머리가 발을 향해 더 용이하게 가도록 돕는다.

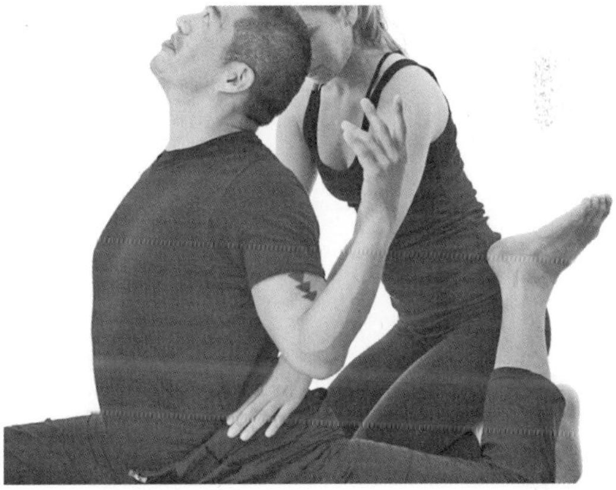

수련자가 후굴 상태에서 나올 때, 수련자의 측면 균형을 안정화시키기 위해 살짝 쥔다.

수정

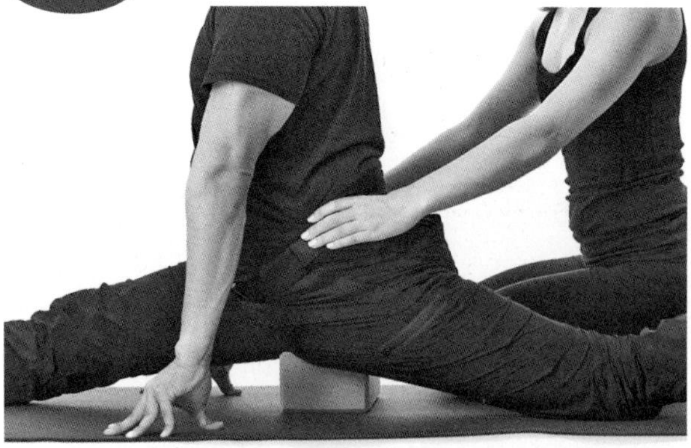

수련자가 골반과 균등하게 궁둥뼈를 바닥에 자리잡을 수 없으면, 앞쪽 다리의 궁둥뼈 밑에 블록을 제공한다.

수정

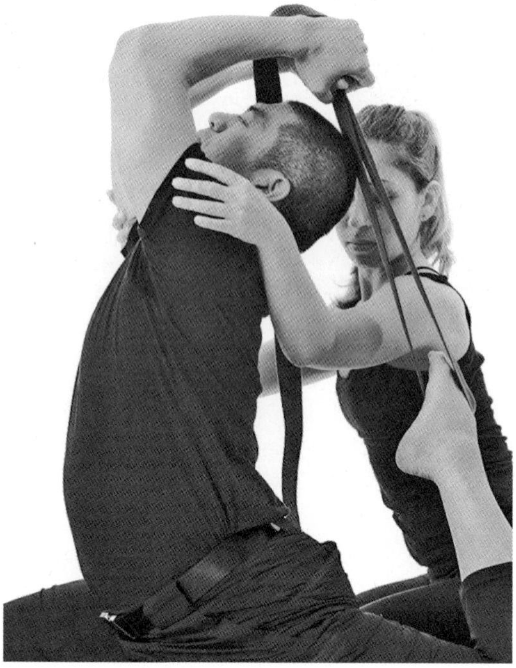

수련자가 양손으로 잡을 수 없을 때, 끈이나 띠로 수련자의 들어올린 다리를 감으라고 권한다.

좀 더 알아보기

「요가 지도법」: 192 쪽
「요가 시퀀싱」: 361 쪽
Teaching Yoga 지원 센터:
www.markstephensyoga.com/resources

10장

거꾸로 자세

Inversions

우리가 몸을 거꾸로 세우면 세상은 뒤집어져 보인다. 중력과의 관계를 반대 방향으로 익숙하지 않은 방식으로 경험하면서 가장 단순한 동작조차도 혼란스러울 수 있다. 이러한 관점과 신경근육적 지각의 전환으로 신체내 중력의 영향을 역전시키면서 우리는 세상에 있다는 감각을 확장하는 기회를 갖는다. 양분으로 찬 피가 뇌로 쇄도하고, 마음은 깨끗해지며, 신경이 진정되고, 모든 것이 깨어있으면서도 더 정적으로 다가와 우리를 명상으로 우아하게 초대해준다. 연습을 하면, 처음에는 가장 어려운 거꾸로 자세 – 살람바 시르사사나(물구나무 자세 /머리 서기 사세)가 빈대 지세인 타다사나(산 자세)만큼 안정적으로 되어 수련자가 이 아사나를 한번에 몇 분 동안 유지할 수 있게 된다.

시르사사나든 살람바 사르방가사나든(어깨 서기 자세) 수련자는 더 미묘한 근육적 교정을 발전시켜 더 안정감을 얻고, 아도 무카 브릭사사나(물구나무 서기 자세)로 향하는 또는 그 자세에서 나오는 부드러운 동작을 포함하여 다른 다양한 아사나로 쉽게 옮겨간다.

거꾸로 자세에서 가장 큰 신체적 위험은 목을 향한다(이는 비파리타카라니–적극적 역행 자세에는 적용되지 않는다). 위험을 최소화하는 방법으로 거꾸로 자세를 준비하면서 수련자에게 명확하고 방법론적인 지도를 전달하는 것이 매우 중요하다. 경추에 문제가 있는 수련자들은 목에 추가로 긴장을 주는 어떤 아사나도 행하지 말 것을 권고한다.

거꾸로 자세와 월경

여성이 생리기간 동안 완전히 뒤집는 자세를 행해야 하는지에 대해서, 요가 지도자들 간에 상당한 혼란과 의견 충돌이 있다. 일부는 거꾸로 자세가 월경의 흐름을 역전시켜 이러한 역행 월경이 자궁내막증을 유발하는 데까지 이를 수 있다고 주장한다. 하지만 거꾸로 자세가 월경의 자연적 흐름을 방해한다는 의학적 증거는 없다. 이러한 증거가 있다면, 아도 무카 스바나사나(얼굴이 아래로 향한 개 자세)조차 생리기간 중에는 금해져야 하며, 등을 깔고 누운 자세에 대조적으로 배를 깔고 엎드린 자세의 효과에도 의문을 제기해야 할 것이, 자궁과 질이 중력과 반대 방향의 관계에 놓이기 때문이다.

중력과 월경의 관계에 대한 문제를 더 깊게 들여다 보자면, 미항공우주국(NASA)의 의료연구팀은 무중력 환경에서 여성의 월경 흐름의 어떠한 변화도 발견하지 못했는데, 이들은 질내의 연동 근육 수축과 내부 압력 – 중력과의 관계가 아니라 – 이 정상 월경 배출의 원인이라고 지목한다. 이는 중력과 수직적 지향성을 결여함에도 불구하고 어째서 사족보행 포유류가 건강한 월경 흐름에 있어 아무 문제도 보이지 않는지, 그리고 왜 생리중인 여성이 등을 대고 누워 자든지 엎드려 자든지 자궁과 질이 중력과 반대 관계에 놓임에도 불구하고 정상적으로 월경이 진행되는지에 대한 이유이다.

전문 요가지도사 바바라 베나(2003)는 월경과 거꾸로 자세의 문제에 대해 수련자들에게 조언하면서 "어떠한 연구도 생리중에 거꾸로 자세를 피하라는 확실한 주장을 찾을 수 없다. 월경이 여성 개개인에게 다르게 영향을 미치고 주기에 따라서도 달라질 수 있는 만큼, 나는 여성 개개인이 스스로 결정을 해야 한다는 의견이다"라고 말한다.

시르사사나 또는 살람바 사르방가사나를 행하지 않는 수련자들은 완전히 뒤집는 자세가 주는 이득 대부분을 비파리나카라니(적극적 역행 자세, "뒤집음 또는 이러한 동작, 거꾸로 함")에서 구할 수 있으며, 이는 아마도 가장 차분하면서 원기를 회복하는 아사나로 아래에 다른 뒤집기 자세와 함께 포함되어 있다. 모든 수련자에게 이는 훌륭한 아사나로서, 고된 연습, 스트레스가 많은 날, 또는 에너지가 부족하다고 느끼는 때에 뒤따른다.

할라사나 (쟁기 자세)

Halasana(Plow Pose)

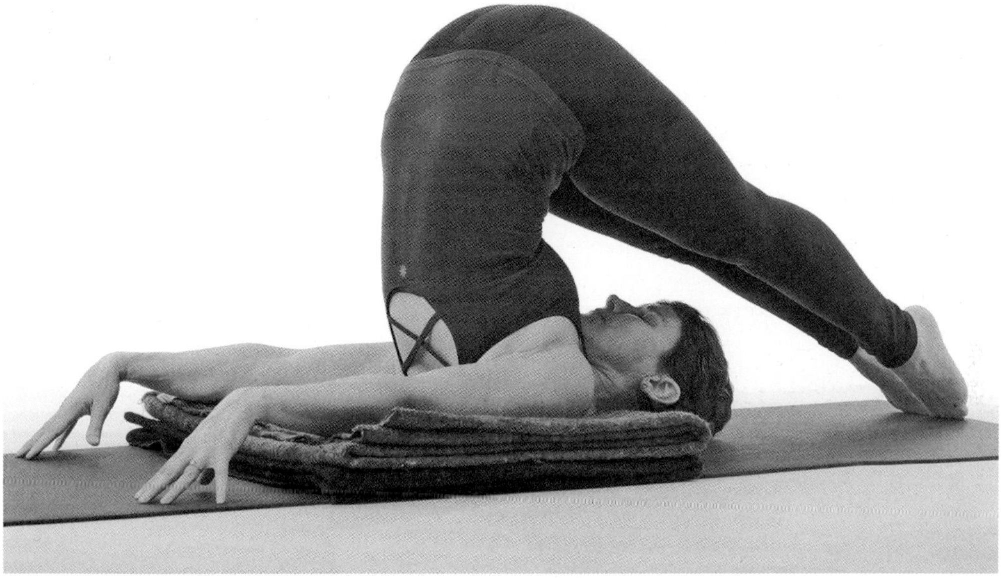

바로 누운 자세에서, 손바닥을 내리 누르고 숨을 내쉬면서 발을 머리 위를 지나 바닥으로 보낸다(또는 블록, 의자 또는 벽). 손가락을 등 뒤에서 서로 교차하고 어깨를 약간 움츠려서 무게를 어깨 방향으로 더 보낸다. 목이나 경추 위쪽에 압력이 있을 시, 이 자세에서 나오거나 한 두개의 담요를 접어 팔과 어깨 아래에 놓고 다시 한다.

발을 아래로 눌러 고정시켜(가능할 경우에, 뒤쪽을 향함) 넓적다리를 관여시키고 아래쪽으로 누름으로써 치골을 배에서 멀리 보내고 척추의 길이가 연장된다. 팔과 발이 지표에 단단히 고정되게 한다. 가슴은 펴고 척추에는 가슴 쪽으로 계속 압박을 가하면서 쇄골을 아래로 당긴다. 궁둥뼈(sit bone)는 계속 눌러, 척추를 쭉 늘인다.

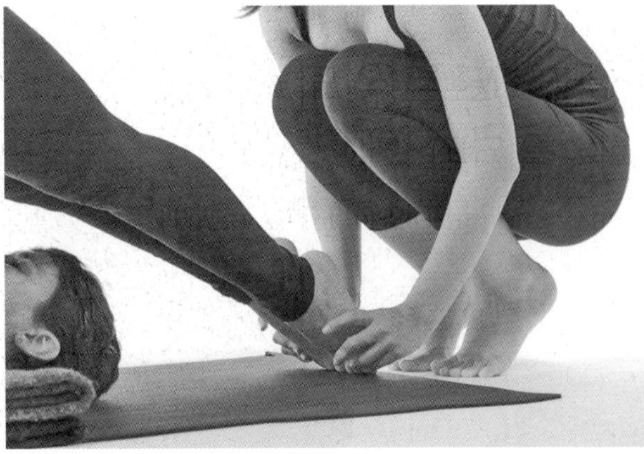

다리를 완전히 늘이고 일깨우는 연습을 일으키기 위해서, 가벼운 손동작으로 발을 누른다는 신호를 주고, 치골을 배 반대 쪽으로 압박하고 등 아래쪽을 더 길게 끌어내면서 궁둥뼈가 어깨 위로 더 떠오르게 된다는 구두지시를 준다.

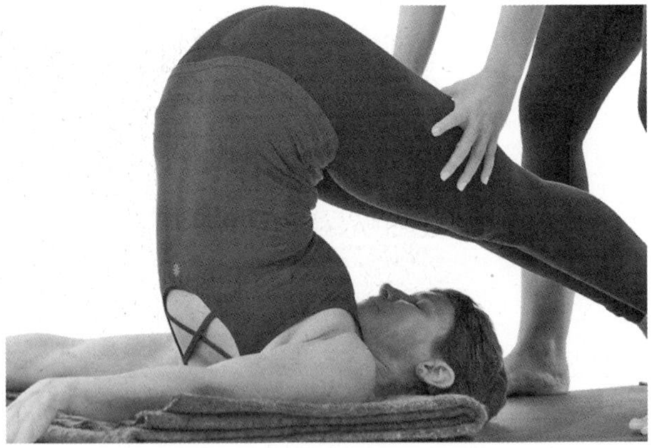

수련자의 대퇴부를 쥔 상태에서 돌림으로써, 중립상태로의 골반의 추가적 앞쪽 회전을 용이하게 해주는 내회전을 지시한다.

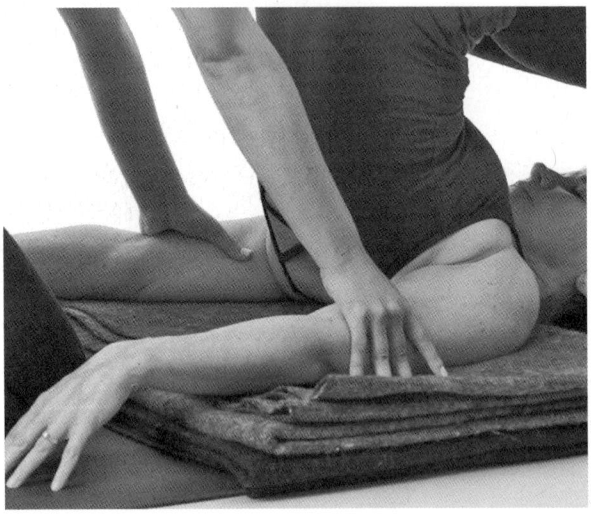

수련자의 팔을 손으로 가볍게 눌러 지면에 대한 적극적 지탱을 도와준다.

좀 더 알아보기

「요가 지도법」: 201 쪽
「요가 시퀀싱」: 361 쪽
Teaching Yoga 지원 센터:
www.markstephensyoga.com/resources

살람바 사르방가사나 (어깨 서기 자세)

Salamba Sarvangasana(Supported Shoulder Stands)

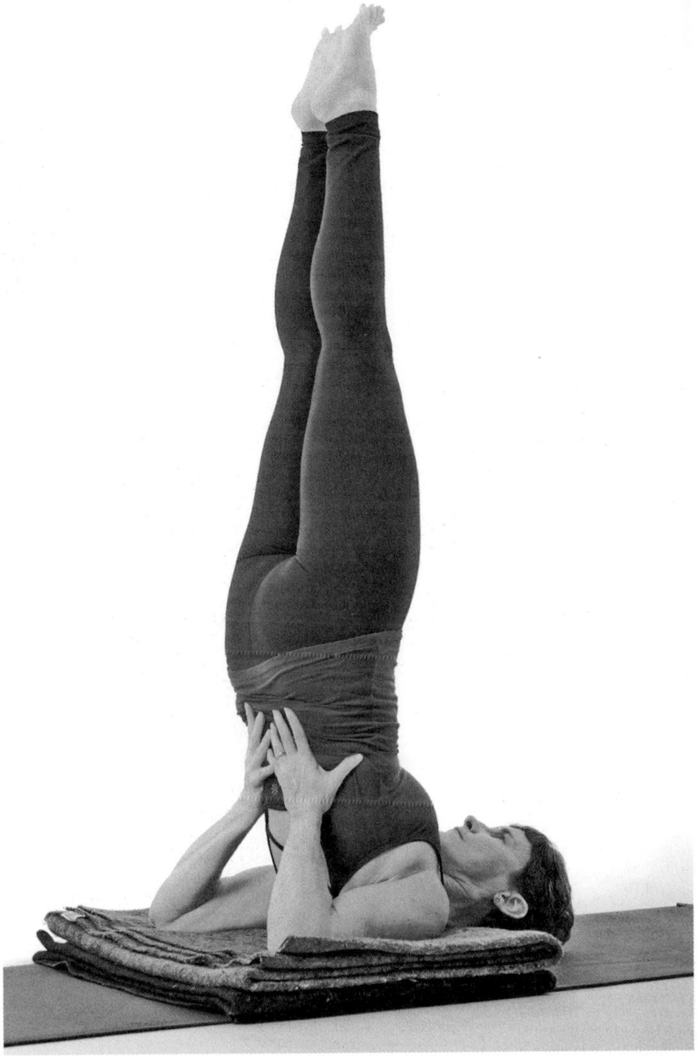

살람바 사르방가사나 자세에서 대부분 수련자의 목은 바닥으로 압박을 받는다. 시간이 지나 등 윗부분, 어깨, 팔, 그리고 가슴의 개방성과 힘이 생기면 수련자의 목은 바닥으로 압박받지 않게 된다. 이러한 발전 전에는, 또는 목에 어떠한 불편이라도 느껴질 시에는, 수련자는 담요를 접어 단을 쌓고 어깨를 담요 가장자리에서 7.5센치쯤 들어간 곳에 위치시키고 눕는다. 다리가 머리 위로 가면 어깨는 단 위에 머무르고, 목은 자유로우며, 머리는 바닥에 닿아 있다. 이렇게 되면 아래와 같이 지도한다.

팔은 양 옆 아래에 위치시키고 숨을 내쉬면서 손바닥을 누르고 다리를 천천히 머리 위로 끌어 할라사나로 만든다. 발이 바닥에 닿지 않게 되면, 엉덩이를 손으로 지탱하고 팔꿈치를 아르다 사르방가아사나(반 어깨 자세)로 하거나, 내려서 의자 또는 벽을 이용해 머리 위의 발을 위한 연습을 한다. 발이 머리 위로 가면, 등 뒤에서 손가락을 교차하고 어깨를 살짝 움츠려 몸의 무게를 목에서는 덜고 더 어깨로 보낸다. 발을 바닥 쪽으로 눌러 다리를 활성화시키면 대퇴골의 윗부분이 눌리면서 골반을 앞쪽으로 회전하는 데 도움이 되고 따라서 요추를 더 많이 늘일 수 있다. 가능하다면, 이 동작 시 발은 발바닥쪽굽힘 상태로 한다. 또는 필요하다면, 발가락들을 밑으로 굽히고 이들을 블록, 의자 또는 벽에 놓는 것을 고려한다.

이제 손을 등 위에다 가능한 한 지면과 가깝게 위치시키면서 등을 지지하고, 다리를 천천히 하늘 쪽으로 뻗어올린다(가장 쉬운 방법은 무릎을 구부린 상태에서 다리를 한번에 하나씩 쓰는 것이고, 나중에 시간이 지나면 뻗은 다리를 함께 움직인다).

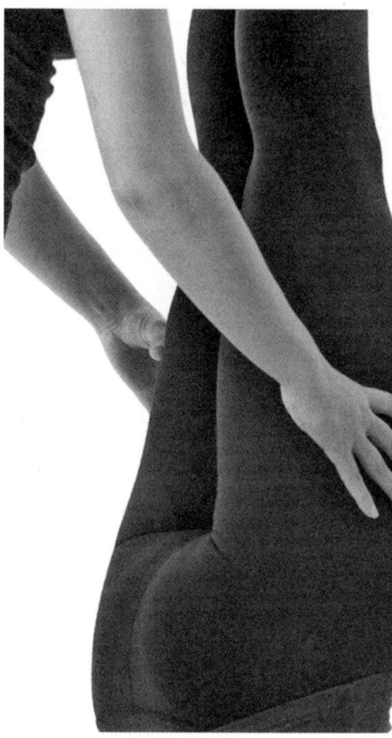

쥔 상태에서 돌리기를 통해 양다리에 다같이 신호를 주고 약간의 내회전을 실시하게 한다.

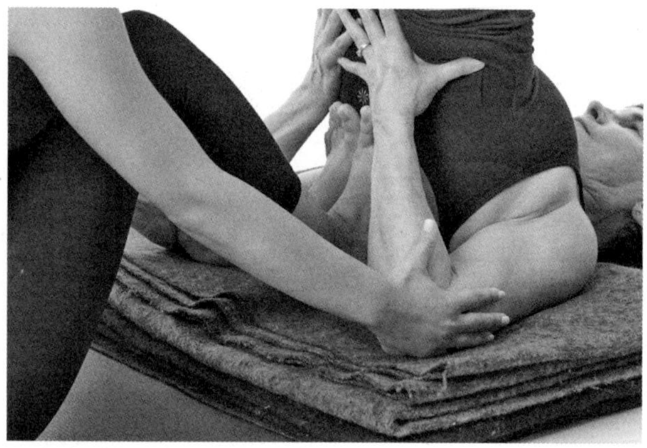

수련자의 등 뒤의 지면에 앉아서 발을 수련자 등 위에, 수련자의 손이 위치한 곳 아래에 갖다 대고 팔꿈치를 쥔다. 등 위에서 발을 천천히 미끄러뜨리면(척추 양쪽으로, 서로 마주보는 게 아니라)손을 사용해 어깨선 안/방향으로 팔꿈치를 이동시킨다.

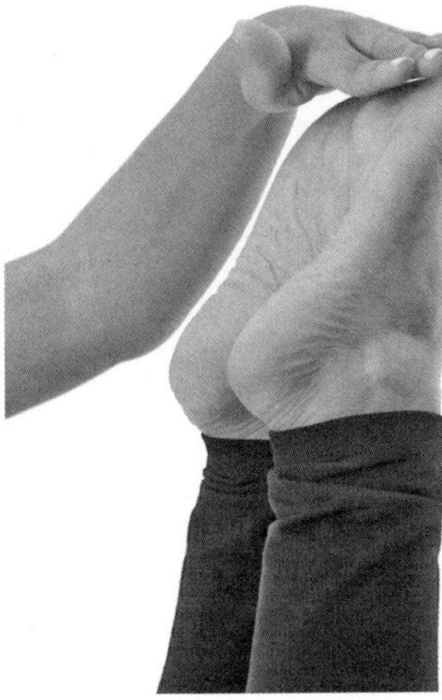

처음에는 구두로 수련자에게 무릎을 신전하는 지시를 주지만, 그 다음엔 구두지시와 함께 뒤꿈치에 손을 가볍게 대 발목을 배측굴곡 지그시 내리 누르게 한다. 그 후에 손가락으로 가볍게 쳐서 발가락을 뻗는 신호를 주는데, 이때 말로는 발의 앞볼을 더 누르도록 지시한다.

수정

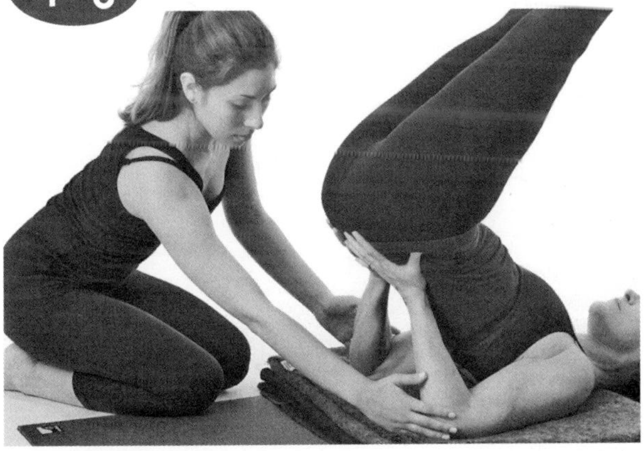

수련자가 발을 바닥에서 머리 위로 넘기지 못해 할라사나로 돌입할 수 없고 벽, 의자, 또는 블록을 사용해 발을 받치지 않는 상황이라면, 엉덩이 밑에 손을 위치하고 잭나이프 자세를 취하도록 신호한다. (아르다 사르방가아사나)

수정

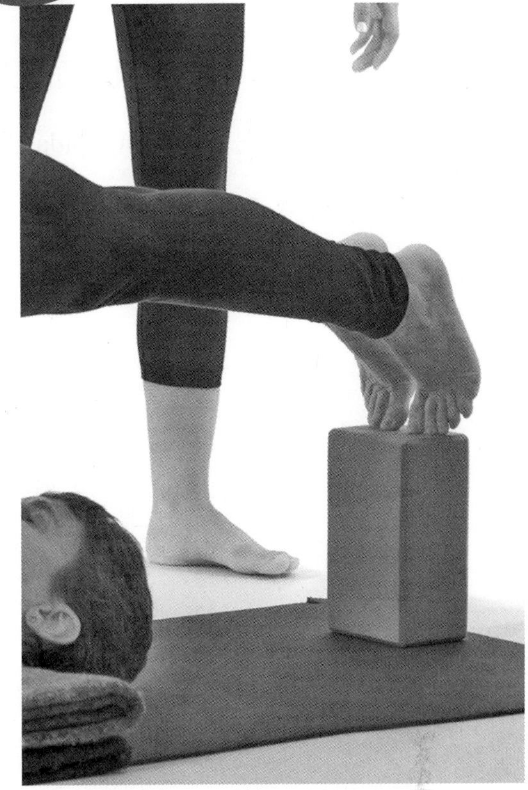

수련자가 발을 바닥에서 머리 위로 넘기지 못해 할라사나로 돌입할 수 없으면, 수련자를 자신의 발을 댈 수 있는 벽 가까이에서 시도하도록 이끈다(또는 의자, 블록, 다른 단단한 받침대 등을 발 아래에 위치시킨다).

좀 더 알아보기

「요가 지도법」: 202 쪽
「요가 시퀀싱」: 392 쪽
Teaching Yoga 지원 센터:
www.markstephensyoga.com/resources

카르나피다사나 (귀 압박 자세)

Karnapidasana(Ear-Squeezing Pose)

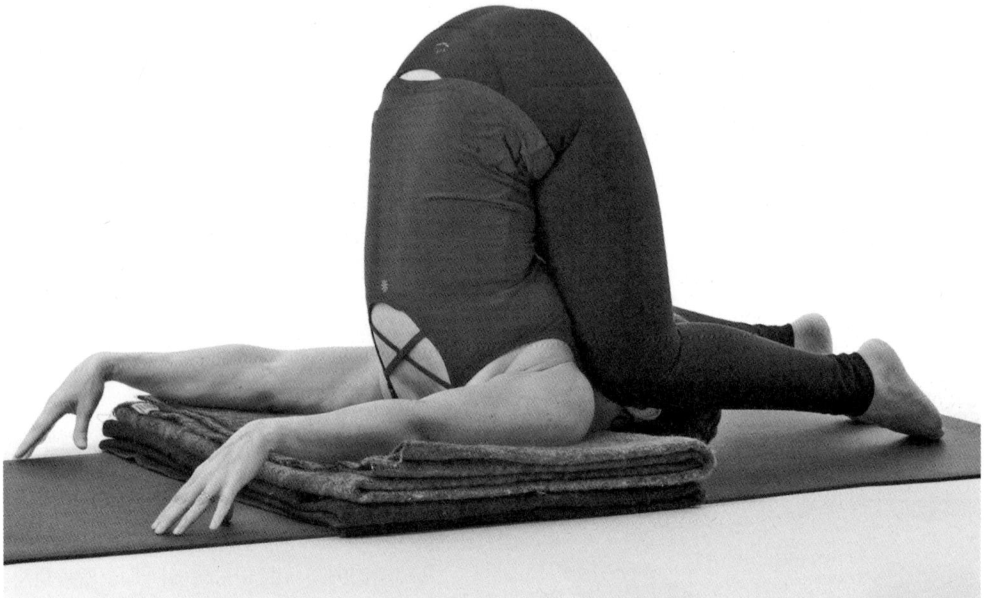

할라사나 자세에서 수련자에게 무릎을 귀를 향해 내리도록 신호하고 이 때 팔은 지면 쪽으로 누르며, 무릎으로 귀를 쥔다는 느낌으로 내부의 호흡에 귀기울인다. 호흡을 완전히 하면서 목 또는 등 아래쪽의 지나친 압박에는 예민하도록 수련자를 고무한다.

해당 아사나에서는 촉각을 이용한 신호보다는 일반적인 언어 신호에 집중한다.

좀 더 알아보기

「요가 지도법」: 202 쪽
「요가 시퀀싱」: 364 쪽
Teaching Yoga 지원 센터:
www.markstephensyoga.com/resources

우르드바 파드마사나 (위로 향한 연꽃 자세)

Urdhva Padmasana(Upward Lotus Pose)

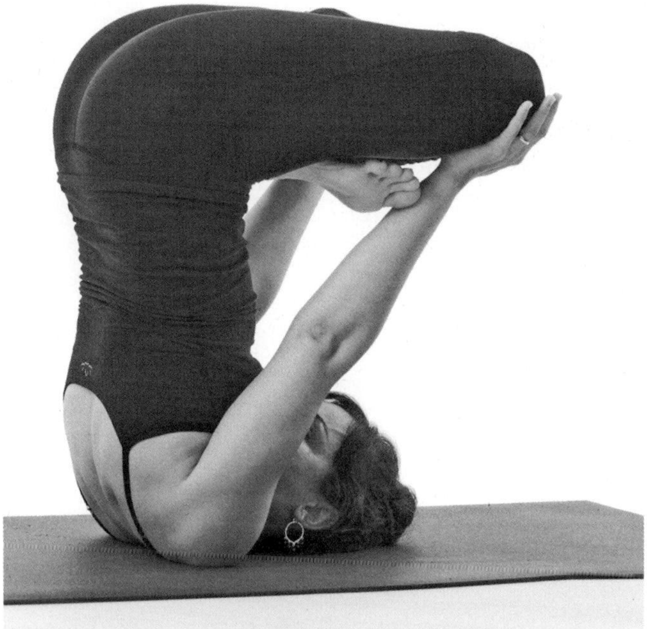

살람바 사르방가사나(어깨 서기 자세)에서, 필요하다면 한번에 한 손을 사용해 도와주면서 다리를 파드마아사나(연꽃 자세) 위치로 끌어당긴다. 연꽃 무릎을 쭉 펴고, 팔을 쭉 뻗어 무릎을 손 쪽으로 가져오고 다른 손과 무릎을 함께 위치시킨다. 뿌리와 같은 어깨의 지지에 집중하고 가슴을 활짝 펴고 척추를 뻗으며 부드럽고 크게 호흡하면서 흔들림 없이 유지한다. 물라 반다를 결합하려면 시선을 코나 배에 둔다.

변화

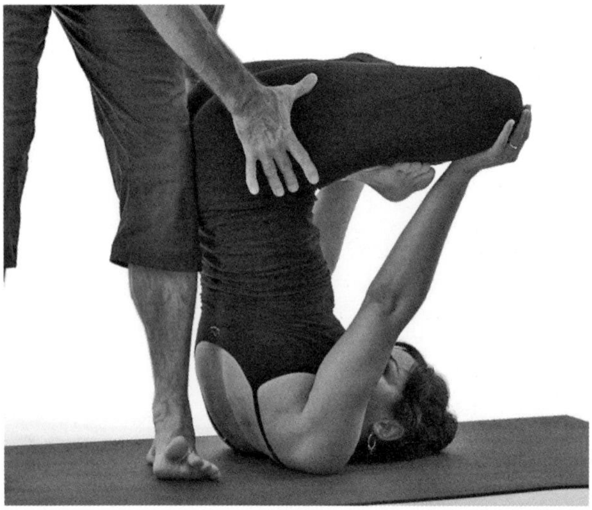

수련자가 이 아사나를 처음 탐구할 때, 지도자는 다리 한쪽을 수련자 등에 대어 엉덩이를 쥐어 어깨와 머리에서 균형을 찾는데 도움을 주도록 한다. 수련자의 등에 다리를 댈 때는 가능한 한 가볍게 대어 수련자가 스스로 통제된 균형에 이를 수 있도록 하며, (무릎과 가까이)수련자의 넓적다리를 따라 손을 가볍게 눌러 수련자의 손을 무릎 아래에 더 정확하게 위치하도록 돕는다.

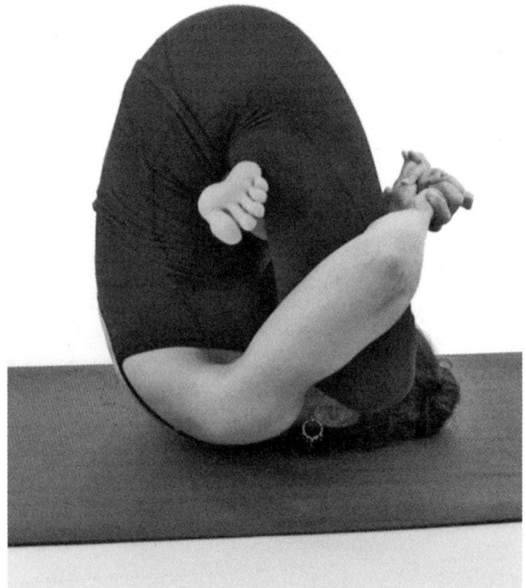

몸을 더 접어 핀다사나를 취한다(태아 자세).

좀 더 알아보기

「요가 지도법」: 202 쪽
「요가 시퀀싱」: 409 쪽
Teaching Yoga 지원 센터:
www.markstephensyoga.com/resources

살람바 시르사사나 I (물구나무 자세 I)

Salamba Sirsasana I(Supported Headstand I)

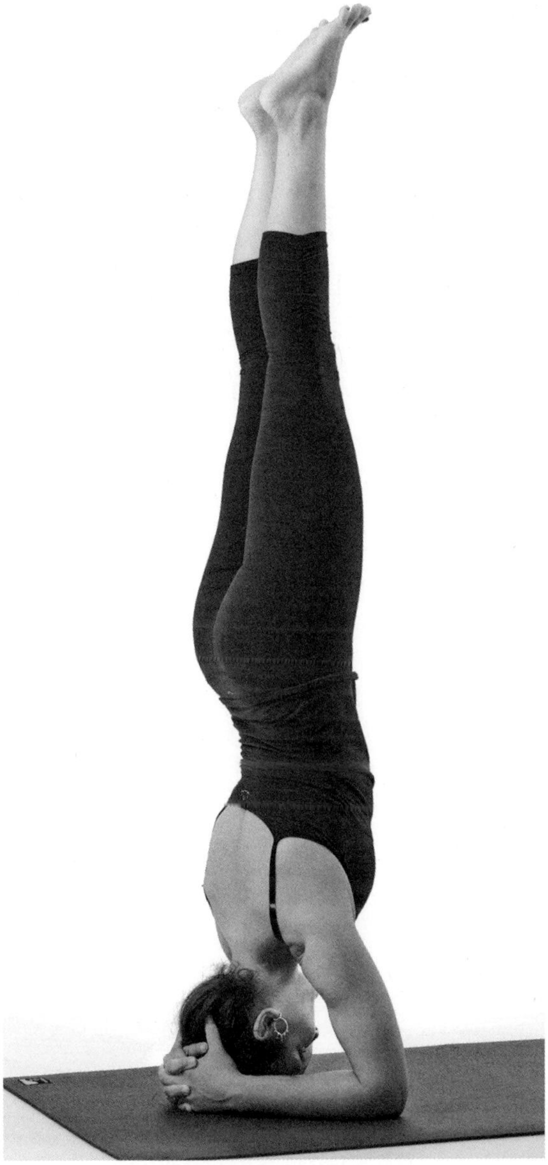

살람바 시르사사나 I 를 처음 접한다면, 벽 옆에서 연습하도록 한다. 두 가지 핵심 사항을 지도한다. 아래팔과 머리 감싸기가 그것으로, 양팔의 팔꿈치는 어깨 너비만큼 벌려 위치시키면서 시작한다. 시작 시 무릎과 아래팔은 지면에 위치한다. 손가락을 교차할 때 수련자가 손바닥을 활짝 벌리고 손가락은 충분히 느슨하게 유지하여 팔목의 척골 쪽에서부터 팔꿈치까지가 단단히 지탱하도록 지도한다. 머리 꼭대기는 지면에 바로 닿아 있고 머리 뒷면은 엄지손가락 아랫부분으로 가볍게 감싸진 모양이어야 한다.

수련자에게 다리를 천천히 일직선으로 만들면서 아래팔로는 굳건히 누르고 견갑골은 후면 늑골(등하부) 쪽으로 끌어당기도록 요구하며, 이 때 어깨는 팔목에서 멀어지는 방향으로 끌어당긴다.

이 자세를 유지하는 동안, 엉덩이가 어깨 위로 최대한 높이 올라갈 때까지 발을 팔꿈치 쪽으로 내딛도록 수련자를 안내한다. 이 이행과정에서 척추를 길게 유지하도록 격려한다. 일정한 웃자이 호흡(승리자 호흡)과 드리스타나(트리스타나)를 권장한다. 팔꿈치를 통해 더 단단히 자리잡았으면, 수련자가 자신의 무릎을 가슴 쪽으로, 뒤꿈치는 엉덩이 쪽으로 끌고, 그 다음에는 골반을 회전시켜 다리를 천천히 하늘 쪽으로 뻗도록 시도하도록 요구한다.

일단 거꾸로 되면, 의식을 다시 아래팔의 지탱에 맞추고, 팔꿈치를 서로를 향해 당기는 느낌을 가지도록–실제로 움직이지는 않으면서– 신호한다. 이는 어깨를 넓혀주고 광배근을 활성화하여 안정성이 더해지도록 해준다.

이제 다른 부분의 지탱을 강조한다. 머리 꼭대기를 상당히 세게 누르고, 그럼으로써 뿌리를 뻗는 효과를 촉발시켜, 척주기립근과 척추에 가까운 다열근을 활성화한다. 이는 목의 압박을 경감하고 전체 척추를 늘여주며, 지면에서의 상승력(Levity, 중력Gravity의 반대개념)에 대한 느낌을 불러일으킨다. 마지막으로 수련자들로 하여금 자신의 발목을 함께 붙여, 자신의 발을 세게 구부리도록(발가락이 정강이 쪽으로) 하고, 연꽃 꽃잎처럼 발을 겨누고 발가락을 펼치기 전에 활발하게 발뒤꿈치를 뻗도록 지도한다. 살람바 시르사사나 I 자세에서 나올 때 가장 쉬운 방법은 무릎을 구부리고 그 다음 가슴 쪽으로 당겨서 천천히 발라사나(아기 자세)로 내려오는 것이다.

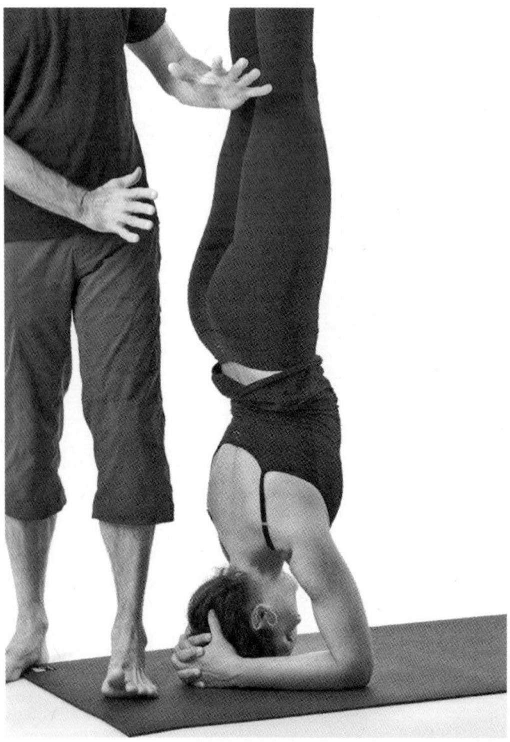

살람바 시르사사나가 처음인 수련자와 벽에서 떨어져서 연습할 때는 단순히 수련자 뒤에 서서 수련자가 등 쪽으로 굴러 떨어지지 않도록 확실히 해준다.

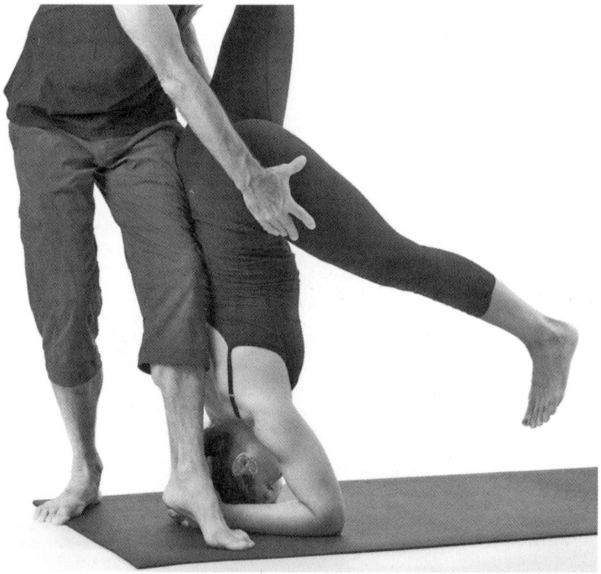

살람바 시르사사나로 돌입하는 수련자를 돕기 위해서, 뒤에 서서 한쪽으로 몸을 돌려 다리나 무릎 한편으로 수련자의 등을 눌러 안전성을 제공하도록 한다. 그 다음 수련자가 손 방향으로 발을 걷어 올릴 때, 지도자는 손을 사용해 수련자가 머리 위로 다리를 끌어올리는 것을 도와주면서 균형을 잡을 수 있도록 추가적으로 도와준다.

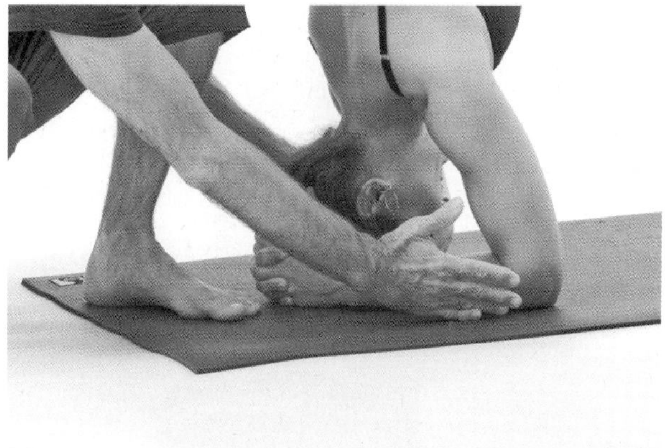

팔꿈치를 서로를 향해 끄는 것과 같은 활동적 동작은 가벼운 손동작으로 신호한다(팔꿈치가 실제로 움직이는 것은 아님).

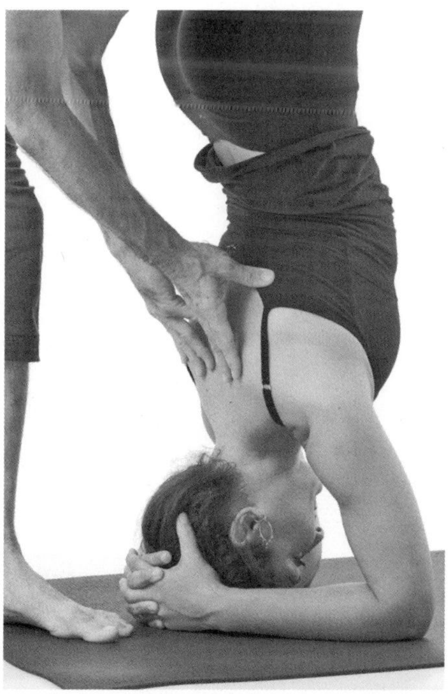

수련자의 목 밑에서 손가락 끌기를 사용해 어깨를 팔목으로부터 멀리 끌어당기고 따라서 목 주변에 더 많은 공간을 만들도록 지시한다.

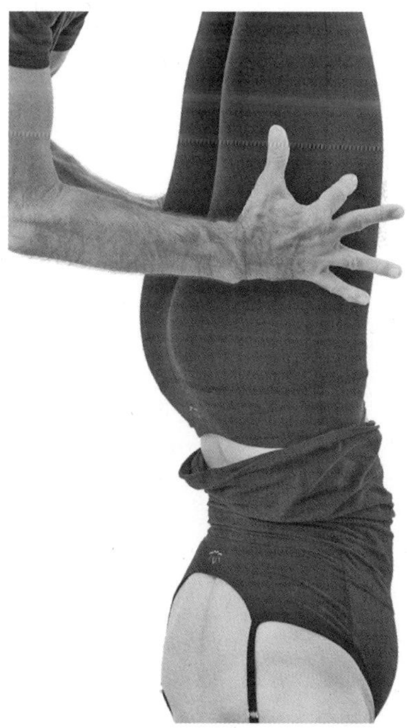

수련자 엉덩이 위치에서 쥔 상태에서 돌리기를 통해 골반을 척추와 중립 위치에 놓이도록 위치시킨다.

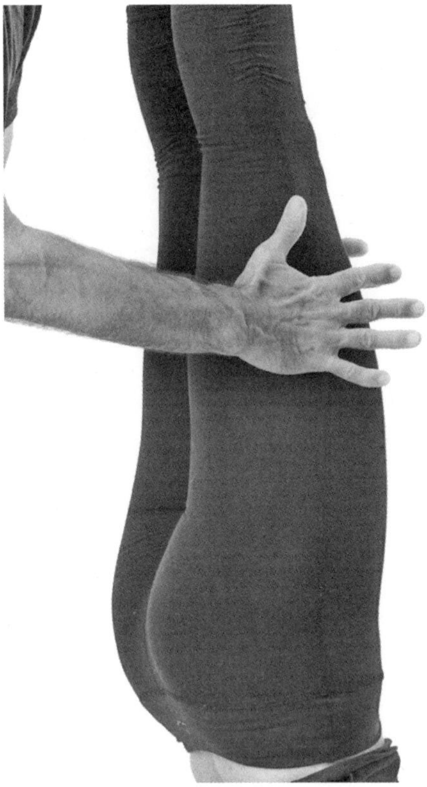

수련자의 다리를 따라 펼친 손바닥을 사용하여 다리를 정렬하도록 신호한다.

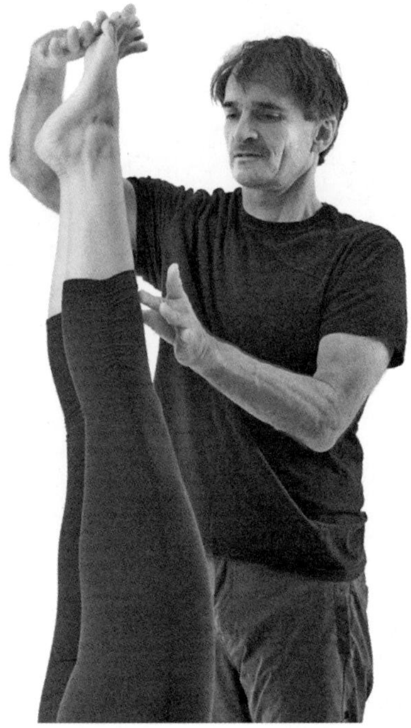

처음엔 수련자에게 발목을 배측굴곡하라는 신호를 구두로 주지만, 구두지시와 더불어 뒤꿈치에서 손을 가볍게 눌러 뒤꿈치를 누르도록 한다. 그 다음에는 말로서는
발의 앞볼을 더 누르도록 신호해 주면서, 손가락을 가볍게 쳐서 발가락을 뻗는 신호를 준다.

좀 더 알아보기

「요가 지도법」: 203 쪽
「요가 시퀀싱」: 393 쪽
Teaching Yoga 지원 센터:
www.markstephensyoga.com/resources

살람바 시르사사나 II (머리 서기 자세 II)

Salamba Sirsasana II(Supported Headstand II)

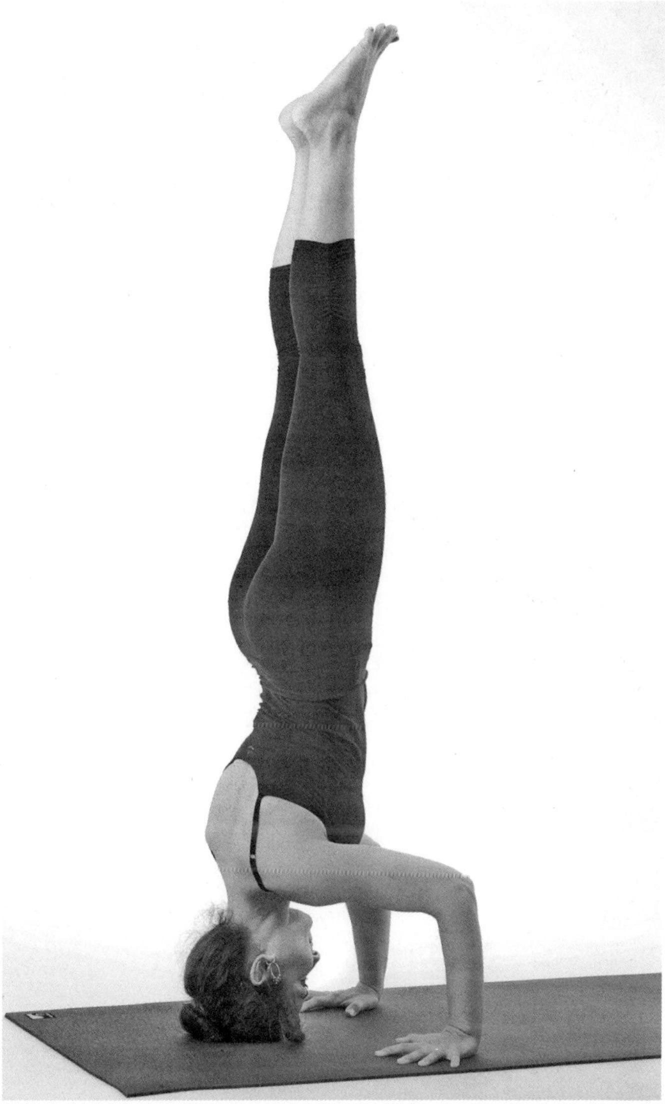

땅에 디딘 팔다리에서 출발해 머리 꼭대기와 손을 바닥에 위치하고 머리와 팔목이 삼각형의 꼭지점을 이룬다. 팔목을 팔꿈치 아래 위치에서 유지하고 어깨와 라인과 일치시키는 한편, 견갑골은 등갈비 쪽으로 단단하게 조인다. 발가락은 아래로 구부리고, 다리는 일직선으로 펴고, 발을 천천히 팔꿈치 쪽으로 가져와 엉덩이를 어깨 위에서 들어 올려지게 한다. 머리와 손으로 굳건히 누르면 다리가 머리 위로 펴진다. 살람바 시르사사나 I 처럼 척추를 연장하기 위해 머리 꼭대기로 뿌리를 박는다. 팔꿈치가 벌어지지 않게 하면서 견갑골이 등갈비에 대해 확고히 위치를 유지하도록 한다. 살람바 시르사사나 I 에서처럼 다리를 움직인다. 이 아사나에서 안정성과 쾌적함을 몸에 익히고, 다른 다양한 종류의 팔의 균형을 탐구하는데 응용한다.

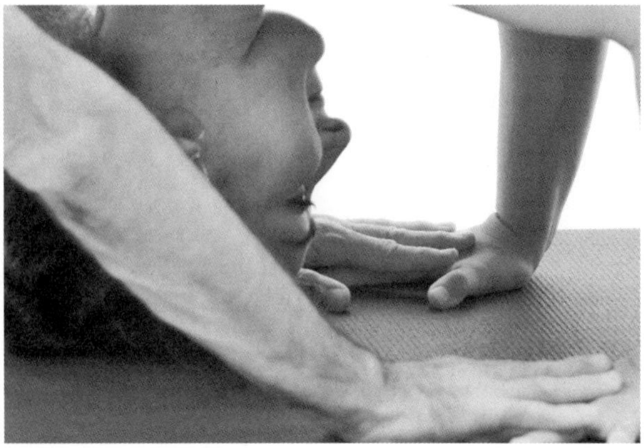

수련자의 손을 가벼운 손동작으로 눌러 좌 · 우 균등하게 뿌리내림을 지시한다.

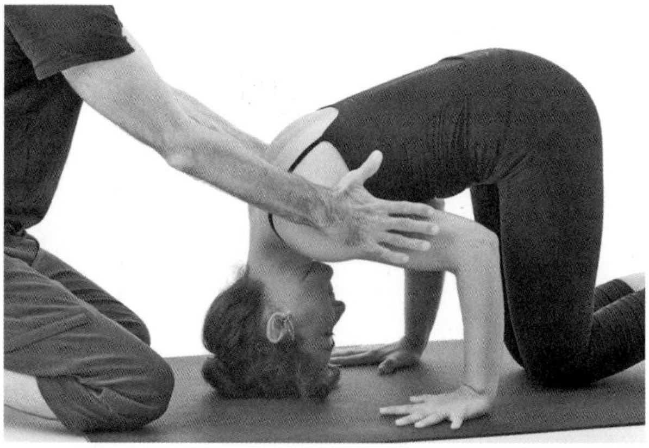

수련자의 팔꿈치를 가벼운 손동작으로 눌러 어깨의 정렬과 맞추도록 한다.

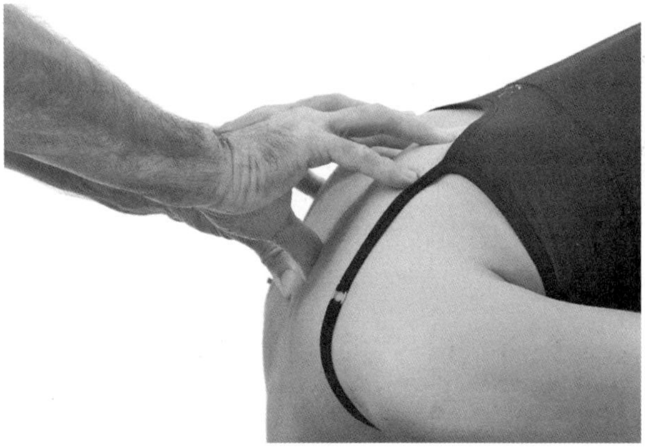

수련자의 견갑골에서 손가락을 끌면서 이를 늑골 쪽에 붙이게 하여 목에 가해지는 압력이 감소되게 한다.

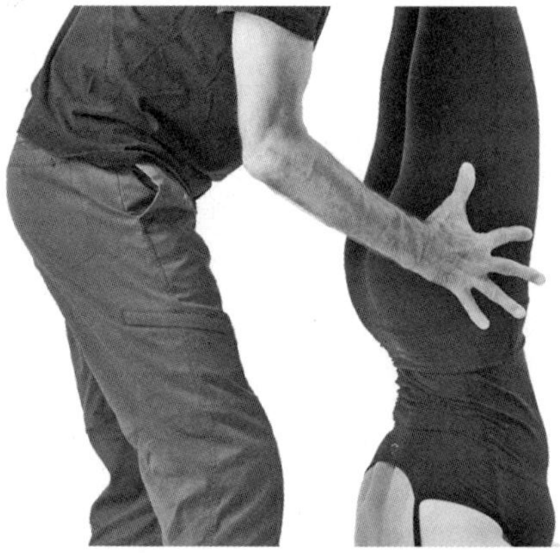

수련자의 엉덩이를 쥔 상태에서 돌려 골반이 척추와 중립 관계 위치에 이르도록 한다.

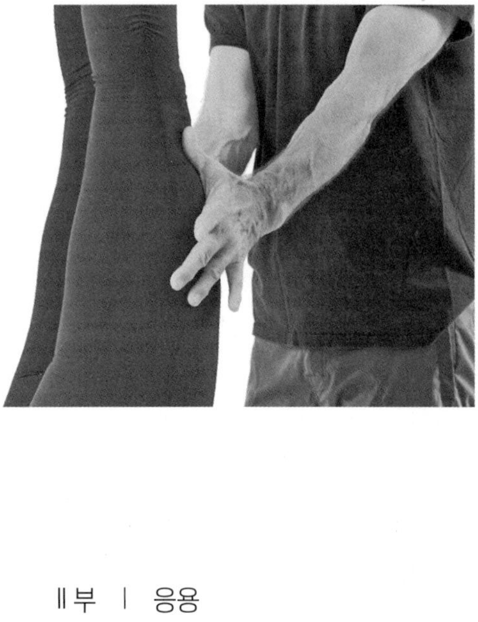

수련자 다리 위 · 아래를 오가는 펼친 손바닥으로 정렬을 지시한다.

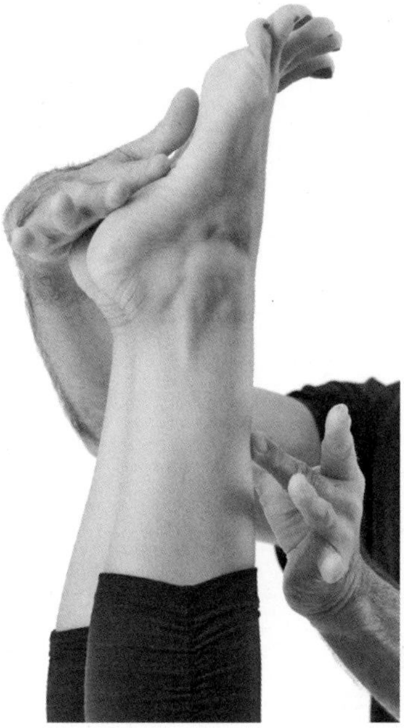

처음에는 구두로 발목 배측굴곡을 지시하지만, 구두지시와 더불어 발뒤꿈치 위의 가벼운 손동작으로 뒤꿈치를 누르는 신호를 준다. 그 다음 손가락을 가볍게 쳐 발가락을 뻗게 지시하고 이 때 구두로는 발 앞볼을 더 내리누르도록 지시한다.

좀 더 알아보기

「요가 지도법」: 204 쪽
「요가 시퀀싱」: 394 쪽
Teaching Yoga 지원 센터:
www.markstephensyoga.com/resources

비파리타 카라니 (거꾸로 하는 자세 / 역전 자세)

Viparita Karani(Active Reversal Pose)

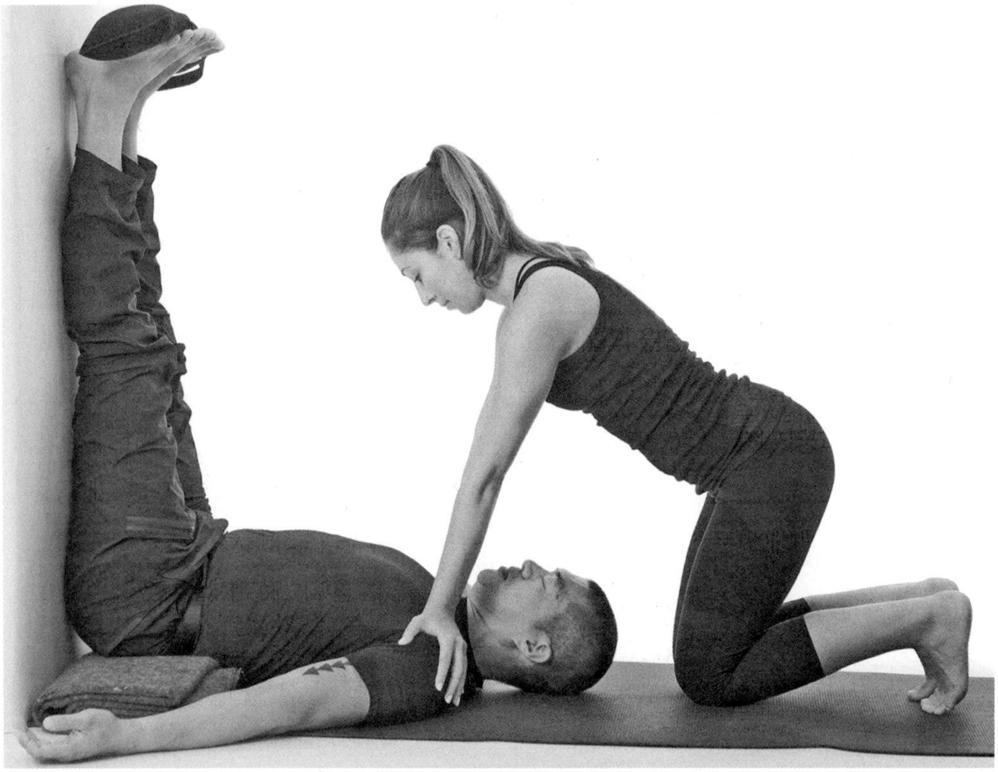

벽 옆에 옆으로 앉아서 천천히 등으로 지면에 기대면서 이 때 엉덩이를 벽 쪽으로 회전시키고 다리를 벽 위로 뻗어 올려준다. 궁둥이가 벽에 닿으면서도 햄스트링이 뻣뻣해서 다리가 올라가지 않으면 엉덩이를 벽으로부터 살짝 미끄러뜨린다. 등 아랫부분에 접은 담요를 깔아 등 아랫부분과 천골이 덜 불편하도록 한다. 손바닥은 배나 가슴 위에 두거나, 팔을 바닥 위에 내려놓고 손바닥은 위를 보게 한다. 끈이나 띠로 다리를 같이 묶을 수도 있고 샌드백을 발 위에 올려 안정감을 추구할 수도 있다.
다리를 밧다 코나사나(나비 자세/둥근 각 자세)또는 우파비스타 코나사나(박쥐 자세)처럼 해보기도 한다.

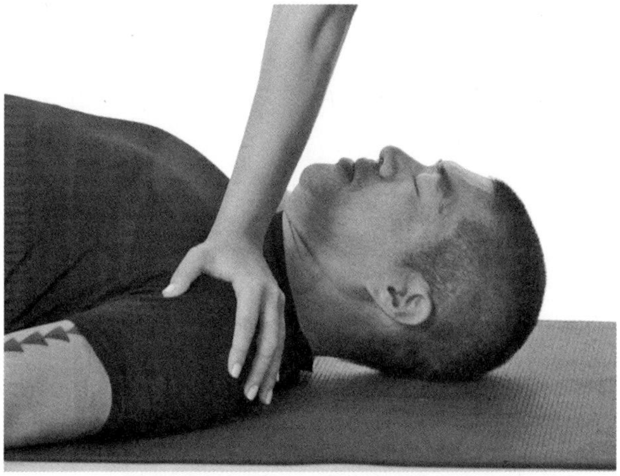

수련자 어깨 위에서의 가벼운 손동작으로 쇄골을 지나서 가슴의 긴장을 풀도록 신호한다.

수정

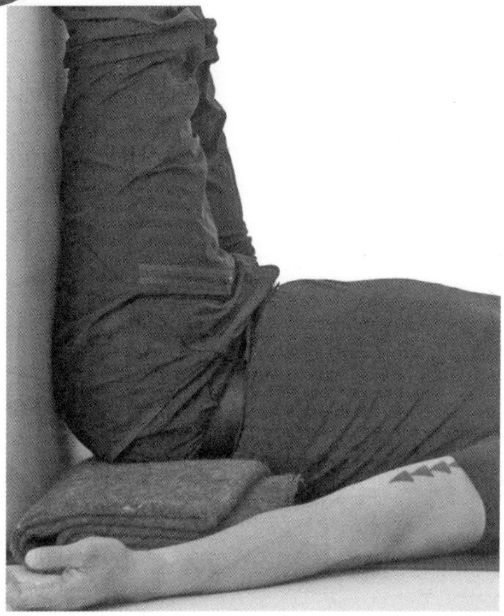

수련자가 다리를 벽을 따라 올리면서 엉덩이를 벽에 기대 위치시킬 수 없을 때, 골반을 받침 등으로 들어 올려 엉덩이를 5-10센티미터 이상 벽에서 떨어트려 놓고 자세를 탐구한다.

수정

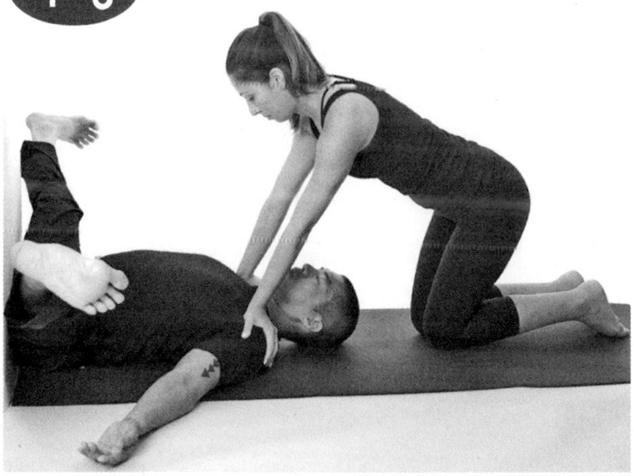

우파비스타 코나사나의 다리 자세를 권해 본다.

수정

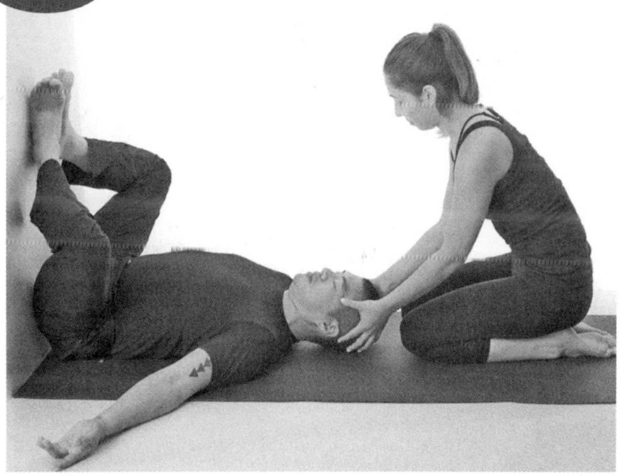

밧다 코나사나의 다리 자세를 권해 본다.

좀 더 알아보기

「요가 지도법」: 201 쪽
「요가 시퀀싱」: 418 쪽
Teaching Yoga 지원 센터:
www.markstephensyoga.com/resources

사바 아사나 (송장 자세)

Savasana(Corpse Pose or Final Relaxation Pose)

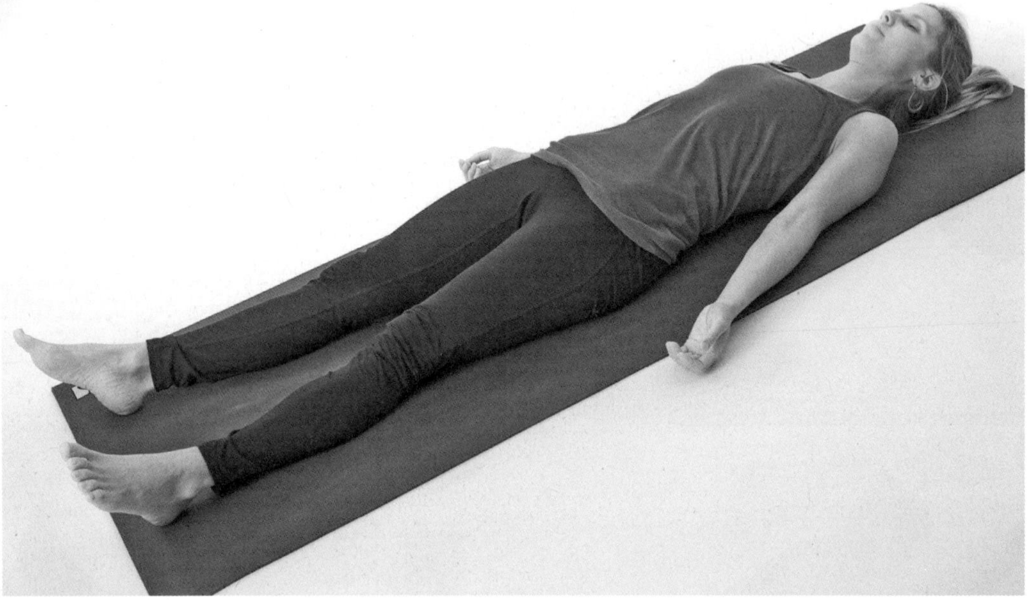

사바 아사나(사바sava는 "송장"의 뜻)는 다른 아사나와 프라나야마 후의 회복을 위한 최종적 아사나이다. 수련자는 등을 깔고 누운 다음 최대한 편안하게 몸을 뻗고 손은 바닥 위에 늘어뜨려 손바닥이 위를 향하게 한다. 등 아래 부분에 조금이라도 불편함이 느껴지면, 무릎 아래에 만 담요를 위치시키는 것을 제안한다. 양측의 견갑골이 살짝 서로를 향하는 방향으로 이완할 수 있도록 가슴을 살짝 띄우고, 가슴 한가운데에 더 공간이 있도록 하여 누워 있는다. 마지막 깊은 숨을 들이쉬고, 내뱉는다.

모든 것을 내버려두고, 자연스러운 방식으로 숨이 흘러가도록 시작한다. 수련자가 신체 전체의 긴장을 감지하고 이완시킬 수 있는 최소한의 지시만 제공한다. 마침내 근육은 어떤 일도 할 필요가 없게 된다. 수련자들이 스스로 무슨 일이 벌어지는지 그저 지켜보기만 하게 한다. 근육과 뼈가 서로를 놓고 신체 전체에 분리의 느낌이 퍼진다. 마찬가지로 원래 생각이 자연스럽게 들고 나는 것처럼 그저 흐르게 하고, 관심은 있지만 얽매이지 않으면서, 편안히 숨을 쉬며 더 잠잠하고 더 조용하고 더 또렷해진다. 사바 아사나 자세를 최소 5분 동안 유지한다. 학생이 수업을 일찍 떠나야 한다면, 떠나기 전 사바 아사나 자세로 휴식을 취하도록 권고한다.

부드러운 목소리로 다시 숨으로 의식을 돌리면서 사바 아사나 자세에서 수련자들을 깨운다. 가슴과 배가 단순히 오르락내리락하는 것을 느끼고, 점차적으로 더 깊고 더 의식적으로 호흡하도록 지시한다.

이 숨은 신체정신(bodymind)를 다시 일깨우는 데 사용하고, 이 때 가능한 어떠한 변화도 지양한다. 손가락, 손, 발가락, 발의 작은 움직임들을 실시하도록 한다. 깊게 숨을 들이마시면서, 팔을 머리 위로 쭉 뻗은 후 오른편으로 몸을 구르면서 말어 몇 번의 숨을 취한 후 천천히 앉은 자세로 이른다. 이제 명상에 이상적인 시간이 온 것이다.

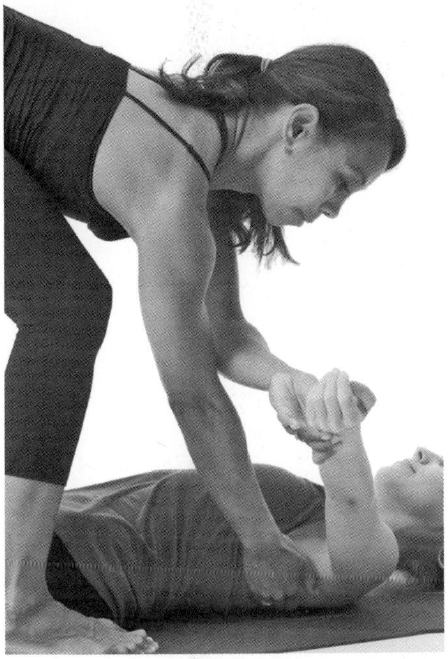

수련자의 팔을 올리고 그 밑의 견갑골까지 가벼운 손동작으로 미끄러뜨린다. 이 때 수련자의 팔을 다시 지면 위로 가볍게 위치시킨 후, 다른 쪽 팔에도 같은 동작을 실시하여 가슴 한가운데에 걸쳐 더 많은 공간이 생기게 한다.

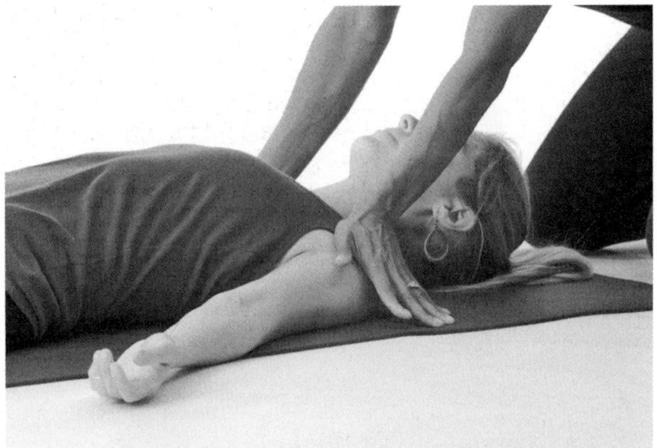

수련자의 어깨에 가볍게 손을 올려 지그시 누른다.

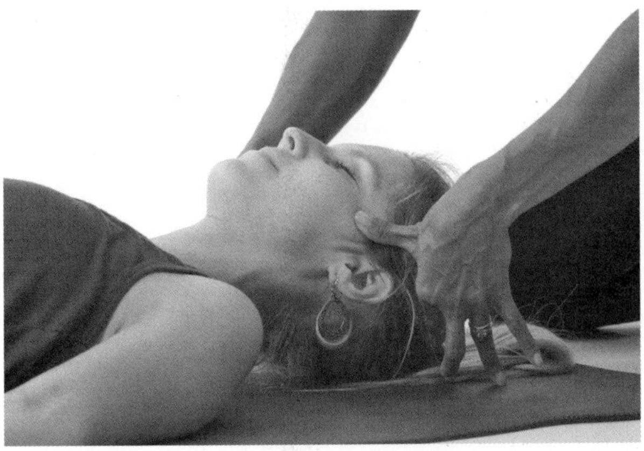

엄지손가락을 수련자의 관자놀이에서 미끄러뜨리고/미끄러뜨리거나, 엄지손가락 끝을 제 3의 눈에 올려 누른 후 가볍게 풀어준다.

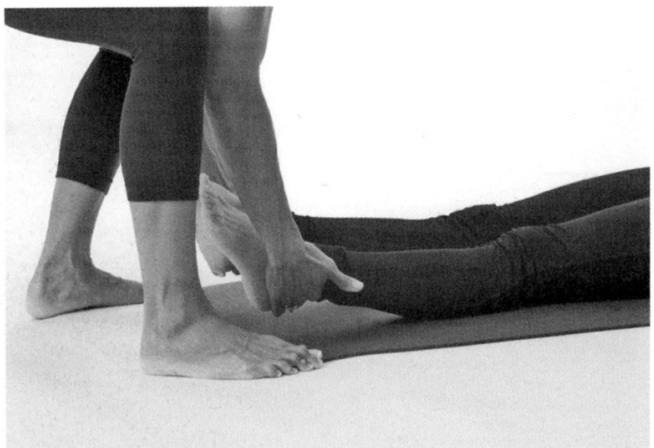

수련자의 다리를 가볍게 올려 좌 · 우로 천천히 움직인 후, 수련자 다리의 처음 간격이 어느 정도였는지 다시 바닥에 가볍게 놓는다.

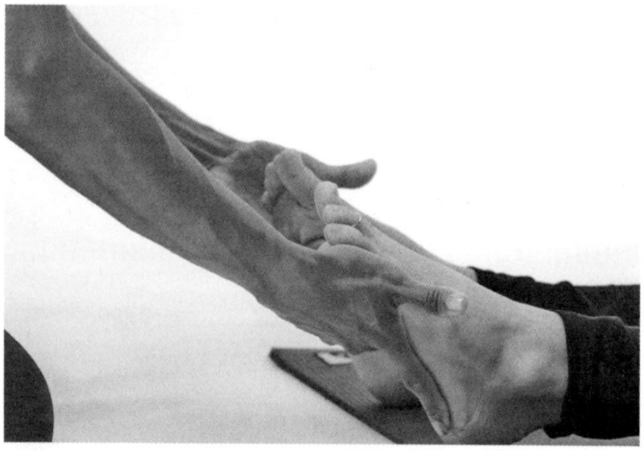

발을 꼭 쥔 후 풀어준다.

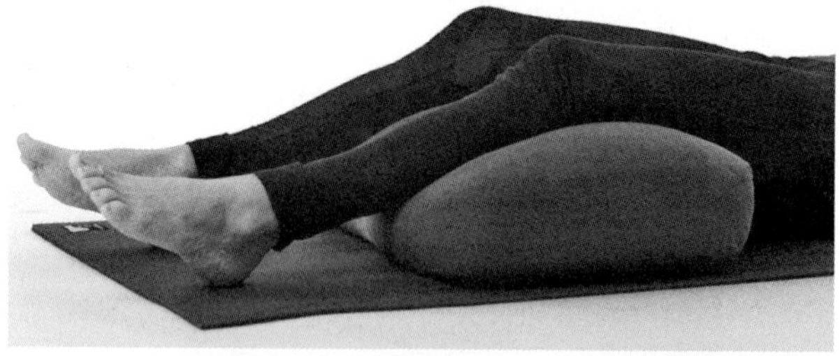

수련자가 등 아래쪽에 불편함을 느끼거나 등 아래쪽에 문제가 있을 경우에, 베개나 받침 등을 제공하여 무릎 아래에 받치게 한다.

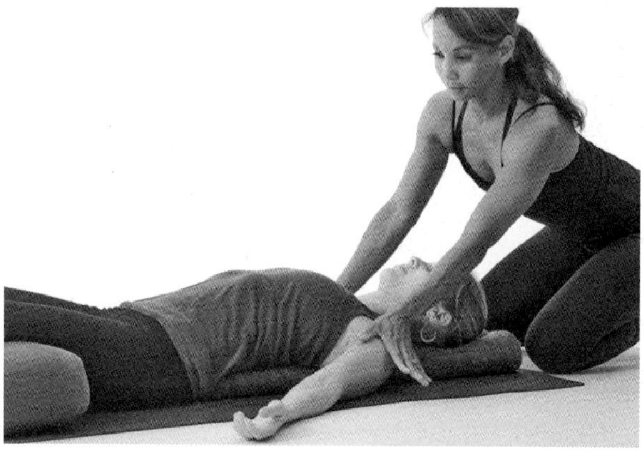

수련자가 가슴과 숨을 더 여는 사바 아사나를 원할 경우에, 낮은 베개나 접은 담요 등을 척추 아래 또는 견갑골 아래에 까는 것을 제안한다.

좀 더 알아보기

「요가 지도법」: 204 쪽
「요가 시퀀싱」: 74-75 쪽, 395 쪽
Teaching Yoga 지원 센터:
www.markstephensyoga.com/resources

III 부

발전과 진화 (Evolution)

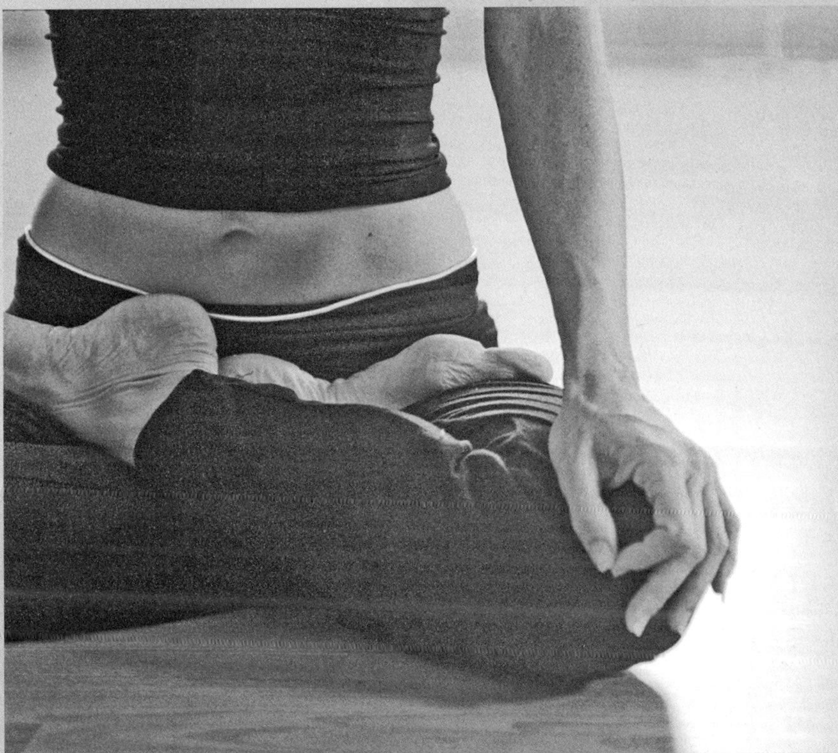

11장
21세기의 요가 지도

Guiding Yoga in the Twenty-First Century

이 책 초반에서 필자는 요가가 지난 75년 사이에 그에 앞선 수천 년의 기간 동안보다도 더 발전했음을 지적했다. 이것이 지도자들과 현재의 요가 지도, 앞으로의 발전에 있어 어떤 의미인지 조명하기 위해, 이러한 주장에 대한 설명이 다소 필요하다. 현재의 발전적, 진화적 경향은 무엇인가? 요가는 어떻게 변하고 있는가? 요가 지도자로서, 장차 우리는 무엇을 예측할 수 있으며 요가의 진화 과정에서 우리는 어디에 위치해 있는가?

사람의 노력이 두입되는 거의 모든 분야에서 우리는 대상을 정의하려는 또는 최소한 특징을 지우려 시도-그 근원과 장차의 방향성을 포함하여- 다양한 관점들을 만나게 된다. 요가에 있어서는, 요가가 어떻게 그리고 어디서 기원했으며 어디로 나아갈 것인지에 대해 어마어마하게 다양한 관점들이 존재한다. 요가의 기원과 역사적 발전에 대한 문헌과 해설 상당수가 주의 깊은 연구와 증거에 대한 방법론적 고찰보다는 일방적 주장이나 추측에 기대고 있다. 이러한 경향이 요가 관습과 지도의 역사에 대한 많은 수의 매력적인 이야기를 탄생시켰는데, 이들 중 상당수는 많은 사람들의 뇌리에 머무르는 아름답고 영감에 어린 신화를 포함한다. 여기 제기된 물음조차도, 요가에 대한 믿음에 매달리면서 따라오는 종교적 완강함을 생각할 때, 그가 생각하는 요가에 있어서는 절대적으로 배척할 것, 또는 불경스러운 것으로 다가올 수 있다.

더없이 신화적이거나 근본주의적인 요가에 대한 믿음을 존중하는 한편, 지금 자신 있게 밝힐 수 있는 바는, 가장 널리 퍼져 있으면서 지속적으로 회자되는 요가 신화중 하나는 세상에 하나의 요가가 있다는 것, 또는 이상화된, 또는 순수한 어떠한 요가 형태가 지난 수천 년의 세월을 거슬러 비선형적 방식으로 발전해 왔다는 것이다. 이러한 방식으로 발전한 "하나의 요가"가 존재한다는 낭만적 관념은 요가 학자 데이비드 고든 화이트(David Gordon White)의 최근 문집 요가의 실제(Yoga in Practice)(2012)에서 탐구되고 있다. "최소 2천 년 동안 사람들이 자신만의 상상 속에서 요가를 '재창조' 했다"거나 "모든 연령대의 모든 그룹이 자신만의 요가 형태나 요가적 환상을 탄생시켰다"와 같은 것은 없다는 것이다. 화이트와 문집의 다른 기고자들은 다양한 종류의 실제 행위를 드러내기 위해 역사적 자료를 파고드는데, 이들도 다른 생각들을 받아들이기보다는 다시 보지 않을 것처럼 서로를 지나쳤을 가능성이 높으며, 단속적으로 발전해 왔거나 일정한 기법이나 목적의 맥락을 동반하기보다는 단절된 방식의 정의에 의한 것이다.

이러한 인식에서, 요가는 서로 중첩되고 영향을 미치거나 서로와 관련을 맺기도 하고 그렇지 않기도 하는 다양한 관습들이 풍부하게 어우러진 모자이크인 것이다. 화이트(2012, 6-11)는 그럼에도 불구하고 "시간과 관습을 아우르면서 지속되어 온" 4가지 원칙을 다음과 같이 뽑아낼 수 있다고 제안한다.

1. 완벽과 인식에 대한 분석으로서의 요가
2. 의식의 고양과 확장으로서의 요가
3. 전지(omniscience)로 향하는 길로서의 요가
4. 초자연적 성취를 위한 기법으로서의 요가

우리의 주 관심분야는 하타 요가, 그 중에서도 자세의 실습이기 때문에, 지금으로서는 아사나 방식의 진화 — 수천 년의 시간이 아닌 서기 기준 첫 1천년 동안에만 기술된 것임을 화이트와 싱글턴(Singleton, 2010)을 포함한 다른 이들이 밝힌 - 에 주목할 수 있다.[1] 그럼에도 요가에 대한 현 시대의 문헌은 세계 각지의 요가 수업에서 우리가 행하고 있는 "실제"가 수천 년 전에 행해진 요가와 같은 것임을 종종 말하고 있다.[2] 이러한 주장은 진실된 또는 정확한 실천- 싱글턴이 "정당성(Orthopraxy)"이라고 일컫는 - 에 대한 주장과 관련이 있는 것이 전형적이다. 이는 다양한 스타일과 계통들이 주장하는 바로서, 더 큰 정통성을 부르짖기 위함이고, 특히, 이러한 주장은 혈통, 구루, 또는 신성한 출처에 의해 직접적으로 이루어진 방식 전수를 포함한다. 필자의 요가 스타일이 만일 3천년의 역사를 가졌고 독자의 것은 그저 30년에 지나지 않는다면, 필자의 스타일이 어쨌든 요가가 세상에 처음 주창되었을 때의 원래 형태와 더 관련성을 맺고 있기 때문에 더 순수할 것이다.

이는 단순히 학문적인 문제(어디까지나 학문의 높은 기준을 만족시키는 연구의 영향이 점점 늘어나고 있기는 하지만)이기만 한 것이 아니다. 오히려 이는 깊이 현실적인 문제로서 행위자의 실천과 해당 실천을 다른 이들과 공유하는 방법에 대단히 영향을 미칠 수 있다.

원조, 진실성, 정확함을 주장하는 요가 접근법은 의미와 권력이 심하게 부여된 용어들을 구루로부터 신봉자를 향해 특정한 방법, 엄격한 방식으로 전수함으로써, 행위를 이상화된(신화화되었다면) 형태 안에 보존하는 것에 몰두하는 전형적인 특징을 보인다. 이러한 일은, 수련자가 자신의 요가 행위를 경험하는 방식에 너무도 강력한 결정력을 행사하기 때문에 특별히 현실적인 문제인 것이다.

산스크리트어 용어 구루 guru는 명사형으로는 "지식을 나누는 자"이지만 형용사로는 영적 지식과 관련하여 "무거운" 또는 "중대한"을 뜻한다.[3] 일부는 개별 음절 gu와 ru가 어둠과 빛을 가리키며, 구루의 역할은 초월적 지식의 빛을 전달하는 데 있다고 말하기도 한다(Grimes 1996, 133), 어원이나 특정 정

의와 무관하게, 구루와 제자와의 관계는 구루는 흔히 제자의 학습과 자각의 궁극적 원천으로서 자리하고, 구루가 진실되고 제자는 복종하며 구루의 가르침에 헌신할 때에만 기능할 수 있는 것이라고 한다. 구루의 이해와 방법에 의문을 제기하기보다 제자는 실제 행위에서 이를 받아들이기만 해야 한다.

혹자는 일상 생활에 대한 대부분의 기본적 질문, 심오한 질문 전부에 답을 주는 구루나 다른 영적 지도자의 보살핌 속에서 영적, 부성애/모성애적인 안락함의 느낌을 찾을 수도 있겠다. 이러한 믿음을 이유로 구두를 따르는 도중에 만난 파라마한사 요가난다(Paramahansa Yogananda)의 추종자가 말하기를, "구루를 따를 때 우리는 "다양한 길에 대한 탐색을 멈추고 전심으로 따를 수 있는 오직 하나의 목표만을 가지면서, 요가의 마지막 목표에 이르게 해주는 자신의 구루를 신뢰하게 된다."고 하였다.[4]

물론 많은 이들, 특히, 구루의 믿음과 전례에 대한 간청을 통해 어떠한 어려움과 문제도 명확하게 설명될 수 있는 특정한 길이 필요하다고 느끼는 이들에게, 이러한 말은 큰 반향을 지닐 수 있다. 구루의 지혜와 권위에 완전히 둘러싸이고 구루의 가르침을 전적으로 신뢰하며 따라서 하나의 길에 대해 진실이라 주장하는 바를 더 완전히 느끼면서, 누군가는 판에 박힌 산만함으로부터의 해방–자기 현존 안의 순수함에 대한 감각을 허락해주는–을 찾게 될 수도 있다. 구루 주위에 있는 것이 문제가 될 수도 있다. 특히, 구루가 자신의 권력을 남용하는 경우에는, 몇몇 관찰자가 설득력 있게 주장하듯이 구루–제자 관계에서 흔히 관찰되는 경향이다.[5]

다른 길도 있다. 위에서 논의했듯이, 누군가는 순수한 또는 올바른 길이라고 믿는 것을 지키려고 노력을 제법 기울인다 하더라도, 길은 단지 많기만 한 것이 아니며, 모든 길이 지속적으로 발전과 진화를 거듭하고 있을 것이다.

20세기에 이르러 요가가 서방 서계로 들어오면서 곧이어 그 다양성과 규모는 요가를 행해온 이들도 상상하지 못했을 만한 방식으로 증대되며, 그 때까지 알려진 다양한 신체적, 영적 실천의 문화들로부터 급진적 이탈이 있었다. 근본주의적인 요가에 대한 믿음을 견지하던 이들에게는 대단히 충격적이게도, 요가 실천에 대한 편견 없는 실험들의 사고방식이 1920년대 널리 선보였다. 근 한 세기가 지나, 이러한 실험은 요가 역사상 가장 큰 규모의 창의적 요가 발전에 공헌하고 있다.

왜 그런가? 요가의 실제 역사란, 요가를 심도 있게 실천해 온 이들의 창의적인 탐구와 새로운 경험을 통해 발전해 온 것이며, 오늘날 수천 만의 사람들이 세계 각지에서 요가 메트에 올라 더 나은 삶의 향유와 관련된 의도를 갖고 임한다. 어느 대륙에서나 어느 문화에서나, 삶의 주기와 성, 인종, 종교, 믿음의 양상을 가로질러 우리는 요가를 행하는 사람들을 만난다. 요가를 행하면서, 사람들은 자신 인생의 다른 현실들과 관련된 실천에 대한 선택–그들이 있는 곳, 그들의 가치, 즉각적으로 필요한 것들과 목표–을 한다. 더 큰 명확성, 의미, 그리고 삶에서의 웰빙을 구하려는 인간의 마음에서, 우리는 사람들이 그들의 선생, 그들이 본 책, 그리고 다른 그 무엇으로부터 배운 것들을 수정해 나가는 것을 발견한다. 몇몇 경우에서는 이러한 수정 연습이 행위를 좀 더 용이하기 만들기 위해 고안되기도 한다. 티라물라이 크리쉬나마카르야(Tiramulai Krishnamacharya) 또는 그의 제자이자 우리에게 지금 쓰는 요가 도구(yoga prop) 대부분을 선사한 B.K.S. 이옌가(Iyengar)의 선구적 창조성에서 보는 것처럼 말이다. 많은 경우에서 우리는 다른 종류의 행위에서 찾을 수 있는 혜안의 우물에 눈길을 돌리는 혁신을 발견하는데, 춤,

아크로배틱, 체조, 무술, 다양한 정교적 제의와 기념의식, 그리고 요가의 어떤 요소와도 분간하기가 힘든 유형들을 예로 들 수 있다.[6]

누군가 실천에 임한다는 것은, 그가 최소한 잠재적으로 요가 행위의 창조적 진화에 기여하고 있다는 것이다. 구루와 대조되는 의미에서의 지도자(teacher)로서, 우리는 수련자들이 자신만의 관습을 발전시키는 데 도움을 주는 방식으로 수련자들과의 연습에 응당 열린 마음으로 접근해야 할 것이다. 우리가 수업용 동작 순서를 짜고, 이 순서에 이야기를 부여하며, 이해와 혜안을 나누고, 세상의 다양하고 풍부한 문화들과 우리 자신의 상상력에서 찾은 다수의 다양한 출처로부터 얻은 특질들을 도입하는 방식을 통해, 우리가 포괄적 진화에 공헌하는 바로 그때인 것이다. 근본주의적 길이 이러한 창조성을 불경스러운 것으로 매도할 가능성이 높다 해도, 요가는 계속 무수한 방식으로 진화해 나갈 것이다.

점점 더 많은 수련자들이 순전히 고대의 가르침을 전수한다고 주장하는 구루들보다, 의식적으로 발전해 나가는 길에 선 개방적인 사고의 지도자를 선택하면서, 수련자들은 지도자의 전반적 지식과 기술적 능력에 대해 점점 더 높은 기준을 설정하고 있다. 자연 그리고 지도자들에게 배움의 기회를 활짝 열고 있는 신체정신의 기능에 대한 통찰력의 급격한 확장 속에서 현대 요가 발전의 중요한 양상이 밝게 빛나고 있다. 이에 맞추어 요가 공동체에서 우리는, 일반적으로 인정되는 전통적 지혜 및 아유르베다(대단히 발전하고 있는 생명과학), 운동학, 심리학, 그리고 신경과학과 같은 다수의 분야로부터 새롭게 부각되는 혜안 모두가 뒷받침하는 탄탄한 능력적 기준을 향한 움직임을 시작하고 있다.

21세기의 요가 지도자들에게 이것은 무슨 의미를 갖는가? 우리가 몇 백 페이지 전에 이러한 이야기를 시작했던 만큼, 우리가 배울 수 있는 것에는 그 끝이 없다. 만일, 요가 지도자들의 공동체로서 우리가 요가 지도직을 존중과 정통성이 따라오는 데까지 끌어올리는 데에 헌신할 것이라면, 우리는 우리 자신의 기준을 계속 높여야 할 것이다. 기존의 미국 요가 얼라이언스(Yoga Aliance)가 요가 지도자들에게 매년 지속적으로 열 시간의 교육이 요구하는 것처럼, 요가 지도자 훈련을 위한 2백 시간의 최소 기준은 기본 능력에 필요한 지식과 기술을 가르치는 일을 지도자들이 준비하는 데 요구되는 가장 기본적인 사항으로 점점 더 간주될 것이다. 우리는 새로운 지도자들을 훈련하고 이끌며 지속적으로 지원해주기 위해 더 많은 일을 할 수가 있으며, 필자는 그렇게 해야 한다고 생각한다. 요가의 세계가 진화를 계속하고 인간의 기술과 과학의 발전으로 인한 진보의 영향을 받음에 따라, 더없이 숙련된 선생들이라 할지라도 계속 배우고, 계속 자신의 기술과 지식을 발전시켜 나갈 것을 우리는 요구한다. 수련자가 종합적 능력을 갖춘 지도자와 함께 한다는 것을 보장하는 것은, 고상한 목표가 아닌 우리가 약속해야 하는 최소한의 것으로 보인다.[7]

자 이제 여러분. 숨을 쉴 때마다 여러분 앞에는 지도자, 수련자, 한 인간으로서 의식적으로 진화해 나갈 기회가 주어진다. 숨을 깊게 들이 마쉬고 여러분 자신을 모든 가능성에 대해 열어 두어라. 어떻게 하면 계속 최대한으로 가장 좋은 선생이 될 수 있는지, 지금껏 경험한 가장 좋은 선생님으로 자리매김하면서 어떻게 수련자 각각을 알아주고 응원해주는 이가 될지, 진심으로 우러나는 춤을 추는 이가 될지에 대한 가능성 말이다.

부록 A

산스크리트어와 영어로 된 아사나

Asanas in Sanskrit and English

아도 무카 스바나사나
Adho Mukha Svanasana
(ah-doh moo-kah shah-VAGS-anna)
얼굴이 아래로 향한 개 자세

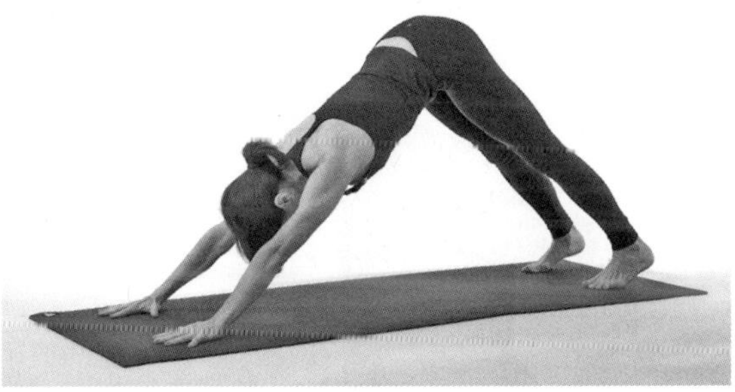

아도 무카 브릭사사나
Adho Mukha Vrksasana
(ah-doh moo-kah vriks-SHAHS-anna)
거꾸로 선 나무 자세 / 손 짚고 물구나무 서기 자세

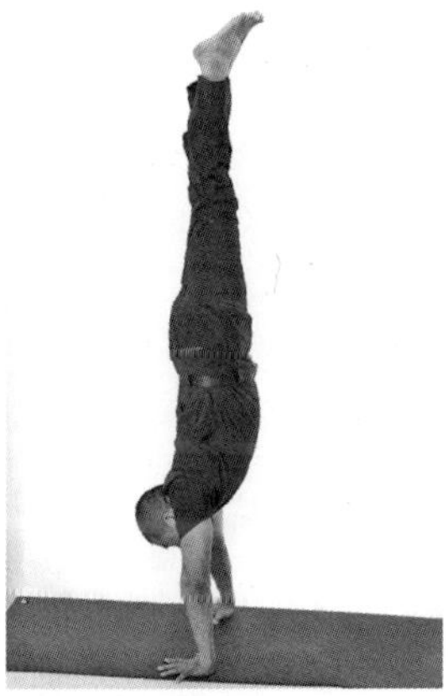

아그니스탐바사나
Agnistambhasana
(ahg-nee-sham-BAHS-anna)
양발 같게 한 왕비둘기 자세 / 땔감 자세

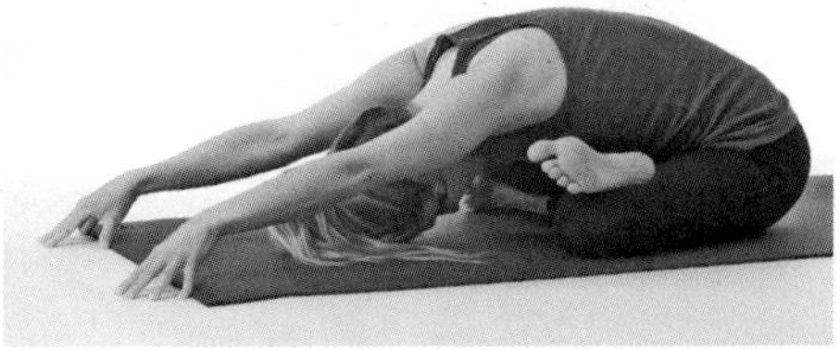

안자네야사나
Anjaneyasana
(ahn-jon-uh-YAHS-anna)
낮은 런지 자세

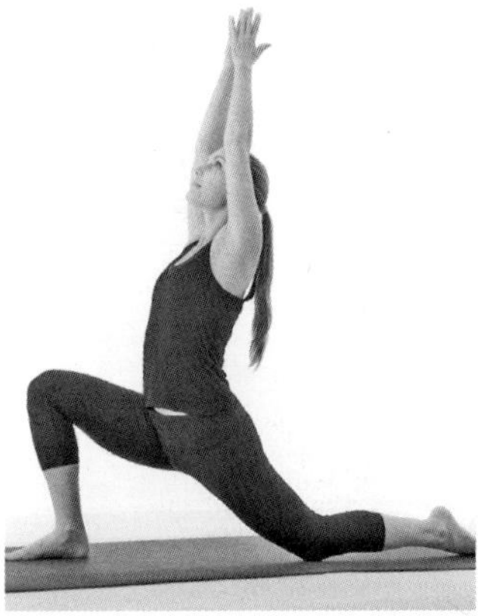

아파나사나
Apanasana
(ah-pah-NAHS-anna)
바람빼기 자세 또는 가슴으로 무릎 당기기 자세

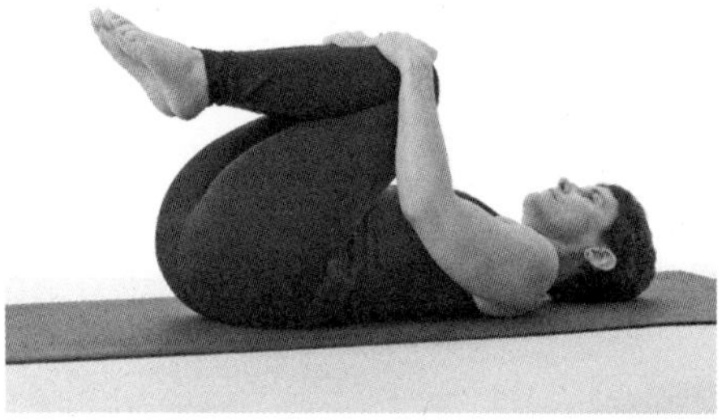

아르다 밧다 파드마 파스치못타나사나
Ardha Baddha Padma Paschimottanasana
(are-dah BAH-dah pod-ma POSH-ee-moh-ta-NAHS-anna)
반 연꽃자세에서 앞으로 굽히기 자세

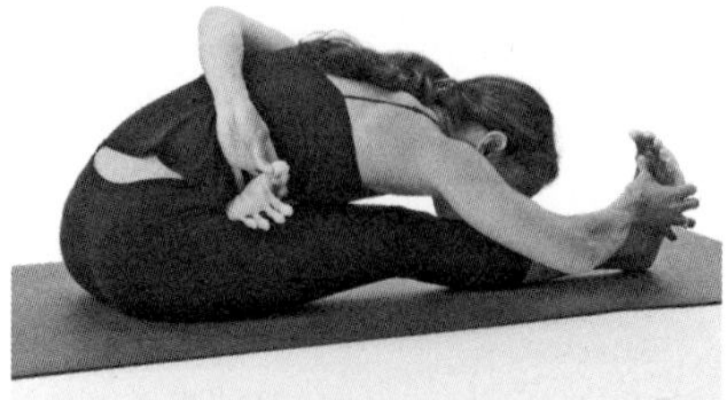

아르다 밧다 파드못타나사나
Ardha Baddha Padmottanasana
(are-dah-BAH-dah pod-mo-TAH-nahs-anna)
반 연꽃 자세로 쭉 뻗은 자세

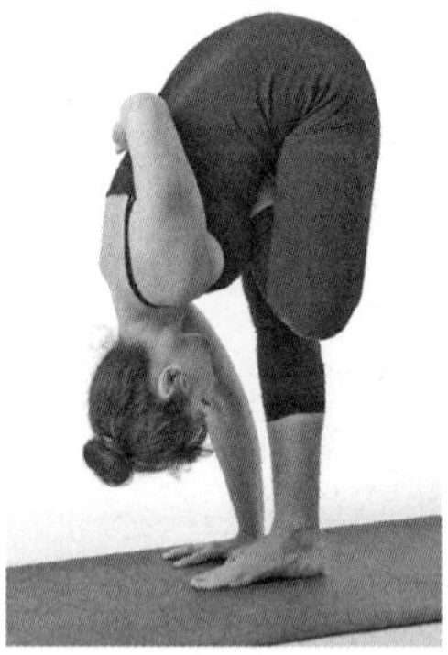

아르다 찬드라아사나
Ardha Chandrasana
(are-dah chan-DRAHS-anna)
반달 자세

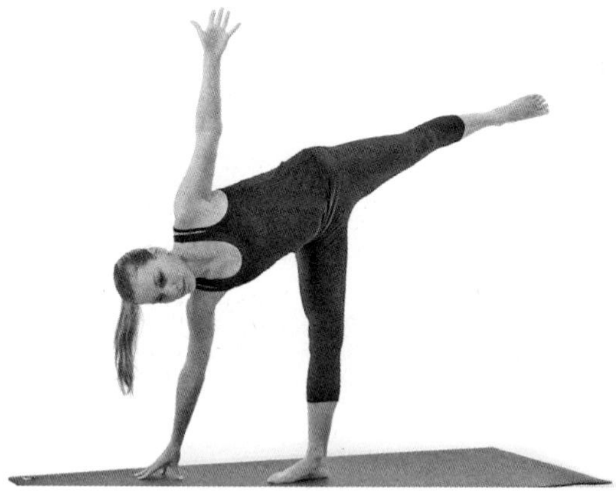

아르다 맛센드라사나
Ardha Matsyendrasana
(are-dah MOT-see-en-DRAHS-anna)
반 물고기 자세

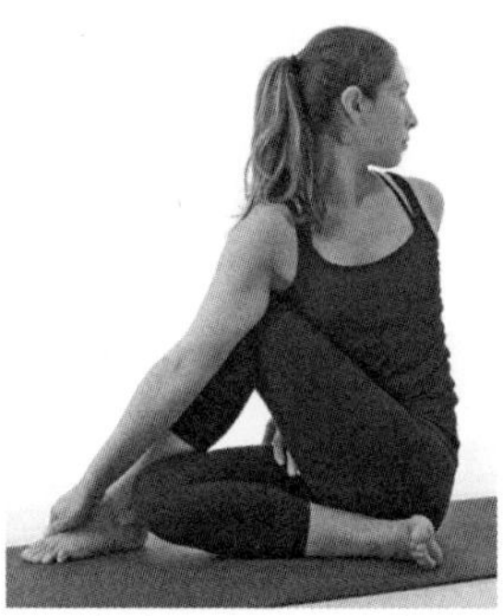

아르다 웃타나사나
Ardha Uttanasana
(are-dah OOT-tan-AHS-anna)
반 서서 등 펴기 자세

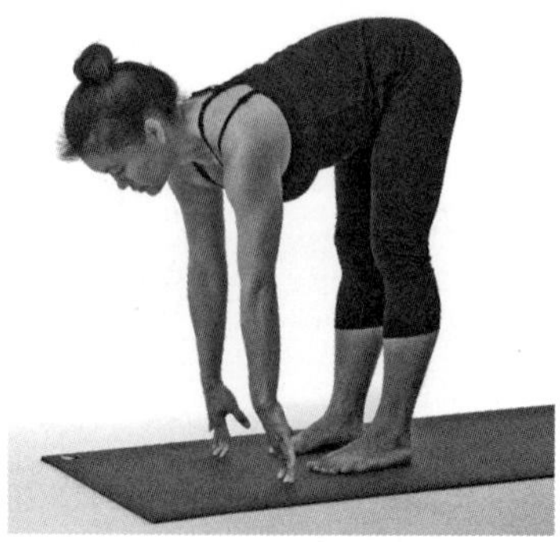

아카르나 다누라사나

Akarna Dhanurasana

(ah-KARN-uh don-your-AHS-anna)

활쏘기 자세

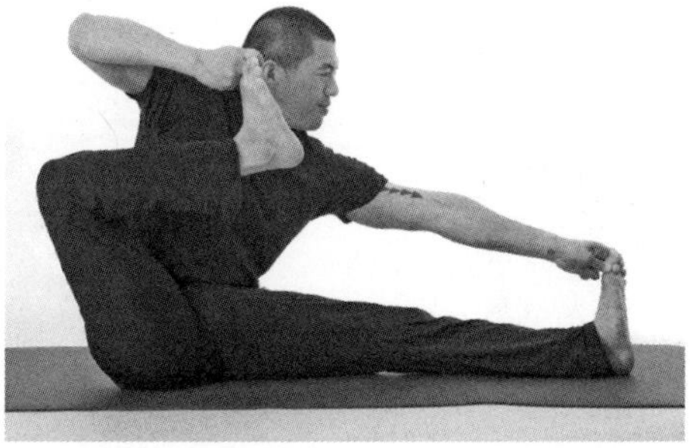

아슈타 찬드라사나

Ashta Chandrasana

(ahsh-ta chan-DRAHS-anna)

높은 런지 자세 /초승달 자세

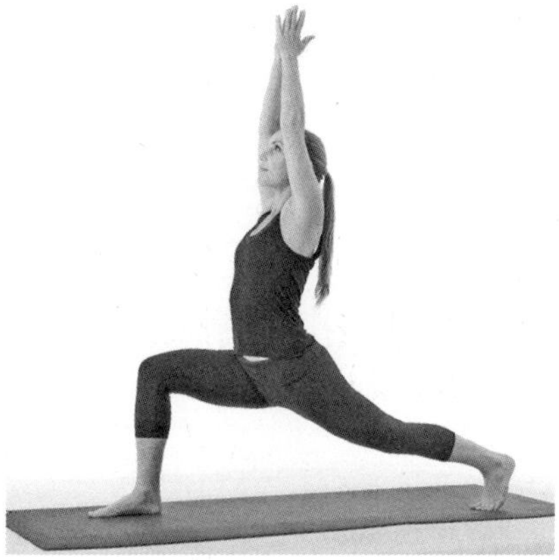

아스타바크라사나

Astavakrasana

(ah-stah-vah-KRAHS-anna)

팔각 자세

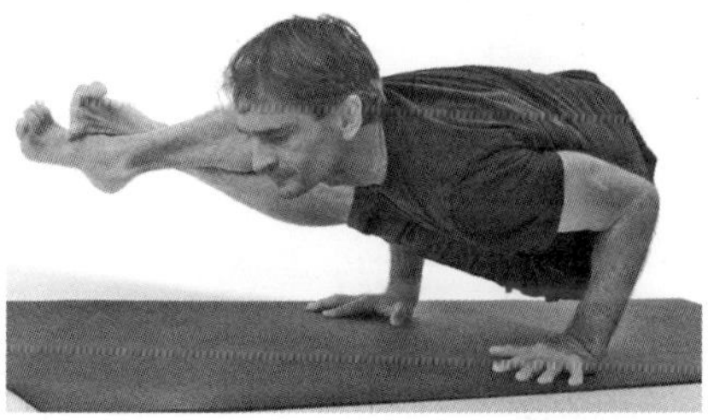

밧다 코나사나

Baddha Konasana

(BAH-dah cone-AHS-anna)

나비 자세

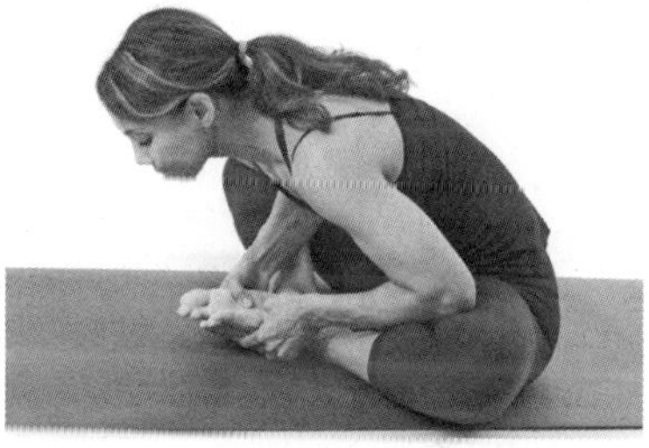

밧다 파드마사나

Baddha Padmasana

(BAH-dah pod-MAHS-anna)

묶인 연꽃 자세

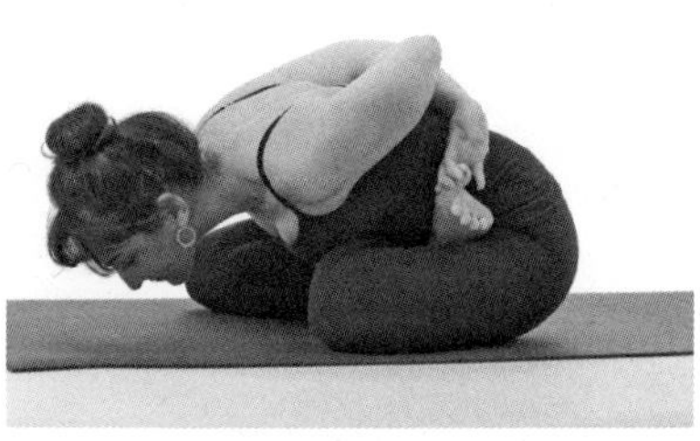

바카사나

Bakasana

(bahk-AHS-anna)

학 자세

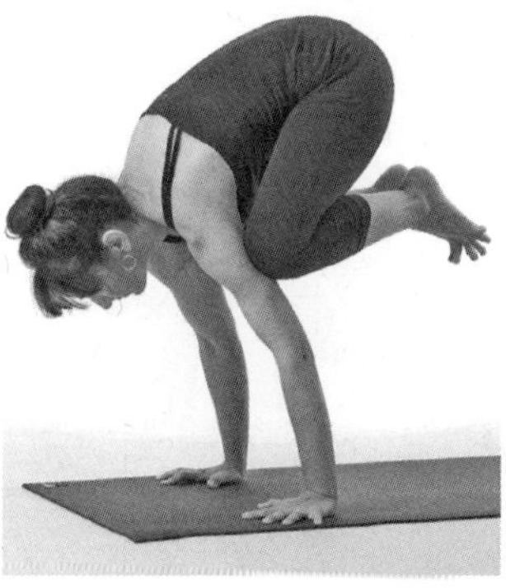

발라사나

Balasana

(bah-LAHS-anna)

아기 자세

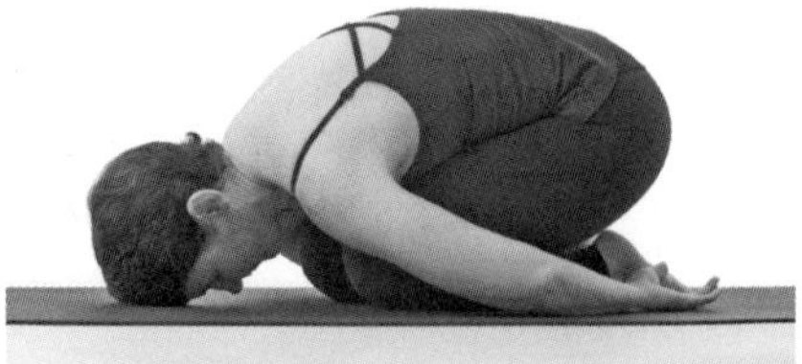

바라드바즈라사나 A,B

Bharadvajrasana A and B

(bah-ROD-va-JAHS-anna)

성자 바라드바즈라 자세

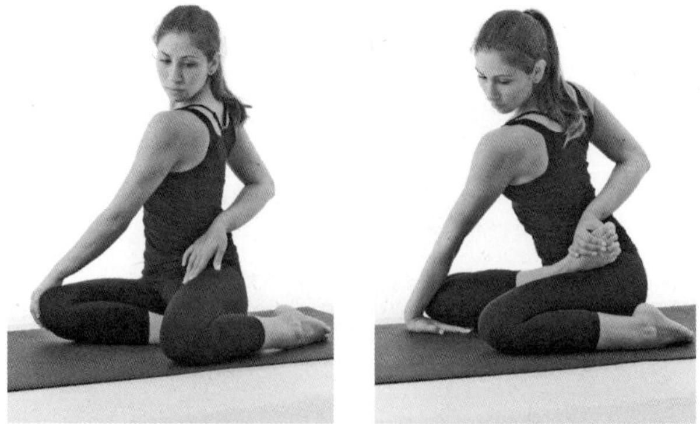

베카사나

Bhekasana

(beh-KAS-anna)

개구리 자세

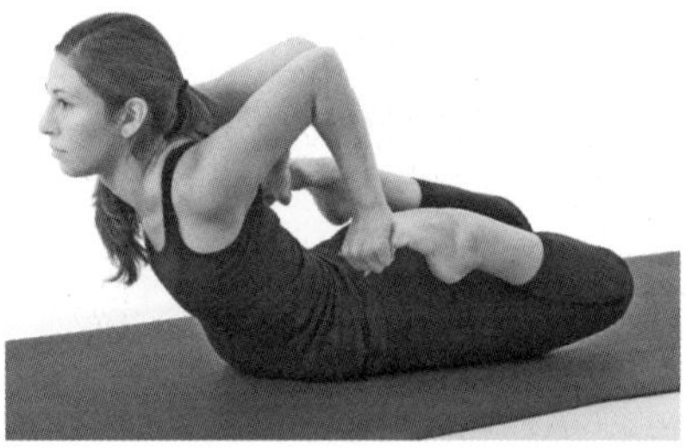

부장가사나

Bhujangasana

(boo-jang-GAHS-anna)

뱀 자세

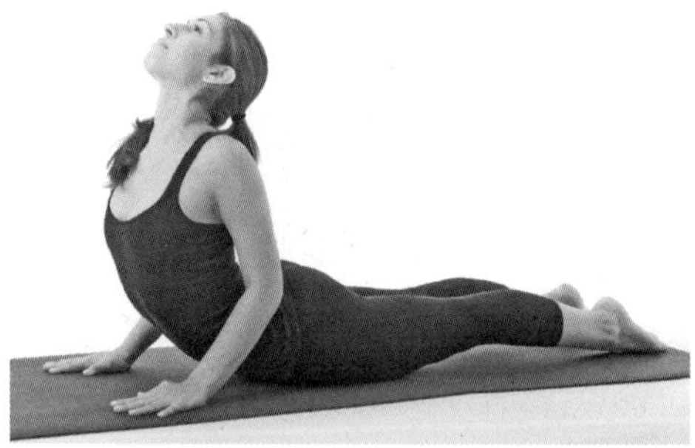

부자피다사나

Bhujapidasana

(boo-jah-pee-DAHS-anna)

어깨 압박 자세 / 양다리 어깨에 올려 손으로 버티기 자세

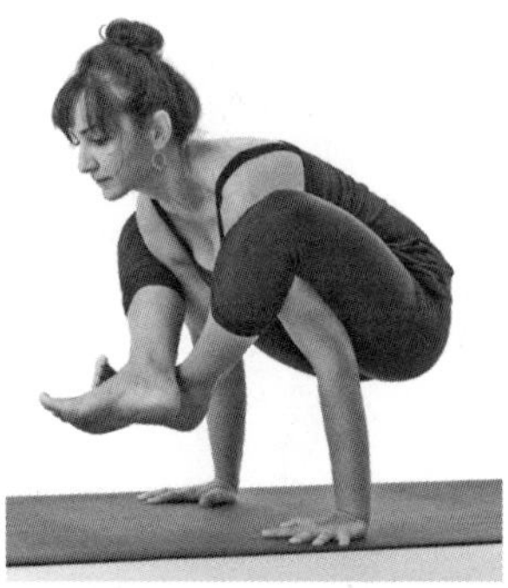

차투랑가 단다사나

Chaturanga Dandasana

(chaht-uh-RON-gah don-DAHS-anna)

사지 막대 자세

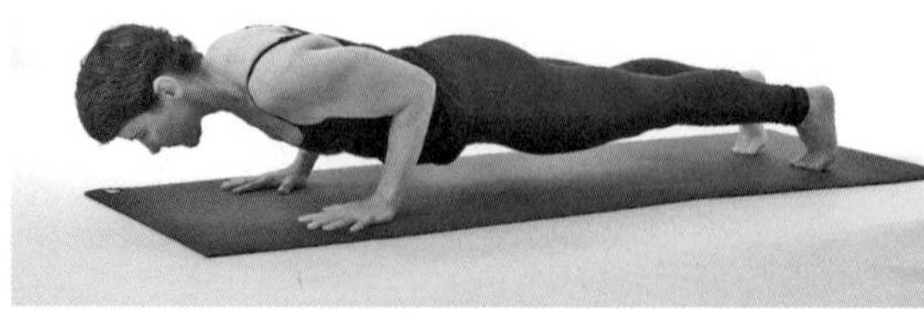

단다사나
Dandasana
(don-DAHS-anna)
막대 자세

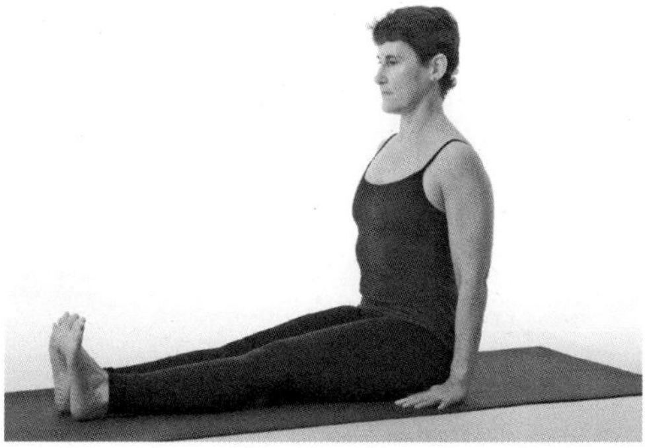

다누라사나
Dhanurasana
(don-your-AHS-anna)
활 자세

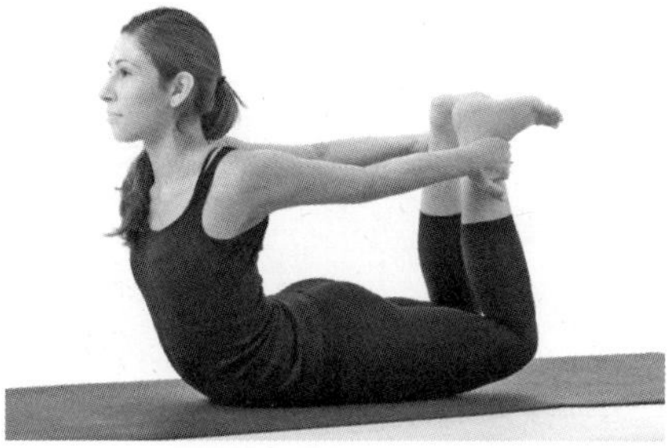

드비 차크라 바하나사사나
Dwi Chakra Vahanasana
(DWEE shak-rah VAH-hah-NAHS-ana)
자전거 타기 자세

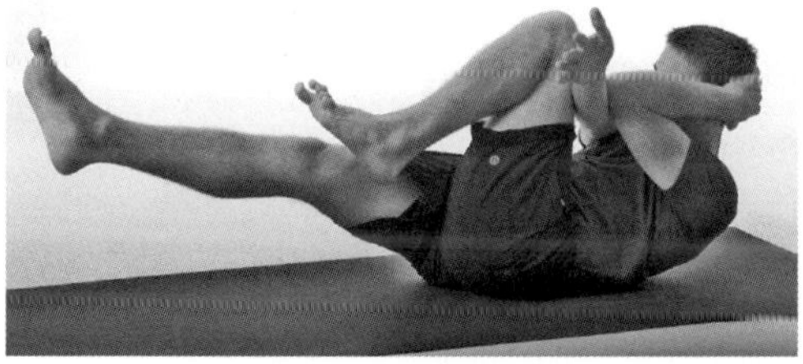

에카 파다 코운딘야사나 A, B
Eka Pada Koundinyasana A and B
(eh-KAH pah-DAH koon-din YAHS-anna)
한 다리 뻗은 코운딘야 자세 A, B

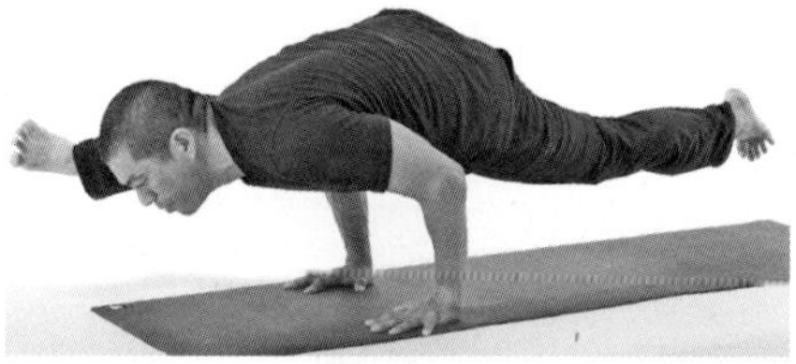

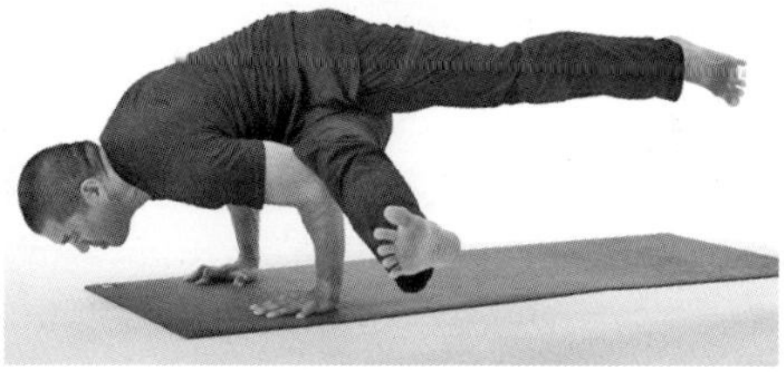

에카 파다 라자 카포타사나 I, II
Eka Pada Raj Kapotasana I and II
(eh-KAH pah-DAH rahj cop-oh-TAHS-anna)
한 다리 접은 왕비둘기 자세

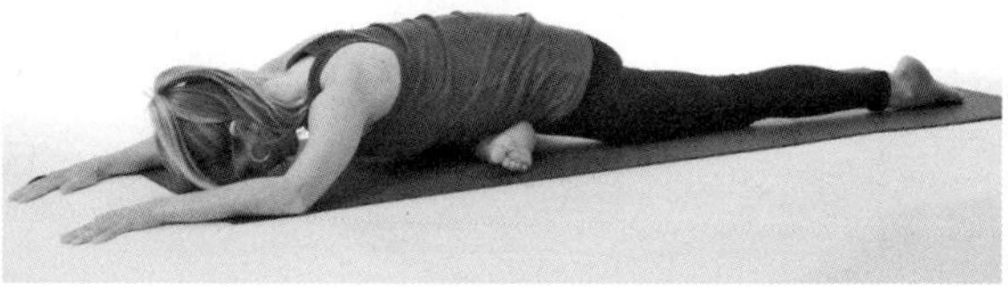

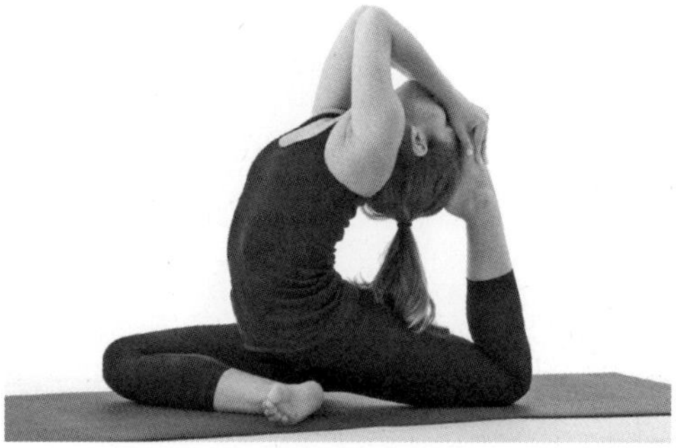

에카 파다 시르사사나
Eka Pada Sirsasana
(eh-KAH pah-DAH shear-SHAHS-anna)
한 다리 머리 뒤로 한 자세

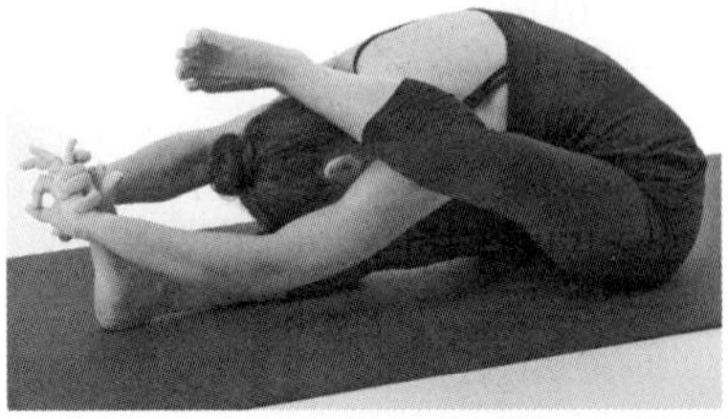

갈라바사나
Galavasana
(gah-LAH-vos-anna)
날으는 까마귀 자세

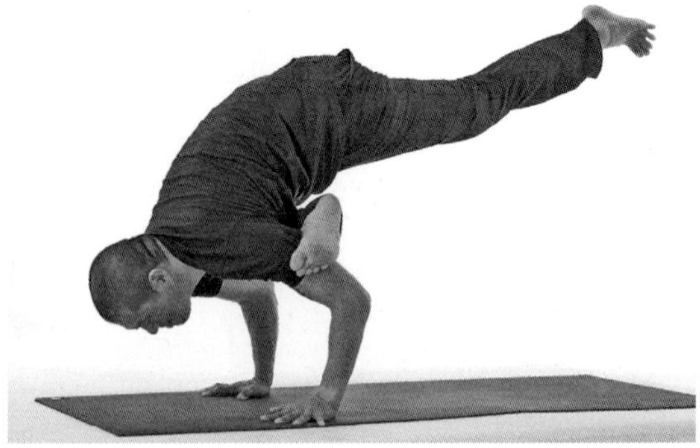

가루다사나
Garudasana
(gah-rue-DAHS-anna)
독수리 자세

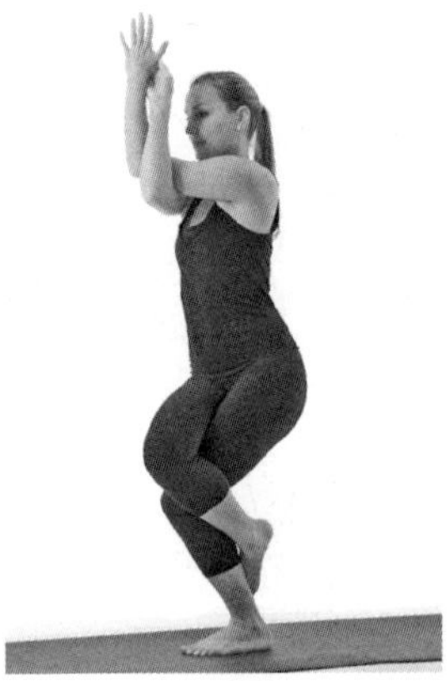

고무카사나
Gomukhasana
(go-moo-KAHS-anna)
소 얼굴 자세

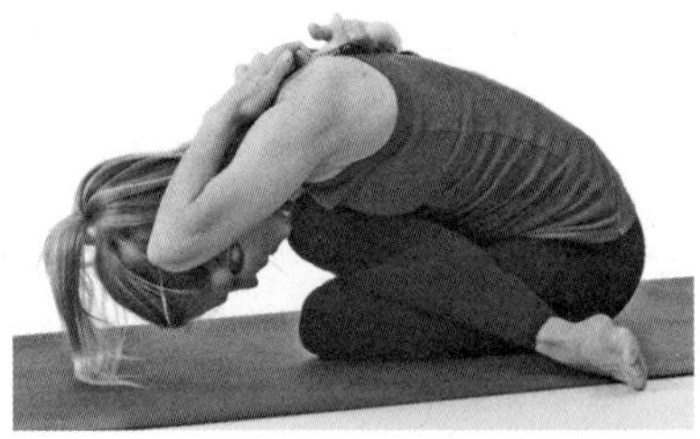

할라사나
Halasana
(hah-LAHS-anna)
쟁기 자세

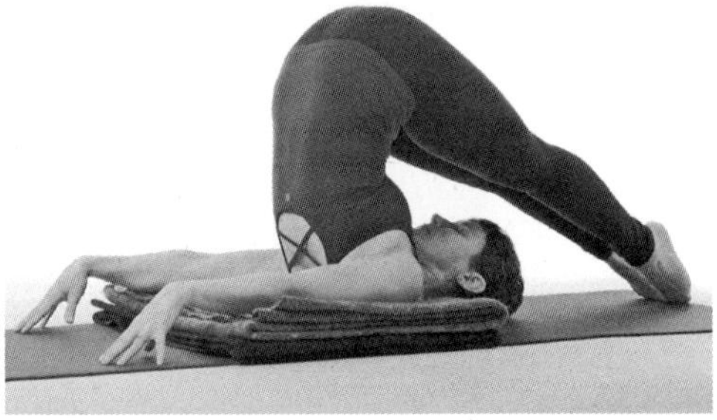

하누마나사나
Hanumanasana
(hah-new-mah-NAHS-anna)
신성한 원숭이 자세

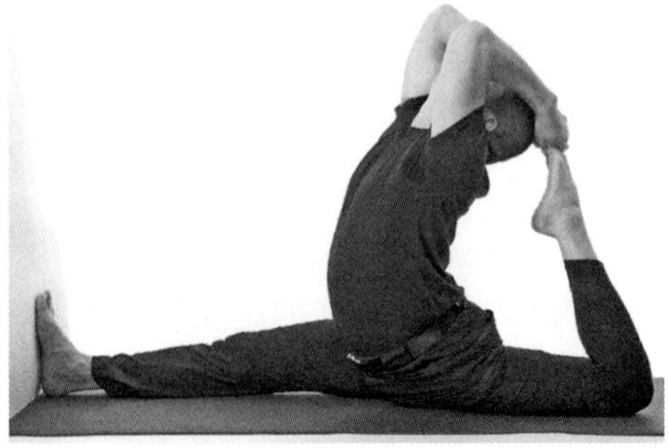

자누 시르사사나

Janu Sirsasana

(JAH-new shear-SHAHS-anna)

무릎에 머리 대기 자세

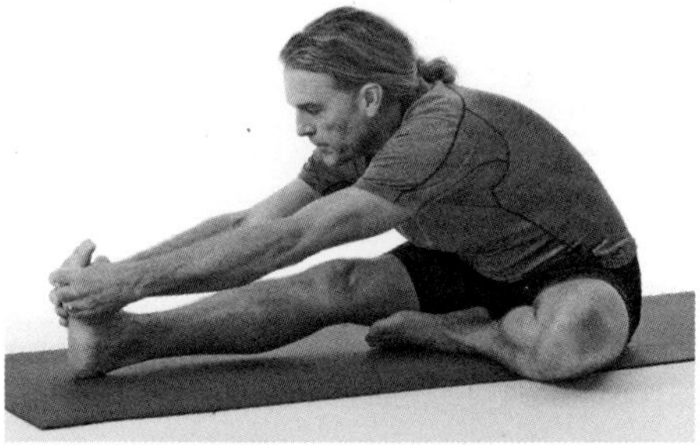

자타라 파리바르타나사사나

Jathara Parivartanasana

(JAT-hara par-var-tan-AHS-anna)

회전하여 비트는 자세

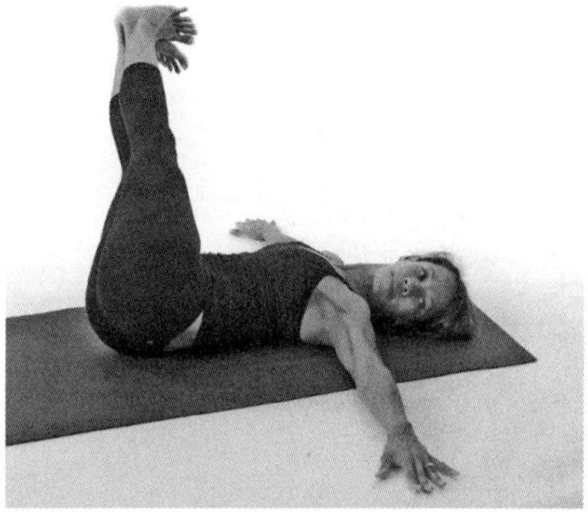

카포타사나

Kapotasana

(cop-oh-TAHS-anna)

비둘기 자세

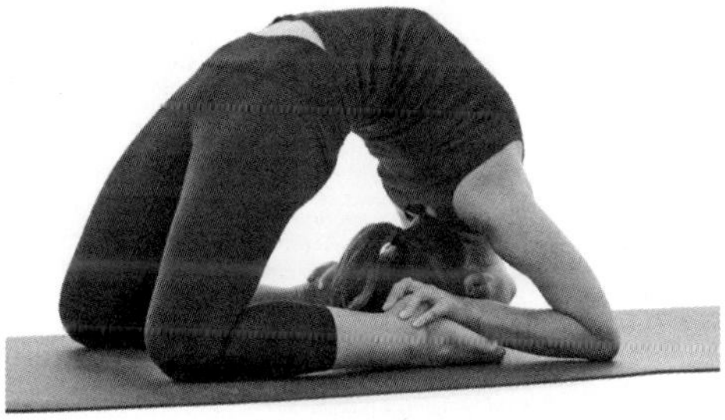

카르나피다사나

Karnapidasana

(car-NAH-pee-DAHS-anna)

귀 압박 자세

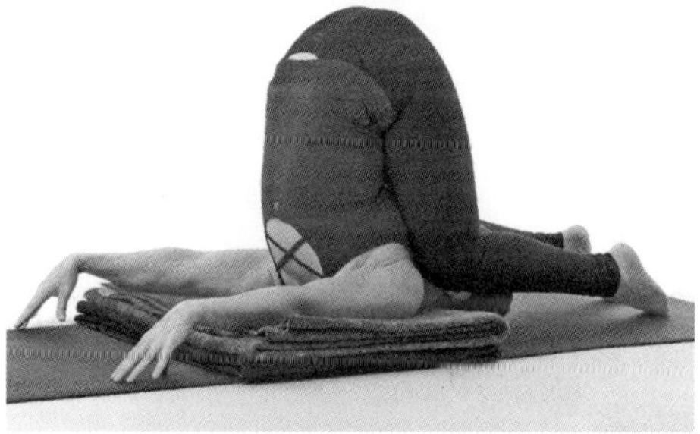

크로운차사나

Krounchasana

(crown-CHAHS-anna)

왜가리 자세

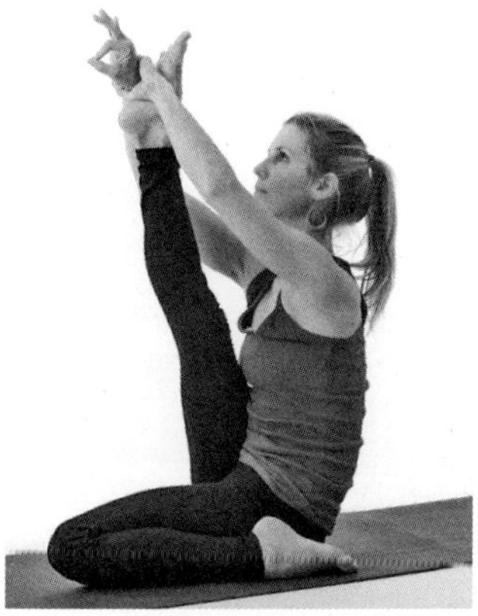

쿠르마사나

Kurmasana

(core-MAHS-anna)

거북이 자세

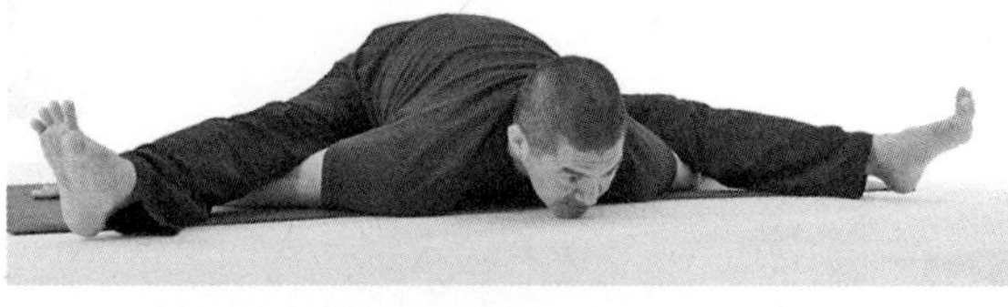

라구 바즈라사나

Laghu Vajrasana

(lah-gu VAJ-rahs-anna)

작은 번개(천둥) 자세

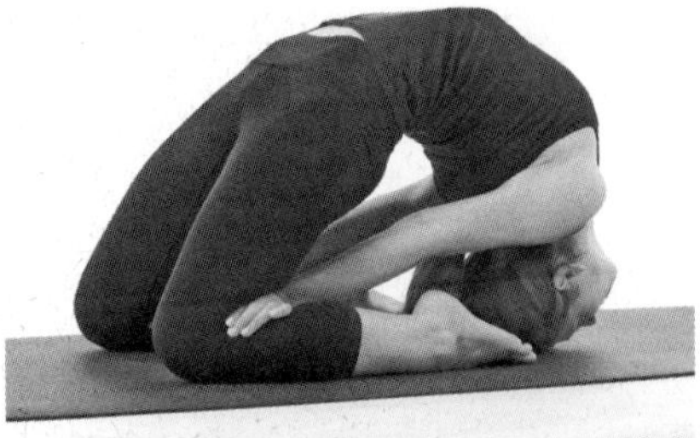

롤라사나

Lolasana

(lo-LAHS-anna)

그네 자세

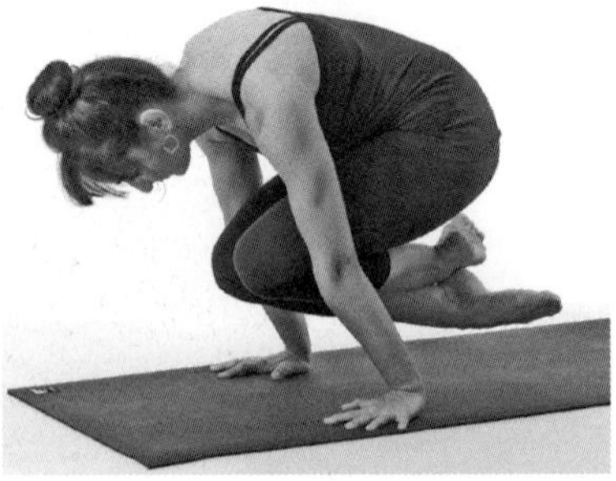

말라사나

Malasana

(mah-LAHS-ana)

화환 자세

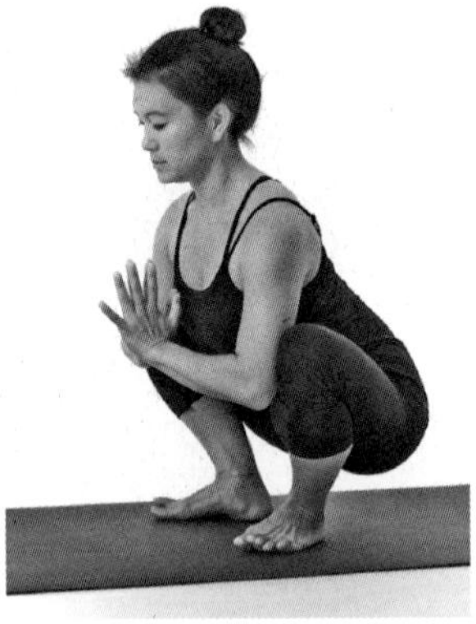

마리챠사나 A

Marichyasana A

(mar-ee-chee-AHS-anna)

성자 마리치 자세

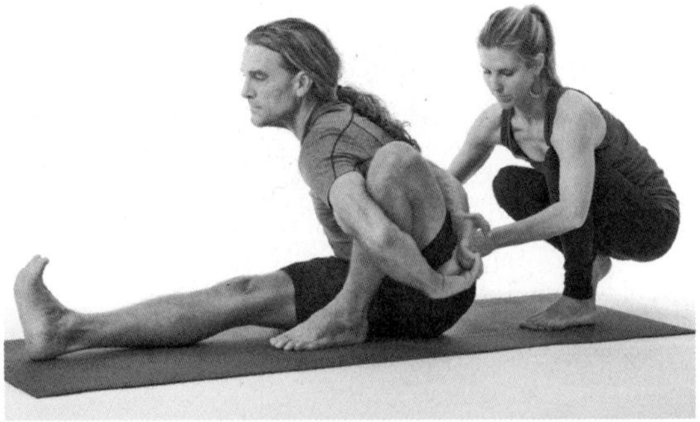

마리챠사나 C

Marichyasana C

(mar-ee-chee-AHS-anna)

성자 마리치 자세

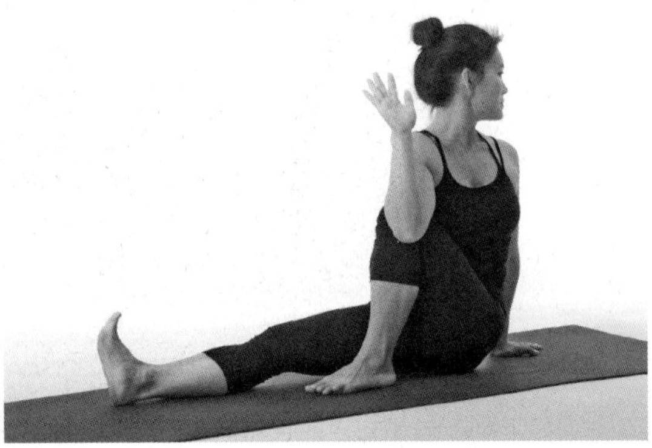

마츠야사나

Matsysana

(mot-see-AHS-anna)

물고기 자세

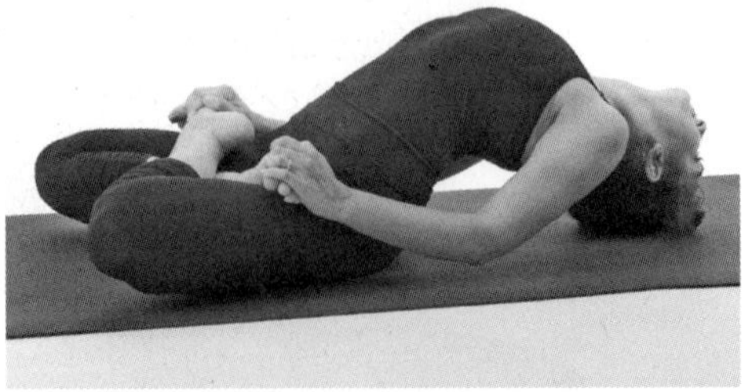

나라비랄라사나
(nah-VAHS-anna)
Naraviralasana
스핑크스 자세

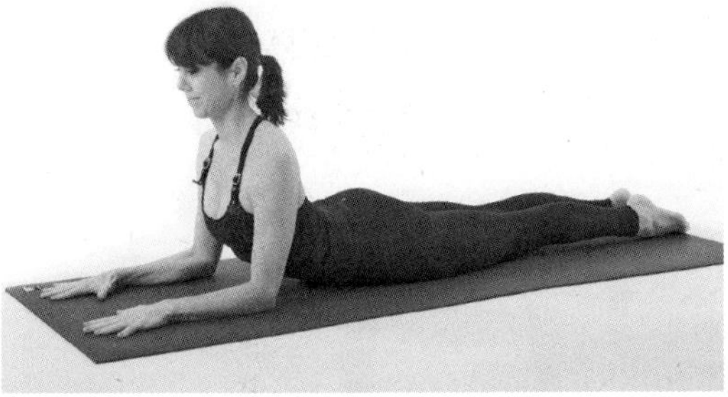

나타라자사나
Natarajanasana
(nah-TAR-ah-JAHS-anna)
춤추는 쉬바 신 자세

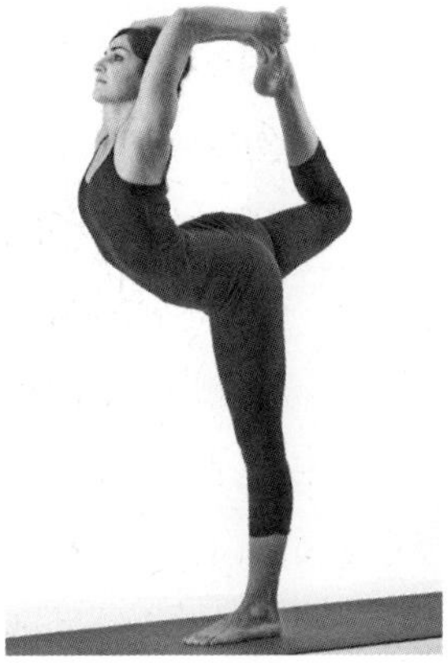

나바사나
Navasana
(nah-VAHS-anna)
보트 자세

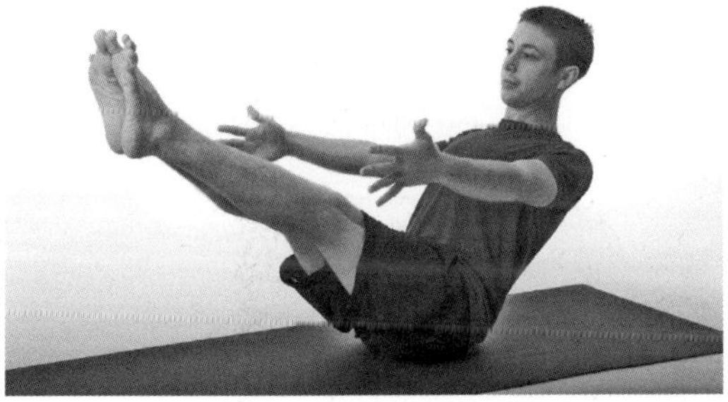

파다 하스타사나
Pada Hastasana
(PAH-dah haas-TAHS-anna)
앞으로 굽혀 양손 발바닥 밑에 넣은 자세

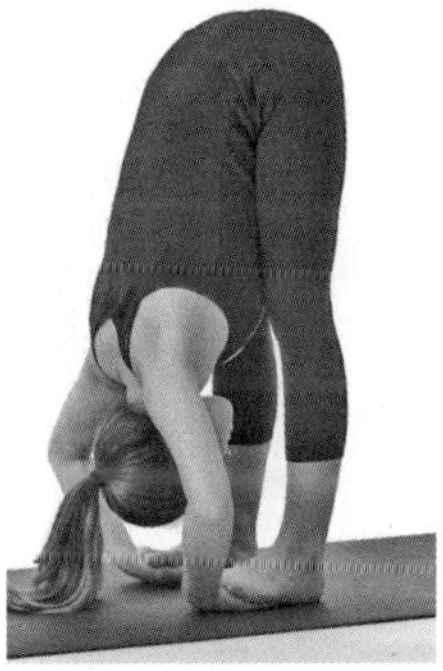

파당구스타사나
Padangusthasana
(PAH-da-goo-STAHS-anna)
앞으로 굽혀 엄지발가락 잡기 자세

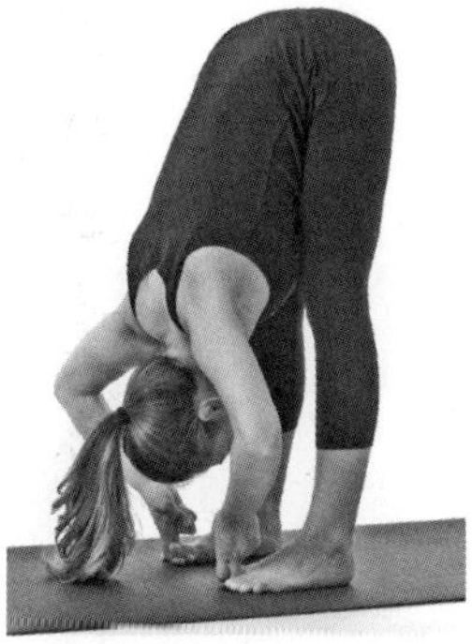

파드마사나
Padmasana
(pod-MAHS-anna)
연꽃 자세

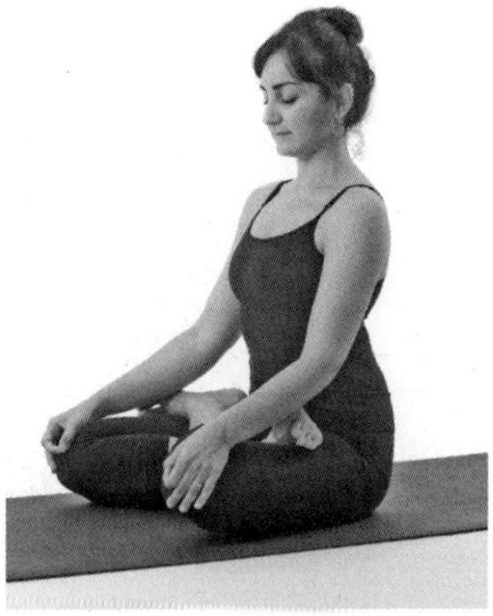

팔라비 아비나타사나 Palavi Abhinatasana *(paw-LAHV-ee ahb-HE-nah-tahs-anna)* 골반 기울이기 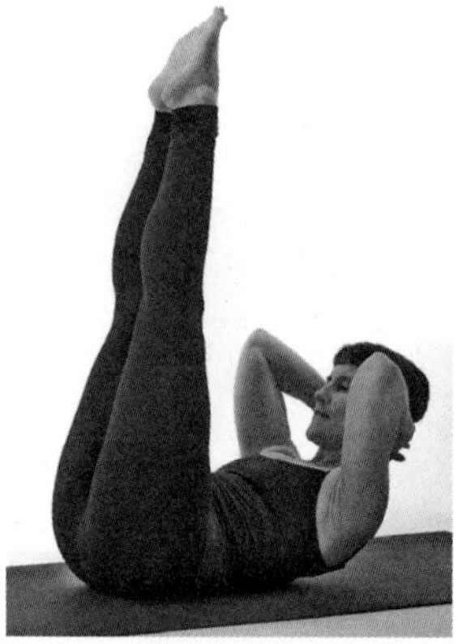	**파리브릿타 아르다 찬드라사나** Parivrtta Ardha Chandrasana *(par-ee-vri-tah ARE-dah chan-DRAHS-anna)* 회전한 반달 자세 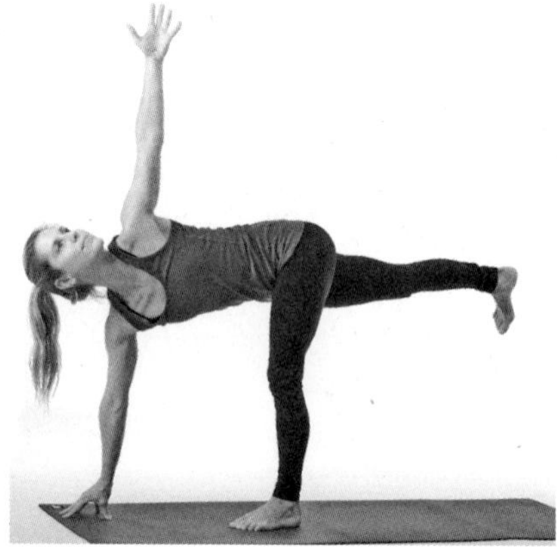
파리브릿타 하스타 파당구스타사나 Parivrtta Hasta Padangusthasana *(par-ee-vri-tah HAH-stah pah-dahn-goosh-TAHS anna)* 회전해서 손으로 발가락 잡은 자세 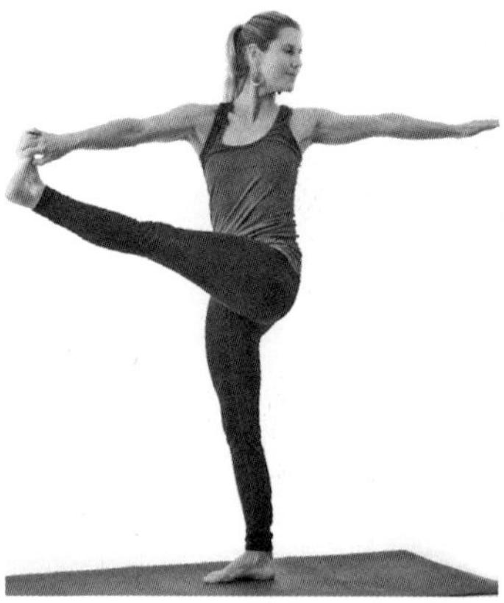	**파리브릿타 자누 시르사사나** Parivrtta Janu Sirsasana *(par-ee-vri-tah JAH-new shear-SHAHS-anna)* 측면으로 무릎에 머리 댄 자세 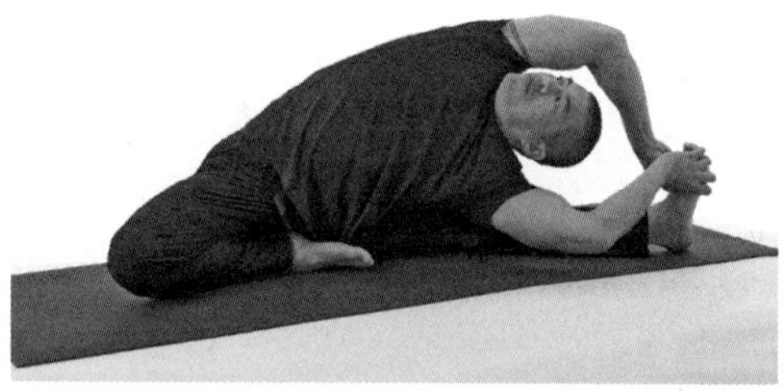
파리브릿타 파르스바코나사나 Parivrtta Parsvakonasana *(par-ee-vri-tah pars-vah-ko-NAHS-anna)* 회전한 측면각 자세 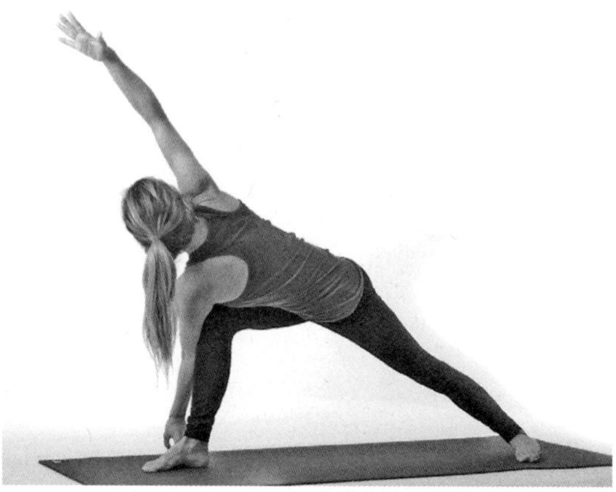	**파리브릿타 트리코나사나** Parivrtta Trikonasana *(par-ee-vri-tah tree-ko-NAHS-anna)* 회전한 삼각 자세 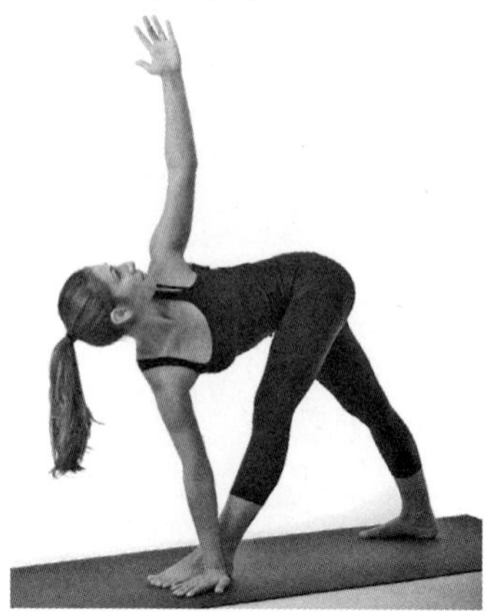

파르스바 바카사나
Parsva Bakasana
(pars-VAH bah-KAHS-anna)
측면 두루미 자세

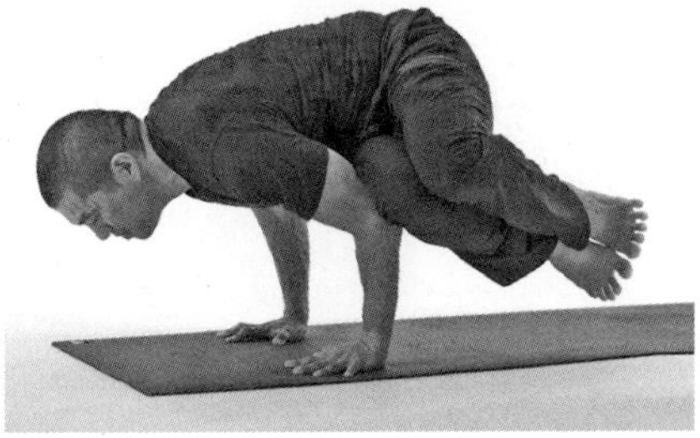

파르스봇타나사나
Parsvottanasana
(parsh-voh-tah-NAHS-anna)
측면 늘리는 자세

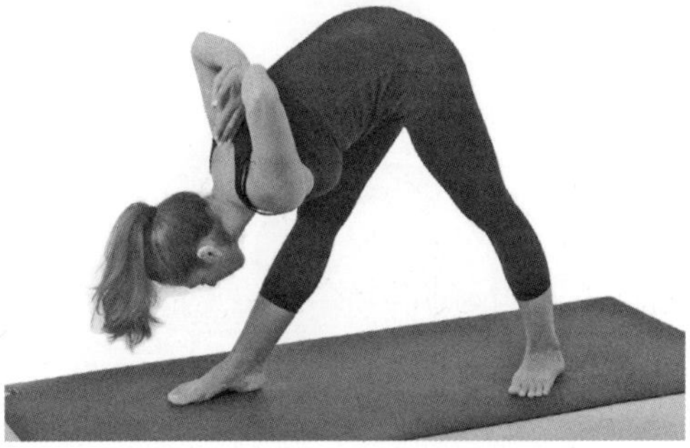

파스치못타나사나
Paschimottanasana
(POSH-ee-moh-ta-NAHS-anna)
굽히기 자세

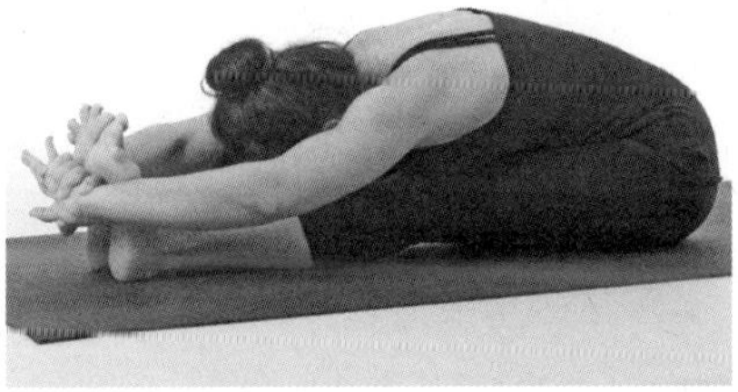

팔라카사나
Phalakasana
(fa-la-KAHS-anna)
널빤지 자세

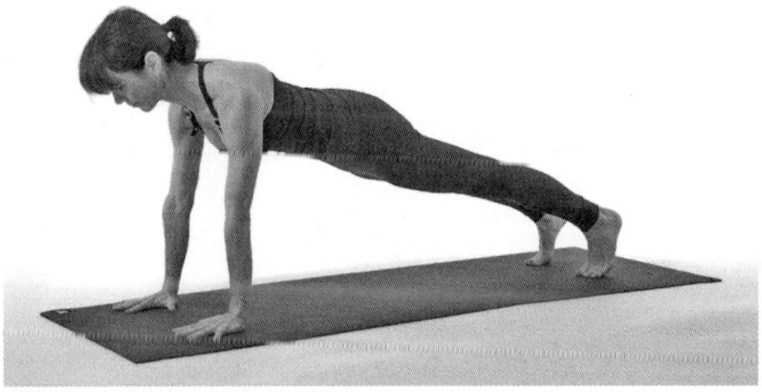

핀차 마유라사나
Pincha Mayurasana
(pin-cha my-yu-RAHS-anna)
깃털 편 공작 자세

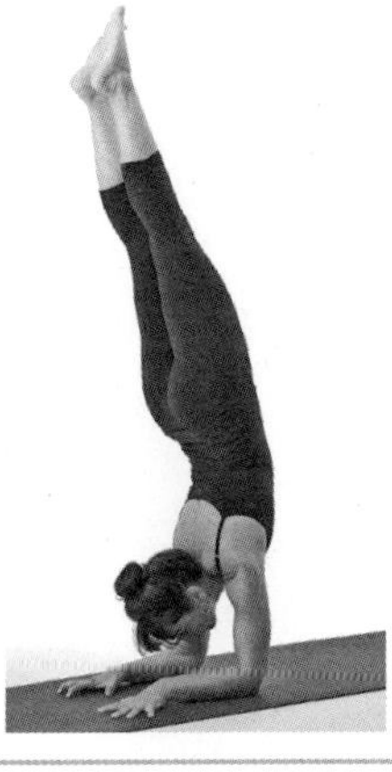

핀다사나
Pindasana
(pin-DAHS-anna)
태아 자세

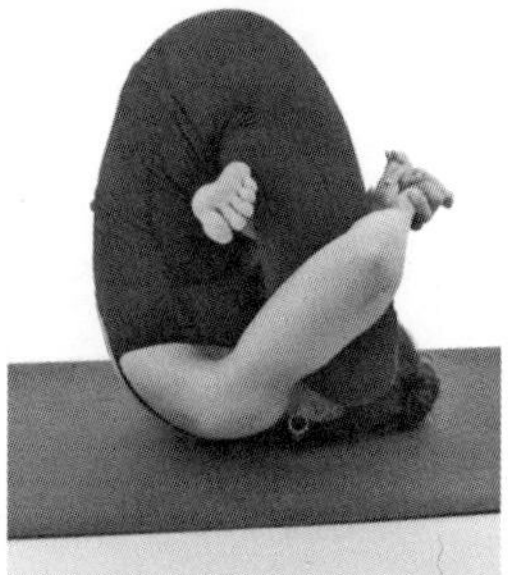

프라사리타 파돗타나사나 A,C

Prasarita Padottanasana A and C

(pra-sa-REE-tah pah-doh-tah-NAHS-anna)

다리 벌려 앞으로 숙인 자세

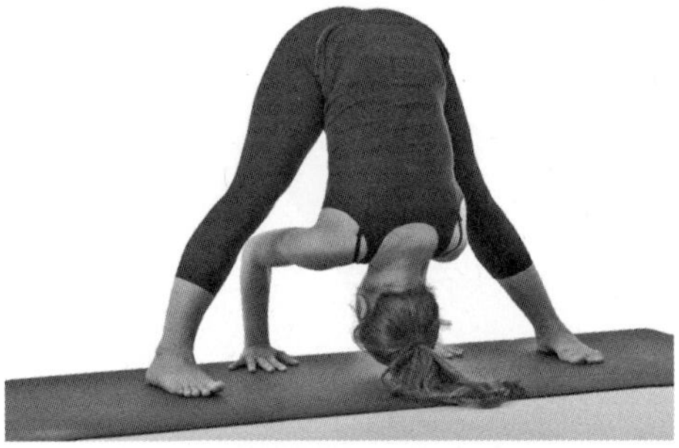

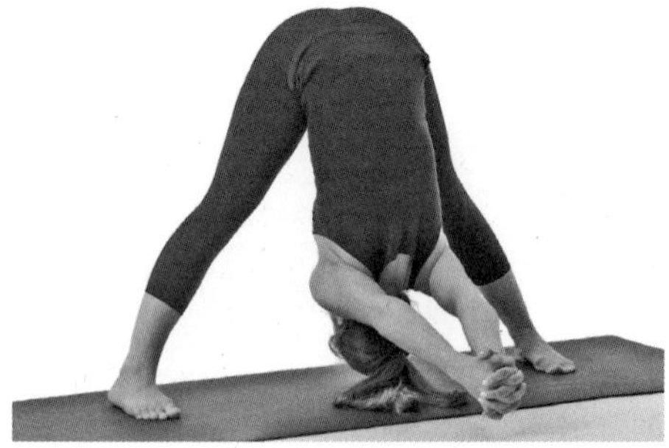

살라바사나 A,B,C

Salabhasana A, B and C

(sha-la-BAHS-anna)

메뚜기 자세

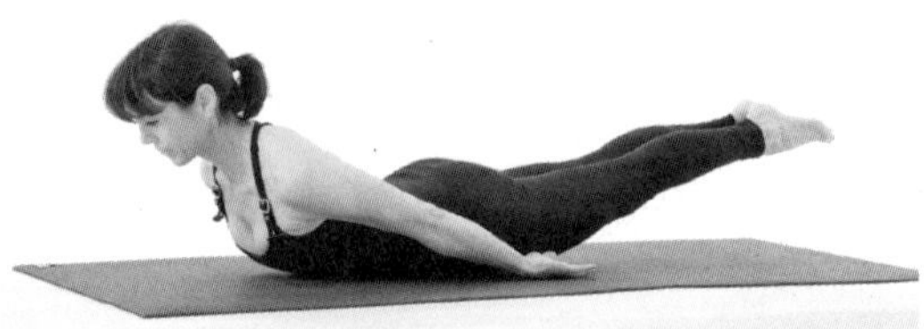

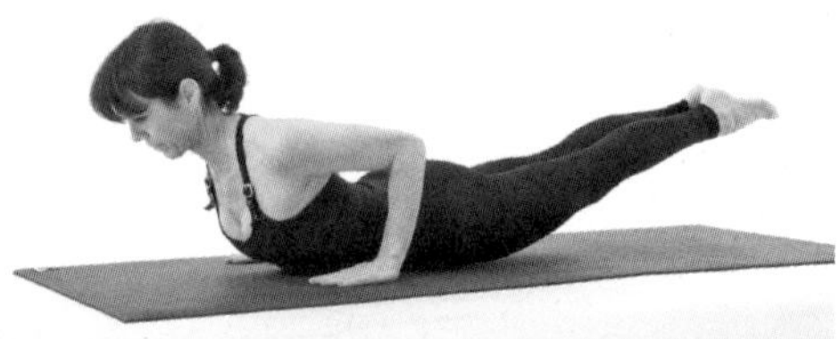

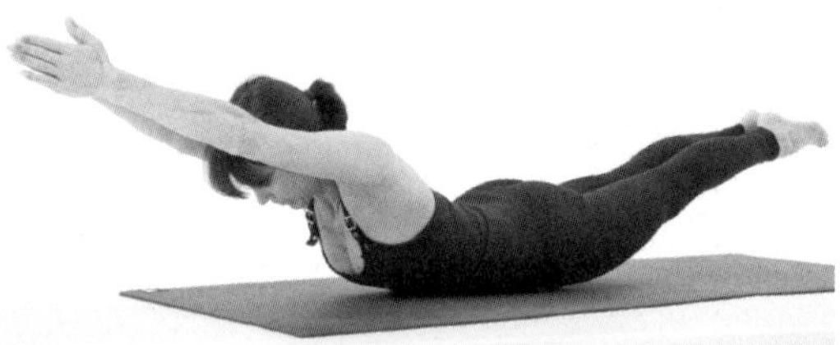

살람바 사르방가사나

Salamba Sarvangasana

(sha-LOM-bah sar-vahn-GAHS-anna)

어깨 서기 자세

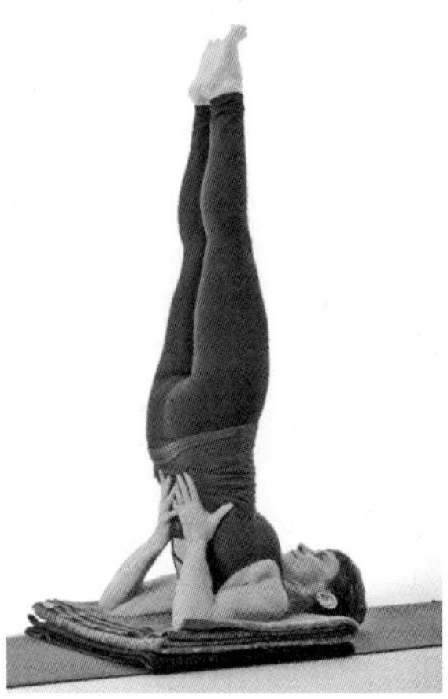

살람바 시르사사나 I,II

Salamba Sirsasana I and II

(sha-LOM-bah shear-SHAHS-anna)

물구나무 자세 / 머리 서기 자세

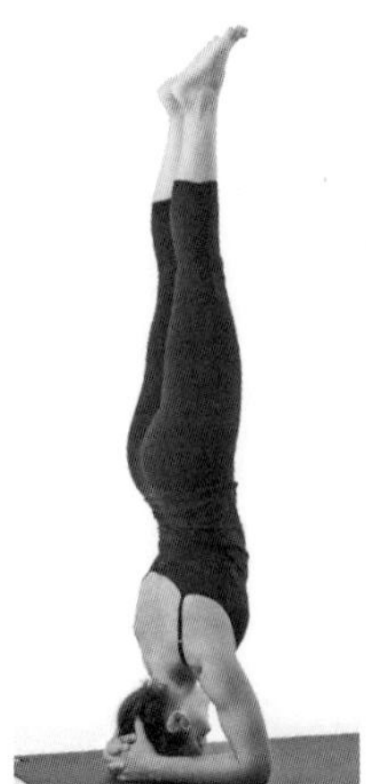

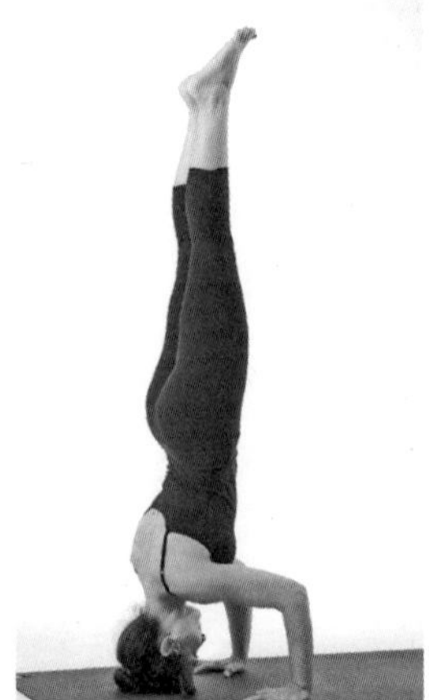

사바 아사나

Savasana

(shah-VAHS-anna)

송장 자세

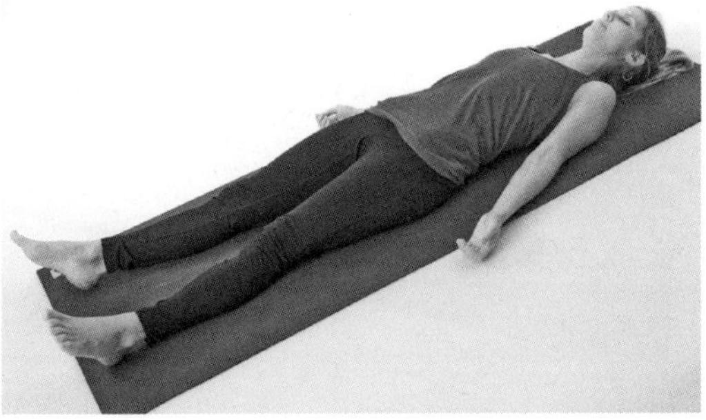

세투 반다 사르방가사나

Setu Bandha Sarvangasana

(seh-too BAHN-dah sar-vahn-GAHS-anna)

다리 자세

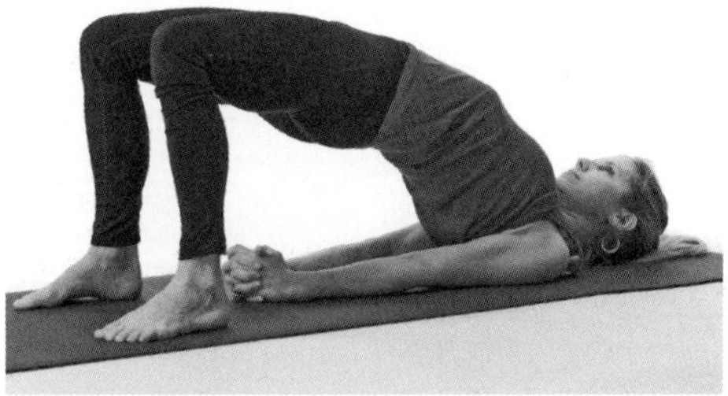

쉬슈라사나

Shishulasana

(SHE-shu-LAHS-anna)

돌고래 자세

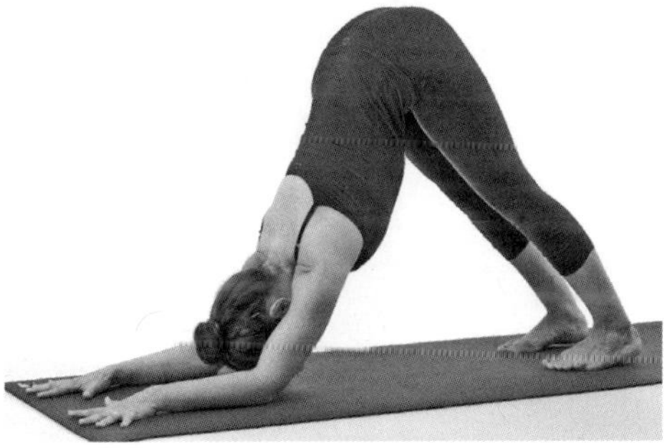

수카사나

Sukhasana

(su-KAHS-ana)

단순 자세

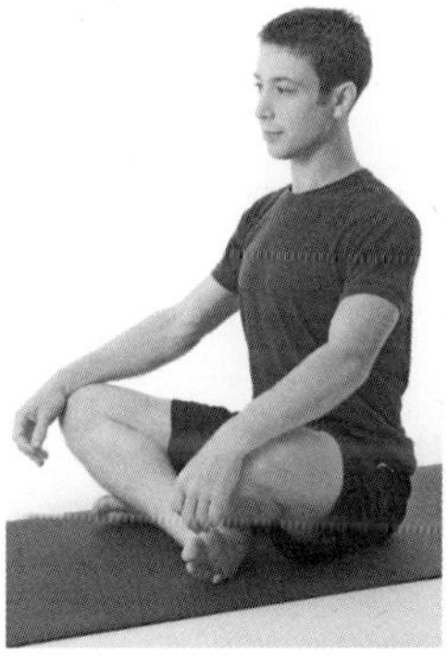

숩타 밧다 코나사나

Supta Baddha Konasana

(soup-TAH BAH-dah cone-AHS-anna)

누운 나비 자세

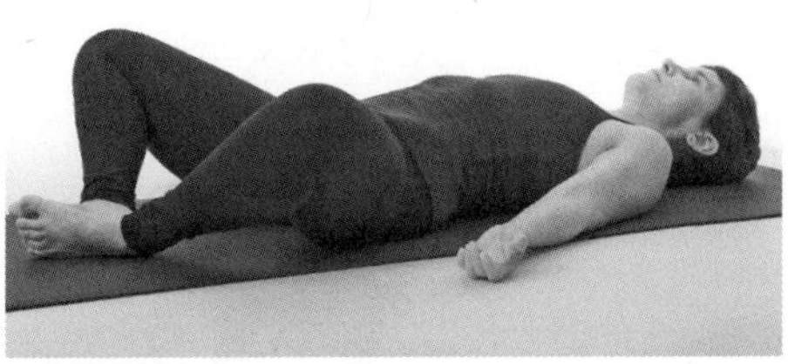

숩타 파당구스타사나

Supta Padangusthasana

(soup-TAH PAH-dahn-goo-STAHS-anna)

누워서 엄지발가락 잡는 자세

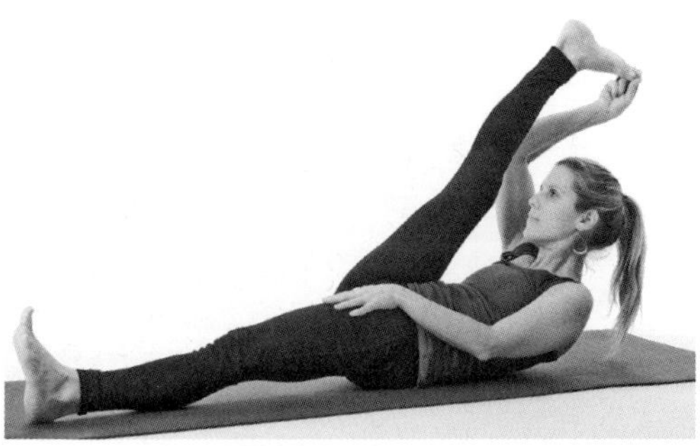

숩타 파리바르타나사나

Supta Parivartanasana

(soup-ta par-ee-var-tan-AHS-anna)

누운 회전 자세

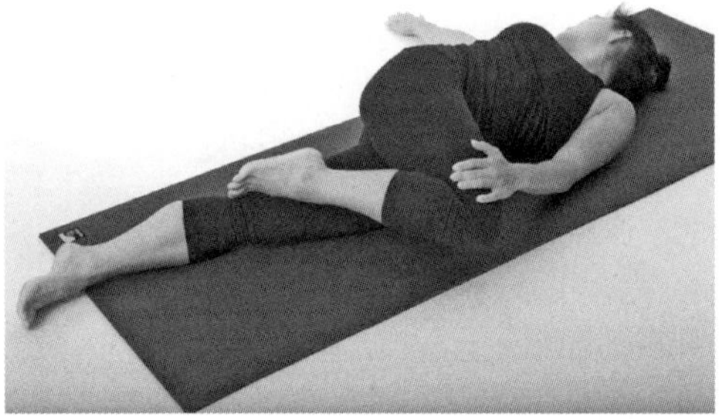

숩타 비라사나

Supta Virasana

(soup-TAH veer-RAHS-anna)

누운 영웅 자세

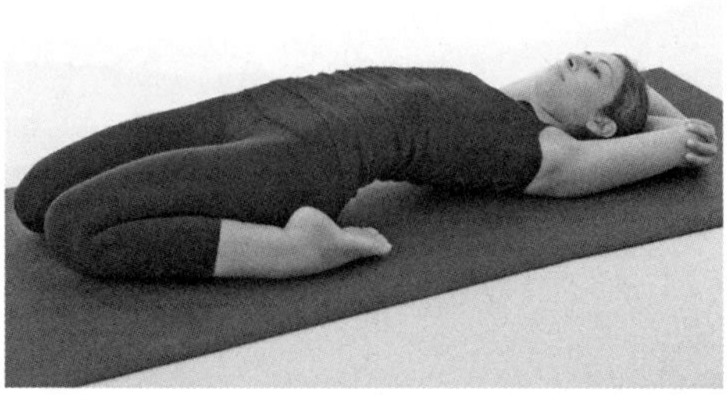

스와스티카아사나

Swastikasana

(swah-sti-KAHS-anna)

평화 자세

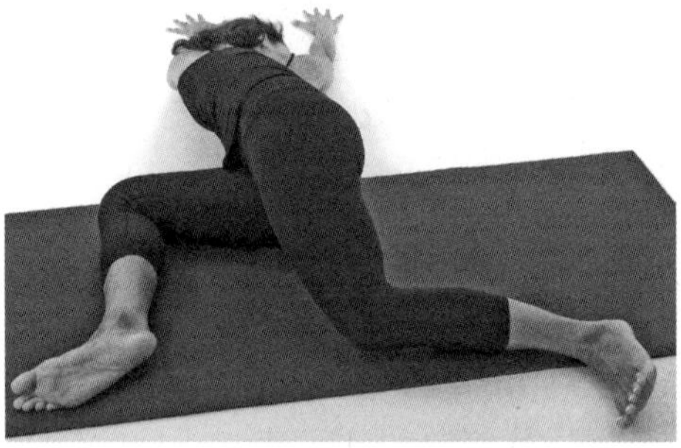

타다사나

Tadasana

(tah-DAHS-anna)

산 자세

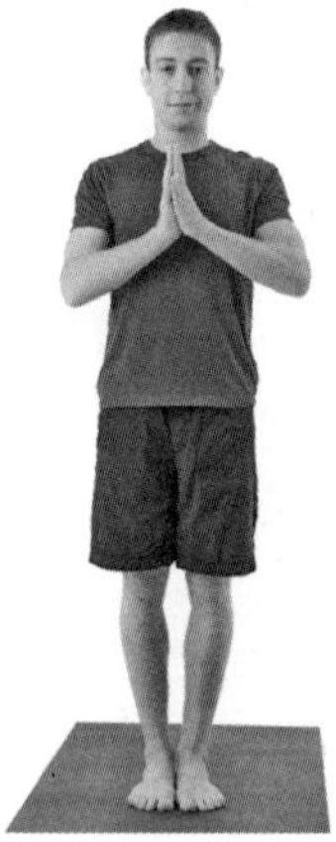

티리앙 무카 에카 파다 파스치못타나사나

Tiriang Mukha Eka Pada Paschimottanasana

(tear-ee-AHNG MOO-kah eh-KAH pah-dah)

한 다리 밖으로 접은 굽히기 자세

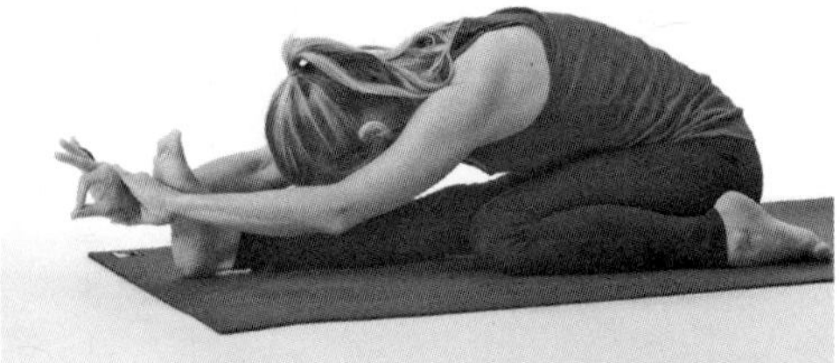

팃티바사나

Tittibhasana

(tee-tee-BAHS-anna)

개똥벌레 자세

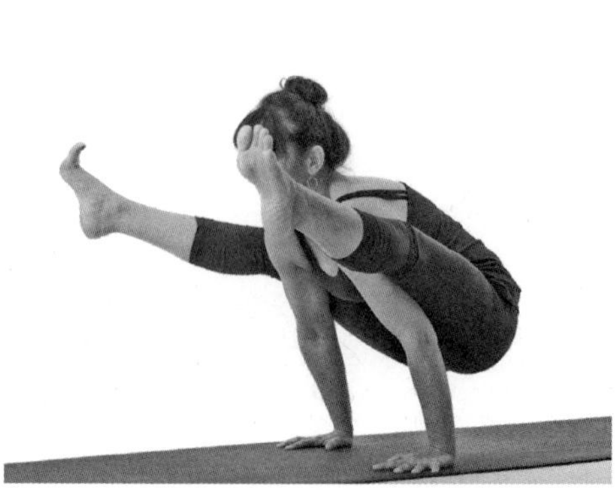

톨라사나
Tolasana
(toe-LAHS-anna)
천칭 자세

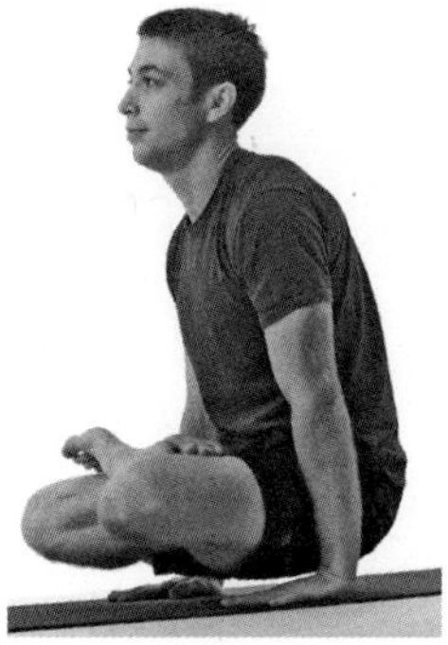

우바야 파당구스타사나
Ubhaya Padangusthasana
(oo-HAH-ya PAH-da-goo-STAHS-anna)
양 엄지발가락 잡은 자세

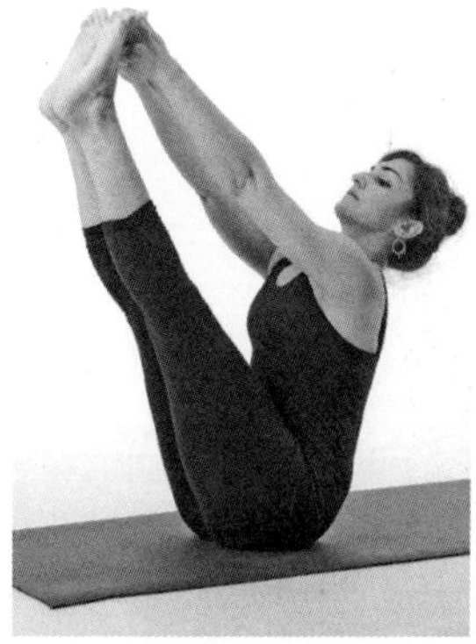

우파비스타 코나사나
Upavista Konasana
(oo-[ah-VEESH-tah ko-NAHS-anna)
박쥐 자세

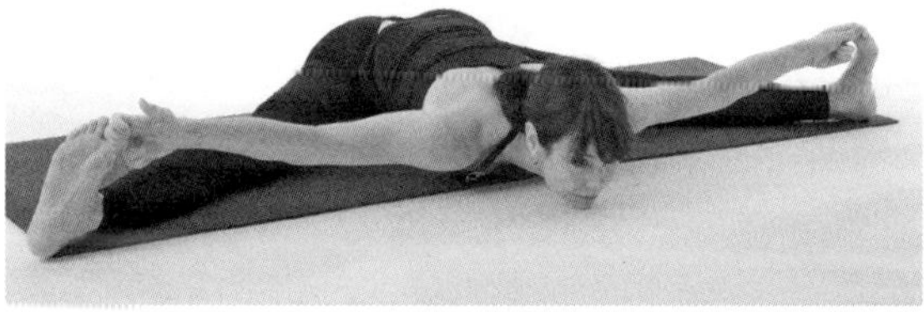

우르드바 다누라사나
Urdhva Dhanurasana
(OORD-vah don-your-AHS-anna)
위로 향한 활 자세 / 수레바퀴 자세

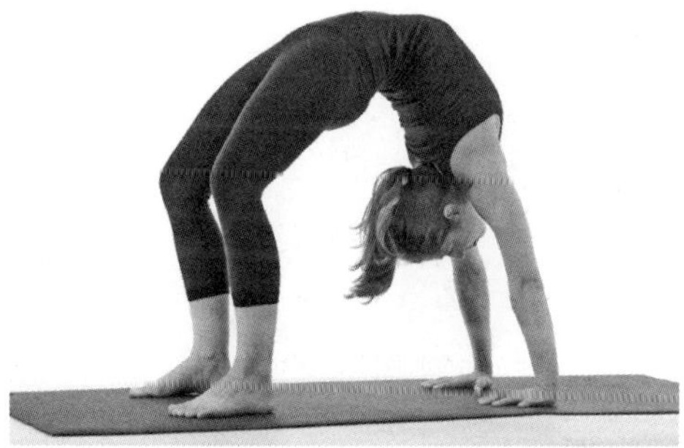

우르드바 쿡쿠타사나
Urdhva Kukkutasana
(OORD-vah koo-koo-TAHS-anna)
위로 향한 수탉 자세

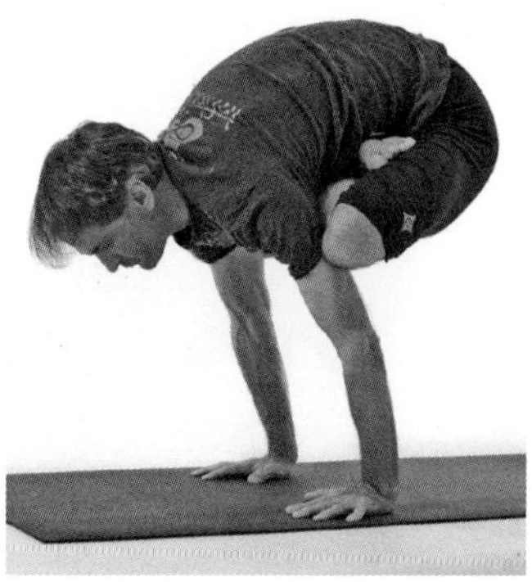

우르드바 무카 파스치못타나사나
Urdhva Mukha Paschimottanasana
(URD-vah MOO-kah POSH-ee-moh-ta-NAHS-anna)
머리를 위로 향해 늘리는 자세

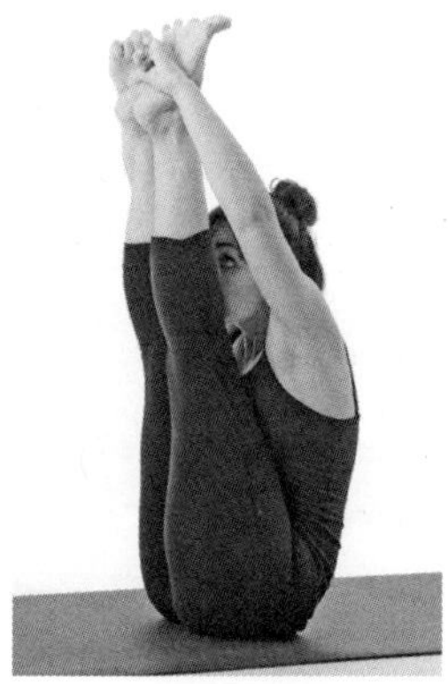

우르드바 무카 스바나사나

Urdhva Mukha Svanasana

(URD-vah MOO-kah svah-NAHS-anna)

얼굴이 위로 향한 개 자세

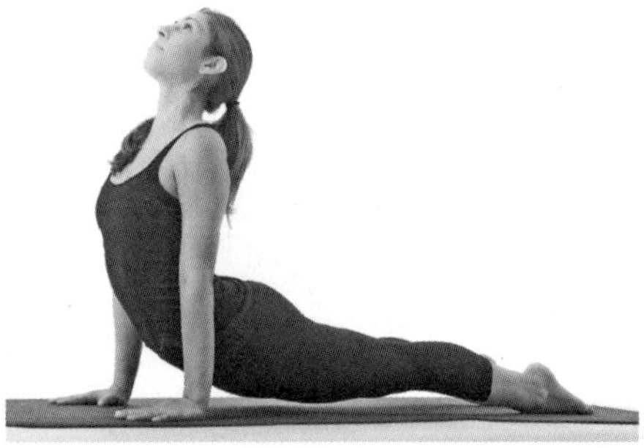

우르드바 파드마사나

Urdhva Padmasana

(OORD-vah pod-MAHS-anna)

위로 향한 연꽃 자세

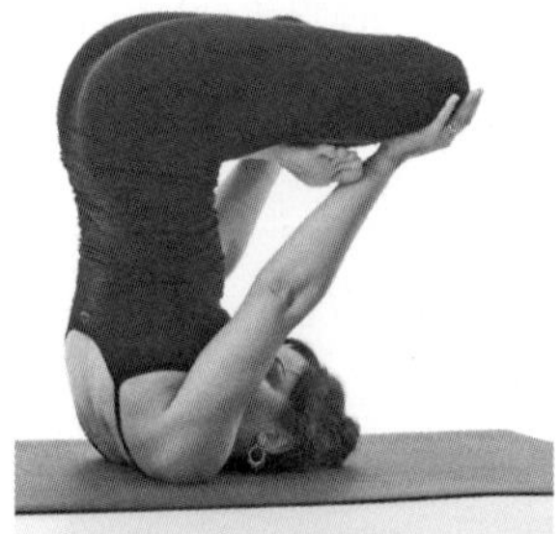

우스트라사나

Ustrasana

(oosh-TRAHS-anna)

낙타 자세

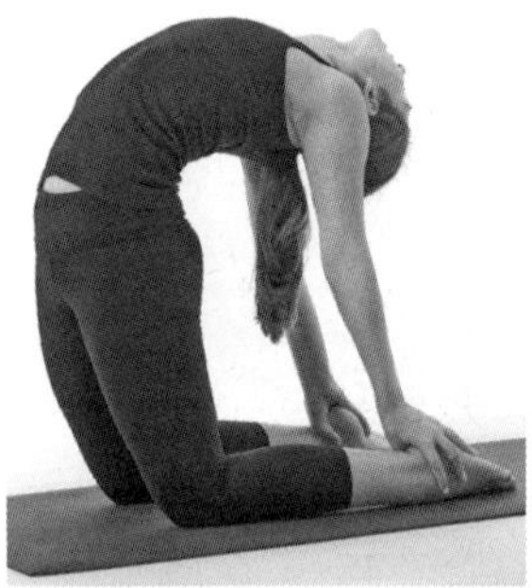

웃카타사나

Utkatasana

(OOT-kah-TAHS-anna)

의자 자세

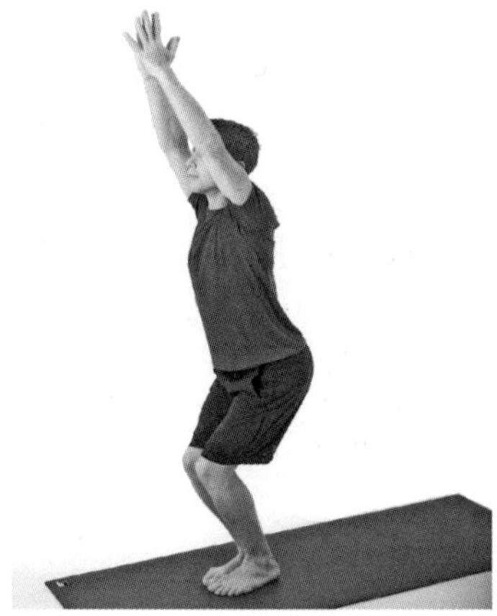

웃타나 파다사나

Uttana Padasana

(OOT-anna pah-DAHS-anna)

쭉 뻗은 다리 자세 / 날치 자세

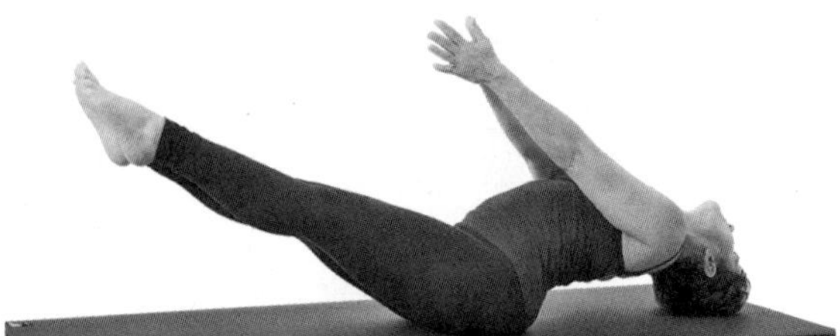

웃타나 프라시타사나

Uttana Prasithasana

(OOT-anna pra-si-THAHS-anna)

날도마뱀 자세

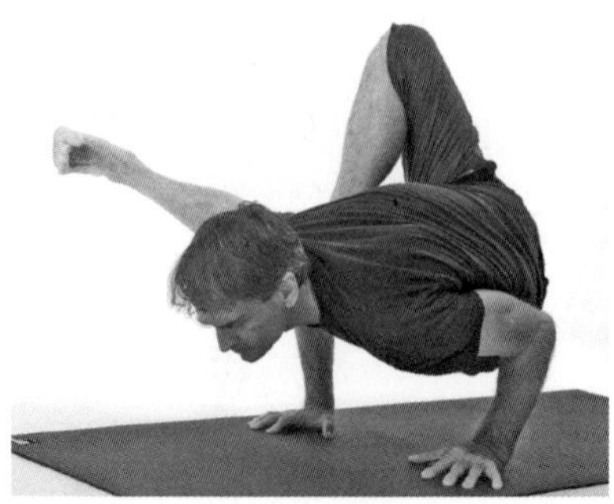

웃타나사나 Uttanasana *(OOT-ta-NAHS-anna)* 서서 굽히기 자세 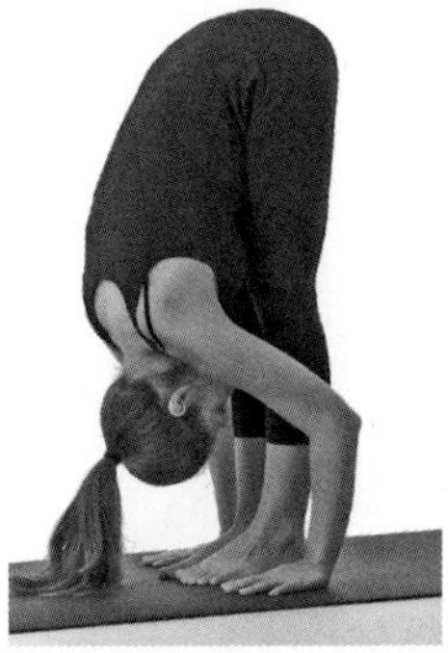	**웃티타 하스타 파당구스타사나 Ⅰ, Ⅱ** Utthita Hasta Padangusthasana Ⅰ, Ⅱ *(oo-TEE-tah HAH-stah pah-dahn-goosh-TAHS-anna)* 엄지발가락 잡고 늘리는 자세 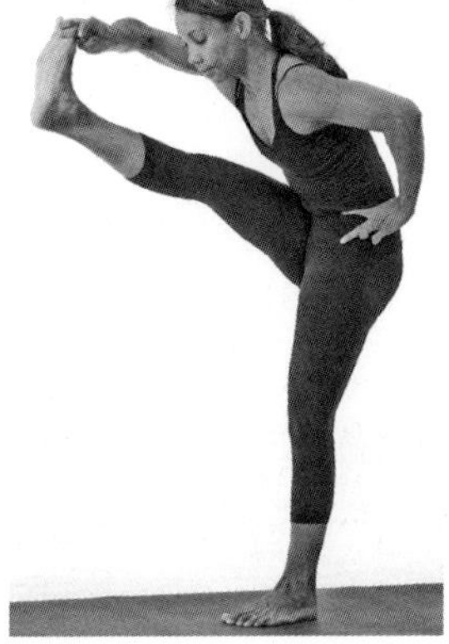
웃티타 파르스바코나사나 Utthita Parsvakonasana *(oo-TEE-tah pars-vah-ko-NAHS-anna)* 횡각으로 늘린 자세 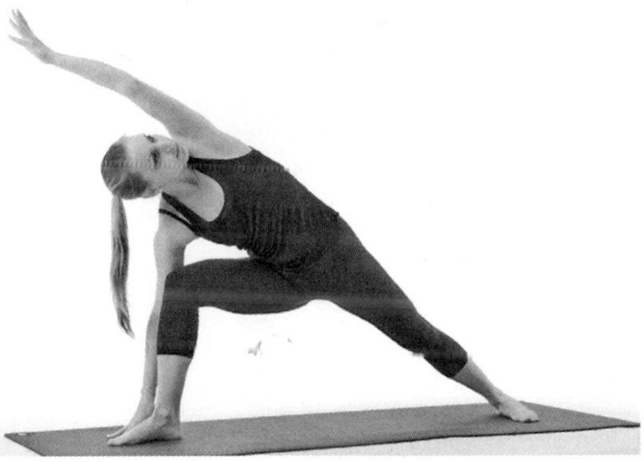	**웃티타 트리코나사나** Utthita Trikonasana *(oo-TEE-tah tree-ko-NAHS-anna)* 늘린 삼각 자세/ 삼각 자세 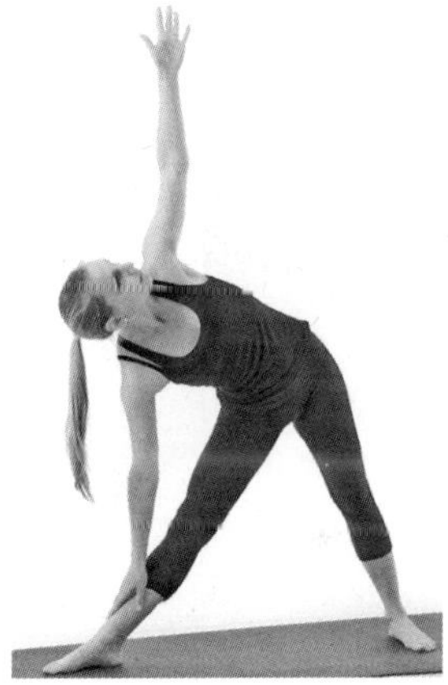
바시스타사나 Vasisthasana *(vah-shish-TAHS-anna)* 성자 바시스타 자세 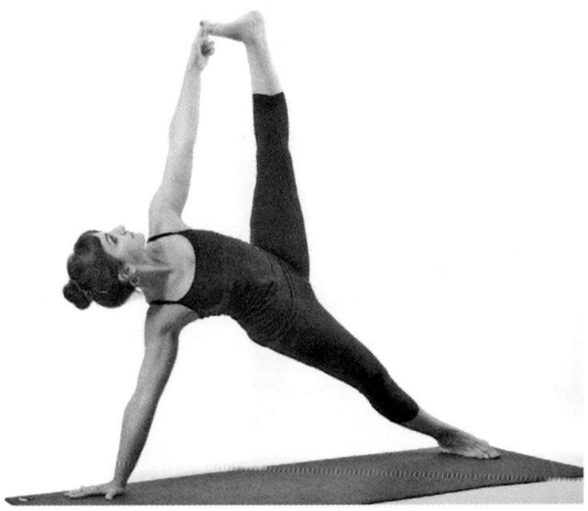	**비파리타 단다사나** Viparita Dandasana *(vip-pah-ree-tah don-DAHS-anna)* 거꾸로 된 막대 자세 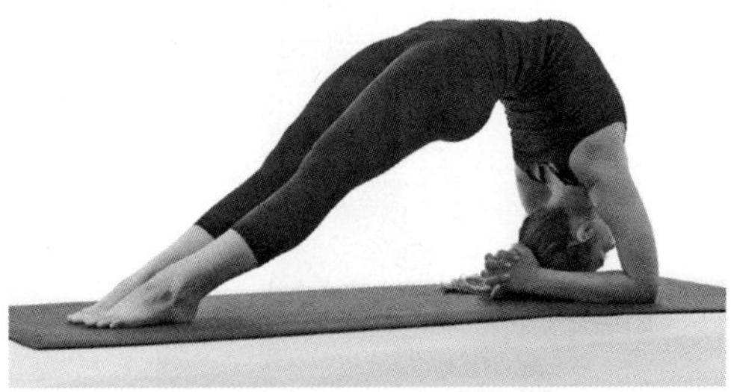

비파리타 카라니

Viparita Karani

(vip-pah-ree tah kuh-RAHN-ee)

거꾸로 하는 자세 / 역전 자세

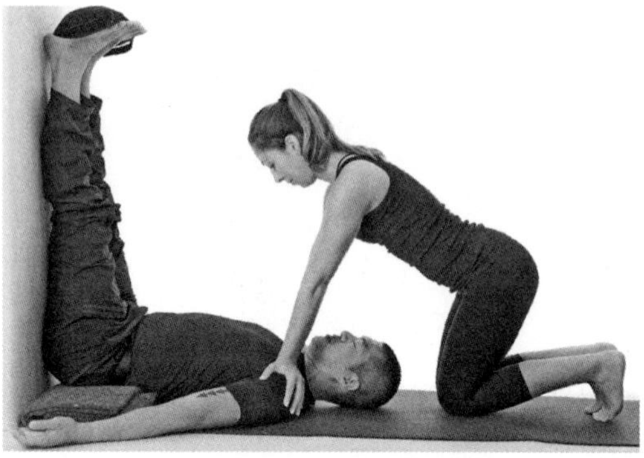

비라바드라사나 I

Virabhadrasana I

(veer-ah-bah-DRAHS-anna)

전사 자세 I

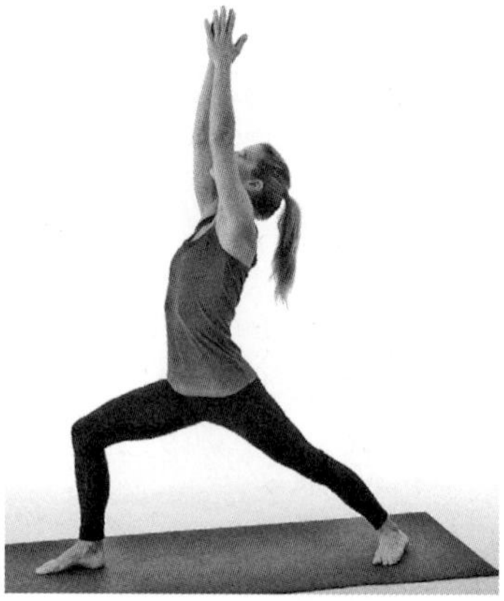

비라바드라사나 II

Virabhadrasana II

(veer-ah-bah DRAHS-anna)

전사 자세 II

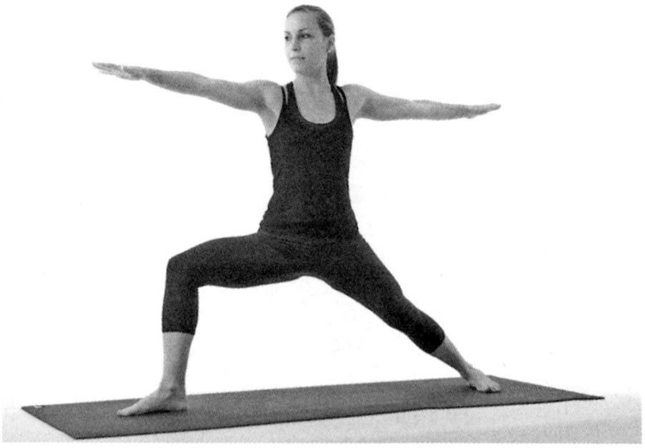

비라바드라사나 III

Virabhadrasana III

(veer-ah-bah-DRAHS-anna)

전사 자세 III

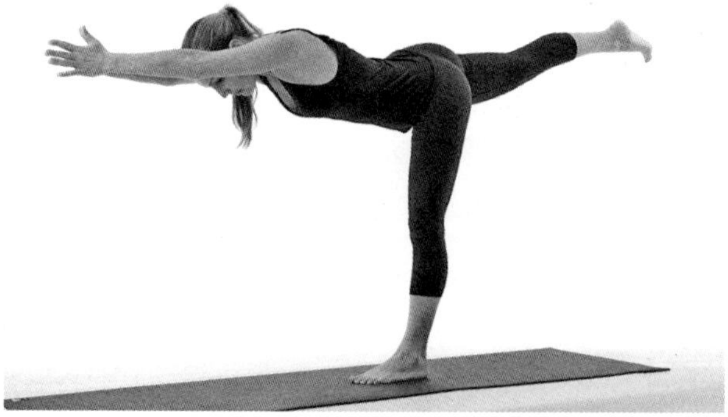

비라사나

Virasana

(veer-RAHS-anna)

영웅 자세

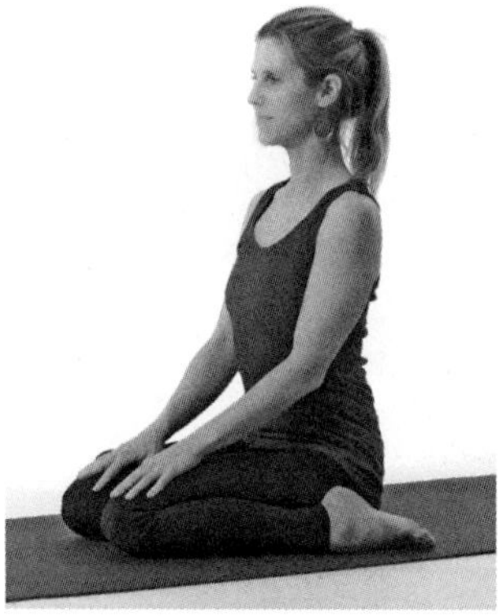

브릭사사나

Vrksasana

(vrik-SHAHS-anna)

나무 자세

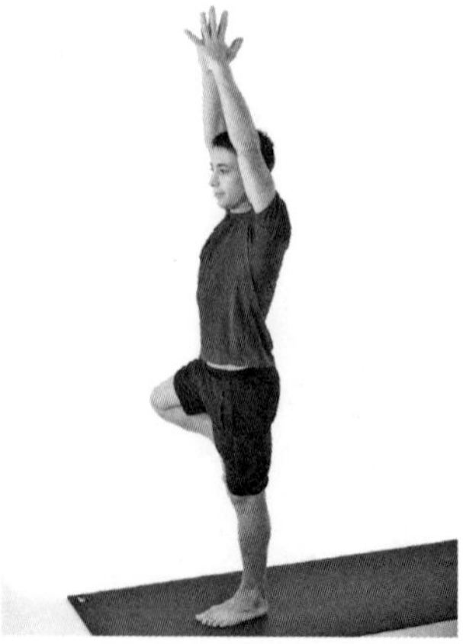

부록 B
용어 설명

Glossary

ㄱ

가루다(garuda): 독수리; 새들의 왕의 이름; 가루다는 비슈누의 탈 것으로서 흰 얼굴, 메부리코 부리, 붉은 날개, 그리고 황금색 몸통을 가진 것으로 묘사된다.

가쪽돌림(lateral rotation): 외회전, external rotation을 참조.

가쪽돌림(external rotation): 외회전, 몸의 중심으로부터 멀어지는 회전.

갸나(jnana): 종교와 철학의 높은 진리에 대한 명상으로부터 나온 신성한 지식으로, 사람들이 어떻게 자신의 본성을 이해해야 하는지를 가르쳐 준다.

갈라바(Galava): 인도 성인, 또는 성자.

게란다(Gheranda): 성인, 하디요기에 관한 고전 작품인 게란다 상히타(Gheranda Samhita)의 저자.

고무카(gomukha): 소 얼굴, 소 머리.

고통(afflictions): 고통(kleshas)의 다섯 가지 형태.

과신전(hyper−extension): 과신장, 180°를 넘는 관절의 신장.

구나(guna): 글자 그대로는 "밧줄"로, 묶는 어떤 것을 의미한다; 요가와 관련해서, 이것은 모든 현상에 내재하는 세 가지 얽혀있는 근본 속성을 언급한다: 삿트바(sattva,) 라자스(rajas,) 그리고 타마스(tamas).

구루(guru): 무지를 없애주는 영적 스승; 영적 길을 밝혀주는 사람; 다른 식으로는 '당신은 당신이에요'.

굽힘(flexion): 굴곡; 굽히기, 두 점 사이의 각을 감소시키는 굽히는 동작.

근육의 기시(origin (of muscles)): 몸의 중심에 더 가까이 있는 근육의 끝.

근육의 정지(insertion(of muscles)): 몸의 중심으로부터 더 떨어진 근육의 끝.

ㄴ

나디(nadi): 글자그대로는 "흐름"; 요가에서는 에너지 통로.

나디 쇼다나(nadi shodhana): 나디정화; 나디들을 정화하거나 청소함; 이 목적을 위한 프라나야마 기법.

나라(nara): 사람.

나라비랄아(naravirala): 스핑크스.

나마스카라(namaskara): 경배; 인사.

나바(nava): 보트.

나울리(nauli): 배를 휘젓는 것이 들어가는 육체 정화 기법.

나크라(nakra): 악어.

나타라자(Nataraja): 춤추는 쉬바.

니드라(nidra): 잠.

니야마(niyama): 파탄잘리의 여덟 갈래 길 중 두 번째 갈래로, 사우챠(saucha 정결함), 산또샤(santosa 만족), 타파스(tapas 고행), 스와댜야(svadhyaya 경전 연구), 그리고 이슈와라프라니다나(ishvarapranidhana 신에 대한 절대적인 봉헌)로 구성된 권장하는 계율.

ㄷ

다누(dhanu): 활.

다라나(dharana): 정신적 집중; 파탄잘리의 아쉬탕가 요가 중 여섯 번째 갈래.

다르마(dharma): 도덕적 의무, 윤리.

단다(danda): 지팡이, 막대.

두카(dukha): 고통; 슬픔; 고민.

뒤쪽(posterior): 뒤쪽, 앞쪽의 반대.

드리스띠(dristi): 응시하는 점.

드리스타나(dristana): Dristi 수련; 어떤 주어진 요가자세에서 한 점을 꾸준히 응시하는 수련.

드위(dwi): 둘.

등장성 운동(isotonic exercise): 하나의 근육을 짧아지게 하는 운동.

등척성 운동(isometric exercise): 근육들을 짧아지게 하지 않는 운동.

디아나(dhyana): 명상.

ㄹ

라가(raga): 사랑; 애욕; 분노.

라그후(laghu): 단순한; 적은; 작은; 멋진.

라야(laya) : 하나가 되는 것.

라자(raja) : 왕, 지배자.

라자스(rajas) : 충동적이거나 혼란스런 생각; 자연에 있는 움직임의 양상; 세 속성들 가운데 하나. ⇒ guna

라자 카포타(raja kapota) : 왕비둘기.

레차카(rechaka) : 호기, 내쉬는 숨, 폐를 비우는 것.

롤라(lola) : 흔들리거나 매달리는 것.

ㅁ

마나스(manas) : 개인의 감각적 마음.

마니푸라 차크라(manipura chakra) : 배꼽 차크라.

마리치(Marichi) : 성인, 브라흐마의 자식들 가운데 하나.

마야(maya) : 환영, 허깨비.

마유라(mayura) : 공작.

마하 무드라(maha mudra) : 위대한 표시.

마하바라타(Mahabharata) : 고대 인도의 주요 산스크리트 서사시. 바가바드 기타와 힌두 신화의 주요 요소들을 포함하고 있는 문헌.

마하반다(mahabandha) : 위대한 잠금.

만다라(mandala) : 명상이나 의식에 사용되는 영적으로 의미가 깊은 동심원의 형태.

만두카(manduka) : 개구리.

만트라(mantra) : 신성한 소리, 생각, 또는 기도.

말라(mala) : 화환, 화관.

맛센드라(Matsyendra) : 물고기들의 왕; 탄트라의 달인.

모음근(adductor) : 몸의 중심 쪽으로 뼈를 당기는 근육.

목샤(moksha) : 자유, 해방, 해탈.

목뼈(cervical spine) : 경추, 목의 척추.

무드라(mudra) : 표시, 손과 손가락 자세들; 아사나, 프라나야마, 그리고 반다의 특정한 조합.

무카(mukha) : 얼굴.

물라(mula) : 뿌리, 기반.

물라다라 차크라(muladhara chakra) : 뿌리 차크라, 회음부 차크라.

물라 반다(mula bandha) : 뿌리 잠그기(수축) ; 열정적인 활동; 회음과 항문거근의 지속적인 올림.

ㅂ

바가바드 기타(Bhagavad Gita): "주님의 노래," 서사시 마하바라타의 한 장으로, 요가와 영적 철학에 관한 모든 저작물들 가운데 가장 영향력이 큰 인도 문헌.

바드라(bhadra): 평화롭거나 상서로운.

바라드바즈(Bharadvaj): 인도 성인, 또는 성자.

바스트리카(bhastrika): 용광로에서 사용되는 풀무; 공기가 콧구멍을 통해 강력하게 들어오고 나가는 호흡법(pranayama)의 한 형태.

바시스타(Vasistha): 베다의 성인, 또는 성자.

바유(vayu): 바람; 생명력 있는 공기의 흐름.

바이라바(Bhairava): 쉬바의 한 모습.

바즈라(vajra): 번개.

바카(baka): 학.

바크라(vakra): 구부러진.

바타(vata): 세 가지 아유르베다의 기질 가운데 하나로, 때로 "바람(wind)"으로 번역된다.

바햐(bahya): 외부의.

바햐 쿰바카(bahya kumbhaka): 숨을 완전히 내쉰 뒤에 정지하는 숨.

박티(bhakti): 헌신의 실천, 헌신적인 믿음과 사랑의 실천.

반다(bandha): 묶는 것; 열정적인 활동.

밧다(baddha): 묶인. 속박, 잠긴.

벌림근(abductor): 몸의 중심으로부터 뼈를 밖으로 당기는 근육.

베다스(Vedas): 인류의 가장 오래된 신성한 문서들.

베단타(Vedanta): 글자그대로는 "베다의 끝"; 우세한 힌두 철학의 한 전통 학파 이름.

베카(bheka): 개구리.

부자(bhuja): 팔이나 어깨.

부자피다(bhujapida): 팔이나 어깨를 압박함.

부장가(bhujanga): 코브라. 뱀.

붓디(buddhi): 지성적 마음; 지능의 자리.

브라흐마(Brahma): 신; 지고의 존재; 창조자; 힌두 삼위(브라흐마, 비슈누, 쉬바) 일체 가운데 첫 번째 신성.

브라흐마차리야(brahmacharya): 독신주의; 성 에너지의 올바른 사용; 5가지 금계(yamas) 가운데 하나.

브라흐만(brahman): 무한한 의식.

브리스치카(vrschika): 전갈.

브릭사(vrksa) : 나무.

브하야(bhaya) : 두려움.

비드야(vidya) : 지식; 학식; 구전 지식; 학문.

비라(vira) : 영웅; 용감한.

비라바드라(Virabhadra) : 전사.

비슈누(Vishnu) : 힌두교에서 세 신 가운데 하나의 주요 형태; 보존, 균형, 유지를 다스린다.

비슛다 차크라(vishuddha chakra) : 순수 차크라; 목 쪽에 위치한다.

비야나(vyana) : 프라나 바유(prana vayu)의 하나.

비파리타(viparita) : 반대의; 뒤집힌.

빈야사(vinyasa) : 특별한 방식으로 놓는 것; 호흡과 동작의 의식적인 연결.

빌로마(viloma) : 역행해서; 사물의 질서를 거슬러서.

ㅅ

사다나(sadhana) : 성취를 위한 수련.

사르방가(sarvanga) : 몸 전체.

사마(sama) : 평등한; 같은.

사마다나(samadhana) : 정신적 평화.

사마디(samadhi) : 축복; 명상적 몰입, 삼매, 인식주관, 인식객관, 그리고 인식행위의 셋이 하나가 된 상태.

사마스티히(samasthihi) : 균형 상태.

사바(sava) : 송장, 시체.

사우차(saucha) : 정화; 청결.

사트야(satya) : 진실; 다섯 금계(yamas) 가운데 하나.

사하스라라 차크라(sahasrara chakra) : 뇌 공동에 위치한 천개의 꽃잎을 가진 연꽃 차크라.

사히타(sahita) : 도움을 주는.

사히타 쿰바카(sahita-kumbhaka) : 호흡을 의도적으로 멈춤.

산토사(santosa) : 만족.

살라바(salabha) : 메뚜기.

살람바(salamba) : 지지를 받고.

삼스카라(samskara) : 잠재의식의 인상, 잠세력, 잠재인상.

삼야마(samyama) : 다라나(dharana), 디야나(dhyana), 그리고 사마디(sanadhi)의 셋이 결합된 종합명상.

삿트바(sattva) : 빛, 질서; 프라크리티(prakriti)의 세 속성 가운데 하나. ⇒ guna

샥티(shakti) : 생명력, 프라나(prana); 쉬바 신의 배우자; 신성한 여성적 에너지.

세투 반다(setu bandha) : 다리.

수리야(surya) : 태양.

수슘나(sushumna) : 척추에 위치한 에너지의 중앙 통로. ⇒ 나디

수캄(sukham) : 안락; 편함; 즐거움.

숩타(supta) : 뒤로 누운; 자는.

쉬바(Shiva) : 힌두교에서 신의 한 형태; 환영의 파괴자.

쉬슈라(shishula) : 돌고래.

스룸파사나(Slumpasana) : 척추와 몸통의 부주의한 부진과 관련된 가슴 중추의 습관적 붕괴.

스바나(svana) : 개.

스바디스타나 차크라(svadhisthana chakra) : 생식 기관 위에 위치한 생명력의 자리. ⇒ chakra

스바사(svasa) : 영감.

스와트마라마(Swatmarama) : 하타 요가의 원전인 하타 요가 쁘라디피카의 저자.

시르사(sirsa) : 머리.

시탈리(sitali) : 호흡법을 식혀주는 형대.

싱하(simha) : 사자.

ㅇ

아(a–) : "비폭력"인 아힘사(ahimsa)에서 처럼, –아닌.

아갸 차크라(ajna chakra) : 제3의 눈 차크라.

아그니(agni) : 불.

아나하타 차크라(anahata chakra) : 가슴 차크라

아난다(ananda) : 황홀경; 축복; 사랑, 환희.

아누로마(anuloma) : 티끌을 가지고, 동작이나 호흡.

아도(adho) : 아래로.

아도 무카(adho mukha) : 얼굴이 아래로 향한.

아르다(ardha) : 반, 반절.

아비드야(avidya) : 무지.

아사나(asana) : 자리를 잡는 것; 요가자세; 아쉬탕가 요가의 세 번째 갈래.

아스타바크라(Astavakra) : 인도 성인이고 산스크리트 학자; 아스타바크라 자세는 그의 이름을 따왔다.

아스테야(asteya) : 훔치지 않음. 다섯 금계(yamas) 가운데 하나.

아유르베다(ayurveda) : 고대 인도의 "생명 과학"; 인도 의학의 전통적 형태.

아카르나(akarna) : 귀 쪽으로.

아트만(atman) : 참나; 순수의식.

아파나(apana) : 낮은; 밑으로.

아파나 바유(apana-vayu) : 밑으로 흐르는 에너지, 또는 호흡.

아파나사나(Apanasana) : 골반바닥 자세; 바람빼기 자세.

아파리그라하(aparigraha) : 무욕, 욕심이 없음. 다섯 권계(yamas) 가운데 하나.

아힘사(ahimsa) : 비폭력; 불상해, 상처주지 않음.

안잘리 무드라(anjali mudra) : 가슴에서 손바닥을 합친 anjali의 표시.

안자네야(Anjaneya) : 원숭이 신.

안쪽돌림(internal rotation) : 몸의 중심선 쪽으로 회전; medial rotation과 동의어.

안쪽돌림(medial rotation ⇒ internal rotation)

안타라(antara) : 내부의.

안타라 쿰바카(antara kumbhaka) : 숨을 들이쉰 다음 참는 숨.

앞쪽(anterior) : 전면; 앞에.

야마(yama) : 금계; 억제하다; 아쉬탕가 요가의 여덟 갈래 가운데 첫째로, 아힘사(ahimsa, 불상해, 살생 금지), 사뜨야(satya, 진리를 말하고 거짓을 말하지 않는 것), 브라흐마차리야(Brahmacharya, 성적 절제), 아파리그라하(Aparigraha, 탐하지 않음) 그리고 아스테야(asteya, 불투도, 훔치지 않는 것)를 포함하고 있다.

에카(eka) : 하나.

에카그라타(ekagrata) : 한 점에 정신집중.

에카 파다(eka pada) : 한 다리의, 또는 한 발의.

옆쪽(lateral) : 측면의; 몸의 중심선으로부터 멀어진.

옴(aum) : 창조하고 우주의 모든 것을 아우르는 소리로서 우파니샤드에서 처음 기술되었음. 다른식으로 옴(om)으로 쓰기도 함.

요가(yoga) : 어근 yuj 로부터, "연결하는 것," "매는 것," "온전해지는 것"을 의미한다.

요가 로빅스(yoga-robics) : 순전히 육체적 운동을 위하여 요가자세들을 이용한 규칙적인 운동.

우다나(udana) : 프라나 바유(prana vayu)

우르드바(urdhva) : 위로.

우바하야(ubhaya) : 양쪽.

우스트라(ustra) : 낙타.

우파니샤드(Upanishad) : 가까이 앉는 것; 힌두교의 초기 자료로 여겨지는 고대 인도철학 문서들.

우파비스타(upavista) : 다리를 펴고 앉은.

웃디야나(uddiyana) : 위로 날아오르는; 반다(bandha)

웃디야나 반다(uddiyana bandha) : 아래 복부 코어를 안으로 위로 끌어당기기 복부반다.

웃자이(ujjayi) : 승리한.

웃자이 프라나야마(ujjayi pranayama) : 기본적인 요가 호흡, 승리호흡.

웃카타(utkata) : 힘든; 강력한; 맹렬한.

웃타나(uttana) : 똑바로 세게 늘리기.

웃타나사나(Uttanasana) : 굽히기, 앞으로 구부리는.

웃티타(utthita) : 늘린.

웃푸타이(utputahi) : 위로 올리기.

위팔뼈(humerus) : 상완골, 위팔뼈.

이다(ida) : 나디(nadi, 에너지 통로)의 하나, 곧 왼쪽 콧구멍으로부터 시작하는 에너지 통로로, 머리의 정수리로 갔다가 척추의 끝으로 내려오는 통로이다.

이슈와라(Ishvara) : 지고한 존재; 속성이 있는 창조주 브라흐마 신.

ㅈ

자누(janu) : 무릎.

자타라(jathara) : 배.

잘란다라 반다(jalandhara bandha) : 턱을 쇄골 쪽으로 당겨서 턱 잠그기.

정강뼈(tibia) : 경골, 정강이뼈

ㅊ

차크라(chakra) : 미묘한 에너지 센터.

찬드라(chandra) : 달.

척추전만(lordosis) : 척추 전만증.

척추후만(kyphosis) : 척추 후만증.

ㅋ

카르나(karna) : 귀.

카르나피다(karnapida) : 귀를 압박.

카르마(karma) : 행위.

카르마 요가(karma yoga) : 행위 요가, 해야 할 의무를 수행하는 행위 요가.

카파(kapha) : 아유르베다의 세 기질, 또는 성분들 가운데 하나.

카팔라(kapala) : 두개골.

카팔라바티(kapalabhati) : 두개골 정화, 호흡법들 가운데 하나.

카포타(kapota) : 비둘기.

코나(kona) : 각, 각도.

코운딘야(Kaundinya) : 성인, 또는 성자 이름.

쿠르마(kurma) : 거북.

쿡쿠타(kukkuta) : 수탉.

쿤달리니(kundalini) : 척추의 기저의 가장 낮은 신경 중추에 잠복하여 감싸며 자고 있는 뱀으로 상징되는 프라나 에너지; 하타 요가 수련의 형태.

쿰바카(kumbhaka) : 완전한 들숨이나 날숨을 한 뒤에 멈추는 호흡법.

크라마(krama) : 시간의 배열; 시간의 연속; 단계.

크로운차(krouncha) : 왜가리.

크리쉬나(Krishna) : 비슈누 신의 화신; 신의 한 모습.

크리야(kriya) : 행위; 또는 다양한 정화 수련법이나 치료법.

클레샤(klesha) : 무지, 번뇌, 이기주의, 욕망, 증오 또는 두려움으로 일어난 고통.

ㅌ

타다(tada) : 산.

타마스(tamas) : 둔함; 무기력; 무지; 세 속성 가운데 하나. ⇒ guna.

타파(tapa) : 금욕.

타파스(tapas) : 열; 정화, 자기 수양, 그리고 금욕을 포함하는 불타는 노력.

탄트라(tantra) : 영적 자각을 위하여 세속적인 것을 포함하여 모든 에너지들을 사용하는 수련.

톨라(tola) : 천칭, 균형, 저울.

트리(tri) : 셋.

트리코나(trikona) : 삼각.

티리앙 무카(tiriang mukha) : 뒤로 향하는.

팃티바(tittibha) : 반딧불이.

ㅍ

파다(pada) : 발, 다리.

파다 하스타(pada hasta) : 손에서 발까지.

파당구스타(padangustha) : 엄지발가락.

파드마(padma) : 연꽃.

파르스바(parsva) : 옆; 측면; 측면의.

파리가(parigha) : 문. 빗장

파리그라하(parigraha) : 저장. 축적물.

파리나마바다(parinamavada) : 변화의 항상성.

파리브릿타(parivrtta) : 회전되는; 돌리기를 하는.

파리프라나(paripurna) : 충만.

파스치모(paschimo): 서쪽; 몸의 뒷면.

팔라카(phalaka): 판자, 널빤지.

푸라카(puraka): 흡기, 들이쉬는 숨.

푸르나(purna): 완전.

푸르바(purva): 동쪽; 몸의 앞면.

푸르스봇타나(pursvottana): 몸의 앞면을 강하게 늘리기.

프라나(prana): 생명력; 때로 호흡을 나타낸다.

프라나야마(pranayama): 호흡 조절; 호흡 확장; 아쉬탕가 요가의 네 번째 갈래.

프라사라나(prasarana): 팔을 곡선을 그리듯 움직임.

프라사리타(prasarita): 펼치다; 늘어난.

프라스바사(prasvasa): 종결.

프라크리티(prakriti): 자연; 삿트바, 라자스, 그리고 타마스의 세 속성이 아직 발현되지 않은 물질세계의 원초적 근원원리.

프라티로마(pratiloma): 역행해서; 정상적인 것에 어긋나서.

프라티야하라(pratyahara): 감각적 자극들에 마음이 의존하지 않는 것; 아쉬탕가 요가의 다섯 번째 갈래.

프라티크리야사나(pratikriyasana): 대치요가자세.

프리쉬타(prishta): 등.

핀다(pinda): 태아 또는 배아; 육체.

핀차(pincha): 턱; 깃털.

핏타(pitta): 세 가지 아유르베다의 기질 가운데 하나로, 때로 "담즙"으로 번역되기도 한다.

핑갈라(pingala): 나디(nadi), 곧 오른쪽 콧구멍으로부터 시작하는 에너지 통로로, 머리의 정수리로 갔다가 척추의 끝으로 내려온다. ⇒ 나디

ㅎ

하누만(Hanuman): 원숭이 신, 안자네야(Anjaneya)와 바유(Vayu)의 아들.

하스타(hasta): 손이나 팔.

하타 요가(Hatha yoga): 서기 14세기에 하타 요가 프라디피카(Hatha Yoga Pradipika)에서 쓰인 형태로 처음 기술된 육체 정화 수련들.

할라(hala): 쟁기.

허리뼈(lumbar spine): 요추.

확장(extension): 늘림, 신전, 신장, 몸의 한부분이 다른 부분과 멀어지는 관절의 동.

부록 C

추가 자료들

Additional Resources

Teaching Yoga Resource Center(http : markstephensyoga.com/resurces/overview)는 요가 교사 및 교사 강사를 위한 다양한 자료를 제공한다. 교사 훈련 과정 안내서, 교육용 비디오, 오디오 녹음, 기사, 영감을 주는 시, 교사 훈련 프로그램 목록 , 다른 리소스에 대한 링크가 포함된다.

「요가 지도법: 기본 원리와 지도 기술」

TEACHING YOGA: Essential Foundations and Techniques

요가를 가르치는 것은 그들의 기술을 다듬고 요가에 대한 지식을 넓히는 데 관심이 있는 모든 요가 선생님들과 학생들에게 필수적인 자원이다. 200개가 넘는 지도 사진과 삽화로 강화된 이 포괄적인 책은 교사 훈련 프로그램의 핵심 교재로 사용하거나, 교직 배열 원리, 108개의 아사나의 기초, 프라나야마와 교사의 기법에 대한 그들의 이해와 과학을 다듬는 데 관심이 있는 모든 사람에게 이상적이다. 명상 요가 역사와 철학은 물론 전문 요가교사로서의 테마를 유지하는 전통적인 것이다.

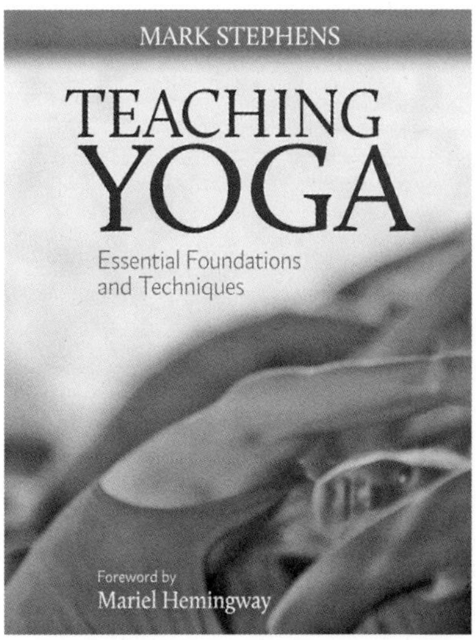

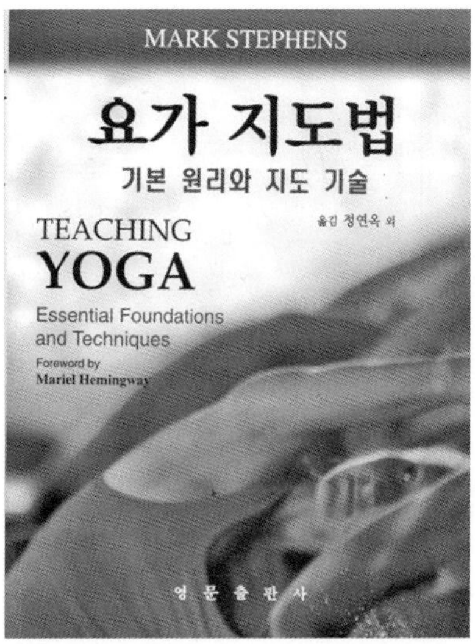

「요가 시퀀싱: 요가 수업을 혁신적으로 디자인하기」

Yoga Sequencing: DESIGNING TRANSFORMATIVE YOGA CLASSES

Yoga Sequencing은 안전하고 접근 가능하며 지속 가능한 요가 수업을 계획하고 배열하는 데 필요한 명확한 자료로서 요가에 접근하기 위한 철학, 역사, 원리 및 방법에 대한 고려를 통해 순서를 생각하는 기본 틀을 제시한다. 요가 시퀀싱은 초급, 중급 및 상급생을 위한 배수 순서를 포함하여 요가 학생 경험의 넓은 범위를 포함하는 요가 asanas의 67개의 모형 순서를 선물한다. 아동, 청소년, 여성 및 노인을 위한 요가, 불안과 우울증을 완화시키는 수업, 주요 차크라와 아유르베다의 체질 각각에 대한 순서.
이 필수 참고서는 2천 개가 넘는 사진으로 7명의 아사나 가족 안의 아사나와 아사나 가족 간의 상호 관련성을 탐구하고 수업의 순서를 정하는 방법을 탐구하며 자신의 요가 연습이나 수업 계획에 유용한 도구가 포함된 유용한 부록을 포함한다 .

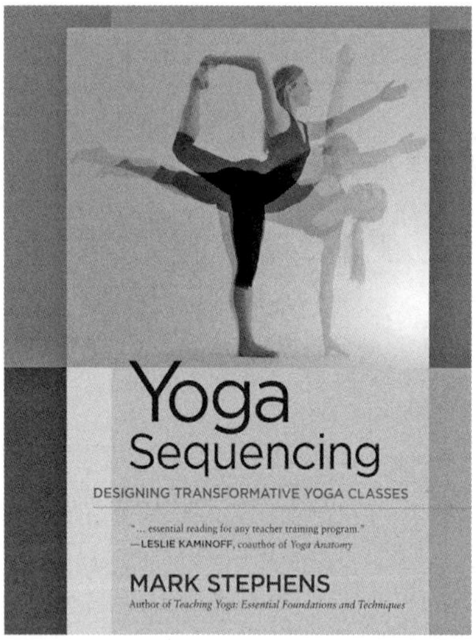

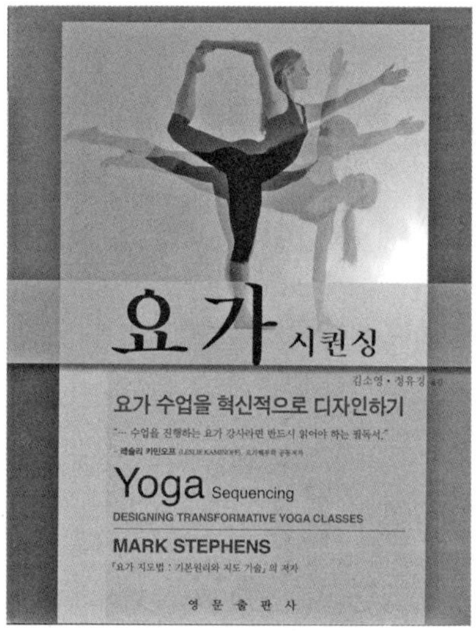

주석

Glossary

서문

1. www.cpsc.gov/Research-Statics/NEISS-Injury-Data 참조
2. Los Angeles Times에 2001년 8월 13일 기고된 "In Over Their Heads"; Time지에 2007년 10월 4일 Paul이 기고한 "When Yoga Hurts"; Y. J. Krucoff (2003); Fisherman과 Saltonstall(2008); Bertsching et al. (2007) 참조. 내가 Broad에게 쓴 답변에서, 요가는 당신에게 무언가를 해줄 수 있는 것이 아니고(요가를 구체화시키는 공식); 오히려, 이것은 수련자의 상태, 수련자가 무엇을 하고 있으며, 이것을 수련자가 어떻게 하고 있는지에 따른 영향들을 수련하는 것이라고 강조했다. Stephans(2012a) 참조.

제1장. 요가 교정의 철학과 민감함

1. 이 책 전반에서 우리는 신체와 마음이 분리된 것이 아닌 요가수련의 중심에서 느끼는 완연 한 일체로 바라보는 관점과 함께 bodymind 라는 신조어를 사용한다. 이는 동서양 철학 모두에서 우세하게 발견되는 이원론적인 관점과 반대되는 관점이며, 수련생들이 요가수련에 동기부여를 하는 어떤 의도든 함께 그들 존재의 완전함에 대한 명확한 인식을 더욱 쉽게 만들어갈 수 있도록 도울 수 있는 지침을 제공하는 것에 관한, 이 책의 가장 주요한 주제를 구성한다. 이 요점은 이 챕터에서 나중에 더 다루어진다.
2. 요가는 다양한 영적 그리고 문화적 행위들과 가장 중요한 것으로 삼크햐(Samkhya) 철학을 포함한 힌두에 관련된 믿음이 가득한 하나의 문화에서 유래되었으나, 어떠한 특정 신념체계나 종교로 축소시킬 수도 결속시켜야 하지도 않는다. 이러한 관계는 선택의 문제이다. 좀 더 알아보려면, Devi(1960), Eliaide(1969), Feurestein(2001), Freeman(2001), Gates(2006), B.K.B.Iyengar(1966), Kemton(2013),Kramer and Alstad(2003), Rea(2013), Rosen(2012), Scaravelli(1992), Stephens(2010), Stryker(2011), David Grodon White(2011), Ganga White (2007) 을 참조하라.

3. 몇몇 사람들은 대부분 동양 철학과 원리체계로부터 비롯된 수련들을 서양 철학 전통에 적용하는 것을 반대할지도 모른다. 우리가 특정 개념들, 제안들, 또는 관점들에 대해 의견이 다르다 할지라도, 여기서 우리는 이해에 대한 어떠한 그리고 모든 출처들을 고려하는 관점을 취해야 한다. 따라서 요가의 규범적 또는 전통적인 시야에서 벗어나지만, 이해를 위한 다양한 출처들이 이 책 전반에 걸쳐 반영되어있다.
4. 요가에서 공통적으로 사용되는 기본 원칙들을 더 알고자 한다면, Cope(2006), Farhi(2006), B.K.S.Iyengar(2009), Lasater(2009), Stephens(2010, 2012a), Ganga White (2007), Yogananda(1946) 을 참고하라.
5. Bikram Choudhury 는 올림픽 스포츠 종목에 요가를 채택시키기 위한 최근의 노력들을 포함하여, 경쟁력 있는 요가를 위해 앞장 서고 있다. 비크람이 이해하지 못했거나 의도적으록 왜곡한 요가 철학 및 방법에 대한 파탄잘리의 통합론이 제대로 된 표현법이라는 그의 주장 – 그리고 그의 방식 – 을 믿는 것보다 누군가가 인도의 경쟁적인 보디빌딩 문화에 기반을 둔 그의 요가 방식에 대한 근원을 무시할 경우에, 이것은 기이한 현상이다. Choudhury(2000)을 참조하라. 모순된 경쟁을 하는 요가에 대해서는, Lorr(2012)와 국제요가스포츠연맹(http://yogasportsfederation.org)을 참조하라. 요가를 경쟁적으로 접근할 때 부상의 급증에 대해서는, Broad(2013)을 참조하라.
6. 하타 요가는 소위 "방식", "혈통", 요가의 종류들을 포함하는 상위개념이고, 여기서 자세 수행들은 아쉬탕가 빈야사와 비크람부터 리엔가와 힘 그리고 수백 가지의 다른 것들을 망라하는 통합적 요소이다. 하타라는 용어는 수행자가 "자세 변화를 위한 의식"에서 행하는 신중한 노력에 관련해서, "강력한"을 의미함에 주목하라(Rosen 2012, 7–8). 현대적 자세 수행들에 대한 기원과 역사적 발전양상에 대해 더욱 알아보려면 Rosen(2012), Singleton(2010), David Golden White(1996, 2003, 2011)을 참조하라. 진실성 및 심지어 고대 도상학에서 슬며시 제안된 부분이 요가가 시작된 3천년 또는 더 오래된 시간으로부터 수련의 연속성을 확정하기 위해 주장되는 근거없는 주장에 대한 미진한 기준들을 보여주는 이 학문에 반하는 반발적인 움직임이 있다. 이런 주장들은 대개 수련의 종류, 혈통 또는 방식에 대한 주장을 다른 것들보다 우수하거나 더 정당한 것으로 강화하는 정당성 또는 요가 신학의 몇가지 개념을 통해 형성된다.
7. 분명히, 아사나 수련은 존재의 진리에 대한 이해를 위한 연결 통로를 생성하며, 이로 인해 스스로에 대한 잠재적 명상 수련이며 분명히 안정성의 한 근원이고 정좌 명상을 도와준다.
8. 이 접근법은 "모서리를 서핑하듯이"와 Schiffmann (1996)에 의해 Ganga White(2007)가 보다 세련된 설명을 제공하게 한다. 요가를 가르칠 때 이 기법을 적용하는 것에 대해서는 Stephens(2010)를 참조하라.
9. 오늘날 수업들에서 이러한 결여에 대한 통찰력있는 논의를 위해서는, Rosen(2012)를 참조하라. 하타 요가 프라디피카는 책의 10% 정도만 아사나를 다루고, 대부분 프라나야마를 다루는 것을 명심하라.

10. 순서대로 프라나야마를 소개하고 가르치는 것에 대해서는, Holleman과 Sen-Gupta(1999, 267-92), B. K. S. Iyengar(1985), Rosen(2002, 2006), Stephens(2010, 237-62)를 참조하라.
11. 더 배우기 위한다면, Stephens(2012b)에서 순서의 철학, 원칙, 기술에 대해 참조하라.
12. 핸즈 온, 의식, 의미, 감정적 발전, 인식의 발전, 자각 사이의 관계에 대한 광범위한 연구가 존재한다. 조사를 위해 좋은 시작 장소는 DePauw University에 존재하는 Matthew Hertenstein's Touch and Emotion Lab의 연구이다. 성인들의 핸즈 온에 관한 의사소통적 기능들에 관한 Hertenstein(2011)을 참조하라. 일반적인 어린아이들 및 감정적 트라우마를 가진 어린아이들과 핸즈 온 하는 것에 대해서는 Field (1997,65-69), Field(2003), Levine(2010)을 참조하라.
13. 강사의 역할은 강사의 요가, 지도, 배움, 교육학, 구루들에 대한 보다 일반적인 관점에 따라 굉장히 다양한 방식들로 보여진다. 요가를 가르치는 것에 대해서는, Lasater(2000), Farhi(2006), Stephens(2010)을 참조하라. 교육학에 관해서는, Bruner(1960)과 Freire(1970)을 참조하라. 구루들에 관련해서는, Cope(1999), Kramer 및 Alstad(1993), Yogananda(1946)를 참조하라.
14. 이것은 요가 강사들에게 가장 중요한 의무는 우리들은 사람을 지도하지, 아사나를 지도하는 것이 아니며, "각각의 사람들은 교정되야 하는 '자세'가 아닌 가르침을 받는 개개인이다"라는 Judith Lasaster(2000)에 의해 형성된 관점을 이용한다.
15. Levine(2010), Emerson 및 Hopper(2011).
16. Bhagavad Gita의 수많은 훌륭한 번역들과 해석들이 존재한다. 저자가 가장 선호하는 기본 번역은 Pravhavananda 및 Isherwood(1994)이다, 현대적 경험의 실생활에 Gita의 뜻을 훌륭하게 전달한 연습에 대해서는, Cope(2012)를 참조하라.
17. Diogenes(2000, 91, 95)를 참조하라.
18. 확실히, 철학적 이중성에 관한 Cartesian, Kantian, Hegelian 유형들은 비록 근본주의 요가의 힌두교식 고행 유형들이지만, 전형적으로 신체를 폄하하는 종교적 신념과 사회적 영향력들의 권한에 대한 개념적 모형을 보장한다.
19. Dewy의 연구가 마음 챙김과 몸미학의 원리들을 통해 이원론으로부터 분석적 철학과 현상학을 어떻게 자유롭게 만드는지에 관한 통찰력있는 논의에 관해선 Shusterman(2008)을 참조하라. 체화된 습관과 자세, 감정, 생각에 미치는 그것의 영향들과 표현에 관한 훌륭한 논의는 Todd(1937)의 선구적인 연구를 참고하라.
20. Mihaly Csikszentmihalki(1990, 1997)는 의식적인 도전을 통해 삶의 흐름속에서의 매일 참여하는 이러한 우수함이 어떻게 더 깊은 행복을 만드는지에 관한 통찰력을 제공한다.
21. 신체에 관한 일반적 소개는, Hanna(2004)를 참조하라. 체화의 수련들에 관해서는, Don Hanlon Johnson(1995)를 참조하라. 신체, 호흡, 의식에 관한 문집은, Macnqughton(1994)

와 Lakoff 및 Johnson(1999)를 참조하라.

22. 파탄잘리의 요가 경전은 기원 200년 즈음 만들어졌다. 수많은 그리고 종종 모순되는 번역과 음역들이 존재한다. 하타 요가에 관한 가장 오래된 기록들은 천년이 조금 넘은 후로 추정된다. 대조되는 해석들을 보기 위해서는, Bauanchaud(1999), B.K.S.Iyengar(2001), Kissah(2011), Remski(2012), Satchidananda(1978)를 참조하라.
23. 사회문화적인 교정에 관해서, Durkheim(1912), Geertz(1973), George Herbert Mead(1934)를 참조하라.
24. 자기수용과 운동감각의 인식은 아사나 수련의 핵심이다. 우리의 자기 수용인식은 근섬유(근방추 신경) 속의 감각신경세포들과 균형 및 본인이 어떠한 공간에 위치하는 지에 대한 인지 경험을 생성하는 내이 사이의 대화를 통하여 발생한다. 우리의 운동감각성 인식은 자기수용 인식으로부터 발생하고 의도적인 행동으로 공간에서 움직일 때 드러난다. 우리가 아사나 수련으로 함양한 수많은 개선들은 이러한 체화의 질을 발전시키고 개선시킨다.
25. Hertenstein(2001)이 논한 것과 같이, 핸즈 온은 우리 생활에 좋지 않은 영향을 주어, 현대 사회에 많이 금기시 되고 있다.
26. 요가에서의 트라우마, 핸즈 온, 치유에 관하여, Emerson과 Hopper(2011), Cope(2006)을 참조하라. 요가 테라피와 더 일반적으로 치유에 관한 것은, Kraftsow(1995), Lasater(1995), McCall(2007), Mohan 및 Mohan(2004)를 참조하라. 보다 일반적인 핸즈 온의 윤리에 대해서는, Benjamin과 Sohnen Moe(2003)을 참조하라.

제2장. 실전 지도의 7가지 원칙

1. 기능적 해부학을 배우려면, Kapit 및 Elson(2001)을 끝내고 시작하라. Aldous(2004), Calais-Germain(1991), Kaminoff 및 Matthews(2011), Lasaster(2009), Long(2009,2010), Moore 및 Dallley(1999), Netter(1997)을 참고하여 더 자세히 배워라.
2. 여러 문화가 혼재된 상호작용에서 존중해야 하는 민감한 영역들에 대한 유용한 일반 지침으로 Diversity Council(2008)을 참조하라. 성별과 지위 양식들에 관한 것은 Major et al. (1990, 634-43)과 Margaret Mead(1935)를 참조하라. 핸즈 온의 유전적 영향들에 대하여는, Schanberg(1995, 211-29)를 참조하라. 인간의 상호작용에 대한 이해를 위시한 종간 핸즈 온은 Haraway(2008)을 참조하라.
3. 요가 아사나를 하는 맥락에서 능동적 관절 움직임 대 수동적 관절 움직임에 관한 일반적인 논의는 Lasaster(2009)를 참조하라. Lasaster은 일반적으로 수동적 관절 움직임을 말린다.
4. 생체 역학과 구조적 운동 요법에 대해서, Floyd(2006)을 참조하라.
5. 108가지 각각의 아사나들에 대한 기본 정렬과 에너지 작용들은 Stephens(2010,157-235)를 참조하라.

제9장. 앉은 채 앞으로 굽히기 자세와 골반 열기 자세

1. 모든 앞으로 굽히는 자세는 골반을 여는 자세이며, 많은 골반 열기 자세는 앞으로 굽히는 자세이다. 따라서 몇몇 아사나들을 한 종류 또는 다른 아사나 계로의 분류는 다소 임의적이다. 예를 들어, 우파비스타 코나사나(넓은 각 앞쪽굴절자세)는 명확히 골반을 열면서 앞으로 접고 앞으로 접으면서 골반을 연다. 여기서 우리는 이것들을 하나의 계에 속한 것으로 다룬다.

제11장. 21세기 사회에서 요가 지도하기

1. 이러한 질문들에 대한 학술적인 문헌들을 알아보기 위하여, Feurstein(2001), Rosen(2012), Singleton(2010), Sjoman(1996), David Gordon White(1996,2000,2003,2011)를 참조하라.
2. 우리는 아쉬탕가 빈야사(9세기 나타무이 현자에서부터 1910년대 티라무라이 크리쉬나마차리 아까지 직접적 전파를 포함하는 다양한 이야기들), 비크람(그가 가르치는 아사나는 "사천년 전부터 파탄잘리에 의해 정착된" 것이라고 말한다), 트리-요가(고대 쿤달리니 싯디에서부터 직접적인 전파를 통해 그녀의 가르침을 받았다는 설립자 Kali Ray의 주장), 유니버셜 프리 스타일 요가(Shiva 신의 직접적 전파에 대한 Andrey Lappa의 주장) 외 많은 다른 종류의 구루들에 의한 판타지적 역사들 속에서 요가 탄생 신화의 명확한 예시들을 찾는다. Desikachar(1995, 80-82), Chaudhury(2000,xi), Ray(2013), Lappa(2013)을 참조하라.
3. Varene(1997,226), Lowitz(2004,85), Barnhart(1988,447)
4. 다양한 구루들의 제자들로부터 온 이 그리고 다른 추천서들이 www.writespirit.net/spirituality/gurus/benefits-guru에 포스팅되어있다.
5. 더 자세히 알고 싶다면, Kramer와 Alstad(1993), Preece(2010), Krishnamurti(1987)을 참조하라.
6. 우리가 머지 않아 요가 세계에서 목격할 발전은 실질적으로 인간의 경험에 대한 모든 측면들과 연관되어 있다. 보다 획기적이고 관련있는 사례들 중 몇 가지를 살펴보려면 Horton 및 Havey(2012)과 Kripalu Center for Yoga and Health (www.kripalu.org)에 위치한 Stephen Cope's Institute for Extraordinary Living에서 공동으로 수행한 다양한 연구들을 참조하라.
7. 이 책을 출판하면서, 저자는 기준들을 보다 명확히, 보다 강력하게, 보다 설명이 가능하게끔 만드는 연습을 Yoga Alliance Standards Working Group에서 북미대륙을 건너온 여덟 명의 동료들과 함께 일하고 있다. 이 연구에 대해 더 알고 싶다면, www.yogaalliance.org 를 방문하라.

참고문헌

References

Ackerman, Diane. 1990. *A Natural History of the Senses.* New York: Random House.

Aldous, Susi Hately. 2004. *Anatomy and Asana: Preventing Yoga Injuries.* Calgary: Functional Synergy.

Alter, Michael J. 1996. *Science of Flexibility,* 2nd ed. Champaign, IL: Human Kinetics.

Avalon, Arthur. 1974. *The Serpent Power: Being the Sat-Cakra-Nirupana and Paduka-Pancaka.* New York: Dover.

Balaskas, Janet. 1994. Preparing for *Birth* with *Yoga.* Boston: Element.

Bandy, William D., and Jean M. Irion. 1994. "The Effect of Time on Static Stretch on the Flexibility of the Hamstring Muscles." *Physical Therapy* 74(9): 845–50.

Baptiste, Baron. 2003. *Journey into Power: How to Sculpt Your Ideal Body, Free Your True Self, and Transform Your Life with Yoga.* New York: Fireside.

Barnhart, Robert K. 1988. *The Barnhart Dictionary of Etymology.* New York: H. W. Wilson Co.

Benagh, Barbara. 2003. "Inversions and Menstruation." *Yoga Journal,* http://yogajournal.com/practice/546_1.cfm.

Benjamin, Ben E., and Cherie Sohnen-Moe. 2003. *The Ethics of Touch: The Hands-On Practitioner's Guide to Creating a Professional, Safe and Enduring Practice.* Tuscon: SMA Inc.

Bertschinger, Dimiter Robert, Efstratios Mendrinos, and André Dosso. 2007. "Yoga Can Be Dangerous–Glaucomatous Visual Field Defect Worsening Due to Postural Yoga." *British Journal of Ophthalmology* 91(1):1413–14, http://www.ncbi.nlm.nih.gov/pmc/articles/PMC2000997/.

Birch, Beryl Bender. 1995. *Power Yoga: The Total Strength and Flexibility Workout.* New York: Fireside.

———. 2000. *Beyond Power Yoga: 8 Levels of Practice for Body and Soul.* New York: Fireside.

Bouanchaud, Bernard. 1999. *The Essence of Yoga: Reflections on the Yoga Sutras of Patanjali.* New York: Sterling.

Briggs, Tony. 2001. "The Gift of Assisting." *Yoga Journal,* www.yogajournal.com/for_teachers/1024.

Broad, William J. 2013. *The Science of Yoga: The Risks and the Rewards.* New York: Simon and Schuster.

Bruner, Jerome. 1960. *The Process of Education.* Boston: Harvard University Press.

Calais-Germain, Blandine. 1991. *Anatomy of Movement.* Seattle: Eastland.

———. 2003. *The Female Pelvis: Anatomy and Exercises.* Seattle: Eastland.

———. 2005. *Anatomy of Breathing.* Seattle: Eastland.

Campbell, Joseph. 1949. *The Hero with a Thousand Faces.* New York: Pantheon.

Chinmayananda, Swami. 1987. *Glory of Ganesha.* Bombay: Central Chinmaya Mission Trust.

Choudhury, Bikram. 2000. *Bikram's Beginning Yoga Class.* New York: Penguin Putnam.

Clennell, Bobby. 2007. *The Woman's Yoga Book: Asana and Pranayama for All Phases of the Menstrual Cycle.* Berkeley, CA: Rodmell.

Cole, Roger. 2005. "With a Twist." *Yoga Journal* (November 2005).

———. 2006. "Protect the Knees in Lotus and Related Postures." *Yoga Journal,* www.yogajournal.com/for_teachers/978.

Cope, Stephen. 1999. *Yoga and the Quest for the True Self.* New York: Bantam.

———. 2006. *The Wisdom of Yoga: A Seeker's Guide to Extraordinary Living.* New York: Bantam-Bell.

———. 2012. *The Great Work of Your Life: A Guide for the Journey to Your True Calling.* New York: Bantam.

Csikszentmihalki, Mihaly. 1990. *Flow: The Psychology of Optimal Experience.* New York: Harper and Row.

———. 1997. *Creativity: Flow and the Psychology of Discovery and Invention.* New York: Harper Collins.

Desikachar, T. K. V. 1995. *The Heart of Yoga: Developing a Personal Practice.* Rochester, VT: Inner Traditions.

———. 1998. *Health, Healing, and Beyond: Yoga and the Living Tradition of Krishnamacharya.* New York: Aperture.

Devereux, Godfrey. 1998. *Dynamic Yoga: The Ultimate Workout That Chills Your Mind as It Charges Your Body.* New York: Thorsons.

Devi, Indra. 1960. *Yoga and You: A Complete 6 Weeks' Course for Home Practice.* Preston, UK: A. Thomas & Co.

Dewey, John, and Jo Ann Boydston. 2008a. *The Later Works, 1925–1953.* Carbondale, IL: Southern Illinois University Press.

———. 2008b. *The Middle Works, 1899–1924.* Carbondale, IL: Southern Illinois University Press.

Diogenes Laertius. 2000. *Lives of Eminent Philosophers,* Vol. 1. Boston: Loeb Classical Library.

Diversity Council. 2008. *Cross-Cultural Communication: Translating Nonverbal Cues*, www.diversitycouncil.org/toolkit/Resources_TipSheet_NonverbalCrossCulturalCOmmunication.pdf.

Durkheim, Émile. 1912. *The Elementary Forms of the Religious Life*. London: G. Allen and Unwin.

Eliade, Mircea. 1969. *Yoga: Immortality and Freedom*. New York: Pantheon.

Emerson, David, and Elizabeth Hopper. 2011. *Overcoming Trauma through Yoga*. Berkeley, CA: North Atlantic Books.

Espinoza, Fernando. 2005. "An Analysis of the Historical Development of Ideas about Motion and Its Implications for Teaching." *Physical Education* 40(2).

Farhi, Donna. 1996. *The Breathing Book: Good Health and Vitality through Essential Breath Work*. New York: Henry Holt.

———. 2006. *Teaching yoga: Exploring the Teacher-Student Relationship*. Berkeley, CA: Rodmell Press.

Feuerstein, Georg. 2001. *The Yoga Tradition: Its History, Literature, Philosophy and Practice*. Prescott, AZ: Hohm Press.

Field, Tiffany. 2001. *Touch*. Cambridge, MA: MIT Press.

———. 2003. *Touch Therapy*. Philadelphia: Churchill Livingstone.

Field, Tiffany, Maria Hernandez-Reif, Sybil Hart, Olga Quintino, Levelle A. Drose, and Tory Field. 1997. "Effects of Sexual Abuse Are Lessened by Massage Therapy." *Journal of Bodywork and Movement Therapies* 1:2, 65–69.

Finger, Alan. 2005. *Chakra Yoga: Balancing Energy for Physical, Spiritual, and Mental Well-Being*. Boston: Shambhala.

Fishman, Loren, and Ellen Saltonstall. 2008. *Yoga for Arthritis*. New York: W. W. Norton.

———. 2010. *Yoga for Osteoporosis*. New York: W. W. Norton.

Floyd, R. T. 2006. *Manual of Structural Kinesiology*, 17th ed. New York: McGraw-Hill.

Frawley, David. 1999. *Yoga and Ayurveda: Self-Healing and Self-Realization*. Twin Lakes, WI: Lotus.

Freedman, Françoise Barbira. 2004. *Yoga for Pregnancy, Birth and Beyond*. New York: Dorling Kindersley.

Freeman, Richard. 2012. *The Mirror of Yoga: Awakening the Intelligence of Body and Mind*. Boston: Shambhala.

Freire, Paulo. 1970. *Pedagogy of the Oppressed*. New York: Herder and Herder.

French, Roger Kenneth. 2003. *Medicine before Science: The Rational and Learned Doctor from the Middle Ages to the Enlightenment*. Cambridge, UK: Cambridge University Press.

Friend, John. 2006. *Anusara Yoga Teacher Training Manual*, 9th ed. Woodlands, TX: Anusara.

Gambhirananda, Swami. 1989. *Taittiriya Upanishad.* Calcutta: Advaita Ashram.

Gannon, Sharon, and David Life. 2013. *Yoga Assisting: A Complete Visual and Inspirational Guide to Yoga Asana Assists.* Self-published: Premier Digital Publishing.

Gardner, Howard. 1993. *Frames of Mind: The Theory of Multiple Intelligences.* New York: Basic.

Gaskin, Ina May. 2003. *Ina May's Guide to Childbirth.* New York: Bantam.

Gates, Janice. 2006. *Yogini: The Power of Women in Yoga.* San Rafael, CA: Mandala.

Geertz, Clifford. 1973. *The Interpretation of Cultures.* New York: Basic.

Grimes, John. 1996. *A Concise Dictionary of Indian Philosophy: Sanskrit Terms Defined in English.* New York: SUNY Press.

Gudmestad, Julie. 2003. "Let's Twist Again." *Yoga Journal* (January-February 2003).

Hanna, Thomas. 2004. *Somatics: Reawakening the Mind's Control of Movement, Flexibility, and Health.* Cambridge, MA: Da Capo Press.

Haraway, Donna. 2008. *When Species Meet.* Minneapolis: University of Minneapolis Press.

Hardy, L., R. Lye, and A. Heathcote. 1983. "Active Versus Passive Warm-Up Regimes and Flexibility." *Research Papers in Physical Education* 1:5, 23–30.

Hertenstein, Matthew, ed. 2011. *The Handbook of Touch: Neuroscience, Behavioral, and Health Perspectives.* New York: Springer.

Hirschi, Gertrud. 2000. *Mudras: Yoga in Your Hands.* Boston: Weiser.

Hittleman, Richard. 1982. *Richard Hittleman's Yoga: 28-Day Exercise Plan.* New York: Bantam.

Holleman, Dona, and Orit Sen-Gupta. 1999. *Dancing the Body Light: The Future of Yoga.* Amsterdam: Pandion.

Horton, Carol, and Roseanne Harvey, eds. 2012. *21st-Century Yoga: Culture, Politics, and Practice.* Chicago: Kleio.

Iyengar, B. K. S. 1966. *Light on Yoga.* New York: Schockten.

———. 1985. *Light on Pranayama: The Yogic Art of Breathing.* New York: Crossroad.

———. 1988. *The Tree of Yoga.* Boston: Shambhala.

———. 2001. *Yoga: The Path to Holistic Health.* London: Dorling Kindersley.

———. 2009. *Yoga Wisdom and Practice.* London: Dorling Kindersley.

Iyengar, Geeta S. 1995. *Yoga: A Gem for Women.* Spokane: Timeless.

James, William. 1890. *The Principles of Psychology.* New York: H. Holt and Co.

———. 1976. *Essays in Radical Empiricism.* Cambridge, MA: Harvard University Press.

Johari, Harish. 1987. *Chakras: Energy Centers of Transformation.* Rochester, VT: Destiny.

Johnson, Don Hanlon, ed. 1995. *Bone, Breath, and Gesture: Practices of Embodiment.* Berkeley, CA: North Atlantic Books.

Johnson. Mark. 1989. *The Meaning of the Body: Aesthetics of Human Understanding.* Chicago: University of Chicago Press.

———. 1995. *The Body in the Mind: The Bodily Basis of Meaning, Imagination, and Reason.* Chicago: University of Chicago Press.

Jois, Sri K. Pattabhi. 2002. *Yoga Mala.* New York: North Point.

Jung, Carl. 1953. "Yoga and the West." *The Collected Works of Carl Jung,* Vol. 1., edited by Herbert Read, Michael Fordham, and Gerard Adler. New York: Bollingen.

Kaminoff, Leslie, and Amy Matthews. 2011. *Yoga Anatomy,* 2nd ed. Champaign, IL: Human Kinetics.

Kapit, Wynn, and Lawrence Elson. 2001. *The Anatomy Coloring Book.* San Francisco: Benjamin Cummings.

Kapur, Kamla K. 2007. *Ganesha Goes to Lunch: Classics from Mystic India.* San Rafael, CA: Mandala.

Keedwell, Paul. 2008. *How Sadness Survived: The Evolutionary Basis of Depression.* Oxford, UK: Radcliffe.

Kempton, Sally. 2013. *Awakening Shakti: The Transformative Power of the Goddess in Yoga.* Boulder, CO: Sounds True.

Kissiah, Gary. 2011. *The Yoga Sutras of Patanjali: Illuminations through Image, Commentary, and Design.* Los Gatos, CA: Lilalabs.

Kraftsow, Gary. 1999. *Yoga for Wellness: Healing with the Timeless Teachings of Viniyoga.* New York: Penguin.

Kramer, Joel. 1977. "A New Look at Yoga: Playing the Edge of Mind and Body." *Yoga Journal* (January 1977).

———. 1980. "Yoga as Self-Transformation." *Yoga Journal* (May-June 1980).

Kramer, Joel, and Diana Alstad. 1993. *The Guru Papers.* Berkeley, CA: North Atlantic Books.

———. 2009. *The Passionate Mind Revisited: Expanding Personal and Social Awareness.* Berkeley, CA: North Atlantic Books.

Krishnamurti, Jiddu. 1987. *The Awakening of Intelligence.* New York: HarperCollins.

Krucoff, Carol. 2003. "Insight from Injury." *Yoga Journal,* http://www.yogajournal.com/lifestyle/908.

Lad, Vasant. 1984. *Ayurveda: The Science of Self-Healing.* Twin Lakes, WI: Lotus.

Lakoff, George, and Mark Johnson. 1999. *Philosophy in the Flesh: The Embodied Mind and Its Challenge to Western Thought.* New York: Basic.

Lappa, Andrey. 2013. "Andrey Lappa Bio," www.universal-yoga.com/?id=14501.

Lasater, Judith. 1995. *Relax and Renew: Restful Yoga for Stressful Times.* Berkeley, CA: Rodmell.

———. 2000. *Living Your Yoga: Finding the Spiritual in Everyday Life.* Berkeley, CA: Rodmell.

———. 2009. *Yoga Body: Anatomy, Kinesiology, and Asana.* Berkeley, CA: Rodmell.

Levine, Peter. 2010. *In an Unspoken Voice: How the Body Releases Trauma and Restores Goodness.* Berkeley, CA: North Atlantic Books.

Long, Ray. 2009. *The Key Muscles of Yoga: Scientific Keys,* Vol. I. Plattsburgh, NY: Bandha Yoga.

———. 2010. *The Key Poses of Yoga: Scientific Keys,* Vol. II. Plattsburgh, NY: Bandha Yoga.

Lorr, Benjamin. 2012. *Hell-Bent: Obsession, pain, and the Search for Something Like Transcendence in Competitive Yoga.* New York: St. Martin's Press.

Lowitz, Leza A. 2004. *Sacred Sanskrit Words.* Berkeley, CA: Stone Bridge.

Macnaughton, Ian. 2004. *Body, Breath, and Consciousness: A Somatics Anthology.* Berkeley, CA: North Atlantic Books.

Maehle, Gregor. 2006. *Ashtanga Yoga: Practice and Philosophy.* Novato, CA: New World Library.

Major, Brenda, Anne Marie Schmidlin, and Lynne Williams. 1990. "Gender Patterns in Social Touch: The Impact of Setting and Age." *Journal of Personality and Social Psychology* 58:4, 634–43.

Mallinson, James, trans. 2004. *The Gheranda Samhita.* Woodstock, NY: YogaVidya.com.

Manchester, Frederick. 2002. *The Upanishads: Breath of the Eternal.* New York: Signet Classics.

McCall, Timothy, 2007. *Yoga as Medicine: The Yogic Prescription for Health and Healing.* New York: Bantam Dell.

Mead, George Herbert. 1934. *Mind, Self, and Society: From the Standpoint of a Social Behaviorist.* Chicago: University of Chicago Press.

Mead, Margaret. 1935. *Sex and Temperament in Three Primitive Societies.* New York: Harper.

Merleau-Ponty, Maurice. 1958. *Phenomenology of Perception.* London: Routledge.

Miller, Elise Browning. 2003. *Yoga for Scoliosis.* Menlo Park, CA: self-published.

Mittelmark, Raul Artal, Robert A. Wiswell, and Barbara L. Drinkwater, eds. 1991. *Exercise in Pregnancy,* 2nd ed. Baltimore: Williams & Wilkins.

Mohan, A. G. 1993. *Yoga for Body, Breath, and Mind: A Guide to Personal Reintegration.* Portland, OR: Rudra.

Mohan, A. G., and Indra Mohan. 2004. *Yoga Therapy: A Guide to the Therapeutic Use of Yoga and Ayurveda for Health and Fitness.* Boston: Shambhala.

Montagu, Ashley. 1986. *Touching: The Human Significance of Skin.* New York: William Morrow.

Moore, Keith L., and Arthur F. Dalley. 1999. *Clinically Oriented Anatomy,* 4th ed. Baltimore: Lippincott Williams & Wilkins.

Muktibodhananda Saraswati. 1985. *Hatha Yoga Pradipika: The Light on Hatha Yoga.* Munger, India: Bihar School of Yoga.

Myers, Esther. 2002. *Hands-On Assisting: A Guide for Yoga Teachers.* Toronto: Explorations in Yoga.

Netter, Frank H. 1997. *Atlas of Human Anatomy,* 2nd ed. East Hanover, NJ: Novartis.

Pappas, Stephanie. 2006. *Yoga Posture Adjustments and Assisting: An Insightful Guide for Yoga Teachers and Students.* Somerset, NJ: Trafford.

Prabhavananda, Swami, and Christopher Isherwood, trans. 1944. *Bhagavad Gita.* Los Angeles: The Vedanta Society.

Preece, Rob. 2010. *The Wisdom of Imperfection: The Challenge of Individuation in Buddhist Life.* Ithaca, NY: Snow Lion.

Ray, Kali. 2013. "Yogini Kaliji, Founder of TriYoga," www.triyoga.com/Kali_Ray/kali_ray_founder_of_triyoga.php.

Rea, Shiva. 1997. *Hatha Yoga as a Practice of Embodiment.* Master's thesis, University of California, Los Angeles, World Arts and Cultures (Dance) Department.

———. 2013. *Tending the Heart Fire: Living in the Flow with the Pulse of Life.* Boulder, CO: Sounds True.

Remski, Matthew. 2012. *Threads of Yoga: A Remix of Patanjali's Sutras with Commentary and Reverie.* Self-published.

Rosen, Richard. 2002. *The Yoga of Breath: A Step-by-Step Guide to Pranayama.* Boston: Shambhala.

———. 2006. *Pranayama Beyond the Fundamentals: An In-Depth Guide to Yogic Breathing.* Boston: Shambhala.

———. 2012. *Original Yoga: Rediscovering Original Practices of Hatha Yoga.* Boston: Shambhala.

Satchidananda, Swami. 1970. *Integral Hatha Yoga.* Austin: Holt, Rinehart and Winston.

———, trans. 1978. *The Yoga Sutras of Patanjali.* Buckingham, VA: Integral Yoga.

Scaravelli, Vanda. 1991. *Awakening the Spine: The Stress-Free New Yoga That Works with the Body to Restore Health, Vitality and Energy.* New York: HarperCollins.

Schanberg, Saul. 1995. "Genetic Basis for Touch Effects." In *Touch in Early Development,* T. Field, ed. Mahwah, NJ: Lawrence Erlbaum Associates, 211–29.

Schatz, Mary Pullig. 2002. "A Woman's Balance: Inversions and Menstruation," www.iyengar.ch/Deutsch/text_menstruation.htm.

Schiffmann, Erich. 1996. *Yoga: The Spirit and Practice of Moving into Stillness.* New York: Pocket.

Shrier, Ian, and Kav Gossal. 2000. "The Myths and Truths of Stretching: Individualized Recommendations for Healthy Muscles." *Physician and Sportsmedicine* 28:8.

Shusterman, Richard. 2008. *Body Consciousness: A Philosophy of Mindfulness and Somaesthetics.* New York: Cambridge University Press.

———. 2012. *Thinking Through the Body: Essays in Somaesthetics.* New York: Cambridge University Press.Singer, Charles A. 1957. *A Short History of Anatomy and Physiology from the Greeks to Harvey.* New York: Dover.

Singleton, Mark. 2010. *Yoga Body: The Origins of Modern Postural Practice.* New York: Oxford University Press.

Sjoman, N. E. 1996. *The Yoga Tradition of the Mysore Palace.* New Delhi: Abhinav.

Stenhouse, Janita. 2001. *Sun Yoga: The Book of Surya Namaskar.* St-Christophe, France: Innerspace.

Stephens, Mark. 2010. *Teaching Yoga: Essential Foundations and Techniques.* Berkeley, CA: North Atlantic Books.

———. 2011a. "Art of Asana: Effort and Ease in Handstand." *Yoga International* 113.

———. 2011b. "Art of Asana: Divine Expression—the Path to Natarajasana." *Yoga International* 114.

———. 2012a. "How Yoga Will Not Wreck Your Body." *Elephant Journal,* www.elephantjournal.com/2012/01/how-yoga-will-not-wreck-your-body-mark-stephens/.

———. 2012b. *Yoga Sequencing: Designing Transformative Yoga Classes.* Berkeley, CA: North Atlantic Books.

Stryker, Rod. 2011. *The Four Desires: Creating a Life of Purpose, Happiness, Prosperity, and Freedom.* New York: Delacorte.

Swatmarama, Swami. 2004. *Hatha Yoga Pradipika.* Woodstock, NY: YogaVidya.com.

Swenson, David. 1999. *Ashtanga Yoga: The Practice Manual.* Austin: Ashtanga Yoga Productions.

Tirtha, Swami Sada Shiva. 2006. *The Ayurvedic Encyclopedia.* Coconut Creek, FL: Educa.

Todd, Mabel. 1937. *The Thinking Body: A Study of the Balancing Forces of Dynamic Man.* Gouldsboro, ME: Gestalt Journal Press.

Varene, Jean. 1977. *Yoga and the Hindu Tradition.* Chicago: University of Chicago Press.

Vasu, Rai B. Chandra, trans. 2004. *The Siva Samhita.* New Delhi: Munshiram Manoharial.

Vaughan, Kathleen. 1951. *Exercises before Childbirth.* London: Faber.

Weintraub, Amy. 2004. *Yoga for Depression: A Compassionate Guide to Relieve Suffering through Yoga.* New York: Broadway.

White, David Gordon. 1996. *The Alchemical Body: Siddha Traditions in Medieval India.* Chicago: University of Chicago Press.

———, ed. 2000. *Tantra in Practice.* Princeton, NJ: Princeton University Press.

———. 2003. *Kiss of the Yogini: "Tantric Sex" in Its South Asian Contexts.* Chicago: University of Chicago Press.

———. 2009. *Sinister Yogis.* Chicago: University of Chicago Press.

———, ed. 2011. *Yoga in Practice.* Princeton, NJ: Princeton University Press.

White, Ganga. 2007. *Yoga beyond Belief: Insights to Awaken and Deepen Your Practice.* Berkeley, CA: North Atlantic Books.

Woolery, Allison, H. Myers, B. Sternlieb, and L. Zelter. 2004. "A Yoga Intervention for Young Adults with Elevated Symptoms of Depression." *Alternative Therapies in Health and Medicine* 10:2, 60–63.

Yogananda, Paramhansa. 1946. *Autobiography of a Yogi.* Los Angeles: Self-Realization Fellowship.

찾아보기

Index

ㅇ

저자에 대해서

About the Author

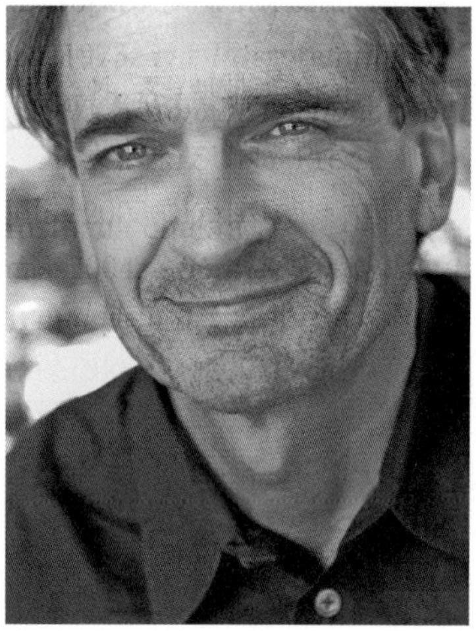

천명 이상의 요가 강사들을 지도한 존경받는 요가 스승이고, 저자로서, 마크 스티븐스는 전 세계적으로 수업, 워크숍, 수련회, 그리고 강사 연수를 행하고 있다. 1991년부터 요가를 수행하여 1996년 이래로 요가를 가르치면서, 스티븐스는 아쉬탕가 빈야사, 아행가, 빈야사 플로우, 탄트라, 요가 치료, 기능별 요가 해부와 운동요법, 전통 요가 철학, 그리고 존재와 의식에 대한 현대 철학을 연구하면서, 수련생과 스승으로서 그의 길을 따라 현대적 접근법을 찾아왔다.

베스트 셀러인 「요가 지도법」: 기본 원리와 지도 기술의 저자이고 최근 요가 인터내셔널 잡지에서 "Art of Asia" 칼럼니스트인 스티븐슨은 미국 전역에서, 컨퍼런스에서, 전통 수련장에서, 그리고 기타 장소(빈민지역 학교, 소년원, 치료 센타, 교도소, 정신 병원)에서 요가를 가르치고 있다. 2000년에 그는 요가 인사이드 협회와의 비영리적 연습으로 요가 저널의 첫 번째 카르마 요가상을 받았다. 그는 캘리포니아주 산타크루스에서 살고, 가르치고 있고, 산타크루스 요가에서 강사 연수의 창립자이고 책임자이다.

스티븐스의 웹사이트는 요가 수련과 강사들을 위하여 각 108개의 아사나에서 수련생들을 지도하고 수련시키는 방법에 대한 상세한 지도를 보여주는 비디오들, 지도받는 오디오 수업들, 100개 이상의 아사나와 그것들을 어떻게 전환을 하고 나오는지를 보여 주는 슬라이드쇼들, 기사들, 가르치는 요령들, 수련하는 요령들, 시, 그의 워크숍 달력을 포함하여 광범위한 자료들을 제공한다.

Visit www.markstephensyoga.com